GROSSES HANDBUCH DER CHINESISCHEN PHYTOTHERAPIE, AKUPUNKTUR UND DIÄTETIK

GROSSES HANDBUCH DER CHINESISCHEN PHYTOTHERAPIE, AKUPUNKTUR UND DIÄTETIK

STEFAN ENGLERT

Verlag für Ganzheitliche Medizin
Dr. Erich Wühr GmbH Kötzting / Bayer. Wald

Die Deutsche Bibliothek – CIP Einheitsaufnahme

Ein Datensatz für diese Publikation ist bei der Deutschen Bibliothek erhältlich.

Haftung: Sämtliche Angaben in diesem Buch sind nach bestem wissenschaftlichen Können des Autors gemacht. Eine Gewähr übernehmen der Verlag und der Autor nicht, insbesondere die Behandlung betreffend. Es bleibt in der alleinigen Verantwortung des Lesers, diese Angaben einer eigenen Prüfung zu unterziehen. Wenn er die Methoden, die in diesem Buch beschrieben sind, an Patienten anwenden will, so tut er dies auf eigene Verantwortung und Haftung.

ISBN 3-927344-32-X

Produktion: Satz Gestaltung Grafik Kühn, Markusweg 2, D-93167 Falkenstein
Druck: Druckhaus Oberpfalz, Wernherr-von-Braun-Straße 1, D-92224 Amberg

Dr. Stefan Englert hat mit seiner langjährigen Praxis und seinem einzigartigen Wissen ein wundervolles Lehrbuch über die chinesische Phytotherapie und Akupunktur geschaffen. Dieses Buch trägt dazu bei, daß die chinesische Medizin Ihren wichtigen Beitrag zum westlichen Gesundheitssystem leistet. Die Klarheit dieses Werkes und seine verständliche Darstellung ermöglichen es westlichen Therapeuten, ihren Patienten eine noch effektivere und sicherere Behandlung anzubieten.

Boston, Oktober 2001

Ted Kaptchuk

Associate Director, Assistant Professor of Medicine,
Harvard Medical School, Massachusetts, USA

Dieses Buch widme ich meiner Frau, Dr. med. Claudia Schulz, die durch ihre tatkräftige Unterstützung, durch ihr kompetentes Fachwissen und durch ihre unerschöpfliche Liebe und Geduld zur Fertigstellung dieses Buches einen unermeßlichen Beitrag geleistet hat.

Danksagung

Ich danke Herrn Dr. Erich Wühr vom Verlag für Ganzheitliche Medizin für die kreative und sehr kooperative Zusammenarbeit und Unterstützung in jeder Phase der Entstehung des Buches.

Ich danke meinen Lehrern und Ausbildern, daß sie mir ihr Wissen gegeben haben und mich an ihrer Erfahrung haben teilhaben lassen. Besonders hervorheben möchte ich Professor Terasawa von der Toyama Universität, Japan, Dr. Ulrich Eberhardt, Madrid, Ted Kaptchuk, Boston, und Carl-Hermann Hempen, München, von deren Wissen ich sehr profitiert habe.

Ich danke meinen Patienten für ihr Vertrauen, ohne deren Rückmeldungen und Behandlungsverläufe ich diese Erfahrungen nicht hätte sammeln dürfen.

Ich danke allen Teilnehmern meiner Seminare, durch deren unermüdliches Fragen ich gedrängt wurde, die TCM immer strukturierter und klarer zu formulieren und zu erklären.

Ich danke den vielen Freunden, Kollegen und guten Engeln, die mir in zahlreichen Diskussionen, kritischen Rückmeldungen und Gesprächen in vielen Punkten des Buches Hilfestellung geleistet und zum Gelingen beigetragen haben. Insbesondere möchte ich nennen Joachim Hampel, Stefan Kirchhoff, Stefan Hager, Claudia Schulz, Werner Wurster, Claudia Focks, Matthias Englert, Bianca Tepe.

Ich danke Frau Sylvia Kühn für ihren großartigen Einsatz beim Setzen und Layouten des Buches.

Vorwort des Autors

Zu diesem Buch haben drei Dinge ganz entscheidend beigetragen:

1. Mich hat die chinesische Medizin von Anbeginn an sehr fasziniert. Ich war schon seit Beginn des Medizin-Studiums 1981 bestrebt, etwas darüber zu lernen, so daß ich 1985 ein halbes Jahr in Japan in einer Schmerz-Ambulanz, die mit Akupunktur arbeitete, hospitiert habe.
2. Die tägliche therapeutische Arbeit mit meinen Patienten hat es mir ermöglicht, das gesehene und erworbene Wissen durch deren Rückmeldungen und Behandlungsverläufe zu „verdauen", auf einer tieferen Ebene zu verstehen und in mein eigenes Denken zu integrieren.
3. Mir erschien die TCM Anfang der 80er Jahre, als ich mich um ein Verständnis dieser Heilkunst und ihrer zu Grunde liegenden Theorie bemühte, zum Teil kompliziert und unverständlich. Zum Teil auch durch sprachlich bedingte Missverständnisse, die durch zu wörtliche oder zu vage Übersetzungen bedingt waren. Die Teilnehmer in meinen Seminaren haben mich durch ihre Fragen gedrängt und herausgefordert, die TCM in einer leichter zu verstehenden Form zu erklären und zu vermitteln. Mein Anliegen wurde es, diese für mich so faszinierenden Zusammenhänge zunehmend strukturierter und klarer formulieren und erklären zu können. Die Idee zu diesem Buch ist letztendlich in meinen Seminaren entstanden, durch die Fragen der Teilnehmer und dem Bedürfnis, das großartige Wissen der TCM klar und verständlich Kollegen/innen nahe zu bringen und mit ihnen meine Begeisterung dafür zu teilen.

Vorwort des Herausgebers

Liebe Leserinnen und Leser!

"Aus der Praxis für die Praxis!" Dieses Motto hat der erfahrene Arzt, Referent und Autor Dr. Stefan Englert hervorragend in diesem Buch umgesetzt. Somit bleibt er der didaktischen Linie seiner beliebten Seminare und Workshops treu. Das ist zugleich der preiswerte Vorteil dieses Buches für Sie als Leser: Der Autor gibt Ihnen mit diesem Werk das geballte Wissen von sechs Kurswochenenden sowie das notwendige Wissen aus einer Materia medica und eines Rezepturenbuches an die Hand.

Der Einsteiger in die Chinesische Medizin (besonders in die Chinesische Arzneimitteltherapie) braucht zunächst kein weiteres Buch. Er findet zu den angeführten Indikationen alle zur Behandlung notwendigen Informationen: die empfohlenen Arzneimittelrezepturen mit Rezeptanalyse und Beschreibung der Einzelarzneien, die ausgewählten Akupunkturpunkte und die entsprechenden diätetischen Vorschriften.

Der Fortgeschrittene wird die Erfahrungen und das Wissen des Autors um die Arzneimitteltherapie, Akupunktur und Diätetik schätzen und wertvolle Anregungen für die eigene Praxis mitnehmen. Vor allem die graphische Darstellung der Entwicklung einer chinesischen Diagnose aus dem westlichen Krankheitsbild ist beispielgebend. Diese didaktisch anspruchsvolle Darstellungsweise ist derzeit wohl einzigartig in der deutschen TCM Literatur.

Besonders hilfreich und nützlich für das Arbeiten mit dem Buch gestalten sich die allerorts vorzufindenden Querverweise innerhalb des Buches ebenso wie die Verweise auf das Rezepturenbuch von Dan Bensky (Chinesische Arzneimittelrezepte und Behandlungsstrategien, Verlag für Ganzheitliche Medizin Dr. Erich Wühr GmbH, Kötzting 1996).

Zum Vorteil aller ehemaligen und zukünftigen Seminarteilnehmer von Dr. Stefan Englert haben wir von einigen terminologischen Konventionen unseres Verlages Abstand genommen. Der Autor verwendet z. B. statt Lenkergefäß (LG) und Konzeptionsgefäß (KG) die Begriffe Du Mai (Du) und Ren Mai (Ren). Er benutzt auch den in deutscher TCM-Literatur gängigen Namen Radix Ledebouriellae statt des häufig von Pharmakologen verwendeten Begriff Radix Saposhnikoviae. Zur verwendeten Nomenklatur des Buches verweisen wir auch auf das Glossar im Anhang. Hier beschreibt der Autor die synonymen Verwendungen von Arzneimittelnamen. Des weiteren gebraucht der Autor im Buch häufig Abkürzungen z. B. für Zungenbelag (ZB), Zungenkörper (ZK), Zahneindrücke (ZE) oder Puls (Pu).

Unser herzlicher Dank gilt John O'Connor vom amerikanischen Verlag Eastland Press. Er hat uns liebenswürdigerweise das Nutzungsrecht an den Abbildungen im Materia-medica-Teil und den chinesischen Schriftzeichen der Rezepturnamen kostenlos zur Verfügung gestellt.

Wir wünschen uns, dass sich Ihnen dieses Buch bei der Behandlung Ihrer Patienten als nützlich erweist.

Ihr Dr. Erich Wühr und das Team des VGM

Quellen und Hilfen

Bei der Entstehung des Buches habe ich mich im Wesentlichen auf folgende Quellen gestützt:

Rezepturen

Als Grundlage diente mir die englische und deutsche Ausgabe von Bensky und Barolet: Formulas and Strategies. Außerdem habe ich verwendet Porkert: Klassische chinesische Rezeptur und Himche, 2. Auflage, 1995. Zusätzlich habe ich mich bei den japanischen Rezepturen überwiegend auf Terasawa 1993 bezogen, z.T. auf persönliche Mitteilungen von Dr. Eberhardt. Ansonsten habe ich meine eigenen Erfahrungen hinzugefügt sowie die von langjährig praktizierenden Kollegen.

Materia Medica

Bei der Erstellung der Materia Medica habe ich mich auch hier in erster Linie an Bensky und Gamble, 1993, gehalten. Darüberhinaus habe ich diese Angaben verglichen mit Porkert: Klinische Chinesische Pharmakologie, mit der Materia medica von Himche, und mit der von Geng aus dem Verlag für Ganzheitliche Medizin. Ich habe auch den Atlas of the Chinese Materia Medica specified in Pharmacopoeia of the People's Republic of China in der Ausgabe von 1995 verwendet, herausgegeben von der Pharmacopoeia Commission of the Ministry of Public Health, P.R. China.

Grundlagen

Bei den Grundlagen habe ich mich in Zweifelsfällen auf das Grundlagenwerk von Ted Kaptchuk gestützt: Das große Buch der chinesischen Medizin und das von Nigel Wiseman: Fundamentals of Chinese Medicine.

Zum Gebrauch des Buches

Dieses Buch kann von allen Seiten betrachtet und benutzt werden – wie ein Hologramm. Sie können sich im Kapitel 1 die Grundlagen der TCM, besonders im Bezug auf die Phytotherapie, in Erinnerung rufen oder nachlesen. Dann schauen Sie im Kapitel 2 nach der Beschwerde Ihres aktuellen Patienten z. B. unter Kopfschmerzen oder Schlaflosigkeit, durch welche Symptome und Zeichen Ihres Patienten Sie zu welcher Syndrom-Diagnose geführt werden. Daraus ersehen Sie unmittelbar, welche Rezeptur, welche Akupunktur und welche diätetischen Maßnahmen für diesen Patienten verordnet werden können.

In Kapitel 3 haben Sie eine umfangreiche Rezepturen-Lehre. Bevor Sie Ihrem Patienten eine vorgeschlagene Rezeptur verschreiben, können Sie sich diese noch einmal detailliert anschauen.

Möchten Sie zu einer einzelnen Droge der Rezeptur Näheres wissen, schlagen Sie einfach im 4. Kapitel in der Materia medica nach.

Umgekehrt lädt das Buch auch ein es als Materia medica zu nutzen. Sie erfahren dann, in welcher Rezeptur eine einzelne Droge typischerweise verwendet wird und gelangen so zur Rezepturen-Lehre in Kapitel 3.

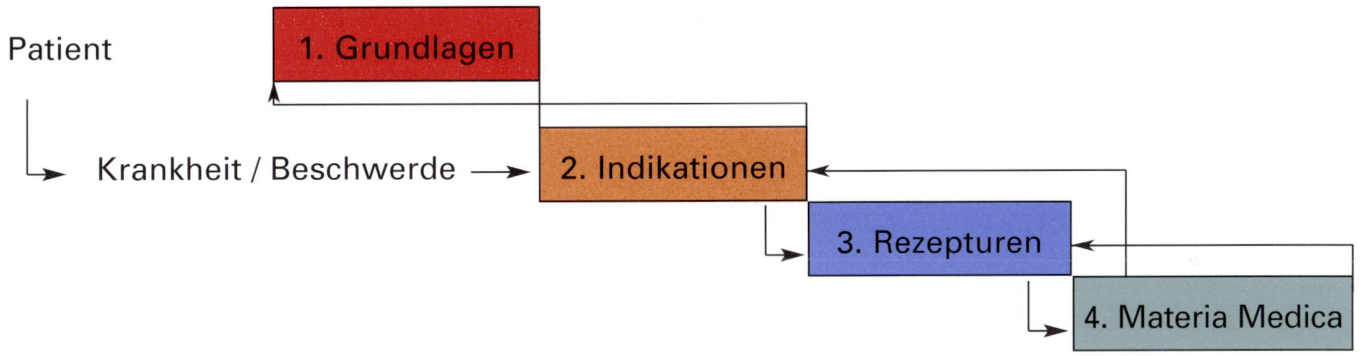

Der vielleicht häufigste Weg führt Sie zu einer bestimmten Beschwerde Ihres Patienten in Kapitel 2 – die Indikationen. Dort gelangen Sie über den Entscheidungsbaum zu einem einzelnen Syndrom mit dem entsprechenden Vorschlag zu der passenden Rezeptur, der Akupunktur und den diätetischen Maßnahmen.

Anmerkungen

Radix Ginseng, Radix Codonopsitis

Gelegentlich wurde, obwohl im klassischen Text Radix Ginseng angegeben wird, Radix Codonopsitis genannt. Dies geschah in Rezepturen, in denen der Autor eigentlich immer Radix Codonopsitis statt dem wesentlich teureren Ginseng verwendet. Dies sind meist Rezepturen, in denen der Autor der Meinung ist, daß dieses Ersetzen sinnvoll ist. Bei anderen Rezepturen, bei denen es mehr um die Tonisierung und besonders um die Behandlung einer gleichzeitigen Unruhe geht, wird dem Anwender die Wahl und die Entscheidung überlassen, welche der beiden er vorzieht. Dies hängt natürlich insbesondere von dem einzelnen Patienten ab, für den die Rezeptur gedacht ist. Bei sehr starker Erschöpfung ziehe ich persönlich Ginseng vor. Ebenso, wenn die psychoaktiven Wirkungen des Ginseng gewünscht sind, die der Codonopsis in dem Maße nicht aufweist: Bei Unruhe, Konzentrationsmangel, zur Besserung der mentalen Leistungsfähigkeit.

Kleinere Rezepturen

Kleinere Rezepturen, die eine Ableitung einer klassischen Grundrezeptur darstellen, werden nicht extra, sondern im Zusammenhang mit der Grundrezeptur besprochen. Diese findet man dann im Rezepturen-Teil unter „Modifikationen".

Rezepturnamen

Die Rezepturnamen sind in der europäischen Literatur sehr unterschiedlich. Beinahe jedes nicht chinesische Buch bezeichnet die Rezepte anders. Dies macht es dem Anfänger sehr schwer, die Rezepte sicher zuzuordnen und zu unterscheiden. Es ist das sicherste immer die chinesischen Rezept-Namen zu vergleichen. Ich habe mich daher, um die Verwirrung nicht noch größer zu machen, sehr stark an die Namen der deutschen Ausgabe des englischen „Formulas and Strategies" von Dan Bensky (Arzneimittelrezepte und Behandlungsstrategien) gehalten. In wenigen Fällen bin ich davon abgewichen.

Ich habe dabei jedoch die Namen so knapp und prägnant wie möglich gemacht und zu diesem Zweck in der Überschrift die lateinischen Zusätze, wie Rhizoma, und die adjektivischen Zusätze weggelassen. Nur in Fällen, in denen von einer Pflanze mehrere Teile Verwendung finden und daher eine Verwechslung möglich sein könnte, wurde darauf nicht verzichtet. Z. B. bei Cinnamomum wurde immer entweder Ramulus oder Cortex Cinnamomi geschrieben. Ebenfalls bei den zwei Pflanzenteilen der Magnolia: Cortex Magnoliae und Flos Magnoliae wurden jeweils ausgeschrieben.

Aus meiner Sicht werden die Namen dadurch kürzer und übersichtlicher. Am sichersten und leichtesten sowie in allen Zweifelsfällen empfiehlt es sich, die chinesischen Bezeichnungen zu benutzen.
Da einige Rezepturen aus der japanischen Kampo-Tradition stammen und nicht in der chinesischen Literatur zu finden sind, sind diese nur im Japanischen angegeben. Die englischen Namen entstammen fast ausschließlich dem englischen Bensky und Barolet: Formulas and Strategies.
Für alle, die mit der Porkert´schen Literatur vertraut sind, habe ich die lateinischen Rezeptnamen angegeben, die bei Porkert (Die klassische chinesische Rezeptur) Verwendung finden. (siehe Literaturverzeichnis ► S.766).

Die acht Leitkriterien Ba Gang im Kapitel 3 – Rezepturen

Das in diesem Buch entwickelte Schema soll das rasche und sichere Einordnen und Abgleichen des Patienten-Energiebildes mit dem der Rezeptur erleichtern. Im Grunde sind es die 8 Leitkriterien *Ba Gang*, die hier auf der jeweils linken Seite unten bei jeder Rezeptur zur praktischen Anwendung kommen:

Fülle-Leere
Hitze-Kälte
Innen-Außen

Zusätzlich noch:
Wo wirkt die Rezeptur?
In welchem Krankheits-Stadium befindet sich der Patient?

Konstitution

Der allgemeine Patienten-Typus

Konstitution
unauffällig

Bezieht sich auf eine allgemeine Tendenz, in welche Richtung sich der Patienten Typus hinbewegt, der diese Rezeptur benötigt.

Temperaturverhalten

Hitze – Kälte

Temperaturverhalten

kalt	kühl	neutral	leicht warm	heiß

Dies sagt etwas über das Temperaturverhalten der Rezeptur aus. Somit weiß der Therapeut, ob die Arznei wärmt oder kühlt oder sich diesbezüglich neutral verhält.

Hiermit kann man überprüfen, ob die Rezeptur zu dem energetischen Bild des Patienten bezüglich der Temperatur paßt oder ob evtl. der Rezeptur kühlende oder wärmende Drogen hinzugefügt oder entnommen werden müssen.

Indikation bei Energiezustand des Patienten

Fülle-Leere

Indikation bei Energiezustand des Patienten

Fülle	leichte Fülle	neutral	leichter Mangel	Mangel

Zeigt den Grad an Fülle-Exzess oder Leere-Mangel, den der Patient aufweist, für den diese Rezeptur indiziert ist. Umgekehrt weist es auf die Wirkrichtung der Rezeptur selber hin. Ist der Energiezustand des Patienten eine Fülle, ist die Rezeptur eine „sedierende" in Akupunktur-Termini, also leitet Energie ab, leitet pathogene Faktoren aus, eliminiert Nässe, Schleim oder Hitze oder löst Stagnationen und Stasen auf.

Ist der Patient in einem energetischen Mangel-Zustand, heißt das, daß die Rezeptur tonisierend wirkt oder zumindest überwiegend tonisierende Anteile enthält. Oft besteht bei Patienten auch eine kombinierte Fülle-Leere, so daß eine Rezeptur beides tun muß. Einerseits leitet sie pathogene Faktoren aus, andererseits stärkt sie die körpereigene Energie und tonisiert.

Funktionskreise

Wo wirkt die Rezeptur?

Dieser Kreis zeigt im Rezepturen-Teil, in welchen Funktionskreisen die Rezeptur besonders ihre therapeutische Wirkung entfaltet und wirkt.

Bei den Einzeldrogen zeigt dasselbe Diagramm den Wirkort, also ebenfalls den Funktionskreis oder die Leitbahn, in dem eine Heildro-ge wirkt.

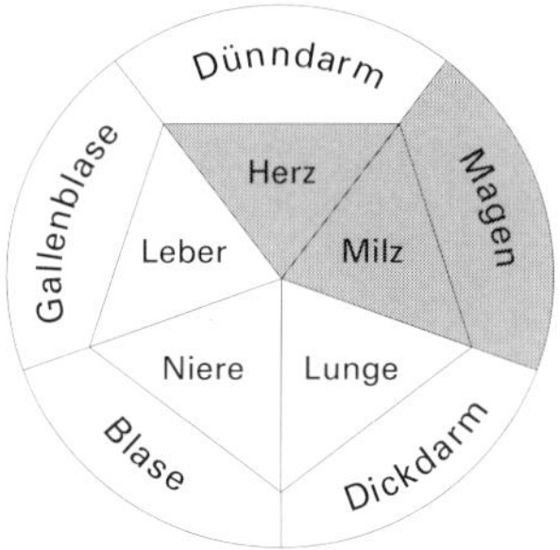

Sechs Stadien

In welchem Krankheits-Stadium befindet sich der Patient?

Dies bezieht sich auf die klassische Einteilung des Shang Han Lun aus dem zweiten nachchristlichen Jahrhundert. Da nicht alle Rezepturen klassische Shang-Han-Lun-Rezepturen sind, ist in späteren Jahrhunderten diese Einteilung nicht immer eindeutig vorgenommen worden. Deshalb ist es bei einigen Rezepturen nicht so leicht, diese eindeutig einem bestimmten Stadium zuzuordnen. Zum Teil stammen die Angaben dazu aus der japanischen Literatur, die mit der Kampo-Medizin insgesamt stärker in der Shang-Han-Lun-Tradition steht.

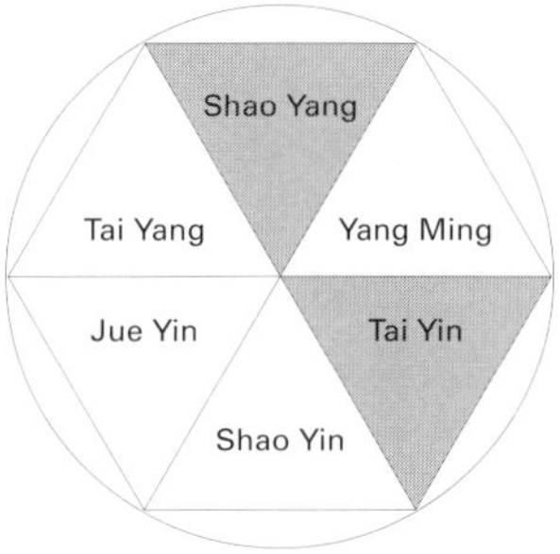

Außen-Innen

Wo sitzt die Erkrankung?
Innen oder Außen?

Dieser Kreis zeigt an, wo eine Rezeptur im Organismus wirkt. Im Außen-Bereich, also an der Oberfläche oder (auch *Wei-Qi*-Ebene genannt), oder im Innen des Organismus. Die Ebene, die noch Außen-Symptome, aber auch bereits Innen-Symptome aufweist, nennen wir halb Außen – halb Innen.

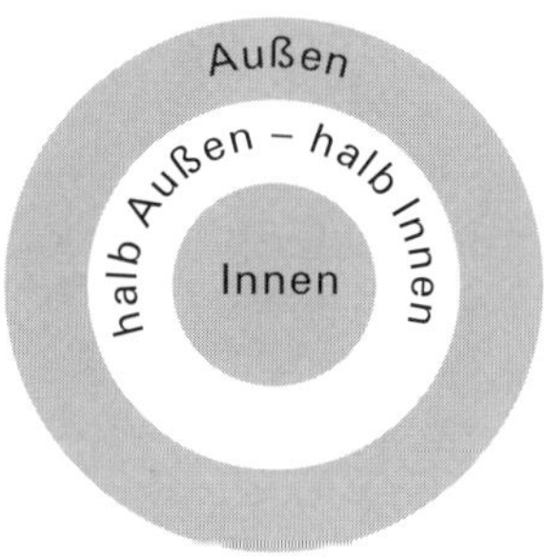

Zusammensetzung

Hier finden Sie die Dosierung, die der Autor beim „Durchschnitts-Patienten“ verwendet. Sie soll bei jeder Verordnung überprüft und ggf. dem tatsächlichen Patienten und dessen Zustand angepaßt werden.

Die Dosierungen sind niedriger als in den meisten chinesisch beeinflußten Dosierungsangaben und etwas höher als in der japanischen Literatur.

Die Zahlen hinter den Drogen weisen auf die Rubrik der jeweiligen Einzeldroge hin, so daß eine grobe Einschätzung ihrer Wirkung möglich ist.

Darüber hinaus steht ein „Kurz-Steckbrief“ der jeweiligen Arznei in Stichworten dahinter, so daß rasch die Wirkungen erinnerlich werden. Die Seitenangabe dahinter soll das rasche Nachschlagen der Einzeldroge erleichtern.

Abgeleitete Rezepturen

Hier stehen Rezepturen, die von der genannten abgeleitet sind. Oder es sind Rezepte genannt, die eine Ähnlichkeit aufweisen, die vielleicht als Behandlungs-Alternative ebenfalls interessant sein könnten.

Häufig werden es hier auch die Grund- oder Basisrezepturen sein, von der die besprochene Rezeptur eine Ableitung darstellt.

Analyse der Rezeptur

Diese Analyse ist nicht erschöpfend: Es sind häufig noch weitere Zuordnungen denkbar. Auf manche Zusammenhänge wurde zu Gunsten einer übersichtlicheren Gestaltung bewußt verzichtet, auch wenn mir das manchmal schwergefallen ist.

Häufige Modifikationen

Das sind die häufigsten Ergänzungen, die für bestimmte Beschwerden oder Zeichen des Patienten hinzugefügt werden können. Es können auch Abänderungen der Rezeptur dadurch sein, daß Drogen in bestimmten Fällen weggelassen oder niedriger als üblich dosiert werden.

Gelegentlich ist eine Modifikation wieder eine neue Rezeptur mit einem eigenen Namen. Dieser ist zur besseren Sichtbarkeit fettgedruckt. Diese unter Modifikationen genannten Rezepturen sind im Inhaltsverzeichnis besonders gekennzeichnet.

Anmerkungen

Hier finden Sie Bemerkungen zu evtl. synonymen Bezeichnungen für die genannten Einzeldrogen und therapeutische Tips. Es findet gelegentlich auch eine Bewertung einer Rezeptur statt, wobei dies natürlich auch die persönliche Meinung des Autors wiedergibt.

Fertigarznei

Die Fertigarzneien werden von mir für einige ausgesuchte Indikationen gelegentlich eingesetzt. Da sie bequem in der Darreichung und geschmacklich moderater sind, haben sie ihren festen Platz in der Phytotherapie eingenommen. Die Angaben beziehen sich auf die Produkte der Firma Bios. Es gibt natürlich noch andere Fertigarzneien und zahlreiche Hersteller, die vom Autor aber mangels eigener Erfahrung mit diesen Produkten nicht genannt werden, ohne daß damit eine Bewertung beabsichtigt ist.

Korrespondierende Akupunkturpunkte

Jede Rezeptur kann bei gleicher oder ähnlicher konstitutioneller Diagnose verschiedenartige Beschwerden behandeln – z.B. Dysmenorrhö und Kopfschmerzen. Dies ist ja auch bei der Akupunktur so. In beiden Fällen mag ein Punkt wie Le 3 sinnvoll sein. In diesem Sinne sind hier Akupunkturpunkte angegeben, die bei der TCM-Diagnose der Rezeptur als Akupunktur in Frage kommen. Aber genauso wie man die Rezeptur den individuellen Besonderheiten jedes Patienten anpaßt, so sollte natürlich auch die Akupunkturpunkt-Auswahl nach dem energetischen Befund und nach den jeweils im Vordergrund stehenden Beschwerden ausgewählt werden.

Daher sind diese Angaben nur als Anregungen gedacht, aus denen man gegebenenfalls Punkte auswählen oder Ideen für eine Behandlung bekommen kann. Es hängt selbstverständlich ganz wesentlich vom einzelnen Patienten und dessen momentanen Beschwerden ab, ob diese Punkte zur Anwendung kommen können.

Entsprechungen der Diätetik

Das gleiche gilt genauso für die Angaben zur Diätetik. Die notwendigen und sinnvollen Ernährungsempfehlungen hängen sehr stark von den individuellen Besonderheiten jedes einzelnen Patienten ab. Daher sollten diese Angaben mehr als Anregungen verstanden werden. Die genannten Nahrungsmittel liegen in etwa auf einer energetischen Achse mit der besprochenen Rezeptur, so daß der Therapeut an die eine oder andere sinnvolle diätetische Empfehlung für seine Patienten erinnert wird oder in der weiterführenden Literatur nachlesen kann.

Literatur

Die Literaturhinweise beziehen sich auf die Seiten in der deutschen und englischen Ausgabe des Rezepturbuches von Bensky und Barolet. Wenn diese Rezeptur bereits im Shang Han Lun aufgeführt ist, wird auf den entsprechen Paragraphen verwiesen.

Diese Begriffe werden zum Teil synonym verwendet:
- ► Leere, Mangel, Schwäche (siehe auch im Glossar)
- ► Exzess, Fülle

INHALT

KAPITEL 1

GRUNDLAGEN

KAPITEL 2

INDIKATIONEN

KAPITEL 4

MATERIA MEDICA

ANHANG

1. GRUNDLAGEN

I. Grundbegriffe der TCM

A. Die Grund-Energien und ihre Pathologien – Qi, Blut, Essenz, Säfte, Geist

1. Qi

1.1. Die verschiedenen Formen des Qi

Der chinesische Begriff *Qi* wird mit zahlreichen Bedeutungen wiedergegeben. Die Übersetzung eines so zentralen Begiffs in eine andere Sprache ist ein schwieriges Unterfangen, häufig auch nur unbefriedigend möglich. Energie, Lebensenergie, kosmische Energie sind Beispiele für Übersetzungen. *Qi* ist die nicht unmittelbar wahrnehmbare Kraft, die wir jedoch an ihrer Wirkung erkennen können, so wie der elektrische Strom nicht sichtbar ist, sondern sich durch seine Wirkungen zeigt. *Qi* ist die Quelle der Ernährung und der Körpersäfte (einschließlich des Blutes) und stimuliert die Zirkulation dieser Säfte, so wie eine Lokomotive vor dem Zug die an sich passiven Wagen bewegt.

Qi ist aktive Kraft, Dynamik, sie steuert Prozesse im Organismus, führt Umwandlungen und Transformationen durch. *Qi* sorgt dafür, daß die Nahrung in andere Substanzen umgewandelt wird. *Qi* verteilt Energie und hält sie in Fluß. *Qi* hält Organe und Substanzen aktiv zusammen, *Qi* hält das Blut in den Blutgefäßen, Organe an ihrem Platz und verhindert Verluste von Säften wie Schweiß. *Qi* baut Tonus und Spannung auf. *Qi* schützt den Organismus vor dem Eindringen pathogener Faktoren. *Qi* wärmt den Organismus. Bewegung ist der sichtbarste Ausdruck davon, daß *Qi* wirkt. *Qi* ist Bewegung und drückt sich durch Bewegung aus. Dabei sind verschiedene Bewegungen gemeint. Zum einen die Muskelbewegung wie beim Gehen, aber auch die Bewegungen im Körper und im mikroskopischen Bereich des Stoffwechsels. Darüber hinaus sind auch unsere Gedanken- und Gefühlsaktivitäten Ausdruck des Wirkens des *Qi*.

Die fünf Funktionskreise sind verantwortlich für die Transformation von *Qi*. Andererseits brauchen sie Qi-Energie, um diese Aufgaben erfüllen zu können. Sehen wir uns beispielsweise eine Katze vor dem Sprung an: in ihrer Spannung, der bereitgestellten Kraft und dem Streben nach einem vorgenommen Ziel drückt sich das *Qi* aus.

Es gibt verschiedene Formen des *Qi*, die mit einem entsprechenden Zusatz bezeichnet sind, der auf ihre besonderen jeweiligen Funktionen hinweist:

Das gesamte körpereigene *Qi*, im Gegensatz zu pathogenem *Qi*, das von außen kommend in den Körper eindringen kann, bezeichnen wir im Chinesischen als *Zheng Qi* oder Wahres *Qi* oder auch Rechtes *Qi*.

Das Nahrungs-Qi oder *Gu Qi* wird aus der Nahrung herausdestilliert, das Atmungs-Qi oder *Zong Qi* gewinnt die Lunge aus der Atemluft. Diese beiden Arten des *Qi* ergeben gemeinsam die erworbene Konstitution.

Dazu kommt als sogenannte angeborene Konstitution das Ursprungs-Qi *Yuan Qi*, das von den Eltern empfangen und in den Nieren gespeichert wird. Darüber hinaus wirkt in jedem Funktionskreis das entsprechende Organ-Qi, wie z.B. Milz-, Leber- oder Nieren-Qi. Jedes von diesen erfüllt ganz spezifische Aufgaben.

Qi fließt auch in den Leitbahnen als Leitbahn-Qi *Jing Luo Zhi Qi*. Hier fließt das *Qi* als Verbindung zwischen den einzelnen Organen durch den Organismus.

Das Abwehr-Qi wird als *Wei Qi* bezeichnet und verhindert das Eindringen von sogenanntem pathogenem Qi *Xie Qi* von außen in den Körper. Beispiele für pathogenes *Qi* sind die äußeren krankheitsauslösenden Faktoren wie Wind, Kälte, Hitze.

Rebellierendes *Qi* oder gegenläufiges *Qi* (im Englischen counterflow of Qi) ist *Qi*, das entgegen seiner vorgebenen, physiologischen Richtung fließt. Besonders häufig sehen wir rebellierendes oder gegenläufiges Magen- und Lungen-Qi. Die Ursache hierfür ist häufig eine Qi-Stagnation durch eine Nässebelastung, eine Schleimblockade oder emotionale Irritationen.

1.2. Pathologische Zustände des Qi

1.2.1. Qi-Mangel

Definition

Es besteht ein energetischer Mangel- oder Leere-Zustand. Es kann das *Qi* eines bestimmten Funktionskreises vermindert sein oder ein genereller Qi-Mangel im Körper des Menschen bestehen. Ein allgemeiner Qi-Mangel geht grundsätzlich mit einem Milz- und oft auch mit einem Lungen-Qi-Mangel einher, da hier die Wurzel des erworbenen *Qi* liegt.

Ursachen

Somit läßt sich die Ursache des Qi-Mangels oft in einer geschwächten Milz-Funktion finden.

1. **Äußere pathogene Faktoren**

   Sehr feuchtes oder feucht-heißes Klima kann die Milz gefährden. Aber auch Kälte kann Magen, Milz und Lunge angreifen und schädigen.

2. **Innere (=emotionale) pathogene Faktoren**

   Geistige Überbeanspruchung, Sorgen, übermäßiges Grübeln und Nachdenken, ständig Entscheidungen treffen zu müssen, überfordert die Milz.

3. **Die Lebensweise**

   Besonders die Ernährung spielt hier eine extrem wichtige Rolle. Die Milz ist durch physikalisch kalte (eisgekühlte Getränke) und energetisch kalte (Rohkost, Milch) Nahrung gefährdet. Ebenso wird sie durch Nässe erzeugende Nahrungsmittel (Milchprodukte, Süßes, Alkohol) besonders geschwächt.

   Auch zu große Mengen bei einer Mahlzeit, unzureichendes Kauen, unregelmäßiges Essen und das späte Essen am Abend belasten die Milz.

Symptome des Milz-Qi-Mangel

Müdigkeit, Abgeschlagenheit, rasche Erschöpfung, Blässe, Neigung zu kalten Extremitäten, Kurzatmigkeit (besonders bei zusätzlicher Lungen-Qi-Leere), Neigung zu weichem, ungeformtem, durchfälligem Stuhl, Antriebslosigkeit, Lustlosigkeit, Redeunlust, Hang zum Grübeln, Entschlußlosigkeit.

Befunde

ZK: blaß, evtl. gedunsen, Zahneindrücke
Puls: kraftlos, leer

Spezifische Qi-Mangel der einzelnen Funktionskreise

Funktionskreis	Schlüsselsymptome
Milz	Verdauungsschwäche, Appetitlosigkeit, Diarrhö
Lunge	Belastungsdyspnoe, Schwitzen, Infektneigung
Niere	Libidoverlust, Schwächegefühl im unteren Rücken
Leber	es gibt keinen Leber-Qi-Mangel, nur Leber-Qi-Stagnation
Herz	Palpitationen, Konzentrationsschwierigkeiten, Schlafstörungen

Behandlung

Therapie-Prinzipien

Das *Qi* tonisieren, Anwendung der tonisierenden Methode *Bu Fa*.

Phytotherapie

Allgemein Drogen der Gruppen 12a, auch 4 und 7.

Radix Ginseng, Radix Codonopsitis, Radix Astragali. Da die chinesischen Phytotherapeutika sehr spezifisch wirken, sollten Qi-Tonika nur bei echter Leere angewendet werden. Die Anwendung bei fehlender Indikation kann sonst zu unerwünschten Nebenwirkungen führen: Unwohlsein, Kopfdruck, Kopfschmerz, Fieber, Hautausschlägen, Reizbarkeit, Unruhe, Schlaflosigkeit, Verdauungsproblemen.

Klassische Basis-Rezeptur bei Milz-Qi-Mangel

Vier Gentlemen Dekokt *Si Jun Zi Tang* ► S.336

Je nach Art und Ausprägung des Qi-Mangel kann diese Rezeptur erweitert werden z. B. zum Sechs Gentlemen Dekokt bei Milz-Qi-Mangel mit Nässe-Schleim-Akkumulation. ► S.340

Dekokt, das die Mitte tonisiert und das *Qi* vermehrt *Bu Zhong Yi Qi Tang* ► S.342

Akupunktur

Ma 36, MP 6, Ren 6 (*Qi Hai* Meer der Energie), Bl 20, Moxa gebrauchen.

1.2.2. Qi-Stagnation

Definition

Bei der Qi-Stagnation ist es zu einer Blockierung des Qi-Flusses gekommen.

Ursachen

1. **Äußere pathogene Faktoren**

   Besonders Kälte, die meist mit Wind kombiniert auftritt, hat einen stark blockierenden Einfluß. Beispiele sind eine akute Nackensteife durch kalte Zugluft oder eine akute Lumbalgie durch Kälte nach gebücktem Arbeiten im Garten im kurzen Hemd. In diesen Beispielen sind Blockaden oder Qi-Stagnationen in den Leitbahnen aufgetreten: bei Nackensteife z. B. in den *Shao Yang* Leitbahnen (Gallenblase, 3E), bei der Lumbalgie z. B. in der *Tai Yang* Leitbahn der unteren Körperpartie (Blasenmeridian).

   Akute Wind-Kälte-Invasion kann auch zur Blockierung des Lungen-Qi mit Druck- und Engegefühl im Thorax, sowie blockierter Funktion der Poren mit Schweißlosigkeit führen. Dies sehen wir oft bei einem akuten viralen Infekt im Anfangsstadium.

2. **Innere pathogene Faktoren**

   Emotionen führen sehr häufig und sehr leicht zu Qi-Stagnationen. Emotionale Irritationen blockieren besonders leicht den freien und harmonischen Fluß des Leber-Qi.

Symptome

Das typische Symptom der Qi-Stagnation ist bei leichterer Ausprägung ein Druck- oder Spannungsgefühl in dem entsprechenden Bereich. Ist die Stagnation stärker ausgeprägt, ist Schmerz der Indikator, daß die Energie nicht mehr frei fließen kann. Fließt die Energie frei und ohne Stagnation, gibt es keinen Schmerz.

Spezifische Qi-Mangel der einzelnen Funktionskreise

Funktionskreis	Schlüsselsymptome
Milz/Magen	Verdauungsbeschwerden mit Schmerzen und Druckgefühl meist im Epigastrium
Lunge	Druck-Beklemmung im Thorax, erschwerte, keuchende Atmung
Niere	Selten Stagnation, da hier eher Leere-Muster und weniger Fülle-Syndrome auftreten
Leber	Gefühl von Zugeschnürtheit und Verkrampfung, Druck oder Schmerz in den verschiedenen Körperregionen: typischerweise im Schläfenbereich, Hals und Thoraxbereich, am seitlichen Rippenbogen, im Unterleib und in der Leistengegend
Herz	Palpitationen, Beklemmung im Thorax

Befunde

ZK: bei Leber-Qi-Stagnation: rote Ränder, da Stagnation oft Hitze im Innen erzeugt **Puls**: drahtig

Behandlung

Therapie-Prinzipien

Das Qi regulieren, *Li Qi Fa*, wieder in Fluß bringen. Bei gleichzeitiger Qi-Leere kann man auch vorsichtig tonisieren. Aber man sollte bedenken, daß sich der Patient auch allein durch die Regulation wieder kraftvoller und weniger erschöpft fühlt, da die vorher blockierte Energie jetzt wieder besser zur Verfügung steht. Daher Vorsicht bei Patienten mit Müdigkeit und Erschöpfungsgefühl. Bei vielen liegt keine Leere, sondern eine Fülle-Situation durch eine Stagnation des Qi-Flusses vor. In diesem Fall könnten durch eine Tonisierung die Beschwerden verschlimmert werden.

Phytotherapie

Allgemein Drogen der Gruppe 9, *Qi* regulierende Drogen: Pericarpium Aurantii, Fructus immaturus Citri und Rhizoma Cyperi.

Eine klassische Basis-Rezeptur bei Leber-Qi-Stagnation ist

Kalte Extremitäten Pulver *Si Ni San* ► S.256
oder die noch stärker wirkende Erweiterung:
Bupleurum Dekokt, das die Leber verteilt *Chai Hu Shu Gan San* ► S.258

Bei Qi-Stagnation im Thorax:
Fructus Trichosanthis, Bulbus Allii und Weißwein Dekokt *Gua Lou Xie Bai Jiu Tang* ► S.398
Je nach Art und Lokalisation der Qi-Stagnation kommen noch andere Rezepturen in Frage:
Gardenia Ligusticum Pille (=Flucht aus der Einschnürung Pille) *Yue Ju Wan* ► S.394
Fructus Meliae Toosendan Pulver *Jin Ling Zi San* ► S.400

Akupunktur

Allgemein sind besonders die Luo-Punkte regulierend und dynamisierend und bringen so Stagnationen wieder in Fluß. Pe 6 (Luo-Punkt), 3E 5 (Luo-Punkt), Lu 7 (Luo-Punkt). Weitere Punkte sind Le 3, Ma 36, Ren 12.

1.2.3. Rebellierendes oder gegenläufiges Qi

Definition

Die Begriffe rebellierendes *Qi* und gegenläufiges *Qi* werden synonym gebraucht. Damit ist die Umkehrung des physiologischen, orthograden Energieflusses gemeint. Dies tritt besonders häufig und leicht bei dem Qi-Fluß von Magen und Lunge auf, da deren physiologische Energierichtung ja „absenkend", also nach unten gerichtet ist.

Ursachen

Einerseits kann es durch massive Qi-Stagnation zu einem gegenläufigen Qi-Fluß kommen, wenn z. B. Schleim Lunge oder Magen blockiert. Andererseits können aufwärts steigende Energien aus anderen Funktionskreisen das *Qi* mit sich nach oben „reißen", z. B. hochschlagendes Leber- und Gallenblasen-Yang, wie bei einem akuten Migräne-Anfall, können zu aufsteigendem Magen-Qi und so zum Erbrechen und Aufstoßen führen.

Symptome

Gegenläufiges Lungen-Qi macht sich durch Husten, gegenläufiges Magen-Qi durch Erbrechen, Schluckauf, Reflux und Aufstoßen bemerkbar.

Befunde

ZK und **Puls**: nicht spezifisch, abhängig vom pathologischen Muster

Behandlung

Therapie-Prinzipien

Die Behandlung zielt darauf ab, den „normalen", orthograden Qi-Fluß wieder herzustellen, das heißt das Absenken des Magen- oder Lungen-Qi-Flusses.

Phytotherapie

Folium Perillae, Rhizoma Pinelliae, Caulis Bambusae in Taeniam, Ramulus Cinnamomi, Hämatitum (= Ocherum rubrum), Fructus Schisandrae, Fructus Evodiae, Rhizoma Coptidis, Rhizoma Ligustici, Cortex Magnoliae, Radix Platycodi

Eine klassische Basis-Rezeptur bei rebellierendem Magen-Qi ist

Flos Inulae und Hämatitum Dekokt *Xuan Fu Dai Zhe Tang* ► S.410

und bei rebellierendem Lungen-Qi

Fructus Perillae Dekokt, das das *Qi* nach unten leitet *Su Zi Jiang Qi Tang* ► S.406

Pinellia und Cortex Magnoliae Dekokt *Ban Xia Hou Po Tang* senkt Magen- und Lungen-Qi ab. ► S.396

Je nach Art und Lokalisation der Störung kommen natürlich noch andere Rezepturen in Frage.

Akupunktur

Lu 7 (senkt Lungen-Qi ab, löst Stagnation), Ni 7 (begünstigt das Aufnehmen des Lungen-Qi im Wasser-Element), Ma 36 (tonisiert, löst Stagnationen des *Qi,* besänftigt gegenläufiges *Qi),* Ren 17, Ren 12

2. Blut – Xue

Definition

Blut oder chinesisch *Xue* ist eine Art *Qi,* jedoch stofflicher und somit nährender. Blut bewegt sich zwar auch, wie *Qi* selbst, aber nur durch die bewegende Kraft des *Qi,* ist somit an sich „träge". Es zählt zu den „Säften". Das Blut hängt sehr eng mit dem *Qi* zusammen. So heißt es: „*Qi* ist der Herrscher über das Blut, Blut ist die Mutter des *Qi*". Blut nährt *Qi.* Es fließt in Blutgefäßen, es nährt die entsprechenden Gewebe wie Haut, Augen, Nerven, und Nägel. Das Blut nährt auch unser Selbstbewußtsein. *Xue* ist entspannt, ohne Anstrengung. Es entspricht den Waggons, die passiv von der Lokomotive gezogen und bewegt werden müssen. Am Beispiel einer Katze könnte man sagen: Die Anspannung und Energie der Katze vor dem Sprung, wenn sie die Maus belauert, drückt im höchsten Maße das Wirken von *Qi* aus. Die Katze nach dem Verzehr der Maus auf dem Sofa sich räkelnd und völlig entspannt, drückt das Prinzip des Blutes aus. Sie ist ohne Absicht oder Ziel, genießt einfach, ist einfach nur da.

Pathologische Zustände des Blutes

2.1. Blut-Mangel

Definition

Mangelt es dem Körper an Blut, dann entzieht das dem Geist seine Grundlage. Der Geist wird unruhig, unglücklich und rastlos. Das äußert sich z. B. durch unbegründete Ängstlichkeit, Überempfindlichkeit und leichte Reizbarkeit. Im Denkmodell der TCM erfaßt das Blut während der Nacht den Geist. Bei Blut-Mangel hingegen kann man nicht schlafen, da der Geist ruhelos umhertreibt.

Ursachen

1. Durch unzureichende Produktion von Blut kann ein Blut-Mangel entstehen. Z. B kann bei chronischer Krankheit oder auch durch langwährende Mangelernährung zuerst ein Qi-Mangel, dann ein Blut-Mangel entstehen.
2. Ein zu hoher Verbrauch, wie beispielsweise durch Blutverluste, kann ebenfalls zu einem Blut-Mangel-Zustand führen. Dies ist häufiger bei Frauen der Fall, die durch die Menses viel Blut verloren haben (Hypermenorrhö). Auch Blutungen anderer Natur führen zu einem Blut-Mangel.

   Somit kann ein Milz-Qi-Mangel einerseits durch den Qi-Mangel zu unzureichender Blut-Bildung und andererseits durch das unzureichende Halten des Blutes in den Gefäßen und damit verbundene Blutungen zu einer Blut-Leere führen.

   Ebenso können exogene pathogene Faktoren, wie z. B. Hitze, das Blut schädigen. Auch endogene Hitze durch Emotionen wie Ärger, Grübeln und Überarbeitung können Blut verbrauchen. Jede Form von Hitze kann die Säfte schädigen. Auch die Lebensweise kann - z. B. durch zu exzessiven Sport - ebenfalls das Blut schmälern (mäßige Bewegung bewegt das *Qi,* zuviel Sport erschöpft das Blut).

Symptome

Schwindel, blasses, fahles Aussehen, blasse Lippen, trockene, brüchige Nägel, trockene, juckende Haut, Haut- oder Haardystrophie, Unruhe, Insomnia, Palpitationen, Obstipation, verlängerte menstruelle Zyklen, mit wenig, blassem Blut, Parästhesien, Augen ermüden schnell oder sind trocken. Krämpfe, Zuckungen, Anspannung, vermindertes Selbstbewußtsein, Enge und Starrheit der Persönlichkeit.

Befunde

ZK: blaß, evtl. leicht geschrumpft (bei Qi-Mangel: ZK blaß und gedunsen, dabei sehr feucht)
Puls: dünn, leer, gespannt, fadenförmig

Behandlung

Therapie-Prinzipien

Blut nähren, tonisieren. Auch über eine Qi-Tonisierung kann man mittelfristig das Blut mehren.

Phytotherapie

Allgemein Drogen der Gruppe 12b (Blut nährende Drogen), evtl. unterstützen durch 12a (Qi tonisierende Drogen): Radix Rehmaniae, Radix Angelicae sinensis, Radix Paeoniae, Radix Polygoni multiflori

Klassische Rezeptur bei Blut-Mangel ist

Vier Arzneien Dekokt *Si Wu Tang* ► S.348

Bei Qi- und Blut-Mangel
Acht Schätze Dekokt *Ba Zhen Tang* ► S.358

Akupunktur

Ma 36, MP 6, Bl 17, MP 10, (*Xue Hai* Meer des Blutes), Le 8, Ni 7

Differentialdiagnose Qi- und Blut-Mangel

	Qi-Mangel	Blut-Mangel	Gemeinsamkeit
ZK	blaß und gedunsen	blaß und geschrumpft	blasser ZK blasses Gesicht
Gesichtsfarbe	blaß	blaß, fahl, gelblich	Gesichtsblässe
Psyche	erschöpft, adynamisch, phlegmatisch	erschöpft und unruhig, agitiert	erschöpft

2.2. Blut-Stase

Definition

Bei der Blut-Stase fließt ähnlich wie bei der Qi-Stagnation, jetzt aber mehr im substantiellen Bereich, das Blut nicht mehr ungehindert. In der japanischen Kampo-Medizin wird dies *oketsu* genannt, wobei man darunter besonders eine damit einhergehende Blut-Stase im kleinen Becken versteht, was bei der japanischen Bauch- oder Haradiagnostik als tastbare druckdolente Resistenzen im Unterleib tastbar ist.

Ursachen

Ursächlich können bei der Entstehung einer Blut-Stase mehrere Faktoren eine Rolle spielen:

Blut-Mangel führt häufig zu Blut-Stasen, ähnlich wie sich bei einem Fluß mit reduziertem Wasserspiegel leichter Blockaden bilden können als bei einem kräftigen Strom.

Auch der Qi-Mangel und/oder die Qi-Stagnation sind prädisponierende Faktoren für eine Blut-Stase. Langanhaltende Qi-Stagnationen können zu Blut-Stasen führen. Denn das *Qi* muß das Blut bewegen.

Somit kann eine längeranhaltende Qi-Stagnation durch Emotionen oder auch durch Fehlernährung mit daraus resultierenden Schleim-Blockaden zu einer Blut-Stase führen.

Aber auch Verletzungen, Unfälle, Operationen und Narbenbildung können den Blut-Fluß behindern. Deshalb lassen häufig Schmerzen, die postoperativ auftreten, an eine Blut-Stase als Ursache denken.

Symptome

Wie bei der Qi-Stagnation so ist auch bei der Blut-Stase das Hauptsymptom der Schmerz. Jedoch sind bei der Blut-Stase im Vergleich zur Qi-Stagnation die Schmerzen deutlich stärker, „tiefer", bohrender, bedrohlicher, existentieller. Der Patient hat kaum noch Abstand zu seiner Schmerzempfindung, er „ist" identifiziert mit seinem Schmerz. Typische Beschwerden einer Blut-Stase können sein: LWS-Schmerzen, besonders nach Trauma, Operation oder Bandscheibenvorfall, Obstipation, Thoraxschmerzen, Angina pectoris und bestimmte Kopfschmerzen. Schmerzen im Bewegungsapparat können auf eine Blut-Stase zurückzuführen sein. Häufig sind sie dann von kleinen Venengeflechten im Hautbereich begleitet, die Zeichen der lokalen Blut-Stase sind oder gehen mit chronischen Veränderungen im Gewebe, wie teigigen Verquellungen und Myogelosen, einher.

Bei Hauterkrankungen kann ebenfalls eine Blut-Stase begleitend auftreten. Typisch dafür sind Pigmentansammlungen im Hautbereich. Auch dunkle, livide, Hautveränderungen sind hinweisend für die Beteiligung einer Blut-Stase.

Ebenso können dunkle Augenringe auf Blut-Stase hindeuten. Dysmenorrhö, besonders mit dunklem, klumpigem Blut; schmerzhafte Hämorrhoiden, Druckschmerzhaftigkeit im Unterbauch (die japanische Hara-Diagnose ist hier sehr hilfreich), livide Lippen.

Befunde

ZK: livide, evtl. gestaute Zungengrundvenen
Puls: drahtig (auch bei Schmerz durch Qi-Stagnation), der Puls ist evtl. fadenförmig und dünn bei zusätzlicher Blut-Leere
Haradiagnose: sogenanntes *oketsu*-Zeichen (siehe Bauchdiagnose) ▶ S.97

Behandlung

Therapie-Prinzipien

Blut beleben und bewegen, Blut-Stasen lösen und aufbrechen.

Phytotherapie

Blut bewegende Drogen 10a, Rhizoma Ligustici, Radix Salviae miltiorrhizae, Rhizoma Curcumae, Semen Persicae.

Drogen, die das *Qi* und Blut bewegen, sind Rhizoma Corydalis, Rhizoma Ligustici

Wichtig ist auch, die prädisponierenden Faktoren, wie Qi-Stagnation oder Blut-Leere, mit zu berücksichtigen und das *Qi* zu regulieren und Blut zu nähren.

Klassische Rezepturen bei Blut-Stase

Ramulus Cinnamomi und Poria Pille *Gui Zhi Fu Ling Wan* ▶ S.428

Semen Persicae Dekokt, das das *Qi* ordnet *Tao He Cheng Qi Tang* ▶ S.414

Dekokt, das Stasen aus dem Haus des Blutes treibt *Xue Fu Zhu Ju Tang* ▶ S.416

Je nach Art und Lokalisation der Störung kommen andere Rezepturen in Frage.

Akupunktur

Zur Nadelung ergänzend bringt blutiges Schröpfen im schmerzhaften Gebiet oft sofortige Entlastung. Typisch für Blut-Stase ist, daß das austretende Blut auffallend dunkel und livide ist. Dazu beklopft man die betroffenen Gebiete im Bewegungsapparat mit dem Pflaumenblütenhämmerchen und setzt dann an den verschiedenen Stellen das Schröpfglas auf. Oder man punktiert z. B. mit einer Blutzuckerlanzette die kleinen Besenreiservarizen, die sich häufig dort befinden und setzt darauf das Schröpfglas. Auch die Methoden *Gua Sha* und *Tuina* können durch entsprechende Reize zur Behandlung von Blut-Stasen mit eingesetzt werden.

Differentialdiagnose Schmerz

	Qi-Stagnation	Blut-Stase
Schmerztyp	oberflächlich, hell	tief, dumpf
Schmerzart	stechend, eher leichter	bohrend, stärker, bedrohlicher
Ort	eher wandernd	ortsgebunden
Äußere, lokale Merkmale	keine organischen Veränderungen oder leichtere, reversiblere Muskelverspannungen	kleine, livide Adergeflechte, besonders in LWS oder HWS-Region

2.3. Blut-Hitze

Ursachen

Hitze ist bis in die Ebene des Blutes vorgedrungen. Prädisponierend für die Entwicklung von Blut-Hitze können Blut-Leere, Qi-Stagnation und Blut-Stase sein.

Symptome

1. Blutungen aus verschiedenen Körperöffnungen: Blut aus Nase und Mund, genitale Blutungen, peranale Blutungen, Blut-Husten, Blut-Erbrechen. Differentialdiagnostisch sollte man bei Blutungen auch an einen Milz-Qi-Mangel denken (Das Milz-Qi hält das Blut an seinem Platz in den Gefäßen).

   Ursachen bei Blutungen: 1a Blut-Hitze (Blut ist „heiß", kocht und brodelt in den Gefäßen)
   1b Milz-Qi-Mangel (Milz kann das Blut nicht in den Gefäßen halten)

2. Ekzeme der Haut mit Rötung, Juckreiz und Neigung zu Blutungen. Dabei kann es zu Blutungen unter die Haut, aus Wunden, aus aufgekratzter Haut oder aus spontan aufgeplatzten Effloreszenzen kommen.

Behandlung

Therapie Prinzipien

Blut kühlen, Hitze klären, evtl. auch befeuchten.

Falls notwendig, sollte man bei zusätzlichem Blut-Mangel das Blut auch nähren und bei Blut-Stasen bewegen und Blut-Stasen lösen.

Phytotherapie

Blut kühlende Drogen (Gruppe 2b) Rhizoma Rehmanniae glutinosae *Sheng Di Huang,* Cortex Moutan, Radix Paeoniae rubrae.

Auch wichtig sind Blutungen stoppende Mittel (Gruppe 10b) Pollen Typhae, Herba Agrimoniae, Radix Sanguisorbae, Radix Notoginseng.

Auch in anderen Gruppen sind Drogen enthalten, die eine Blutungen stillende Wirkung haben: Radix Scutellariae, Radix Ledebouriellae, Herba Schizonepetae.

Klassische Rezepturen bei Blut-Hitze
Modifiziertes Vier Arzneien Dekokt *Si Wu Tang* (man ersetzt Rehmannia praeparata gegen Rehmannia glutinosa und Paeonia lactiflora gegen Paeonia rubra; will man noch mehr kühlen, ersetzt man Angelica sinensis gegen Cortex Moutan)

Je nach Art und Lokalisation der Störung kommen noch andere Rezepturen in Frage.

Akupunktur

Ma 44, Le 2, Bl 17, MP 1 (für genitale Blutungen)
Endpunkte am Nagelfalz (die sogenannten Brunnen- oder *Jing*-Punkte) bluten lassen, um Hitze auszuleiten. Bl 40 blutig nadeln: eliminiert Hitze aus dem Blut, z. B. bei Hauterkrankungen mit Blut-Hitze

3. Essenz – Jing

Definition

Die Essenz – chinesisch *Jing* – residiert in den Nieren. Dort wird sie gespeichert. *Jing* wird in alten Texten als eine Art Flüssigkeit beschrieben. Damit gehört es, wie das Blut und die anderen Körpersäfte, zu den Yin-Substanzen. Andererseits ist *Jing* dynamischer als Blut oder *Yin*. Es kontrolliert und initiiert die langsamen, großen Zyklen des menschlichen Lebens wie Wachstum, Pubertät, Reifung und Alterung. In diesem Aspekt hat *Jing* auch eine enge Verbindung zum Minister-Feuer und somit zum Nieren-Yang. Die Essenz ist die Grundlage des organischen Lebens und reguliert alle Entwicklungs- und Fortpflanzungsvorgänge. Sie setzt sich zusammen aus einem „vorgeburtlichen" *Xian Tian Zhi Jing* Anteil und einem „nachgeburtlichen" *Hou Tian Zhi Jing* Anteil. Der vorgeburtliche Anteil wird von den Eltern erhalten, die Verschmelzung des elterlichen *Jing* stellt gleichermaßen die Empfängnis dar. Das nachgeburtliche *Jing* kann im Schlaf durch Energien, die im Bereich der erworbenen Konstitution (Milz und Lunge) über Tag hergestellt, aber nicht verbraucht worden sind, zum Teil wieder genährt und ergänzt werden. Somit wird das *Jing* bei geregeltem Lebensablauf mit neuer Lebenskraft gespeist und zum Teil immer wieder täglich ergänzt.

Aufgaben

Die Essenz regelt bei der Frau in 7-Jahreszyklen die Entwicklungs-, Wachtums- und Reifungsprozesse: mit 7 Jahren werden die Milchzähne durch die bleibenden Zähne ersetzt. Mit 14 Jahren ist die Reifung soweit fortgeschritten, daß die Geschlechtsorgane ihre Funktion aufnehmen können – der Fluß des „Mondwassers" oder des „Himmelstaues" setzt ein. Dies ist die chinesische Bezeichnung für die Menarche. Mit 21 zeigen sich die Weisheitszähne und damit erreicht das Nieren-Jing seinen Höhepunkt. Mit 28 haben die Knochen und Sehnen ihre größte Festigkeit, das Kopfhaar höchste Spannkraft und Glanz. Von 21 bis 28 ist der energetisch günstigste Zeitpunkt für eine Schwangerschaft, da dann das Nieren-Jing in seiner Blüte steht.

Mit 35 Jahren beginnen die Leitbahnen des hellen Yang (Yang-Ming: Dickdarm und Magen) nachzulassen: die Gesichtshaut beginnt zu welken, die Milz-Funktion läßt zum erstenmal etwas nach und es kommt leicht – bei gleicher Lebensweise – zu einer Gewichtszunahme.

Mit 42 Jahren lassen alle drei oberen Yang-Leitbahnen in ihrer Energie nach (Di, 3E, Dü) und das Gesicht bekommt Falten und das Kopfhaar beginnt zu ergrauen. Mit 49 Jahren läßt die Energie im *Chong-Mai* (Extra-Gefäß des Durchdringens) und *Ren-Mai* (Extra-Gefäß des Empfangens) nach und der Mondfluß versiegt. Damit ist der „Erdenweg" (Menstruation) nicht mehr geöffnet und Unfruchtbarkeit setzt ein. Allmählich werden auch die Knochen „trockener". Um das 49. Lebensjahr verringert sich die Milz-Funktion ein zweitesmal, in diesem Fall durch die nachlassende Stützung aus dem Nierenbereich heraus (letztlich wird auch das Milz-Yang durch das Nieren-Yang gewärmt). Hier kommt es häufig erneut – bei ansonsten gleichbleibender Lebensführung – tendenziell zu einer Gewichtszunahme.

Beim männlichen Geschlecht laufen die Entwicklungsphasen gleichermaßen, jedoch in einem Acht-Jahres-Zyklus ab.

Es ist interessant festzustellen, daß diese physiologischen Abläufe seit einigen Jahren im Westen anfangen, sich in frühere Jahre hinein zu verschieben. Statistisch setzt die Menarche in den letzten 2 bis 3 Jahrzehnten immer früher ein, was aus Sicht der chinesischen Medizin mit der sehr stark Yang-betonten, stimulierenden, Hitze erzeugenden Lebensweise zusammenhängt. Andererseits wird aber die Nieren-Energie auch durch ständige Konfrontation mit psychischen Reizen im Bereich Erotik und Sexualität stimuliert und aktiviert, was diesen Bereich „aufheizt". Seit wenigen Jahren ist im modernen China eine ähnliche Entwicklung beobachtbar, so daß sich wahrscheinlich dort ähnliche Auswirkungen auf die Entwicklungsphasen feststellen lassen.

Pathologische Zustände der Essenz – Jing

Essenz – Jing-Mangel

Ursachen

Ein Mangel an Essenz *Jing* kann angeboren sein, aber auch ein übermäßigen Verbrauch kommt als Ursache in Betracht. Essenz wird verbraucht durch ausschweifende sexuelle Exzesse über eine längere Zeit, Überarbeitung mit Schlafmangel, Stimulantien wie Amphetamine mit tage- und nächtelangen

Ecstasy-Parties und bestimmte Dopingmittel (besonders die Corticoid-ähnlichen Substanzen) holen aus dem Speicher – dem Jing-Bereich – Energien heraus, die normalerweise nicht zugänglich wären und verbrauchen so die vorhandene Essenz in kürzerer Zeit als physiologisch angezeigt wäre.

Symptome

Das typische Symptom eines Essenz-Jing-Mangels ist „Verlust, Auslaufen".

Das können verschiedene Arten von Verlusten sein. Verluste von wertvollen Körpersäften wie z. B. durch Spermatorrhö, vaginalem Ausfluß, Diarrhö, Urininkontinenz, Schweiße, Lockerung oder Ausfallen der Zähne, Haarausfall.

Weitere Symptome sind vorzeitiges Ergrauen der Haare, nachlassende Zeugungs- oder Empfängnisfähigkeit, Unfruchtbarkeit, Schwäche des unteren Rückens, Schwindel, Ohrensausen, Hörminderung, vorzeitiges Altern.

Behandlung

Therapie-Prinzipien

Allgemein ist eine Regulierung der Lebensweise wichtig, gute Ernährung und ausreichender Schlaf. Therapeutisch stärkt man das *Yin* und *Yang* der Niere und die Essenz.

Phytotherapie

Für eine Kräftigung und Tonisierung des *Jing* bedarf es einer kombinierten Behandlung. Dazu sollte man sowohl das *Yang* und das *Yin* – besonders der Niere – tonisieren. Zusätzlich verabreicht man Adstringentien (Gruppe 13), die die Energien zusammenhalten. Bei besonders schweren Fällen wird man gerne sowohl bei den Yin- als auch bei den Yang-tonisierenden Substanzen auf tierische Produkte zurückgreifen. Diese haben die „tiefste" Wirkung auf *Yin* und *Yang*. Zum Halten und Vermeiden weiterer Verluste können dann auch Mineralien gegeben werden.

Pflanzliche Yin-Tonisierer (12b + 12d):	Radix Rehmanniae, Fructus Lycii, Fructus Mori
Tierische Yin-Tonisierer (12d):	Plastrum Testudinis *Gui Ban*
Pflanzliche Yang-Tonisierer (12c):	Cortex Eucommiae, Radix Morindae, Semen Cuscutae
Tierische Yang-Tonisierer(12c):	Cornu Cervi *Lu Rong*, Gecko *Ge Jie*, Cordyceps sinensis *Dong Chong Xia Cao*
Adstringentien (13):	Fructus Corni, Fructus Schisandrae
Blut bewegend (10):	Radix Achyranthis

Klassische Rezepturen bei Essenz-Mangel

Pille, die die Rechte (Niere) wiederherstellt *You Gui Wan* ► S.374

Dekokt, das die Rechte (Niere) wiederherstellt *You Gui Yin* ► S.372

Zwei Unsterbliche Dekokt *Er Xian Tang* ► S.376

Je nach Art und Lokalisation der Störung kommen andere Rezepturen in Frage.

Akupunktur

Ni 16, Ni 7, Du 4, Ren 6, bei Frauen *Chong-* und *Ren-Mai*, bei Männern *Chong-Mai* und *Du-Mai* öffnen. Ma 36, MP 6.

4. Geist – Shen

Definition

Der Geist heißt im Chinesischen *Shen.* Der Begriff „Psyche" ist mehr westlich geprägt. Er bezeichnet eher die gesamte seelische Instanz einschließlich den einzelnen Seelen der einzelnen Funktionskreise *Shen, Hun, Zhi, Po, Yi* sowie die Emotionen.

Nach dem *Nei Jing* umfasst der Geist das Bewußtsein, das Denken und das Gedächtnis, wobei das Gedächtnis auch Aspekte von Milz und Niere berührt. Das *Shen* schließt alle fünf mentalen – spirituellen – Aspekte ein: *Shen, Hun, Po, Yi, Zhi.*

Wenn jemand sagt: „Er oder sie hat viel *Shen",* meint dies, daß diese Person eine feine Art von Vitalität, Blühen, Leben, Funkeln, Leuchten hat. Dies empfinden wir als „er/sie ist gesund", „vital", „lebendig".

Funktionen

Der Geist *Shen* nimmt folgende Aufgaben wahr: Wahrnehmung, Denken, Einsicht, Ideen, Weisheit, Intelligenz, Wachen, Schlafen, Gedächtnis, Konzentration, Vigilanz sowie die Aufgabe, die anderen Instanzen zu integrieren und zu kontrollieren.

Das Gedächtnis ist auch von der Milz abhängig, wenn es um Dinge geht, die man sich im täglichen beruflichen Alltag merken muß. Die Niere ist mehr für das Langzeitgedächtnis verantwortlich.

Einsicht, die Kenntnis und Erkenntnis unseres Selbst kann nur der Geist bewerkstelligen.

Alle Emotionen beeinflussen auch das Herz, da es Herrscher aller Organe ist. Der Geist sammelt und vereint *Hun, Po, Yi, Zhi.* „Zorn beeinflußt die Leber, aber das Herz fühlt ihn."

Die Wahrnehmung erfaßt Stimuli und kann sich diese vergegenwärtigen.

Der Schlaf ist abhängig vom Zustand des Geistes.

Die Intelligenz hängt von einem starken Geist – und auch vom *Jing* – ab.

Weisheit bedeutet, Wissen richtig und kritisch einzusetzen.

Alle Sinnesfunktionen sind angewiesen auf den Geist. Z. B. das Auge und das Sehen sind abhängig von der Nährung vom Leber-Blut und *Hun;* aber die Blutgefäße werden vom Herz kontrolliert.

Der Geist sammelt das *Hun,* die Wanderseele der Leber.

Der Geist *Shen* residiert im Herzen. Während des Schlafes wandert er umher oder begibt sich zur Ruhe, indem er im Herz-Blut oder/und Herz-Yin eintaucht wie in einen Teich. Bei mangelndem Herz-Blut oder Herz-Yin ist dieser Teich zunehmend ausgetrocknet. Das *Shen* kann nicht mehr tief eintauchen und bleibt so unruhig an der Oberfläche des Wassers, was zu unruhigem Schlaf oder Schlaflosigkeit führt.

Also können wir auch sagen, der Geist *Shen* residiert im Blut und *Yin.*

Am deutlichsten wahrnehmbar ist der Geist *Shen* im Antlitz, den Augen und dort besonders im Leuchten oder Glanz der Augen. Darüberhinaus geben uns auch Zunge und Puls sowie das Sprechen Auskunft über das *Shen.*

Bei gestörtem *Shen,* wie beispielsweise während einer Psychose, sind das auffallendste an der Person ihre wirren Augen, ihr irrer Blick. Glanzlose Augen oder ein betrübter Gesichtsausdruck können disharmonisches oder erschöpftes *Shen* anzeigen.

Beziehungen zwischen Shen, Qi und Jing

Essenz *Jing* ist die biologische Grundlage und der Ursprung des Geistes. Bei der Vereinigung vom *Jing* beider Eltern bilden diese beiden *Jing* den neuen Geist. Nach der Geburt wird diese vorgeburtliche Essenz der Eltern in den Nieren gespeichert. Sie ist die biologische Grundlage für den Geist des neuen Individuums.

Leben und Geist hängen auch von der Ernährung durch die nachgeburtliche Essenz ab. Der Geist nährt sich aus der verfeinerten Essenz der Nahrung. Das Milz-Qi ist die Zentrale der Transformation, wodurch die klaren Säfte aus der Nahrung entstehen. Diese werden nach oben geführt. Das „Feinste", der feinstofflichste Aspekt nährt den Geist *Shen.*

So heißt es: „Sind Magen und Därme aufeinander abgestimmt, die Yin-Organe friedlich, das Blut harmonisch, ist der Geist mental stabil."

Wir sehen also, daß der Geist *Shen* von *Jing* und *Qi* abhängt.

Da das *Shen* durch *Qi* und Blut genährt wird, gibt es auch über den Zustand dieser Energien Auskunft. *Qi*, *Jing* und *Shen* werden auch als die drei Schätze bezeichnet. Es sind dies die vitalen Substanzen des Körpers.

Im Grunde ist das *Jing* der materiellste Aspekt dieser drei, das *Qi* steht in etwa in der Mitte, während das *Shen* den feinsten Aspekt der drei repräsentiert, also am meisten *Yang* ist. *Shen* ist die feinste, am wenigsten substantielle Form des *Qi*.

Die drei verschiedenen Kondensations-Zustände von Qi

Am stärksten verankerter Aspekt	Shen	⇦ ⇨	Herz
Nahrung	Qi	⇦ ⇨	Milz, Lunge, Magen: nachgeburtliche Essenz bildend (erworbene Konstitution)
Dichtester, materiellster Aspekt	Jing	⇦ ⇨	Niere speichert vorgeburtliche Essenz (angeborene Konstitution)

Sind *Jing* und *Qi* stark, ist der Geist wach, ausgeglichen und glücklich. Sind hingegen Essenz *Jing* und *Qi* schwach, so fühlt sich der Patient unglücklich, deprimiert, ängstlich und benebelt. Umgekehrt besteht aber ebenfalls eine Wechselwirkung. Der Geist *Shen* beeinflusst auch *Qi* und Essenz *Jing*. Emotionaler Streß bringt die normale Funktion und den Fluß des *Qi* in Unordnung. Emotionaler Streß kann die Essenz *Jing* schwächen. Mentale Überarbeitung, besonders wenn diese mit einem Übermaß an Sex gekoppelt ist, schwächt das *Jing*. Auch Hitze, welche durch zusätzlichen emotionalen Streß entsteht, schädigt Essenz und Säfte.

Das *Jing* wird uns mit der Geburt aus der Vereinigung des elterlichen *Jing* mitgegeben und liegt bei der Geburt quasi beim Pegelstand 100 % vor. Es verbraucht sich im Laufe des Lebens. Es wird transformiert in *Qi*. Blut und *Qi* projizieren das *Shen*. Man kann also sagen, daß sich unser *Jing* allmählich in *Shen* (Bewußtsein) transformiert, bis am Lebensende alles *Jing* aufgebraucht ist und wir überwiegend – hoffentlich jedenfalls – aus *Shen* im Sinne von Weisheit bestehen. Bei der Geburt nur *Jing* am Lebensende nur noch *Shen*.

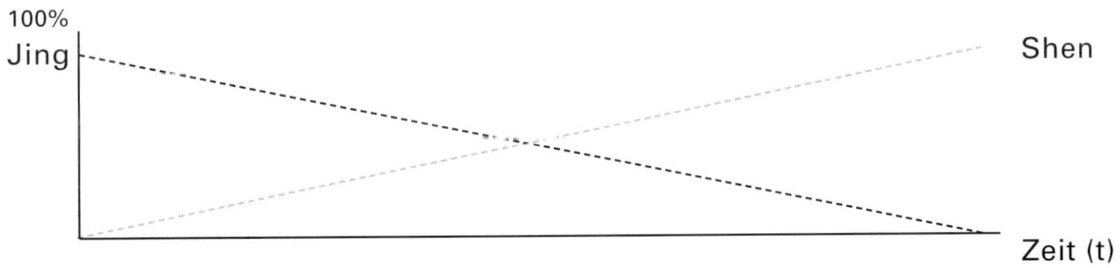

Der Sinn des *Jing* ist es, sich in *Shen* (Bewußtsein) zu verwandeln. Der Geist *Shen* spielt die zentrale und führende Rolle bei allen mentalen Aktivitäten. Jedes Yin-Organ beherbergt einen geistig-mentalen Aspekt. Die fünf Zang-Organe bilden somit die physiologische Basis für den Geist:

Funktionskreis

Organ		Funktion	Anmerkung
Herz	Wurzel des Lebens	Ursprung des Geistes *Shen*	Umwandlung von *Jing* und *Qi,* (vor- und nachgeburtliche Energie tragen dazu bei)
Lunge	Wurzel des *Qi*	Wohnung der Körperseele *Po*	Assistent von *Jing* und *Qi* (steht der Essenz nahe, aber bewegt sich nach innen und außen mit der Atmung)
Niere	Wurzel der Essenz, speichert *Jing*	Haus der Willenskraft *Zhi*	ein gebündelter Geist, kann durch den Willen unser Schicksal erfüllen
Leber	Wurzel der Harmonisierung	Residenz der Wanderseele *Hun*	ergänzt *Shen* und *Qi* (dem Geist nahe, aber *Hun* kommt und geht)
Milz	Wurzel des *Qi*	Wohnung des Intellekts *Yi*	Milz „verdaut" Nahrung und Information

Symptome

Ist der Geist gestört, kann es zu folgenden Symptomen kommen:

Insomnia, Psychose, Manie (Feuer im Herzen: über alles Lachen, unangemessene Freude, rotes Gesicht), Schizophrenie (´Knick´ im Blick, die Augen sind der Spiegel des *Shen,* ist *Shen* gestört, ist das am Blick ablesbar).

Befunde

Das Gesicht, besonders die Augen und was aus diesen Augen herausleuchtet, zeigt den Zustand des Geistes an. Darum sagen wir Gesicht – „sehen" von diesem charakteristischen Aspekt unseres Gesichts. Die Augen werden auf Fotos geschwärzt, wenn eine Person nicht mehr zu erkennen sein soll. Das Leuchten der Augen sagt viel über den Zustand von *Qi* und Blut, denn die beiden stellen die Wurzel des *Shen* dar. Der Glanz der Augen sagt auch, ob eine Erkrankung ernst ist oder nicht.

Die Zunge gibt ebenfalls Auskunft. Und zwar die „sprechende Zunge", die „schmeckende Zunge" ist der Milz zugeordnet.

ZK: roter Zungenkörper oder nur eine rote Zungenspitze. Die Sprache ist langsam bei Herz-Qi-Mangel. Stottern ist nicht selten mit Herzrhythmusstörungen assoziiert, z. B. bei Herz-Qi-Stagnation.

Bei Qi-Mangel: *Shen* wird nicht produziert

Bei Blut-Mangel: *Shen* ist nicht verankert

Pathologische Zustände des Geistes-Shen

4.1. Geist geschwächt

Ursachen

Der Geist kann geschwächt sein. Das ist meistens durch verschiedene Mangel-Zustände bedingt: Qi-Mangel, Blut-Mangel, Yin- oder Yang-Mangel.

Symptome

Die typischen Beschwerden des Patienten sind Erschöpfung, bedrückte Grundstimmung, Lustlosigkeit, Antriebslosigkeit, Depression und Melancholie. Im weiteren Konzentrationsschwäche, verminderte geistige Leistungsfähigkeit, Vergeßlichkeit.

Befunde

ZK: Im Grunde bei allen Störungen des Geistes *Shen* finden wir eine rote Zungenspitze. Die Farbe des restlichen Zungenkörpers richtet sich nach der zugrunde liegenden Störung: Liegt ein Qi- oder Yang-Mangel vor, ist der ZK blaß und gedunsen. Ist die Ursache ein Blut-Mangel, ist der ZK zwar auch blaß, jedoch eher etwas geschrumpft. Bei einem Yin-Mangel ist der ZK rot, rissig, geschrumpft und trocken.

ZB: bei Qi- und Yang-Mangel feucht, bei Blut- und besonders beim Yin-Mangel eher vermindert bis trokken.

Puls: kann sehr variabel sein, je nach Grunderkrankung

Behandlung

Therapie-Prinzipien

Beruhige den Geist, nähre das Herz.

Phytotherapie

Die Gruppe 14 stellt die den Geist beruhigenden Drogen dar. Diese unterteilen sich in mineralische absenkende Sedativa (14a) und Herz-Yin (14b) nährende Arzneien.

Die absenkenden Mineralien sind 14a: Concha Ostrae, Os Draconis.

Herz nährend sind 14b: Semen Zizyphi, Semen Biotae, Radix Polygalae.

Daneben gibt es auch Drogen in anderen Rubriken, die Wirkungen auf den Geist entfalten:

Radix Ginseng verbessert die mentale Leistungsfähigkeit und die Konzentrationsfähigkeit.

Radix Paeoniae lactiflorae und andere Blut nährende Drogen geben dem Geist *Shen* und der Wander-Seele *Hun* wieder mehr Wohnraum und stabilisieren so deren stoffliche Grundlage. Dies führt ebenfalls zu einer seelischen Stabilisierung.

Eine klassische Basis-Rezeptur bei Milz-Qi-Mangel ist

Vier Gentlemen Dekokt *Si Jun Zi Tang* ► S.338

Bei Milz-Qi-Mangel mit zusätzlichem Herz-Qi- und Blut-Mangel:

Dekokt, das die Milz wiederherstellt *Gui Pi Tang* ► S.362

Bei Blut-Mangel mit vermindertem Selbstvertrauen kann eine Basis-Rezeptur sein:

Vier Arzneien Dekokt *Si Wu Tang* ► S.348

Bei Yin-Mangel

kommen Modifikationen der Rezeptur Rehmannia 6 *Liu Wei Di Huang Wan* ► S.380 in Frage

bei Herz- und Nieren-Yin-Mangel:

Besondere Pille des Himmlischen Kaisers, die das Herz tonisiert *Tian Wang Bu Xin Dan* ► S.446

Akupunktur

He 7 (Yuan Punkt), He 9 (Tonisierungs-Punkt), Bl 15 (Shu Punkt des Herzens), He 3 (besonders effektiv bei gedrückter Stimmung). Weitere Punkte je nach dem zugrunde liegenden Syndrom.

4.2. Geist unruhig

Definition

Eine weitere Störung des Geistes *Shen* drückt sich als Unruhe aus.

Ursachen

Dies ist durch eine Fülle oder durch einen Mangel verursacht worden.

Eine Fülle-Hitze geht mit Unruhe, Schlaflosigkeit und Agitiertheit einher. Auch durch Schleim-Hitze kommt es zu Unruhe, wirren Reden, Verwirrheitszuständen und Desorientiertheit.

Bei einem Blut- oder Yin-Mangel ist der Geist nicht mehr verankert und seiner Wohnstätte beraubt. Es entsteht ebenfalls Unruhe, Insomnia und Ängstlichkeit.

Bei innerem Leber-Wind, der meistens auf Grundlage eines Leber-Blut-Mangels entsteht, wird, ähnlich wie bei einem aufsteigenden Leber-Yang, der Geist ebenfalls beunruhigt.

Symptome

Unruhe, Erregtheit, unruhiger und unterbrochener Schlaf, der nicht erholsam ist, Schlaflosigkeit, Ängste, Alpträume.

Befunde

Typisch bei Affektionen des Geistes *Shen* ist die rote Zungenspitze. Falls eine Hitze-Störung im Innen der Unruhe zugrunde liegt, kann der ganze ZK rot sein oder in den Bereichen, die bestimmten Funktionskreisen zugeordnet sind, in denen Hitze besteht. Z. B. sind häufig die Zungenränder und die Zungenspitze gerötet als Zeichen, daß eine Hitze in Leber und Herz besteht.

Bei Hitze-Prozessen – sowohl bei Fülle-Hitze als auch bei Leere-Hitze – ist der Puls beschleunigt. Im ersten Fall dabei kräftig und voll, im zweiten Fall schnell, fein und dünn.

Behandlung

Therapie-Prinzipien

Kläre den pathogenen Faktor, beruhige den Geist und – bei zugrunde liegender Leere – nähre den Geist (z. B. bei Leere-Hitze). Bei großer Unruhe senke den Geist ab.

Phytotherapie

In Gruppe 14 sind die den Geist beruhigenden Drogen. Diese unterteilen sich in mineralische, absenkende Sedativa (14a) wie Concha Ostrae, Os Draconis und Herz-Yin nährende (14b) Sedativa wie Semen Zizyphi, Semen Biotae, Radix Polygalae.

Daneben gibt es auch Drogen in anderen Rubriken, die sedative Eigenschaften besitzen: Radix Ginseng, Poria, Rhizoma Coptidis, Radix Scutellariae, Fructus Gardeniae, Cortex Moutan, Tuber Curcumae. Cinnabaris (HgS) war in alter Zeit ein wichtiges Sedativum, wird aber heute wegen Toxizität wenig gebraucht.

Eine klassische Basis-Rezeptur bei Unruhe durch Nieren/Herz-Yin-Mangel

Besondere Pille des Himmlischen Kaisers, die das Herz tonisiert *Tian Wang Bu Xin Dan* ► S.446

Bei Yin-Mangel kommen auch Modifikationen der Rezeptur Rehmannia 6 *Liu Wei Di Huang Wan* in Betracht. ► S.380 ff

Bei Unruhe durch Blut-Mangel kommt die Basis-Rezeptur bei Blut-Mangel in Frage:
Vier Arzneien Dekokt *Si Wu Tang* ► S.348

Bei gleichzeitigem Blut-Mangel mit einer Milz-Qi-Schwäche ist die klassische Rezeptur für Unruhe und Insomnia: Dekokt, das die Milz wiederherstellt *Gui Pi Tang* ►S. 362

Bei Fülle-Hitze mit Unruhe, Durst, Erregtheit:
Dekokt, das das Epigastrium entlastet *Xie Xin Tang* ► S.220

Bei Fülle-Hitze mit Toxinen:
Coptis Dekokt, das toxische Wirkungen lindert *Huang Lian Jie Du Tang* ► S.218

Bei Blut-Stase mit Hitze:
Semen Persicae Dekokt, das das *Qi* ordnet *Tao He Cheng Qi Tang* ► S.414

Bei Schleim und Leber-Wind:
Pinellia, Atractylodis macrocephalae und Gastrodia Dekokt *Ban Xia Bai Zhu Tian Ma Tang* ► S.490

Bei Schleim-Hitze:
Dekokt, das die Gallenblase wärmt *Wen Dan Tang* ► S.476

Akupunktur

Bei akuter Unruhe: He 6 (Xi Punkt), Ni 6, Ex 12 *Hua Tou Jia Ji* Punkte, besonders die neben Bl 15, 18

MP 1 (wie auch Le 1, bekannt für uterine Blutungen, aber auch sedativ)

Ex 1 *Yin Tang,* Ex 5 *An Mian* I + II, Ex 6 *Si Shen Cong* Vier weise Brüder

Im Ohr: *Shen Men* als Dauer-Nadel

4.3. Geist blockiert

Ursachen

Eine Blockierung des Geistes kann vor allem durch Schleim verursacht sein. In diesem Falle sind es vor allem Symptome wie Konfusion, Verwirrung und ein benebelter, nicht klarer Kopf, die der Patient beklagt. Die Sinnesöffnungen sind blockiert.
Auch ein Tinnitus kann hierdurch bedingt sein. Dieses sind meistens Fülle-Muster.

Als weitere Ursache für einen blockierten Geist kann eine Leber-Qi-Stagnation in Frage kommen. Auch eine Blut-Stase im Kopf kann zu den angegebenen Beschwerden führen. Oft sind in diesem Falle heftige Kopfschmerzen vorhanden.

Symptome

Bei einer Schleim-Blockierung des Geistes *Shen* sind die Symptome Konfusion, Verwirrung und ein benebelter, nicht klarer Kopf, die der Patient beklagt. Die Sinnesöffnungen sind blockiert.
Auch Schwindel, Tinnitus, Hör- und Sehminderung können hierdurch bedingt sein. Dieses sind meistens Fülle-Muster. Bei einer Leber-Qi-Stagnation sind typisch das Gefühl innerer Anspannung, Frustration und latente Reizbarkeit. Oft wird bei solchen Störungen der Geist *Shen* dadurch ebenfalls irritiert und affiziert, was sich in zusätzlicher Unruhe, Irritierbarkeit und Schlaflosigkeit äußern kann.

Eine Blut-Stase im Kopf kann über die angegebenen Beschwerden hinaus zu heftigen Kopfschmerzen führen.

Befunde

Auch bei diesem Syndrom ist die rote Zungenspitze typisch. Bei Schleim als Grundlage der Verwirrung findet man den fast schon pathognomonischen dicken, klebrigen Zungenbelag.

Falls eine Schleim-Hitze zugrunde liegt, ist der schleimige Zungenbelag gelblich.

Gerötete Zungenränder und Zungenspitze sind Zeichen für eine Leber-Qi-Stagnation. Eine livide Zunge mit gestauten Zungengrundvenen weist auf eine Blut-Stase hin.

Behandlung

Therapie-Prinzipien

Transformiere Schleim und öffne die Sinne, bei großer Unruhe senke den Geist ab.

Phytotherapie

Die Gruppe 15 ist die Rubrik der aromatischen, die Sinne öffnenden Drogen. Eine der wichtigsten Arzneien darin ist: Rhizoma Acori graminei *Shi Chang Pu.*

Andere wichtige Drogen aus anderen Gruppen sind: Rhizoma Pinelliae, Caulis Bambusae in Taeniam, Radix Polygalae.

Eine klassische Basis-Rezeptur bei Schleim und Leber-Wind ist

Pinellia, Atractylodis macrocephalae und Gastrodia Dekokt *Ban Xia Bai Zhu Tian Ma Tang* ► S.490

Bei Schleim-Hitze: Dekokt, das die Gallenblase wärmt *Wen Dan Tang* ► S.476

Bei Blut-Stase mit Hitze: Semen Persicae Dekokt, das das *Qi* ordnet *Tao He Cheng Qi Tang* ► S.414

Akupunktur

Bei Schleim und Nässe im Kopf einer der wichtigsten Punkte: Ma 8

Schleim und Leber-Wind: Le 2, Ma 40, MP 9, Ren 12, Gb 14, Gb 41

Schleim-Hitze: Ma 40, MP 9, Ren 17, Ren 12, Ma 8, Du 20 in Verlaufsrichtung

Blut-Stase mit Hitze: He 5, MP 10, Di 11, 3E 6, Ma 45 bluten lassen

Bei akuter Unruhe: He 6 (Xi Punkt), Ni 6, Ex 1 *Yin-Tang*, Ex 5 *An Mian*, Ex 6 *Si Shen Cong* Vier weise Brüder

Die häufigsten Syndrome des Geistes

Muster	Symptome	8 Leitkriterien	Syndrom	Rezepturen
1. Geist geschwächt	Depression Melancholie	Qi-Mangel	**Leere**	4 Gentlemen Dekokt *Si Jun Zi Tang*
		Yang-Mangel		Rehmannia 8 *Jin Gui Shen Qi Wan*
		Blut-Mangel		Vier Arzneien Dekokt *Si Wu Tang* Dekokt, das die Milz wiederherstellt *Gui Pi Tang*
		Yin-Mangel		Rehmannia 6 *Liu Wei Di Huang Wan* Pille des Himmels-Herrschers *Tian Wang Bu Xin Dan*
2. Geist unruhig	Unruhe, Agitiertheit, Insomnia, Ängstlichkeit	Hitze	**Kombinierte Fülle-Leere-Muster**	Zizyphus Dekokt *Suan Zao Ren Tang* Dekokt, das das Epigastrium entlastet *Xie Xin Tang*
		Leere-Hitze		Pille des Himmels-Herrschers *Tian Wang Bu Xin Dan* Rehmania 6 *Liu Wei Di Huang Wan*
		Schleim-Hitze		Dekokt, das die Gallenblase wärmt *Wen Dan Tang*
		Leber-Wind		Pinellia, Atrac. & Gastrodia Dekokt *Ban Xia Bai Zhu Tian Ma Tang*
3. Geist blockiert	Konfusion, Verwirrtheit	Schleim	**Fülle**	Zweifach behandeltes Dekokt *Er Chen Tang*
		Schleim-Hitze		Dekokt, das die Gallenblase wärmt *Wen Dan Tang*
		Leber-Qi-Stagnation		Kalte Extremitäten Pulver *Si Ni San*
		ausgeprägte Leber-Qi-Stagnation		Bupleurum Dekokt, das die Leber verteilt *Chai Hu Shu Gan San*
		Blut-Stase		Dekokt, das Blockaden in den Sinnesöffnungen auflöst und das Blut belebt *Tong Qiao Muo Xue Tang*

Zusammenfassung der Behandlung

Therapieprinzipien	Syndrome	Beispiele für Drogen
1. Nähre das Herz, beruhige den Geist	Mangel (Qi, Blut oder Yin)	Radix Ginseng Radix Paeoniae lactiflorae Semen Zizyphi
2. Kläre den pathogenen Faktor, nähre den Geist, beruhige den Geist	Leere-Hitze	Cortex Moutan, Fructus Gardeniae, Rhizoma Rehmanniae glutinosa
3. Kläre den pathogenen Faktor, beruhige den Geist	Fülle: bei Hitze, Feuer, Qi-Stagnation, Blut-Stase, Nässe	Rhizoma Coptidis, Rhizoma Rhei Fructus Gardeniae
4.Transformiere Schleim und öffne die Sinne	Schleim, Schleim-Hitze	Caulis Bambusae in Taeniis Rhizoma Pinelliae Rhizoma Acori graminei Radix Polygalae
5. Senke den Geist ab	große Unruhe	Mineralien: Concha Ostrae, Os Draconis

Die absenkenden und beruhigenden Drogen im Vergleich

Diese Arzneien beruhigen den Geist, aber sie nähren ihn nicht notwendigerweise. Falls daher ein Herz-Blut-Mangel Ursache für eine Unruhe ist, sollte man auch die anderen therapeutischen Maßnahmen berücksichtigen. Die mineralischen Arzneien sind oft schwer verdaulich und gelegentlich toxisch. Man sollte daher in erster Linie die zugrunde liegenden Disharmonien behandeln und bei Bedarf eine oder zwei absenkende Drogen hinzufügen, wenn akut eine sehr große Unruhe besteht.

Os Draconis: adstringierend ⇨daher auch *Yin* nährend, die beste Arznei zum Absenken des Geistes

Concha Ostrae: adstringierend ⇨baut besonders gut das *Yin* auf

Magnetitum: senkt Leber-Yang ab

Concha Margaritaferae: senkt Leber-Yang ab

Succinum: absenkend, beruhigend, bewegt Blut, beeinflußt Leber: ⇨bei Leber-Qi-Stagnation und Blut-Stase mit Depressionen

Cinnabaris: beruhigt Geist, öffnet die Öffnungen des Herzens – toxisch, enthält Quecksilberverbindungen

Zusammenfassung der Therapie bei Unruhe

Syndrom	Rezeptur	Akupunktur
Herz-Yin-Mangel	Semen Zizyphi Dekokt *Suan Zao Ren Tang*	He 7, Ni 7
Nieren- u. Herz-Yin-Mangel	Besondere Pille des Himmlischen Kaisers, die das Herz tonisiert *Tian Wang Bu Xin Dan* (Enthielt früher: Cinnabaris HgS als zusätzliches Sedativum) ► S.446	He 6, Ni 6
Milz-Qi- und Herz-Qi- und -Blut-Mangel	Dekokt, das die Milz wiederherstellt *Gui Pi Tang* ► S.362	Ma 36, He 5, Bl 20, 15
Herz-Feuer mit Fülle-Hitze	Dekokt, das das Epigastrium entlastet *Xie Xin Tang* ► S.220	Ma 44, MP 1
Fülle-Hitze-Toxin	Coptis Dekokt, das toxische Wirkungen lindert *Huang Lian Jie Du Tang* ► S.218	He 9 bluten (*Jing* Punkt)
Blut-Stase mit Hitze	Semen Persicae Dekokt, das das *Qi* ordnet *Tao He Cheng Qi Tang* ► S.414	He 5, MP 10
Fülle-Hitze im Innen	Größeres Dekokt, das das *Qi* ordnet *Da Cheng Qi Tang* ► S.234	Di 11, 3E 6, Ma 45 bluten
Schleim und Leber-Wind	Pinellia, Atractylodis macrocephalae und Gastrodia Dekokt *Ban Xia Bai Zhu Tian Ma Tang* ► S.490	Le 2, Ma 40, MP 9, Ren 12, Gb 14, Gb 20
Schleim-Hitze	Dekokt, das die Gallenblase wärmt *Wen Dan Tang* ► S.476	Ma 40, MP 9, Ren 17, Ren 12, Ma 8, Du 20 in Verlaufsrichtung

Tips zur Prävention aus alter Zeit

Funktionskreis	Tip	Wirkung
Herz	Nicht zuviel denken, gleichmütig bleiben in Bewegung und Stille	nährt das Herz, beruhigt Herz-Feuer
Leber	Zorn bändigen, gleichmütig bleiben	nährt die Leber, gleicht die Leber aus
Niere	Sexuelle Begierde zügeln, den Geist beruhigen ablenkende Gedanken meiden	nährt die Niere, baut die Niere auf
Lunge	Achtsam reden, die Atmung regeln	nährt die Lunge, macht sie gesund
Milz	Die Ernährung regeln	nährt die Milz

Wir sehen die Dinge nicht wie sie sind, sondern wie wir sind!

Wir sind geformt durch unsere Gedanken!

Wir werden zu dem, was wir denken!

(Buddha)

5. Säfte – Jin-Ye

Die Säfte sind Yin-Substanzen. Die Säfte umfassen alle Körperflüssigkeiten mit Ausnahme des Blutes. Die Säfte werden in klare *Jin* und weniger klare *Ye* Flüssigkeiten eingeteilt. Die einen sind dünnflüssiger, beweglicher als die letzteren, die etwas „dickflüssiger" in ihrer Natur sind. Oft spricht man von beiden gemeinsam als Säfte *Jin-Ye*. Sie werden durch Verfeinerung und Raffinierung aus der Nahrung gewonnen. Sie benetzen den Körper in Form von Speichel, Schweiß, Liquor, Verdauungssäften, Gelenkflüssigkeit. Sie machen Sehnen, Knorpel und Muskeln elastisch und geschmeidig und befeuchten die Därme und die anderen Schleimhäute. Sie bilden den Urin.

Das Blut ist im Gegensatz zu den Säften „tiefer", „wesentlicher" und vor allem nährender. Dennoch bestehen enge Zusammenhänge zwischen Säften und Blut, da eine Verminderung des einen oft eine Schmälerung des anderen zur Folge hat. Auch ein Säftemangel führt zu Trockenheitssymptomen wie trockener Haut, trockenen Augen und Schleimhäuten.

Pathologische Zustände der Säfte – Jin-Ye

5.1. Mangel an Säften

Definition

Ein Mangel an Säften ist eine Verminderung der befeuchtenden, nährenden und kühlenden Substanzen in unserem Organismus. Es bestehen dabei Überschneidungen von Säfte-, Blut- und Yin-Mangel und von außen eingedrungener Trockenheit als pathogenem Faktor.

Ein Mangel an Säften ist oft durch Hitze bedingt und kann umgekehrt auch wieder zu Hitze führen.

Ursachen

Die Ursachen für einen Säfte-Mangel können in zwei Gruppen unterteilt werden: Säfte-Mangel durch erhöhten Verbrauch oder durch verminderte Aufnahme oder verminderte Produktion.

Zu der ersten Gruppe von Ursachen zählen hohes Fieber, ständiges Fieber, starkes Schwitzen, Erbrechen, Diarrhö. Der häufigste Grund für einen Säfte-Mangel ist pathogene Hitze. Auch iatrogene Ursachen kommen in Frage: Eine übertriebene Schweißinduktion durch scharfe Oberflächen-Befreier (Arznei-Gruppe 1), ebenso der ekzessive Einsatz von Diuretika (Arznei-Gruppe 4, 7) und nach unten abführenden Drogen (Arznei-Gruppe 3) oder auch warmen, trocknenden Arzneien (Pericarpium Aurantii, Rhizoma Pinelliae).

Besteht eine unzureichende Ernährung und unzureichende Flüssigkeitszufuhr bei gleichzeitigem hohen Verbrauch wie Sport oder Sauna können die Säfte ebenfalls geschädigt werden.

Symptome

Die Hauptsymptome eines Säfte-Mangels sind: Durst, trockener, rauher Zungenbelag, trockene Kehle und Lippen, trockene Zunge, Nase und Haut, trockener Stuhl, wenig Urin.

Vergleich mit exogener Trockenheit

Trockenheit als äußerer pathogener Faktor kann in den Organismus eindringen und zu Symptomen führen wie: trockene Nase, Lippen, Kehle, trockener Mund, gesprungene Lippen, Nasenbluten, trockene Haut und Schleimhäute, trockener, rauher Zungenbelag. Ein Blut-, Yin- oder Säfte-Mangel weist sehr ähnliche Symptome auf. Da dies aber nicht durch ein äußeres oder inneres Pathogen verursacht wird, sondern durch den Mangel an diesen befeuchtenden Valenzen, könnte man einen Blut-, Yin- oder Säfte-Mangel auch als eine Art endogene Trockenheit ansehen.

Befunde

Der Zungenbelag ist ein sehr genauer Indikator des Zustandes der Säfte. Bei verminderten Säften wird der Zungenbelag ebenfalls geringer und allmählich trockener. Besteht ein sehr tiefgreifender Mangel an Säften und *Yin* wird auch der Zungenkörper zunehmend geschrumpfter und rissig. Ein Säfte-Mangel kann durch Hitze bedingt sein, in diesem Falle ist der Zungenkörper rot.

Behandlung

Therapie-Prinzipien

Befeuchten, Säfte auffüllen, bei Bedarf Blut und *Yin* nähren. Eventuell Hitze klären und Trockenheit befeuchten.

Phytotherapie

Arzneien der Gruppe 12b nähren das Blut, Arzneien aus 12d reichern das *Yin* an. Bei gleichzeitiger Hitze Drogen der Gruppe 2a verwenden. Sie kühlen und befeuchten (z. B. Gypsum fibrosum).

Kühlen und Säfte spenden Drogen der Gruppe 2b.: z. B. Radix Rehmanniae glutinosae, Radix Scrophulariae.

Bei Trockenheit sind befeuchtende Drogen in der Gruppe 6b, (insbesonders auch die Liliengewächse) z. B. Bulbus Fritillariae, indiziert.

Klassische Rezepturen bei Säfte-Mangel sind Trockenheit befeuchtende Rezepturen der Gruppe 5
Glehnia und Ophiopogon Dekokt *Sha Shen Mai Dong Tang* ► S.278

Bulbus Lilii Dekokt zur Erhaltung des Metalls *Bai He Gu Jin Tang* ► S.274

Ebenfalls erwägen kann man aus der Gruppe der Schleim behandelnden Rezepturen solche, die Trockenheit – Schleim – behandeln:
Bulbus Fritillariae und Fructus Trichosanthis Pulver *Bei Mu Gua Lou San* ► S.482

Je nach Art und Lokalisation der Störung kommen noch andere Rezepturen in Frage.

Akupunktur

Naturgemäß sind diese Störungen schwieriger allein mit der Akupunktur zu behandeln:

In Frage kommende Punkte sind z.B.: MP 6, Ni 7, Le 8, MP 10, Ma 36, Lu 9

5.2. Akkumulation von Flüssigkeit – Nässe

Definition

Dies ist eine übermäßige Ansammlung von Säften und Flüssigkeiten im Körper. Wir nennen dies oft Nässe, im weiteren Verlauf Schleim. Schleim ist eine Art „eingedickte“, kondensierte Nässe. Die Ursachen einer Wasser-Ansammlung liegen meistens in einer unzureichenden Transformationsfunktion von Lunge, Milz und Niere. Dadurch können die Verteilung oder die Ausscheidung der Säfte gestört sein.

Nässe entsteht sehr oft dadurch, daß die Nahrung unzureichend in *Qi* und geklärte Säfte transformiert worden ist. Dadurch ist es zu einer Ansammlung von nicht geklärten feuchten Valenzen gekommen, die quasi „liegengeblieben“ sind.

Ursachen

Die Ursache einer Nässe-Ansammlung im Körper ist in den allermeisten Fällen eine Milz-Qi-Schwäche. Die aufgenommene Nahrung wird nicht ausreichend transformiert und bleibt zum Teil als sogenannte ungeklärte Säfte in der Mitte – Milz und Magen – liegen. Dort führen sie zu entsprechenden Beschwerden wie Völle- oder Druckgefühl. Eigentlich sollen nach der Trennung von klaren und trüben Säften durch die Milz die klaren Säfte aufsteigen. Da in diesem Falle viel Ungeklärtes „liegengeblieben“ ist, steigt mit den klaren Säften auch ein Teil dieser ungeklärten Säfte nach oben. Dort führen sie zu einem benebelten Gefühl im Kopf. Auch ein dumpfes Druck- und Schweregefühl ist typisch. Schwindel und dumpfer Kopfschmerz im Stirnbereich kommen ebenfalls vor.

Neben der Milz-Qi-Schwäche kommt auch eine übermäßig viel Nässe produzierende Ernährung als Ursache für innere Nässe in Betracht. Falls wir beim Essen mehr zu uns nehmen als unsere Milz umwandeln kann, wird auch eine intakte Milz die Entstehung von Nässe nicht verhindern. Auf lange Sicht wird die Milz durch die ständige Überlastung geschwächt. Es entsteht so eine Milz-Schwäche.

Auch bei einem Nieren-Yang-Mangel kann der Wasserhaushalt des Körpers gestört sein. Es sammelt sich zuviel Feuchtigkeit im System an.

Symptome

Bei Nässe ist das Leitsymptom ein generelles Schweregefühl im Körper. Dies kann an bestimmten Körperregionen besonders deutlich sein. Z. B. kommt bei Nässe oft ein Schweregefühl des Kopfes vor. Dies kann von einem dumpfen Kopfdruck oder einem dumpfen Schmerz begleitet sein. Die typische Lokalisation hierfür ist der Stirnbereich. Der Grund für die Stirnlokalisation liegt darin, daß die Nässe aus dem Milz-Magen-Bereich – der Mitte – stammt und sich entlang des Magen-Meridians nach oben ausbreitet. Oft klagen die Patienten auch über Gedunsenheit. Diese kann um die Augen herum, im Gesicht und an Händen und Füßen auftreten.

Typisch für Beschwerden durch Nässe ist das dumpfe Gefühl. Nässe erschwert den Fluß des *Qi*, blokkiert ihn aber nicht so massiv wie z. B. Kälte. Daher ist ein dumpfes Druck- und Völlegefühl fast noch häufiger anzutreffen als daß der Patient über Schmerzen klagt. Häufig tritt dieses Druck- und Völlegefühl im Oberbauch oder Epigastrium auf. Dabei kann Übelkeit und Aufstoßen oder Erbrechen anzeigen, daß die Nässe zu einem rebellierenden *Qi* des Magens geführt hat.

Befunde

ZK: Der ZK ist bei Nässe gedunsen, oft sieht man Zahneindrücke an den Zungenseiten.
Der Zungen-Belag zeigt den Zustand der Säfte an. Bei Nässe ist der Belag feucht.
Puls: Der Puls ist typischerweise schlüpfrig, bei gleichzeitigem Qi-Mangel kraftlos und schwach.

Behandlung

Therapie-Prinzipien

Nässe ausleiten, Nässe transformieren, die Milz stärken und die Transformation verbessern.

Phytotherapie

Die Gruppe 4 leitet Nässe aus, die Gruppe 7 transformiert Nässe. Bei kombinierten Nässe-Störungen mit Wind Drogen der Gruppe 5.

Auch einige Drogen der Gruppe 12a – die *Qi* tonisierenden Drogen – leiten Nässe aus: z. B. Rhizoma Atractylodis macrocephalae.

Klassische Rezepturen bei Nässe sind die Nässe eliminierenden Rezepturen der Gruppe 6

Fünf Bestandteile Pulver mit Poria *Wu Ling San* ► S.284

Bei Hitze-Nässe: Fünf Bestandteile Pulver bei schmerzhafter Miktion *Wu Lin San* ► S.294

Bei Wind-Nässe und Bi-Syndrom: Radix Angelicae pubescentis und Ramulus Loranthii Dekokt *Du Huo Ji Sheng Tang* ► S.314

Bei Kälte-Nässe: Dekokt des wahren Kriegers *Zhen Wu Tang* ►S. 300

Je nach Art und Lokalisation der Störung kommen auch noch andere Rezepturen in Frage.

Akupunktur

Im Gegensatz zu einem Säfte-Mangel läßt sich eine Nässe-Akkumulation gut mit der Akupunktur behandeln oder damit die chinesische Arzneimitteltherapie unterstützen.

Hierfür in Frage kommende Punkte sind z.B.: Ma 40, MP 9, Ni 3, MP 5, Ma 36, Ren 12 (Moxa), Bl 20 (Moxa)

5.3. Schleim – Tan

Definition

Schleim wird oft unter den Pathologien und Syndromen der Milz abgehandelt. Schleim ist eine mit der Nässe eng verbundene Störung. Säfte können akkumulieren und kondensieren und dann Schleim bilden.

Wir werden deshalb Schleim hier im Zusammenhang mit den Säften erwähnen. Schleim-Befunde sind sehr häufig sehr „zäh", wörtlich und im übertragenen Sinne schwierig und langwierig, zu beeinflussen. Sie lassen sich allein mit der Akupunktur oft nur unzureichend therapieren.

Ursachen

Quelle oder Ursprung des Schleims ist die Milz. Bei geschwächter Milz ist die Umwandlung der Nahrung unzureichend, und es entsteht und akkumuliert Nässe. Über längere Zeit kann diese Nässe, die nicht in klare Säfte umgewandelt wurde, im Körper persistieren, sich weiter eindicken und „fester", zäher werden, an bestimmeten Prädilektionsstellen liegen bleiben und sich ansammeln. Besonders leicht setzt sich eingedickte Nässe in Form von Schleim im Lungenfunktionskreis fest. Daher gilt der Satz: „Quelle des Schleims ist die Milz, Gefäß des Schleims ist die Lunge."

Die Trennung und Klärung der Nahrung in klare und trübe Säfte ist unvollständig. Anstatt daß die trüben Säfte nach unten geführt und die verfeinerten, klaren Säfte nach oben gehoben werden, werden auch trübe Säfte mit nach oben geführt und setzen sich hier fest. Besonders betroffen davon sind die Ecken und Winkel des Lungen-Funktionskreises.

Lokalisation und Auswirkung

Lunge

Im Lungenfunktionskreis finden wir häufig mit Schleim zusammenhängende Störungen. Man kann sich dies leicht dadurch vergegenwärtigen, daß sich besonders in den Nasennebenhöhlen und den verzweigten Bronchien und Bronchioli leicht Schleim festsetzt und bei manchen Patienten dort auch lange, z. B. nach einem grippalen Infekt, persistieren kann. Schleimansammlung im Funktionskreis Lunge zeigt sich in schleimigem Auswurf, schleimigen Sekreten aus Nase oder Nebenhöhlen.

Schleim kann mit Kälte, Hitze oder Trockenheit kombiniert auftreten:

Bei Kälte-Schleim sind die Sekrete aus Bronchien oder Nase weißlich, serös oder wässrig.

Hitze-Schleim zeigt sich in gelben, eitrigen Sekreten.

Schleim-Trockenheit erscheint vielleicht zunächst widersprüchlich zu sein; hierbei besteht durch Trockenheit ein zunehmend eingedickter Schleim, der schwer abhustbar und sehr zäh ist.

Lungen-Qi-Stagnation:

Schleim im Funktionskreis Lunge kann zu Blockierungen des Qi-Flusses führen oder sogar zur Umkehr des physiologisch nach unten gerichteten Flusses des Lungen-Qi.

Die Qi-Stagnation führt oft zu thorakalem Engegefühl und Beklemmung, Druck auf der Brust, auch bronchialer Spastik und Palpitationen.

Das umgekehrte, also rebellierende Lungen-Qi zeigt sich in Husten, evtl. mit Auswurf.

Leitbahnen und Kollaterale

Schleim kann aber auch in Leitbahnen und Kollateralen den Fluß des *Qi* behindern und so zu Blockierungen führen. Dies äußert sich in Ziehen, Gefühlsstörungen und Kribbeln in den betroffenen Arealen. Auch stoffliche Verfestigungen wie Knoten, Lipome, Strumen, Lymphknotenvergrößerungen in der jeweiligen Körperregion werden als Schleimprozesse angesehen.

Schleim blockiert die Mitte

Wenn Schleim die Mitte blockiert, geschieht etwas Ähnliches wie unter den Symptomen der Lunge beschrieben: da Schleim zäh ist, kann der Qi-Fluß behindert werden. Diese Qi-Stagnation führt zu Übelkeit, epigastrischem Druck- und Völlegefühl, Appetitminderung.

Ähnlich wie die Lunge muß auch der Magen sein *Qi* nach unten führen, absenken. Wird dies durch Schleim blockiert, kommt es leicht zu rebellierendem Magen-Qi, mit Umkehrung des physiologischen Flußes und Aufstoßen, Regurgitation, saurem Reflux oder Erbrechen.

Schleim blockiert das Sensorium

Das klare *Yang* steigt von der Mitte auf und versorgt den Kopf, die Sinnesorgane und unseren Geist mit aktiver Energie. Wenn durch unzureichende Umwandlung der Milz trübe Säfte die Mitte blockieren, behindern sie das Aufsteigen des klaren *Yang* und es kommt zu benebeltem Kopf, Schwindel, Ohrensausen und dumpfem Druck im Kopf; es können auch Krämpfe, Anfälle, Synkopen, epileptische Anfälle und getrübtes Sensorium bis hin zu Bewußtseinsverlust auftreten.

Schleim blockiert dabei die Mitte und das Aufsteigen des klaren *Yang* nach oben. Es werden ungeklärte, trübe Säfte und Schleim, die physiologisch herabgeführt werden sollten, mit nach oben „gerissen" und blockieren so das Sensorium und die geistigen Funktionen.

Leitsatz der Klassiker: „Wenn die Mitte geschwächt ist, entwickelt sich das *Yang* nicht hinauf und das *Yin* steigt nach oben."

Symptome

Schleim kann sich in sehr vielfältigen Symptomen zeigen und zu unterschiedlichen Auswirkungen führen. Schleim kann sich im Grunde überall manifestieren und den normalen Qi-Fluß blockieren.

Symptome sind:
Im Thorax: Husten, Auswurf, Schleim aus Nase und Nasennebenhöhlen, Druck und Schmerz im Bereich der Nasennebenhöhlen, Thoraxdruck, Engegefühl, Dyspnoe, Palpitationen.

In Leitbahnen und Kollateralen: Ziehen, Gefühlsstörungen, Kribbeln, Knoten, Lipome, Strumen, Lymphknotenvergrößerungen.

Im Epigastrium: Übelkeit, epigastrisches Druck- und Völlegefühl, Appetitminderung, Aufstoßen, Regurgitieren, saurer Reflux, Erbrechen.

Im Kopfbereich: benebelter Kopf, Schwindel, Tinnitus, Ohrensausen, dumpfer Druck im Kopf, Kopfschmerz, Krämpfe, Anfälle, Synkopen, epileptische Anfälle, Bewußtseinsverlust.

Befunde

Schleim kann sich sehr verschiedenartig manifestieren. Das Erkennen von Schleim ist am prägnantesten an dem verdickten, klebrig schleimigen Zungenbelag möglich. Bei gleichzeitiger Milz-Nässe wird der ZK zusätzlich geschwollen sein. Die Pulse bei Schleim können schlüpfrig (typisch für Nässe) bis drahtig sein und andere Nuancen je nach begleitendem Befund aufweisen. Die Bauchdiagnose zeigt oft eine druckdolente Resistenz im Epigastrium, *shin ka hi ko* genannt.

ZK: evtl. geschwollen

ZB: weißlich oder gelblich, dick, klebrig

Puls: schlüpfrig, evtl. drahtig

Bei Schleim-Hitze:

ZB: klebrig, gelb

Puls: schlüpfrig, drahtig und beschleunigt

Behandlung

Therapie-Prinzipien

Schleim transformieren, Nässe ausleiten, das *Qi* regulieren, die Milz stärken und die Transformation verbessern.

Phytotherapie

Die Gruppe 6 enthält Schleim transportierende und/oder eliminierende Drogen. Die Gruppe 4 leitet Nässe aus, die Gruppe 7 transformiert Nässe.

Auch einige Drogen der Gruppe 12a, die Qi-tonisierenden Drogen, leiten Nässe aus: z. B. Rhizoma Atractylodis macrocephalae.

Klassische Rezepturen bei Schleim sind die Schleim transformierenden Rezepturen der Gruppe 14

Die wichtigste und grundlegendste Rezeptur ist das Zweifach behandelte Dekokt *Er Chen Tang* ► S.472

Meistens wird diese Basis-Rezeptur nur als Ausgangsrezept für entsprechende Modifikationen gebraucht.

Bei Nässe-Schleim ohne wesentlichen begleitenden Milz-Qi-Mangel, ist das Zweifach behandelte Dekokt *Er Chen Tang* indiziert. ► S.472

Bei Milz-Qi-Mangel mit zusätzlicher Schleim-Nässe-Belastung gibt man das Sechs Gentlemen Dekokt *Liu Jun Zi Tang* ► S.340

Bei mehr Kälte, Nässe und Schleim wird Poria, Cinnamomi, Atractylodis Glycyrrhiza Dekokt *Ling Gui Zhu Gan Tang* verordnet. ►S. 486

Bei innerem Wind und Schleim: Pinellia, Atractylodis macrocephalae und Gastrodia Dekokt *Ban Xia Bai Zhu Tian Ma Tang* ►S. 490

Bei Schleim-Hitze: Dekokt, das die Gallenblase wärmt *Wen Dan Tang* ► S.476

Bei Schleim-Trockenheit: Bulbus Fritillariae und Fructus Trichosanthis Pulver *Bei Mu Gua Lou San* ► S.482

Je nach Art und Lokalisation der Störung kommen auch noch andere Rezepturen in Frage.

Anmerkung

Das Zweifach behandelte Dekokt *Er Chen Tang* erzeugt Durst, da es wegen seiner scharfen, warmen Drogen trocknend ist. Daher können als Nebenwirkung auftreten: trockener Hals, Durst, etc.

Also ist das Zweifach behandelte Dekokt *Er Chen Tang* bei Lungen-Yin-Mangel in dieser unmodifizierten Form kontraindiziert. Man modifiziert meistens mit *Yin* nährenden Drogen wie Radix Ophiopogonis, Radix Glehniae, Radix Adenophorarae. Ein Rezept für Schleim bei gleichzeitigem Lungen- und Nieren-Yin-Mangel: Sechs Gentlemen des Metall und Wasser Dekokt *Jin Shui Liu Jun Zi Tang* ►S. 473

Wichtig

1. Da die Milz bei der Entstehung von Nässe und Schleim ursächlich eigentlich immer beteiligt ist, sollte man bei der Behandlung von Schleimprozessen immer die Milz zusätzlich stärken.
2. Eine Störung des Qi-Flusses kann sowohl Ursache als auch Folge von Schleim sein. So heißt es: „Der freie Qi-Fluß zerteilt Schleim".

Zum Beispiel haben die Ärzte der Ming Dynastie statt Schleim direkt zu behandeln, den Qi-Fluß in Gang gebracht. Deshalb sollte man bei der Behandlung von Schleim eine Qi-Regulation in die Behandlung einbeziehen mit *Qi* regulierenden Drogen der Gruppe 9: z. B. Percarpium Aurantii und entsprechender Akupunktur.

Die wichtigsten Syndrome bei Schleim und ihre Behandlung

Syndrom	Rezeptur	Chinesisch	
Nässe-Schleim:	Zweifach behandeltes Dekokt	*Er Chen Tang*	► S.472
Milz-Qi-Mangel mit Schleim-Nässe:	Sechs Gentlemen Dekokt	*Liu Jun Zi Tang*	► S.340
Kälte, Nässe und Schleim:	Poria, Cinnamomi, Atractylodis Glycyrrhiza Dekokt	*Ling Gui Zhu Gan Tang*	► S.486
Innerer Wind und Schleim:	Pinellia, Atractylodis und Gastrodia Dekokt	*Ban Xia Bai Zhu Tian Ma Tang*	► S.490
Schleim-Hitze:	Dekokt, das die Gallenblase wärmt	*Wen Dan Tang*	► S.476
Schleim-Trockenheit:	Bulbus Fritillariae und Fructus Trichosanthis Pulver	*Bei Mu Gua Lou San*	► S.482
Lungen- u. Nieren-Yin-Mangel und Schleim:	Sechs Gentlemen des Metall und Wasser Dekokt	*Jin Shui Liu Jun Zi Tang*	► S.473

Akupunktur

Schleim ist allein mit Akupunktur schwierig zu behandeln, weshalb in diesen Fällen häufig die chinesische Arzneimitteltherapie zur Unterstützung herangezogen wird.

Hierfür in Frage kommende Punkte sind je nach Befund und Symptomatik z.B.: Ma 40 *Feng Long* Nässe ausscheidend; MP 9 Nässe und Schleim ausscheidend und transformierend; MP 5 Schleim transformierend; Ren 12 Magen-Qi regulierend, harmonisierend, Stagnationen lösend.

Bei Oberbauchbeschwerden: Ren 12, Ma 36, Pe 6, Lu 7 Lungen-Qi regulierend, absenkend.

Ma 36, Bl 20 (bei Milz-Yang-Mangel – Moxa), Ren 6, Ren 17 Thorax-Qi regulierend, absenkend.

B. Yin und Yang

1. Yang

Definition

Yang ist hier im spezifischen Sinne gemeint. Es stellt das wärmende Prinzip des Organismus dar. Gleichzeitig hat es auch bestimmte Haltefunktionen. *Yang* ist dem *Qi* sehr ähnlich, da es ebenfalls eine dynamische, nicht materielle Kraft ist, die mit dem *Qi* zusammen dem Blut und Yin-Bereich gegenübersteht, der mehr substantielle und stoffliche Energien darstellt. *Yang* entspricht teilweise dem Stoffwechsel, bei dem ja auch Wärme entsteht. Da ein Yang-Mangel in der Regel einen Qi-Mangel beinhaltet, spricht man häufig auch von einem Mangel des Yang-Qi.

Pathologische Zustände des Yang

1.1. Yang-Mangel

Ursache

Ein fortgeschrittener Qi-Mangel kann zu einem Yang-Mangel führen. Außerdem kann exogene Kälte bis in das Innere des Organismus eindringen. Kälte im Innen kann auch durch eine falsche Ernährung entstehen, wenn wir viele physikalisch und energetisch kalte Speisen zu uns nehmen und so direkt das Milz-Yang schädigen. Durch ständige und wiederholte Kältezufuhr im Bereich der Niere – also LWS-Bereich und Füße –, durch zu kurze Hemdchen oder durch Barfußlaufen auf kalten Steinen kann mittelfristig das Nieren-Yang geschwächt werden. Körperliche Überarbeitung durch zu schweres Tragen (Bauarbeiter), stundenlanges Stehen (Verkäuferin) und sexuelle Exzesse schwächen ebenfalls das Nieren-Yang.

Differentialdiagnose Qi-Mangel/Yang-Mangel

	Qi-Mangel	Yang-Mangel
ZK:	blaß	noch blasser
Temperaturempfinden:	energielos, Tendenz zur Kälte Tendenz zu kalten Extremitäten	ausgeprägtes inneres Frieren, mangelnde Lebenswärme
Ursache:	Milz-Qi-Mangel bedingt mangelnde Verteilung der Energie	mangelnde innere Erwärmung Milz oder Nieren-Yang-Mangel

Symptome

Es bestehen Zeichen des allgemeinen Qi-Mangels wie Erschöpfung, Antriebslosigkeit, Lustlosigkeit, Diarrhöneigung (siehe oben). Bereits beim Qi-Mangel können leichtes inneres Frieren und kalte Extremitäten bestehen, beim Yang-Mangel kommen diese Symptome verstärkt vor.

Es gibt auch Patienten mit einem Yang-Mangel, die nicht Kälte als vorherrschendes Symptom haben.

Beim Yang-Mangel können also auch die Funktionen des Haltens geschwächt sein, die das *Yang* neben seiner wärmenden Funktion wahrzunehmen hat. Das *Yang* hält den Rücken und somit unseren Körper aufrecht, hält den Urin und Samen zurück. Typische Symptome des Yang-Mangels können deshalb auch sein: Schwäche in der LWS und in den Beinen, Pollakisurie, Inkontinenz, vorzeitiger Samenerguß, Erektionsschwäche, weißlicher Ausfluß aus der Vagina, verminderte Libido bei beiden Geschlechtern.

Abzugrenzen ist der Yang-Mangel von der Invasion von Kälte in die Oberfläche des Körpers. Beide Syndrome führen zum Frieren und Kältegefühl des Patienten. Differentialdiagnostisch wird der Patient bei exogener Wind-Kälte-Invasion ins Außen trotz äußerer Wärmezufuhr nur unzureichend warm. Ein anschauliches Beispiel ist der in viele Decken gehüllte Patient, der trotzdem noch friert und Schüttelfrost zeigt. Der Yang-Mangel-Patient hingegen wird durch Wärmezufuhr warm und liebt daher die Sauna oder den Urlaub in der Sonne. Jedoch kehrt das Kältegefühl anschließend wieder zurück. Der Yang-Mangel zeigt sich oft als Milz-Yang- oder Nieren-Yang-Mangel. Diese beiden Funktionskreise brauchen insbesondere die Wärme bzw. werden sehr leicht durch Kälte geschädigt.

Befunde

ZK: sehr blaß, evtl. Zahneindrücke
ZB: feucht, weißlich
Puls: kraftlos, langsam, tief

Differentiadiagnose bei Kälte-Empfindung

	Wind-Kälte im Außen	**Yang-Mangel und Kälte im Innen**
ZK:	unverändert (da das Innen nicht betroffen)	sehr blaß, gedunsen
ZB:	dick, weißlich	dick, weiß, feucht
Puls	voll, oberflächlich, langsam	tief, kraftlos, leer, langsam
Temperatur-empfinden:	Frösteln, Schüttelfrost, Gänsehaut, wird nicht warm (bei exogener Wärmezufuhr)	ausgeprägtes inneres Frieren, mangelnde Lebenswärme, wird für die Zeit der Wärmezufuhr warm (Sauna, Sonnenurlaub)
Symptome:	blaß, matt, Ruhebedürfnis, ausgeprägte Wind-Kälte-Abneigung	blaß, antriebslos, erschöpft, lustlos
Ursache:	Invasion von pathogenen Faktoren in die Oberfläche (Wei Qi-Ebene)	mangelnde Durchwärmung des Innen durch Milz- oder Nieren-Yang-Mangel
Therapie:	Oberfläche befreien Aku: Di 4, 3E 5, Lu 7	*Yang* wärmen, *Qi* stärken Aku: Bl 20+23 (Moxa), Ma 36 (Moxa), Ren 6 (Moxa)
	Drogen der Gruppe 1a: Herba Ephedrae, Ramulus Cinnamomi	Drogen der Gruppe 11, 12a und c: Radix Aconiti, Cortex Cinnamomi, Rhizoma Zingiberis exsiccatus, Cortex Eucommiae
	Herba Ephedrae Dekokt *Ma Huang Tang* ►S. 184	Pille, die die Mitte reguliert *Li Zhong Wan* ► S.322

Behandlung

Therapie-Prinzipien

Yang stärken, *Yang* wärmen, Kälte aus dem Innen vertreiben, ggf. *Qi* tonisieren, Nässe eliminieren.

Phytotherapie

Bei großer Kälte liegen die das Innen wärmende Drogen der Gruppe 11 nahe, die sehr heiß sind.

Bei isoliertem Milz-Yang-Mangel wählt man: Rhizoma Zingiberis exsiccatus; bei kombiniertem Nieren- und Milz-Yang-Mangel: Cortex Cinnamomi, Radix Aconiti.

Yang-stärkende Drogen (12c) sind weniger heiß und stärken mehr das *Yang,* als daß sie es wärmen:

Cornu Cervi, Radix Morindae, Cortex Eucommiae, Herba Epimedii, Semen Cuscutae.

Klassische Rezepturen bei Yang-Mangel sind Rezepturen der Gruppe 7

Sie wärmen das Innen und vertreiben Kälte.

Bei Milz-Yang-Mangel: Pille, die die Mitte reguliert *Li Zhong Wan* ► S.322

Bei Nieren- und Milz-Yang-Mangel: Radix Aconiti Pille zur Regulierung der Mitte *Fu Zi Li Zhong Wan* ► S.324

Bei geringer Kälte-Problematik und stärkerer Nieren-Yang-Schwäche, evtl. auch mit leichtem begleitendem Nieren-Yin-Mangel – weshalb die sehr heißen Rezepturen nicht so erwünscht sind – wählt man die Gruppe 8d der *Yang* tonisierenden Rezepturen: Nieren-Qi-Pille aus Goldenen Cabinet (Rehmannia 8) *Jin Gui Shen Qi Wan* ► S.368
Pille, die die Rechte (Niere) wiederherstellt *You Gui Wan* ► S.374
Je nach Art und Lokalisation der Störung kommen auch noch andere Rezepturen in Frage.

Akupunktur

Generell sollte man bei Yang-Mangel viel Moxa verwenden.
Ma 36, MP 6, Ren 6 *Qi Hai* = Meer der Energie, Ni 3, Bl 20, Bl 23, Du 4 alle Punkte auch mit Moxa wärmen.

1.2. Kollabierendes Yang

Definition

Eine Sonderform des Yang-Mangels liegt bei der noch drastischeren Form des Yang-Mangels mit dem Syndrom des sogenannten Yang-Kollaps vor. Es kommt zu extremer Erschöpfung, Kollapsneigung, kalten Schweißen, frostigen Extremitäten.

Ursache

Eine fortgeschrittene Qi- und Yang-Leere kann allmählich zum kollabierenden *Yang* führen oder es liegt ein akuter Zusammenbruch des *Yang* vor, wie es beim Kollaps oder Schock vorkommt. Dies kann durch akute äußere oder massive innere Anforderungen an das energetische System eines Menschen bedingt sein.

Symptome

Inneres Frieren, extrem kalte Extremitäten, große Abneigung gegen Kälte, Patient schläft mit angezogenen Beinen, Patient ist sehr schläfrig bzw. hat ein großes Schlafbedürfnis, Erbrechen, Durchfall von unverdauter Nahrung, Bauchschmerzen durch die innere Kälte.

Befunde

ZK: blaß
ZB: weißlicher, feuchter Belag
Puls: sehr schwach, kaum tastbar, langsam

Behandlung

Therapie-Prinzipien

Beim kollabierenden *Yang* ist ein rasches Tonisieren und Wärmen des *Yang* erforderlich.

Phytotherapie

Cortex Cinnamomi, Radix Aconiti, Rhizoma Zingiberis exsiccatus, Radix Asari.
Kalte Extremitäten Dekokt *Si Ni Tang,* welches für kollabierendes *Yang* mit seiner sehr heißen Ausrichtung rasch dem Yang-Kollaps entgegenwirkt. ► S.334
Je nach Art und Lokalisation der Störung kommen auch noch andere Rezepturen in Frage.

Akupunktur

Im akuten Zustand:
Ni 1 „Sprudelnde Quelle" bringt die Energie wieder rasch an die Oberfläche, Du 26, Ren 24
Im chronischen Fall: Moxa auf Nieren-Yang stärkende und wärmende Punkte: Bl 23, Bl 20, Ni 3, MP 6, Ren 4, Ren 6, Du 4

2. Yin

Definition

Ein Mangel an Säften ist eine Verminderung der befeuchtenden, nährenden und kühlenden Substanzen in unserem Organismus. Es bestehen dabei Überschneidungen von Säfte-Mangel, Blut- und Yin-Mangel und von außen eingedrungener Trockenheit als pathogenem Faktor.
Ein Mangel an Säften ist oft durch Hitze bedingt und kann umgekehrt auch wieder zu Hitze führen.
Yin hat somit enge Bezüge zu den Bereichen der Säfte, Flüssigkeiten und Substanz des Körpers.

Pathologische Zustände des Yin

Yin-Mangel

Ursachen

Lange andauernde Hitzeprozesse können das *Yin* und die Säfte konsumieren, verbrauchen und vermindern. Der pathogene Faktor Trockenheit kann das *Yin* angreifen. Auch der unangebrachte oder zu lange Gebrauch von warmen, scharfen Arzneidrogen kann das *Yin* verbrauchen und gefährden. Besonders beim Einsatz folgender Arzneigruppen besteht stets die Gefahr einer Yin-Dezimierung: warme, scharfe Oberflächen-Befreier (1a) (wirken Schweiß induzierend), Hitze kühlende, trocknende Drogen (2c), diuretische Drogen (4, 5, 7), Schleim transformierende Drogen (6; Rhizoma Pinelliae ist warm, scharf und trocknend) und die sehr heißen Drogen der Gruppe 11, wie Radix Aconiti etc.

Ein allmählicher Verbrauch des *Yin* durch den Alterungsprozeß kann als physiologisch betrachtet werden. Das *Yin* im höheren Alter ist reduziert. Da jedoch auch die Yang-Kräfte nachlassen, muß es nicht notwendigerweise zu einem Ungleichgewicht mit entsprechenden pathologischen Symptomen kommen.

Weitere Ursachen für einen Yin-Mangel können sein: hohes Fieber, ständiges Fieber, starkes Schwitzen, Erbrechen, Diarrhö. Besonders Kinder können solche Verluste nicht lange ausgleichen und geraten sehr rasch in einen Yin-Mangel. Daher gibt man reduzierte Dosen bei den trocknenden Arzneien. Ebenso sind neben den Kindern besonders ältere Patienten durch trocknende Arzneien oder andere Einflüsse gefährdet, da im Alter das *Yin* physiologisch bedingt vermindert ist.

Eine stark trocknende Ernährung kann ebenfalls zur Austrocknung beitragen: Kaffee ist bitter und trocknet besonders das Herz-Yin, Nikotin ist energetisch heiß und scharf und trocknet das Lungen-Yin. Hochprozentiger Alkohol erzeugt viel Hitze in Magen und Leber und verbraucht so Magen- und Leber-Yin. Tranquilizer vom Benzodiazepin-Typ vermindern ebenfalls das Leber-Yin, weshalb das *Hun* – die Wanderseele der Leber – zunehmend unruhiger und fahriger wird und immer weniger verwurzelt ist.

Symptome

Die Hauptsymptome eines Yin-Mangels sind Trockenheit in verschiedenen Bereichen: Haut, Schleimhäute, Augen, Nasenschleimhaut. Mund und Kehle sind trocken. Es besteht Durst und ein trockener Stuhl mit Neigung zu Obstipation, trockene Lippen, wenig, konzentrierter Urin, eine trockene Zunge, ein trockener, rauher Zungenbelag. Desweiteren Unruhe, Schlaflosigkeit, typisch sind Nachtschweiße, aufsteigende Hitze (Leere-Hitze), rotes Gesicht.

Befunde

ZK: rot, evtl. geschrumpft, Risse, sogenannte „Spiegelzunge"
ZB: trocken, vermindert oder fehlt
Puls: dünn, fadenförmig, tief, beschleunigt
Der Zungenbelag ist ein guter Indikator für den Zustand der Säfte. Bei verminderten Säften wird der ZB ebenfalls geringer und allmählich trockener. Besteht ein sehr tiefgreifender Mangel an Säften und *Yin* wird auch der ZK zunehmend geschrumpfter und rissig.

Behandlung

Therapie-Prinzipien

Yin nähren, „tränken", befeuchten, stützen, *Yin* halten, weitere Verluste verhindern.

Phytotherapie

Arzneien der Gruppe 12d reichern das Yin an: Radix Ophiopogonis, Radix Adenophorae, Radix Glehniae, Radix Asparagi, Radix Rehmanniae, Fructus Lycii, Ramulus Loranthii.

Bei gleichzeitiger Leere-Hitze Drogen der Gruppe 2a, die Leere-Hitze kühlen und befeuchten: z. B. Rhizoma Anemarrhenae.

Drogen der Gruppe 2b. Kühlen und Säfte spenden: z. B. Radix Rehmanniae glutinosae, Radix Scophulariae.

Weiteren Yin-Verlusten beugen adstringierende Drogen vor (13): Fructus Corni, Fructus Schisandrae.

Bei Trockenheit sind befeuchtende Drogen aus der Gruppe 6b indiziert: insbesonders die Liliengewächse z. B. Bulbus Fritillariae.

Klassische Rezepturen bei Yin-Mangel sind die Yin tonisierenden Rezepturen der Gruppe 8e:
Rehmannia Pille der sechs Geschmacksrichtungen (Rehmannia 6) *Liu Wei Di Huang Wan* ► S.380

Bei zusätzlicher Leere-Hitze:
Rehmannia Pille mit Anemarrhena und Phellodendron *Zhi Bai Di Huang Wan* ► S.382

Bei einem Lungen-Yin-Mangel kommen auch Rezepturen der Gruppe 5 in Frage:

Glehnia und Ophiopogon Dekokt *Sha Shen Mai Dong Tang* ► S.278

Bulbus Lilii Dekokt zur Erhaltung des Metalls *Bai He Gu Jin Tang* ► S.274

Je nach Art und Lokalisation der Störung kommen auch noch andere Rezepturen in Frage.

Akupunktur

Naturgemäß ist ein Yin-Mangel schwierig allein mit Akupunktur zu behandeln. Hier ist der Einsatz der Phytotherapie besonders wichtig.

Sinnvolle Punkte können sein: Ni 7, Ni 6, Le 8, Lu 9, MP 6, Ren 6, mit Moxa nur sehr vorsichtig. Allgemeine Lebensführung wie gute Ernährung, Vermeidung von Überarbeitung und ausreichender Schlaf sind hier begleitend wichtig.

Differentialdiagnose Blut-Mangel/Yin-Mangel

	Blut-Mangel	**Yin-Mangel**
ZK:	blaß, evtl. leicht geschrumpft	rot, rissig, geschrumpft
Puls	leer, tief, fein	fadenförmig, fein, beschleunigt
Aussehen:	blaß, anämisch, Gesicht fahl, glanzlos	gerötetes Gesicht, „rote Bäckchen"
Temperatur-empfinden:	energielos, Tendenz zur Kälte, Tendenz zu kalten Extremitäten (bei ausgeprägter Blut-Leere: auch Hitzegefühle)	innere Hitze Hitzewellen, „Feuer der 5 Herzen" (Brennen der Handflächen, der Fußsohlen und präkordial)
Sinnesorgane:	abendliche Sehschwäche, Nachtblindheit	trockene Augen
Psyche:	unruhig Einschlafstörung	unruhig Durchschlafstörung
Ursache:	Milz-Qi-Mangel bedingt mangelnde Produktion, erhöhte Verluste, Hitze (auch durch Emotionen)	Hitze hat das *Yin* geschädigt, Trockenheit, Alterung, Nieren-Yin-Mangel (geistige Überarbeitung)

Die verschiedenen Hierarchie-Ebenen im Gebrauch der Begriffe Yin, Yang und Qi

An dieser Stelle erscheint es sinnvoll, auf den verschiedenartigen Gebrauch der Begriffe *Yin*, *Yang* und *Qi* in den verschiedenen Ausbildungsinstituten für Akupunktur und TCM hinzuweisen.

1. In einigen Schulen wird *Qi* als der übergeordnete Begriff über *Yin* und *Yang* gestellt:

Qi
(im Sinne von kosmischer, universeller Energie)
Yang **Yin**

Qi-Leere heißt in diesem Kontext dann eine gleichzeitige Leere von *Yin* und *Yang*.

2. An anderen Schulen wird das übergeordnete Prinzip die Einheit und Ganzheit, aus der zunächst die Dualität des *Yin* und *Yang* und dann die gesamte Mannigfaltigkeit des Seienden hervorgeht, als *Tao* bezeichnet:

TAO

(Einheit, Ganzheit, allesumfassendes Prinzip)

Yang		Philosophische, duale Ebene	**Yin**	
übergeordneter Begriff für nicht-materielle Energie			übergeordneter Begriff für Stoffliches, Materie, Substanz	
Symbol: Sonnenlicht warm, aktiv, expansiv, dynamisch			Symbol: Wasser kühl, passiv, statisch, feucht	
Qi	**Yang**	klinische Ebene	**Blut**	**Yin**
Bewegung	Wärme		Nährung	Stoffliches

Bei dieser letzten Sichtweise, die eher in China üblich ist, heißt somit ein Qi-Mangel eine eher leichter ausgeprägte Störung, die lediglich das *Qi* d.h. den aktiven, nicht stofflichen Teil eines Funktionskreises – z. B. der Milz betrifft.

Ein Yang-Mangel ist eine ausgeprägtere Störung, die das wärmende Prinzip miterfasst hat und einen Qi-Mangel in sich einschließt. Weiter stellt die Verminderung von Stofflichem – Blut oder *Yin* – eine weitere Progression der Erkrankung dar. Eine Pathologie des Blutes oder *Yin* ist noch tiefer in den Körper eingedrungen, entsteht langsamer, ist ernster zu nehmen und braucht auch länger, um wieder geheilt zu werden.

An Hand dieser Graphiken sehen wir auch den unterschiedlichen Gebrauch von *Yin* und *Yang* auf einer „höheren" und einer „tieferen" Ebene, die wir im klinischen Alltag benutzen.

Progression und Schweregrad einer Erkrankung

Qi	**Yang**	**Blut**	**Yin**
Bewegung	Wärme	Nährung	Stoffliches

C. Die fünf Wandlungsphasen und ihre Funktion – Wu Xing

Anmerkung: *Wu Xing* heißt eigentlich fünf Schritte, impliziert also Bewegung und einen Prozeß. Der Begriff „Fünf Elemente" hat sich als Übersetzungsfehler in die Literatur eingeschlichen und über die Jahrhunderte festgesetzt. Er weckt mehr substantielle Assoziationen. Mit dem Begriff „Fünf Wandlungsphasen" sind jedoch mehr die energetischen, physiologischen Abläufe (entsprechend unserem Verständnis der Physiologie, d.h. des Funktionierens des Körpers) und Zusammenhänge und weniger statische Substanzen, wie in der westlichen Anatomie, gemeint.

1. Die Syndrome

Die verschiedenen Funktionskreise „entgleisen" nicht in alle jeweils denkbaren Möglichkeiten (Mangel, Stagnation, Gegenläufigkeiten, Fülle, Hitze, usw.), sondern in relativ wenigen, vorgezeichneten Bahnen, die mit ihren jeweiligen Eigenschaften und Empfänglichkeiten für pathogene Faktoren oder Störung und Schwächung physiologischer Abläufe zusammenhängen. Die Milz neigt eher zu Qi-Mangel, viel seltener zu Yin-Mangel und noch seltener zu Fülle-Hitze. Das Leber-Qi hingegen kennt kaum eine Schwäche, dem entsprechend gibt es auch keine Leber-Qi tonisierenden Kräuter, während fast alle Qi-Tonika die Milz stärken. Wiederum anders verhält es sich in der Niere, die zum allergrößten Teil Mangel-Zustände kennt. Hier sind Yin- und Yang-Mangel bei weitem die häufigsten Syndrome.

Die fünf Wandlungsphasen und ihre Funktionskreise sind daher für unterschiedliche Disharmonien verschieden stark anfällig. Je nach ihren Aufgaben und Dispositionen neigen sie besonders häufig zu folgenden Entgleisungen. Daneben gibt es natürlich noch weitaus mehr Disharmoniemuster.

Häufige Syndrome der fünf Wandlungsphasen und ihr Funktionskreisbezug

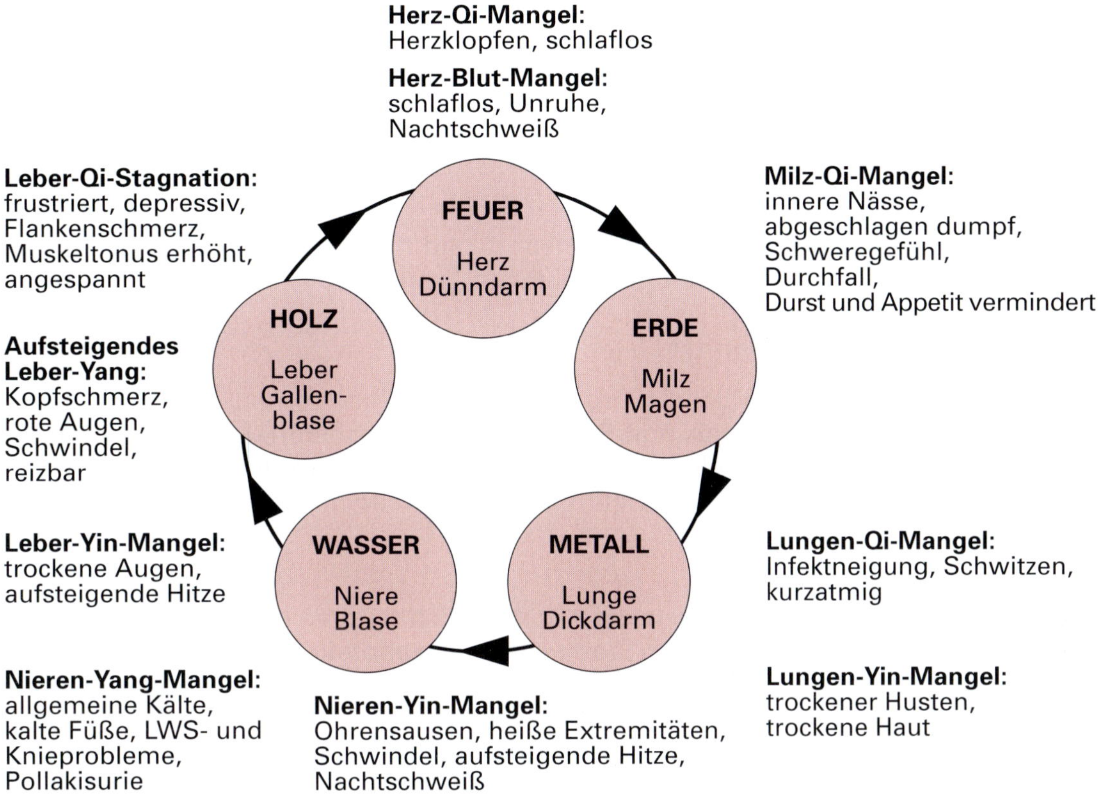

2. Äußere pathogene Faktoren bedrängen die Wandlungsphasen

Die fünf Wandlungsphasen und ihre Funktionskreise sind durch ihre jeweiligen Besonderheiten unterschiedlich verletztlich und leicht überlastet durch äußere pathogene Faktoren.

Die Empfindlichkeit der fünf Wandlungsphasen gegenüber den äußeren pathogenen Faktoren

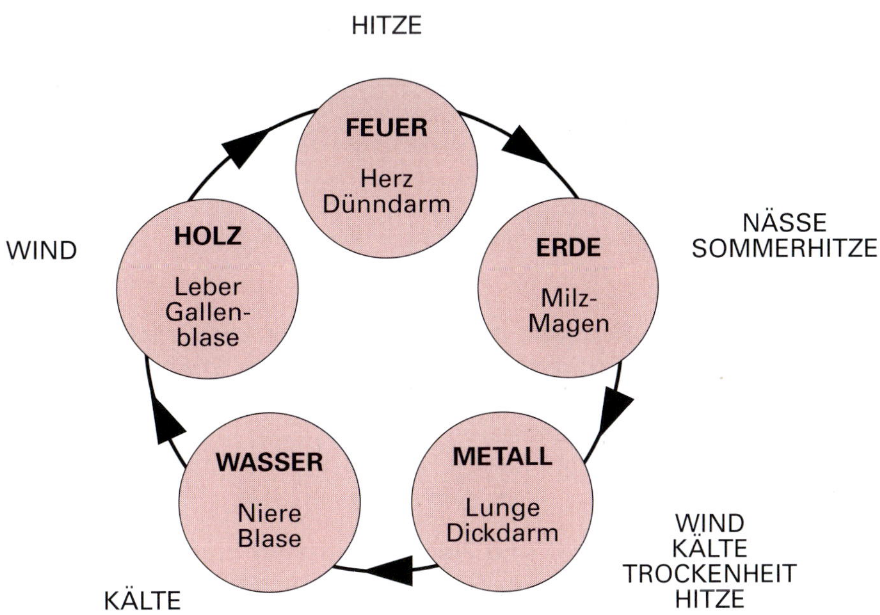

3. Die einzelnen Wandlungsphasen

3.1. Erde – Milz

Die täglich erneute Bereitstellung von Qi und Sitz der erworbenen Konstitution.

Aufgaben

1. Die Milz ist für die Aufschließung und Umwandlung des Nahrungs-Qi *Gu-Qi* verantwortlich:

   Sie sorgt für die Transformation, Umwandlung und die Assimilation der aufgenommenen Nahrung. Die Milz stellt den Trennungsprozeß von „Klarem" und „Trübem" dar.

2. Die Verteilung der Energie:

   Die Milz ist auch verantwortlich für den Transport und die Verteilung der Energie. Damit diese zu allen Organen und bis in die Extremitäten gelangen kann.

3. Das Zusammenhalten – die Integrität:

   Außerdem ist es Aufgabe der Milz, die Organe an ihrem Platz zu halten. So soll damit z. B. Ptosen und das Vorfallen, wie Magenptosis und Rektumprolaps verhindern. Auch das Blut muß an seinem Platz, also in den Blutgefäßen, gehalten werden. Dies ist ebenso die Aufgabe der Milz. Somit verhindert die Milz das Entstehen von Hämatomen und Blutungen.

Gewebe

Das zugehörige Gewebe ist das Bindegewebe. Gelegentlich wird es das „Fleisch" oder „Muskeln" genannt. Dies ist die Transitstrecke, die alle Stoffwechselbestandteile auf ihrem Weg zu und von jedem Organ zurücklegen müssen. Daher sagt man auch, daß die Milz bei allen Transformationen im Körper beteiligt ist. Nach der sogenannten „Mitten-Schule" nimmt die Milz im Kreis der fünf Wandlungsphasen eine Sonderstellung ein. Sie liegt demnach nicht nur in der Mitte, sondern liegt zwischen allen anderen Funktionskreisen und leitet hier die Transformation der Energien.

Darstellung der „Mitte" nach der sogenannten Mitten-Schule (gemäß der Abhandlung über Milz und Magen *Pi Wei Lun*, 1249 n.Chr. von Li Dong-yuan:

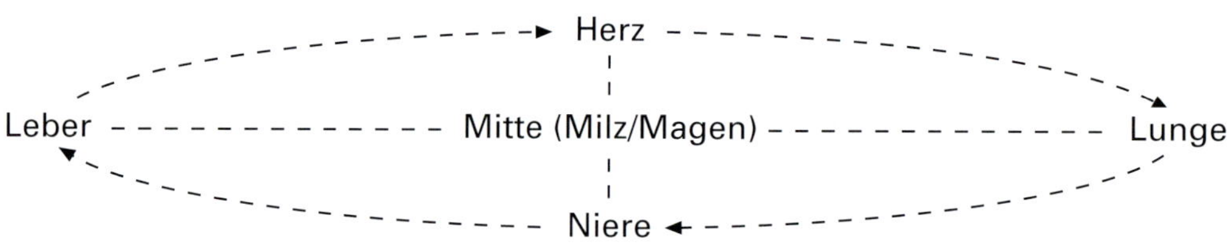

In diesem Sinne bedeutet „Fleisch" oder „Muskeln" keine präzise physische Entsprechung. Fleisch kann auch Strukturen wie Sehnen, Bänder und Muskeln im Körper bezeichnen, wenn diese mit einer Milz-Disharmonie in Zusammenhang stehen.

Sinnesöffnung/Sinn

Die Milz öffnet sich in den Mund, der zugehörige Sinn ist das Schmecken.

Spirituell

Die Milz ist Sitz des Intellekts *Yi*. Die Milz muß nicht nur die körperliche Nahrung verdauen und das „Klare" vom „Trüben" trennen und klären, sondern auch auf der Ebene der Informationen entscheiden, was ist wichtig für mich oder was landet im Papierkorb. Geistige Tätigkeiten wie Meditation, Achtsamkeit und Liebe werden der Milz zugeordnet.

Psychologisch

Das Nachdenken, Überlegen, Sehnsucht und Nachsinnen sind Eigenschaften der Milz. Bei Überforderung werden daraus leicht Grübelei und ein Gedankenkarussell. Die Emotionen, die die Milz belasten, sind die alltäglichen Sorgen. Bei einer schwachen Milz neigt ein Mensch leichter dazu, sich Sorgen zu machen oder zu Grübeln. Bei noch weitergehender Schwäche kann es zu Zwängen kommen.

Das Bild der Milz

Die Milz ist unser Energie-Generator, der täglich mittels Transformation erneuerbare Energie herstellt. Das zweite Bild ist der Sumpf. Da die Milz mit den Säften umgeht und Trübes von Klarem trennen muß, den Nahrungsbrei umwandelt in *Qi* und Blut, steht sie gewissermaßen bis zu den Knien in den Flüssigkeiten und Säften, mit denen sie umgeht. Daher ist die größte Gefahr und die Tendenz der Milz, daß sie zuviel Nässe ansammelt. Daher ist die ständige Aufgabe des Therapeuten, im Zusammenhang mit der Milz an eine nicht zu sehr Nässe bildende Lebensweise und Ernährung zu erinnern und Nässe eliminierende Arzneien zu bevorzugen.

Der Magen – der sehr eng mit der Milz zusammenhängt – steht für das Bild der Wüste. Denn der Magen neigt zu Trockenheit. Hier wird der Therapeut vornehmlich auf eine ausreichende Befeuchtung achten, um dem Bedürfnis des Magens an feuchten Valenzen gerecht zu werden.

3.1.1. Intellekt – Yi

Der Intellekt, chinesisch *Yi*, ist die geistig-seelische Instanz der Milz. Zu den Aufgaben des *Yi* gehören unter anderem: angewandtes Denken, Studieren, Merken, Auswendiglernen, Aufmerksamkeit, Konzentration, Bilden von Ideen. Die physiologische Grundlage des Intellekts sind das nachgeburtliche *Qi* und Blut, bei deren Produktion die Milz einen sehr großen Anteil hat.

Die physiologischen, körperlichen Grundlagen der jeweiligen Seelen-Instanzen

Seelen-Instanz	Physiologische Grundlage	Funktionskreis
Geist-Shen	Blut/*Yin*	Herz
Wanderseele-Hun	Blut/*Yin*	Leber
Körperseele-Po	*Qi/Yang*	Lunge
Intellekt-Yi	*Qi* und Blut	Milz
Willenskraft-Zhi	*Yang* und *Yin*	Niere

Ist die Milz stark und arbeitet gut, sind das *Yi* und damit das Denken klar, das Gedächtnis gut und fällt die Konzentration leicht. Die Gedächtnis- und Erinnerungsfunktion hat auch Bezug zu Herz und Niere. Das spezifische „Milz-Gedächtnis" ist für die tägliche Arbeit, das Studium und das Merken von Daten zuständig. Herz und Niere tragen auch dazu bei. Sie sind zusätzlich für die Vergangenheit und Alltagsdinge zuständig. Das Denken des Intellekts *Yi* und die Aktivität des Geistes *Shen* des Herzens überlappen sich natürlich.

Therapie

Radix Ginseng verbessert die geistige Leistungsfähigkeit, gleichzeitig sediert und konzentriert sie den Geist. Daher wird sie traditionell Familien-Mitgliedern als Geschenk mitgegeben, die für eine Zeit ins Kloster zur Meditation gehen.

Rhizoma Atractylodis macrocephalae tonisiert die Milz, leitet Nässe ab. Dies bewirkt im Seelischen eine Verminderung von Grübeln, Gedankenschleifen und das Sehen von zu vielen Möglichkeiten. Nässe führt im Äußeren wie im Inneren zu dem Zustand „Schreibtisch zu voll", denn es heißt: „Schleim bewegt sich schlecht".

3.1.2. Häufige Syndrome der Milz

3.1.2.1. Milz-Qi-Mangel

Definition

Durch einen energetischen Qi-Mangel der Milz nimmt diese ihre Aufgaben der Transformation und Verteilung unzureichend wahr. Dadurch wird der Klärungs- und „Destillationsprozeß" der Nahrung in klare und trübe Säfte nicht vollständig vollzogen, und es kommt zu einer Ansammlung von zuviel Feuchtigkeit und z.T. trüben Säften in der Mitte. Dadurch wird einerseits zu wenig *Qi* hergestellt, andererseits bleibt Ungeklärtes liegen und führt zu Nässe.

Ursache

Ein Milz-Qi-Mangel kann durch verschiedene Faktoren entstehen. Aus der Natur der Milz heraus ist es verständlich, daß die Milz besonders durch Nässe gefährdet ist. Denn sie hat die Aufgabe, die ankommenden Nahrungssäfte zu transformieren, hat also tagtäglich mit dem Thema Feuchtigkeit und Säfte zu tun. Zum zweiten braucht die Milz eine gewisse innere Wärme, um ihre Aufgabe der Umwandlung zu vollziehen. Daher ist Kälte schädlich für die Milz, da sie das „Verdauungs-Feuer" – das dem Milz-Yang-Qi entspricht – abkühlt und schwächt.

Die Milz wird daher durch sehr feuchtes und kaltes Klima belastet. Die Ernährung spielt im Zusammenhang mit dem Wohlergehen der Milz eine extrem wichtige Rolle. Die Milz ist durch physikalisch kalte (eisgekühlte Getränke) und energetisch kalte (Rohkost, Milch) Nahrung gefährdet. Ebenso wird sie durch Feuchtigkeit erzeugende Nahrungsmittel (Milchprodukte, Süßes, Alkohol) besonders geschwächt. Auch zu große Mengen bei einer Mahlzeit, unzureichendes Kauen, unregelmäßiges Essen und zu spät am Abend Essen belasten die Milz. Geistige Überbeanspruchung, Sorgen, übermäßiges Grübeln und Nachdenken, ständig zwischen vielen Möglichkeiten auswählen zu müssen, überfordern leicht die Milz.

Symptome des Milz-Qi-Mangels

Die Hauptsymptome entstehen durch die unzureichende Transformation. Diese führt zu ungenügender Produktion von *Qi* und zu in der Mitte liegengebliebener Nässe: Der Qi-Mangel resultiert in Müdigkeit, Abgeschlagenheit, rascher Erschöpfbarkeit, die Nässe in einem großen Schweregefühl im Körper und dem Gefühl einer Gedunsenheit.

Hinzu kommen Symptome wie Blässe, Neigung zu kalten Extremitäten, Kurzatmigkeit (besonders bei zusätzlichem Lungen-Qi-Mangel), Neigung zu weichem, ungeformtem, durchfälligem Stuhl, Antriebslosigkeit, Lustlosigkeit, Redeunlust, Hang zum Grübeln, Entschlußlosigkeit.

Befunde

ZK: blaß, evtl. gedunsen, Zahneindrücke
Puls: kraftlos, leer

Behandlung

Therapie-Prinzipien

Das Milz-Qi tonisieren, Anwendung der tonisierenden Methode *Bu Fa.*

Phytotherapie

Allgemein Drogen der Gruppen 12a, auch 4 und 7: Radix Ginseng, Radix Codonopsitis, Radix Astragali.

Klassische Basis-Rezepturen bei Milz-Qi-Mangel mit Nässe

Vier Gentlemen Dekokt *Si Jun Zi Tang* ► S.338

Milz-Qi-Mangel mit Nässe-Schleim-Akkumulation: Sechs Gentlemen Dekokt *Liu Jun Zi Tang* ► S. 340

Akupunktur

Ma 36, MP 6, Ren 6 (*Qi Hai* = Meer der Energie), Bl 20, Moxa gebrauchen.

3.1.2.2. Milz-Yang-Mangel

Definition

Man kann den Milz-Yang-Mangel als die etwas weiter fortgeschrittene Störung im Vergleich zum Milz-Qi-Mangel betrachten.

Ursache

Die Ursachen sind denen des Milz-Qi-Mangels sehr ähnlich. Die Ursache – oder auch die Folge – des Milz-Yang-Mangels kann ein Nieren-Yang-Mangel sein.

Symptome des Milz-Yang-Mangels

Zu den Beschwerden des Milz-Qi-Mangels kommen noch ausgeprägtere Kälte-Symptome: inneres Frieren, sehr kalte Extremitäten, Oberbauchschmerzen, die durch Wärme gebessert werden, Ver-schlechterung aller Beschwerden durch kalte Nahrung. Daneben bestehen die Symptome des Milz-Qi-Mangels weiter: Müdigkeit, Abgeschlagenheit, rasche Erschöpfbarkeit, Blässe, Diarrhö, Antriebslosig-keit, Redeunlust, Grübeln.

Befunde

ZK: sehr blaß, evtl. gedunsen, Zahneindrücke
Puls: kraftlos, leer

Behandlung

Therapie-Prinzipien

Das *Yang* wärmen, Kälte vertreiben, *Qi* tonisieren, Anwendung der wärmenden Methode *Wen Fa.*

Phytotherapie

Allgemein Drogen der Gruppen 12a, auch 4 und 7: Radix Ginseng, Radix Codonopsitis, Radix Astragali

Bei großer Kälte liegen die das Innen wärmende Drogen (11) nahe, die sehr heiß sind.

Bei isoliertem Milz-Yang-Mangel wählt man: Rhizoma Zingiberis exsiccatus

Klassische Rezeptur bei Milz-Yang-Mangel: Pille, die die Mitte reguliert *Li Zhong Wan* ► S.322

Bei Nieren- und Milz-Yang-Mangel: Radix Aconiti Pille zur Regulierung der Mitte *Fu Zi Li Zhong Wan* ► S.324

Akupunktur

Sehr viel Moxa gebrauchen, besonders auf Punkte, die das Milz-Yang erreichen: Bl 20, Ma 36, Ren 12. Weitere Punkte: MP 6, Bl 23

3.1.2.3. Absinkendes Milz-Qi

Definition

Es besteht eine fortgeschrittenere Schwäche der Milz, die nun neben ihrer Umwandlungs- und Verteilungs-Funktion auch ihre Halte-Funktion nicht mehr richtig wahrnimmt.

Ursache

Die Ursachen für das absinkende Milz-Qi sind die gleichen wie die des Milz-Qi-Mangels.

Symptome des absinkenden Milz-Qi

Typische Symptome bei absinkendem Milz-Qi sind Ptosen, das Absinken von Organen, Senkniere, Wanderniere, Uterus- oder Rektumprolaps, Magenptose, Bindegewebsschwäche. Auch andere Bereiche können durch die unzureichende Haltefunktion geschwächt sein, z. B. das Halten des Blutes in den Gefäßen. Die Folge sind Neigung zu Hämatomen, Blutungen, Gerinnungsstörungen, Thrombozytopathien.

Die anderen Symptome des Milz-Qi Mangels bestehen ebenfalls: große Müdigkeit, Abgeschlagenheit, rasche Erschöpfbarkeit, Antriebslosigkeit, Lustlosigkeit, Redeunlust, Blässe, kalte Extremitäten, Neigung zu weichem, ungeformtem, durchfälligem Stuhl, Hang zum Grübeln.

Befunde

ZK: blaß, evtl. gedunsen, Zahneindrücke
Puls: kraftlos, leer

Behandlung

Therapie-Prinzipien

Das *Qi* tonisieren, Anwendung der tonisierenden Methode *Bu Fa.*

Phytotherapie

Allgemein Drogen der Gruppen 12a, auch 4 und 7
Sogenannte Elevantia, das heißt Drogen, die die Energie heraufführen können: dazu zählen Drogen wie Radix Bupleuri, Rhizoma Cimicifugae, Radix Astragali, Radix Puerariae.

Klassische Basis-Rezeptur bei absinkendem Milz-Qi

Dekokt, das die Mitte tonisiert und das *Qi* vermehrt *Bu Zhong Yi Qi Tang* ► S.342

Akupunktur

MP 3, Ma 36, Ren 6 (*Qi Hai* Meer der Energie), Bl 20, Moxa gebrauchen

3.1.3. Häufige Syndrome des Magens

3.1.3.1. Kälte im Magen

Ursache

Hier spielt oft eine zu kalte Ernährung eine Rolle: große Mengen eisgekühlter Getränke, viel rohe, ungekochte Nahrung, Milchprodukte, die energetisch ebenfalls kühl sind, direkt aus dem Kühlschrank genossen.

Symptome

Starke Bauchschmerzen im Oberbauch und Epigastrium, Übelkeit, Erbrechen. Wärme lindert die Beschwerden.

Befunde

ZK: blaß
ZB: dick, weißlich
Puls langsam, drahtig, voll

Phytotherapie

Beruhige die Mitte Pulver *An Zhong San* ► S.330
Kleineres Dekokt, das die Mitte aufbaut *Xiao Jian Zhong Tang* ► S.328
Pille, die die Mitte reguliert *Li Zhong Wan* ► S.322

3.1.3.2. Magen-Qi-Stagnation

Ursache

Eine Magen-Qi-Stagnation kann durch verschiedene Einflüsse entstehen. Kälte kann in den Magen eindringen, wie dies oft durch kalte Nahrung der Fall ist. Schleim blockiert den freien Fluß der Energie. Ebenfalls ist dies durch eine Nässe-Ansammlung in der Mitte möglich. Auch eine Attackierung durch das Holz – Leber- und Gallenblasen-Funktionskreise – kann zu einer Stagnation im Bereich des Magen-Qi führen.

Symptome

Druck- und Spannungsgefühl im Epigastrium, Appetitlosigkeit, leichte Übelkeit, Bläheneigung, Meteorismus, Darmgeräusche nach dem Essen, Diarrhöneigung. Dies können Krankheitsbilder sein wie akute und chronische Gastritis, Magenptose und -atonie, akute und chronische Gastroenteritis.

Befunde

ZK: kann unauffällig sein oder rote Ränder bei begleitender Leber-Qi-Stagnation zeigen

ZB: kann ohne Belag sein, bei Schleim-Blockade: dick, klebrig

Puls drahtig, voll

Phytotherapie

Beruhige den Magen Pulver *Ping Wei San* ► S.290

Beruhige die Mitte Pulver *An Zhong San* ► S.330

Bei Schleim als Ursache der Blockade: Zweifach behandeltes Dekokt *Er Chen Tang* ► S.472

Bei Schleim mit zusätzlichem Milz-Qi-Mangel: Sechs Gentlemen Dekokt *Liu Jun Zi Tan* ► S.340

3.1.3.3. Gegenläufiges Magen-Qi

Ursache

Eine Magen-Qi-Stagnation gibt häufig Anlaß, daß das Magen-Qi, anstatt nach unten abzusinken, rebellierend nach oben fließt. Daher sind hier die gleichen Ursachen zu nennen wie unter der Magen-Qi-Stagnation. Zusätzlich kann auch ein hochschlagendes Leber-Yang das Magen-Qi mit sich nach oben reißen, wie das z. B. häufig bei einem Migräneanfall passiert.

Symptome

Globusgefühl, Schluckschwierigkeiten, Atemnot, Völle- und Druckgefühl im Thorax und Epigastrium, Übelkeit, Aufstoßen, Husten mit Schleim und reichlichem Auswurf.

Diese Beschwerden treten häufig im Rahmen folgender Krankheitsbilder auf: chronische Bronchitis, chronische Gastritis, Globussyndrom, Globus hystericus, Ösophagusspasmen, chronische Laryngitis und Tracheitis.

Befunde

ZK: kann unauffällig sein

ZB: je nach Ursache: dick, klebrig bei Schleim

Puls drahtig, voll

Phytotherapie

Flos Inulae und Hämatitum Dekokt *Xuan Fu Dai Zhe Tang* ► S.410

Pinellia und Cortex Magnoliae Dekokt *Ban Xia Hou Po Tang* ► S.396

3.1.3.4. Magen-Hitze

Ursache

Hitze kann durch zu scharfe Nahrung, alkoholische Getränke und äußere und innere pathogene Faktoren (Emotionen) entstehen.

Symptome

Die Symptome können sehr ausgeprägt oder auch nur in leichter Form vorhanden sein. Magen-Hitze kann zu Symptomen entlang des oberen Astes des Magen-Meridians führen: Stirnkopfschmerzen, Zahnfleischbluten, Zahnschmerzen, hohes Fieber, Abneigung gegen Hitze, spontane, massive Schweiße, hochgradige Kopfschmerzen, trockener Mund und großer unstillbarer Durst, quälendes Hitzegefühl, Unruhe, rotes Gesicht, Blutandrang zum Kopf.

Dies können folgende Krankheitsbilder sein: Akuter ausgepägter hochfieberhafter grippaler Infekt, Pneumonie, Hitzschlag, Meningitis, Enzephalitis, Diabetes mellitus, Parodontitis.

Befunde

ZK: rot
ZB: gelblich, mittelfristig wird der ZB trocken durch die Hitze
Puls drahtig, voll, beschleunigt

Phytotherapie

Weißer Tiger Dekokt *Bai Hu Tang* ► S.214

3.1.3.5. Magen-Yin-Mangel

Ursache

Durch einen lange bestehenden Hitze-Prozeß im Magen können die Säfte und das *Yin* des Magens verbraucht werden. Bei einem generellen Yin-Mangel ist oft ein Magen-Yin-Mangel mit eingeschlossen. Ein Lungen-Yin-Mangel geht oft mit einem Magen-Yin-Mangel einher.

Symptome

Durst, Aufstoßen, trockener Mund, Erbrechen, Übelkeit, trockene Kehle, wenig oder kein Auswurf, Heiserkeit, z. B. chronische, atrophische Gastritis, Refluxgastritis.

Befunde

ZK: rot, tiefer Riß in der Mitte
ZB: vermindert oder fehlt
Puls beschleunigt, fein, dünn

Phytotherapie

Ophiopogon Dekokt *Mai Men Dong Tang* ► S.276

Glehnia und Ophiopogon Dekokt *Sha Shen Mai Dong Tang* ► S.278

3.2. Metall – Lunge

Die Lunge zählt, ähnlich der Milz, zum Sitz der erworbenen Konstitution, die für die täglich neue Bereitstellung von *Qi* verantwortlich ist.

Aufgaben

1. Die Lunge hat die Kontrolle über die Haut sowie das Öffnen und Schließen der Poren. Somit kontrolliert die Lunge was hinein (pathogene Faktoren) und hinaus gelangt (Schweiß). Damit ist sie zuständig für unsere Abwehr. Sie stellt die Kontaktfläche zum „Außen" dar. *Wei Qi* wird der Teil des Lungen-Qi genannt, der in der Oberfläche residiert und die Kontrolle über die Poren innehat.
2. Die Lunge ist für die Hauternährung und -befeuchtung zuständig und hat damit die Aufgabe der Kühlung des Organismus. Die Lunge wird daher auch die obere „Quelle des Wassers" genannt.
3. Atmung und Qi-Aufnahme mit der Luft, das „himmlische *Qi*" *Kong Qi*. Somit ist die Lunge zusammen mit der Milz der Sitz der „erworbenen Konstitution", dort wo die Energie täglich erneuert wird.

Gewebe

Die zugehörigen Gewebe der Lunge sind die Haut, auch die Schleimhaut im Respirationstrakt und die Körperhaare.

Sinnesöffnung/Sinn

Die Lunge öffnet sich in der Nase, der zugehörige Sinn ist das Riechen.

Spirituell

Die Lunge ist der Sitz der Körperseele *Po*. Die Körperseele beginnt mit dem ersten Atemzug und wird mit dem letzten Atemzug ausgehaucht. Sie endet mit dem leiblichen Tod.

Psychologisch

Zwischenmenschlicher Kontakt, Verarbeitung von Trennung, Trauer, Mitfühlen und Mitleiden

Veranschaulichendes Bild

Die Lunge hat im Körper die Funktion der Befeuchtung und damit auch der Kühlung. Das Bild eines feinen Nebels, eines Aerosols, eines Zerstäubers oder eines Verneblers veranschaulicht die Wirkung der Lunge.

Ein anderes Bild ist eine semipermeable Membran, die nicht alles herein- und herausläßt, dennoch aber eine gewisse Durchlässigkeit besitzt. Dies versinnbildlicht die äußere Kontaktfläche und ihre Funktion des Durchlassens oder Zurückhaltens im Bereich der Poren.

3.2.1. Körper-Seele – Po

Diese Instanz wird auch als Leib-Seele bezeichnet und entspricht etwa dem Äther-Leib in der anthroposophischen Terminologie.

Die Körper-Seele ist die Seele des Körpers. Die Lunge speichert die Körper-Seele. Sie stellt den physischen Gegenspieler zum *Hun* dar. Die Körper-Seele *Po* geht mit dem ersten Atemzug in den Körper ein. An anderen Stellen wird auch gesagt, daß sie ensteht, nachdem sich die vorgeburtliche Essenz des ungeborenen Wesens gebildet hat. Das *Po* wird mit dem letzten Atemzug wieder ausgehaucht. Die Körper-Seele stirbt somit mit dem Tod und geht dann zurück zur Erde.

Beziehung von Po und Jing

Das *Po* ist für die ersten physiologischen Abläufe und für die Geburt zuständig. Das *Jing* kontrolliert die großen Zyklen des Wachsens, Reifens und der Entwicklung. Die Körper-Seele *Po* stellt die Manifestation des *Jing* im Bereich der Gefühle und Empfindungen dar. Das *Po* gibt dem *Jing* Dynamik. Es bringt die Essenz in alle physiologischen Abläufe hinein. Ohne das *Po* wäre das *Jing* träge. Das *Po* liegt dem *Jing* am nächsten und vermittelt zwischen *Jing* und den anderen Substanzen des Lebens. Das *Hun* hingegen gibt dem *Shen* Bewegung. Jing-Mangel führt zum Po-Mangel. Die Folge davon ist, daß das *Qi* zerstreut ist und das *Po* ohne Behausung umhertreibt.

Der sehr enge Bezug zur Essenz *Jing* zeigt sich z. B. bei Kleinkindern mit Neurodermitis. Die Ursache liegt oft in pathogener Hitze, die sehr häufig während der Schwangerschaft aus dem Mutterleib durch Hitze der Mutter in den Fetus übergegangen ist. Als Ursache für die mütterliche Hitze können mehrere Faktoren eine Rolle spielen: z. B. Streß, der zu einer Leber-Qi-Stagnation geführt hat, zu heiße, scharfe Ernährung, Aufregung. Das Krankheitsbild des Kindes nennen wir: fetales Hitze-Syndrom oder toxische Hitze des Fetus. Die Symptome sind Juckreiz, Schmerz in der Haut. Dies ist die Manifestation im Bereich des *Po*.

Das Atmen ist das Pulsieren des *Po*, der Körper-Seele. Die Trauer ist die einzige Emotion, die Schmerzen bereitet, die „weh tut“. Sie äußert sich in Schluchzen und Weinen, die rhythmischen Äußerungen der Körper-Seele. Das *Po* vermittelt sowohl seelischen als auch körperlichen Schmerz.

Die Körper-Seele *Po* hat auch einen Bezug zum *Qi* und *Yang:*

Ist jemand sehr leicht durch andere beeinflußbar, liegt eine Schwäche des *Po* vor. Somit schützt das *Po* auf der emotionalen Ebene und das *Wei Qi* der Lunge auf der äußeren körperlichen Ebene:

Wei Qi: schützt vor pathogenen Faktoren und äußeren Einflüssen

Po: schützt vor psychischen Einflüssen

Bei vielen Meditationsarten verbindet sich der Übende mit der Atmung (z. B. Vipassana), dies beruhigt das *Po*, so wird auch das *Shen* ruhig und das *Hun* kann sich dem universellen Geist öffnen.

Vergleich von Wander-Seele Hun der Leber und der Körper-Seele Po

	Hun	*Po*
Geburt	*Hun* verbindet sich mit *Po*	*Po* mäßigt *Hun*
Tod	„schwimmt" weg, kehrt später zum `Himmel´ zurück	löst sich auf, kehrt zur Erde zurück
Ist das	... Kommen und Gehen des Geistes	... Einatmen und Ausatmen der Essenz
Wohnort	residiert in Blut/*Yin* *Yin* im *Yang* dynamisiert *Shen* (ohne *Hun* ist *Shen* phantasielos)	ist mit *Qi/Yang* verbunden *Yang* im *Yin* bewegt *Jing* (ohne *Po* ist *Jing* unbeweglich)
Ist das	... *Qi* des Geistes	... der Geist des Körpers
Gehört	... zum Geist	... zum Körper
Entspricht	Vollmond	Neumond
Disharmonien zeigen sich besonders:	nachts: Träume, Unruhe	tagsüber: Unruhe, bewölkter Geist
Disharmonien verursachen:	Mangel an Richtung im Leben, an Träumen, Visionen, Inspiration	Mangel an Kraft, Vitalität
Verbindung zu	... universellem Geist	... rein individuell
Repräsentiert	... Auswärtsbewegung des *Shen*	... Einwärtsbewegung des *Jing*
Ist	hell, erleuchtet	dunkel, verankert das *Hun*

Bezüge der verschiedenen seelischen Instanzen

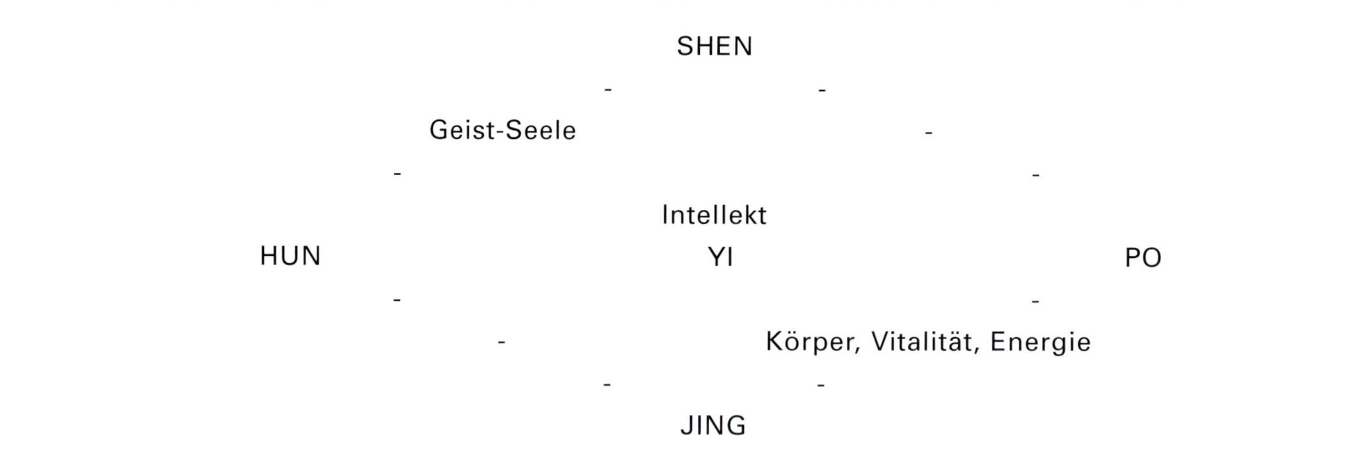

Behandlung

Phytotherapie

Bulbus Lilii Dekokt zur Erhaltung des Metalls *Bai He Gu Jin Tang* ► S.274

Hat eine festigende Wirkung auf das *Po*. Daher wird es auch bei Trauer, die lange anhält, gegeben.

Akupunktur

Lu 3 *Tian Fu* „Palast des Himmels": bei psycho-emotionalen Störungen ist dieser Punkt indiziert. Der Patient klagt über Traurigkeit, Weinen, Desorientiertheit, Vergeßlichkeit, Somnolenz, Insomnia.

Bl 42 *Po Hu* „Fenster des Po" hat die klassische Indikation: Harn- und Stuhlinkontinenz durch Angst.

Die Erklärung für die Wirkung und Beziehung dieses Punktes zu Anus und der Körper-Seele *Po* könnte darin liegen, daß das *Po* den Körper durch die obere Öffnung Nase/Mund mit der Geburt betritt und beim Tod durch die untere Öffnung wieder verläßt. Der Anus hat Bezug zum Dickdarm, einem äußeren Aspekt der Wandlungsphase Metall.

3.2.2. Häufige Syndrome der Lunge

3.2.2.1. Wind-Kälte-Invasion im Außen – Wei Qi-Ebene

Ursache

Diese Störung ist eine Invasion von äußeren pathogenen Faktoren in die Oberfläche. In diesem Falle stellt es das Eindringen von Wind-Kälte dar. Möglicherweise hat sich der Patient kaltem Wind ausgesetzt, und diese Faktoren waren stärker als das *Wei Qi*, das das Eindringen dieser Pathogene in den Körper zu verhindern trachtet. Dadurch entsteht eine Fülle-Situation in der Oberfläche, in der sogenannten Wei Qi-Ebene.

Symptome

Dies ist die sogenannte „Erkältung", die oft als Wind-Kälte-Invasion vorkommt. Dies führt zu einer Blockierung der Poren, darum entsteht kein Schweiß, eine verstopfte Nase, Blässe, evtl. Kopf- oder Gliederschmerzen.

Dies ist eine akute Situation mit deutlicher Kälte- und Windabneigung, sowie Frösteln. Der Patient ist blaß, hat keinen Durst, klagt über seröse Sekrete, wässrigen Schnupfen, thorakalen Druck, leichte bronchiale Enge, Abgeschlagenheit und Ruhebedürfnis.

Befunde

ZK: ohne Befund – da das Innen nicht affiziert ist und die Störung nur die Oberfläche betrifft
ZB: dünn, weißlich, feucht
Puls schwebend, oberflächlich, voll

Behandlung

Therapie-Prinzipien

Die Oberfläche befreien, Wind und Kälte ausleiten, Anwendung der Schweiß induzierenden Methode *Han Fa*.

Phytotherapie

Allgemein Drogen der Gruppen 1a. Scharfe, warme Oberflächen-Befreier: Herba Ephedrae, Ramulus Cinnamomi

Klassische Basis-Rezeptur bei Wind-Kälte-Invasion im Außen

Herba Ephedrae Dekokot *Ma Huang Tang* ► S. 182

Akupunktur

Wichtige Wind eliminierende Akupunkturpunkte sind z. B.: Gb 20 (*Feng Shi* – Teich des Windes); Di 4 (*He Gu* – Zwischen den Tälern), 3E 5 *(Wei Guan* – das äußere Paßtor)

Gb 21, Du 16 (aber Cave: Nur sehr oberflächlich nadeln!)
Lu 7, Bl 13 Moxa gebrauchen

3.2.2.2. Wind-Hitze-Invasion oder pathogene Hitze in der Lunge

Ursache

Oft geht eine äußere Wind-Hitze-Affektion aus einer Wind-Kälte-Invasion hervor. Eine Wind-Kälte-Störung mit serösen Sekreten geht oft nach einigen Tagen in eine Wind-Hitze-Störung mit eitrigem Sekret über.

Es ist aber auch möglich, daß ein Infekt direkt als Wind-Hitze beginnt. Bei Halsinfekten ist das nicht selten der Fall. Dabei können Hitze-Toxine eine Rolle spielen. Daraus kann sich dann rasch eine Hitze auf der Qi-Ebene des Lungen-Funktionskreises entwickeln.

Symptome

Bei Wind-Hitze in der Oberfläche bestehen folgende Symptome: Fieber, eher mit Hitzegefühl, evtl. dennoch leichte Wind- und Kälteabneigung, Kopfschmerzen, Durst, Husten, gelblicher Auswurf, bronchiales Engegefühl, gelblicher Schleim aus den Bronchien, eitrige Tonsillitis, eitrige Sekrete aus Nase, Nebenhöhlen, Bronchien, spontanes Schwitzen oder auch Schweißlosigkeit.

Diese Symptome können verschiedene Krankheitsbilder darstellen: akuter grippaler Infekt, eitrige Bronchitis, Asthma bronchiale, Pertussis, Diptherie.

Befunde

ZK: evtl. rotes vorderes Zungendrittel oder rötliche Punkte an der Spitze
ZB: dünner gelblicher Belag
Puls oberflächlich, schwebend, beschleunigt, voll

Behandlung

Therapie-Prinzipien

Die Oberfläche befreien, Anwendung der Schweiß induzierenden Methode *Han Fa.*

Phytotherapie

Allgemein Drogen der Gruppen 1b – Oberfläche befreiende Drogen bei Wind-Hitze: Flos Chrysanthemi, Periostracum Cicadae, Radix Bupleuri, Fructus Arctii

Zum Hitze-Toxine eliminieren die Gruppe 2d: Flos Lonicerae, Fructus Forsythiae

Bei Hitze-Nässe die Gruppe 2c: Radix Scutellariae

Bei Fülle-Hitze im Innen die Gruppe 2a: Gypsum fibrosum

Klassische Rezepturen bei Wind-Hitze im Außen
Ephedra, Gypsum, Armeniaca, Glycyrrhiza Dekokt *Ma Xing Shi Gan Tang* ► S.198
Magd aus Yue Dekokt *Yue Bi Tang* ► S.199

Bei Hitze im Innen: Größeres blau-grüner Drachen Dekokt *Da Qing Long Tang* ► Bensky S.31
Weißer Tiger Dekokt *Bai Hu Tang* ► S.214

Bei Hitze-Toxinen: Lonicera und Forsythia Pulver *Yin Qiao San* ► S.196

Akupunktur

Di 11, Du 14, Di 4, 3E 5, Lu 7 (*Luo*-Punkt, senkt Lungen-Qi ab), *Lu* 6 (*Xi*-Punkt bei akuten Beschwerden)

Bei Halsschmerzen und Schluckbeschwerden: Di 18, Dü 17, Ma 9, Ma 12, Bluten lassen der *Jing*- (End-) Punkte der Meridiane leitet sehr rasch Hitze ab: z. B. Lu 11 bei akuter Tonsillitis.

Sedieren der *Shu*-(Rücken)Punkte: sediert Yang-Exzesse z. B. Bl 13 sedieren bei Lungen-Hitze wie bei einer eitriger Bronchitis.

3.2.2.3. Schleim blockiert die Lunge

Ursachen

Quelle oder Ursprung des Schleims ist die Milz. Bei geschwächter Milz ist die Umwandlung der Nahrung unzureichend, und es entsteht und akkumuliert Nässe. Über längere Zeit kann diese Nässe, die nicht in klare Säfte umgewandelt wurde, im Körper persistieren, sich weiter eindicken und „fester", zäher werden und an bestimmten Prädilektionsstellen liegenbleiben und sich ansammeln. Besonders leicht setzt sich eingedickte Nässe in Form von Schleim im Lungen-Funktionskreis fest. Daher gilt der Satz: „Quelle des Schleims ist die Milz, Gefäß des Schleims ist die Lunge."

Die Trennung und Klärung der Nahrung in klare und trübe Säfte ist unvollständig. Anstatt daß die trüben Säfte nach unten geführt und die verfeinerten, klaren Säfte nach oben gehoben werden, werden auch trübe Säfte mit nach oben geführt und setzen sich hier fest. Betroffen sind vorallem die Ecken und Winkel des Lungen-Funktionskreises.

Symptome

Im Lungen-Funktionskreis finden wir häufig mit Schleim zusammenhängende Störungen. Man kann sich dies leicht dadurch vergegenwärtigen, daß sich besonders in den Nasennebenhöhlen und den verzweigten Bronchien und Bronchioli leicht Schleim festsetzt und bei manchen Patienten dort auch lange, z. B. nach einem grippalem Infekt, persistieren kann. Schleimansammlung im Funktionskreis Lunge zeigt sich in schleimigem Auswurf, schleimigen Sekreten aus der Nase oder Nebenhöhlen.

Schleim kann mit Kälte, Hitze oder Trockenheit kombiniert auftreten:

Bei Kälte-Schleim sind die Sekrete aus Bronchien oder Nase weißlich, serös oder wässrig.

Hitze-Schleim zeigt sich in gelben, eitrigen Sekreten.

Schleim-Trockenheit erscheint zunächst widersprüchlich zu sein; hierbei besteht durch Trockenheit ein zunehmend eingedickter Schleim, der schwer abhustbar und sehr zäh ist.

Der Schleim blockiert den freien Fluß des Lungen-Qi. Es kommt zur Lungen-Qi-Stagnation:

Schleim im Funktionskreis Lunge kann zu Blockierungen des Qi-Flußes führen oder sogar zur Umkehr des physiologisch nach unten gerichteten Flusses des Lungen-Qi. Die Qi-Stagnation führt oft zu thorakalem Engegefühl und Beklemmung, Druck auf der Brust, auch bronchialer Spastik und Palpitationen.

Schleim aus Nase und Nasennebenhöhlen, Druck und Schmerz im Bereich der Nasennebenhöhlen. Das umgekehrte, also rebellierende Lungen-Qi zeigt sich in Husten, evtl. mit Auswurf, Thoraxdruck, Engegefühl, Dyspnoe, Palpitationen.

Befunde

Schleim ist am prägnantesten am verdickten, klebrig schleimigen Zungenbelag erkennbar.
Bei gleichzeitiger Milz-Nässe wird der ZK zusätzlich geschwollen sein.

ZK: evtl. geschwollen
ZB: weißlich oder gelblich, dick, klebrig
Puls schlüpfrig, evtl. drahtig

Bei Schleim-Hitze:
ZB: klebrig, gelb
Puls schlüpfrig, drahtig und beschleunigt

Behandlung

Therapie-Prinzipien

Schleim transformieren, das *Qi* regulieren, den Lungen-Qi-Fluß nach unten leiten, Nässe ausleiten, die Milz stärken.

Phytotherapie

Die Gruppe 6 transformiert Schleim, die Gruppe 4 leitet Nässe aus, die Gruppe 7 transformiert Nässe.

Auch einige Drogen der Gruppe 12a, die *Qi* tonisierenden Drogen, leiten Nässe aus: z. B. Rhizoma Atractylodis macrocephalae.

Bei chronischen Schleim-Prozessen sollte man immer auch die Milz stärken, da die Milz bei der Entstehung von Nässe und Schleim ursächlich eigentlich immer beteiligt ist. Eine Störung des Qi-Flusses kann sowohl Ursache als auch Folge von Schleim sein. Deshalb heißt es: „Der freie Qi-Fluß zerteilt Schleim". Daher wird bei der Behandlung von Schleim eine Qi-Regulation in die Behandlung einbezogen mit *Qi* regulierenden Drogen (Drogen der Gruppe 9: z. B. Percarpium Aurantii) und entsprechender Akupunktur.

Klassische Rezepturen bei Schleim

Die Schleim transformierenden Rezepturen der Gruppe 14:

Die wichtigste und grundlegendste Rezeptur ist das Zweifach behandelte Dekokt *Er Chen Tang* ► S.472.
Meistens wird diese Basis-Rezeptur nur als Ausgangsrezept für entsprechende Modifikationen gebraucht:

Bei Nässe-Schleim ohne wesentlichen begleitenden Milz-Qi-Mangel ist das Zweifach behandelte Dekokt *Er Chen Tang* indiziert. ► S.472

Bei Milz- und Lungen-Qi-Mangel mit zusätzlicher Schleim-Belastung:

Sechs Gentlemen Dekokt *Liu Jun Zi Tan* ► S.340

Bei Schleim Hitze:
Dekokt, das die Gallenblase wärmt *Wen Dan Tang* ► S.476
Bei Schleim-Trockenheit:
Bulbus Fritillariae und Fructus Trichosanthis Pulver *Bei Mu Gua Lou San* ► S.482
Ein Rezept für Schleim bei gleichzeitigem Lungen- und Nieren-Yin-Mangel:
Sechs Gentlemen des Metall und Wasser Dekokt *Jin Shui Liu Jun Zi Tang* ► S.473
Je nach Art und Lokalisation der Störung kommen auch noch andere Rezepturen in Frage.

Akupunktur

Schleim ist allein mit Akupunktur schwierig zu behandeln, weshalb in diesen Fällen häufig die chinesische Arzneimitteltherapie zur Unterstützung herangezogen wird.

Hierfür in Frage kommende Punkte sind je nach Befund und Symptomatik:
z. B.: Ma 40 *Feng Long* Nässe ausscheidend

MP 9 Nässe und Schleim ausscheidend und transformierend

MP 5 Schleim transformierend

Ren 12 Magen-Qi regulierend, harmonisierend, Stagnationen lösend

Lu 7 Lungen-Qi regulierend, absenkend

Ma 36, Bl 20 (bei Milz-Yang-Mangel – Moxa), Ren 6

Ren 17 Thorax-Qi regulierend, absenkend

3.2.2.4. Wei Qi-Mangel

Ursache

Das *Wei Qi* ist ein Teil des Lungen-Qi. Es ist der äußerste Aspekt des Lungen-Qi. Daher geht ein Lungen-Qi-Mangel oft mit einem geschwächten *Wei Qi* einher. Da die Milz die Mutter der Lunge ist, führt auch eine lange bestehende Milz-Schwäche zu einem *Wei Qi*-Mangel.

Symptome

Die Hauptsymptome des isolierten *Wei Qi*-Mangels sind:

Infektanfälligkeit und spontanes Schwitzen. Beide Symptome erklären sich über die Aufgabe des *Wei Qi,* welches die Kontrolle über das Öffnen und Schließen der Poren hat.

Besteht zusätzlich ein Lungen-Qi-Mangel, können als weitere Symptome auftreten:

Kurzatmigkeit, Belastungsdyspnoe, Müdigkeit, Abgeschlagenheit, rasche Erschöpfbarkeit, Blässe, Lustlosigkeit, Redeunlust, Hang zu Trauer.

Befunde

ZK: blaß, evtl. gedunsen
Puls: kraftlos, leer

Behandlung

Therapie-Prinzipien

Das *Wei Qi* tonisieren, Anwendung der tonisierenden Methode *Bu Fa.*

Als allgemeine Maßnahmen kann das *Wei Qi* in seiner Funktion auch trainiert werden durch kaltes Duschen nach der heißen Dusche.

Phytotherapie

Allgemein Drogen der Gruppen 12a, diese stärken das Lungen-Qi und damit das *Wei Qi:* Radix Ginseng, Radix Codonopsitis, Radix Astragali.

Ganz speziellen Bezug zum *Wei Qi* haben: Radix Astragali, Rhizoma Atractylodis macrocephalae.

Klassische Basis-Rezeptur bei *Wei Qi*-Mangel

Jade Windschutz Pulver *Yu Ping Feng San* ► S.438

Bei Milz/Lungen-Qi-Mangel mit deutlichem Spontanschweiß und Infektneigung:

Dekokt, das die Mitte tonisiert und das *Qi* vermehrt *Bu Zhong Yi Qi Tang* ► S.342

Akupunktur

Lu 9, Di 11, Ma 36, MP 6, Ren 6 *Qi Hai* (Meer der Energie), Bl 13, Bl 20, Moxa gebrauchen

3.2.2.5. Lungen-Qi-Mangel

Definition

Der Lungen-Qi-Mangel ist dem Milz-Qi-Mangel ähnlich, denn die Mutter der Lunge ist die Milz. Daher treten leicht bei einem Milz-Qi-Mangel Zeichen des Lungen-Qi-Mangels auf. Beide zusammen bilden die erworbene Konstitution, die die Wurzel des erworbenen *Qi* darstellt.

Ursache

Die Ursache läßt sich oft in einer geschwächten Milz-Funktion finden. Darüber hinaus schwächt auch Traurigkeit, die über längere Zeit besteht, die Lunge.

Symptome

Kurzatmigkeit, Belastungsdyspnoe, Schwitzen, Infektneigung.

Zusätzlich gemeinsame Symptome mit dem Milz-Qi-Mangel: Müdigkeit, Abgeschlagenheit, rasche Erschöpfbarkeit, Blässe, Lustlosigkeit, Redeunlust, Hang zu Trauer.

Befunde

ZK: blaß, evtl. gedunsen
Puls: kraftlos, leer

Behandlung

Therapie-Prinzipien

Das *Qi* tonisieren, Anwendung der tonisierenden Methode *Bu Fa*

Phytotherapie

Allgemein Drogen der Gruppe 12a, diese stärken fast alle das Milz- und das Lungen-Qi: Radix Ginseng, Radix Codonopsitis, Radix Astragali.

Klassische Basis-Rezeptur bei Lungen-Qi-Mangel sind Rezepte, die das Milz-Qi stärken

Vier Gentlemen Dekokt *Si Jun Zi Tang* ► S. 338

Bei Milz/Lungen-Qi-Mangel mit Schleim-Akkumulation: Sechs Gentlemen Dekokt *Liu Jun Zi Tang* ► S. 340

Bei deutlichem Spontanschweiß und Infektneigung (auch im Rahmen von einer HIV- oder Tb-Infektion oder nach einer Radiatio bzw. Chemotherapie in der Onkologie):

Dekokt, das die Mitte tonisiert und das *Qi* vermehrt *Bu Zhong Yi Qi Tang* ► S. 342

Akupunktur

Lu 7, Di 11, Ma 36, MP 6, Ren 6 *Qi Hai* (Meer der Energie), Bl 13, Bl 20, Moxa gebrauchen

3.2.2.6. Lungen-Yin-Mangel

Ursache

Das Nieren- und das Lungen-Yin hängen eng miteinander zusammen. Die Lunge ist die obere Quelle, die Niere die untere Quelle des Wassers. Daher läßt sich die Ursache oft in einem Nieren-Yin-Mangel finden. Darüberhinaus trocknet die trockene Heizungsluft in der kalten Jahreszeit die Schleimhäute der Lunge aus. Ebenso trocknet das inhalative Zigarettenrauchen das Lungen-Yin.

Symptome

Trockener Husten, Reizhusten, evtl. blutiges Sputum, trockener Mund und trockene Kehle, Heiserkeit, Durstgefühl, trockene Haut, Neigung zu trockenem Stuhl.

Befunde

ZK: rot, evtl. geschrumpft
Puls: fein, beschleunigt

Behandlung

Therapie-Prinzipien

Das *Yin* nähren, Anwendung der tonisierenden Methode *Bu Fa.*

Phytotherapie

Arzneien der Gruppe 12d reichern das *Yin* an: Radix Ophiopogonis, Radix Adenophorae, Radix Glehniae, Radix Asparagi, Fructus Lycii, Ramulus Loranthii, auch Radix Rehmanniae praeparata aus der Gruppe 12b.

Bei gleichzeitiger Leere-Hitze Drogen der Gruppe 2a, die Leere-Hitze kühlen und befeuchten: z. B. Rhizoma Anemarrhenae.

Kühlen und Säfte spenden auch Drogen der Gruppe 2b: z. B. Radix Rehmanniae glutinosa, Radix Scophulariae.

Weiteren Yin-Verlusten beugen adstringierende Drogen der Gruppe 13 vor:
Fructus Corni, Fructus Schisandrae.

Bei Trockenheit sind befeuchtende Drogen in der Gruppe 6b indiziert; insbesondere auch die Liliengewächse: z. B. Bulbus Fritillariae

Bei einem Lungen-Yin-Mangel kommen auch Rezepturen der Gruppe 5 in Frage:
Glehnia und Ophiopogon Dekokt *Sha Shen Mai Dong Tang* ► S.278
Bulbus Lilii Dekokt zur Erhaltung des Metalls *Bai He Gu Jin Tang* ► S.274

Je nach Art und Lokalisation der Störung kommen auch noch andere Rezepturen in Frage.

Akupunktur

Naturgemäß ist ein Yin-Mangel schwierig allein mit Akupunktur zu behandeln. Hier ist der Einsatz der Phytotherapie besonders wichtig.

Sinnvolle Punkte können sein: Lu 9, Ni 7, Ni 6, Le 8, MP 6, Ren 6 – mit Moxa nur sehr vorsichtig.
Allgemeine Lebensführung: nicht Rauchen, da dies das Lungen-Yin weiter schmälert.

3.3. Wasser – Niere

Der Sitz der angeborenen Konstitution

Aufgaben

1. Die Niere speichert die Essenz *Jing*. Sie ist Sitz der angeborenen Konstitution, dem Sitz der Lebensenergie. Das Nieren-Yang ist Quelle von allem *Yang*. Das Nieren-Yin ist die Basis von allem *Yin*.

2. Die Niere regelt und kontrolliert das Wachstum, die Entwicklung, die Fortpflanzung und das Altern des Individuums. Sie ist somit auch verantwortlich für die Reproduktion. Dies heißt, daß die Niere die langfristigen großen Zyklen und Phasen des Lebens kontrolliert. Sie ist quasi die Instanz, die die Entfaltung – dies hier im ganz wörtlichen Sinne – der DNS-Moleküle und deren Übersetzung in Eiweiße, und damit die Herstellung der gesamten Bausteine des Lebens, einleitet, überwacht und durchführt. Von dieser grundlegendsten Ebene des Individuums aus steuert sie Entwicklung und Wachstum. In einem westlichen Sinne haben die Essenz und die Nieren-Energie sehr viel mit dieser Ebene der Erbsubstanz und DNS gemeinsam.

3. Die Niere ist verantwortlich für den Wasserhaushalt. Sie nimmt das Lungen-Qi auf. Die Niere wird auch als die „untere Quelle des Wassers" bezeichnet. Die obere Quelle ist die Lunge.

Gewebe

Die der Niere zugeordneten Gewebe sind Knochen, Zähne und Haare. Bei Erkrankungen oder unzureichender Ernährung dieser Gewebe denken wir als erstes an den Funktionskreis Niere.

Sinnesöffnung/Sinn

Die Niere öffnet sich in den Ohren. Die zugehörige Sinnesfunktion ist das Hören.

Spirituell

Der Wille ist die seelische Instanz der Niere. Wir sprechen einerseits von unserem eigenen, individuellen Willen – dem sogenannten Yang-Willen. Andererseits erkennen wir einen Yin-Willen, der eine Art durch uns hindurch wirkender Lebenswille ist. Dieser ist in etwa mit unserer Bestimmung und unserem Schicksal vergleichbar.

Psychologisch

Die Niere reagiert besonders auf die Emotionen Angst, Furcht, Schreck und Schock. Umgekehrt wirkt sich eine Schwäche im Nieren-Bereich dahingehend aus, daß die betreffende Person ängstlicher und schreckhafter wird.

Veranschaulichendes Bild

Das Bild, das die Niere symbolisiert, ist im Mikrokosmos die DNS, als das Kleinste in uns, das doch zugleich die „tiefste" und bedeutendste Ebene darstellt. Im Makrokosmos ist es die griechische Säule, sie ist alt, felsenfest, tragend und gerade. Die Nieren-Energie ist im eigentlichen und im übertragenen Sinn das „Rückgrat" unseres Lebens.

3.3.1. Wille – Zhi

Die seelischen Instanzen der Niere sind die Willenskraft und das Gedächtnis. Beim Erinnerungsvermögen ist es insbesondere das Langzeit-Gedächtnis. Bei anderen Gedächtnisfunktionen sind auch Herz und Milz beteiligt.

Der Wille ist das entschlossene, unermüdliche, ausdauernde Verfolgen von Zielen, unsere Motivation und unser Durchhaltevermögen. So werden aus Träumen und Visionen, durch konkretes Nachdenken Entscheidungen für etwas Bestimmtes. Dieses Ziel dann langfristig und ausdauernd zu verfolgen, setzt eine gute Willenskraft *Zhi* voraus.

Träume, Visionen	⇨ Denken	⇨ sich dafür entscheiden	⇨ Ausdauer, Durchhaltevermögen über lange Zeit
Hun	⇨ *Shen*	⇨ Milz / Gallenblase	⇨ *Zhi*

Ist die Niere geschwächt, mangelt es an Durchhaltevermögen und Initiative. Bei chronischen Depressionen mit einem Nieren-Mangel ist der Wille *Zhi* geschwächt. Wie auch Herz und Niere kommunizieren müssen, müssen auch *Zhi* und *Shen* koordiniert sein. *Zhi* ist Basis für *Shen* und *Shen* lenkt *Zhi*. Zur Verfolgung unserer Ziele müssen beide stark sein.

Entscheidungen werden von verschiedenen Instanzen getroffen. Müssen wir uns zwischen zwei bestimmten Wegen oder Möglichkeiten entscheiden, wird hier der Mut und die Entschlossenheit der Gallenblase gebraucht. Sind wir uns hingegen aller Möglichkeiten bewußt, die wir überhaupt haben, muß die Milz hier eine Klärung bringen, damit wir nicht vom Hundersten ins Tausendste geraten und den Wald vor lauter Bäumen nicht mehr sehen.

Yin-Wille

Der Yin-Wille ist der Wille der „Natur", Gottes Wille, meine Bestimmung, auch wenn es mein Ego vielleicht nicht immer gerade so will. Das, was in mir meiner „größeren" Bestimmung entgegenstrebt. Dies sind vielleicht Dinge wie einer inneren Berufung zu folgen und das Älter- und Weiserwerden. In einigen Lebensbereichen decken sich oft auch Yin- und Yang-Wille. Z.B. streben wir Familiengründung und Fortpflanzung an. Dies mag im Sinne unserers persönlichen Strebens liegen und zugleich mit „der Natur" im Einklang liegen. Vielleicht ist im christlichen Glauben mit dem Wort „Dein Wille geschehe..." auch so etwas gemeint, ein Wille, der über unser rein persönliches Anliegen hinausgeht. Diese Kraft wirkt durch uns durch, benutzt uns als Werkzeug für die Evolution eines kosmischen Plans.

Yang-Wille

Der Yang-Wille entspricht mehr dem Konzept des Ego. Das, was ich will. Ich kann mich damit gegen den Yin-Willen stellen. Wenn ich z. B. für immer jung bleiben will und mit allen chirurgischen und medikamentösen Mitteln mein Ziel verfolge, ist dies der Yang-Wille.

Therapie

Radix Rehmanniae praeparata nährt den Yin-Willen und hilft so, das Lebenslos – den kosmischen Willen – leichter zu akzeptieren und sich zu arrangieren.

Cortex Eucommiae und Semen Cuscutae stärken den Yang-Willen.

Bei einer allgemeinen Nieren-Schwäche mit fehlender Willenskraft und mangelnder Ausdauer bei der Verfolgung unserer Ziele und depressiver Stimmung ist es sinnvoll, beide Aspekte des Willens zu kräftigen.

3.3.2. Häufige Syndrome der Niere

3.3.2.1. Nieren-Yang-Mangel

Ursache

Da das Nieren-Yang die Basis für das gesamte *Yang* des Organismus darstellt, steht es auch in Beziehung zu Yang-Mangel in anderen Funktionskreisen. Ganz besonders bei einer länger bestehenden Milz-Yang-Schwäche wird auch dem Nieren-Yang allmählich die Wärme entzogen, da es versucht, durch seine Wärme die Milz zu erwärmen.

Außerdem kann exogene Kälte bis in das Innere des Organismus eindringen. Kälte im Innen kann auch durch eine falsche Ernährung entstehen, wenn wir viele physikalisch und energetisch kalte Speisen zu uns nehmen und so direkt das Milz-Yang schädigen. Durch ständige und wiederholte Kältezufuhr im Bereich der Niere – also LWS-Bereich und Füße – durch zu kurze Hemdchen oder durch Barfußlaufen auf kalten Steinen kann mittelfristig das Nieren-Yang geschwächt werden. Körperliche Überarbeitung durch zu schweres Tragen (Bauarbeiter), stundenlanges Stehen (Verkäuferin) und sexuelle Exzesse schwächen ebenfalls das Nieren-Yang.

Weitere Syndrome der Niere, die mit einem Nieren-Yang-Mangel verbunden sind: Nieren-Qi kann Lungen-Qi nicht aufnehmen, und Nieren-Yang-Mangel mit Überfließen des Wassers.

Symptome

Bereits beim Qi-Mangel können leichtes inneres Frieren und kalte Extremitäten bestehen, beim Yang-Mangel kommen diese Symptome verstärkt vor. Weiter bestehen Zeichen, die wir auch bei einem Qi-Mangel finden: Erschöpfung, Antriebslosigkeit, Lustlosigkeit, Diarrhöneigung. Die Diarrhö des Nieren-Yang-Mangels tritt typischerweise schon bei Tagesanbruch auf. Im Chinesischen heißt es *Wu Geng Xie*, was wörtlich übersetzt heißt: Diarrhö beim fünften Glockenschlag. Die Diarrhö bei einem Milz-Yang-Qi-Mangel stellt sich in der Regel erst etwas später nach dem Aufstehen oder nach dem Frühstück ein.

Beim Nieren-Yang-Mangel können auch die Funktionen des Haltens geschwächt sein. Das Nieren-Yang hält den Rücken und somit unseren Körper aufrecht, es hält den Urin und Samen zurück. Typische Symptome des Nieren-Yang-Mangels können deshalb auch sein: Schwäche in der LWS und in den Beinen, Pollakisurie, Inkontinenz, vorzeitiger Samenerguß, Erektionsschwäche, weißlicher Ausfluß aus der Vagina, verminderte Libido bei beiden Geschlechtern.

Befunde

ZK: sehr blaß, evtl. Zahneindrücke

ZB: feucht, weißlich

Puls: kraftlos, langsam, tief

Behandlung

Therapie-Prinzipien

Yang stärken, *Yang* wärmen, Kälte aus dem Innen vertreiben.

Phytotherapie

Bei großer Kälte liegen die das Innen wärmenden Drogen der Gruppe 11 nahe, die sehr heiß sind: Bei Nieren-Yang-Mangel: Cortex Cinnamomi, Radix Aconiti.
Yang stärkende Drogen (12c) sind weniger heiß und stärken mehr das *Yang* als daß sie es wärmen: Cornu Cervi, Radix Morindae, Cortex Eucommiae, Herba Epimedii, Semen Cuscutae

Kann das Nieren-Qi das Lungen-Qi nicht aufnehmen, ist besonders Semen Cuscutae eine Arznei die dies unterstützt.

Klassische Rezepturen bei Nieren-Yang-Mangel können Rezepturen aus der Gruppe 7 sein

Die das Innen wärmende, Kälte vertreibende Rezepturen.

Bei Nieren- und Milz-Yang-Mangel:
Radix Aconiti Pille zur Regulierung der Mitte *Fu Zi Li Zhong Wan* ► S.324

Bei geringer Kälte-Problematik und stärkerer Nieren-Yang-Schwäche, evtl. auch mit leichtem Nieren-Yin-Mangel, weshalb die sehr heißen Rezepturen nicht so erwünscht sind:

Dann wählt man die Gruppe 8d der *Yang*-tonisierenden Rezepturen:
Nieren-Qi-Pille aus dem goldenen Schrein (Rehmannia 8) *Jin Gui Shen Qi Wan* ► S.368

Oder die noch stärkere:
Pille, die die Rechte (Niere) wiederherstellt *You Gui Wan* ► S.374

Je nach Art und Lokalisation der Störung kommen auch noch andere Rezepturen in Frage.

Akupunktur

Generell sollte man bei Nieren-Yang-Mangel viel Moxa verwenden.

Ni 3, Bl 20, Bl 23, Du 4 - alle Punkte auch mit Moxa wärmen. Zusätzlich zur allgemeinen Tonisierung: Ma 36, MP 6, Ren 6 *Qi Hai* (Meer der Energie)

3.3.2.2. Nieren-Yin-Mangel

Ursachen

Das Nieren-Yin ist die Basis des Gesamtkörper *Yin*. Daher können bei einem Nieren-Yin-Mangel auch allgemeine Trockenheitssymptome bestehen.

Ursächlich kommen bei einem Nieren-Yin-Magel verschiedene Faktoren in Frage. Lange andauernde Hitzeprozesse können das Nieren-Yin vermindern. Der pathogene Faktor Trockenheit kann das *Yin* angreifen. Auch der unangebrachte oder zu lange Gebrauch von warmen, scharfen Arzneidrogen kann das *Yin* verbrauchen und gefährden. Besonders beim Einsatz folgender Arzneigruppen besteht stets die Gefahr einer Yin Dezimierung: warme, scharfe Oberflächen-Befreier 1a, (wirken Schweiß induzierend), Hitze kühlende, trocknende Drogen 2c, diuretische Drogen 4,5,7, Schleim transformierende Drogen 6, (Rhizoma Pinelliae ist warm, scharf und trocknend) und die sehr heißen Drogen der Gruppe 11, wie Radix Aconiti etc.

Ein allmählicher Verbrauch durch den Alterungsprozeß kann als physiologisch betrachtet werden. Das *Yin* ebenso wie das *Yang* reduzieren sich im höheren Alter. Wenn jedoch beide Kräfte gleichmäßig nachlassen, muß es nicht notwendigerweise zu einer Disbalance mit entsprechenden pathologischen Symptomen kommen.

Weitere Ursachen können sein: hohes oder ständiges Fieber, starkes Schwitzen, Erbrechen, Diarrhö. Besonders Kinder können solche Verluste nicht lange ausgleichen und geraten sehr rasch in einen Yin-Mangel. Daher reduzierte Dosen bei den trocknenden Arzneien einsetzen. Ebenso sind neben den Kindern besonders ältere Patienten durch trocknende Arzneien oder andere Einflüsse gefährdet, da im Alter das *Yin* physiologisch bedingt vermindert ist.

Symptome

Die Hauptsymptome eines Nieren-Yin-Mangels sind Trockenheit in verschiedenen Bereichen: Haut, Schleimhäute, Durst, Mund und Kehle trocken, trockener Stuhl mit Neigung zu Obstipation, wenig, konzentrierter Urin, trockene Zunge, ein trockener, rauher Zungenbelag, Unruhe, Schlaflosigkeit, typisch ist Nachtschweiß, aufsteigende Hitze (Leere-Hitze), rotes Gesicht.

Befunde

ZK: rot, evtl. geschrumpft, Risse, sogenannte „Spiegelzunge"
ZB: trocken, vermindert oder fehlt
Puls: dünn, fadenförmig, tief, beschleunigt

Behandlung

Therapie-Prinzipien

Yin nähren, „tränken", befeuchten, stützen, *Yin* halten, weitere Verluste verhindern.

Phytotherapie

Arzneimittel der Gruppe 12d reichern das *Yin* an: Radix Ophiopogonis, Radix Adenophorae, Radix Glehniae, Radix Asparagi, Fructus Lycii, Ramuli Loranthii
auch Drogen aus 12b, die Blut und Yin nähren: Radix Rehmanniae praep.
Bei gleichzeitiger Leere-Hitze Drogen der Gruppe 2a, die Leere-Hitze kühlen und befeuchten: z. B. Rhizoma Anemarrhenae.

Drogen der Gruppe 2b, Kühlen und Säfte spenden: z. B. Radix Rehmanniae glutinosa, Radix Scrophulariae.

Weiteren Yin-Verlusten beugen adstringierende Drogen der Gruppe 13 vor: Fructus Corni, Fructus Schisandrae

Bei Trockenheit sind befeuchtende Drogen der Gruppe 6b indiziert: z. B. Bulbus Fritillariae

Klassische Rezepturen bei Nieren-Yin-Mangel: *Yin* tonisierende Rezepturen der Gruppe 8e:
Rehmannia Pille der sechs Geschmacksrichtungen (Rehmannia 6) *Liu Wei Di Huang Wan* ► S.380

Bei zusätzlicher Leere-Hitze:
Rehmannia Pille mit Anemarrhena und Phellodendron *Zhi Bai Di Huang Wan* ► S.382

Je nach Art und Lokalisation der Störung kommen auch noch andere Rezepturen in Frage.

Akupunktur

Naturgemäß ist ein Nieren-Yin-Mangel schwierig allein mit Akupunktur zu behandeln. Hier ist der Einsatz der Phytotherapie besonders wichtig. Sinnvolle Punkte können sein: Ni 7, Ni 6, Le 8, MP 6, Ren 6, Moxa nur sehr vorsichtig anwenden. Harmonische Lebensführung wie gute Ernährung, Vermeidung von Überarbeitung und ausreichender Schlaf ist hier begleitend wichtig.

3.3.3. Syndrome der Blase

3.3.3.1. Hitze-Nässe in der Blase

Ursachen

Invasion von pathogener Hitze und Nässe in den Unteren Erwärmer. Oft geht dies auch aus einer anfänglichen Kälte-Invasion in die Blase hervor, die dann nach wenigen Tagen in Hitze übergeht. Auslöser dafür können sein: Sitzen auf kalten Steinen, unzureichend warme Kleidung, nasser Badeanzug, Laufen auf kalten Böden (dies alles entzieht dem unteren Erwärmer *Yang* und lässt so Kälte leichter eindringen, die den Energiefluß blockiert). Bei rezidivierenden Harnwegsinfekten sollte man auch an eine konstitutionelle Nieren-Yang-Schwäche denken und an eine chronische Leber-Qi-Stagnation, die den freien Fluß im unteren Erwärmer durch emotionale Irritationen beeinträchtigen kann.

Symptome

Schmerzen oder Brennen beim Wasserlassen, Durst, dunkler, trüber stark riechender Urin oder auch Blut im Urin; mangelnde, stockende Urinausscheidung, Harnverhalt, evtl. Fieber und Durst mit Verlangen zu trinken. Übelkeit, weiche Stühle, Husten, Reizbarkeit, Schlaflosigkeit kommen vor. Gelegentlich Gedunsenheit, Ödeme. Dies können Krankheitsbilder sein wie akute oder chronische Harnwegsentzündung, Dysurie, Reizblase, Cystitis, Nephritis, Hämaturie, chronische Prostataentzündung, Gonorrhö, Nephrolithiasis, Cystitis während der Schwangerschaft.

Befunde

ZK: gedunsen, Zahneindrücke
ZB: feucht, dick, weiß-gelblich,
Puls: schlüpfrig

Behandlung

Nässe ausleitend, Hitze eliminierend, evtl. Blutungen stoppend

Phytotherapie

Fünf Bestandteile Pulver mit Poria *Wu Ling San* ► S.284
Polyporus Dekokt *Zhu Ling Tang* ► S.286
Nelumbinis Dekokt zur Reinigung des Herzens, seishin renshi (japanische Rezeptur) ► S.296

Akupunktur

Bei akutem Harnwegsinfekt: Bl 28 sedieren, starke Stimulation, Ni 5 Xi-Punkt für akute Beschwerden, Bl 32, Ren 3

3.4. Holz – Leber

Die Leber ist der „Weichmacher“ unseres energetischen Systems. Sie stellt die Harmonie immer wieder her.

Aufgaben

1. Die Leber gewährleistet den freien und harmonischen Fluß der Energien in unserem System.
   a) Die Leber regelt den Tonus der glatten Muskulatur in den Gefäßen (pathologisch als Hypertonus), in den Sphinkteren (pathologisch als Spasmen), in der Muskulatur des Darmes (pathologisch als krampfartige Schmerzen).
   b) Die Leber regelt ebenfalls den Tonus der quergestreiften Muskulatur (pathologisch als Muskelverspannungen, Schulter- und Nackenschmerzen).
   c) Die Leber regelt den emotionalen Ausgleich: Sie reguliert das Ausgleichen des Gefühlslebens, das durch zahlreiche Einflüsse ständigen Herausforderungen und Irritationen ausgesetzt ist.
2. Die Leber ist das „Meer des Blutes“. Sie speichert das Blut und reguliert den Blut-Fluß, wie z. B. bei der Menstruation.
3. Die Leber ernährt Augen und Nägel. Das Sehen ist sehr eng an die ausreichende Versorgung mit Leber-Blut gebunden. Daher hat die Leber von allen Funktionskreisen den engsten Bezug zu seinem entsprechenden Sinnesorgan.

Gewebe

Die der Leber zugehörigen Gewebe sind die Nägel, Gelenke, Sehnen und die Muskeln. Ebenfalls reguliert die Leber den entsprechenden Tonus dieser Gewebe. Der Begriff „Sehnen“ – chinesisch *Jin* bezeichnet keine präzise physische Entsprechung. Es bezeichnet Strukturen wie Sehnen, Bänder und Muskeln im Körper, die mit einer Leber-Disharmonie in Zusammenhang stehen. Die Milz füllt die Zwischenräume des Körpers aus. Sie stellt Muskeln und Bindegewebe als „Fleisch“ dar. Rein anatomisch gesehen überlappen sich die beiden Begriffe „Sehnen“ der Leber und „Fleisch“ der Milz. Wie so oft in der chinesischen Medizin geht es mehr um funktionelle Zusammenhänge als um Zuordnung und Einteilung in körperliche Strukturen. Deshalb werden die Strukturen, die einen Zusammenhang zur Leber zeigen, als „Sehnen“ bezeichnet, solche im Zusamenhang mit der Milz als „Fleisch“ angesprochen.

Sinnesöffnung/Sinn

Die Leber öffnet sich in die Augen. Der zugehörige Sinn ist das Sehen. Das Sehen ist von allen Sinnen derjenige, der den engsten Bezug zu seinem entsprechenden Funktionskreis aufweist. Das bedeutet, daß es bei Störungen des Organs sehr leicht auch zu Störungen des Sehens oder der Augen kommen kann.

Spirituell

Die Wander- oder Hauch-Seele *Hun,* die nach dem leiblichen Tod noch einige Zeit umherschweift. Wenn das Leben harmonisch verlief, kann sie dann zur Ruhe kommen und sich auflösen.

Psychologisch

Die Eigenschaften der Leber äußern sich in Durchsetzungskraft. Aggression heißt hier zunächst wertfrei das wortwörtliche „Herangehen“ an etwas. Im weiteren zeigt sich die Energie der Leber auch in der konkreten Planung und Durchführung des Lebenskonzeptes und in Strategien der Umsetzung. Im noch weiteren Sinne kann dies auch zu Gefühlen führen wie Frustration, Gereiztheit, Ärger und Zorn.

Veranschaulichendes Bild

Der elastische, nachgiebige Bambus, der sich geschmeidig und biegsam nach starkem Wind und Anforderungen wieder aufrichtet, ist ein schönes Bild für die Funktionsweise der Leber. Das richtige Verhältnis von Stärke und Nachgiebigkeit steht für harmonisches Ausgleichen.

Ein anderes Bild der Leber ist der General. Er steht für Strategien, Entschlossenheit und Durchsetzung seiner Ziele.

3.4.1. Wander-Seele – Hun

Funktion

Die Wander-Seele, chinesisch *Hun*, ist zuständig für Intuition, Kreativität, Inspiration und Phantasie. Diese Aufgaben kann sie nur in Harmonie mit dem *Shen* erfüllen.

Das *Hun* entspricht der Bewegung und Beweglichkeit des Geistes, wie analog die Leber-Energie andere Energien im Körper bewegt. Die Wander-Seele ist der Astral-Körper der anthroposophischen Terminologie.

Die Wander-Seele *Hun* stellt den unbewußten Teil des Geistes dar. Dieser, durch Zugang zum Unbewußten und Transpersonalen, inspiriert das *Shen*. Er liefert und versorgt das *Shen* mit Ideen, Phantasien und Träumen. Das *Hun* folgt dem *Shen*. Das *Hun* entspricht der Welt der „Bilder".

Es ist die Sphäre, die wir aus unseren Träumen kennen. Ebenfalls in manchen Psychotherapie-Verfahren spielt dieser Seelen-Bereich eine Rolle, z. B. beim katathymen Bild-Erleben, der Oberstufe des Autogenen Trainings, beim Traumreisen. In den Worten C.G. Jungs sind es die Archetypen, die im Reich des Unbewußten Bilder und Symbole darstellen. In neuerer Zeit hat Rupert Sheldrake die Theorie der morphogenetische Felder formuliert, wozu ebenfalls Parallelen bestehen. Er machte die interessante Beobachtung, daß große Ideen und Erfindungen der Menschheitsgeschichte zu einer bestimmten Zeit häufig an mehreren Orten und in mehreren Köpfen unabhängig voneinander fast zeitgleich entstehen: Als ob die Zeit für bestimmte Dinge reif sei und ein einmal gedachter Gedanke ab dann viel leichter erneut zu denken sei.

Die Wander-Seele betritt kurz nach der Geburt den Körper und sie überlebt den Körper. Sie verbleibt nach dem Tod eine Zeit beim Körper, geht dann in den „Himmel". Dabei ist der chinesische Himmel ungleich dem christlichen Himmel. Das *Shen* hingegen stirbt nach dem Tod als individueller Geist.

In allen Kulturen fürchten die Menschen die umherstreifenden Seelen der Verstorbenen, wenn diese nicht zur Ruhe kommen und die Lebenden belästigen. Ahnenkult, Riten für die Verstorbenen und Totenbücher in vielen Kulturen beschreiben und gestalten den Umgang mit den Seelen. Man sollte demnach nichts Schlechtes über den Verstorbenen sprechen. Wenn diese Seelen ignoriert oder nicht wertgeschätzt werden, leiden sie und können keine Ruhe finden. Gedenkt man ihnen und opfert ihnen, dann sind sie friedlich und kehren in die nicht-individuelle Sphäre der Bilder zurück.

Die „guten Taten" eines Menschen bestimmen ebenfalls, wie es dem *Hun* ergeht. Besonders die Meinung der Nachwelt über den Verstorbenen beeinflußt diesen demnach nicht unerheblich.

Verbindung von Wander-Seele *Hun* und Geist *Shen*

Es gibt eine sehr enge Verbindung zwischen *Shen* und *Hun*. Das *Shen* kontrolliert und sammelt das *Hun*. Ist das *Shen* stark, dann ist das *Hun* richtig „gefaßt". Ist das *Shen* schwach, so wird das *Hun* nicht richtig gezügelt. Die Folge sind Unruhe, Rastlosigkeit, zu viele Tagträume, Verwirrung, Chaos. Dies sind Menschen mit sehr vielen Ideen, Plänen und Projekten, die aber nichts davon umsetzen können.

Das *Hun* stellt das Unbewußte, das intuitive Denken dar, das *Shen* das rationale Denken und bewußte Wahrnehmen. Das *Shen* soll die Inhalte vom *Hun* integrieren. *Shen* kann sich über die Vermittlung des *Hun* in andere Menschen hineinversetzen, sich projizieren und kommunizieren. Das *Hun* ist nach Innen gerichtet und ermöglicht dem *Shen* aus dieser Quelle der Bilder Kraft, Intuition, Inspiration zu schöpfen. Die Kombination dieser beiden, *Shen* und *Hun*, ergibt Kreativität und Schöpfergeist und sorgt für Weitblick und Weisheit.

Im Koma ist das *Shen* seiner Wohnung beraubt, aber *Hun* und *Po* sind noch da. Damit der Tod eintreten kann, muß *Hun* in die Geisterwelt, und *Po* zur Erde zurückkehren.

Da die Leber ein regulierendes und harmonisierendes Organ ist, hat auch das *Hun* die Aufgabe, Erregung und Beherrschung in Balance zu halten. Dies geschieht unter der Führung des *Shen.* Dadurch kommt es durch Vermittlung des *Hun* zu Harmonisierung und dem Ausgleich der Gefühle, die im Laufe des Tages in Form der verschiedensten Emotionen, wie Trauer und Wut, auftreten. Das *Hun* verhindert dabei, daß die Emotionen zu mächtig werden.

Das Leber-Qi und das Leber-Blut sind dabei zwei Gegenpole, die ständig neu in ein Gleichgewicht gebracht werden müssen.

Aufgaben von Leber-Qi und Leber-Blut

Leber-Qi	**Leber-Blut**
Yang-Anteil der Leber	Yin-Anteil der Leber
sorgt für Durchsetzung im Leben	muß *Qi* und *Yang* verwurzeln, damit es nicht aufwärts schlägt
treibt uns voran	verankert *Hun,* sorgt für ein ausgeglichenes emotionales Leben
Leber-Yang-Fülle:	**Leber-Blut-Mangel:**
Zorn, Gereiztheit, leicht aufbrausend, ruhelos	Angst, Unruhe, mangelndes Selbstvertrauen, unbestimmtes Angstgefühl vor dem Einschlafen
„steht unter Strom"	fehlende Entschlossenheit

Das *Hun* hat mit dem Schlaf und den Träumen zu tun. Die Qualität des Schlafs ist vom Herzen und *Shen* abhängig, aber auch vom Leber-Blut und -Yin. Denn „im Schlaf kehrt die Wanderseele zur Leber zurück". Ist das *Hun* gut verwurzelt, ist der Schlaf tief, fest und erholsam.

Lebens-Träume braucht jeder Mensch als positive Ziele und Visionen. Es verleiht dem Leben Sinn und Zweck und läßt die Gegenwart erträglicher werden. Wir sprechen auch nicht umsonst von „Traum"-Job,„Traum"-Haus, „Traum"-Mann, „Traum"-Frau. Das *Hun* ist die Instanz, die uns auch in diesem Sinne träumen lässt.

Leber-Blut- und -Yin-Mangel

Hun residiert im Leber-Blut. Leber-Yin und Leber-Blut haben eine sehr enge Beziehung. Das *Hun* streift umher und bei starkem Leber-Yin-Mangel kann das *Hun* den Körper zeitweise verlassen, besonders vor dem Einschlafen. Dieser Zustand wird von manchen Patienten als eine Art von „Schweben" beschrieben. Auch das Schlafwandeln ist ein Zustand, in dem das *Shen* nicht aktiv ist, sondern nur das *Hun*. Typisch für Leber-Yin-Mangel sind auch viele ermüdende Träume, unruhiger Schlaf, Schlaflosigkeit, Schreckhaftigkeit, Tagträume, fehlende Entschlossenheit, fehlende Inspiration, Depression, ziellos, fehlende Lebensträume. Der Patient hat kein Gefühl für die Richtung, Zweck und Ziel im Leben mehr.

Kinder

Kinder haben noch kein voll ausgereiftes *Shen*. Daher steht das *Hun* noch nicht so stark unter der Kontrolle des *Shen*, wie es beispielsweise beim Erwachsenen der Fall ist. Dieser Prozeß, daß das *Hun* zunehmend unter die Kontrolle des *Shen* gerät, beginnt etwa ab dem 7. Lebensjahr und wird ab dem 12.-13. Lebensjahr noch mal ausgeprägter spürbar. Kinder leben mehr in der Welt der Ideen, Träume, Phantasien. Ihre Phantasie – das *Hun* – ist so stark ausgeprägt, z.T. stärker als das vernünftige *Shen*, daß sie sie nicht von der Wirklichkeit unterscheiden können. Ein Teddybär lebt, empfindet Schmerz, ist krank, ein Spielzeugauto im Sandkasten wird zur Realität. Extrembeispiel aus jüngster Zeit ist das Tamagochi: Die minimalistischste Version eines „lebenden Wesens", das durch die Phantasie des Kindes lebendig wird. Daher konnte es so ein Erfolg bei Kindern werden.

Therapie

Einzeldrogen:

Saure Arzneien haben eine adstringierende Wirkung: Radix Paeoniae lactiflorae *Bai Shao* ist bitter, sauer und kühl. Semen Zizyphi ist ebenfalls sauer. Dadurch adstringieren und absorbieren diese beiden physisch und psychisch. Sie ziehen das *Hun* gleichermaßen wieder in den Körper zurück und hinein, halten es dort fest. Concha Ostrae und Os Draconis haben auch eine stabilisierende Wirkung auf das *Hun.*

Außerdem nährt Radix Paeoniae lactiflorae das Leber-Blut und vergrößert damit die Heimstatt des *Hun*.

Eine klassische Rezeptur

Radix Glycyrrhizae, Fructus Tritici, Fructus Jujubae Dekokt *Gan Mai Da Zao Tang* ► S.448

Diese Rezeptur wirkt so, daß durch das Süße die Milz gestützt wird. Diese kontrolliert so die Leber und hat eine Wirkung auf das Herz *Shen.*

Die Indikationen sind: Anorexie, Bulimie und Fehlwahrnehmung, („ich bin zu dick" bei 38 kg). Die Patienten sind emotional sehr unausgeglichen. Ein typisches Symptom ist häufiges Gähnen und Seufzen, was als Leber-Qi-Stagnation interpretiert wird. Dieser Zustand kann auch das *Shen* irritieren.

Bl 47 *Hun Men* „Tor zur Wanderseele" ist ein hevorragender Punkt bei Schlafwandeln.

3.4.2. Häufige Syndrome der Leber

3.4.2.1. Leber-Qi-Stagnation

Ursachen

Bei der Leber-Qi-Stagnation kommt es zu einer Blockierung des Qi-Flusses. Während das *Qi* allgemein besonders durch äußere Kälte und Wind blockiert wird, liegt die Ursache der Leber-Qi-Stagnation meistens im emotionalen Bereich. Da die Leber für den harmonischen Energiefluß verantwortlich ist, wird sie besonders leicht durch Emotionen und Streß aus dem Gleichgewicht gebracht. Im weiteren Verlauf kann eine chronische Leber-Qi-Stagnation allmählich auch zu einer zusätzlichen Leber-Blut-Stase führen.

Symptome

Das typische Symptom der Leber-Qi-Stagnation ist bei leichterer Ausprägung ein Druck- oder Spannungsgefühl, das oft im Ausbreitungsgebiet der Leber- und Gallenblasen-Meridiane, also an den seitlichen Körperpartien, auftritt. Typischerweise Kopfschmerzen im Schläfenbereich (Gallenblase) oder Scheitelbereich (Leber), Beklemmung im Hals, Thoraxbereich und an den Mammae, am seitlichen Rippenbogen, in Unterleib- und Leistenregion. Dies kann ein Gefühl der Beklemmung und Enge, ein Druck oder ein Schmerz sein. Die stagnierte Leber-Energie stranguliert den freien Fluß. Da die stagnierte Energie gebunden ist und dem Patienten nicht zur Verfügung steht, ist ein typisches Symptom der Leber-Qi-Stagnation intensives Erschöpfungsgefühl und kalte, oft schwitzige Extremitäten.

Sehr typisch ist die emotionale Verfassung des Patienten. Das ist leicht nachvollziehbar, da die Leber ja auch die Aufgabe hat, die Gefühle in einem harmonischen Zustand zu halten. Daher fühlen sich Patienten mit einer Leber-Qi-Stagnation gereizt, frustriert, leicht irritierbar, aufbrausend.

Befunde

ZK: bei Leber-Qi-Stagnation: rote Ränder, da Stagnation oft Hitze im Innen erzeugt

Puls: drahtig

Behandlung

Therapie-Prinzipien

Das Leber-Qi regulieren – die regulierende Methode *Li Qi Fa.*

Phytotherapie

Drogen der Gruppe 9, *Qi* regulierende Drogen: Rhizoma Cyperi, ebenfalls Radix Bupleuri, Radix Paeoniae lactiflorae

Eine klassische Basis-Rezeptur bei Leber-Qi-Stagnation ist

Kalte Extremitäten Pulver *Si Ni San* ► S.256
oder die noch stärker wirkende Erweiterung, die auch schon eine Blut bewegende Komponente hat:

Bupleurum Dekokt, das die Leber verteilt *Chai Hu Shu Gan San* ► S.258

Das Umherschweifen Pulver oder synonym das Pulver der heiteren Ungebundenheit *Xiao Yao San* behandelt auch eine Leber-Qi-Stagantion, wobei die Rezeptur noch eine Milz-Leber-Disharmonie mitberücksichtigt. ► S.260

Akupunktur

Le 3, Pe 6 (Luo-Punkt), Gb 20, Gb 34, Gb 41, Ma 36, Ren 12, 3E 5 (Luo-Punkt)

3.4.2.2. Leber-Blut-Mangel

Ursache

Ein Leber-Blut-Mangel kann durch unzureichende Produktion von Blut entstehen, z. B. durch chronische Krankheit. Auch nach einer Entbindung oder durch zu starke Menstruationen kann ein Blut-Mangel entstehen.

Besonders endogene Faktoren in Form von Emotionen können das Leber-Blut verbrauchen. Durch häufigen Ärger und Streß entsteht innerlich Hitze, und so verbraucht sich allmählich das Leber-Blut. Daher ist die Leber-Qi-Stagnation, bei der innere Reibung entsteht, prädisponierend für einen Leber-Blut-Mangel. Dies gilt ebenfalls für häufig aufsteigendes Leber-Yang.

Symptome

Schwindel, blasses, fahles, gelbliches Aussehen, Lippen blaß, trockene, brüchige Nägel, Nageldystrophie, Unruhe, Insomnia, Neigung zu Obstipation, verlängerte menstruelle Zyklen, mit wenig, blassem Blut, Parästhesien, Augen ermüden schnell oder sind trocken. Krämpfe, Zuckungen, Anspannung, vermindertes Selbstbewußtsein, Enge und Starrheit der Persönlichkeit.

Befunde

ZK: blaß, evtl. leicht geschrumpft
Puls: dünn, leer, gespannt, fadenförmig

Behandlung

Therapie-Prinzipien

Blut nähren, tonisieren *Bu Fa.*

Phytotherapie

Allgemein Drogen der Gruppen 12b, Blut nährende Drogen: Radix Paeoniae lactiflorae, Radix Angelicae sinensis, Radix Polygoni multiflori, Radix Rehmaniae praeparata

Klassische Rezeptur bei Blut-Mangel

Vier Arzneien Dekokt *Si Wu Tang* ► S.346

Akupunktur

Le 8, Le 3, Ma 36, MP 6, MP 10 *Xue Hai* - Meer des Blutes, Bl 17 (Meisterpunkt des Blutes)

3.4.2.3. Aufsteigendes Leber-Yang

Ursache

Das Aufsteigen des Leber-Yang kann durch einen Leber-Blut-Mangel begünstigt werden. Das Leber-Blut und -Yin halten das Leber-Qi und -Yang im Zaum und zügeln es. Zusätzlich wirkt eine Leber-Qi-Stagnation durch die ständige innere Anspannung des Patienten so, daß es das Aufsteigen des Leber-Yang ebenfalls „bahnt". Ärger und Streß verbrauchen somit Leber-Blut und wirken selbst auch noch direkt durch die dabei entstehende Hitze begünstigend bei der Entstehung eines aufsteigenden Leber-Yang.

Innerer Wind oder Leber-Wind entsteht ebenfalls häufig auf dem Boden eines Leber-Blut-Mangels. Die Beschwerden und Symptome sind dabei noch stärker ausgeprägt.

Symptome

Schwindel, Ohrensausen, rotes Gesicht, Erregung, rote Augen, gerötete Bindehäute, Spannung an den seitlichen Rippenbögen, Kopfschmerzen im Scheitel oder an den Schläfen, Insomnia, Parästhesien, Krämpfe, Zuckungen, innere Anspannung, cholerisch, aufbrausend. Dies kann auftreten im Rahmen folgender Krankheitsbilder: Hypertonus, Kopfschmerzsyndrom, Migräne-Syndrom, Morbus Parkinson, Trigeminusneuralgie.

Bei innerem Leber-Wind können noch folgende Symptome hinzukommen: Zittern, Schlaflosigkeit, Unruhe, Hemiplegie, Zittern der Zunge, Taubheitsgefühle in den Extremitäten, TIA, Epilepsie, Aphasie, Apraxie, Apoplex.

Befunde

ZK: rote Ränder, evtl. leicht geschrumpft
Puls: gespannt, evtl. beschleunigt, fadenförmig, dünn

Behandlung

Therapie-Prinzipien

Leber-Yang besänftigen, Leber-Qi regulieren, Blut nähren.

Phytotherapie

Allgemein Drogen der Gruppen 16, Wind beseitigende und krampflösende Drogen:
Rhizoma Gastrodiae, Ramulus Uncariae, Fructus Tribuli

Daneben sind sinnvolle Drogen: Radix Paeoniae, Radix Angelicae sinensis, Radix Bupleuri

Klassische Rezeptur bei Aufsteigendem Leber-Yang:

Rhizoma Gastrodiae und Ramulus Uncariae Trunk *Tian Ma Gou Teng Yin* ► S.466

Erweitertes Umherschweifen Pulver *Jia Wei Xiao Yao San* ► S.258

Akupunktur

Le 2, Gb 40, Gb 20, Pe 6, Le 8, Le 3, Ma 36, MP 6, MP 10 *Xue Hai*-Meer des Blutes, Bl 17 (Meisterpunkt des Blutes)

3.4.2.4. Leber-Feuer

Ursache

Leber-Feuer ist ein Fülle-Hitze-Zustand der Leber. Anders als bei dem Aufsteigenden Leber-Yang ist hier nicht ein Mangel die Ursache, sondern pathogene Hitze oder Hitze-Nässe im Innen entstanden oder seltener von außen eingedrungen. Heiße Ernährung einschließlich hochprozentige alkoholische Getränke spielen hier oft eine Rolle. Auch hier können Emotionen eine Ursache darstellen.

Symptome

Rotes Gesicht, rote Augen, große Unruhe, Kopfschmerzen im Scheitel- oder Schläfenbereich, Augenschmerzen, erhöhter Augendruck, Tinnitus, Schwindel, Unruhe, Insomnia, Neigung zu Obstipation, Krämpfe, Zuckungen, innere Anspannung, aufbrausende, cholerische Persönlichkeit.

Befunde

ZK: rot oder nur rote Ränder
Puls: voll, drahtig, gespannt, beschleunigt

Behandlung

Therapie-Prinzipien

Hitze klären *Qing Re Fa*

Phytotherapie

Allgemein Drogen der Gruppen 2a, 2c, 16

Klassische Rezeptur bei Leber-Feuer und Hitze-Nässe in Leber und Gallenblase
Radix Gentianae Dekokt, das die Leber entlastet *Long Dan Xie Gan Tang* ► S.226

Akupunktur

Le 2, Le 3, Gb 43, Gb 41, Pe 7, 3E 6, MP 6

3.4.2.5. Hitze-Nässe in Leber und Gallenblase

Ursache

Hitze-Nässe in Leber und Gallenblase ist ebenso wie Leber-Feuer ein Fülle-Zustand. Hier spielen in der Regel pathogene Faktoren eine Rolle. Diese können von außen eingedrungen sein oder aber durch innere Stagnationen endogen entstanden sein. Letzteres ist bei den emotionalen und auch diätetischen Ursachen der Fall. Gerade ein exzessiver Alkoholkonsum kann hier ein Auslöser sein.

Symptome

1. Kopfschmerzen, rotes Gesicht, bitterer Mundgeschmack, trockener Mund, Durst, Obstipation. Augen gerötet, Augenschmerzen, Ohren gechwollen, Hörminderung, Ohrengeräusche, Schwindel. Patient ist schlaflos, unruhig, reizbar, cholerisch, Schmerz an den Rippenbögen, Tendenz zu Hitze in oberer Körperhälfte oder im Kopf. Krankheitsbilder können sein: Kopfschmerzsyndrom, akute Migräne, akute Konjunktivitis, Otitis media, Hörsturz, Tinnitus, Karbunkel des Gehörganges, Glaukom.
2. Dunkler, trüber Urin, Dysurie, Ikterus, Schwellung und Juckreiz in der Genitalregion, Leukorrhö, Unfruchtbarkeit durch chronisch rezidivierende Unterleibsentzündungen bedingt, Hitze-Nässe Ekzeme, besonders im Verlauf der Shao-Yang-Leitbahnen, Akne. Krankheitsbilder können sein: Interkostalneuralgie, akute Hepatitis, Herpes Zoster, akute Cholezystitis, Hypertonus, akuter Harnwegsinfekt, Prostatitis, Genitalekzeme, Hodenschwellung, Infertilität, Pyelonephritis.

Befunde

ZK: rot
ZB: gelblicher Belag
Puls: voll, schlüpfrig, beschleunigt

Behandlung

Therapie-Prinzipien

Hitze-Nässe ausleiten *Qing Re Fa*, Leber-Qi-Fluß regulieren.

Phytotherapie

Allgemein Drogen der Gruppen 2a, 2c, 16
Klassische Rezeptur bei Leber-Feuer und Hitze-Nässe in Leber und Gallenblase:
Radix Gentianae Dekokt, das die Leber entlastet *Long Dan Xie Gan Tang* ► S.226

Akupunktur

Le 2, Le 3, Gb 43, Gb 41, Pe 7, 3 E 6, MP 6. Je nach Beschwerden zusätzlich: Gb 2, Gb 14, Gb 20, Ex 2 (*Tai Yang*), Gb 8

3.5. Feuer – Herz

Aufgaben

1. Das Herz bewegt *Qi* und Blut *Xue*. Es sorgt für die Zirkulation des Blutes.
2. Das Herz speichert den Geist *Shen* und ist Sitz des Bewußtseins. Der Geist *Shen* ist verantwortlich für die geistigen Funktionen wie Konzentration, Gedächtnis und Wahrnehmung. Er regelt die Wachheit und damit auch den Schlaf.

Gewebe

Die zugehörigen Gewebe sind die Blutgefäße. Das Gesicht und der Glanz der Augen sind Ausdruck des Herzens oder des *Shen*.

Sinnesöffnung/Sinn

Das Herz öffnet sich in die Zunge. Der Aspekt der Zunge, der dem Herz zugeordnet ist, ist die sprechende Zunge. Die Milz steht mit der schmeckenden Zunge in Verbindung.

Spirituell

Das Herz ist der Sitz des Geistes *Shen*.

Psychologisch

Der Geist steht für die Gesamtpersönlichkeit. Er ist der Herrscher aller geistig-seelischen Aktivitäten im Menschen. Er bringt ihm seine schöpferische Kraft, seine klare Einsicht und seine Freude.

Veranschaulichendes Bild

Ein Bild für das Herz mit Sitz des Geistes ist der Kaiser, der Herrscher in einem Land, der alle Aktivitäten zusammenführt.

3.5.1. Der Geist – Shen

(wird unter A.4. abgehandelt, siehe ► S.12)

Der Geist *Shen* spielt die zentrale und führende Rolle bei allen mentalen Aktivitäten.

Die anderen Organe haben ihre umrissenen Aufgaben, wobei auch Überschneidungen auftreten.

Jedes Yin-Organ beherbergt einen geistig-mentalen Aspekt. Die fünf Zang-Organe bilden somit die physiologische Basis für die verschiedenen Aspekte des Geistes.

Yin-Organe und ihre „Seelen"

Herz	Wurzel des Lebens	Ursprung des Geistes *Shen*	wandelt *Jing* und *Qi* um (vor- und nachgeburtliche Energie tragen dazu bei)
Lunge	Wurzel des *Qi*	Wohnung der Körperseele *Po*	ist Assistent von *Jing* und *Qi* (steht der Essenz nahe, aber bewegt sich mit der Atmung nach innen und außen)
Niere	Wurzel des Essenz	Haus der Willenskraft *Zhi*	ist gebündelter Geist; Niere (speichert *Jing*; kann durch den Willen unser Schicksal erfüllen)
Leber	Wurzel der Harmonisierung	Residenz der Wanderseele *Hun*	ergänzt *Shen* und *Qi* (steht dem Geist nahe, aber *Hun* kommt und geht)
Milz	Wurzel des *Qi*	Wohnung des Intellekts *Yi*	Lunge und Milz stellen die erworbene „Konstitution" dar

3.5.2. Häufige Syndrome des Herzens

3.5.2.1. Herz-Qi-Mangel

Ursache

Oft läßt sich die Ursache des Herz-Qi-Mangels in einer geschwächten Milz-Funktion finden.

Symptome des Herz-Qi-Mangels

Palpitationen, Stottern, leise Sprache, verminderte mentale Leistungsfähigkeit, Müdigkeit, rasche Erschöpfbarkeit, Blässe, Neigung zu kalten Extremitäten, Kurzatmigkeit, Antriebslosigkeit, Lustlosigkeit, Redeunlust, mangelnde Lebensfreude, fehlendes Lachen.

Befunde

ZK: blaß, evtl. gedunsen, Zahneindrücke
Puls: kraftlos, leer

Behandlung

Therapie-Prinzipien

Das *Qi* tonisieren, Anwendung der tonisierenden Methode *Bu Fa.*

Phytotherapie

Allgemein Drogen der Gruppen 12a, evtl. auch 4: Radix Ginseng, Radix Codonopsitis, Radix Astragali.

Klassische Basis-Rezeptur bei Herz-Qi-Mangel

Die Rezeptur stärkt auch das allgemeine *Qi* des Körpers und stärkt so auch das Herz und die geistig-mentalen Fähigkeiten: Vier Gentlemen Dekokt *Si Jun Zi Tang* ► S.338
Bei Milz-*Qi*- und Herz-*Qi*- und Blut-Mangel: Dekokt, das die Milz wiederherstellt *Gui Pi Tang* ► S.362

Akupunktur

He 7, Bl 15, Ma 36, MP 6, Ren 6 *Qi Hai* Meer der Energie, Bl 20, Moxa gebrauchen

3.5.2.2. Herz-Blut- und -Yin-Mangel

Ursache

Ein Blut-Mangel kann durch unzureichende Produktion von *Qi* und Blut in der Milz entstehen. Durch einen Nieren-Yin-Mangel können nach der Mutter-Sohn-Regel die Leber und das Herz mittelfristig ebenfalls in einen Yin-Mangel hineingeraten. Geistiges Überarbeiten und Schlafmangel begünstigen die Entstehung eines Herz-Blut- oder -Yin-Mangels. Auch übermäßiger Konsum von Kaffee trocknet das Herz-Yin aus.

Symptome

Palpitationen, Konzentrationsmangel, Vergeßlichkeit, Unruhe, Insomnia, Ängste, Alpträume, Schwindel. Bei Herz-Blut-Mangel: blasses, fahles Aussehen, Lippen blaß. Bei zusätzlichem Yin-Mangel: rote Wangen, noch größere Unruhe und Rastlosigkeit.

Befunde

ZK: Bei Blut-Mangel: blaß, evtl. leicht geschrumpft, evtl. Spitze rot. Bei Yin-Mangel: rot, rissig, trocken.
Puls: dünn, leer, gespannt, fadenförmig

Behandlung

Therapie-Prinzipien

Herz-Blut und -Yin nähren.

Phytotherapie

Allgemein Drogen der Gruppen 14b, das Herz nährende, den Geist beruhigende Drogen.
Bei Unruhe auch: absenkende, den Geist beruhigende Drogen (14a)

Zur allgemeinen Nährung: Blut und *Yin* nährende Drogen, 12b und 12d: Radix Rehmaniae, Radix Angelicae sinensis, Radix Paeoniae, Radix Polygoni multiflori, Radix Ophiopogonis.

Klassische Rezeptur bei Herz-Blut- und Yin-Mangel

Semen Zizyphi Dekokt *Suan Zao Ren Tang* ► S.448

Bei Milz-*Qi*- und Herz-*Qi*- und Blut-Mangel: Dekokt, das die Milz wiederherstellt *Gui Pi Tang* ► S.362

Bei einem kombinierten Nieren/Herz-Yin-Mangel: Besondere Pille des Himmlischen Kaisers, die das Herz tonisiert *Tian Wang Bu Xin Dan* ► S.444

Akupunktur

Naturgemäß ist ein Blut- und noch mehr ein Yin-Mangel schwierig allein mit Akupunktur zu behandeln. Hier ist der Einsatz der Phytotherapie besonders wichtig.

Sinnvolle Punkte können sein: He 7, Ni 7, Ni 6, Le 8, MP 6, Ren 6, Le 8, Moxa nur sehr vorsichtig. Allgemeine Lebensführung wie gute Ernährung, Vermeidung von Überarbeitung und ausreichender Schlaf sind hier begleitend wichtig.

3.5.2.3. Blut-Stase

Ursache

Ursächlich können bei der Entstehung einer Blut-Stase mehrere Faktoren eine Rolle spielen:

Blut-Mangel führt häufig zu Blut-Stasen. Ähnlich wie sich bei einem Fluß mit reduziertem Wasserspiegel leichter Blockaden bilden können, als bei einem kräftigen Strom.

Auch die Qi-Leere und/oder die Qi-Stagnation sind prädisponierende Faktoren für eine Blut-Stase. Lang anhaltende Qi-Stagnation kann zu Blut-Stasen führen. Denn das *Qi* muß das Blut bewegen. Somit kann eine länger anhaltende Qi-Stagnation durch Emotionen oder auch durch Fehlernährung mit daraus resultierenden Schleim-Blockaden zu einer Blut-Stase führen.

Das westliche Krankheitsbild der koronaren Herzerkrankung auf dem Boden einer Koronarsklerose entspricht häufig dem kombinierten Muster einer Schleim-Blockade der Leitbahnen und Kollateralen und einer zusätzlichen Blut-Stase. Auch die westlichen Studienergebnisse deuten bei der Ursachenforschung in die gleiche Richtung, wie es die traditionelle chinesische Medizin schon lange sieht. Ernährung (Milz-Nässe – Schleim) und emotionaler Streß (Leber-Qi-Stagnation – Blut-Stase) sind vielleicht die wichtigsten Faktoren bei der Pathogenese.

Symptome

Wie bei der Qi-Stagnation so ist auch bei der Blut-Stase das Hauptsymptom der Schmerz. Jedoch sind bei der Blut-Stase im Vergleich zur Qi-Stagnation die Schmerzen deutlich stärker, „tiefer", bohrender, bedrohlicher, existentieller. Der Patient hat kaum noch Abstand zu seiner Schmerzempfindung, er „ist" identifiziert mit seinem Schmerz. Typische Beschwerden einer Blut-Stase des Herzens: Thoraxschmerzen, Palpitationen und evtl. Depressionen, Angina pectoris. Bei Blut-Stase im Bereich der Wirbelsäule können kleine Venengeflechte im Hautbereich sichtbar sein, die Zeichen der lokalen Blut-Stase sind.

Allgemein typisch für eine Blut-Stase sind ebenfalls Pigmentansammlungen im Hautbereich. Auch dunkle, livide Hautveränderungen sind hinweisend für eine Blut-Stase. Ebenso können dunkle Augenringe auf Blut-Stase hindeuten. Druckschmerzhaftigkeit im Unterbauch (die japanische Hara-Diagnose ist hier sehr hilfreich), livide Lippen.

Befunde

ZK: livide, evtl. gestaute Zungengrundvenen

Puls: drahtig (auch bei Schmerz durch Qi-Stagnation), der Puls ist evtl. fadenförmig und dünn bei zusätzlicher Blut-Leere

Haradiagnose: sogenanntes *oketsu*-Zeichen (siehe Bauchdiagnose)

Behandlung

Therapie-Prinzipien

Blut beleben und bewegen, Blut-Stasen lösen und aufbrechen.

Phytotherapie

Blut bewegende Drogen (10a): Rhizoma Ligustici, Radix Salviae miltiorrhizae, Rhizoma Curcumae, Semen Persicae.

Drogen, die das *Qi* und Blut bewegen, sind: Rhizoma Corydalis, Rhizoma Ligustici.

Wichtig ist, die prädisponierenden Faktoren wie Qi-Stagnation oder Blut-Mangel mit zu berücksichtigen und das *Qi* zu regulieren und Blut zu nähren.

Klassische Rezepturen bei Blut-Stase im Oberkörperbereich

Dekokt, das Stasen aus dem Haus des Blutes treibt *Xue Fu Zhu Ju Tang* ► S.416

Dekokt, das Blockaden in den Sinnesöffnungen auflöst und das Blut belebt *Tong Qiao Huo Xue Tang* ► S.418

Ramulus Cinnamomi und Poria Pille *Gui Zhi Fu Ling Wan* ► S.428

Bei Blut-Stase mit Hitze:
Semen Persicae Dekokt, das das *Qi* ordnet *Tao He Cheng Qi Tang* ► S.414

Je nach Art und Lokalisation der Störung kommen andere Rezepturen in Frage.

Akupunktur

Bl 17, MP 10, Le 3, He 5, Pe 6, Ren 17

Zur Nadelung ergänzend bringt blutiges Schröpfen im schmerzhaften Gebiet oft sofortige Entlastung. Typisch für Blut-Stase ist dabei, daß das austretende Blut auffallend dunkel und livide ist.

3.5.2.4. Schleim benebelt den Geist Shen

Schleim kann das Sensorium blockieren. Das klare *Yang* steigt von der Mitte auf und versorgt den Kopf, die Sinnesorgane und unseren Geist mit aktiver Energie. Wenn durch unzureichende Umwandlung der Milz trübe Säfte die Mitte blockieren, behindern sie das Aufsteigen des klaren *Yang,* und es kommt zu benebeltem Kopf, Schwindel, Ohrensausen und dumpfem Druck im Kopf; es können auch Krämpfe, Anfälle, Synkopen, epileptische Anfälle und getrübtes Sensorium bis hin zu Bewußtseinsverlust auftreten.

Leitsatz der Klassiker: „Wenn die Mitte geschwächt ist, entwickelt sich das *Yang* nicht hinauf und das *Yin* steigt nach oben."

Symptome

Benebelter Kopf, Schwindel, Tinnitus, Ohrensausen, dumpfer Druck im Kopf, Kopfschmerz, Krämpte, Anfälle, Synkopen, epileptische Anfälle, Bewußtseinsverlust

Befunde

Der typische pathognomonische Befund ist in diesem Fall der dicke, klebrige, schleimige Zungenbelag.
ZK: evtl. geschwollen
ZB: weißlich oder gelblich, dick, klebrig
Puls: schlüpfrig, evtl. drahtig
Bei Schleim-Hitze:
ZB: klebrig, gelb, dick
Puls schlüpfrig, drahtig und beschleunigt

Behandlung

Therapie-Prinzipien

Schleim transformieren, die Sinne öffnen, Nässe ausleiten, *Qi* regulieren, die Milz stärken.

Phytotherapie

Die Gruppe 4 leitet Nässe aus, die Gruppe 7 transformiert Nässe.

Auch einige Drogen der Gruppe 12a, die *Qi* tonisierenden Drogen, leiten Nässe aus: z. B. Rhizoma Atractylodis macrocephalae.

Schleim transformierende Drogen der Gruppe 6: Rhizoma Pinelliae

Sinne öffnende Drogen der Gruppe 15: Rhizoma Acori graminei

Wichtig ist auch, die ggf. vorhandenen prädisponierenden Faktoren wie Nässe und Milz-Qi-Mangel zu berücksichtigen.

Klassische Rezepturen bei Schleim im Oberkörper und Kopfbereich

Bei Schleim-Hitze:
Dekokt, das die Gallenblase wärmt *Wen Dan Tang* ► S.476

Bei Schleim und Leber-Wind:
Pinellia, Atractylodis macrocephalae und Gastrodia Dekokt *Ban Xia Bai Zhu Tian Ma Tang* ► S.490

Je nach Art und Lokalisation der Störung kommen andere Rezepturen in Frage.

Akupunktur

Ma 40, Bl 15, MP 9, Du 20, He 5, Pe 6, Ren 17, Ren 12, Ma 8

Zusammenfassung

	Feuer	Erde	Metall	Wasser	Holz
Organe	Herz	Milz	Lunge	Niere	Leber
Yang-Organ	Dünndarm	Magen	Dickdarm	Blase	Gallenblase
Funktion	Zirkulation	Umwandlung	Atmung	Speicherung	Regulation
Gewebe	Gefäße	Bindegewebe	Haut	Knochen	Sehnen
Blüte	Augenglanz	Lippen	Haut	Haar	Nägel
Öffnung	Zunge	Mund	Nase	Ohr	Auge
Sinn	Sprache	Geschmack	Geruch	Gehör	Sehen
Jahreszeit	Sommer	Spätsommer	Herbst	Winter	Frühling
Klima	Hitze	Feuchtigkeit	Trockenheit	Kälte	Wind
Farbe	rot	gelb	weiß	blau/schwarz	grün
Emotion	Freude	Sorgen	Trauer	Angst	Zorn
Klang	Lachen	Singen	Weinen	Stöhnen	Schimpfen
Geschmack	bitter	süß	scharf	salzig	sauer
Getreide	glutinierter Reis	Hirse	Reis	Bohnen	Weizen
Frucht	Aprikose	Dattel	Birne	Marone	Pflaume

3.6. Kombinierte Syndrome

Bestimmte Syndrome gehen leicht ineinander über und ziehen weitere Funktionskreise in die Störung mit hinein. Hierfür einige häufige Beispiele:

3.6.1. Milz- und Nieren-Yang-Mangel

Auf der Milz-Nieren-Achse wird besonders leicht das *Yang* geschädigt. Einerseits ist das Nieren-Yang die Quelle von allem *Yang* im Körper und somit ist das Milz-Yang gewissermaßen auf ausreichendes Nieren-Yang angewiesen. Andererseits kann eine starke Abkühlung des Milz-Yang durch Kälte der Nahrung oder andere Einflüsse auch umgekehrt das Nieren-Yang erschöpfen. Somit ergibt sich das relativ häufig auftretende Bild der Milz-Nieren-Yang-Leere mit einerseits den Beschwerden des Milz-Qi- und -Yang-Mangels: erschöpft, müde, lustlos, kalte Extremitäten, Inappetenz, weicher Stuhl, fehlender Durst, Schwere der Gliedmaßen.

Andererseits zusätzliche Symptome eines Nieren-Yang-Mangels: Schwäche- oder Kältegefühl im LWS-Bereich, Lumbalgien, besonders kalte untere Extremitäten, häufiges Wasserlassen klaren Urins, Libidoverlust, weißlicher Fluor vaginalis.

Befunde

ZK: sehr blaß, gedunsen
ZB: dünn, weiß
Puls: kraftlos, langsam

Milz- und Nieren-Yang-Mangel

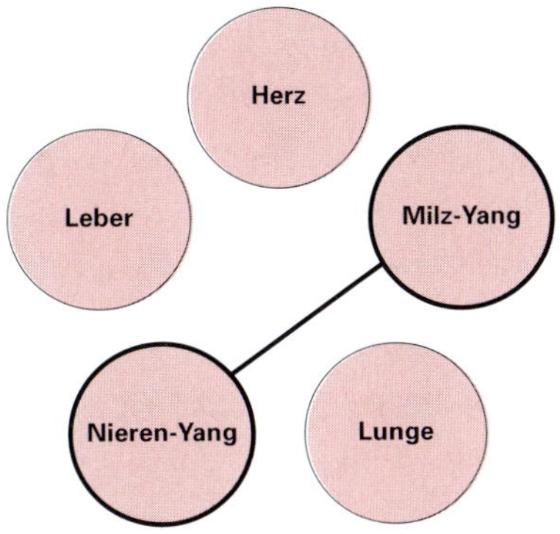

Behandlung

Radix Aconiti Pille zur Regulierung der Mitte *Fu Zi Li Zhong Wan* ► S.324 (nur als Basisrezeptur zu verstehen, in jedem Falle nach genauer Diagnose individuell auswählen und ggf. modifizieren)

3.6.2. Milz- und Lungen-Qi-Mangel

Nach der Mutter-Sohn-Regel ernährt die im fünf Phasen-Kreislauf vorhergehende Phase die nachfolgende Phase (Reihenfolge der Hervorbringung= auch *Shen*-Zyklus genannt). Das kann bei lang bestehender Milz-Qi-Mangel allmählich zu einer Lungen-Qi-Mangel führen, so daß zu den Beschwerden der Milz-Qi-Mangel solche aus dem Lungen-Funktionskreis hinzukommen. Wenn der mehr die Oberfläche versorgende Teil des Lungen-Qi, das *Wei Qi* oder die Abwehrenergie, ebenfalls geschwächt ist, kommt es zusätzlich noch zu Zeichen wie Infektanfälligkeit und spontanen Schweißen.

Befunde

ZK: blaß, gedunsen
ZB: dünn, weiß
Puls: kraftlos

Milz- und Lungen-Qi-Mangel

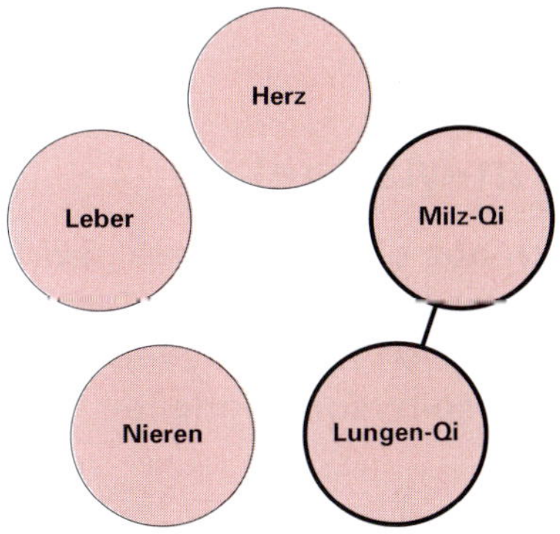

Behandlung

Dekokt, das die Mitte tonisiert und das *Qi* vermehrt *Bu Zhong Yi Qi Tang* ► S.342 (nur als Basisrezeptur zu verstehen, in jedem Falle nach genauer Diagnose individuell auswählen und ggf. modifizieren)

3.6.3. Nieren-Yin- und Leber-Blut-Mangel

Da das Nieren-Yin letztlich die angeborene Konstitution und damit auch die Quelle von allem *Yin* im Körper darstellt, führt ein Nieren-Yin-Mangel über die Achse Niere-Leber-Herz nach dem Shen-Ernährungszyklus allmählich auch zu einem Leber-Blut-Yin-Mangel. Somit ergibt sich über diese „Yin-Achse" das Disharmoniemuster:

Nieren-Leber-Blut-Yin-Mangel: Beschwerden sind einerseits durch den Substanz- und Säfte-Mangel verständlich:

Nieren-Yin-Mangel: Osteoporose, Haarausfall, nachlassendes Hörvermögen, Schwindel, Tinnitus, trockene Kehle und trockener Mund, Nachtschweiß, Obstipationsneigung.

Leber-Blut- oder -Yin-Mangel: brüchige Nägel, trockene Augen, Sehschwäche, „trockene" Sehnen mit Tendopathien, Gefühlsstörungen, Par- oder Hypästhesien, spärliche oder ausbleibende Mens.

Andererseits kommt es zu Zeichen der „Leere-Hitze" durch das relative Überwiegen des *Yang*:

Niere: aufsteigendes Hitzegefühl, roter Kopf, heiße Extremitäten

Leber: Kopfschmerzen mit geröteten Augen, Hypertonus, emotionale Reizbarkeit

Nieren- und Leber-Blut- und -Yin-Mangel

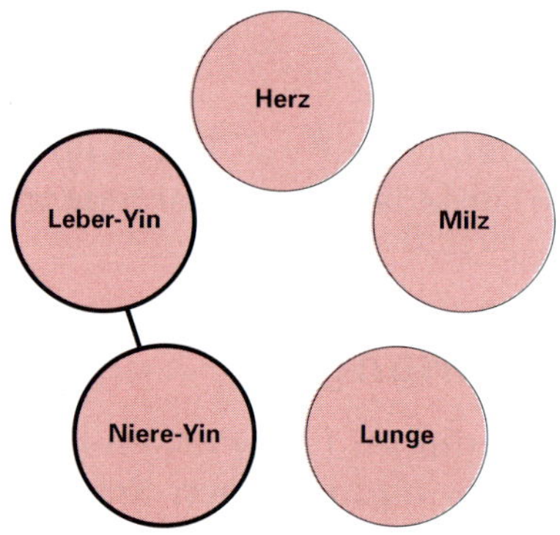

Befunde

ZK: rot, geschrumpft, evtl. rissig, trocken (Leber: evtl. besonders Zungenränder geschrumpft und rot)
ZB: vermindert
Puls: dünn, fadenförmig, beschleunigt

Behandlung

Rehmannia Pille der sechs Geschmacksrichtungen (Rehmannia 6) *Liu Wei Di Huang Wan* mit Modifikationen ► S.378
(nur als Basisrezeptur zu verstehen, in jedem Falle nach genauer Diagnose individuell auswählen und ggf. modifizieren)

3.6.4. Nieren- und Herz-Yin-Mangel

Ein Herz-Blut-Yin-Mangel kann dann aus einem Nieren- und Leber-Yin-Mangel folgen, kann aber auch direkt durch den Nieren-Yin-Mangel bedingt sein, da Niere und Herz in einer besonders engen Beziehung über die *Chong Mai* und *Bao Mai* stehen – die zwei Sondermeridiane, die Herz und Niere verbinden. Die Symptome zeigen hier einerseits substantiellen Säftemangel als Yin- und auch Blut-Mangel durch „Trockenheit" an:

Nieren-Yin-Mangel: Osteoporose, Haarausfall, nachlassendes Hörvermögen, Schwindel, Nachtschweiß, trockener Mund und Rachen, Obstipationsneigung

Herz: Konzentrations- und Gedächtnismangel, andererseits kommt es auch hier zu Zeichen der „Leere-Hitze" durch das relative Überwiegen des Yang

Niere: Aufsteigendes Hitzegefühl, roter Kopf, heiße Extremitäten

Herz: Unruhe, Schlaflosigkeit, Ängste, Palpitationen

Nieren- und Herz-Yin-Mangel

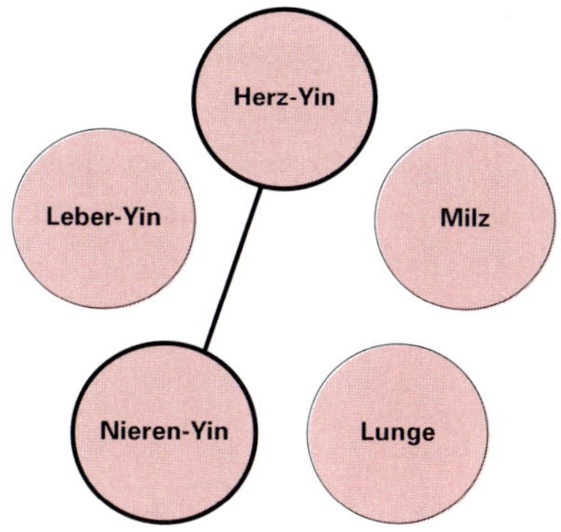

Befunde

ZK: rot, geschrumpft, evtl. rissig, trocken (Herz: evtl. Zungenspitze betont rot)
ZB: vermindert
Puls dünn, fadenförmig, beschleunigt

Behandlung

Besondere Pille des Himmels Herschers, die das Herz tonisiert *Tian Wang Bu Xin Dan* ► S.446
(nur als Basisrezeptur zu verstehen, in jedem Falle nach genauer Diagnose individuell auswählen und ggf. modifizieren)

3.6.5. Lungen- und Nieren-Yin-Mangel

Da Niere und Lunge als obere und untere Quelle des Wassers zusammenhängen und auch das Nieren-Yin letztlich die Grundlage des Lungen-Yin darstellt, andersherum aber die Niere auch energetisch von der „Mutter" Lunge gestützt wird, kommt es nicht selten zu einem kombinierten Lungen-Nieren-Yin-Mangel. Typische Zeichen dafür sind Trockenheitssymptome in Haut und Schleimhaut, trockener Husten, trockener Mund und trockene Kehle, Heiserkeit, Schwäche der unteren Extremitäten, Nachmittagsfieber, Hitzegefühle, Nachtschweiße.

Befunde

ZK: rot, geschrumpft, evtl. rissig, trocken
ZB: vermindert
Puls: dünn, fadenförmig, beschleunigt

Lungen- und Nieren-Yin-Mangel

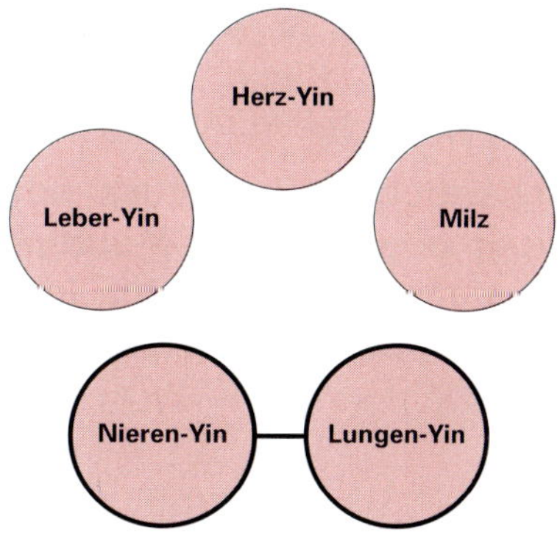

Behandlung

Sechs Gentlemen des Metall und Wasser Dekokt *Jin Shui Jun Zi Tang* ► S.473
(nur als Basisrezeptur zu verstehen, in jedem Falle nach genauer Diagnose individuell auswählen und ggf. modifizieren)

3.6.6. Milz-Qi-, Herz-Qi- und -Blut-Mangel

Die Mutter, das Herz, muß die Milz versorgen. Zustände mit chronischer, starker Überbeanspruchung der Milz wie z. B. in Prüfungszeiten durch übermäßige intellektuelle Aktivität und Nachdenken führen allmählich zu Milz-Qi-Mangel. Besteht dieser Zustand längere Zeit, kann das Herz, wie eine Mutter die lange Zeit ein krankes Kind zu versorgen hat, auch allmählich geschwächt werden. Somit ist das Bild des Milz-Qi- und Herz-Qi- und -Blut-Mangels nicht so selten anzutreffen: einerseits abgeschlagen, müde, Neigung zu weichen Stühlen und Abdominalbeschwerden, andererseits Unruhe, Schlaflosigkeit mit Ängsten, Konzentrationsschwäche und Palpitationen.

Milz-Qi-, Herz-Qi- und -Blut-Mangel

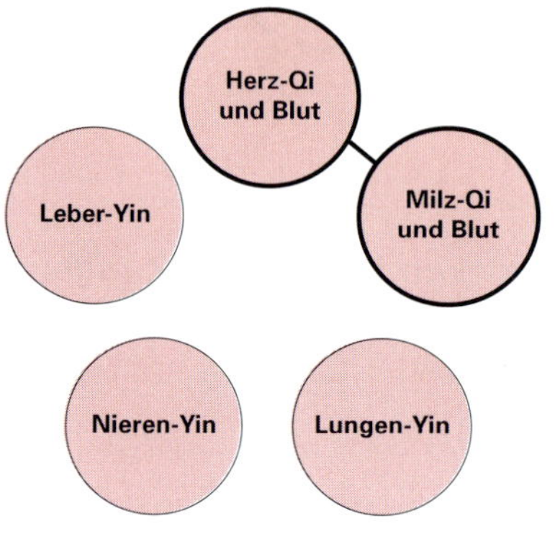

Befunde

ZK: blaß, gedunsen (Herz: evtl. Zungenspitze betont rot)
ZB: feucht, dünn, weißlich
Puls: kraftlos, evtl. schlüpfrig oder fadenförmig, evtl. unregelmäßig

Behandlung

Dekokt, das die Milz wiederherstellt *Giu Pi Tang* ► S.362
(nur als Basisrezeptur zu verstehen, in jedem Falle nach genauer Diagnose individuell auswählen und ggf. modifizieren)

3.6.7. Leber-Milz-Disharmonie

Sehr häufig anzutreffen ist auch eine Disharmonie von Milz und Leber. Dieser Zustand wird im *Huang Di Nei Jing* als „Holz überwältigt Erde" beschrieben.

Wie bei einem Waagebalken können beide Elemente zu der Entstehung eines solchen Ungleichgewichts beitragen. Wenn die Phase Holz sehr aggressiv, also das Leber-Qi und -Yang sehr vehement sind, andererseits wenn die Milz von sich aus bereits vorbestehend geschwächt war, kann es leicht zu einer zusätzlichen Verschiebung im Sinne dieser Überwältigung kommen (sogenannter *Ko*-Zyklus oder Überwältigungsreihenfolge im Zyklus der fünf Phasen).

Die Symptome der Leber-Milz-Disharmonie sind Druck oder Schmerz im Flankenbereich bis zum Epigastrium, evtl. Übelkeit, pappiger oder bitterer Mundgeschmack, Abdominalbeschwerden, evtl. Blähbauch, Frustrationsgefühl, emotional reizbar, irritierbar, dabei aber erschöpft (die sogenannte „reizbare Schwäche" in der alten Naturmedizin des Abendlandes).

Leber-Milz-Disharmonie

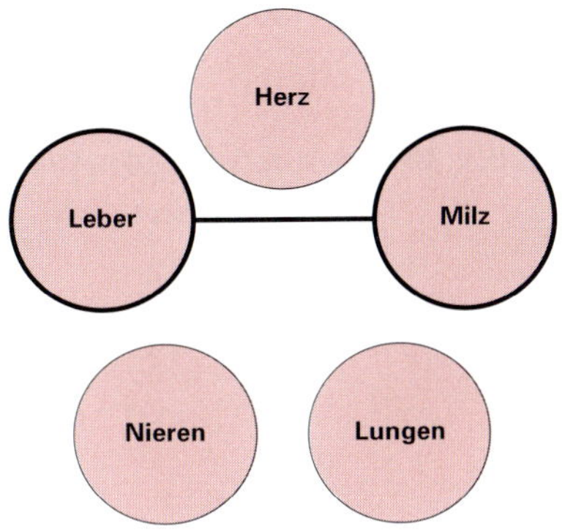

Befunde

ZK: blaß, gedunsen, evtl. Zahneindrücke, evtl. rote Zungenränder
ZB: evtl. etwas verdickt, weißlich (bei Hitze gelblich)
Puls: drahtig

Behandlung

Pulver der heiteren Ungebundenheit (Umherstreifen Pulver) *Xiao Yao San* ► S.260
oder Kleines Bupleurum Dekokt *Xiao Chai Hu Tang* ► S.248
(nur als Basisrezeptur zu verstehen, in jedem Falle nach genauer Diagnose individuell auswählen und ggf. modifizieren)

D. Die Ursachen einer Erkrankung

Man unterscheidet bei den Krankheitsursachen drei große Bereiche:

1. Die äußeren pathogenen Faktoren: Damit sind Umwelteinflüsse, klimatische und witterungsbedingte Einflüsse gemeint, die auf den Organismus einwirken und bei nicht intaktem Abwehr-Qi eindringen und Störungen hervorrufen können.

2. Die inneren Faktoren: Damit sind die Gefühle und Emotionen gemeint, die auch Energien darstellen, im Organismus bestimmte Funktionskreise ansprechen oder belasten können und Teil des Gesamtorganismus sind, und somit der Beachtung des Therapeuten bedürfen.

3. Der sogenannte „Nicht-Innen-Nicht-Außen-Bereich" *Bu Nei Wei Yin* erfaßt solche Einflüsse, die weder den äußeren noch den inneren Faktoren zugehören. Damit sind Ernährung, Schlaf, Lebensweise, Arbeit, aber auch Einflüsse wie ärztliche Behandlung, Medikamenteneinnahme oder eine Operation gemeint.

1. Äußere Faktoren: „die sechs pathogenen Einflüsse" – Liu Yin (Umwelt, Klima, Jahreszeiten)

1.1. Wind – Feng

Angriffsort

1. **Wind blockiert die Leitbahnen und Kollateralen**
   z. B. im Gallenblasen-Meridian:
   Hier führt Wind oft zu einem steifen Nacken im Verlauf des Gallenblasen-Meridians z. B. bei Gb 20, 21.

2. **Wind dringt in die Funktionskreise ein**

Lunge

Wind tritt oft zusammen mit Kälte als Wind-Kälte auf und dringt in die äußeren Schichten des Lungen-Funktionskreises ein.

Symptome

Verstopfte oder laufende Nase, Niesen, Wind- und Zugempfindlichkeit, Hautjucken

Leber

Dies führt zu vermehrter Reizbarkeit bei Föhn oder Wetterwechsel. Solche Beschwerden gelten als Wind-Störung.

Anmerkung

Wind ist der Faktor, der sich sehr oft mit anderen pathogenen Faktoren verbindet. Als Wind-Kälte, Wind-Hitze, beim Bi-Syndrom (Schmerzhaftes Stauungssyndrom) als Wind-Nässe-Kälte oder Wind-Nässe-Hitze.

Behandlung

Phytotherapie

Wind-Kälte:	Gruppe 1a:	Herba Ephedrae ⇨ z. B. akuter Virusinfekt – Herba Ephedra Dekokt ► S.182
Wind-Hitze:	Gruppe 1b:	Flos Chrysanthemi ⇨ Folium Mori und Chrysanthemum Trank ► S.194
Wind-Nässe:	Gruppe 5:	Radix Angelicae pubescentis z. B. chronische Gelenkbeschwerden ⇨ in Radix Angelicae pubescentis und Ramulus Loranthii Dekokt *Du Huo Ji ShengTang* ► S.314
	Gruppe 1a:	Rhizoma Notopterygii, Radix Ledebouriellae ⇨ Großes Ledebouriella Dekokt *Da Fang Feng Tang* ► S.316

Akupunktur

Wichtige Wind eliminierende Akupunkturpunkte sind: Gb 20 *Feng Shi* Teich des Windes, Gb 31, Gb 21, Di 4 *He Gu* Zwischen den Tälern, 3E 5 *Wei Guan*, Du 16, (aber Cave: nur sehr oberflächlich nadeln!)

1.2. Kälte – Han

Angriffsort

Kälte blockiert die Leitbahnen und Kollateralen, dringt in den Organismus und die Funktionskreise ein und hemmt und stört den Energiefluß und die Organfunktionen, schädigt längerfristig das *Yang*.

Sind nur die Leitbahnen und Kollateralen betroffen, finden wir keine Veränderungen am Zungenkörper, somit sind dann die Funktionskreise nicht betroffen.

Lunge

Die sogenannte „Erkältung"; oft zusammen mit Wind als Wind-Kälte auftretend.

Symptome

Kälte blockiert die Poren, darum kein Schweiß, verstopfte Nase, Blässe, Kälteabneigung, Mattigkeit, evtl. Kopf- oder Gliederschmerzen.

Blase

Die sogennte Blasen -„Erkältung"; oft zuerst Kälte, dann meist in Hitze-Nässe übergehend

Niere

LWS-Schmerz durch Kälte beim Motorradfahren: akute Blockierung der Energie im Blasenmeridian mit unverändertem ZB und ZK; oder bei chronischen Beschwerden durch Nieren-Yang-Mangel begünstigtes Eindringen von Kälte (dann ZK: blaß).

Milz, Magen

Milz und Magen werden besonders durch physikalisch oder energetisch kalte Ernährung belastet (Ernährung zählt nicht zu äußeren pathogenen Faktoren, sondern zu dem sogenannten Zwischenbereich).

Anmerkung

Kälte ist das pathogene Agens, das am stärksten den Energiefluß hemmt, blockiert und so zu Stagnation und damit Schmerzen führt.

Behandlung

Phytotherapie

Wind-Kälte:	Gruppe 1a:	Herba Ephedrae (z. B. akuter Virusinfekt) ⇨ in Herba Ephedrae Dekokt *Ma Huang Tang*) ► S.182
Kälte im Innen:	Gruppe 11:	Radix Aconiti (z. B. kalte LWS mit Lumbago) ⇨ Radix Aconti Pille zur Regulierung der Mitte *Fu Zi Li Zhong Wan* ► S.324
Blockierung der Leitbahnen mit Myalgien etc.:	Gruppe 1a:	Ramulus Cinnamomi; Radix Asari

Akupunktur

Kälte eliminieren und den Energiefluß wieder in Gang bringen. Besonders wichtig sind Moxa und Punkte wie: Di 4, 3E 5, Di 20, Lu 7

1.3. Hitze – Re

Angriffsorte

Bestimmte Funktionskreise sind besonders empfänglich für Hitze. Das sind Herz, Lunge und Magen, aber auch Leber und Gallenblase.

Herz

Das Herz ist besonders empfänglich für Hitze.
Symptome: Hitzschlag, Unruhe, Bewußtseinstrübung, schneller Puls

Lunge

Hitze in der Lunge kann als Wind-Hitze in der Oberfläche oder als Hitze im Innen auftreten

Wind-Hitze
Grippaler, fieberhafter Infekt, Bronchitis

Lungen-Hitze im Innen
Eitrige Tonsillitis, eitrige Sekrete aus Nase, Nebenhöhlen, Bronchien, Pneumonie

Magen

Auch der Magen ist sehr emfpänglich für Hitze. Meistens ist dies jedoch kein äußerer pathogener Faktor, sondern ein Faktor, aus dem sogenannten Zwischenbereich, zu dem auch die Ernährung zählt. Besonders scharfe Speisen und hochprozentige Getränke führen leicht zu Hitze.

Typische Symptome: Durst, trockener Mund, schlechter Mundgeruch, auch eine Zahn- oder Zahnfleischentzündung sowie eine Meningitis können eine Magen-Hitze darstellen.

Magen-Hitze wird häufig auch durch energetisch heiße, trocknende Ernährung ausgelöst.

Anmerkung

Hitze ist der Faktor, der oft durch langes Persistieren der anderen Faktoren hinzukommt oder aus diesen entsteht. Beispiele dafür sind: Bei chronischer Wind-Kälte-Nässe (Kälte-Bi-Syndrom) entsteht nicht selten intermittierend ein Wind-Nässe-Hitze-Bild. Eine Wind-Kälte-Störung mit serösen Sekreten geht oft nach einigen Tagen in eine Wind-Hitze-Störung mit eitrigem Sekret über.

Behandlung

Phytotherapie

Wind-Hitze:	Gruppe 1b:	Flos Chrysanthemi (z. B. akute Augenentzündung) Periostracum Cicadae (z. B. akute Halsentzündung)
Hitze-Toxine:	Gruppe 2d:	Flos Lonicerae; Fructus Forsythiae (z. B. eitrige Hauterkrankungen) ⇨ in Herba Schizonepetae und Fructus Forsythiae Dekokt ► S.460 Bei akuter Halsentzündung ⇨ Lonicera und Forsythia Pulver) ► S.196
Hitze-Nässe:	Gruppe 2c:	Radix Scutellariae (z. B. Bronchtis, Gastritis) ⇨ in kleines Bupleurum Dekokt ► S.248 Rhizoma Coptidis (z. B. exsudatives Ekzem) ⇨ Coptis Dekokt, das toxische Wirkungen lindert ► S.218
Blut-Hitze:	Gruppe 2b:	Rhizoma Rehmanniae glutinosa (z. B. trockenes Ekzem) ⇨ Modifiziertes Vier Arzneien Dekokt ► S.348
Fülle-Hitze im Innen:	Gruppe 2a:	Gypsum fibrosum (eitrige Prozesse, Bronchitis, Pneumonie) ⇨ in Weißer Tiger Dekokt ► S.214

Akupunktur

Bluten lassen der *Jing*-(End-)Punkte der Meridiane leitet sehr rasch Hitze ab, z. B. 3E 1 bei akuter Otitis media, Lu 11 bei akuter Tonsillitis

Sedieren der *Shu*-(Rücken-)Punkte: sediert Yang-Exzesse z. B. Bl 13 bei eitriger Bronchitis

1.4. Nässe – Shi

Angriffsort

Nässe bedrängt besonders die Milz.

Milz

Nässe greift besonders die Milz an. Sie kann auftreten in Form von feuchten Wohnverhältnissen, Arbeit in nasser Umgebung und nassem, kaltem Wetter. Die Erkrankungen, bei denen der pathogene Faktor Nässe eine Rolle spielt, reagieren typischerweise auf eine äußere Exposition mit Nässe mit einer Verschlechterung.

Typische Krankheitsbilder, bei denen Nässe eine Rolle spielen kann, sind Kopfschmerzen (bei Nässe-Beteiligung sind Kopfschmerzen meist im Stirnbereich und von dumpfem Charakter), Gelenkbeschwerden, Schmerzen des Bewegungsapparates, Abdominalbeschwerden, Schwindel, Erschöpfungssyndrom.

Nässe kann bei einer Milz-Qi-Schwäche akkumulieren, da die Milz die ankommenden Säfte der Nahrung nicht mehr ausreichend umwandelt und transformiert; andererseits kann Nässe die Milz belasten und so ihre Umwandlungsfähigkeit behindern.

Symptome

Die typischen Symptome der Nässe sind Schweregefühl und Gedunsenheit. Der Kopf ist schwer, dumpf und benebelt. Schwindelgefühle, dumpfer Kopfdruck (oft im Stirnbereich: Magen-Meridian), Entschlußlosigkeit, Ödeme, Schwellungen, Gedunsenheit (periorbital, Hände, Knöchel, lokal an Gelenken).

Behandlung

Phytotherapie

Wind-Kälte-Nässe:	Gruppe 1a:	Radix Ledebouriellae (z. B. akuter Virusinfekt mit Gelenkbeschwerden) ⇨ in Großes Ledebouriella Dekokt ► S.316
Nässe:	Gruppe 4:	Poria (z. B. Abdominalbeschwerden) ⇨ Vier Gentlemen Dekokt ► S.338
Hitze-Nässe:	Gruppe 2c:	Radix Scutellariae (z. B. Bronchtis, Gastritis) ⇨ kleines Bupleurum Dekokt ► S.248 Rhizoma Coptidis (z. B. exsudatives Ekzem) ⇨ Coptis Dekokt, das toxische Wirkungen lindert ► S.218 Cortex Phellodendri (bei Hitze-Nässe im unteren Erwärmer)

Milz-Leere mit Nässe:	Gruppe 12a:	Rhizoma Atractylodis macrocephalae (z. B. Oberbauchdruck, Müdigkeit)
	Gruppe 4:	Poria (z. B. Abdominalbeschwerden) ⇨ Vier Gentlemen Dekokt ► S.338

Akupunktur

Ma 40, MP 9
Milzfunktion stärken: Bl 20, wichtig: mit Moxa wärmen, Wärme vertreibt Nässe und unterstützt die Milz.

1.5. Trockenheit – Zao

Trockenheit als äußerer, klimatisch pathogener Faktor wird chinesisch der Jahreszeit Herbst zugeordnet, was durchaus in den Wüstenregionen Nord-West-Chinas und anderen sehr trockenen Gebieten zutrifft. Bei uns tritt die Trockenheit eher im Herbst und Winter durch Klimaanlagen und Heizungsluft auf. Drei Funktionskreise reagieren besonders empfindlich auf Trockenheit:

Lunge-Symptome

Trockene Haut und Schleimhäute, trockener Husten, Schleim schwer abhustbar, Heiserkeit, trockene Kehle

Magen-Symptome

Durst, trockener Mund (auch Magen-Yin-Mangel; dann mit Leere-Hitze: Brennen im Oberbauch und retrosternal, Aufstoßen, schlechter Mundgeruch, Mundulzerationen)

Niere

Der Nieren-Yin-Mangel führt zu ähnlichen Beschwerden wie die Trockenheit. Man könnte von einer endogenen Trockenheit sprechen.

Symptome

Unruhe, Nachtschweiß, Schwäche der LWS, aufsteigende Hitze

Behandlung

Phytotherapie

Trockenheit-Yin-Mangel:	Gruppe 12d:	befeuchtende, Yin nährende Drogen: Radix Ophiopogonis, Radix Glehniae (Magen- und Lungen-*Yin* befeuchtend)
	Gruppe 12b:	Radix Rehmanniae praeparata (Nieren-Leber-Blut und -*Yin* nährend)
Trockenheit-Hitze:	Gruppe 2a:	Radix Trichosanthis, Rhizoma Anemarrhenae z. B. Weißer Tiger Dekokt ► S.214
Trockenheit-Schleim:	Gruppe 6:	befeuchtende und Schleim umwandelnde Drogen: Fructus und Semen Trichosanthis, Bulbus Fritillariae ⇨ Bulbus Fritillariae und Fructus Trichosanthis Pulver *(Bei Mu Gua Lou San)* ► S.482

Akupunktur

Lu 5, Ren 12, Ni 7, Le 8

1.6. Sommerhitze – Shu

Die Sommerhitze betrifft oder schwächt die Milz, wenn auch bei uns nicht so oft vorkommend wie im Süden Chinas mit feucht-heißem Klima und hoher Luftfeuchtigkeit. Dies belastet die Milz und führt zu Nässe, dann auch leicht zu Hitze-Nässe mit heftigen Durchfällen, Leibschmerzen, Stuhl mit Schleim- oder Blutbeimengungen, z. B. die sogenannte „Sommer-Diarrhö".

Behandlung

Phytotherapie

Sommerhitze ausleitend, Gruppe 7: Rhizoma Atractylodis, Cortex Magnoliae, Fructus Amomi

Akupunktur

MP 5, Ma 37

1.7. Phytotherapie bei bestimmten pathogenen Faktoren

Die einzelnen chinesischen Arzneidrogen haben die Fähigkeit, die verschiedenen besprochenen pathogenen Faktoren im Körper zu behandeln bzw. zu eliminieren. Dabei wirken sie oft in bestimmten Bereichen des Körpers besonders effektiv.

Die nachfolgende tabellarische Zusammenfassung zeigt die Wirkung der Arzneidrogen auf verschiedene pathogene Faktoren. Diese Faktoren können z.T. im Außen, im Körperinneren und in den Leitbah-nen auftreten. Man beachte auch, wo die einzelnen Drogen hauptsächlich den pathogenen Faktor angehen:

Einzeldrogen bei bestimmten pathogenen Faktoren

Pathogener Faktor	Außen	Innen	Leitbahnen
Wind:	Radix Ledebouriellae Herba Ephedrae	Rhizoma Gastrodiae Fructus Tribuli	Rhizoma Arisaematis Rhizoma Typhonii
Wind-Nässe:	Radix Ledebouriellae Rhizoma Notopterygii	Radix Angelicae pubes-centis Ramulus Mori	Rhizoma Notopterygii Radix Aconiti
Wind-Hitze:	Flos Chrysanthemi Periostracum Cicadae	Fructus Tribuli Ramulus Uncariae	
Kälte:	Herba Ephedrae Herba Schizonepetae	Radix Aconiti Cortex Cinnamomi	Radix Asari Ramulus Cinnamomi
Hitze (Qi-Ebene):	Radix Bupleuri Rhizoma Cimicifugae	Gypsum fibrosum Rhizoma Anemarrhenae	
Hitze-Toxine:	Flos Lonicerae Fructus Forsythia	Rhizoma Coptidis Rhizoma Rhei	
Hitze-Nässe:		Radix Scutellariae Rhizoma Coptidis	
Blut-Hitze:		Rhizoma Rehmanniae glutinosa, Cortex Moutan	
Nässe:		Poria	Radix Angelicae pubescentis
Milz-Leere mit Nässe:		Rhizoma Atractylodis macrocephalae	
Trockenheit - Yin-Mangel:		Radix Ophiopogonis Radix Glehniae	
Schleim-Trockenheit:		Fructus und Semen Trichosanthis Bulbus Fritillariae	

Einzeldrogen bei bestimmten pathogenen Faktoren – Fortsetzung

Trockenheit-Hitze:	Radix Trichosanthis Rhizoma Anemarrhenae	
Sommerhitze:	Rhizoma Atractylodis Cortex Magnoliae Herba Agachstachis	
Schleim-Kälte:	Rhizoma Pinelliae	Rhizoma Arisaematis
Schleim-Hitze:	Hämatitum (=Ocherum rubrum) Caulis Bambusae in Taeniam	Rhizoma Gastrodiae

2. Innere Faktoren: „Die sieben Emotionen" – Qi Qing

Allgemeines

In der TCM sind die inneren pathogenen Faktoren (Krankheitsursachen) ein äußerst wichtiger Aspekt. Psycho-emotionale Belastungen beeinflussen vor allem die Yin-Organe sehr stark. Umgekehrt wird durch den Zustand der *Zang,* der inneren Yin-Organe, auch die emotionale Verfassung bestimmt. Daher ist dieses Thema eines der zentralsten in der chinesischen Medizin überhaupt. Die emotionale Verfassung liefert auch sehr wertvolle diagnostische Tips und Hinweise über die zugrunde liegende Pathologie des Patienten.

Die Emotionen sind der wichtigste Aspekt dieses Bereichs. Das Wort Emotion besteht aus den zwei Komponenten: E-Motion, was sowohl bedeutet wie Innere Bewegungen, Bewegungen im Inneren oder auch Bewegungen aus dem Innen heraus. Gefühle sind etwas völlig Normales, das jeder tagtäglich kennt und erlebt. Warum zählen die Emotionen dann zu den Krankheitsursachen? Und wie kommt es zu der klassischen Zuordnung zu den Zang-Yin-Organen, die jeder kennt? Und wie geschieht es, daß die Emotionen Krankheiten und Störungen des Systems auslösen können?

Gefühle führen vor allem dann zu Störungen des energetischen Gleichgewichts, wenn es sehr starke Gefühlsregungen sind, die uns zu sehr aufwühlen, oder wenn diese über einen zu langen Zeitraum bestehen bleiben. Emotionen sind mentale Stimuli, die eine Wirkung entfalten und *Shen*, *Hun*, *Po* in Schwingung bringen können. So vermögen sie diese zu stören und können dadurch die inneren Yin-Organe ungünstig beeinflussen. Emotionaler Streß ist bekannt als innerer pathogener Faktor, der die inneren Organe direkt verletzt. Aber es ist auch umgekehrt so, daß der Zustand der inneren Organe die emotionale Verfassung widerspiegelt und unsere Stimmung direkt beeinflusst.

Leber und Herz reagieren am empfindlichsten auf emotionale Störungen, wobei auch die Milz sehr leicht unter geistiger Überarbeitung und mentaler Überbeanspruchung zu Milz-Qi-Mangel mit Nässe-Bildung neigt.

Die Emotionen und die Funktionskreise beeinflussen sich gegenseitig und sind voneinander abhängig. Bei entsprechend geschwächtem Organ wird auch der emotionale Bereich anfälliger werden. Umgekehrt werden länger andauernde Gemütslagen wie z. B. Trauer den entsprechenden Funktionskreis – in diesem Beispiel die Lunge – belasten und schwächen. Ein anderes Beispiel sind ständige Frustrationen und Ärgernisse, die die Leber belasten und eine Leber-Qi-Stagnation begünstigen. Umgekehrt ist aber auch bei gestörtem Leber-Qi-Fluß der Patient leichter reizbar, frustriert und neigt zu Zorn und Wutausbrüchen.

Beispiel

Es besteht ein Leber-Yin-Mangel durch falsche Ernährung, vielleicht zu viel scharfe Alkoholika. Dies begünstigt ein aufsteigendes Leber-Yang. Dieser Zustand wiederum äußert sich darin, daß der Mensch sehr reizbar wird und leicht „in die Luft geht".

Umgekehrt stellen wir uns einen Menschen vor, der sich ständig über seinen Chef ärgert, der ständig mit Termindruck im Stau steht und noch dazu familiäre Konflikte hat. Diese Person erlebt häufig eine Situation, in der die Leber-Energie unter Druck gerät und das Leber-Yang aufsteigt. Dies schädigt das Leber-Yin, denn die dabei entstehende Hitze schädigt die Säfte.

Starke Emotion	➪	Organ-Disharmonie
Organ-Disharmonie	➪	emotionales Ungleichgewicht

Die klassische Zuordnung aus dem *Huang Di Nei Jing* sieht folgendermaßen aus:

Emotion	Organ
Zorn	Leber
Freude	Herz
Grübeln	Milz
Sorge	Milz, Lunge
Trauer, Gram	Lunge, Herz
Angst	Niere
Schock	Niere, Herz

Dies ist keine absolute, starre Zuordnung. Man sollte sie nicht zu eng sehen und anwenden.

Als Erweiterung kann man folgende Gefühle ebenfalls bestimmten Organen zuordnen:

Emotion	Organ
Schwermut	Lunge, Milz
Kummer	Lunge
Furcht	Niere
Ärger, Frustration	Leber
Schuldgefühl	Niere, Herz
Haß	Leber, Herz
Begierde	Herz
Liebe, Eifersucht	Herz

Ab der *Tang*-Zeit begann der Einfluß des Buddhismus auf die TCM eine größere Rolle zu spielen. Danach sah man den Grund allen Leidens im Wollen. Mit der Zeit wurden zu viele Wünsche, das Begehren und die Begierde aufgenommen in die Liste der krankheitsauslösenden inneren Faktoren.

Alle Emotionen treffen auch das Herz, da es den Geist beherbergt, Sitz der Wahrnehmung, des Bewußtseins und Bewußtwerdens ist. Das heißt, daß alle Gefühle erst durch die Vermittlung des *Shen* registriert, wahrgenommen werden können. Das Herz selbst fühlt nicht, aber nimmt wahr – als oberste geistige Zenrale. Die Leber nimmt den Zorn nicht wahr, sie leidet aber darunter. Zorn verletzt die Leber, aber beunruhigt das Herz. Die Gefühle verletzen selektiv die Yin-Organe, aber alle bewegen das Herz. In der chinesischen Schrift ist in allen Zeichen der verschiedenen Gefühle das Radikal für Herz enthalten. Deshalb sehen wir ja auch bei allen emotionalen Problemen bereits nach einigen Tagen eine rote Zungenspitze. Eigentlich bedeutet dies ja Herz-Feuer. Daran sehen wir, daß alle Emotionen auch das Herz beunruhigen und beeinflussen.

Die erste Wikung von emotionalem Streß besteht darin, daß die Zirkulation, Bewegung und Richtung des Qi-Flusses beeinträchtigt werden. Der Geist *Shen* ist die am wenigsten substantielle Form des *Qi*. Daher beeinflußt eine Störung des *Shen* auch das *Qi*.

2.1. Grübeln und Sorgen

Bei einseitiger geistiger Beanspruchung wird die Milz enorm gefordert. Dies kann – ähnlich wie auf der körperlichen Ebene ständige zu reichliche Nahrungsmengen – zu einer Überlastung der transformierenden Instanz Milz führen. Es kommt zu einer Schwächung der Milz mit Nässe-Ansammlung.

Umgekehrt finden wir bei Milz-geschwächten Patienten oft eine Unfähigkeit, Entscheidungen zu treffen. Somit werden oft wichtige, anstehende Themen des Berufs oder der Partnerschaft hinausgezögert, wodurch die Belastung oft nur noch größer wird. Typisch ist auch die gesteigerte Beschäftigung mit den „Kleinigkeiten" des Lebens: „Was soll ich heute einkaufen?" oder „Wie erledige ich bestimmte Aufgaben?".

Eine Psychotherapie stellt auch eine vermehrte Anforderung an die geistige und körperliche Instanz der Transformation dar: Unsere „Verdauungs-Instanz" ist die Milz. Denn hierbei soll ja das „Unverdaute" erneut aus dem „Sumpf" des Unbewußten ans Licht gebracht werden, um nunmehr in das System als geklärte Erfahrung (analog der Nahrung als geklärte Säfte) integriert zu werden. Daher empfiehlt es sich, eine Psychotherapie energetisch mit TCM im Sinne einer „Mitten-Stützung" mit Akupunktur und Kräutern zu begleiten.

Positive Aufgabe oder Tugend

Die positive Aufgabe ist die „Tugend", die jedes Yin-Organ besitzt und sich aus dessen jeweiliger, besonderer Disposition ergibt. Die Tugend der Milz ist das konzentrierte Nachdenken, um die täglichen Aufgaben zu lösen. Ist die Milz energetisch stabil, kann sie diese Aufgabe leicht wahrnehmen. Besteht eine Milz-Schwäche, so daß auf der körperlichen Ebene die Nahrung unzureichend transformiert wird, wird auch aus der Verarbeitung der ankommenden Informationen ein sich im Kreise drehendes Grübeln. Aus dem klaren Nachdenken wird Nachdenklichkeit. Dies ist analog zu der Nässe-Akkumulation auf der körperlichen Ebene.

Negative Emotion

Diese pathologische Verkehrung der mentalen Energie des Organs in eine belastende Tätigkeit oder Emotion nennen wir negative Emotion.

Emotion	Organ	Wirkung	Symptome	Tugend	negative Emotion
Sorge	Milz, Lunge	bindet das Qi Qi-Stagnation	epigastrischer Druck, appetitlos, müde, blaß, flache Atmung, Thoraxdruck, Schulterverspannungen, trockener Husten, Blässe	Ideen hervorbringen, Nachdenken, Konzentration, Gedächtnis	bedrohliche, verunsichernde Gedanken – Szenarien, Nachdenklichkeit „fixe" Ideen, Brüten

Emotion	Organ	Wirkung	Symptome	Tugend	negative Emotion
Grübeln	Milz	erschöpft das Qi	Erschöpfung, Appetitlosigkeit oder Heißhunger, Diarrhö	stille Kontemplation, Meditation	Grübeln, Gedankenschleifen, -karussell

Anmerkung

Dies entspricht in der heutigen Zeit in vielen Berufen der übermäßigen mentalen Arbeit im Büro oder im Studium.

2.2. Trauer, Kummer

Der Lungen-Funktionskreis stellt unter anderem die Grenze zwischen der Außenwelt und dem Körper dar. Wie das Wei Qi als äußerer Aspekt des Lungen-Qi kontrolliert, was in uns eindringt oder herauskommt, regelt und steuert der Lungen-Funktionskreis auch unsere Kontakte im zwischenmenschlichen und sozialen BereicHerba Dazu gehören das Heran- und Hereinlassen, aber auch das Lösen und Loslassen. Daher wird verständlich, daß die dem Lungen-Funktionskreis zugeordnete Emotion die Trauer ist.

Emotion	Organ	Wirkung	Symptome	Tugend	negative Emotion
Trauer, Gram (beinhaltet Reue)	Lunge, Herz	entleert das Qi, löst Qi auf Lungen-Qi-Mangel, Herz und Lunge fließen nicht frei: Qi-Stagnation im Oberen Erwärmer von Herz- und Lungen-Qi	leise Stimme, blaß, müde, Dyspnoe, Weinen, Thoraxenge	Schutz vor körperlichen (*Wei Qi*) und seelischen Reizen *(Po)*, Ein- und Ausatmen	an Trauer festhalten, einen Verlust nicht überwinden

Trauer ist ein Gefühl, das rhythmisch – im Takt der Atmung – ausgelebt wird, z. B. mit dem Weinen oder Schluchzen. Bei entsprechendem Anlaß ist die Trauer eine adäquate und notwendige Gefühlsregung, die einen Lösungsprozeß oder eine Trennung verarbeitet. Dann kann das Weinen befreiend und lösend wirken. Anschließend ist die Trauerphase abgeschlossen, und der Mensch ist wieder fröhlich dem Leben und anderen Menschen zugewandt. Ein Übermaß an Trauer aber kann den Lungen-Funktions-kreis bedrücken und belasten. Auch wenn dieser Gefühlsausdruck der Trauer nicht ausgelebt werden kann oder darf, kann es leicht zu einer Blockierung des Lungen-Energieflusses kommen. Dies schädigt und schwächt ebenfalls den Lungen-Funktionskreis.

Beispiel

Eine 39jährige Patientin kam nach einer sechs Wochen zuvor stattgefundenen Trennung vom Ehemann mit verschiedenen Beschwerden und Erschöpfung. Nach zwei, drei Akupunktursitzungen beklagte sie, daß sie häufig weinen müsse, was vorher nicht der Fall gewesen sei. Das folgende Gespräch klärt, daß sie diese Gefühle vorher durch äußerlichen Streß, wie einem Umzug usw., nicht adäquat ausleben konnte. Durch die Regulation kommt die gestaute Energie wieder in Fluß. Es können sich nun auch im psychischen Bereich Stagnationen lösen. Die Behandlung hatte sich besonders dem Regulieren des Lungen-Energie-Flusses gewidmet mit Punkten wie Lu 7 (Luo-Punkt – sehr effektiv zur Lungen-Qi-Regulation) und Kombination von Ni 6 und Lu 7 (zum Einschalten des *Yin Qiao Mai*, der auch emotionale Blockierungen im Thorax aufheben kann) oder Lu 1 und Bl 13. Eine wirkungsvolle Arzneitherapie bei nicht abgeschlossener Trauer ist Bulbus Lilii Dekokt zur Erhaltung des Metalls *Bai He Gu Jin Tang* ► S. 274

Anmerkung

Bei Frauen entstehen durch Lungen-Qi-Mangel Blut-Mangel und Amenorrhö als Folge langer Trauer.

2.3. Furcht, Angst

Chronische Ängste und ein Leben in Furcht lähmen und lassen innerlich „gefrieren". Analog der äußeren Kälte schädigen daher dauernde Angstgefühle den Nieren-Funktionskreis. Auch existentielle Bedrohungen, wie drohender Verlust des Arbeitsplatzes, können zu energetischen Disharmonien der Niere führen.

Beispiel

Eine Patientin kam nach langer Therapiepause erneut zu mir wegen jüngst aufgetretener, massiver LWS-Beschwerden. Ein Bandscheibenvorfall war diagnostiziert worden. Es fielen die in kurzer Zeit ergrauten Kopfhaare und ein deutlich gealtertes Gesicht der Patientin auf. Sie hatte in den letzten Monaten, in denen ich sie nicht gesehen hatte, massive existentielle Bedrohungen erfahren. Ihr eigener Arbeitplatz stand zur Disposition und ihr Ehemann war durch Umstrukturierungen in seiner Firma in eine entfernte Stadt versetzt worden. Er kam nur am Wochenende nach Hause.

Diese Emotionen über längere Zeit hatten den Nieren-Funktionskreis geschädigt und geschwächt, was sich dann auch auf der körperlichen Ebene auswirkte. Bei einer Nieren-Schwäche treten leicht Ängstlichkeit oder Schreckhaftigkeit auf. Auch der Zusammenhang von Angst zur Blasenfunktion ist allgemein bekannt.

Emotion	Organ	Wirkung	Symptome	Tugend	negative Emotion
Angst	Niere	entleert Nieren Qi		Ausdauer, Wille, Langzeitgedächtnis	
Ängstlichkeit, Erschrecken, Furcht	Niere	läßt Qi absteigen indem Angst den Oberen Erwärmer blockiert und das *Jing* entleert	Bettnässen, Enuresis, Harninkontinenz, Diarrhö (Niere kontrolliert die beiden unteren „Öffner")		große Ängstlichkeit, leichtes Erschrecken, kein Wille und keine Ausdauer: kann zu ängstlicher Depression führen
	Herz	Wirkung der Angst ist abhängig vom Zustand des Herzens: Herz stark: Wirkung wie oben beschrieben Herz schwach: *Qi* steigt als Leere-Hitze auf, besonders bei Alten und Frauen	Palpitationen, Insomnia, Nachtschweiß, trockener Mund, Flush, schneller Puls		
Schock	Niere, Herz	zerstreut das Qi, Entleerung des Herz-Qi und Entleerung des Nieren-Qi der Körper füllt den plötzlichen Qi-Mangel mit Essenz auf (wie beim Doping, „es geht an die Substanz")	Ergrauen der Haare, LWS-Probleme, Bandscheibenvorfall		

Akute Angst ist der Schock oder Schreck. Auch dieser läßt, wie man sagt, das „Blut in den Adern gefrieren" oder es „fährt einem bis ins Mark". Somit kennt auch unser Volksmund den Zusammenhang dieser Gefühle zum Funktionskreis Niere.

Anmerkung

Übergroße plötzliche Freude kann auch ein Schock sein, siehe dort.

2.4. Zorn, Ärger, Frustration

Das Aufrechterhalten des harmonischen Energieflusses ist die Aufgabe der Leber. Im Grunde wird die Leber bei jeder Emotion gefordert, den harmonischen Fluß wieder herzustellen. Der Leber-Funktionskreis hängt auch mit unseren Projekten und Zukunftsplänen und deren Durchsetzung zusammen. Hindernisse und Irritationen auf unserem Weg stellen eine besondere Herausforderung an die Leber dar. Ist der Leber-Funktionskreis geschwächt, liegt eine Leber-Qi-Stagnation oder eine Leber-Blut-Leere vor, können bereits kleine, geringfügige Anlässe zu Gefühlsregungen wie Ärger, Reizbarkeit oder Zorn führen. Wie man im allgemeinen sagt, „ärgert man sich über die Fliege an der Wand". Umgekehrt konsumiert häufiger Ärger Leber-Blut und -Yin, wodurch das Aufsteigen des Leber-Yang und damit die Zornesbereitschaft noch mehr begünstigt werden. Auch ein vormals harmonischer, gesunder Funktionskreis Leber kann durch ein Übermaß an Streß oder permanente Lebensfrustrationen überfordert

Emotion	Organ	Wirkung	Symptome	Tugend	negative Emotion
Zorn Groll	Leber	läßt das Qi aufsteigen	Kopf-, Nackenprobleme, Tinnitus, Schwindel, rote Flecken am Hals, rotes Gesicht, bitterer Mundgeschmack, Durst ZK: rote Ränder	Kraft, Dynamik, Kreativität, Großzügigkeit, Verwirklichung und Durchsetzung der Ziele, Gallenblase und Leber: Quelle des Mutes, der Entschlossenheit	Zornausbrüche, will durch die Decke/Wand, Aggressivität, Gereiztheit
Haß	berührt Herz und Leber	verlangsamt den Qi-Fluß	Palpitationen, Thoraxdruck, Kopfschmerz, Insomnia; auf längere Sicht: immer Schmerz, da sich der Haß nach innen gegen seinen Träger richtet		„kalter Zorn", "berechnende Agression"

sein. Es kommt zu einer zunehmenden Leber-Qi-Stagnation. Eine Kälte im Leber-Meridian, was viel seltener als eine Leber-Qi-Stagnation auftritt, kann Ausdruck oder Ursache von unterdrückter Agression oder Wut sein. Sie geht mit gelegentlich depressiven Stimmungen und Schmerzen im seitlichen Unterbauch und der Leistenregion einher.

Anmerkung

1. Auch zu dieser Gefühlskategorie gehören: unterdrückte Wut, Beleidigtsein, Frustration, Irritation, Wut, Empörung, Verbitterung
2. Einige andere Gefühle „verkleiden" sich gerne gerade als Zorn: Ängste, Minderwertigkeitsgefühle, Schuldgefühle
3. Eine chronische Depression kann ebenfalls eine unterdrückte Wut und Agression darstellen.

Die Symptome sind: Der Patient ist sehr zurückhaltend, weist eine Blässe auf, geht und spricht langsam (wie bei Qi- und Blut-Mangel). Aber der darunter liegende Fülle-Zustand der gestauten Energie ist erkennbar an Zunge und Puls: Puls drahtig, voll, ZK: rot oder rote Ränder, ZB: trocken, gelb

4. Therapie: Bei Leber-Qi-Stagnation kann es gut sein, einen adäquaten Ausdruck des Ärgers zu finden. Bei aufsteigendem Leber-Yang würde der Zorn nur noch mehr werden, ein weiterer Kontrollverlust ist die Folge. Die dabei entstehende Hitze verbraucht noch mehr Leber-Blut und begünstigt somit ein noch häufigeres Aufsteigen des nicht gebändigten Leber-Yang. Daher sollte man solchen Patienten raten, ihren Ärger nicht ständig rauszulassen. Man kann ihnen raten, ihre Leber-Energie besser in die Verwiklichung und Durchsetzung ihrer Ziele zu stecken, anstatt diese Energie zu vergeuden.

Prädisposition des Patienten	Reaktion auf Ärger
Leber-Qi-Stagnation, Qi-Stagnation und Blut-Stase	Der Zorn staut sich, innerliche Angespannung, reizbar; besonders bei Frauen: Zorn und Ärger stauen sich: oft Dysmenorrhö, Kopfschmerzen
Aufsteigen von Leber-Yang	Herauslassen des Zornes, Jähzorn, Choleriker: besonders bei gleichzeitigem Nieren- und Leber-Yin-Mangel
Leber-Feuer	Bei Hitze-Neigung durch z. B. zu heiße Nahrung: Jähzorn, „Choleriker"
Leber attackiert Magen	Bei häufigen Streitereien beim Essen
Leber attackiert Dickdarm	Bei häufigem Streit oder Streß zwei Stunden nach dem Essen: Z.B. nach der Mittagspause zurück in die Firma an einen stressigen Arbeitsplatz. Typische Symptome: Meteorismus, Bauchschmerzen, Diarrhö- und Obstipation im Wechsel
Leber-Feuer führt zu Herz-Feuer	Leber ist die Mutter vom Herzen. Dadurch wird das *Shen* beeinträchtigt. Es kommt besonders leicht zu Herz-Störung, wenn der Patient zusätzlich viel Sport treibt oder sich ständig beeilt.

Als der Dalai Lama einmal von einem seiner Schüler gefragt wurde, wie man denn mit seinen Aggressionen und seinem Ärger umgehen sollte, antwortete dieser: „Auf keinen Fall unterdrücken, und auf keinen Fall rauslassen."

5. Letztlich hängt sehr viel von der Prädisposition ab, wie jemand mit seinem Arger umgeht. Umgekehrt lässt sich an seiner Umgangsweise mit Ärger, Zorn und Frustration ablesen, wie es um seine Leber-Energien bestellt ist:

2.5. Freude

Am schwierigsten ist für westliche Menschen zu verstehen, daß auch Freude zu den inneren pathogenen Faktoren zählt. In der chinesischen Medizin ist jedoch das Begriffsverständnis des Wortes Freude ein viel umfassenderes als in unserer Sprache. Freude beinhaltet die Freude am Wissenserwerb, am Bewußtsein guter Freundschaften und die stille Freude, wie man sie z. B. beim Genuß schöner Musik empfinden kann. Freude ist aber auch die Begeisterung, die Wonne, der Müßigang, Ausschweifungen

Emotion	Organ	Wirkung	Symptome	Tugend	negative Emotion
Freude	Herz	verlangsamt Qi, wohltuend, Geist ist friedvoll, entspannt und beruhigt das *Qi*	Palpitationen, Übererregtheit, Logorrhö, Unruhe, Insomnia, rote Zungenspitze	Wahrnehmung, Empfinden, Fühlen, Integration aller Impulse	zuviel anstreben, Verlangen nach immer mehr Reizen
Begierde	Herz	entfacht „Minister-Feuer“: pathologisches Leere-Feuer aus der Niere aufsteigend (Hitze im Herzen)	übermäßige Sehnsucht		Vergnügungssucht

und übermäßiges Ausleben von Vergnügungen. „Wenn Freude herscht, ist das *Qi* in voller Harmonie, und der Wille in gutem Einvernehmen, *Ying* (Bau-) und *Wei* (Wehrenergie) stehen in guter Verbindung, deshalb ist das *Qi* entspannt und rege.“ (Su Wen , Kap. 39; zitiert aus Lorenzen/ Noll Bd. 4, S.125). Ein übermäßiges Suchen nach Vergnügungen jedoch kann den Funktionskreis Herz, den Speicher des *Shen*, leicht beeinträchtigen. Dies führt zu Verlangsamung und zerstreut das Herz-Qi und kann so zu einer Störung des *Shen* führen. Die Folgen können Schlaflosigkeit, Palpitationen, verwirrtes Denken, auch unangemessenes Lachen und Weinen sein. Bekannte Krankheitsbilder sind Hysterie, Manie, Psychosen und verschiedene Suchterkrankungen.

Anmerkung

1. Mit Freude als pathogener Faktor ist gemeint: übermäßige Erregung, ständige mentale Stimulation, Überreizung der Sinne, sehr „intensiv zu leben“
2. Plötzliche, zu große Freude kann auch ein Schock sein:

   Yang-Qi schwebt, Blut-Gefäße werden zu stark geöffnet (kann zu Herzanfall führen)
3. Liebe kann auch im Sinne von Besessenheit auftreten, als übertriebene Eifersucht. Diese Form schädigt das Herz und stellt, ähnlich den anderen Gefühlsqualitäten des Herzens, ein zu großes Verlangen dar.

Schuldgefühl

Das Schuldgefühl ist eigentlich kein TCM-Konzept. Es tritt sehr häufig auf und ist schädlich besonders für Niere und Herz. Dieses ist keine absolute, starre Zuordnung, die man nicht zu eng sehen oder rein schematisch anwenden sollte.

Wie sich Gefühle bei einem Menschen äußern, hängt noch von weiteren Faktoren ab. Kann jemand eine Emotion nach außen hin ausdrücken und zeigen oder unterdrückt er sie? Dies wird insbesondere durch die jeweilige kulturelle Akzeptanz beeinflußt, wie diese bestimmte Gefühle bewertet und damit umgeht. Denken wir an die Klage-Weiber in der Türkei, Aussprüche wie: „ein Junge weint doch nicht“ oder das sogenannte „Gesichtverlieren“ in China, wenn man bestimmte Gefühle zeigt.

Konstitutionelle Faktoren spielen ebenfalls eine große Rolle. Man sieht z. B. eine konstitutionelle Herz-Schwäche, die sich auch erst im Laufe des Lebens entwickeln kann, an dem Riß bis zur Spitze („Herz-Riß), der gelegentlich vom Magen-Bereich der Zunge ausgeht. Die Folge ist, daß das Herz dann für Angst empfänglicher wird. Ängste werden sich dann im Herz-Bereich mehr auswirken als im Nieren-Bereich (siehe auch unter Angst).

3. Lebensweise: „Weder die inneren noch die äußeren Faktoren – Bu Nei Wai Yin

Diese Faktoren, die ebenfalls Ursache von Erkrankungen sein können, werden einem Extrabereich zugeordnet, da sie weder zu den äußeren, klimatischen noch zu den inneren, emotionalen pathogenen Faktoren zählen. Sie spielen eine nicht zu unterschätzende Rolle und umfassen, unter anderem, was wir als allgemeine Lebensführung bezeichnen können.

3.1. Ernährung

Die Ernährung wirkt vor allem und unmittelbar auf die Fuktionskreise Milz und Magen. Unregelmäßige, unzureichende Ernährung und auch das Fasten können die Milz schädigen und schwächen. Mittelfristig führt dies somit zu einem Milz-Qi-Mangel, längerfristig auch zu einem Blut-Mangel. Zu reichliche Nahrung, unzureichend gekaut oder zu spät abends genossen kann zu Überlastungen der Milz führen mit innerer Nässe-Ansammlung. Auch energetisch oder physikalisch zu kalte Nahrung kann das Milz-Qi und Milz-Yang schädigen. Sehr fette Nahrung kann zu Schleim-Bildung führen. Energetisch sehr heiße Nahrung kann die Magen-Säfte und das Magen-Yin konsumieren.

Schlechte Ernährung

Wirkt vor allem auf die Mitte – Milz und Magen

Sofortwirkung

Zu wenig Nahrung: Leber greift Milz/Magen an, Patient ist reizbar und schnell erschöpft.
Zu viel Nahrung: Die Milz ist überlastet, dadurch Nässebildung, Patient ist müde.

Mittelfristig

Nässebildung – müde, energielos, schlapp

Langfristig

Schleimbildung bei Milz-Qi-Mangel, Fett, Adipositas, teigiges, tonusloses Gewebe

Kaffee, Tee

Übermäßig genossen, trocknen sie das *Yin* aus.

Zigarrettenrauchen

Nikotin trocknet durch seine warme, scharfe und toxische Eigenschaft auf lange Sicht das Lungen-Yin und erzeugt Hitze.

3.2. Schlaf

Im Schlaf wird der Rest der tagsüber erworbenen Energien aus Milz und Lunge, der sogenannten „erworbenen Konstitution" in den Nieren-Bereich hinabgeführt. Dies ergänzt den sogenannten „nachgeburtlichen" Anteil der Essenz *Jing*, der in gewissem Maße wieder regenerierbar ist. Daher führt chronischer Schlafmangel zu Qi-Mangel über einen erhöhten Qi-Verbrauch und allmählich zu einem Mangel an Essenz der Nieren mit generellem Energiedefizit des Nieren-Yin und -Yang. Dies führt dann zu Beschwerden wie Schwindel, Hörminderung, vorzeitiges Ergrauen oder Ausfallen der Haare.

3.3. Medizinische Eingriffe

Operationen

Auch Operationen können zu Blockierungen des stofflichen Energieflusses – also des Blutes – und somit zu Blut-Stasen führen.

Medikation

Auch alle Medikamente haben eine energetische Dimension, z. B. wirken Antibiotika meist kühlend. Daher sind sie bei Hitze mit hohem Fieber wirksam, aber schädigen nicht selten das Milz-Yang mit nachfolgendem Durchfall oder Verdauungsproblemen nach einer antibiotischen Therapie.

Antibiotika

Kühlen – wirken daher gut bei Hitze-Prozessen wie Infektionen und Entzündungen, schädigen aber häufig das Milz- und Lungen-Qi: daher sind nach einer antibiotischen Therapie Durchfälle und Infektanfälligkeit häufig die Folge

Östrogen

Nährt das Yin – besonders der Niere – und wirken befeuchtend.

Corticost-Steroide

Trocknen das *Yin* aus. Das erklärt die langfristigen Nebenwirkungen, wie Osteoporose, trockene, schuppige Haut.

Beta-2-Mimetika

Führen oft zu einer roten Zungenspitze, was ihre beunruhigende Wirkung auf das *Shen* und das Herz zeigt.

Progesteron

Erzeugt mehr Nässe – Übelkeit im Magen durch Nässe. Kann auch zu Leber-Qi-Stagnation führen mit Brustspannungen.

Tranquilizer vom Benzodiazepin-Typ

Sofortwirkung

Sedieren das *Shen* und *Hun*

Mittelfristig

Trocknen das Leber-Yin aus. Dadurch wird die Person rigide, das *Hun* hat keine Wohnstatt mehr. Dies führt wiederum zu mehr Unruhe und Rastlosigkeit. Alpträume und Ängste sind oft die Folge.

Trauma

Leichtere Prellungen führen zu Qi-Stagnationen, schwerere Verletzungen mit Hämatomen zu Blut-Stasen.

3.4. Sexualleben

Genauso wie das Übermaß kann auch unterdrückte Sexualität zu Entgleisungen führen, Qi-Stagnationen, besonders im Leber-Bereich mit emotionaler Unausgeglichenheit können die Folge sein.

Sofortwirkung

Reguliert Leber-Qi, stimuliert Nieren-Yang

Zuwenig

Frustration – Stagnation, Niere „verkümmert", trocknet aus

Zuviel

Jing erschöpft sich – schädigt Nieren-Yin und -Yang

Taoistische Liebesschule

Nährt *Yin* und *Yang*, bereichert *Jing*, belebt das *Shen*.

Ein zu exzessives Sexualleben kann über *Jing*-Verluste einen Mangel an Essenz bewirken. Daher versuchten einige taoistische Schulen durch spezielle Praktiken einen Samenerguß und damit den *Jing*-Verlust zu vermeiden, um damit sogar die Essenz zu mehren und so das Leben zu verlängern.

3.5. Qigong, Yoga, Tai Chi, Vipassana Meditation

Diese Übungen zielen darauf ab, die Atmung tiefer, langsamer, effektiver zu machen. Dadurch nutzen die regelmäßig Übenden die Energie der Atemluft besser aus und führen so der Lunge *Qi* zu. Dies tonisiert die erworbene Konstitution und unterstützt die Milz in der Aufgabe der Energiebereitstellung. Die Folge ist mehr Vitalität und Energie.

3.6. Alkohol

Kurzfristig

Wärmt und entspannt die Leber.
Regt den freien Fluß des Leber-Qi und des Blutes (besonders Rotwein) an.

Mittelfristig

Bier: Erzeugt Nässe, später Schleim und damit Übergewicht (der sogenannte „Bierbauch").
Höherprozentige Spirituosen: Diese erzeugen neben der Nässe auch Hitze, also Hitze-Nässe.

Hitze schädigt auf lange Sicht die Säfte und besonders das Magen- und Leber-Yin (Leber-Zirrhose, atrophische Gastritis der Alkoholiker).

Langfristig

Führt Alkohol zu Yin-Mangel mit Mangel-Hitze: Leberzirrhose, beim Alkoholiker mit psychischer Unruhe, Wahnvorstellungen, Flush.

3.7. Arbeit

Übermäßige geistige und sitzende Tätigkeit schwächen die Milz. Auch lange Lernphasen, wie vor Prüfungen, belasten oft die Mitte. Körperliche Überanstrengung, Schwerstarbeit, ständiges Stehen (Verkäuferin) und auch Leistungssport können das Nieren-Yang schwächen. Geistige Überbeanspruchung, nächtliches, langes intellektuelles Arbeiten erschöpfen das Nieren-Yin.

3.8. Sport

Sofortwirkung

Bewegt *Qi* und Blut – wirkt Stagnationen von *Qi* und Blut entgegen – besonders im Leber-Qi-Bereich.
Regelmäßige Ausübung von Sport kräftigt das *Qi* und nährt das Blut bzw. regt die Produktion von Blut an.

Langfristig

Da nicht verbrauchtes *Qi* und Blut als nachgeburtliches *Jing* gespeichert werden, tonisiert Sport langfristig sogar die Ur-Energien *Yin* und *Yang* in der Niere.

(Interessante, wissenschaftliche Untersuchungen ergaben: Zunahme der Sexualhormone durch Sport)

Übermäßiger Sport und Leistungssport

Kurzfristig: Schwächen zuerst *Qi*, dann Blut.
Auf lange Sicht schädigt ein zu exzessiver Leistungssport die Nieren-Energie – das *Jing*.

Ausdauersport

Ausdauersportarten wie Laufen oder Schwimmen vermehren *Qi* und Blut und stärken besonders die Milz. Dies sieht man auch daran, daß sich bei moderatem Ausdauersport die äußere Körperform „normalisiert". Die Milz ist zuständig für das „Fleisch", und damit die äußere Körperform insgesamt, sowie für das Bindegewebe. Zu hagere Patienten werden kräftiger, adipöse werden schlanker. Das Gewebe strafft sich, die Körperkonturen werden harmonischer. Dies alles entspricht in der TCM dem Bereich der Milz-Funktion.

Body-Building oder Krafttraining

Hier wird ebenfalls ein Muskelaufbau erreicht. Diese Sportart spricht sehr viel mehr den Funktionskreis Leber an. Die hierbei trainierte Muskulatur und Sehnen entsprechen dem chinesischen Wort *Jin* (siehe Glossar ► S.748). Hierbei wird beim Training gelegentlich viel Anspannung und „Druck" gebraucht und dies führt daher eher zu einer Stagnation im Leber-Bereich.

Doping

Durch Doping-Mittel wird diese Entwicklung noch beschleunigt, da diese Substanzen helfen, direkt Energie aus dem *Jing*-Bereich – der eisernen Reserve des Körpers – heraus zu holen und zur kurzfristigen Leistungssteigerung zu benutzen. Ein Jing-Mangel ist oft die Folge.

3.9. Schmerz

Schmerz kann oft Folge einer Stagnation des freien Flusses der Energie sein. Andererseits führt Schmerz auch unweigerlich zu Stagnation. Typisch für Schmerz-Patienten ist der drahtige Puls.

Radix Paeoniae ist eine wichtige Droge in diesem Zusammenhang. Denn einerseits harmonisiert sie den freien Fluß der Energie, besonders der Leber. Andererseits hilft sie zu ertragen – sie macht den inneren Raum größer, mit dem Schmerz zu leben.

Eine gute Frage, die der Therapeut im Zusammenhang mit Schmerz-Patienten stellen kann, lautet: „Gibt es noch etwas neben dem Schmerz?" oder: „Sind Sie auf den Schmerz reduziert?". Die Bejahung dieser letzten Frage ist typisch für Schmerzen durch Blut-Stase. Dies wird man nicht bei einer reinen Qi-Stagnation zu hören bekommen.

3.10. Reisen

Irritiert das *Hun* – das braucht danach Zeit sich wieder einzufinden – achten Sie mal darauf!

3.11. Impfungen

Dies bringt den pathogenen Faktor direkt in die Blut-Ebene (siehe auch Vier-Schichten-Modell).

3.12. Störfeld

Nach einigen westlichen naturheilkundlichen Ansätzen ist dies ein Herdgeschehen im Organismus, das den Körper belasten kann. Im Sinne der TCM handelt es sich dabei häufig um Hitze oder sehr oft um Hitze-Nässe-Prozesse. Diese „hängen" oft in der Shao-Yang- (Kleines Yang) Ebene fest. Wir sprechen dabei von sogenannter residueller Hitze oder einem pathogenen Restfaktor. Ein solcher ist – nach einem Infekt z. B. – nicht vollständig eliminiert worden. Entweder hat es der Körper von sich aus nicht geschafft, die eingedrungenen pathogenen Faktoren vollständig zu eliminieren, vielleicht weil der Patient sich zu wenig Ruhe gönnen konnte. Oder es ist durch eine Fehltherapie zu einer Verschleppung in tiefere Schichten gekommen. Oft ist es sinnvoll, solche residuellen Hitze-Prozesse zu Beginn einer Behandlung zu eliminieren.

(Siehe dazu auch Einleitung unter Hitze klärende Drogen ► S.521)

Grundregulation nach Pischinger und die TCM

Das Mesenchym nach dieser Theorie entspricht im Medizinsystem der TCM dem Funktionskreis Milz. Demnach führt eine zu eiweißreiche Ernährung zu Stoffwechselschlacken, die sich blockierend in diesen wichtigen Transitbereich hineinlegen. Die TCM spricht von der Transformationsfähigkeit der Milz. Ist diese unzureichend oder wird die Milz durch zu feuchte, Nässe bildende Nahrung (Eiweiß, Milchprodukte, zuviel Fleisch, Süßes) überfordert, bildet sich Nässe, später Schleim. Schleim kann die Mitte und den freien Fluß in den Leitbahnen blockieren. Letztlich sind auch atheros-sklerotische Plaques nichts anderes als Schleim-Ablagerungen in den Leitbahnen. Nach Pischinger gerät der Körper in eine Regulationsstarre. Unsere Erfahrung in der TCM zeigt, daß Patienten, die eine große Schleim-Belastung aufweisen, langsamer und weniger deutlich auf unsere Therapie reagieren. Es ist deshalb in diesen Fällen zunächst wichtig, Schleim umzuwandeln und auszuleiten.

Häufig kommt noch eine Stagnation des Qi durch emotionale Belastungen hinzu. Diese führt im Laufe der Zeit häufig zu einer Blut-Stase. Das ist dann das Szenario der koronaren Herzerkrankung mit Angina pectoris und drohendem Herzinfarkt, was eine der häufigsten Erkrankungen in der westlichen Welt ist.

No Qi – no Fun – no Energy – keine Lust, kein Antrieb ohne Qi

No blood – no self confidence – kein Selbstvertrauen ohne Blut

No Yang – no power – keine Wärme, kein Halt, keinen Willen ohne Yang

No Yin – no peace – kein innerer Friede ohne Yin

II. Rationelle Diagnostik in der TCM

Allgemeines zur Diagnostik

Die ärztliche Diagnostik leitet aus der beobachteten Erfahrung eine sinnvolle und effektive Behandlung ab. Diagnostik erhebt Daten, wertet sie als Informationen aus und formuliert so eine Beschreibung des Patientenzustandes in einer Sprache, die andere Therapeuten nachvollziehen und überprüfen können. Die Beschwerden und Symptome des Patienten bedürfen der Interpretation in einem System, das eine Einordnung, Zuordnung oder Messung erlaubt. Die Diagnose führt dann zu Handlungen, die Leiden oder die Ursache der Beschwerden lindern oder beseitigen sollen.

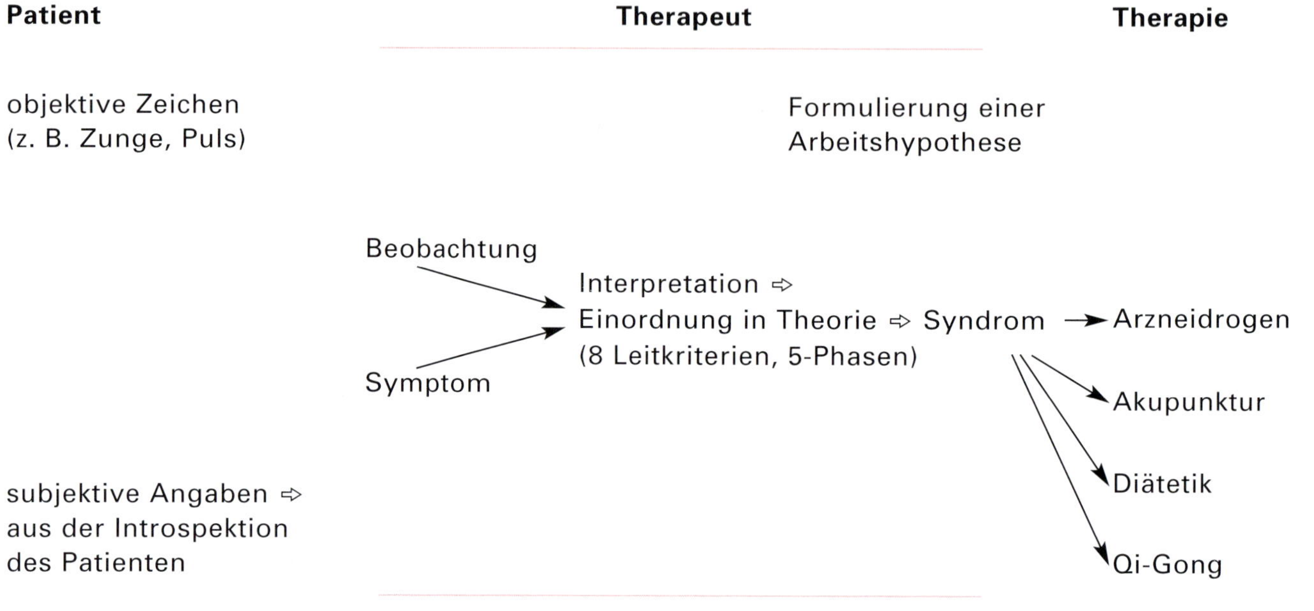

A. Die acht Leitkriterien – Ba Gang oder die Einordnung der Störung

Die sogenannten acht Leitkriterien sind das wichtigste Ordnungsschema zum exakten Zuordnen eines gestörten Gleichgewichts im Organismus nach streng reproduzierbaren Kriterien. Es ist dies die wichtigste theoretische Grundlage einer reproduzierbaren und objektivierbaren Diagnostik, genau wie dies auch die westliche Medizin hervorgebracht hat. Dabei kann man jede Störung in ein aus drei Achsen bestehendes Koordinatenkreuz einordnen. Die drei wesentlichen Achsen sind die folgenden drei Gegensatzpaare, wobei *Yang* und *Yin* im Grunde die übergeordnete Hierarchie-Ebene darstellt. Man kann sich diese drei Achsen als die drei Koordinaten in einem dreidimensionalen Raum vorstellen:

Yang (übergeordnete Ebene)	**Beantwortet welche Frage**	**Yin** (übergeordnete Ebene)
Fülle *krankheitsauslösende Faktoren*	Wieviel? *Quantität der Störung*	**Leere** *Mangel der systemeigenen Energie (Qi, Yang, Blut oder Yin)*
Hitze *Übersteigerung der Dynamik*	Wie? *Qualität der Störung*	**Kälte** *Verminderung der Dynamik*
Außen *Haut, Sehnen, Muskeln, Leitbahnen*	Wo? *Lokalisation der Störung*	**Innen** *innere Organe bzw. Funktionskreise*

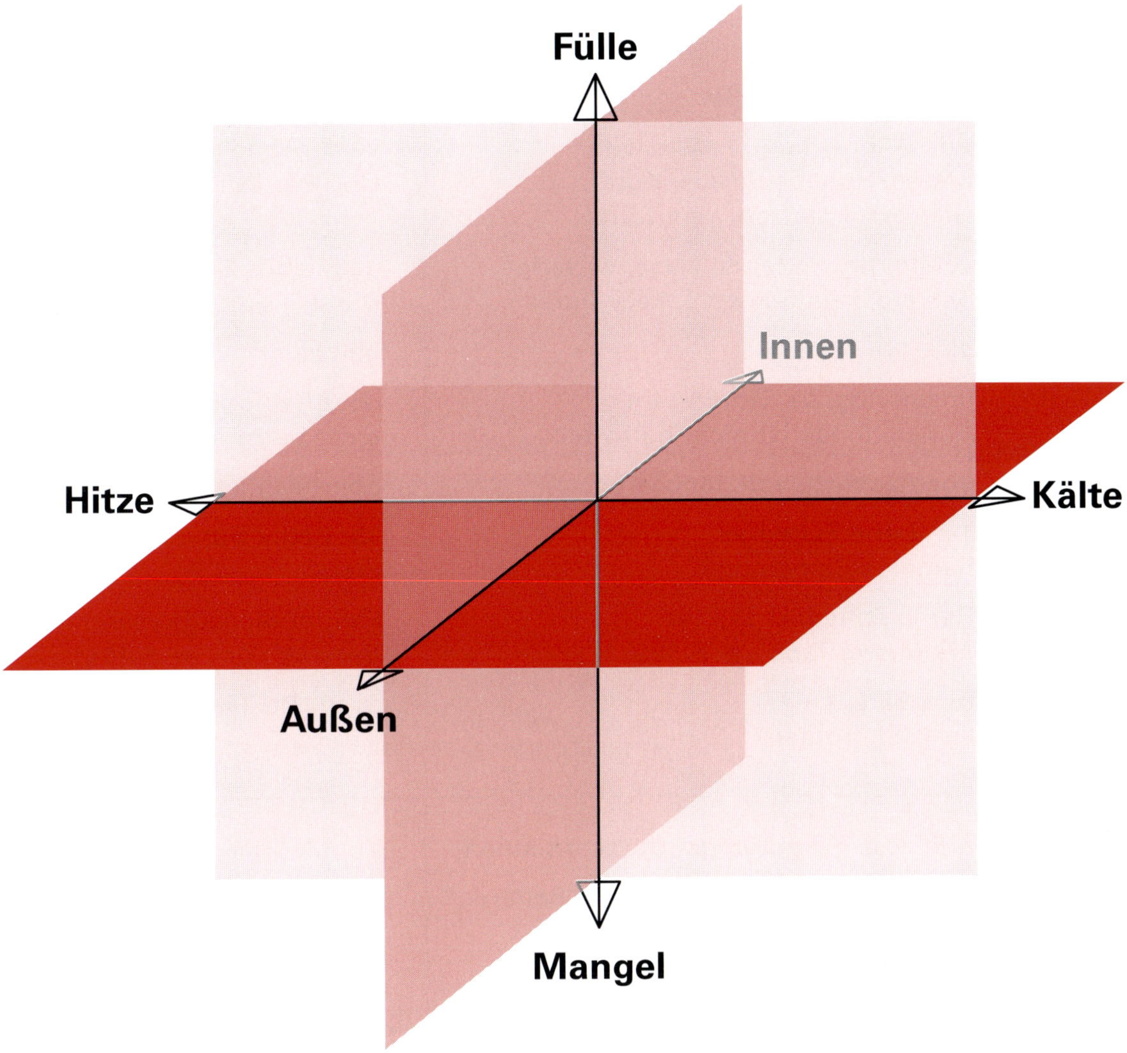

Die Yin/Yang-Ebene ist den anderen übergeordnet, d.h. die anderen Gegensatzpaare sind Gegensätze zueinander wie *Yin* und *Yang*. Außen ist in Bezug zu Innen *Yang* und das Innen entspricht *Yin*. Genauso entspricht Hitze *Yang* und Kälte *Yin*.

Dennoch ist jede dieser Achsen als von den anderen beiden unabhängig zu betrachten und zu diagnostizieren. Beispielsweise kann im Außen sowohl eine Hitze als auch eine Kälte auftreten. Im Innen können eine Fülle- oder auch eine Leere-Situation bestehen. Eine Leere wiederum kann sowohl ein Hitze- aber auch ein Kälte-Zustand sein. Für eine individuelle Therapie nach TCM-Kriterien ist die genaue Erfassung des Patienten-Zustandes – seines energetischen Bildes oder Disharmoniemusters – eine ganz wesentliche Voraussetzung.

Zur Vereinfachung sehen wir uns einmal die Möglichkeiten von Fülle-Mangel und Hitze-Kälte in einem Diagramm genauer an. In diesem Diagramm ist die dritte Achse Innen-Außen nicht berücksichtigt. Im Grunde kann sowohl eine Fülle-Situation im Innen oder im Außen bestehen als auch ein Mangel im Innen oder im Außen. Bei dem folgenden Diagramm sind bei den Fülle-Mustern Beispiele aus dem Außen-Bereich aufgeführt, für die Mangel-Zustände hingegen Hitze und Kälte im Innen-Bereich dargestellt.

Fülle

	Fülle-Kälte	**Hitze-Fülle**
Syndrom:	Wind-Kälte im Außen	Wind-Hitze im Außen
Symptome:	Wind-Abneigung, Frösteln, Blässe, Ruhebedürfnis, Kopf-, Gliederschmerzen, kein Durst	Wind-Abneigung, Hitzegefühl, Unruhe, Durst
Befunde:	verstopfte, laufende Nase, wässrige Sekrete, kein Schweiß, kein Durst	gelbliches Sekret, Durst
ZB:	dick, weiß	gelblich
ZK:	unauffällig, da Störung im Außen, Innen ist nicht betroffen	unauffällig, wenn das Innen noch nicht betroffen ist.
Puls:	oberflächlich, voll, langsam	oberflächlich, voll, beschleunigt
Drogengruppen:	1a: Herba Ephedrae, Ramulus Cinnamomi	1b: Radix Bupleuri, Flos Chrysanthemi
Rezeptur:	Herba Ephedrae Dekokt *Ma Huang Tang* ► S.182	Folium Mori Chrysanthemum Dekokt *Sang Ju Yin* ► S.194
Akupunktur:	Di 4, 3E 5, Lu 7, Lu 1 (Schröpfen)	Di 11, Du 14, Lu 11 (evtl. bluten lassen)

Kälte ← → **Hitze**

Syndrom:	z. B. Milz-Yang-Mangel (Kälte im Innen)	Yin-Mangel (Leere-Hitze)
Symptome:	inneres Kältegefühl, Durchfall, heller, reichlicher Urin, kein Durst	Hitzegefühl, Nachmittagsfieber, kalte Extremitäten Flush, heiße Extremitäten, Obstipation, konzentrierter Urin, Mund und Kehle trocken, Durst
Psyche:	Erschöpfung, Antrieblosigkeit	Unruhe, schlaflos
Befunde:	Blässe, Gedunsenheit	Gesichtsröte, Trockenheit (Haut, Schleimhaut), Nachtschweiß
ZB:	feucht, weißlich, dick	trocken, vermindert
ZK:	blaß, gedunsen, Zahneindrücke	rot, geschrumpft, rissig
Puls:	tief, leer, kraftlos, langsam	dünn, fadenförmig, beschleunigt, tief oder oberflächlich (Leere-Hitze kommt an die Oberfläche)
Drogengruppen:	*Qi* und *Yang* stärkende Arzneien, (12a+c): Radix Ginseng Das Innen wärmende Arzneien (11): Radix Aconiti	Blut und *Yin* nährende Drogen (12b+d): Radix Rehmanniae praeparata
Rezeptur:	Vier Gentlemen Dekokt, *Si Jun Zi Tang* ► S.338 Pille, die die Mitte reguliert *Li Zhong Wan* ► S.322	Rehmannia Pille der sechs Geschmacksrichtungen *Liu Wei DiHuang Wan* ► S.380
Akupunktur:	Bl 20+23, Ma 36, Ren 6, MP 6, Moxa gebrauchen	Ni 6 oder 7, Le 8, Le 2, MP 6
	Mangel-Kälte (Yang-Mangel)	**Mangel-Hitze (Yin-Mangel)**

Mangel

Differentialdiagnostische Befunde von Fülle-Mangel und Hitze-Kälte

	Hitze	Kälte
Fülle	**Fülle-Hitze** ZK: rot nicht geschrumpft, keine Risse Puls: beschleunigt, voll, schwebend, oberflächlich Hara: gespannt (4-5/5) Modalität: Druck und Wärme verschlechtern	**Fülle-Kälte** ZK: blaß ZB: weißlich, dick Puls: langsam, voll, oberflächlich, schwebend Hara: kalt, gespannt (3-4/5) Symptome: Frösteln unter der Haut Modalität: Druck verschlechtert, Wärme bessert
Mangel	**Leere-Hitze (=Yin-Mangel)** ZK: rot, geschrumpft, Risse, trocken ZB: vermindert Puls: beschleunigt, fadenförmig, tief Hara: schlaff (2/5) Modalität: Druck bessert, Wärme verschlechtert	**Mangel-Kälte (=Yang-Mangel)** ZK: blaß, gedunsen ZB: weiß, feucht Puls: langsam, tief, leer Hara: schlaff, evtl. Magenplätschern (2/5) Symptome: Kälte im Innen Modalität: Druck und Wärme bessert
	Gemeinsame Symptome von Hitze-Fülle und Leere-Hitze Hitzegefühl, Unruhe, Durst keine Besserung durch Wärme, sondern eher Verschlechterung ZK: rot Puls: beschleunigt	**Gemeinsame Symptome von Kälte-Fülle und Yang-Mangel** Kältegefühl, Müdigkeit, Ruhebedürfnis, Besserung durch Wärme ZK: blaß Puls: langsam

Anmerkung

Eine Mangel-Hitze oder Leere-Hitze ist eine sogenannte „falsche Hitze" oder „Pseudo-Yang". Hier liegt der Störung eine Verminderung des *Yin* zu Grunde, das nun nicht mehr die inneren Yang-Kräfte ausgleichen und ausreichend kühlen kann, so daß es zu einem relativen Überwiegen des Yang kommt.

B. Die vier Schritte der Diagnostik

Geschichtliches

Historisch gesehen werden diese Diagnostikverfahren in der Han-Zeit im *Nan Ching* in der „Schwierigkeit 61" im 1. Jahrhundert n. Ch. erwähnt. Sicher waren sie aber schon vorher verbreitet und Teil des ärztlichen Vorgehens.

1. Sehen – Inspektion

Bereits mit dem Betreten des Sprechzimmers beginnt der Therapeut auf die Art der Bewegungen und die Körperhaltung des Patienten zu achten. Sind die Bewegungen des Patienten langsam und schwer oder schnell und hektisch? Ferner sind das Aussehen der Haut und besonders der Gesichtsteint von großer Bedeutung: Besteht eine Gesichtsblässe oder eine Rötung des Gesichts? Ist das Aussehen fahl, blaß und glanzlos? Ebenso wichtig sind die Augen: Strahlen die Augen, leuchtet aus ihnen Kraft, Geist und Glanz hervor oder ist der Blick trüb, ohne inneres Leuchten? Dies gibt direkt Auskunft über den Zustand des *Shen*, des Geistes, somit Parameter des Zustandes der Gesamtpersönlichkeit. Bedeutsam ist die Gesamtkörperhaltung. Ist der Tonus eher schlaff oder im Gegenteil sehr gespannt.

Die Gesichtsfarbe und ihre Interpretation

Weiß, blaß:	Qi-Mangel, Yang-Mangel, Blut-Mangel, Kälte im Außen oder Innen
Gelb:	Hitze, Nässe (Ikterus: orange: Hitze-Nässe = Yang-Gelbsucht; gelb-grün: Kälte-Nässe = Yin-Gelbsucht)
Rot:	Hitze im Außen oder Innen, auch Leere-Hitze bei Yin-Mangel
Qing:	Leber-Disharmonie, Stagnation, bei livider Tönung Blut-Stase
Schwarz:	Nieren-Affektion

Anmerkung

Qing: Ursprünglich bedeutet *Qing* die Farbe, die Drachenschuppen aufweisen. Im Chinesischen meint man damit eine Farbe von blau-grün bis ins violett hineingehend.

Die Zungendiagnose

Als wichtiger Teil des Sehens ist die systematische Betrachtung des Zungenkörpers und des Zungenbelages von übergeordneter Bedeutung.

Topographische Zuordnung am Zungenkörper

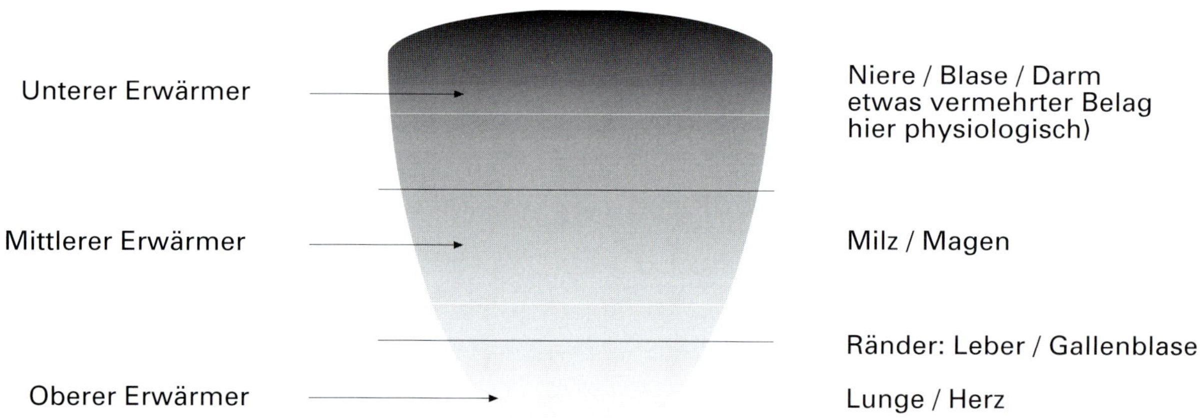

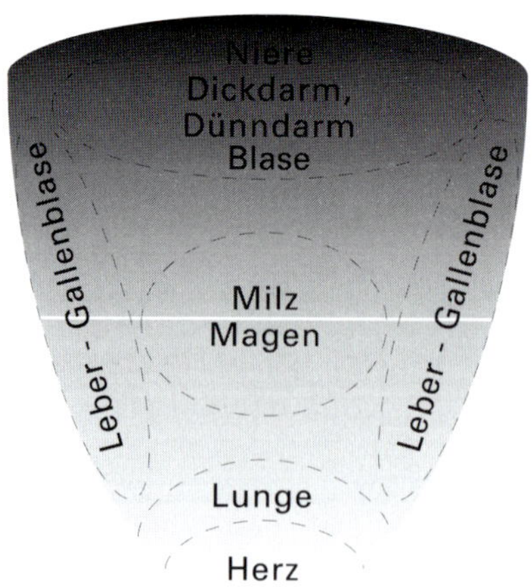

Der Zungenbelag

Bedeutung

Er gibt eher Auskunft über das Vorhandensein von pathogenen Faktoren und zeigt den Zustand der Körper-Säfte einschließlich Schleimbelastungen an.

Farbe

Weißlich: Wind-Kälte im Außen; Kälte im Inneren, dann in Kombination mit blassem ZK
Gelblich: Wind-Hitze im Außen; Hitze im Inneren, dann in Kombination mit rotem ZK

Lokalisation

Mehr in der Mitte, z. B. klebriger Belag nur in der Mitte der Zunge: weist auf Störung in Milz-Magen mit Schleimbelastung hin.

Beschaffenheit

Feucht: Eine gewisse Feuchtigkeit ist normal und zeigt an, daß die Säfte ausreichend sind. Bei zu feuchtem Belag zeigt sich daran dann eine Nässe-Belastung. Dies geht oft mit zusätzlichen Zahneindrücken einher.

Klebrig: Schleim

Trocken: verminderte Säfte, Blut-Mangel, Yin-Mangel, exogene Trockenheit

Der Zungenkörper

Bedeutung

Der Zungenkörper spiegelt besonders das Innen des Organismus im Sinne der acht Leitkriterien wider.

Farbe

Blaß: Kälte im Innen, Yang-Mangel, Qi-Mangel, Blut-Mangel
Rot: Fülle-Hitze im Innen; Leere-Hitze bei Yin-Mangel
Livide: Blut-Stase

Form

Ist der ZK gedunsen oder zeigt Zahneindrücke: Milz-Qi-Mangel mit Nässe
Ist der ZK geschrumpft: Blut-Yin-Mangel oder verminderte Säfte

Beschaffenheit

Risse: Blut-Yin-Mangel, verminderte Säfte
Starre: Blut-Mangel, Leber-Qi-Stagnation, Hitze
Zittern: Leber-Qi-Stagnation, aufsteigendes Leber-Yang, Leber-Wind
Hämangiome: Blut-Stase

Stärke der Zungendiagnostik

Die Zunge erlaubt besonders in folgenden Fragen sehr zuverlässige Rückschlüsse:

Außen-Innen

Ist nur die Oberfläche betroffen, d. h. weist nur der ZB Veränderungen auf, nicht aber der ZK. Ist die Störung lediglich in Leitbahnen und Kollateralen vorgedrungen, sind weder ZB noch ZK verändert.

Hitze-Kälte

Bei der Unterscheidung und Diagnose von Hitze und Kälte ist der ZK wohl das wichtigste objektive Kriterium. Hitze und Kälte werden sehr zuverlässig vom ZK abgebildet. Bei Hitze ist der ZK rot und der ZB gelb, bei Kälte ist der ZK blaß und der ZB weißlich. Sind es Außen-Störungen, bei denen die pathogenen Faktoren Hitze bzw. Kälte nur in der Oberfläche sitzen, dann sind lediglich die genannten Veränderungen am ZB zu erwarten.

Schleim

Zeigt sich in dem typischen klebrigen, dicken ZB.

Nässe

Bei Nässe ist der ZK gedunsen. Wenn ausgeprägte Nässe besteht, zeigen sich Zahneindrücke (ZE); der ZB ist dann sehr feucht.

Yin-Mangel

Sogenannte „Spiegelzunge", dies ist ein roter, geschrumpfter, rissiger ZK mit fehlendem Belag.

Blut-Stase

Bei Blut-Stase sehen wir einen lividen ZK. Man sollte auch auf gestaute Zungengrundvenen achten und auf Hämangiome, die oft an den Zungenrändern auftreten können.

Schwäche der Zungendiagnostik

Die Schwäche der Zungendiagnostik liegt in der Achse Fülle-Leere. Hier eine sichere Unterscheidung zu treffen, bedarf weiterer Verfahren wie Puls- und Bauchdiagnostik, die gerade diese Unterscheidung sehr gut ermöglichen.

Anmerkung

Der Patient darf die Zunge nicht mit zuviel Anstrengung herausstrecken, da die Zunge sonst wesentlich geschrumpfter wirkt, als wenn sie entspannt, nur mittelmäßig weit gezeigt wird. Auch sollte man bei längerem Betrachten den Patienten die Zunge zwischendurch wieder hineinnnehmen lassen, damit sie sich entspannt, da auch sonst Veränderungen der Farbe vorgetäuscht werden können.

Am besten ist die Betrachtung am Fenster bei Tageslicht durchzuführen. Kunstlicht kann den ZK evtl. bläulicher, livider erscheinen lassen, als er tatsächlich ist und so eine Blut-Stase vortäuschen. Ein blasser ZK, wie bei einem Qi- und Blut-Mangel, scheint auch häufig etwas livide zu sein. Im Zweifel betrachte man die Zungengrundvenen. Sind diese gestaut, liegt eine Blut-Stase vor. Ansonsten ist die Blut-Stase sehr verläßlich über die Hara-Diagnostik erfaßbar (siehe dort).

2. Hören und Riechen

Hierzu zählt das Hören der Stimme. Ist diese laut oder leise? Ist der Redefluß schnell oder langsam? Geräusche des Körpers sind zu beachten, wie vermehrte Darmgeräusche, geräuschvolle Atmung oder die Art eines Hustens. Die Auskultation gehört im weiteren Sinne in diese Art der Untersuchung. Die Haradiagnostik führt noch zusätzlich eine Bauchdeckenperkussion durch und achtet dabei auf bestimmte Bauchgeräusche wie z. B. ein Plätschern im Epigastrium auf leichtes Beklopfen.

In alten Zeiten war auch der Geruchssinn von großer Bedeutung. Der Körpergeruch insgesamt, aber auch die Ausscheidungen Urin, Stuhl und Schweiß wurden beachtet und interpretiert. Es wurden unterschieden ein übler, fauliger Geruch, vergleichbar mit faulen Eiern (dies wird als Hitze-Zeichen gedeutet) und ein eher scharfer, beißender Geruch, wie ein Bleichmittel (spricht für Kälte- und Leere-Erkrankungen). Ein übler Mundgeruch tritt häufig bei Magen-Hitze auf.

3. Tasten – Palpation

Besonders die Puls-Tastung im traditionellen Sinne ist von wesentlicher Bedeutung. Auch das Tasten der Meridiane und der Akupunkturpunkte ergibt wertvolle Zeichen. Besonders die sogenannten Alarmpunkte (Mu-Punkte der vorderen Rumpfseite) und die Zustimmungspunkte (Shu-Punkte auf dem inneren Ast des Blasen-Meridians) geben oft sehr wertvolle Hinweise bei der Zuordnug zu den entsprechenden Funktionskreisen. Zu Beginn des Erlernens der Pulsdiagnose oder des Pulslesens, wie man in China sagt, kann es sinnvoll sein, entsprechend der acht Leitkriterien auf folgendes zu achten:

Pulsdiagnostik

1. Quantität – Kraft

Fülle-Leere: Der Fülle-Puls ist kraftvoll, der leere Puls ist leer, kraftlos, leicht unterdrückbar.

2. Qualität – Frequenz

Hitze-Kälte: Der Puls ist bei Hitze-Zuständen tendenziell eher beschleunigt, bei Kälte eher verlangsamt.

3. Lokalisation – Tiefe

Außen-Innen: Der Puls bei Invasion von pathogenen Faktoren im Außen ist „schwebend", überfließend, an der Oberfläche bei bereits leichter Auflage der tastenden Fingerkuppen fühlbar.

Der Puls, der erst bei stärkerem Andruck, in den tieferen Ebenen tastbar wird, weist auf eine Störung im Innen hin.

Pulsqualität	Chinesisch	Aussage	Bedeutung
voll	*Shi*	Kraft	Fülle, Exzess
leer	*Xu*		Leere von Qi und/oder Blut
langsam	*Chi*	Frequenz	Kälte, Qi-Mangel, Yang-Mangel
beschleunigt	*Shuo*		Fülle-Hitze, sog. Leere-Hitze bei Yin-Mangel
oberflächlich (=schwebend)	*Fu*	Tiefe	Pathogene Faktoren im Außen (Ausnahme: Yin-Mangel*)
tief	*Chen*		Störung und meist Schwäche im Innen
groß	*Da*	Volumen	Fülle, Hitze
fein, fadenförmig	*Xi*		Blut- oder Yin-Mangel
drahtig, saitenförmig	*Xuan*	Form	Stagnation, Stase, Schmerz, Schleim, Wind
saitenförmig, schlüpfrig	*Hua*		Nässe, Schleim, Schwangerschaft

*Bei einem Yin-Mangel kann das *Yang* an die Oberfläche kommen und einen oberflächlichen Puls bedingen.

4. Befragung – Anamneseerhebung

Hierzu ist zunächst eine offene Frageform sinnvoll, worauf der Patient zunächst frei seine Hauptbeschwerden darstellt. Danach ist ein standardisiertes Abfragen bestimmter Zeichen und Symptome wichtig, wobei es sich aus westlicher Sicht überwiegend um Fragen zum vegetativen Nervensystem handelt. Im übrigen gab es im langen Verlauf der TCM-Geschichte viele klassische Vorgaben, welche Fragen ein Arzt zu stellen hatte.

Trotz all dieser sehr an unser wissenschaftlich-westliches Denken und Vorgehen erinnerndes Diagnostik-Schema darf nicht vergessen werden, daß eine Diagnose im Sinne der TCM mehr ist als die Summe der einzelnen Informationen. Es reicht nicht aus, die einzelnen Bausteine der Untersuchung und Befragung wie Einzelteile aneinanderzureihen, aus denen sich automatisch die richtige energetische Einschätzung eines Patienten und seines Disharmoniemusters ergibt. Vielmehr kommt eine intuitive Komponente dazu, die unter Berücksichtigung dieser Einzelinformationen und eines ganzheitlichen, fühlenden Erfassens der Gesamtpersönlichkeit des Patienten und dessen grundsätzlichem und auch derzeitigem Lebensthema zu einer Gesamtdiagnose kommt. Zudem besteht die Kunst in dem Abwägen der Wichtigkeit bei sich einander scheinbar oder sogar tatsächlich widersprechenden Symptomen und Zeichen. In Japan wird nicht selten eine Rezeptur als Bild benutzt, um ein Disharmoniemuster eines Patienten sehr treffend zu beschreiben. Da in den verschiedenen Rezepturen die ganz unterschiedlichen, z.T. sehr komplexen Disharmoniemuster in Form einer therapeutischen Antwort auf eben diese Störung erfaßt und enthalten sind, leuchtet es ein, daß unter Therapeuten es effizienter und auch bildlicher ist, das energetische Muster eines Patienten nicht mit der Aufzählung aller einzelnen gegebenen Syndrome, sondern der dazu passenden klassischen Rezeptur zu benennen.

Symptom-Interpretation

Bei der Befragung können die verschiedenen Symptome grob nach den fünf Phasen erfragt werden, damit man selbst einem bestimmten Schema leichter folgen kann und so nichts vergißt. Dabei ist aber zu berücksichtigen, daß viele Symptome nicht zwangsläufig von vornherein einem Element oder einer Störung zugeordnet werden können. Gerade die Verlockung, ein gegebenes Symptom eindeutig mit einem Syndrom oder Element zu assoziieren, führt oft zu Fehleinschätzungen.

Es folgen drei Beispiele dafür, daß ein Symptom vieles bedeuten kann. Allgemeines Kältegefühl, Schwindel und Erschöpfung sind drei von vielen Patienten subjektiv empfundene Beschwerden. Diese können jedoch bei verschiedenen Personen durch unterschiedliche Mechanismen entstehen. Das heißt: Nur das Erfassen der Symptome plus der objektiven Zeichen erlaubt eine exakte Zuordnung der Symptome zu einem Syndrom oder Disharmoniemuster:

Symptom	Syndrom/ pathogener Faktor	Mechanismus	Typische Befunde
Kältegefühl	➪ Wind-Kälte im Außen	Kälte ist in die Oberfläche eingedrungen	ZK: ohne Befund Puls oberflächlich
	➪ Kälte im Innen, z. B. Nieren-Yang-Mangel	durch Yang-Mangel fehlt dem Körper das wärmende Prinzip	ZK: blaß Puls tief
	➪ Leber-Qi-Stagnation	durch Stagnation und Einschnürung fließt die Energie nicht mehr in die Peripherie: kalte Extremitäten	ZK: Ränder rot Puls drahtig
Schwindel	➪ Yang-Qi-Mangel	das klare Yang versorgt nicht den Kopf	ZK: blaß, gedunsen
	➪ Blut-Mangel	Blut nährt Gleichgewichtsorgan unzureichend	ZK: blaß, geschrumpft
	➪ Schleim	Schleim blockiert Aufsteigen des klaren Yang zum Kopf	ZB: klebrig, schleimig
	➪ Nieren-Yin-Mangel	Niere nährt Ohr und Gehirn unzureichend	ZK: rot, trocken
Erschöpfung	➪ Milz-Qi-Mangel	Energie wird von der Milz nicht genügend bereitgestellt, phlegmatisch	ZK: blaß, gedunsen
	➪ Blut-Mangel	Ernährung der Organe unzureichend, unruhig, „nervöse Erschöpfung“	ZK: blaß, geschrumpft
	➪ Leber-Qi-Stagnation	Energien fließen nicht frei, sind blockiert, dadurch Erschöpfung, frustriert	ZK: Ränder rot Puls drahtig

Bei einer energetischen Schwäche in einem Funktionskreis werden natürlich nicht alle Symptome bei einem Patienten auftreten, nicht selten sogar nur eins oder zwei. Dennoch kann dies bereits ein Hinweis für eine energetische Störung in diesem Bereich sein. Es ist auch sinnvoll, nach verschiedenen Aspekten oder ähnlichen Möglichkeiten zu fragen, damit sich der Patient so exakt wie möglich ausdrücken kann. (Z. B. zielen Fragen nach einer Schwäche, einem Kältegefühl und/oder Schmerzen im Bereich der unteren Lendenwirbelsäule in die gleiche Richtung, jedoch in leicht verschiedener Betonung und Nuancierung.)

Ein Befragungsschema

Im Laufe der TCM-Geschichte wurden von verschiedenen Autoren verschiedene Frageschemata entwickelt. Es folgt eine kleine Zusammenstellung der wichtigsten Fragen und Bereiche, die man routinemäßig bei der Anamneseerhebung erfassen sollte:

Erschöpfung
Temperaturempfinden
Stuhlgang
Appetit und Durst
Infektneigung
Schwitzen
Haut
Schmerzen (Kopfschmerzen, Bewegungsapparat)
Schwindel
Miktion
LWS-Beschwerden (Schwäche, Kälte, Schmerz)
Augen
Mens
Gefühlsleben, vorherrschende Stimmungen
Schlaf
Palpitationen
Nachtschweiß

Wichtig ist, wie die Beschwerden angefangen haben; begannen sie plötzlich oder allmählich? Was war in jener Zeit los, was für mögliche Auslöser oder pathogene Faktoren können eine Rolle gespielt haben? Hilfreich ist auch die Frage, was oder welche äußeren (klimatischen) oder inneren (emotionalen) Bedingungen die Beschwerden verschlechtern oder bessern können. Erfragt werden sollten auch bereits stattgefundene Behandlungen, Medikamenteneinnahme, allgemeine persönliche, evtl. auch Familien-Vorgeschichte. Sehr wichtig ist auch zu wissen, in welchen Lebensumständen ein Patient lebt und welchen Belastungen und Einflüssen er durch seine Umgebung und Umwelt ausgesetzt ist. Dazu zählen vor allem die Arbeitssitution (Streß, Computer-Arbeit, Spannungen mit Kollegen) und persönliche Beziehungen. Die Lebensweise wie Ernährung, Gebrauch von Genußmitteln (Tabak, Alkohol, Kaffee, Drogen) und Schlafverhalten sind zu erfragen.

Exkurs: Bauchdiagnose – Haradiagnose

Allgemeines

Die Bauchdiagnose, auch Haradiagnose genannt, ist eine Besonderheit, die der TCM-Zweig in Japan hervorgebracht hat. Diese Richtung der TCM hat sich aus einem „Wissenschaftsimport" seit dem 4.-6. nachchristlichen Jahrhundert in Japan entwickelt. Über die Zeiten hinweg hat sich hier eine eigenständige Linie der TCM herausgebildet, die im Großen und Ganzen der chinesischen TCM sehr ähnlich ist, aber in vielen kleinen Details doch sehr interessante eigene Züge aufweist. Im Japanischen wird sie „Kampo-Medizin" genannt, was soviel heißt wie „chinesische Technik".

Besonderheiten der Kampo-Medizin sind: spezielle Akupunkturnadeln und Nadeltechniken. In der diagnostischen Bedeutung steht an erster Stelle die Bauchdiagnostik, dann Puls und erst zuletzt die Zungendiagnostik (in China ist die Zungendiagnostik meistens das Wichtigste), andere Dosierungen der Kräuter, sehr starke Anlehnung an das *Shang Han Lun*, somit an die sehr alte und ursprüngliche Lehre der TCM.

Für uns kann es sehr interessant sein, nach Japan zu schauen, da Japan ähnliche soziokulturelle Strukturen aufweist: Patienten müssen z.T. selbst etwas von der Behandlung bezahlen, z.T. übernimmt die Kasse die Kräuter. Die Menschen sind, was die Akupunktur anbelangt, sehr schmerzempfindlich und die japanische Nadelung berücksichtigt dies in Form von feineren Nadeln und einer besonderen Nadeltechnik.

Auch in der Phythotherapie – in Japan Kampo-Medizin genannt – wird mit milderen Reizen und niedrigeren Dosen als in China gearbeitet. Dafür gibt es mehrere Gründe: Die chinesischen Drogen, die für den Export nach Japan bestimmt sind, weisen die höchsten Qualitätsstufen auf und sind somit besser als im Mutterland. Historisch betrachtet mußten in alter Zeit die Drogen aus dem fernen China importiert werden, was sie sehr teuer machte. Daher hat sich die Phytotherapie in Japan besonders auf die pflanzlichen und mineralischen Arzneien gerichtet, denn die tierischen Arzneien waren von jeher sehr viel teurer und schwieriger zu beschaffen. In vielen Punkten liegt in Westeuropa heute eine ähnliche Situation vor.

Vorteile und Stärken der Hara- oder Bauchdiagnose

Sie stellt ein weiteres Standbein für unsere Diagnose dar. Somit erhalten wir neben der Zungen- und Pulsdiagnose noch ein weiteres objektives Diagnostikwerkzeug, das unsere anderen diagnostischen Möglichkeiten erweitert. Besonders bezüglich Fülle-Leere bietet die Bauchdeckenspannung wertvolle Hinweise, wohingegen die Zungendiagnostik bezüglich Hitze-Kälte die besseren und sicheren Rückschlüsse erlaubt.

Außerdem zeigt das oketsu-Zeichen im Zweifelsfall die Blut-Stase an. Denn ein Zungenkörper bei einer Blut-Leere ist blaß und dadurch vom Farbton häufig etwas livide erscheinend. Somit kann es mitunter schwierig sein, eine Blut-Stase eindeutig zu beurteilen.

Kriterien der Untersuchung

1. Topographische Entsprechung

Entsprechend der Zunge bilden sich auch auf der Bauchdecke die Funktionskreise ab:

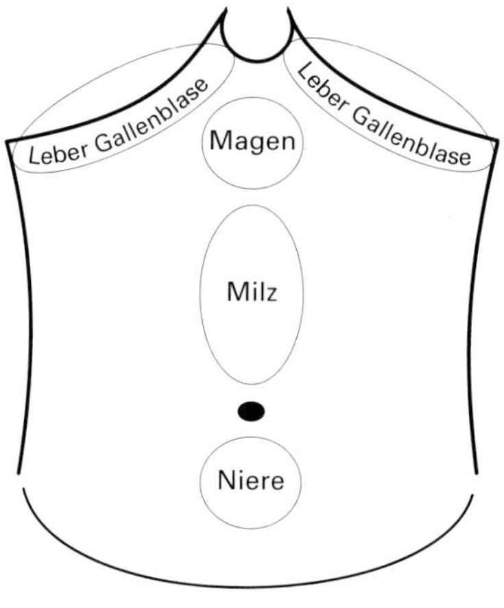

2. Hitze – Kälte

Der erste Schritt besteht in der leichten oberflächlichen Betastung der Haut auf Temperaturunterschiede. Dies ergibt Aufschluß über auffallend kalte oder warme Hautareale. Besonders Kälte ist gelegentlich im Mittleren oder Unteren Erwärmer auf diese Weise eruierbar.

3. Fülle – Leere

Die Bauchdeckenspannung, die durch den Muskeltonus bestimmt wird, entspricht dem generellen energetischen Zustand im Sinne von Fülle-Leere. Eine erhöhte Bauchdeckenspannung zeigt eine Fülle-Situation an, ein deutlich erniedrigter, schlafferer Tonus eine Leere. In jüngster Zeit hat man ein Schema entwickelt zur semi-quantitativen Beschreibung der Bauchspannung. Dabei gibt man den Gesamtonus der Bauchdecke auf einer Skala in Fünfteln an:

Die maximale Spannung, die eine maximale Fülle des Patienten anzeigt, wird 5/5 genannt. Eine äußerst schlaffe Bauchdecke, die kaum einen Tonus aufweist und somit eine extreme Mangel-Situation darstellt, wird demnach als 1/5 bezeichnet. Eine 3/5 Spannung ist ein mittlerer Bereich, wie er beim Gesunden vorliegt.

Mangel	leichter Mangel	normal	leichte Fülle	Fülle
1/5	2/5	3/5	4/5	5/5

4. Pathologien

kyo kyo kuman

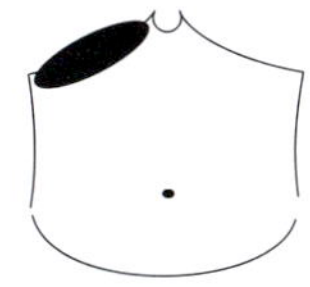

Dies Zeichen benennt eine vermehrte Spannung und/oder Druckschmerzhaftigkeit an den Rippenbögen (Hypochondrium).

Bedeutung

Kyo kyo kuman weist auf eine Leber-Qi-Stagnation hin.

Therapeutisch

Eine solche Druckempfindlichkeit am Rippenbogen ist in der japanischen Kampo-Medizin hinweisend auf die Indikation von dem großen Spektrum der Bupleurum Rezepturen.

Rezepturen

Z. B. Kleineres Bupleurum Dekokt ► S.248, Größeres Bupleurum Dekokt ► S.250, Radix Bupleuri Dekokt mit Os Draconis und Concha Ostrae ► S.454

shin ka hi kou

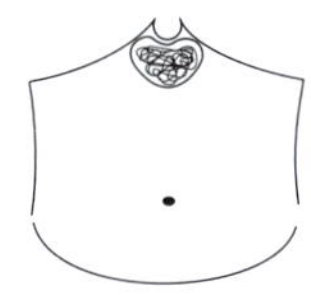

Dies sind druckdolente, palpable Resistenzen im Epigastrium.

Bedeutung

Sie sind hinweisend auf Magen-Qi-Stagnation, Magen-Kälte, Nahrungsretention, Schleimblockaden im Mitttleren Erwärmer, Hitze im Magen.

Therapeutisch

Je nach Ursache der Stagnation:

Pericarpium Aurantii bei Qi-Stagnation und oder Schleimblockaden (z. B. in Zweifach behandeltes Dekokt *Er Chen Tang* ► S.472; Sechs Gentlemen Dekokt *Liu Jun Zi Tang*) ► S.340

Rhizoma Pinelliae bei Schleim (z. B. in *Er Chen Tang; Liu Jun Zi Tang*) ► S.472; ► S.340

Rhizoma Zingiberis exsiccatus bei Kälte (z. B. Pille, die die Mitte reguliert *Li Zhong Wan*) ► S.322

Radix Scutellariae bei Hitze-Nässe (z. B. Kleineres Bupleurum Dekokt *Xiao Chai Hu Tang*) ► S.248

Cortex Magnoliae bei rebellierendem Lungen- oder Magen-Qi (Pinellia und Cortex Magnoliae Dekokt *Ban Xia Hou Po Tang*) ► S.396

shin sui on

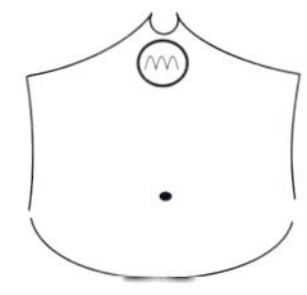

Shin Sui On bezeichnet ein bei einer vorsichtigen Bauchperkussion ausgelöstes Plätschergeräusch im Oberbauch.

Bedeutung

Hinweis für Nässe-Belastung im Mittleren Erwärmer

Therapeutisch

z. B. Poria, Rhizoma Alismatis, Polyporus

Rezepturen

Vier Gentlemen Dekokt *Si Jun Zi Tang* ► S.338
Dekokt des wahren Kriegers *Zhen Wu Tang* ► S.300

Vermehrte Spannung der Musculi recti abdomini

Gelegentlich ist dies ein Hinweis auf eine konstitutionelle Schwäche.

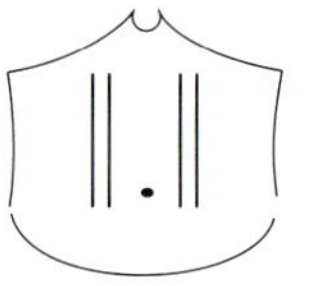

Therapeutisch

Ramulus Cinnamomi Rezepturen ► S.442; ► S.328

Rezepturen

Kleineres Dekokt, das die Mitte aufbaut *Xiao Jian Zhong Tang* ► S.328
Ramulus Cinnamomi Dekokt mit Os Draconis und Concha Ostrae *Gui Zhi Long Gu Mu Li Tang* ► S. 442

Pulsationen

Bei relativ leichtem Druck spürt man oberhalb, seitlich oder unterhalb des Nabels Pulsationen der Aorta abdominalis.

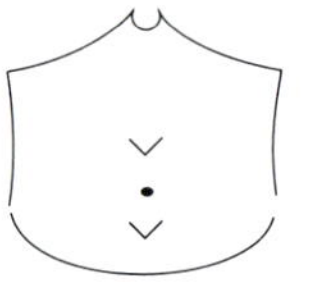

Bedeutung

Diese weisen auf eine Leere-Situation in dem zugeordneten Funktionskreis hin. So bedeuten Pulsationen oberhalb des Nabels eine Milz-Leere, unterhalb des Nabels eine Nieren-Leere.

Therapeutisch

Milz- oder Nieren-Energie tonisieren

Rezepturen

Bei Milz-Qi-Mangel: Vier Gentlemen Dekokt *Si Jun Zi Tang* ► S.338
Bei Nieren-Yang-Mangel: Dekokt des wahren Kriegers *Zhen Wu Tang* ► S.300

ka fu jin

Verminderter Tonus im Unterbauch

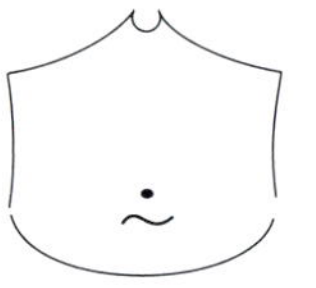

Bedeutung

Eine nur im Unterbauch auftretende Schlaffheit der Bauchdecke weist auf eine Nieren-Leere hin.

Therapeutisch

Rehmannia Rezepturen

Rezepturen

Rehmannia Pille der sechs Geschmacksrichtungen *Liu Wei Di Huang Wan* ► S.380
Bei Nieren-Yang Schwäche auch: Dekokt des wahren Kriegers *Zhen Wu Tang* ► S.300

oketsu

Eine halbkreisförmige druckdolente Resistenz im Unterbauch

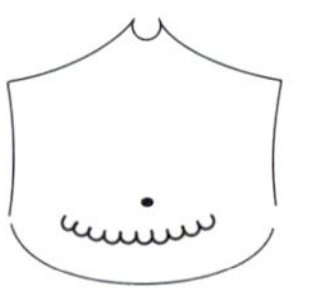

Bedeutung

Das okestu-Zeichen weist auf eine Blut-Stase im kleinen Becken und Unterbauch hin. In der Kampo-Medizin geht man davon aus, daß es eine zuverlässige Aussage auch für das gesamte System erlaubt, ähnlich einer lividen Zunge, die wir als eine Blut-Stase im Organismus werten.

Therapeutisch

Qi und vor allem Blut bewegen

Rezepturen

Ramulus Cinnamomi und Poria Pille *Gui Zhi Fu Ling Wan* ► S.428

Die verschiedenen Bauchbefunde I

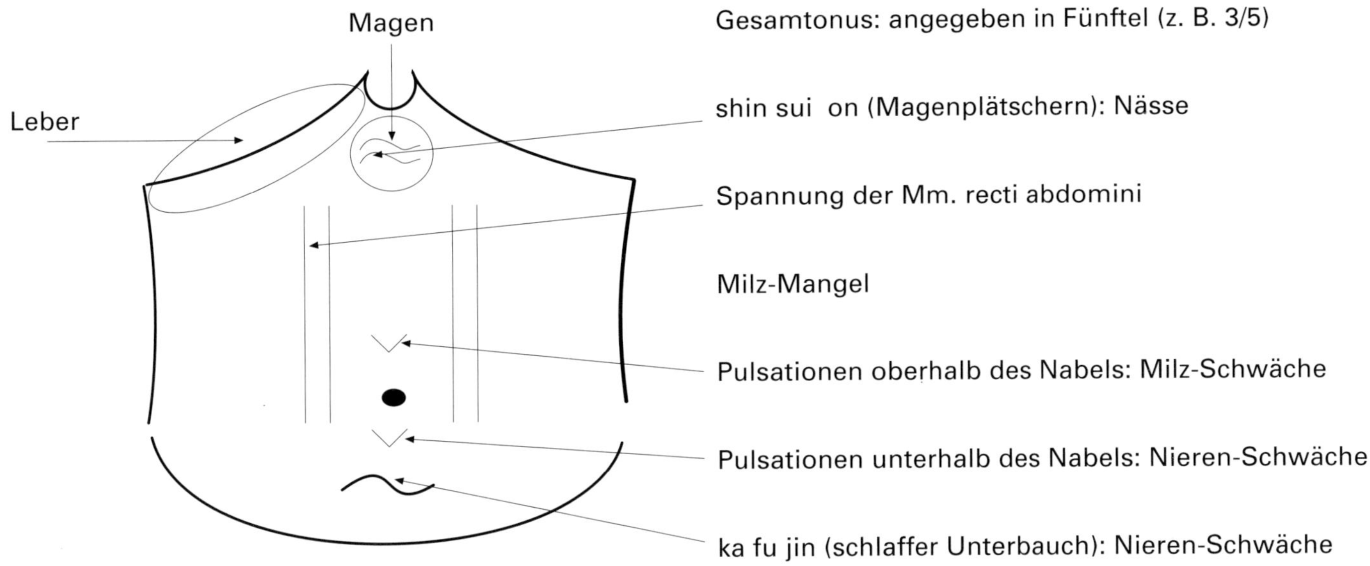

Die verschiedenen Bauchbefunde II

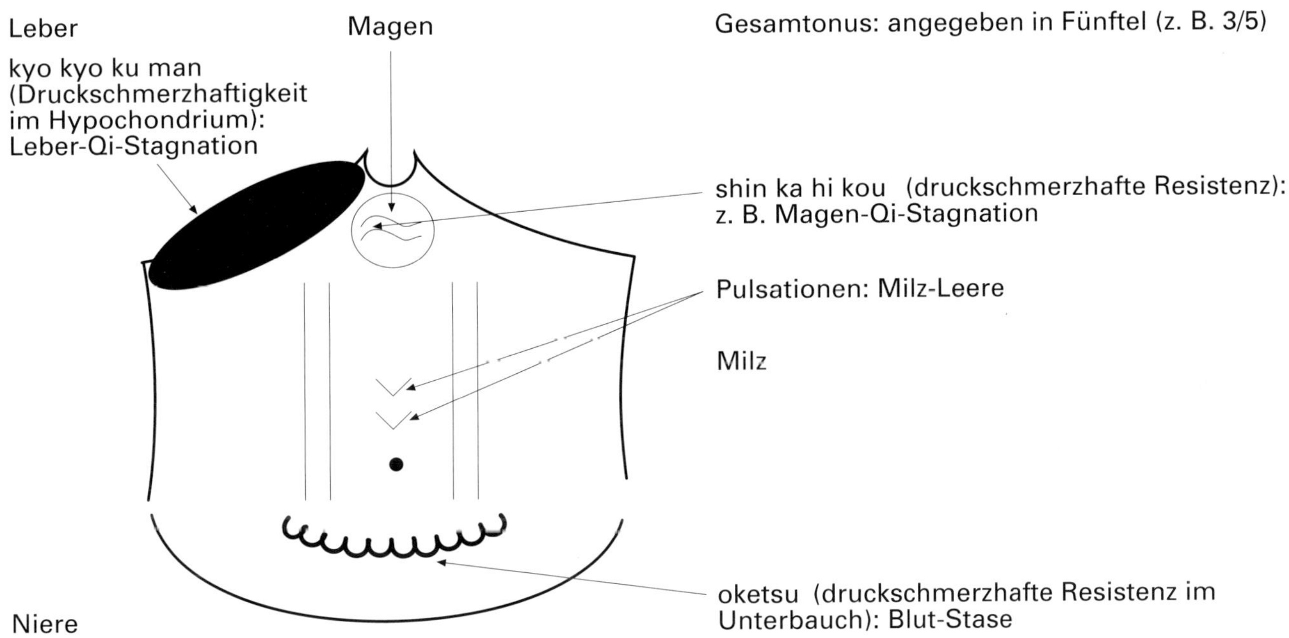

III. Ursprung und uralte Tradition der Heilkräuterkunde

1. Literatur

Die chinesische Medizin hat sich über Jahrtausende aus den Nebeln der Vorzeit entwickelt. Viele Angaben über diese Frühzeit neigen zu einer Schwärmerei, zu Spekulationen und heben die Heilkunst in den Bereich von übernatürlichen Kräften. Zum Teil durch fehlende Informationen zum anderen aber auch dadurch, daß in dieser Frühzeit tatsächlich die magischen, mystischen und mythologischen Dimensionen noch vielmehr mit Krankheit und Heilung verwoben waren als in den letzten Jahrhunderten. Lange Zeit bestanden Dämonenglaube, Entsprechungsglaube, Magie, schamanistische und exorzistische Verfahren sowie Benutzung von Bannsprüchen gleichzeitig mit der seit der Zeitenwende zunehmend dokumentierten systematischen Medizintheorie der Fünf-Phasen-Lehre, *Yin* und *Yang* und anderer medizintheoretischer Vorstellungen wie den Leitbahnen. So entwickelte sich eine zunehmend verfeinerte systematische Medizin mit sehr differenzierten therapeutischen Werkzeugen.

1.1. Die Literatur allgemein

Mawangtui-Texte – *Wu Shi Er Bin Fang*

Die früheste gut erhaltene Literaturquelle sind die sogenannten Mawangtui-Texte, benannt nach dem großen Grabfund in Hunan in den frühen 70er Jahren. Die Entstehung dieser Texte wird in die Zeit des zweiten bis ersten vorchristlichen Jahrhunderts gelegt. Sie dürften Vorläufer des *Huang Di Nei Jing* (Der Innere Klassiker des Gelben Kaiser) sein. In diesen Schriften finden sich Abhandlungen über die verschiedensten Lebensbereiche: Arzneidrogenkunde, Ernährung, Schwangerschaft, Geburt und Sexualleben. An therapeutischen Verfahren wird auch das Schröpfen, die Kauterisation von bestimmten Reizpunkten mittels Kräuterkegeln (direkte Moxibustion), Massagen und Punktreizung mit Steinspitzen genannt. Es werden Leitbahnen erwähnt, in denen das *Qi* fließt. Im allgemeinen wird in der Han-Zeit (2. Jhdt. v. Chr. bis 2. Jhdt. n. Chr.) und auch noch später die Akupunktur mehr für die Prophylaxe und zur Behandlung von Erkrankungen in einem Frühstadium angesehen. Die manifesten Erkrankungen hingegen sollen mit einer korrigierten oder modifizierten Ernährung oder mit Heildrogen behandelt werden. Im Laufe der Jahrhunderte wurde der Akupunktur zwar eine größere Rolle in der Behandlung von manifesten Erkrankungen eingeräumt, jedoch blieb die Vorherrschaft oder Übergeordnetheit der Arzneidrogen-Heilkunde im Grunde bis in die heutige Zeit erhalten.

Der Innere Klassiker des Gelben Kaiser – *Huang Di Nei Jing*

In der medizinischen Sammlung Der Innere Klassiker des Gelben Kaiser – *Huang Di Nei Jing* sind um die Zeitenwende oder sogar davor die volkstümlichen Arzneibücher und medizinische Schriften der vorangegangenen Jahrhunderte zusammengefaßt. In Form eines Zwiegesprächs abgefaßt, unterhält sich der Gelbe Kaiser mit *Chi Po*, seinem Hofarzt, über das Verhältnis Mensch und Natur, Krankheiten, ihre Entstehung und Heilung. Themen sind Akupunktur, Moxibustion, Yin-Yang, Massagetechniken und Atemübungen.

Das *Huang Di Nei Jing* darf insofern als einer der wichtigsten Klassiker gelten, da erstmals die heute für die TCM typischen medizintheoretischen Konzepte der Fünf Phasen erwähnt werden. In den Mawangtui-Texten wurde lediglich die Yin-Yang-Theorie angesprochen. Von den Therapiemethoden findet eine fast ausschließliche Konzentration auf die Akupunktur statt; d.h. wir finden dort fast nichts über die Phytotherapie.

Die Literatur kann eingeteilt werden in einerseits Schriften, die die Einzeldrogen als Materia medica beschreiben, und andererseits in die Rezepturbücher:

Das Buch der Leiden – *Nan Ching*

Das Buch der Leiden – *Nan Ching* stammt vermutlich aus der Han-Zeit im 1. nachchristlichen Jahrhundert. Dort wird bereits über Diagnosetechniken berichtet, insbesondere findet die Pulstastung Erwähnung. Es wird über Nadeltechniken geschrieben. Das Yin- und Yang-Konzept sowie die fünf Wandlungsphasen sind die theoretischen Grundlagen dieses systematischen Werkes.

1.2. Literatur zu Arzneidrogenbeschreibungen: Materiae medicae (siehe Tabelle I)

Die ältesten Textbücher zu den Einzelkräutern mit Beschreibungen der einzelnen Heildrogen gehen ungefähr auf die Zeitenwende zurück. So enthält die erste Materia medica von *Shen Nong* mit dem Titel *Shen Nong Ben Cao Ying* etwa 365 Drogenbeschreibungen. Später wurden die Materiae medicae immer umfangreicher. Um 1000 n. Chr. waren etwa 1000 Einzeldrogen erfaßt und beschrieben, im 16. Jhdt. waren es ca. 2000. Eine Materia medica von 1977 enthält 5767 Drogen. Die Zunahme der Drogen war auch durch Berührung mit Nachbarländern und mit anderen Kulturen und Ländern bedingt: Insbesondere Länder der südlicheren Breitengrade beheimateten Pflanzen, die in China selbst nicht wachsen.

Tabelle I: Literatur zu den Arzneidrogen:

Autor	Jahr	Titel	Anzahl (der beschriebenen Drogen)	Bedeutung
unbekannt	2. Jhdt. v. Chr.	*Wu Shi Er Bing Fang* also z. B. *Wu Shi Er Bing Fang* Mawangtui-Texte	224	älteste Quelle, bereits sehr differenzierte Darstellung; läßt auf bereits lange Tradition vor dieser Zeit schließen.
Shen Nong	1. Jhdt. n. Chr	*Shen Nong Ben Cao Jing* „Klassiker der Arzneikunde des Shen Nong"	365	Grundstein aller danach zusammengestellten Materiae medicae Die heute verfügbare Version wurde wohl später zusammengestellt. Hier werden die Arzneidrogen in drei Gruppen eingeteilt: die „Obere Gruppe" beinhaltet solche zur Unterstützung von Langlebigkeit; diese weisen keine Toxizität auf. Die „Untere Gruppe"enthält solche zur Heilung von Krankheiten mit Drogen einer gewissen Toxizität. Die „Mittlere Gruppe" enthält Arzneien aus beiden Gruppen.
Su Jing	659	*Xin Xiu Ben Cao* „Neu überarbeitete Drogenkunde"	844	Im Auftrag der Regierung der Tang-Dynastie zusammengestellte Bestandsauf nahme der Drogenkunde; erste illustrierte Materia medica
Liu Han	973	*Kaibao Xin Xiang Ding Ben Cao* „Zur Kaibao-Periode neu überprüfte und festgelegte Drogenkunde"	983	erstes gedrucktes Arzneibuch

Tabelle I: Literatur zu den Arzneidrogen – Fortsetzung

Autor	Jahr	Titel	Anzahl (der beschriebenen Drogen)	Bedeutung
Tang Shenwei	1108	*Jingshi Zhen Glei Daguan Ben Cao* „Erläuterte und nach Arten geordnete Drogenkunde der Daguan Periode, deren Quellen in den Klassikern liegt"	1558	umfassendes Hauptwerk der Song-Dynastie; erste bis in die Gegenwart vollständig erhaltene Materia medica
Li Shizhen	1596	*Ben Cao Gang Mu* „Nach Monographien und sachlichen Gesichtspunkten geordnete Drogenkunde"	1892	Eine Fundgrube in 52 Bänden: 1170 Pflanzen, 445 Tiere; 275 Mineralien; bisher nur ins Japanische vollständig übersetzt
Jiangsu College	1977	*Zhong Yao Daci Dian* „Enzyklopädie der TCM Substanzen"	5767	aktuelle und umfassendste Materia medica

1.3. Literatur zur Rezepturen-Lehre (siehe Tabelle II)

Die erste Rezepturensammlung, in der sich das Wissen mehrerer vorangegangener Jahrhunderte widerspiegelt, ist das *Shang Han Lun* „Über Kälte induzierte Erkrankungen". Dies Werk wird *Zhang Zhong Jing* im 2. Jahrhundert nach Christi zugeschrieben, ebenso wie der zweite Teil dieser Abhandlung mit dem Namen „Rezepturen aus dem Goldenen Schrein" *Jin Gui Yao Lun*. Hier werden gut 100 Rezepturen vorgestellt mit genauer Beschreibung des energetischen Zustandes des Patienten inklusive Beschreibung der Pulse. Dabei wird besonders das Sechs-Schichten-Modell (siehe Anhang) verwendet. Es dient der Beschreibung von Krankheitszuständen, wie sie sich verändern und transformieren können. Die Rezepturen des *Shang Han Lun* kommen mit etwa 90 Heildrogen aus. Das *Shang Han Lun* verlor in China selbst im Laufe der Jahrhunderte an Bedeutung und wurde erst etwa ab dem 16.-17. Jahrhundert wieder vermehrt beachtet. In Japan hingegen, wohin die Chinesische Medizin durch Mönche und Händler ab dem 5.-6. Jahrhundert gelangte, wurde von jeher bis zum heutigen Tage das *Shang Han Lun* als Basis-Lehrbuch angesehen, woran sich Generationen von Ärzten und Heilkundigen der Phytotherapie orientierten. Dies mag erklären, daß heute in der japanischen Ausübung der TCM, der sogenannten Kampo-Medizin, das Sechs-Schichten-Modell sowie die Pulsdiagnose eine viel größere Rolle spielen, als das im heutigen China der Fall ist. In China wird der Zungendiagnose wiederum eine größere Bedeutung zugeschrieben als in Japan, welche im *Shang Han Lun* keine nennenswerte Erwähnung findet.

Die *Tang*- (618-907 n. Chr.) und *Song*-Zeit (960-1279 n. Chr.) war die Zeit staatlich geförderter Gesundheitspolitik. Dies fand auch in Initiativen zur Verfassung großer Arznei- und Rezepturbücher seinen Ausdruck. *Wang Dao* schrieb im 8. Jht. n. Ch. das *Waitai Biyao* „Untentbehrliches von der äußeren Terrasse", eine Gesamtübersicht der Rezeptkunde. Ähnlich, aber noch umfassender, ist das Werk, das die Regierung in Auftrag gab, von *Wang Huai Yin* aus dem Jahr 992 *Taiping Sheng Hui Fang* „Rezepte der kaiserlichen Güte aus der Taiping-Zeit", das 16.834 Hausmittel und mündlich überlieferte Rezepte seiner Zeit enthält. Es ist als Teil der öffentlichen Gesundheitsfürsorge zu verstehen. Dies war eine Zeit großer medizinischer Fortschritte im Sinne einer Medizinversorgung breiter Bevölkerungsschichten und staatlich standardisierter und vereinheitlichter Arzneiherstellung. Gleichzeitig führten diese Bestrebungen auch zu einer weniger an individuellen, konstitutionellen Gesichtspunkten erstellten Diagnose und ausgerichteten Behandlung, sondern einer mehr symptombezogenen Behandlung, die weitestgehend auf Ärzte verzichten konnte. Vielmehr waren krankheitsbezogene Fertigarzneien vom Apotheker erhältlich, die eher symptomatisch genutzt wurden. Etwa vergleichbar der heutigen Selbstmedikation in Apotheken und Drogerien durch den Patienten selbst oder auf semiprofessionellen Rat hin. Auch die genannten großen Werke enthalten neben der Vielfalt an Rezepturen wenig Hinweise auf differentialdiagnostische oder differentialtherapeutische Überlegungen. Für jede Störung sind bis zu 20 Rezepturen genannt, ohne jedoch deren spezifische Indikation herauszustellen. Viele Rezepte enthalten darüber hinaus eine enorm große Anzahl an Einzelkräutern. So kam denn auch deutliche Kritik von einigen zeitgenössischen Medizinern an solch oberflächlich symptomatischem Vorgehen. *Xu Yin Zong* etwa bemerkt: „Heutzutage sind die Leute unfähig, die Pulse zu differenzieren, noch erkennen sie die Ursache der Erkrankungen. Sie gründen ihre Entscheidungen auf ihr Gefühl und gebrauchen sehr viele Einzelkräuter. Dies gleicht einer Hasenjagd, in der man viele Männer und Pferde aussendet, die Gegend einzukreisen, in der Hoffnung, durch Glück wird einer schon über den Hasen stolpern. So zu behandeln ist wirklich fahrlässig." Aus dieser Unzufriedenheit heraus entwickelten sich Bestrebungen, die Rezepte systematisch zu kategorisieren. Die Apotheken für die Volksgesundheit verschwinden denn auch etwa ab dem 14. Jahrhundert.

Im *Shang Han Lun* wird der Wirkmechanismus der Rezeptur gleichzeitig als eine Beschreibung des Patho-Mechanismus, der dem Patienten zu Grunde liegenden Störung aufgefaßt. Das Disharmoniemuster des Patienten und die innere Struktur des Rezeptes weisen auf den gleichen Mechanismus hin. Darum wurde der Rezepturname gleichzeitig als eine Art sehr differenzierter Beschreibung des Patienten-Zustandes benutzt. Die Rezeptur war eine Art, die Diagnose auszudrücken. Genau in dieser Weise arbeiten heute noch viele Kampo-Ärzte in Japan, die sich auf die alten chinesischen Quellen – insbesondere eben auch das *Shang Han Lun* – beziehen.

Tabelle II: Literatur der Rezepturen-Sammlungen

Autor	Jahr	Titel	Anzahl (der beschriebenen Rezepte)	Bedeutung
unbekannt (Mawangtui-Texte)	2. Jhdt. v. Chr.	*Wu Shi Er Bing Fang* „Rezepte für 52 Leiden"		älteste Quelle, recht rudimentär, einfache Rezepte als Dekokte und Pillen, 5 Phasen sind nicht erwähnt, jedoch *Yin* und *Yang*
Zhang Zhong-Jing	2. Jhdt. n. Chr.	*Shang Han Lun* „Über Kälte induzierte Krankheiten"	100	erster Rezeptbuchautor, theoretische Grundlage: *Yin und Yang* und Sechs-Stadien-Konzept
Zhang Zhong-Jing	2. Jhdt. n. Chr.	*Jin Gui Yao Lun* „Rezepturen aus dem Goldenen Schrein"		behandelt mehr die Innen-Erkrankungen
Sun Si Miao	652 n. Chr.	*Qian Jin Yao Fang* „Rezepte, die 1000 Dukaten wert sind"		*Sun Si Miao* war ein großartiger Praktiker und zugleich Medizinphilosoph.
Sun Si Miao	682 n. Chr.	*Qian Jin Yi Fang* „Ergänzung zu den 1000 Dukaten Rezepten"		Beide Bände haben einen großen Einfluß bis zur heutigen Zeit. Viele Rezepte sind noch populär.
Wang Dao	8. Jhdt. n. Chr.	*Wai Tai Bi Yao* „Untentbehrliches von der äußeren Terrasse"	über 6.000	Gesamtübersicht der damaligen Rezeptkunde
Wang Huai Yin	982-992	*Taiping Sheng Hui Fang* „Rezepte der kaiserlichen Güte aus der Taiping-Zeit"	16.834	sehr umfassend; Hausmittel und mündlich überlieferte Rezepte seiner Zeit, Teil der öffentlichen Gesundheitsfürsorge
Regierung	1078	*Tai Yiju Fang* „Rezeptvorschriften des kaiserlichen Medizinalamtes"		Sammlung von Standardrezepturen, Fertigarzneien für den öffentlichen, symptomatischen Gebrauch und Verkauf in staatlich kontrollierten Apotheken
Chen Shi Wen, im Auftrag der Regierung	11. Jht.	*Taiping Huimin Heji Ju Fang* „Rezeptvorschriften der Ämter für die Versorgung der Bevölkerung im Großen Frieden"		Fertigarzneien nach Krankheiten geordnet; wurden ohne Arzt und Diagnose symptomatisch verwendet; meist in Pillen- oder Pulverform

2. Tabelle: Literatur der Rezepturen-Sammlungen – Fortsetzung

Autor	Jahr	Titel	Anzahl (der beschriebenen Rezepte)	Bedeutung
Regierung (Kaiserliche Medizinische Akademie)	1117	*Sheng Ji Zong Lu* „Gesamtverzeichnis der Hilfestellung"	ca. 20.000	Zusammenstellung des publizierten Wissens und alter Volksrezepte der Weisen; enthält theoretische Grundlagen Dämonologisches Wissen und heilende Bannschriftzeichen waren seit der Zeit der Volksrepublik weggelassen worden.

1.4. Turbulenzen und Wirren der Neuzeit

Auch in China gab es eine Zeit der Anfeindung der TCM. Während des ersten Opiumkrieges 1839-42 hatten die Chinesen die ersten Kontakte mit der westlichen Medizin. Das Jahrtausende währende Gefühl der Überlegenheit der hochentwickelten chinesischen Kultur gegenüber allen sie umgebenden Nachbarn, was sich immer wieder bestätigt hatte, wurde in den folgenden Jahren nicht zuletzt durch die eindeutige militärische Überlegenheit der westlichen Mächte im tiefsten Innern erschüttert. Die chinesische Entwicklung hatte sich im festen Glauben an ihre unerschütterliche Überlegenheit wenig um Neuerungen im fernen Westen gekümmert und war, ohne es richtig zu bemerken, mehr und mehr von den westlichen technischen und vor allem militärischen Fortschritten (besonders der Marine) überflügelt worden. Umso schmerzlicher war die plötzliche, bittere Erkenntnis, sich der Übermacht nur noch beugen zu können. In dieser Zeit wurde auch das westliche naturwissenschaftliche Denken, was eindrucksvoll in der modernen Medizin mit ihren überraschenden Heilerfolgen zutage trat, bewundert und allmählich übernommen.

Ein chinesisches Sprichwort sagt: „Der Mond in anderen Ländern ist runder, größer, schöner." 1948 kam es unter *Tschiang Kai Schek* sogar zu dem Plan, die TCM ganz zu verbieten, was letztlich an dem Protest der damaligen Ärzteschaft scheiterte.

Seit 1949 kam dann im Rahmen der „Großen Befreiung" mit *Mao Tse Tung* die Rückbesinnung auf die TCM. Zum Teil aus der Tatsache heraus, daß die medizinische Versorgung in dem riesigen Land allein mit westlicher Medizin nicht ausreichend zu bewerkstelligen gewesen wäre. Außerdem wollte das einfache Volk die seit Jahrtausenden vertrauten Medizintraditionen beibehalten. Zumal sie auch viel preisgünstiger waren und gegen viele alltägliche Gesundheitsprobleme gute Wirkungen zeigten.

2. Grundlagen zur Anwendung der Arzneidrogenkunde

2.1. Prinzipien der Rezepturerstellung

In der Phytotherapie ist die therapeutische Einheit die Rezeptur! Das bedeutet, daß ein TCM-Therapeut nicht einzelne Drogen verordnet, sondern in der Regel eine klassische Rezeptur als Grundlage auswählt und diese den Bedürfnissen des einzelnen Patienten entsprechend anpasst. Es ist selbstverständlich wichtig, die Wirkungen der Einzeldrogen zu kennen, aber erst das Zusammenspiel der Einzeldrogen in einer Rezeptur ergibt ein Behandlungswerkzeug, das auf bestimmte Disharmoniemuster optimal wirken kann. Die Rezeptur als Ganzheit ist mehr als die Summe ihrer Teile. Es ist die Aufgabe des Therapeuten, den Wirkmechanismus der Rezeptur mit dem Disharmoniemuster des Patienten möglichst zur Deckung zu bringen. Eine Rezeptur ist nach einem klaren Grundprinzip aufgebaut. Dieses besteht aus vier Positionen.

Grundstruktur der Rezepturerstellung

Bezeichnung:	Funktion:	Aufgabe:
I. Herrscher	Hauptarznei	Hauptwirkrichtung – richtet sich gegen den Hauptbefund
II. Minister	Ministerarznei	1. verstärkt Hauptarznei; deckt Nebenbefunde ab 2. richtet sich bei komplexeren Störungen auf einen zweiten Aspekt der Disharmonie
III. Assistent	Hilfsarznei	1. hilft der Hauptdroge oder richtet sich auf Nebenbefunde der Hauptstörung (hilft) 2. gleicht unerwünschte Wirkungen der Hauptarznei aus (korrigiert) 3. richtet sich auf die entgegengesetzte Richtung der Hauptdroge bei komplexen Störungen (antagonisiert)
IV. Adjutant/Bote	Ausgleichsarznei	1. harmonisiert die gesamte Rezeptur; puffert eventuell leicht toxische Substanzen (daher als Puffer– oder Ausgleichsarznei bezeichnet) 2. konzentriert die Wirkrichtung der anderen Arzneien auf einen bestimmten Funktionskreis, ein Gewebe oder eine bestimmte Richtung (Bote, Melder, Führer)

Nicht in allen Rezepturen sind alle vier Positionen besetzt. Andere Rezepte wiederum enthalten z. B. jeweils zwei, gelegentlich sogar drei Herrscher- oder Ministerarzneien. Daher finden wir Rezepturen, die nur zwei, und solche, die acht Drogen enthalten.

Prinzip der Botenarznei

In einigen Rezepturen ist die Ausgleichsarznei vor allem als „Bote"eingesetzt und weniger oder nicht als „Ausgleicher". Diese sogenannte Botenarznei lenkt wie ein Bote die Gesamtwirkrichtung der Rezeptur in eine bestimmte Richtung. Das kann entweder ein bestimmter Funktionskreis, eine Leitbahn oder auch ein bestimmtes Gewebe sein, zu dem der Bote eine besonders enge Beziehung hat bzw. zu dem eine besondere Affinität besteht. Es kann aber auch mehr eine bestimmte Dynamik angestrebt werden, so daß die Gesamtrezeptur eine z. B. mehr nach oben und aufwärts gerichtete Bewegung erhält. (Beispiel: Radix Bupleuri und Rhizoma Cimicifugae geben als anhebende Drogen (sogenannte „Elevantia") im Dekokt, das die Mitte tonisiert und das Qi vermehrt *Bu Zhong Yi Qi Tang* dem Gesamtrezept und somit auch den tonisierenden Drogen eine aufwärts gerichtete Richtung. ► S.342

Beispiele

Im Jade Windschutz Pulver *Yu Ping Feng San* werden die tonisierenden Drogen durch den Oberflächenbefreier Radix Ledebouriellae, der hier als Bote mit starkem Bezug zur Oberfläche eingesetzt ist, in die Oberfläche gelenkt. So stärken sie vor allem das *Wei Qi*, was diese Rezeptur zu einer wichtigen Arznei bei Infektanfälligkeit und spontanem Schwitzen macht. ► S. 438

Die wichtigsten Botenarzneien

Meridian/ Funktionskreis	Arznei	Meridian/ Funktionskreis	Arznei
Herz	Rhizoma Coptidis Herba Asari	**Milz**	Rhizoma Cimicifugae Rhizoma Atractylodis Radix Puerariae
Dünndarm	Rhizoma Ligustici Cortex Phellodendri	**Magen**	Radix Angelicae dahuricae Rhizoma Cimicifugae Gypsum fibrosum Radix Puerariae
Niere	Radix Angelicae pubescentis Rhizoma Anemarrhenae Cortex Cinnamomi Herba Asari	**Gallenblase**	Radix Bupleuri Fructus immaturus Citri
Blase	Rhizoma Notopterygii (Blase-Tai Yang Leitbahn)	**Leber**	Radix Bupleuri Fructus immaturus Citri Rhizoma Ligustici Fructus Evodiae
Lunge	Radix Platycodi Rhizoma Cimicifugae Bulbus Allii	**Oberer Erwärmer** **Mittlerer Erwärmer**	Cortex Lycii radicis Fructus immaturus Citri
Dickdarm	Rhizoma Cimicifugae Radix Angelicae dahuricae Gypsum fibrosum	**Unterer Erwärmer**	Radix Aconiti Radix Achyranthis

2.2. Prinzipien der Modifikation

Neben der Auswahl der für den Patienten auf seine Konstitution und derzeitige Situation passenden Rezeptur ist die Modifikation derselben eine extrem wichtige Aufgabe. Die Rezeptur ist mehr die Grundidee, die den zu Grunde liegenden Patho-Mechanismus des Patienten angeht. Durch geeignete Veränderung und Anpassung der Rezeptur an die derzeitigen Beschwerden und die aktuelle Situation des Patienten wird die Therapie individuell auf die feineren Nuancen seiner Symptome und der dahinter liegenden energetischen Störung ausgerichtet.

Modifikation der Kräuter (Hinzufügen-Weglassen-Ersetzen)

Hinzufügen

Die Auswahl der Rezeptur sollte bei chronischen Beschwerden an dem energetischen Gesamtbild des Patienten einschließlich seiner seelisch-geistigen Verfassung erfolgen. Da die großen, konstitutionellen Rezepturen auf vielfältige Beschwerden wirken können, würden auch die im Vordergrund stehenden Beschwerden allmählich besser werden, wenn die Rezeptur die zu Grunde liegende Disharmonie ausgleicht. Um noch gezielter und rascher auf konkrete Beschwerden einzugehen, können Drogen hinzugefügt werden, die die Behandlung bestimmter Symptome noch mehr akzentuieren.

Genauso kann es notwendig sein, bei einer im allgemeinen für einen Patienten passenden Rezeptur die eine oder andere Droge fortzulassen oder durch eine andere zu ersetzen.

Man erreicht dadurch zweierlei: Man bedient sich der Ausgewogenheit der großen klassischen Kompositionen und benutzt diese quasi als Grundidee, als Schablone für das Grundthema eines Patienten. Zusätzlich erreicht man durch eine individuelle Anpassung mittels der Modifikation, daß diese Rezeptur auf den einzelnen Patienten zugeschnitten wird wie ein Maßanzug. Auch während einer Behandlung ist die ständige Überprüfung der genauen Diagnose obligat. Wichtig ist die Anpassung der Rezeptur an den eventuell bereits veränderten, energetischen Zustand des Patienten.

Weglassen

Genauso kann es sein, daß eine Grundrezeptur diesen Patienten in seinem konstitutionellen Aspekt trifft, aber die eine oder andere Droge in seinem speziellen Falle nicht so geeignet erscheint, so daß man diese dann weglassen würde.

Beispiel: Wenn schon eine relativ große Nässe-Belastung mit Übelkeit besteht, wird man vielleicht das süße, befeuchtende Radix Glycyrrhizae aus einer Mitte stärkenden Rezeptur lieber weglassen; ebenfalls wird man Radix Glycyrrhizae evtl. beim Diabetiker weglassen.

Ersetzen

In den klassischen Rezepturen gibt es viele Beispiele, wie durch Ersetzen einer Arznei durch eine andere die Gesamtrichtung der Rezeptur in die gewünschte Richtung geändert werden kann.

Beispiel: Wird aus dem Herba Ephedra Dekokt durch Weglassen von dem warmen Ramulus Cinnamomi und stattdessen Hinzufügen von dem kalten Gypsum fibrosum aus dem ursprünglich gegen Wind-Kälte eingesetzten Rezeptes eines gegen Wind-Hitze.

Modifikation der Dosis

Eine erhöhte Dosis der Herrscher- oder Ministerdroge ändert die Wirkung oder die Richtung der Gesamtrezeptur und kann damit auch deren Schwerpunkt verlagern.

Ein klassisches Beispiel ist das Ramulus Cinnamomi Dekokt, das im *Tai Yang*-Stadium (Großes *Yang*), also bei akuter Wind-Kälte-Invasion in die Oberfläche mit gleichzeitiger leichter *Wei Qi*-Schwäche, gerne eingesetzt wird. Lediglich durch die Dosisverdopplung der Radix Paeoniae lactiflorae wird das Rezept wirksam für das *Tai Yin*-Stadium (Großes *Yin*) mit Abdominalbeschwerden, Völlegefühl und Krämpfen einsetzbar. Es heißt dann: Ramulus Cinnamomi Dekokt mit Radix Paeoniae *Gui Zhi Jia Bai Shao Tang* (siehe unter *Gui Zhi Tang*) ► S.184

2.3. Die verschiedenen Darreichungsformen

Es gibt sehr unterschiedliche Darreichungsformen. Auch in diesem Bereich hat sich über die Jahrhunderte eine Veränderung ergeben, wobei jeweils in einzelnen Epochen verschiedene Drogenverarbeitungen populär waren.

Das Dekokt – Tang

Das Dekokt war und ist die Hauptform der Anwendung und wird in China und Japan wie in alten Zeiten relativ unverändert angewendet. Man verwendet in Japan seit einiger Zeit kleine Spezialkocher, ähnlich einem Wassererhitzer mit einer eingebauten Zeitschaltuhr und einem Überkochschutz, so daß man das Dekokt nur aufzusetzen und später abzuseihen braucht.

Vorteil

Sehr individuelle Verordnung möglich, auch während einer laufenden Behandlung kann durch Zugabe einer Droge die Rezeptur noch modifiziert werden. Es ergibt sich die größte und direkteste therapeutische Wirksamkeit.

Wichtig ist auch der psychologische Effekt. Der Patient tut etwas für sich, die Sinne werden durch den Geschmack angeregt und beteiligt. Der Therapeut muß sich genau darüber klar werden, welche Rezeptur, welche Einzeldrogen und in welcher Dosierung er behandeln will. Weiterhin ergeben sich in Deutschland keine rechtlichen Probleme, da die Einzeldrogen nicht unter das Arzneimittelgesetz fallen und damit weniger strenge Vorschriften bestehen.

Nachteile

Von Nachteil kann der mitunter schlechte Geschmack sein, jedoch tritt häufig ein Gewöhnungseffekt nach ca. drei Tagen auf. Zeitaufwendige Zubereitung, in seltenen Fällen trotz Dosisanpassung schlecht verträglich.

Anwendung

Im Normalfall ist das Dekokt die Darreichungsform der ersten Wahl. Es ist die wirksamste und individuellste Behandlungsform. Man sollte daher nach Möglichkeit die Behandlung damit einleiten.

Die Pille – Wan

Die Pillenzubereitung ist ebenfalls viele Jahrhunderte alt. Meistens wird dabei aus gemahlenen Arzneidrogen und gekochtem und gereinigtem Honig eine Mischung hergestellt, die dann zu Pillen gedreht wird.

Vorteile

Langsame Anflutung, mildere Wirkung als Dekokt, unkomplizierte Einnahme

Nachteile

Die Pille ist etwas weniger stark wirksam als das Dekokt.

In China sind manche Pillen sehr groß (Schlucken schwierig) oder es müssen große Mengen eingenommen werden (je nachdem bis zu 3x10 Pillen pro Tag). Heutzutage wurde die traditionelle Pillenherstellung weiter entwickelt zu Tabletten und Dragees. Daher ist bei den in Deutschland beziehbaren Dragees und Tabletten eine bequeme Einahme möglich und üblicherweise reichen 3x2 bis 3x4 Tabletten pro Tag aus. Es ist keine beliebig genaue Zusammenstellung möglich wie bei einem Dekokt; man ist auf bestimmte Basisrezepturen beschränkt.

Anwendung

Vor allem bei einer eventuellen Nachbehandlung oder zur Stabilisierung bei chronischen Erkrankungen, gerade wenn es um das Auffüllen z. B. des Blutes oder *Yin* geht und eine mehrere Monate dauernde Behandlung erforderlich ist. Auch sehr nützlich sind Pillen auf Reisen.

Das Pulver – San

Pulver sind auch seit alters bekannt. Dabei werden die Einzeldrogen gemahlen. Die Einnahme erfolgt meistens mehrfach am Tage mit etwas warmem Wasser.

Vorteile

Die einfache Handhabung für Patienten und die milde Wirkung

Nachteile

Die Haltbarkeit ist begrenzt, es ist etwas weniger stark als das Dekokt; siehe auch unter Pille.

Anwendung

Auf Reisen und in der Nachbehandlung oder bei Unverträglichkeit des Dekokts. Bei Kindern kann es ins Essen gemischt werden.

Der Arzneitrunk – Yin und die Tropfen

Tropfen werden als alkoholische Auszüge aus den Drogen hergestellt und sind in der Form auch seit langem bekannt. In jüngster Zeit wurden im Westen Verfahren entwickelt, Arzneien in wasserlöslicher Form aufzubereiten. Diese sogenannten hydrophilen Konzentrate sind als Fertigarzneimittel für klassische Rezepturen oder aber auch in Form der Einzeldrogen verfügbar.

Vorteile

Die hydrophilen Konzentrate haben im Gegensatz zu Tropfen älterer Machart keinen Alkoholzusatz, bequeme Einnehmbarkeit, Geschmack auch bei empfindlichen Patienten akzeptabel.

Nachteile

Weniger stark als das Dekokt

Anwendung

Für Kinder besonders geeignet und bei sehr empfindlichen Patienten, falls das Dekokt nicht gegeben werden kann.

Salben, Cremes, Lotionen

Die Kräuter werden auf verschiedene Art und Weise auch für die äußerliche Anwendung aufbereitet. Es gibt chinesische Fertigprodukte mit den obigen Einschränkungen (siehe Pille). Es ist auch möglich, auf einer Salbengrundlage von z. B. Linola Fett oder Linola Emulsion, je nachdem, was der Patient besser verträgt (Patienten vorher fragen), unter Hinzugabe von hydrophilem Konzentrat durch den Apotheker, eine Salbe zur individuellen Behandlung von Hautleiden herstellen zu lassen.

Umschläge, Auflagen

Mittels Abkochung der Heildrogen lassen sich Kompressen damit tränken, die man als Auflagen oder Umschläge verwenden kann. Oder es werden die ausgekochten Heildrogen selbst auf die Haut aufgebracht.

2.4 Praktische Gebrauchsanleitung

Die Zubereitung eines Dekoktes

Die Zubereitung eines Dekoktes ist sehr einfach. Man kann dem Patienten einen einfachen Handzettel durch den Apotheker mit den Heildrogen überreichen lassen, in dem kurz die Zubereitung noch einmal zusammengefaßt wird, so daß er sich an alle Einzelheiten leicht erinnern kann. Es sollte dabei auch darauf hingewiesen werden, daß das Arznei-Dekokt beim Auftreten einer akuten Erkrankung, wie einem fieberhaften Infekt oder einer Magen-Darm-Grippe, solange auszusetzen ist. Oder der Patient wird in solchen Fällen angewiesen, seinen Therapeuten zu konsultieren.

Hier ist die Zubereitung eines Dekoktes ausführlich beschrieben:

Abkochung

Die Drogenmischung für einen Tag wird in einen Topf gegeben, mit etwa 3/4 -1 Liter kaltem, qualitativ gutem Wasser aufgegossen und allmählich zum Kochen gebracht (gelegentlich wird noch ein Einweichen der Drogen in dem kalten Wasser empfohlen). Dann läßt man das Dekokt auf kleiner Flamme köcheln.

Kochzeit

Die Kochzeit der einzelnen Drogen kann unterschiedlich sein (siehe jeweils unter den Einzeldrogen in Kapitel 4). Hitzelabile Drogen mit ätherischen Ölen oder die meisten Blüten werden erst am Ende des Dekoktierens in den letzten Minuten hinzugefügt. Bei Rhizoma Rhei wird jeweils über die Angabe der gewünschten Kochzeit die Wirkung mitbestimmt. Die allermeisten Drogen brauchen jedoch eine Kochzeit von etwa 30 bis 40 Minuten. Ein Deckel sollte zu starkes Verdampfen verhindern. Das Dekokt kocht etwa auf 2/3 der Ausgangsmenge ein. Falls zu wenig Flüssigkeit übrigbleibt bzw. diese zu konzentriert ist, kann man mit heißem Wasser vor der Einnahme das Dekokt verdünnen und sollte beim nächsten Mal eventuell etwas mehr Wasser gebrauchen.

Aufbewahrung

Danach wird das Dekokt durch ein Sieb abgeseiht und in ein Gefäß gefüllt. Man kann eine Thermoskanne verwenden, da das Dekokt immer (bis auf bestimmte Situationen) warm getrunken werden sollte. Steht es allerdings länger in der Kanne, kann es verderben; in dem Falle sollte man es besser im Kühlschrank aufbewahren, die jeweils zu trinkende Menge herausnehmen und vor der Einnahme erwärmen. In China wird häufig, um die Drogen besser auszunutzen, eine zweite, gelegentlich sogar eine dritte Auskochung vorgenommen. Das hat zudem den Vorteil, daß die langen Kochzeiten bestimmter Drogen (Gypsum fibrosum, Concha Ostrae etc. ca. 60 Minuten) automatisch berücksichtigt werden.

Einnahmemodus

Das fertige Dekokt wird in mehreren kleinen Einzelportionen über den Tag verteilt eingenommen. In der Regel 15 bis 30 Minuten vor den drei Mahlzeiten, wodurch die Resorption am größten ist. Möglich ist auch die morgendliche und abendliche Gabe. Falls es jedoch Schwierigkeiten mit der Einnahme des Dekoktes auf nüchternen Magen gibt, kann der Patient es auch ein bis zwei Stunden nach dem Essen einnehmen. Bei akuter Wind-Kälte empfiehlt sich die Einnahme so heiß wie möglich, alle zwei Stunden eine Tasse bis sich eine Befeuchtung der Haut zeigt und das Schwitzen beginnt. Der Patient sollte sich warm einpacken und kann dann das Dekokt in geringerer Dosis noch etwas weiternehmen, um die Oberfläche von pathogenen Faktoren zu befreien und die Erkrankung vollständig auszuleiten.

Tips bei Problemen

Es gibt nur selten Schwierigkeiten. Am häufigsten sind Magen-Darm-Probleme. Dann sollte die Dosis reduziert werden. Gerade eine tonisierende Behandlung bedarf einer längeren Behandlungszeit mit tendenziell eher niedrigeren Dosen. Die Arzneien müssen ja immer auch über die Mitte (Milz/Magen) aufgenommen werden, die ja in vielen Fällen ebenfalls geschwächt ist. Bei einer Akuterkrankung bei gutem, kräftigem *Qi* des Patienten kann man ruhig für kurze Zeit mit höheren Dosen behandeln.

Selten treten Hautreaktionen auf verschiedene Kräuter auf. In diesem Falle sollte man die Arzneidroge, die dies hervorruft, herausnehmen, falls man sie weiß. Denn oft sind es bestimmte Kräuter, von denen bekannt ist, daß sie zu Hautreaktionen führen können. Ansonsten muß man das Dekokt absetzen und später gegebenenfalls anders zusammengesetzt neu versuchen.

Bei Nebenwirkungen, Unverträglichkeit oder Problemen mit dem Geschmack kann man als nächsten Schritt die Gaben so weit verdünnen, bis der Patient es akzeptieren kann. Eine Verdünnung empfiehlt sich oftmals, weil bei zu geringer Wassermenge das Dekokt sehr konzentriert ist.

Viele kleine Gaben sind besser verträglich als die Gesamttagesmenge in ein oder zwei Portionen einzunehmen. Grundsätzlich gilt: Am Anfang lieber gering dosieren und die Dosis langsam erhöhen; dies wird oft besser vertragen, und der Patient gewöhnt sich allmählich an den Geschmack. So wird man in fast allen Fällen eine Akzeptanz erzielen können. Falls Patienten nach der Möglichkeit zu süßen fragen, erlaube ich dieses, soweit medizinisch nichts dagegen spricht. Nicht immer verbessert dies den Geschmack. Wenn jedoch so die Einnahme angenehmer wird, spricht nichts gegen etwas Honig.

2.5. Dosierung

Die chinesischen Mengenangaben erfolgen in *cen*, abgekürzt ´c´. Der Umrechnungsfaktor in Gramm-Angaben ist drei: d.h. ein cen entspricht drei Gramm. Dies ist bei der Lektüre chinesischer Bücher und Übersetzungen aus dem Chinesischen zu beachten. Dazu kommt, daß in China die verabreichten Mengen um das Zwei- bis Dreifache höher liegen, da die chinesische Drogenqualität an den staatlichen Ambulanzen weit unter der für den Export nach Japan und in den Westen bestimmten Ware liegt. Da viel mehr holzige Bestandteile in chinesischer Ware enthalten sind, muß in China höher dosiert werden, um den gleichen Effekt zu erhalten. Die beste Drogenqualität findet man in Japan, das über die besten Verbindungen nach China verfügt. Die Kampo-Medizin in Japan dosiert deutlich niedriger als in China üblich, nicht nur aus dem Grund der hohen Drogenqualität, sondern auch aus historischen Entwicklungen heraus.

Zu beachten ist, daß sich der Großteil der Literatur auf Dosierungen im Dekokt bezieht. Falls die Darreichung jedoch anders erfolgen soll, bedarf es der Dosisanpassung: Denn es leuchtet ein, daß die Tagesdosis eines Pulvers oder einer Pille absolut gesehen geringer ist als die Rohdrogen zum Dekokt, deren Inhaltsstoffe in wäßriger Form extrahiert werden. Somit ergibt sich grob ein Umrechnungsfaktor, der je nach Substanz in der Größenordnung von fünf- bis zehnfach liegt. D.h. bei Einnahme als Pille oder Pulver wird man etwa ein Fünftel der Menge der Rohdroge im Dekokt verwenden.

Bei Kindern muß die Dosis angepaßt werden. In der Regel: Im 7. bis 11. Lebensjahr die Dosis halbieren; 4. bis 6. Lebensjahr ein Drittel der Dosis; 2. bis 4. ein Sechstel der Erwachsenendosis. Wobei man bei Kleinkindern seltener das Dekokt als Darreichungsform wählen wird, sondern eher das hydrophile Konzentrat (siehe dort).

Als Grundregel der Dosierung gilt:

Tonisieren bei Leere-Zuständen: eher niedrig und über einen längeren Zeitraum.
Ausleiten bei akuten Erkrankungen: eher höher dosieren und eine kürzere Verabreichungsdauer.

2.6. Die acht therapeutischen Verfahren – Ba Fa

Die acht therapeutischen Verfahren sind eine sehr alte (im ersten Jahrtausend) gebrauchte Einteilung der verschiedenen Behandlungsweisen. Daraus haben sich dann ab dem 12. Jahrhundert zunehmend differenziertere Einteilungen entwickelt, die weitere Unterteilungen vornahmen. Im Grunde liegt diese Einteilung auch der Einteilung der Arzneimittelbücher, d.h. den Materiae medicae und den Rezepturbüchern zugrunde, wenn auch in diesen inzwischen weitere Untergruppierungen und Unterteilungen vorgenommen wurden.

Methode	Chinesisch	Indikation bei	Ort	Fülle/Leere
1. Das Außen befreiende Methode (Diaphorese = Schweiß-treibend)	*Han Fa*	scharfe, warme Drogen bei Wind-Kälte scharfe, kühle Drogen bei Wind-Hitze	Außen	Fülle
2. Erbrechen induzierende Methode	*Tu Fa*	Schleim- oder Nahrungsblockaden im Magen	mehr Innen	Fülle
3. Nach unten abführende Methode	*Xia Fa*	nach unten abführend, bei Hitze, Hitze-Nässe oder Obstipation	Innen	Fülle
4. Harmonisierende Methode	*He Fa*	Disharmonie; Stadium kleines Yang	halb Außen halb Innen	Fülle und Leere
5. Hitze klärende Methode	*Qing Re Fa*	kühlend bei Hitze, Leere-Hitze, Blut-Hitze,	Innen	Fülle oder Leere
6. Tonisierende Methode	*Bu Fa*	Mangel des Qi, Xue, Yang oder Yin	Innen	Leere
7. Wärmende Methode	*Wen Fa*	Kälte im Innen oder Yang-Leere	Innen	meistens Leere
8. Lösende/ regulierende Methode	*Xiao Fa*	wirkt ausleitend und transformierend bei Stagnation, Blut-Stasen, Nahrungsmittel-Stagnation, Schleim, Abzedierungen, Zusammenballungen, Verdauungsblockaden	mehr Innen	Fülle und Leere

2.7. Die Klassifikation der Rezepturen (vergleiche auch Tabelle II)

Es gibt verschiedene Kriterien, die Rezepturen in ein Schema einzuordnen. Im Laufe der Zeit sind diese Klassifizierungen immer umfangreicher und komplexer geworden. Die ersten Schemata nahmen die Ordnung nach den Krankheiten vor, so im „Buch der 52 Leiden" – *Wu Shier Bing Fang*. Dies wurde für lange Zeit beibehalten. Auch solch wichtige Werke wie *Taiping Hui Sheng Hui Fang* von *Wang Huai Yin*, in den Jahren 982 bis 992 zusammengestellt, folgen dieser Gliederung.

Die 1000 Dukaten-Rezepte des *Sun Si Miao* (8. Jhdt.) basieren auf den betroffenen Organen. Das Problem all dieser Klassifikationen war, daß man ein einzelnes Rezept so nur sehr schwer finden konnte, denn sie wurden nur einmal unter der als wichtigste Erkrankung angesehenen Störung genannt.

Der berühmte Arzt *Zang Jing Yue* der *Ming*-Zeit (1368 bis 1644) nahm dieses Problem in Angriff und arrangierte die Rezepturen nach den ihnen zugrunde liegenden Wirkmechanismen. In den „Gesammelten Abhandlungen des Jing Yue" *Jing Yue Quan Shu* gliedert er 1702 Rezepte in acht Kategorien. Doch auch er gab das alte System nicht völlig auf, sondern greift zusätzlich auf nach medizinischen Fachdisziplinen gegliederte Gruppierungen zurück: so z. B. Frauenleiden, Kinderkrankheiten und Hautausschläge. In der Qing-Dynasty (1644 - 1911) wurde diese Einteilung erweitert auf 22 Rubriken in der „Analytischen Sammlung medizinischer Rezepte" *Yi Fang Ji Jie* von *Wang Ang*. Die Schriften am Ende des letzten und zu Beginn dieses Jahrhunderts von *Wu Yi Luo* „Praktische Rezepturen" *Cheng Fang Qie Yong* sind die Grundlage auf der die heutige Einteilung in den TCM-Arzneimittel-Büchern vorgenommen wird. Es sind dies etwa 20 Kategorien, wobei es sich dabei nicht um eine öffentliche, festgeschriebene Lehrmeinung handelt. Daher können in den verschiedenen Büchern die einzelnen Gruppen und deren Reihenfolge durchaus variieren.

Der Leser wird in diesem Buch in den 14 Rubriken die älteren acht therapeutischen Verfahren *Ba Fa* wiedererkennen. Diese Einteilung ist um weitere Gruppen erweitert, die neben den in den acht therapeutischen Verfahren *Ba Fa* bereits berücksichtigten pathogenen Faktoren, Kälte im Innen, Hitze im Innen, Wind-Kälte und Wind-Hitze im Außen, noch zusätzlich Trockenheit und Nässe aufnehmen; Schleim-Transformation wird in eine eigene Rubrik eingeordnet. Weiterhin gibt es Sedativa, um das *Shen* zu beruhigen, eine Drogenkategorie zum Besänftigen von aufsteigendem Leber-Yang bzw. endogenem, innerem Wind sowie eine Rubrik für Störungen im Kompartiment des Blutes. Einige andere Rubriken der chinesischen Bücher wie Rezepte gegen Parasiten, Malaria, akute Bewußtseinsverluste und lebensbedrohliche Zustände, die in alter Zeit selbstverständlich von großer Bedeutung waren, sind weggelassen worden.

2.8. Charakterisierung der Heilkräuter

Die Arzneidrogen werden durch drei grundsätzliche Eigenschaften charakterisiert:

Temperaturverhalten

Die Drogen sind von unterschiedlichem Temperaturverhalten. Die Skala reicht von sehr heißen Drogen (z. B. Radix Aconiti, Cortex Cinnamomi) bis zu sehr kalten (z. B. Gypsum fibrosum)

heiß - warm - neutral - kühl - kalt

Die meisten Drogen sind dem mittleren Bereich zuzuordnen, d.h. warm, neutral oder nur von mäßiger Kälte. Nur leicht kalte Drogen nennen wir also kühl.

Geschmack

Die Hauptgeschmacksrichtungen der Arzneien sind: scharf, süß, neutral, sauer, bitter, salzig

Wirkort

Der Wirkort sagt etwas darüber aus, in welchem Funktionskreis oder in welcher Leitbahn eine Heildroge wirkt.

2.8.1. Die Temperatur der Heilkräuter

Das Temperaturverhalten gibt bereits eine ungefähre Wirkungsweise einer Heildroge an. Die meisten (90 %) der Drogen liegen in dem moderaten Bereich von warm - neutral - kühl. Die sehr kalten Drogen bergen die Gefahr einer Mitten-Schädigung (z. B. Gypsum fibrosum), die sehr heißen können leicht zu viel Hitze erzeugen oder das *Yin* verbrauchen (z. B. Radix Aconiti). Daher werden diese extrem temperierten Drogen in den Rezepturen oft eingebettet und abgemildert durch andere moderate Arzneien.

Die angegebenen Wirkorte und zu behandelnden Syndrome im nachfolgenden Schema sind nur als starke Vereinfachung zur Verdeutlichung zu verstehen. Es gibt davon viele Ausnahmen.

Temperatur	Ort	Wirkort	Bewegung	Syndrome	Typische Drogen
Heiß	Innen	Niere, Milz	aufwärts	Yang-Mangel	Radix Aconiti, Cortex Cinnamomi, Rhizoma Zingiberis exsiccatus
Warm	Außen u. Innen	Lunge, Milz, Magen		Kälte und Wind, Qi-Mangel, Qi-Stagnation	Herba Ephedrae, Ramulus Cinnamomi, Rhizoma Atractylodis macrocephalae, Pericarpium Aurantii
Neutral	Innen	Milz, Leber		Nässe, Qi-Mangel	Poria, Radix Ginseng
Kühl	Außen u. Innen	Lunge, Herz, Leber, Niere		Wind-Hitze austreibend, Blut-Mangel, Yin-Mangel	Radix Bupleuri, Bulbus Frittinariae, Radix Ophiopogonis
Kalt	Innen	Magen, Lunge, Blase	abwärts	Yin-Mangel mit Leere-Hitze, Fülle-Hitze, im Innen, Hitze-Nässe	Rhizoma Rehmanniae glutinosa Radix Asparagis, Gypsum fibrosum, Rhizoma Rhei, Radix Scutellariae

2.8.2. Die Geschmacksrichtungen der Heilkräuter

Der Geschmack drückt bereits sehr viel von der Wirkung und Dynamik einer Heildroge aus.

Dieses Schema ist natürlich sehr verallgemeinernd und trifft in einzelnen Fällen nicht immer genau zu. Z. B. ist der scharfe Geschmack der Wandlungsphase Metall zugeordnet. Rhizoma Pinelliae ist scharf und dennoch auf Milz-Magen gerichtet und wandelt Schleim um, da der scharfe Geschmack zerstreuend und bewegend wirkt. Radix Aconiti ist ebenfalls scharf und wärmt Nieren- und Milz-Yang. Beide Drogen öffnen aber nicht die Oberfläche und haben auch keinen direkten Bezug zum Funktionskreis Lunge.

Beispiele für die jeweils wichtigsten Arzneidrogen und Arzneigruppen, in denen diese Geschmacksrichtungen typischerweise vorkommen, sind:

Scharf

Herba Ephedrae (1), Rhizoma Atractylodis (7), Radix Aconiti (11), Peric. Aurantii (9), Rhizoma Pinelliae (6)

Neben öffnend wirkt der scharfe Geschmack auch bewegend, dynamisierend, wärmend, auch auf Magen und Milz. Er hilft bei Qi-Stagnation, Schleim, Nässe und Yang-Mangel.

Süß

Poria (4), Radix Ginseng, Radix Astragali, Fructus Jujubae (alle 12a), Radix Ophiopogonis, Fructus Lycii, Radix Glehniae (alle 12d), Rhizoma Rehmanniae praeparata (12b)

Meistens befeuchtend, selten jedoch aber auch Nässe eliminierend (auch einige Diuretika sind süß), Milz stärkend, bei Milz-Qi-Mangel und Nässe-Akkumulation. Das Blut und *Yin* nährend, befeuchtend (12b und 12d), besonders Magen-, Lungen-, Nieren-Yin.

Sauer

Fructus immaturus Citri (9), Fructus Corni, Fructus Schisandrae (beide 13), Radix Paeoniae lactiflorae (12b)

Adstringierend, d.h. die Energien von Niere und Leber sammelnd, weiterhin wird weiteren Verlusten – wie sie bei Jing-Leere durch Nachtschweiße, Fluor vaginalis, nächtliche Samenverluste, Diarrhö vorkommen – vorgebeugt.

Bitter

Radix Scutellariae, Rhizoma Coptidis (2c), Rhizoma Rhei (3), Peric. Aurantii (9), Radix Salviae miltiorrhizae (10), Radix Angelicae pubescentis (7), Radix Ginseng, Rhizoma Atractylodis macrocephalae (beide 12a), Radix Paeoniae lactiflorae, Radix Angelicae sinensis (beide 12b)

Der bittere Geschmack kann Hitze-Nässe, Wind-Nässe eliminierend und nach unten abführend sein. Außerdem kann das Bittere *Qi* bewegend, Stagnationen und Blut-Stasen lösend, *Qi* und Blut tonisierend sein.

Salzig

Cornu Cervi (12c), Concha Ostrae (14a), Mirabilitum ($NaSO_4$) (3)

Das Salzige wirkt besonders auf den unteren Bereich, die Nieren-Energien, stützend nach unten absenkend und sammelnd (Concha Ostrae) und das *Jing* und das Nieren-Yang stärkend (Cornu Cervi).

Das Salzige hat mitunter auch eine erweichende, laxierende Wirkung wie beim Glaubersalz (Mirabilitum).

Geschmack	Ort	Wirkung	Wirkort	Syndrome	Typische Drogen
scharf	Außen ↑	öffnend, ausleitend, bewegend	Lunge	Wind-Kälte/ Wind-Hitze	Herba Ephedrae Radix Bupleuri
süß		befeuchtend, Milz stärkend, tonisierend, harmonisierend	Milz, Magen	Milz-Qi-Mangel	Radix Ginseng, Radix Astragali, Fructus Jujubac, Radix Glycyrrhizae
neutral		tonisierend	Milz	Milz-Qi-Mangel mit Nässe	Poria
sauer florae		adstringierend	Leber, Niere	Jing-Verluste, Wei Qi-Mangel	Fructus Corni, Fructus Schisandrae, Radix Paconiae lacti-
bitter	↓	eliminierend, hinabführend, trocknend	Herz, Darm	Hitze-Nässe	Rhizoma Coptldls, Radix Scutellariae, Rhizoma Rhei
salzig	Innen	absenkend, sammelnd, erweichend, laxierend	Niere	Jing-Mangel, Herz-Feuer	Cornu Cervi, Concha Ostraı, Mirabilitum (NaSO4)

3. Grundregeln der praktischen Phytotherapie

Grundregel I: „Zweige und Blätter"

Eine Erkrankung sahen die chinesischen Altärzte als vielschichtiges Phänomen an, das der Behandler durchschauen sollte. Es sind wie bei einem Baum zu unterscheiden die Blätter und Zweige, als die sichtbare Oberfläche und die unsichtbaren Wurzeln, die für Wohlergehen des Ganzen die unentbehrliche Grundlage sind. Ein guter Arzt sollte sowohl die Blätter (Symptome) behandeln, wegen derer der Patient auch meistens kommt. Vielleicht ist es sogar sinnvoll, zuerst die Behandlung der Blätter verstärkt zu verfolgen (siehe unten: zuerst pathogene Faktoren ausleiten). Dann in einer zweiten Phase der Behandlung sollte aber auf jeden Fall die Wurzelbehandlung nicht vernachlässigt werden. Denn nur so wird sichergestellt, daß die Oberflächen-Symptome nicht nach kurzer Zeit erneut auftreten. Nur so wird eine Heilung aus ganzheitlicher Sicht erreicht. Gelegentlich wird man auch nur die Basis behandeln (Wurzeln), und allmählich werden die Symptome an der Oberfläche verschwinden.

Grundregel II: Die Reihenfolge der Behandlung bei zwei Störungen

Es können sich mehrere Störungen überlagern. Dies ist zum Beispiel der Fall, wenn ein Patient mit einer chronischen Diarrhö, z. B. durch einen Milz-Qi-Mangel mit einem akuten Infekt, eine Wind-Kälte-Invasion in der Oberfläche aquiriert. In so einem Falle sollte die tonisierende Behandlung auf jeden Fall ausgesetzt werden bis die akute Störung vorüber ist. Ansonsten würde man Gefahr laufen, mit den tonisierenden Arzneien nicht nur das „rechte *Qi*" (Zheng Qi), sondern auch das pathogene *Qi* zu stützen, was zu einer Prolongation führen könnte. So sollte man entweder abwarten, bis der Infekt abgeklungen ist, oder man setzt kurzfristig in diesem Fall Wind-Kälte eliminierende Drogen (z. B. das Herba Ephedrae Dekokt bei bestehender Schweißlosigkeit) an.

- **Zuerst ausleiten, dann tonisieren**
  oder anders ausgedrückt:
- **Zuerst Akutes, dann Chronisches behandeln**
  oder noch anders ausgedrückt:
- **Zuerst die vorhandenen pathogenen Faktoren ausleiten**

Es gibt aber auch den Fall, in dem ein Patient Oberflächen-Symptome und Innen-Symptome gleichzeitig aufweist. Hat beispielsweise ein Patient mit einem akuten Infekt des Wind-Kälte-Typus bereits vorbestehende Schwäche des *Wei Qi* und Milz-Lungen-Leere-Zeichen. Dies würde sich dann in einem Schwitzen trotz Wind-Kälte-Störung äußern, welche ja normalerweise durch die Blockierung der Poren zu Frösteln bei Schweißlosigkeit führt. Ein anderes Beispiel ist der Patient der zwischen vielen rekurrierenden Infekten zwischendurch gar nicht mehr gänzlich beschwerdefrei wird und leichte Sekretion aus den Nebenhöhlen, leichten Auswurf mit Oberflächensymptomen wie Kälte- und Windabneigung und Frösteln aufweist.

In diesen genannten Fällen sollte man die „Blätter" und „Wurzeln" gleichzeitig behandeln. Abhängig davon, ob eher die Leere oder die äußeren Symptome und Zeichen vorherrschend sind, sollte mal mehr das Ausleiten oder mal mehr der tonisierende Aspekt im Vordergrund stehen, was durch Arzneidrogenwahl und Dosierung erreicht wird (z. B. Radix Ginseng und Folium Perillae Dokokt ► S.202).

Grundregel III: Bei ausgeprägter Leere gleichzeitiges Ausleiten und Tonisieren

Nicht selten kommen Patienten mit akuten Beschwerden, aber davor bestand bereits eine erhebliche Schwächung in einem bestimmten Bereich: z. B. ein vorbestehender *Wei Qi*-Mangel bedingt, daß ein Patient mit einer akuten Wind-Kälte-Invasion in der Oberfläche schwitzt. Das Schwitzen indiziert die mangelnde Kontrolle über die Poren, denn bei akutem Wind-Kälte-Zustand wäre Schweißlosigkeit zu erwarten. In diesem Falle sollte man auf Rezepturen verzichten, die nur weiter die Oberfläche öffnen und Schweiß induzieren (wie Herba Ephedrae Dekokt *Ma Huang Tang*). Vielmehr sollte man z. B. an Ramulus Cinnamomi Dekokt *Gui Zhi Tang* denken, welches das gestörte *Wei Qi* mitbehandelt.

Ebenso ist bei vorbestehendem Yin-Mangel Vorsicht geboten mit Verfahren wie der Diaphorese, also schweißtreibenden Drogen (wie H. Ephedrae), ebenso wird man mit heißen Drogen vorsichtig sein (z. B. Radix Aconiti nur eingebettet in *Yin*-tonisierende Drogen). Z. B. wird man bei einem älteren Patienten mit Yin-Mangel, der eine akute Wind-Kälte-Invasion erleidet, nur sehr moderat die Oberfläche öffnen, um weitere Yin-Verluste zu vermeiden und niedrig dosiert tonisierende Arzneien hinzufügen.

Bei gleichzeitiger Wind-Kälte-Invasion in der Oberfläche bei vorbestehendem Yang-Mangel im Innen zeigt der Patient Fieber und Frösteln, das durch Zudecken nicht besser wird, Zeichen für eine Kälte-Erkrankung im Außen. Der Puls wäre bei reiner Außen-Erkrankung jedoch oberflächlich und voll, ist aber in diesem Fall leer und kraftlos, als Zeichen des Yang-Mangels. In der Vorgeschichte wird der Patient auch bereits vor dem Infekt inneres Frieren, Erschöpfung und Lustlosigkeit verspürt haben. In einem solchen Fall wäre das Ephedra, Akonit und Asarum Dekokt *Ma Huang Fu Zi Xi Xin Tang* indiziert.

Grundregel IV: Bei Stagnationen liegt oft eine Fülle vor

Man sollte bedenken, daß bei einer Qi-Stagnation, besonders der Leber-Qi-Stagnation, der Patient häufig zu wenig Energie zur Verfügung hat und sich subjektiv müde und energielos fühlt. Wir sehen daran, daß nicht jeder Erschöpfung ein Leere-Zustand zugrunde liegt. Bei einer Leber-Qi-Stagnation liegt eine Fülle vor, obwohl der Patient über Energiemangel klagt. Die Energie ist gebunden durch die Stagnation und kann daher nicht frei fließen. Obwohl Energie vorhanden ist, steht sie dem Patienten nicht zur Verfügung. Sichtbar wird dies auch an den objektiven Untersuchungsmethoden: typischerweise ein drahtiger Puls, am Zungenkörper können am Rand rote Areale auf eine latente Hitze im Innen, besonders im Leber-Funktionskreis und ein gespanntes Abdomen (Hara-Diagnose: *Kyokyo Kuman*) auf eine Fülle hinweisen. Daher sollte man hier keine tonisierende, sondern folgerichtig eine regulierende Behandlung durchführen, die oft zu einer erstaunlichen Wiederzunahme der Leistungsfähigkeit führt. Dieses Prinzip nennt man dann:

Tonisieren durch Regulieren

Grundregel V: Lebensalter als Anhalt

In den verschiedenen Lebensphasen eines Menschen ergeben sich oft typische Störungsmuster, Entgleisungen und bestimmte Lebensthemen. Eine solche Einteilung ist selbstverständlich nur als grober Anhalt zu verstehen.

Im übrigen sind diese Themen bei beiden Geschlechtern durchaus unterschiedlich:

Typische Syndrome im jeweiligen Lebensalter:

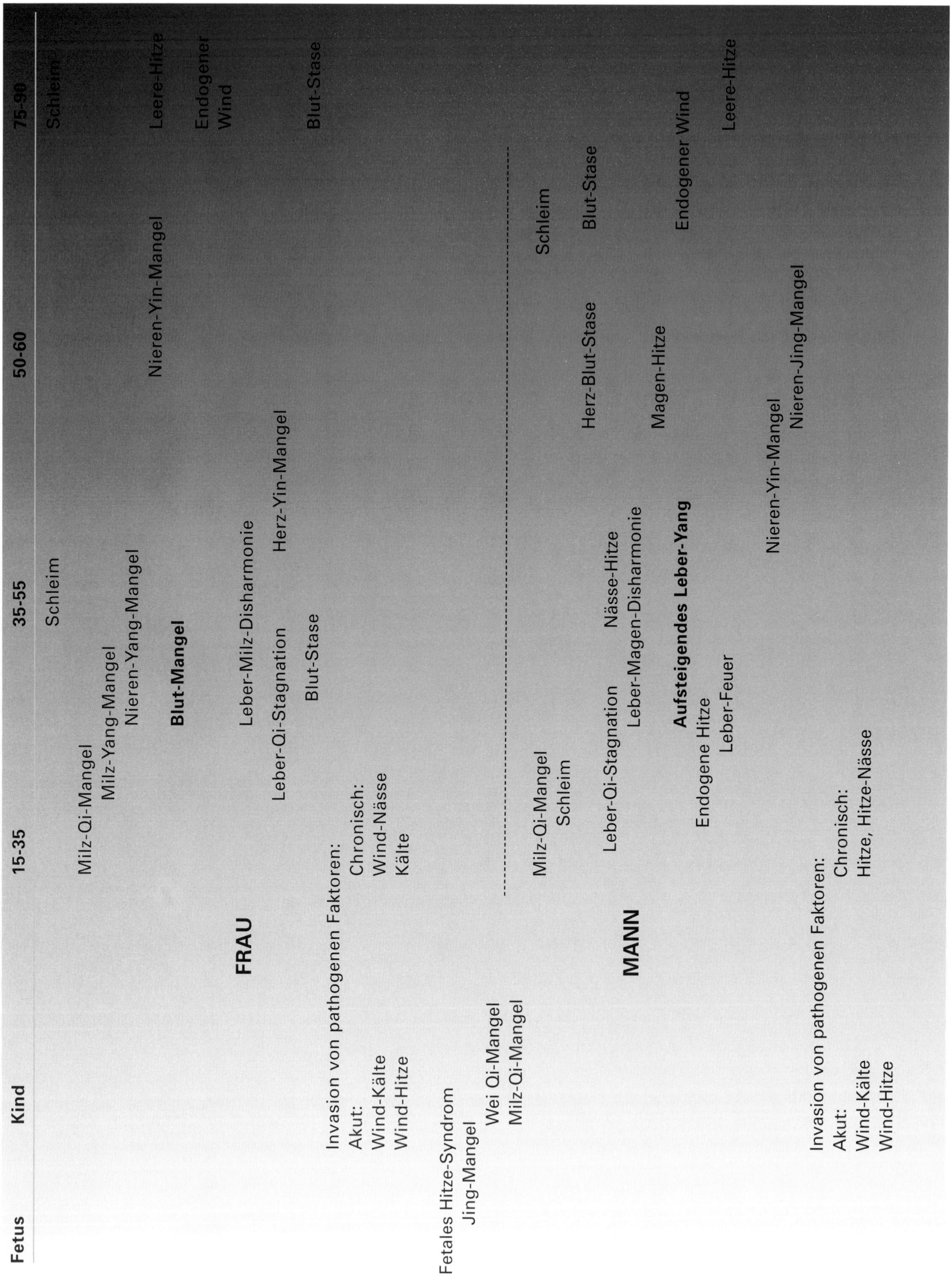

Es kann nicht genug betont werden, daß dieses Schema im Einzelfall im Grunde irrelevant ist, sondern vielmehr nur die Symptome und Zeichen des individuellen Patienten zählen. Dennoch ist es zum Verständnis der Physiologie sinnvoll, sich diese großen Lebenszyklen klar zu machen und in Erinnerung zu halten.

2. INDIKATIONEN

Abdominalschmerzen 腹痛

Befunderhebung

Entscheidungskriterien

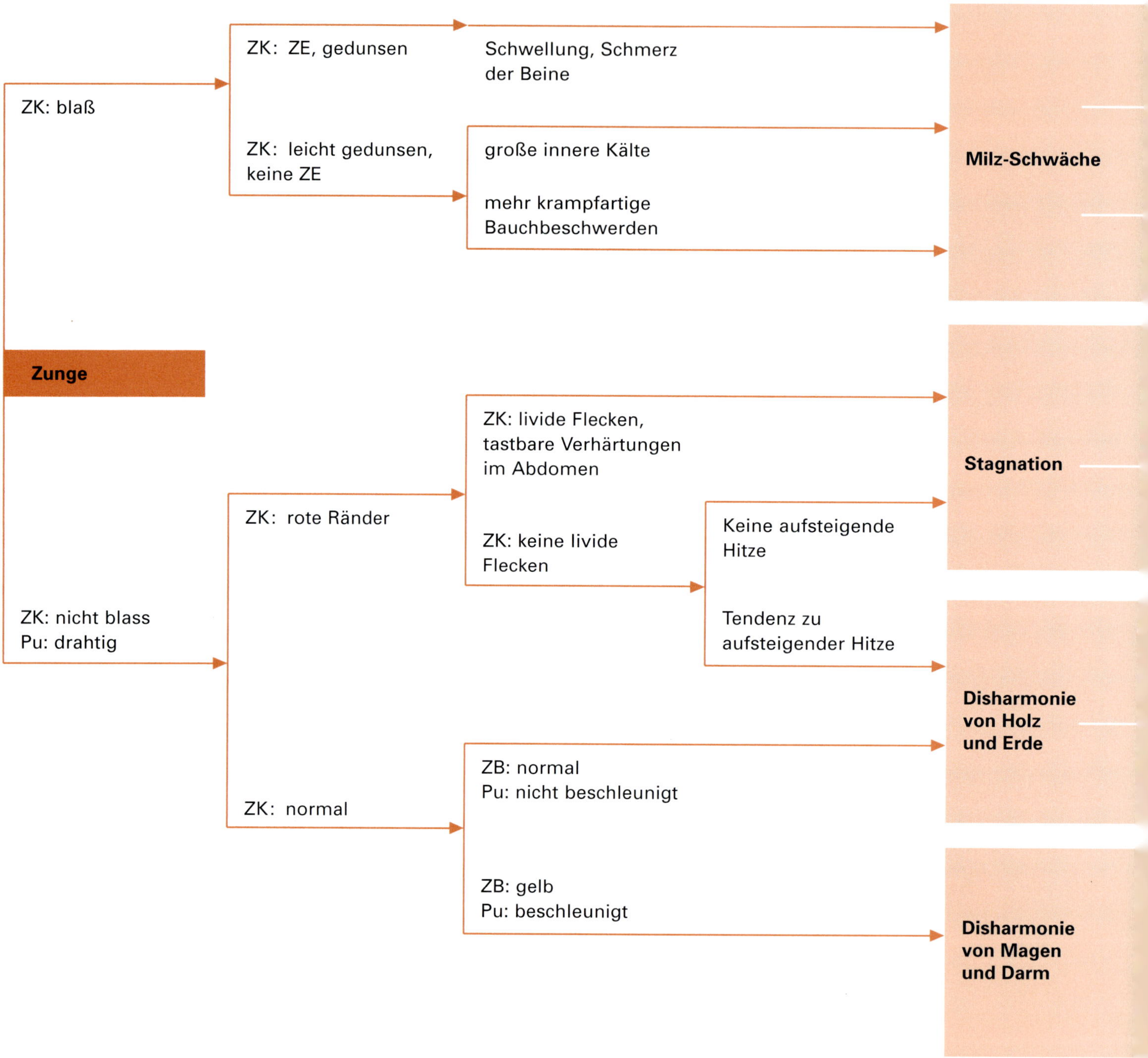

Einzeldrogen (nach Arzneigruppen geordnet)

■ Oberfläche befreiende Drogen (1a+b):
Radix Ledebouriellae (S.503),
Rhizoma Zingiberis recens (S.507),
Radix Bupleuri (S.519)

■ Hitze klärende, Nässe eliminierende Drogen (2c):
Radix Scutellariae (S.540),
Rhizoma Coptidis (S.541),
Cortex Phellodendri (S.542)

■ Abführende Drogen (3):
Rhizoma Rhei
(durch langes Kochen verschwindet die purgative Wirkung, dann mehr kühlend) (S.556)

■ Nässe eliminierende Drogen (4):
Semen Coicis (S.568)

■ Schleim umwandelnde Drogen(6):
Rhizoma Pinelliae (S.588)

■ Qi regulierende, Drogen (9):
Rhizoma Cyperi (S.622),
Pericarpium Aurantii (S.620),

■ Blut bewegende Drogen (10)
Rhizoma Corydalis (S.636)

■ Das Innen wärmende, Kälte vertreibende Drogen (11):

Diagnose / Therapie

Syndrom-differenzierung	Befunde	Leitsymptome	Rezeptur	Akupunktur	Diätetik
Milz- und Nieren-Yang-Mangel, Nässe	ZK: gedunsen, ZE, blaß ZB: schleimig Pu: dünn, leer	müde, Schwindel, Diarrhö, kalte, schwere Extremitäten, Palpitationen	Wahrer Krieger Dekokt (S.300) Zhen Wu Tang	Ma 40 MP 9 Ren 12 Ren 6 △	**Milz-Qi und -Yang stärkend:** Hirse, Gerste, Buchweizen, Karotte, Hülsenfrüchte inkl. Tofu (nur erwärmt), leicht verdauliches, mageres Fleisch, Huhn, Schaf, Ziege **Bei innerer Kälte die Mitte wärmend:** Pfirsich, Kirsche, Fenchel, Anis, Pfeffer, Knoblauch, Ingwer, Paprika, Chilis, Wild, Rindfleisch **Schleim transformierend:** schwarze und gelbe Sojabohne, Sojasprossen, Mungbohnen, Rundkornreis, Knoblauch, Ingwer, Rettich, Weintraube, Birne, Fisch, Kardamom **Blut bewegend:** Erdnuß, schwarze Sojabohne, Eßkastanie, Pfirsich, Essig, Alkohol, Aubergine, chinesischer Lauch (Qi und Blut bewegend) **Blut nährend:** Pinienkerne, Sesam, Tintenfisch, Taube, Leber verschiedener Tiere, schwarze Sojabohne, Essig, Milch, Sahne, Butter, Frischkäse
Milz- und Nieren-Yang-Mangel	ZK: blaß ZB: weiß Pu: dünn, langsam	wäßrige Diarrhö, Appetit und Durst vermindert, innere Kälte	Radix Aconiti Pille zur Regulierung der Mitte (S.324) Fu Zi Li Zhong Wan	Bl 23 △ Bl 20 △ Ren 6 △	
Allgemeiner Qi-Mangel; vor allem Milz-Qi-Mangel	ZK: blaß ZB: weiß Pu: dünn, drahtig	krampfartige Bauchschmerzen, deutliche Besserung durch Wärme und Druck	Kleineres Dekokt, das die Mitte aufbaut (S.328) Xiao Jian Zhong Tang	Ma 25 Ma 36 △ MP 3	
Leber-Qi-Stagnation und Blut-Stase	ZK: Tendenz zu livide oder livide Flecken	ortsgebundene schmerzende Resistenzen im Hypochondrium, reizbar, Obstipation	Dekokt, das Blut-Stasen unterhalb des Diaphragmas eliminiert (S.422) Ge Xia Zhu Yu Tang	Pe 6 Le 3 Le 13 MP 10	
Leber-Qi-Stagnation	ZK: rote Ränder ZB: relativ normal Pu: drahtig	frustriert, emotionale Schwankungen, reizbar, Spannungsgefühl am Rippenbogen	Bupleurum Dekokt, das die Leber verteilt (S.258) Chai Hu Shu Gan San	Le 3 Di 4 Pe 6	
Leber-Qi-Stagnation, leichter Blut-Mangel	ZB: relativ normal evtl. rote Ränder, leicht gedunsen ZB: dünn Pu: drahtig	unausgeglichen, Abdominalbeschwerden, Menstruationsbeschwerden, frustriert, reizbar	Erweitertes Umherstreifen Pulver (S.260) Jia Wei Xiao Yao San	Ma 25 MP 6 Ren 4 Le 3	
Milz-Leber-Disharmonie	ZB. weiß Pu: drahtig, dünn	schmerzhafter Durchfall mit Besserung nach der Entleerung, häufiges Aufstoßen	Wichtiges Rezept für schmerzhaften Durchfall (S.262) Tong Xie Yao Tang	Ma 36 MP 3 Ren 12 Le 3	
Stadium Kleines Yang, Disharmonie von Aufsteigen (Milz) und Absenken (Magen)	ZB: dünn, gelblich, klebrig Pu: drahtig, beschleunigt	Volle- und Druckgefühl im Epigastrium, relativ geringer Schmerz (und im Gegensatz zu Kleines in den Thorax eingehendes Dekokt nicht druckschmerzhaft), Aufstoßen, Erbrechen, Übelkeit, kein Appetit, Diarrhö	Pinellia Dekokt, das das Epigastrium abfließen läßt (S.266) Ban Xia Xie Xin Tang	Ma 36 MP 5 Ren 12 Pk 6	**Magen- und Lungen-Qi absenkend:** Gerste, Buchweizen, Hafer, Mandeln, Tofu, Erbse, Kardamom, Ingwer, schwarze und gelbe Sojabohne, Rettich, Zwiebel

Einzeldrogen (nach Arzneigruppen geordnet)

■ Qi tonisierende Drogen (12a):
Radix Codonopsitis (S.669),
Radix Astragali (S.670),
Rhizoma Atractylodis macrocephalae (S.671)

■ Blut nährende Drogen (12b):
Rhizoma Rehmanniae praeparata (S.678),
Radix Paeoniae lactiflorae (S.681),
Radix Angelicae sinensis (S.680)

Legende:

⇩ = Sedierende Nadeltechnik
⇧ = Tonisierende Nadeltechnik
△ = Moxa
ZK = Zungenkörper
ZB = Zungenbelag
Pu = Puls
ZE = Zahneindrücke

Gastritis / Ulkusleiden 胃痛

Befunderhebung

Entscheidungskriterien

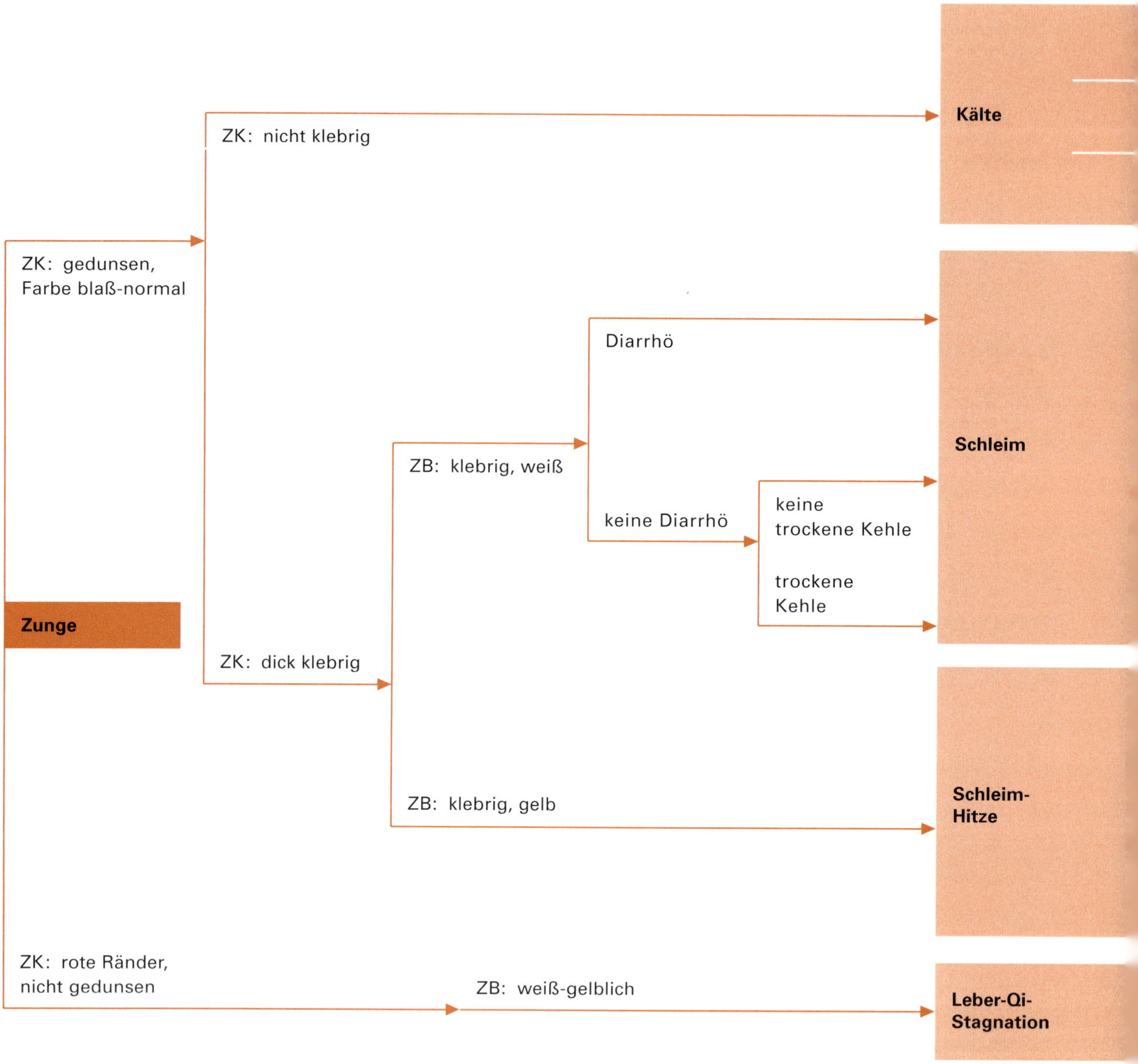

Einzeldrogen mit Bezug zu Gastritis / Ulkus

- Rhizoma Zingiberis recens (1a): Mitte wärmend, Übelkeit beseitigend, Appetit fördernd (S.507)
- Hitze kühlende, Drogen (2a): Gypsum fibrosum, (S.525) Rhizoma Anemarrhenae (S.526)
- Hitze kühlende, Nässe eliminierende Drogen (2c): Radix Scutellariae (S.540), Rhizoma Coptidis (S.541), Cortex Phellodendri (S.542)
- Nässe eliminierende (4) und Nässe transformierende Drogen (7): Poria (S.565), Semen Coicis (S.568), Cortex Magnoliae (Magen-Qi absenkend)
- Schleim transformierende Drogen (S.598), Rhizoma Pinelliae, Radix Trichosanthis
- Caulis Bambusae in taeniam (6): Übelkeit und Brechreiz stillend:
- Digestiva (harmonisierende, verdauungsfördernde) Drogen (8): Fructus Oryzae germinatus, Semen Raphani, Fructus Crataegi
- Qi regulierende Drogen (9): Rhizoma Cyperi (S.624), Pericarpium Aurantii (S.620)
- Innen wärmende Drogen (11): Rhizoma Zingiberis exsiccatus, Fructus Evodiae (S.659)

Diagnose / Therapie

Syndromdifferenzierung	Befunde	Leitsymptome	Rezeptur	Akupunktur	Diätetik
Milz-Yang-Mangel	ZK: blaß, gedunsen ZB: weiß, dünn	innere Kälte, epigastrische Beschwerden	Pille, die die Mitte reguliert (S.322) Li Zhong Wan	Ren 12 △ Bl 23 △ Bl 20 △	**Mitte wärmend:** Pfirsich, Kirsche, Fenchel, Anis, Pfeffer, Knoblauch, Ingwer, Paprika, Chilis **Nässe eliminierend:** Bohnen, Sojabohnen, Erbsen, Fenchel, Pfeffer, Kardamom, Gerste, Fisch **Meide:** kalte und rohe Nahrung
Magen-Qi-Stagnation durch Kälte	ZK: blaß ZB: dick, weiß	Erbrechen nach dem Essen, saures Aufstoßen, Diarrhö, Kopfschmerz, Kältegefühl	Fructus Evodiae Dekokt (S.326) Wu Zhu Yu Tang	Ren 12 △ Ma 36 Bl 20 △	
Milz-Yang-Mangel, Qi-Stagnation, Blut-Stase	ZK: blaß ZB: weiß, feucht	krampfartige Oberbauchschmerzen, innere Kälte	Beruhige die Mitte Pulver (S.330) An Zhong San	Ma 12 △ Ma 39 Bl 20	
Milz-Qi-Mangel mit Schleim	ZK: gedunsen, ZE, blaß ZB: schleimig	erschöpft, Diarrhö, leichte Übelkeit, Druckgefühl im Epigastrium	Sechs Gentlemen Dekokt (S.340) Liu Jun Zi Tang	Ma 36 MP 9 Ren 12	**Schleim und Nässe transformierend:** schwarze und gelbe Sojabohne, Sojasprossen, Sojamilch, Mungbohnen, Rundkornreis, Knoblauch, Ingwer, Rettich, Weintraube, Birne, Fisch, Kardamom **Meide, da Nässe erzeugend:** Raffinadezucker, Milchprodukte, fettes Fleisch
Milz-Qi-Mangel mit Stagnation von Nässe und trüben Säften	ZK: gedunsen; ZE, blaß ZB: weiß, klebrig Pu: schlüpfrig	leichte Übelkeit, Völle- und Druckgefühl im Epigastrium, Schwere der Gliedmaßen, saures Aufstoßen, appetitlos	Beruhige den Magen Pulver Ping Wei San (S.290)	Ma 39 MP 6 Ren 12 Pe 6	
Nässe und Schleim Blockade im Mittleren Erwärmer	ZK: gedunsen, ZE, blaß ZB: dick, weiß, klebrig Pu: schlüpfrig	Übelkeit, Völle- und Druckgefühl im Epigastrium, Husten mit viel Auswurf, Palpitation, Schwindel, appetitlos	Zweifach behandeltes Dekokt Er Chen Tang (S.472)	Ma 40 MP 9 ⇩ Ren 12 Lu 7	
Stadium Kleines Yang Disharmonie von Holz-Erde	ZK: gedunsen ZB: dünn, weiß, klebrig Pu: drahtig	Völle- und Druckgefühl im Thorax und Epigastrium, Sodbrennen, Übelkeit, appetitlos, trockene Kehle, pappiger Mundgeschmack, reizbar, Schwindel	Kleineres Bupleurum Dekokt Xiao Chai Hu Tang (S.248)	Ma 25 MP 5 Ren 12	
Stadium Kleines Yang, Disharmonie von Aufsteigen (Milz) und Absenken (Magen)	ZB: dünn, gelblich, klebrig Pu: drahtig, beschleunigt	Völle- und Druckgefühl im Epigastrium, relativ geringer Schmerz, Aufstoßen, Erbrechen, Übelkeit, Diarrho	Pinellia Dekokt, das das Epigastrium abfließen läßt Ban Xia Xie Xin Tang (S.266)	Ma 36 MP 5 ⇩ Ren 12 Le 3	**Schleim-Hitze eleminierend:** Artischocke, Löwenzahn, grüner Tee, Buchweizen, Sellerie **Meide bei Schleim-Hitze:** Pfirsich, scharfe Gewürze, Alkohol **Leber-Yang absenkend:** Stangensellerie, Wasserkastanie, Chrysanthemenblütentee **Meide bei aufsteigenden Leber-Yang:** Alkohol (Hitze-Nässe), Kaffee
Disharmonie von Magen und Gallenblase, Schleim-Hitze	ZB: gelb, klebrig Pu: beschleunigt, drahtig oder schlüpfrig	Völle- und Druckgefühl im Thorax und Epigastrium, bitterer Mundgeschmack, nagendes Hungergefühl, Schwindel, Tinnitus, Unruhe, schlaflos, Palpitationen	Dekokt, das die Gallenblase wärmt Wen Dan Tang (S.476)	Ma 36 Gb 40 ⇩ Ren 14 Pe 6	
Innere Hitze, Leber-Qi-Stagnation, Leber-Magen-Disharmonie	ZK: rote Ränder ZB: weiß-gelblich Pu: drahtig	Oberbauchschmerz, kalte Extremitäten, Druck- und Völlegefühl im Thorax und Epigastrium, Aufstoßen, bitterer Mundgeschmack, appetitlos, reizbar	Kalte Extremitäten Pulver Si Ni San (S.256)	Ma 25 MP 5 Ren 14 Le 3	**Leber-Blut nährend:** Sojabohne, Karotte, Spinat, Weintraube, Leber, Milchprodukte, Sonnenblumenkerne

Einzeldrogen mit Bezug zu Gastritis / Ulkus (Fortsetzung)

■ Qi tonisierende Drogen (12a):
Radix Codonopsitis (S.669), Radix Astragali (S.670), Rhizoma Atractylodis macrocephalae (S.671), Rhizoma Dioscoreae (S.672)

■ Weitere Drogen: Radix Paeoniae lactiflorae (12b), reguliert und harmonisiert die Leber, abdominelle Krämpfe und Spasmen lösend

■ Hämatitum (16),
rebellisches Magen-Qi absenkend

Weitere Rezepturen, die bei Gastritis in Frage kommen

■ Kälte:
Radix Aconiti Pille zur Regulierung der Mitte Fu Zi Li Zhong Wan (S.324)
Indikation: Kälte im Innen
ZK: sehr blaß, ZB: weiß

■ Disharmonie (Kleines Yang):
Umherstreifen Pulver
Xiao Yao San (S.260), Rhizoma Coptidis Dekokt (Huang Lian Tang) (S.268)
Indikation: Disharmonie: Hitze oben, Kälte unten, ZB: weiß-gelblich Pu: drahtig

■ Schleim-Hitze
Kleineres Dekokt, das in den Thorax sinkt
Xiao Xian Xiong Tang (S.479)
Indikation: Schleim-Hitze
ZK: rot, ZB: gelb, klebrig

Erweitertes Zweifaches behandeltes Dekokt Jia Wei Er Chen Tang
Indikation: Schleim-Hitze
ZK: rot, ZB: gelb, klebrig
Pu: drahtig, schlüpfrig

Arterielle Hypertonie 高血壓

Befunderhebung

Entscheidungskriterien

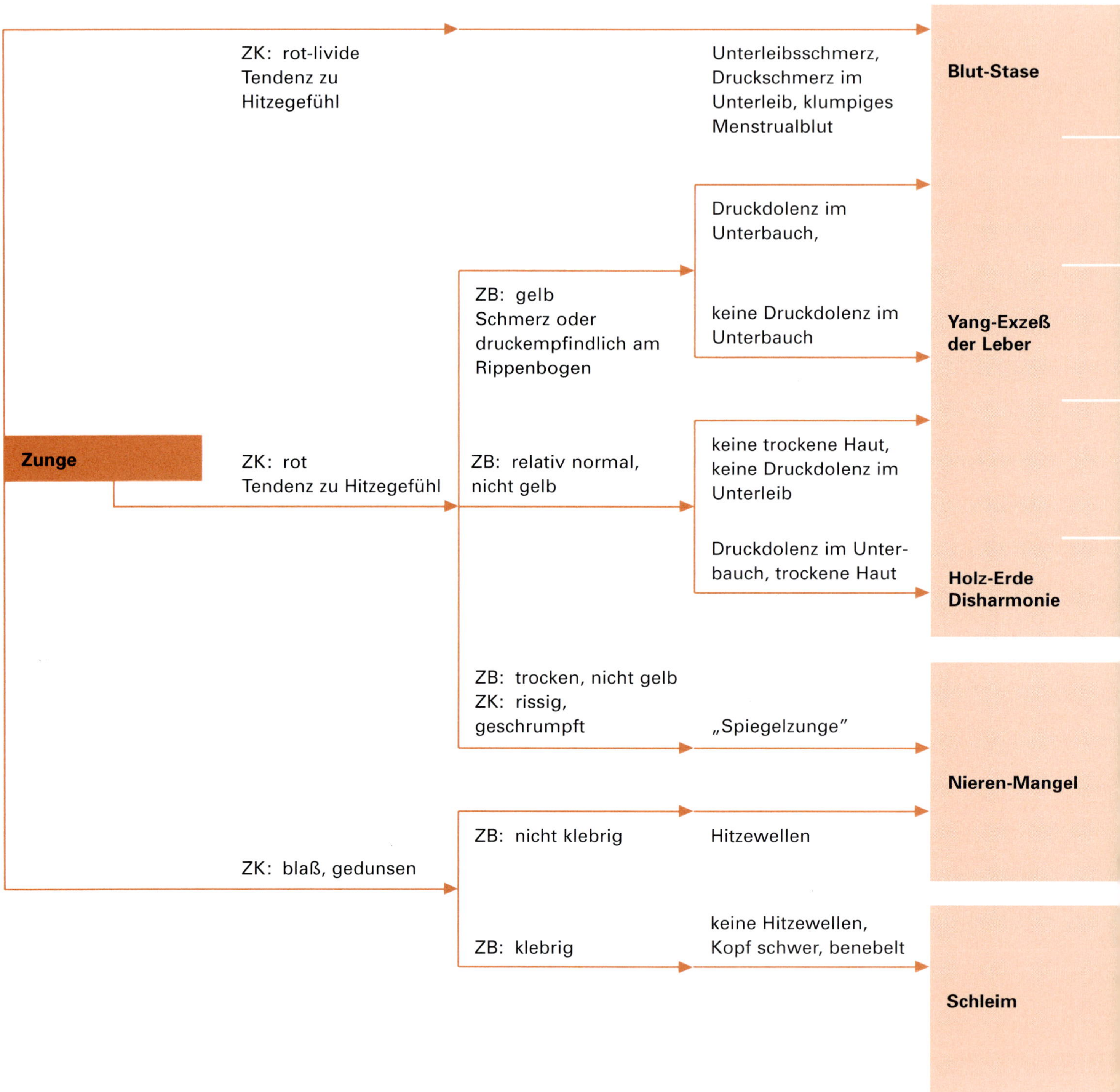

Einzeldrogen

■ Nässe eliminierende Drogen (4):
Semen Coicis (S.568),
Poria

■ Schleim transformierende Drogen (6):
Rhizoma Pinelliae (S.588)

■ Qi regulierende Drogen (9):
Rhizoma Cyperi (S.624),
Pericarpium Aurantii (S.620)

■ Blut bewegende, Stasen lösende Drogen (10):
Semen Persicae (S.639)

■ Qi tonisierende Drogen (12a): Rhizoma Atractylodis macrocephalae (S.671)

■ Wind beseitigende Drogen (16):
Rhizoma Gastrodiae, (S.739)
Ramulus Uncariae, Concha Haliotidis

■ Blut und Yin nährende Drogen (12b + d): Rhizoma Rehmanniae praeparata (S.678),
Fructus Cnidii, Fructus Lycii,
Radix Angelicae sinensis,
Radix Paeoniae lactiflorae

■ Absenkende, sedierende Drogen (14a):
Concha Ostreae (S.724),
Fossilia Mastodi = Os Draconis

Diagnose

Therapie

Syndrom-differenzierung	Befunde	Leitsymptome	Rezeptur	Aku-punktur	Diätetik
Hitze im Blut, Blut-Stase im Unteren Erwärmer	ZK: rot-livide gestaute Zungen-grundvene ZB: normal Pu: tief, rauh, voll	kräftiger Typus, Gesicht rot, Geist verwirrt, unruhig, Durst, Obstipation, HWS-Schmerz, Dysmenorrhö, starke Blutung mit dunklem, klumpigem Blut	Semen Persicae Dekokt, das das Qi ordnet Tao He Cheng Qi Tang (S.414)	Ren 3 Le 3 Pe 6 MP 4	**Blut bewegend:** Erdnuß, schwarze Sojabohne, Eßkastanie, Pfirsich, Essig, Aubergine, chinesischer Lauch (Qi und Blut bewegend
Hitze-Fülle in Leber und Gallenblase, Hitze-Nässe im Unteren Erwärmer	ZK: rot ZB: gelb Pu: voll, drahtig, beschleunigt	Schmerz an den Rippenbögen, Kopfschmerz, gerötete Augen, bitterer Mundgeschmack, reizbar	Radix Gentianae Dekokt, das die Leber entlastet Long Dan Xie Gan Tang (S.226)	Ren 4 Le Z MP 6 Gb 41	**Leber-Yang absenkend:** Stangensellerie, Selleriesaft, Spinat, Wasserkastanie, Chrysanthemenblü-tent
Tendenz zu relativem Exzeß des Leber- und Herz-Yang, latenter Herz- und Nieren-Yin-Mangel	ZK: rot oder rote Spitze ZB: weiß-gelb Pu: drahtig, beschleunigt	Palpitation, reizbar, Ängste, frühmorgendliches Erwachen, Spannung und Druckgefühl an den Rippenbögen	Radix Bupleuri, Dekokt mit Os Draconis und Concha Ostreae Chai Hu Jia Long Gu Mu Li Tang (S.454)	Ren 6 Le 3 Gb 40 Ni 6	**Meide:** Alkohol (Hitze-Nässe), Kaffee, Chilis
Aufsteigendes Leber-Yang, latente Nieren-Schwäche	ZK: rote Ränder, oder ZK rot ZB: normal Pu: drahtig, beschleunigt	reizbar, cholerisch, Hypertonus, Unruhe, rotes Gesicht, gerötete Augen, LWS-Beschwerden	Rhizoma Gastrodiae und Ramulus Uncariae Dekokt Tian Ma Gou Teng Yin (S.468)	Le 2 MP 6 Gb 40 Ni 7	**Herz nährend:** Weizen, gekeimter Weizen, Hafer, Milch, Eigelb
Leber-Milz-Disharmonie, leichter Blut-Mangel	ZK: evtl. rote Ränder ZB: normal Pu: dünn, drahtig	unausgeglichen, Abdominalbeschwerden, Menstruationsbeschwerden, frustriert, reizbar, trockene Haut	Erweitertes Umherstreifen Pulver Jia Wei Xiao Yao San (S.260)	Le 3 MP 6 Gb 40 Ma 36	**Blut nährend:** Pinienkerne, Sesam, Tintenfisch, Taube, Leber verschiedener Tiere, schwarze Sojabohne, Essig, Milch, Sahne, Butter Frischkäse
Nieren-Yin-Mangel mit Leere-Hitze	ZK: rot, rissig ZB: trocken Pu: dünn, beschleunigt	Mund und Kehle trocken, Durst, warme Extremitäten, innere Hitze, Unruhe, vorzeitig gealtert, Schwäche der LWS	Rehmannia Pille mit Fructus Lycii und Flos Chrysanthemi Qi Ju Di Huang Wan (S.384)	Ni 7 Le 8 Ren 6 He 7	**Nieren-Yin nährend:** Walnuß, Austern, Sesam
Nieren-Yang- und -Yin-Mangel mit Leere-Hitze	ZK: blaß ZB: eher normal Pu: beschleunigt, fadenförmig	erschöpft, Unruhe, schlaflos, Hitzewellen, Schweiße, Palpitationen	Zwei Unsterbliche Dekokt Er Xian Tang (S.376)	Ni 3 MP 9 Ren 6 Ma 40	**Nieren-Yang stärkend:** Hirsch, Garnelen, Nie-ren, Zimt, Sternanis
Schleim blockiert das Aufsteigen des Yang-Qi zum Kopf	ZK: gedunsen ZB: weiß, klebrig Pu: schlüpfrig, drahtig	Schwindel, Übelkeit, kurzatmig, reichlich Sputum, benebeltes, dumpfes Schweregefühl im Kopf	Pinellia, Atractylodis macrocephalae und Gastrodia Dekokt Ban Xia Bai Zhu Tian Ma Tang (S.490)	Du 20 (Nadel-richtung nach vorne) MP 9 Ren 12 Ma 40	**Schleim und Nässe transformierend:** schwarze und gelbe Sojabohne, Soja-sprossen, Sojamilch, Mungbohne, Rund-kornreis, Knoblauch, Ingwer, Rettich, Weintraube, Birne, Fisch, Kardamom

Hämorrhoiden 痔

Befunderhebung

Entscheidungskriterien

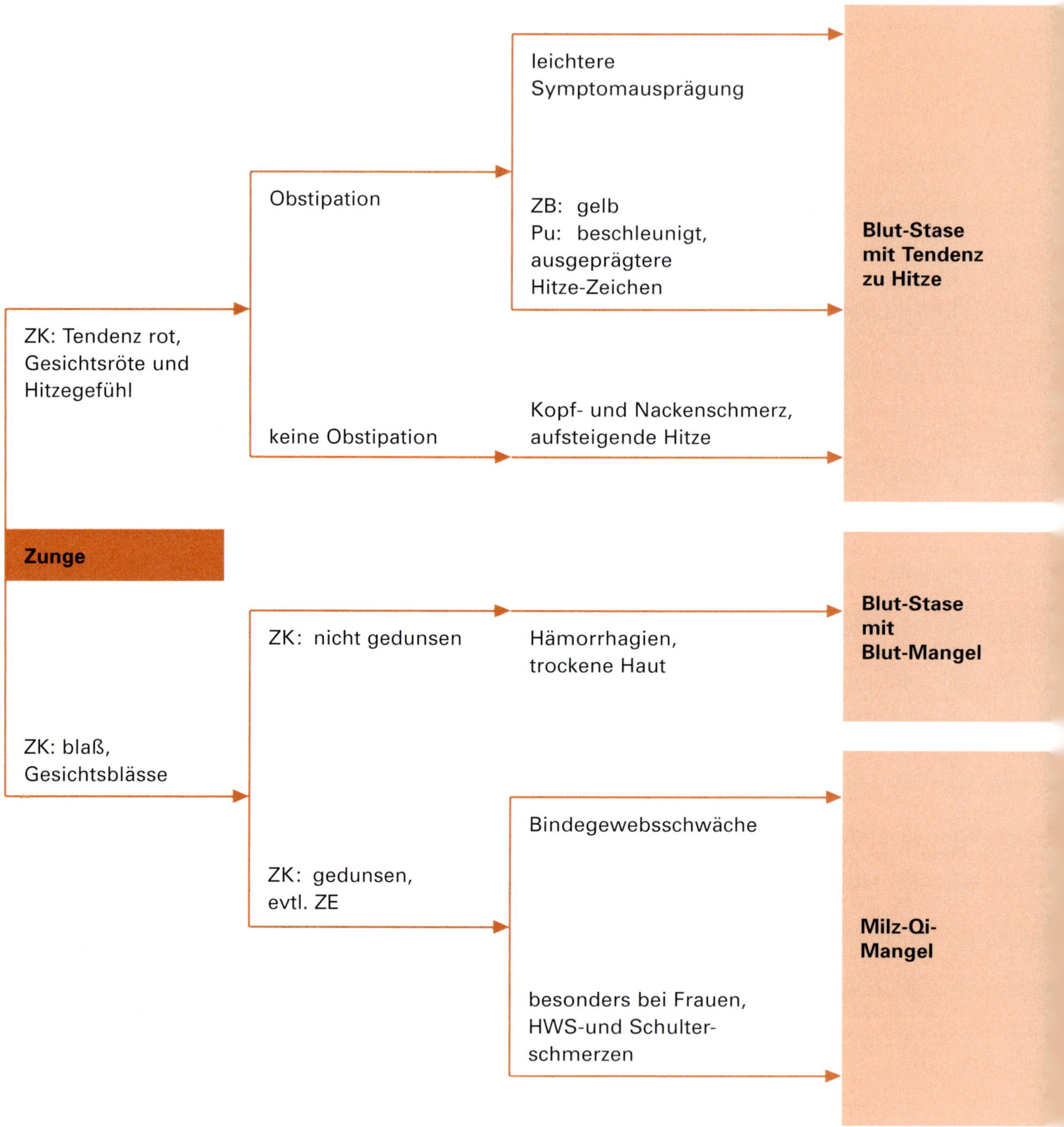

Einzeldrogen mit Bezug zu Hämorrhoiden

■ Blut kühlende Drogen (2b):
Cortex Moutan (S.536)

■ Hitze kühlende, Nässe eliminierende Drogen (2c):
Radix Scutellariae (S.540),
Rhizoma Coptidis (S.541),
Cortex Phellodendri (S.542)

■ Abführende Drogen (3):
Rhizoma Rhei (durch langes Kochen verschwindet die purgative Wirkung, dann mehr kühlend, und Blut bewegend) (S.556)

■ Nässe eliminierende Drogen (4):
Semen Coicis (S.568)
Poria (S.565)

■ Qi regulierende, schmerzstillende Drogen (9): besonders Bulbus Allii (Bezug zur Analregion),
Rhizoma Cyperi (S.624),
Pericarpium Aurantii (S.620)

■ Blut bewegende Drogen (10):
Rhizoma Ligustici, Semen Persicae
Rhizoma Corydalis (Qi und Blut bewegend)

Diagnose / Therapie

Syndrom-differenzierung	Befunde	Leitsymptome	Rezeptur	Aku-punktur	Diätetik
lokale Qi-Stagnation und Blut-Stase	ZK: leicht rot ZB: feucht Pu: kraftvoll	kräftiger Typus mit weniger ausgeprägten Symptomen, Anogenitalregion mit Juckreiz, Schmerz, Hämorrhagien, kräftiger Typus, Obstipationsneigung, Hämorrhagien	Hämorrhoidal Dekokt Otsuji To (jap.) (S.270)	MP 10 Bl 57 Du 2 Ren 3	**Blut bewegend:** Erdnuß, schwarze Sojabohne, Eßkastanie, Pfirsich, Essig, Aubergine, chinesischer Lauch (Qi- und Blut bewegend) **Blutung stillend:** Hase, Essig, Spinat, Aubergine, Sellerie, schwarze Morchel, Banane, gekochte Banane mit Schale, Feigen, Kiwi
Fülle-Hitze, leichte Qi-Stagnation und Blut-Stase	ZK: rot ZB: dünn, gelb, klebrig Pu: schlüpfrig, beschleunigt Hara: Druckschmerzhaftigkeit im kleinen Becken	kräftiger Typus, Unterleibschmerzen, Obstipation, Dysmenorrhö, zu starke Menstrualblutung	Rhizoma Rhei und Cortex Moutan Dekokt Da Huang Mu Dan Tang (S.238)	MP 8 Ren 2 Du 1	
Blut-Stase	Hara: Druckschmerzhaftigkeit im kleinen Becken ZK: Tendenz livide	kräftiger Typus, rotes Gesicht, Kopfschmerz, aufsteigende Hitze, Unterleibschmerzen, Zusammenballungen oder Entzündungen im kleinen Becken, Dysmenorrhö	Ramulus Cinnamomi und Poria Pille Gui Zhi Fu Ling Wan (S.428)	Ma 30 Ren 3 Bl 57	
Blut-Stase durch Qi- und Blut-Mangel, Säfte-Mangel	ZK: blaß ZB: trocken Pu: leer, fadenförmig	anale Blutungen, schmaler Typus, Blässe, allgemeine Blutungsneigung, kalte Extremitäten, morgendliche Müdigkeit, Anämieneigung, trockene Haut, Menses zu stark und zu lang, Endometriose	Gelatina nigra und Folium Artemisiae Dekokt Jiao Ai Tang (S.434)	MP 10 Le 8 Bl 17 Du 4	**Blut nährend:** Pinienkerne, Sesam, Sesamöl, Tintenfisch, Taube, Leber verschiedener Tiere, schwarze Sojabohne, Essig, Milch, Sahne, Butter, Frischkäse
Milz-Qi-Mangel, absinkendes Qi der Mitte, beginnender Blut-Mangel	ZB: blaß, gedunsen, ZE ZB: feucht Pu: leer	Analprolaps, morgendliche Schwäche, sehr erschöpfter Patient kein Appetit, Sehstörung, Schwitzen (tags oder nachts), keine Obstipation	Dekokt, das die Mitte tonisiert und das Qi vermehrt Bu Zhong Yi Qi Tang (S.342)	MP 6 Ma 36 Du 1 Du 20 (Nadel in Meridianverlauf)	**Mitte stärkend:** Hirse, Gerste, Buchweizen, Karotte, Hülsenfrüchte inkl. Tofu (nur erwärmt), geriebener Apfel, leicht verdauliches, mageres Fleisch, Huhn, Schaf, Rind Ziege **Meide:** Kälte und rohe Nahrung, sowie schwer Verdauliches und Fettes
Milz-Schwäche mit beginnendem Blut-Mangel	ZK: blaß, gedunsen ZB: unauffällig Pu: kraftlos	geschwächter Typus, Prolapsus ani, blutende Hämorrhoiden, Blässe, leicht erschöpfbar, Anämie, Dysmenorrhö, Schulter- und Nackenschmerzen, besonders bei Frauen	Radix Angelicae sinensis Dekokt, das die Mitte aufbaut Dang Gui Jian Zhong Tang (S.327)	Le 3 Ren 3 Bl 17 MP 6 Ren 1	

Einzeldrogen mit Bezug zu Hämorrhoiden (Fortsetzung)

■ Qi tonisierende Drogen (12a):
Radix Codonopsitis (S.669),
Radix Astragali (S.670),
Rhizoma Atractylodis macrocephalae (S.671),
Poria (S.565)

■ Blut nährende Drogen (12b):
Gelatina nigra (nährt und hält Blut, Blutung stillend) (S.682)
Radix Angelicae sinensis (S.680) (nährt und dynamisiert leicht),
Radix Paeoniae lactiflorae (S.681) (Krämpfe der glatten Muskulatur lösend)

Dysmenorrhö 痛经

Befunderhebung

Entscheidungskriterien

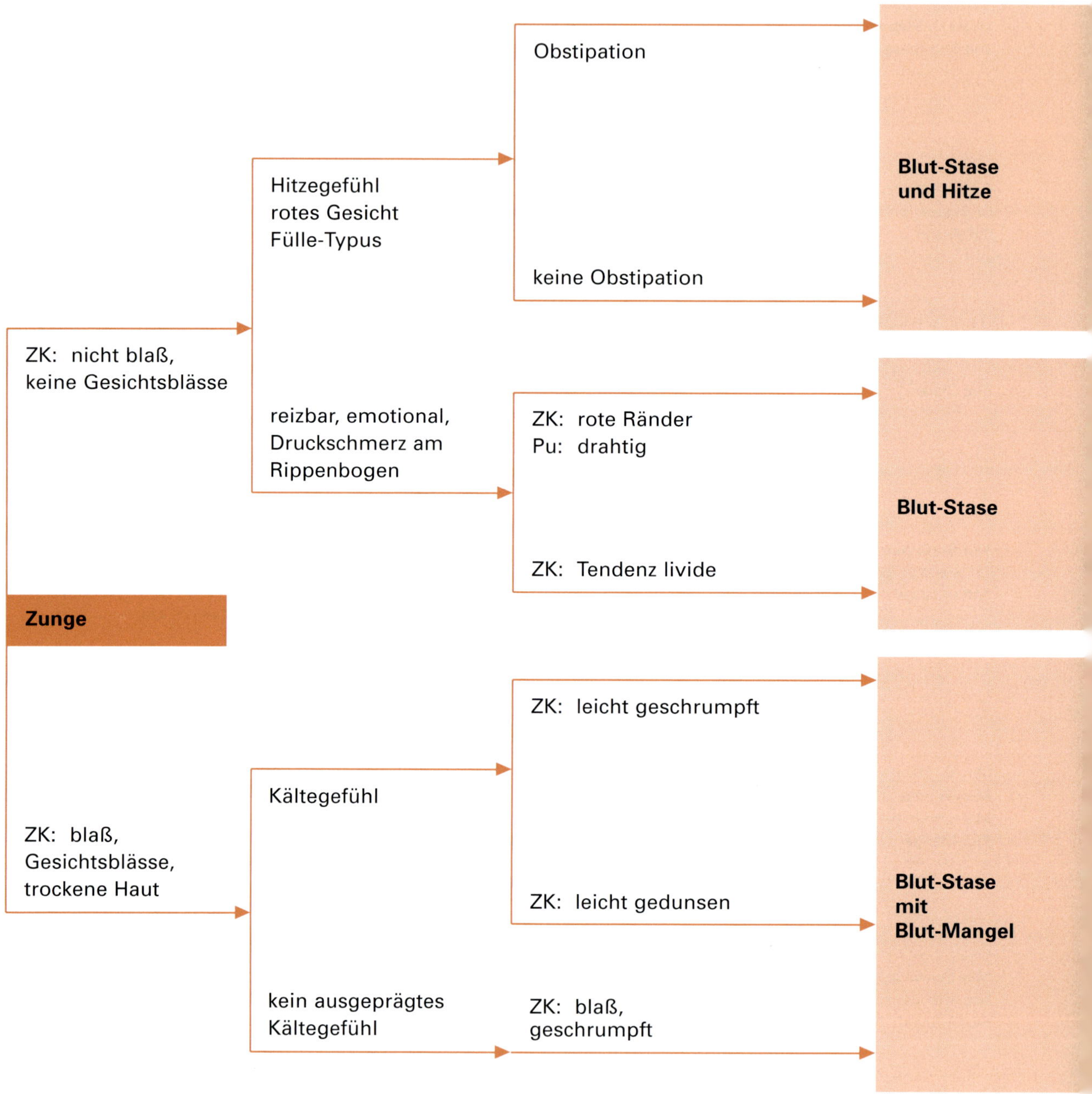

Einzeldrogen (nach Arzneigruppen geordnet), mit Bezug zu Dysmenorrhö

■ Blut und Yin nährend (12b und d):
Radix Rehmanniae (S.678),
Radix Angelicae sinensis (S.680)
Radix Paeoniae lactiflorae (S.681)

■ Blut bewegende, Stasen lösende Drogen (10a):
Semen Persicae (S.639)

■ Blutungen stillende Drogen (10b): Pollen Typhae,
Herba Agrimoniae

■ Blut kühlende Drogen (2b):
Rhizoma Rehmanniae glutinsae,
Cortex Moutan (S.536)
Radix Paeoniae rubrae (S.537)

■ Qi regulierende Drogen (9):
Rhizoma Cyperi (S.624)

■ Nieren-Yang stärkende Drogen (12c): Cortex Eucommiae (S.692),
Semen Psoraleae (S.691),
Herba Epimedii (S.689),
Semen Cuscutae (S.695)
Fructus Cnidii (S.696)

Diagnose			Therapie		
Syndromdifferenzierung	**Befunde**	**Leitsymptome**	**Rezeptur**	**Akupunktur**	**Diätetik**
Hitze und Blut-Stase	ZK: livide, gestaute Zungengrundvenen, Druckschmerzhaftigkeit im kleinen Becken (Zeichen der Blut-Stase)	kräftiger Typus, Gesicht eher rot, Unruhe, Durst, ausgeprägte Obstipation, unreine Haut, HWS-Verspannungen, starke Blutung mit dunklem, klumpigem Blut	Semen Persicae Dekokt, das das Qi ordnet Tao He Cheng Qi Wan (S.414)	Ren 3 Le 3 Chong Mai: Pe 6 MP 4	**Blut kühlend bei starker Blutung:** Stangensellerie, Selleriesaft, Huhn **Blut bewegend:** Erdnuß, schwarze Sojabohne, Essig, Aubergine, chinesischer Lauch
Blut-Stase	Hara: Druckschmerzhaftigkeit im kleinen Becken, besonders linksinguinal	Neigung zu Myomen, Menses mit dunklem, klumpigem Blut, evtl. verkürzter Zyklus	Ramulus Cinamommi und Poria Pille Gui Zhi Fu Ling Wan (S.428)	Le 3 MP 6 Dai Mai: Gb 41 3E 5	
Leber-Qi-Stagnation leichter Blut-Mangel	ZK: relativ normal, evtl. rote Ränder, leicht gedunsen ZB: dünn Pu: drahtig	Hitze oben und Kälte unten emotional unausgeglichen, reizbar, frustiert, evtl. aufsteigendes Hitzegefühl	Erweitertes Umherstreifen Pulver Jia Wei Xiao Yao San (S.260)	Le 3 Ren 6 He 7 MP 8 Ni 11	**Blut bewegend:** Erdnuß, schwarze Sojabohne, Eßkastanie, Pfirsich, Essig, Aubergine, chinesischer Lauch (Qi und Blut bewegend)
Leber-Qi-Stagnation und Blut-Stase	ZK: Tendenz zu livide oder livide Flecken	ortsgebundene schmerzende Resistenzen im Hypochondrium, reizbar, Obstipation	Dekokt, das Blut-Stasen unterhalb des Diaphragmas eliminiert (S.422) Ge Xia Zhu Yu Tang	Bl 28 Le 3 Ma 30 Ren 4	
Leere und Kälte im Ren Mai und Chong Mai mit Blut-Stase	ZK: blaß	unregelmäßige Menses, Zwischenblutungen, verlängerte Blutung mit ständig leichten Blutungen, Kälte- und Schmerz im Unterbauch, Infertilität, trockene Lippen	Wärme die Menses Dekokt Wen Jing Tang (S.430)	Ni 7 Le 8 Ni 11 Ren 6	**Blut nährend:** Pinienkerne, Sesam, Tintenfisch, Taube, Leber verschiedener Tiere, schwarze Sojabohne, Essig, Milch, Sahne, Butter, Frischkäse
Blut-Mangel und Nässe-Kälte	ZK: blaß	Schwäche, zarte Konstitution, inneres Frieren, kalte Extremitäten	Radix Angelicae sinensis und Radix Paeoniae Pulver Dang Gui Shao Yao San (S.350)	Ni 3 MP 9 Ren 6	
Blut-Mangel	ZK: blaß, eher geschrumpft ZB: wenig Pu: dünn, tief	Blut eher wenig und hell, Zyklus evtl. verlängert, trockene Augen und Haut, Blässe, müde	Vier Arzneien Dekokt Si Wu Tang (S.348)	MP 6 Le 8 Bl 17	

Allgemeine Anmerkungen zur Akupunktur

Das Gefäß, das den Uterus (Bao Gong = Palast des Kindes) versorgt (-Bao Mai-), ist eng mit dem Extragefäß des „Durchdringens" (-Chong Mai-) und dem Gefäß des „Empfangens" (-Ren Mai-) verbunden.
Daher sollte auch an das Durchgängigmachen des Chong Mai mittels der Einschaltpunkte MP 4 und Pe 6 gedacht werden.

Auch über die Punkte Ma 30 oder Ni 11, Ni 12, Ni 13 kann der Chong Mai erreicht werden.
Die Leber ist der Speicher des Blutes und hat ihren Sitz im Unteren Erwärmer. Der Leber-Funktionskreis muß den freien Fluß der Energie aufrechterhalten und hat damit engsten Bezug zu Menstruationsbeschwerden.

Weitere Rezepturen

Rezept: Dekokt, das Blut-Stasen im unteren Abdomen eliminiert
Shao Fu Zhu Yu Tang (S.420)

Indikation: Blut-Stasen und Stagnationen durch Kälte-Nässe
ZK: Tendenz zu livide

Symptome: Hyper- oder Dysmenorrhö mit dunklem, klumpigem Blut, Unterleib- oder LWS-Schmerzen, palpable Resistenzen im Unterleib

Obstipation 便秘

Befunderhebung

Entscheidungskriterien

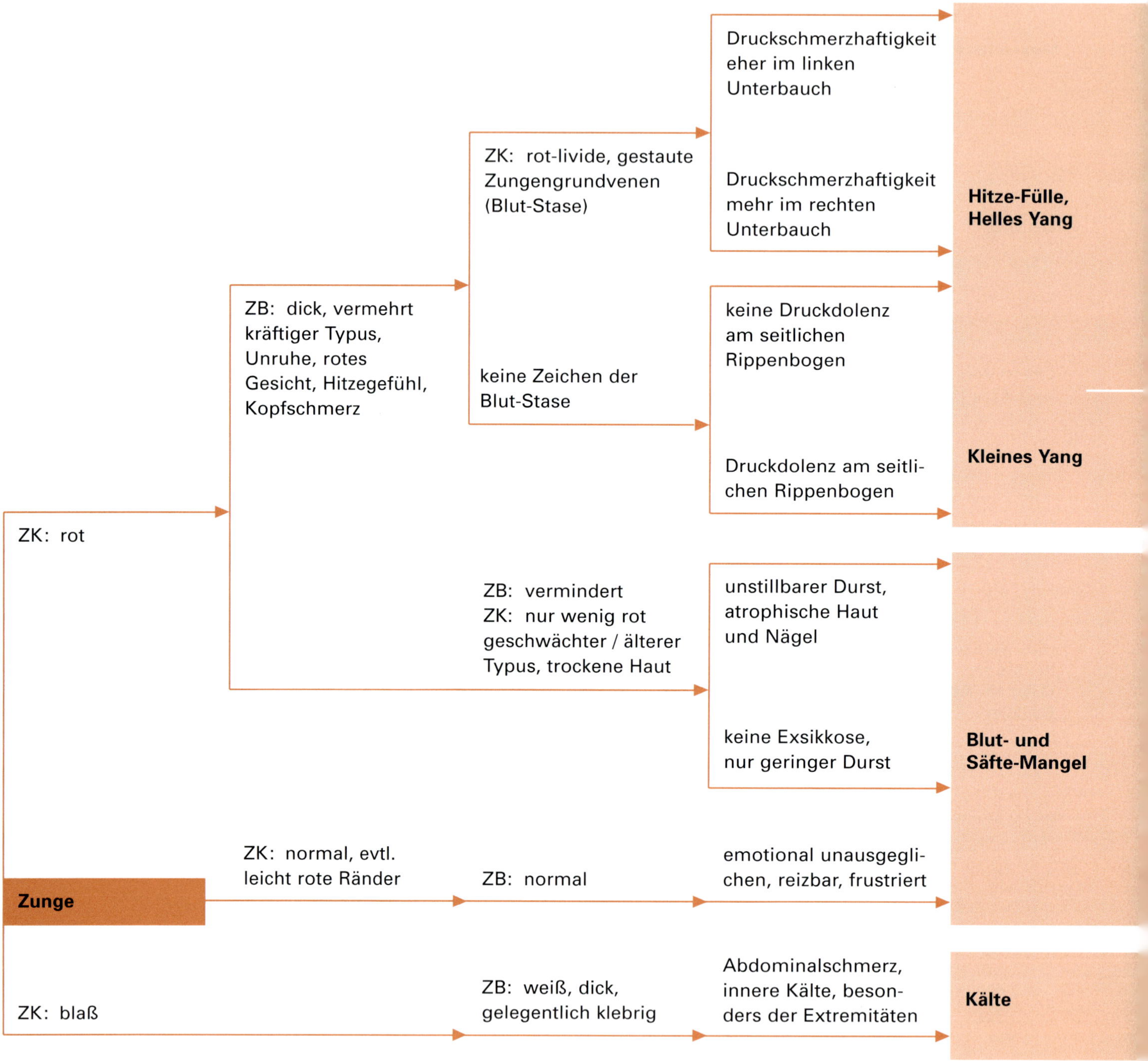

Anmerkung

Reiche, sehr fette Nahrung, aber auch zu kalte oder rohe Kost, kann zu Obstruktionen im Magen- und Darm-Funktionskreis führen. Die Folge ist eine Qi-Stagnation. Daraus entsteht oft eine Blut-Stase. Länger andauernde Stauung führt über die Zeit zu Hitze. Das kann zu chronischen Entzündungen und Abzedierungen führen (Rhizoma Rhei und Cortex Moutan Dekokt – Da Huang Mu Dan Tang S.238)

Wichtige Komponenten dieser Rezepturen sind neben den Hitze kühlenden und abführenden auch die Qi und meist auch Blut bewegenden Eigenschaften, um den Energiefluß nachhaltig wieder in Gang zu bringen (Vergleiche den Rezepturnamen: Da Cheng Qi Tang S.234)

Die Hitze kann auch zu einer weiteren Austrocknung der Säfte sowie von Blut und Yin führen. Bei älteren Patienten liegt oft ein Blut- und Säfte-Mangel vor, der zu einer chronischen Verstopfung über eine Austrocknung der Därme führt. Hier sind die drastischen, purgativen Rezepturen (wie Größeres Dekokt, das das Qi ordnet - Da Cheng Qi Tang) zu aggressiv. Es sollten die befeuchtenden, laxierenden und Blut nährenden Rezepturen (Run Chang Wan S.244 oder Ma Zi Ren Wan S.242) verordnet werden.

Diagnose			Therapie		
Syndrom-differenzierung	Befunde	Leitsymptome	Rezeptur	Aku-punktur	Diätetik
Blut-Stase, Innere Hitze-Fülle	ZK: livide Druckschmerz im Hara (Zeichen der Blut-Stase)	kräftiger Typus, Gesicht rot, aufsteigendes Hitzegefühl, Unruhe, Hypertension, Kopfschmerz, Schwindel, Hautprobleme, Hämorrhagien, HWS-Verspannungen	Semen Persicae Dekokt, das das Qi ordnet Tao He Cheng Qi Tang (S.414)	3E 6 Ma 25 MP 10	**Därme kühlend, abführend, befeuchtend:** Rohe Nahrung mit Ballaststoffen wie Salate, Frischkornbreie, frische Früchte, Spinat, Tomate, Aubergine, Gurke, Kartoffeln, Pflaume, Apfel, Walnuß, Sesam
Innere Hitze-Fülle (Helles Yang), Blut-Stase	ZK: rot ZB: klebrig, gelb Pu: beschleunigt Hara: Druckschmerz im Unterbauch	kräftiger Typus, unregelmäßige und / oder zu starke Menses, Dysmenorrhö, Schmerz im Unterleib, Entzündungen im kleinen Becken, Hämorrhoiden	Rhizoma Rhei und Cortex Moutan Dekokt Da Huang Mu Dan Tang (S.238)	3E 6 Le 3 Ma 25 MP 10	
Innere Hitze-Fülle (Helles Yang)	ZK: rot ZB: trocken, gelb Pu: voll Hara: aufgebläht, vermehrte Spannung	Durst, Unruhe, schlaflos, Meteorismus, Bauchschmerz, schlechter durch Druck, Hypertension	Größeres Dekokt, das das Qi ordnet Da Cheng Qi Tang (S.234)	3E 6 Le 2 Ma 25 Ma 44	
Leber-Qi-Stagnation, Disharmonie Holz-Erde	Druckdolenz am seitlichen Rippenbogen	Tendenz zu Adipositas, Obstipation, Meteorismus, Übelkeit, Schmerz am rechten Rippenbogen, Nacken und Kopfschmerzen, Schwindel, aufsteigende Hitze, Unruhe	Größeres Bupleurum Dekokt Da Chai Hu Tang (S.250)	Le 3 MP 6 Dai Mai Gb 41 3E 5	
Blut- oder Yin-Mangel	ZK: mehr oder weniger rot * ZB: trocken, gelb Pu: dünn Hara: vermehrte Spannung	ältere Patienten, trockene Haut, auch Blut-Mangel post partum	Befeuchte den Darm Pille Run Chang Wan (S.244)	MP 6 Le 8 Bl 17 He 7 Ren 6	**Säfte produzierend Blut nährend, befeuchtend:** Tomate, Kartoffel, Aubergine, Walnuß, Sesam, Mandeln, Erdnuß, Maulbeerfrüchte, Milchprodukte, Salz, Fette und Öle, Feige
Säfte-Mangel in Magen und Darm	ZB: trocken, gelb Pu: beschleunigt, rauh oder tief Hara: vermehrte Spannung	trockener, schwer zu entleerender Stuhl, trockene Haut, häufiges Urinieren	Semen Cannabis sativae Pille Ma Zi Ren Wan (S.242)	MP 6 Le 8 Ma 25	
Leber-Qi-Stagnation, leichter Blut-Mangel	Hara: Bauchdecke eher weich, schlaff	Hitze oben / Kälte unten, evtl. aufsteigendes Hitzegefühl, emotional unausgeglichen, reizbar, frustriert	Erweitertes Umherstreifen Pulver Jia Wei Xiao Yao San (S.260)	Le 3 3E 6 Ma 36	
Kälte im Innen blockiert den Darm	ZK: blaß ZB: dick, klebrig, weiß Pu: kraftlos	Abdominalschmerz, innere Kälte, besonders der Extremitäten	Rhizoma Rhei und Radix Aconiti Dekokt Da Huang Fu Zi Tang (S.205)	Di 4 Le 3 Bl 25 △ Ma 25 △	**Wärmend:** Fenchel, Ingwer, Walnuß, Pinienkerne, gekochte Banane, Sojaöl

Einzeldrogen mit Bezug zu Obstipation

■ Hitze kühlende, Nässe eliminierende Drogen (2c):
Radix Scutellarieae (S.540),
Rhizoma Coptidis, Cortex Phellodendri

■ Abführende Drogen (3a + b):
Rhizoma Rhei, Mirabilitum,
Semen Cannabis (S.559)

■ Schleim umwandelnde Drogen (6):
Semen Armeniacae, (S.600)
Fructus und Semen Trichosanthis

■ Qi regulierende Drogen (9):
Fructus Citri immaturi,
Rhizoma Cyperi, Bulbus Allii,

■ Blut bewegende Drogen (10):
Semen Persicae (S.639)

■ Blut nährende Drogen (12b):
Radix Rehmanniae praeparata,
Radix Angelicae sinensis,
Radix Paeoniae lactiflorae (S.681)

■ Beruhigende Drogen (14):
Semen Biotae (S.729)

* je nach Vorherrschen des Blut- oder Yin-Mangel

Palpitationen 心悸

Befunderhebung

Entscheidungskriterien

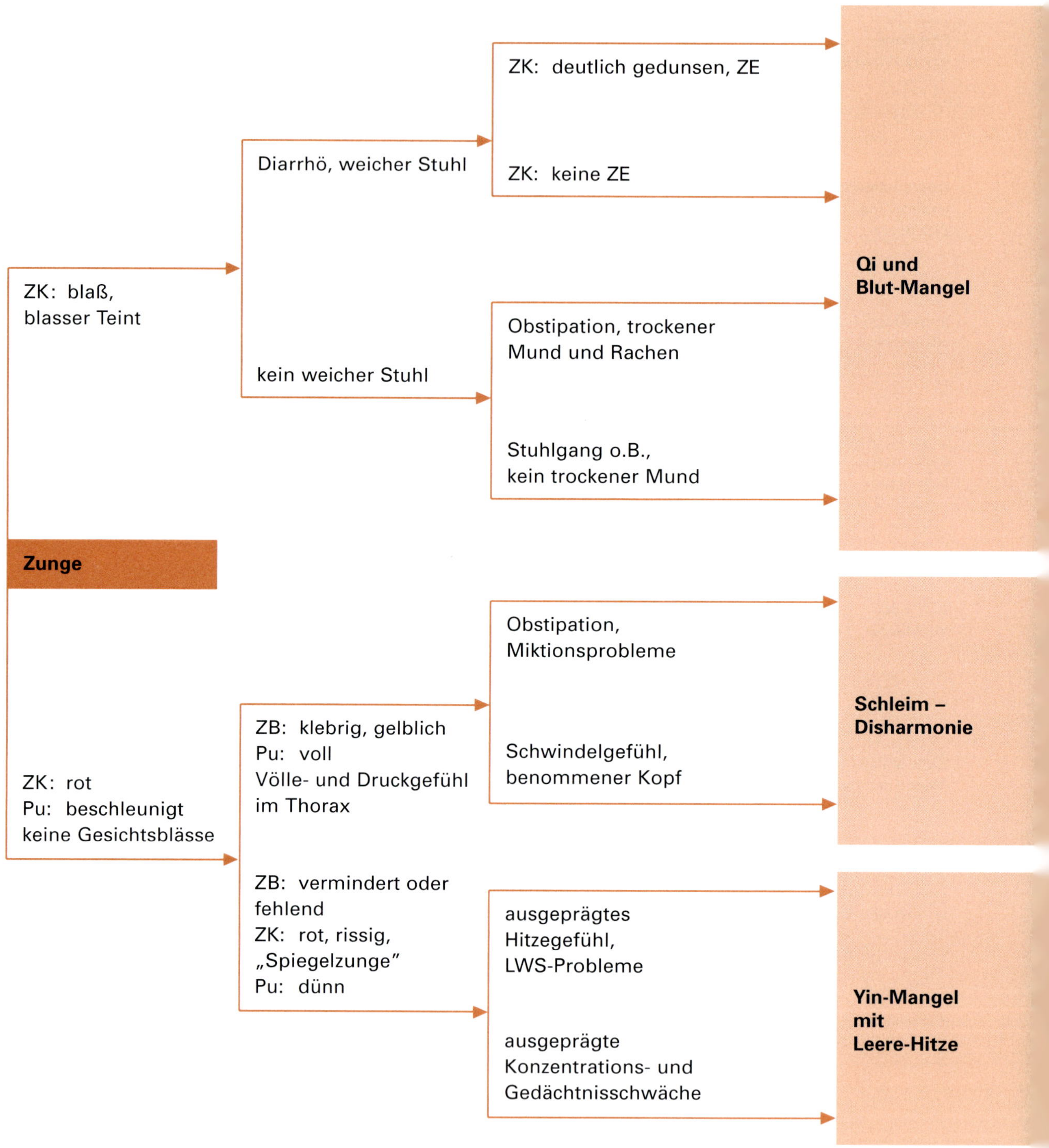

Einzeldrogen (nach Arzneigruppen geordnet) bei Palpitationen

■ Schleim transformierende Drogen (6):
Rhizoma Pinelliae, (S.588)
Caulis Bambusae in Taeniam

■ Qi tonisierende Drogen (12a):
Radix Codonopsitis (S.669),
Radix Astragali (S.670),
Rhizoma Atractylodis macrocephalae (S.671)

■ Blut und Yin nährende Drogen (12b+d): Radix Rehmanniae, Gelatina nigra, Radix Ophiopogonis (S.700), Radix Glehniae (S.698), Radix Adenophorae (S.698)

■ Yang stärkende Drogen (12c):
Cortex Eucommiae, Semen Cuscutae

■ Adstringierende Drogen (13):
Fructus Corni (S.712),
Fructus Schisandrae (S.713)

■ Absenkende Sedativa (14a):
Concha Ostreae (S.724),
Os Draconis (S.725)

■ Das Herz nährende und das Shen beruhigende Drogen (14b):
Semen Zizyphi (S.728),
Semen Biotae (S.729),
Radix Polygalae (S.730)

■ Leber-Yang absenkende Drogen (16):
Rhizoma Gastrodiae, Hämatitum (S.742)

Diagnose / Therapie

Syndrom-differenzierung	Befunde	Leitsymptome	Rezeptur	Akupunktur	Diätetik
Milz- und Nieren-Schwäche Nässe-Ansammlung	ZK: blaß Pu: dünn, tief	Blässe, erschöpft, kalte, geschwollene Beine, Bauchschmerzen, Diarrhö	Wahrer Krieger Dekokt Zhen Wu Tang (S.300)	Ni 3 MP 9 Ma 36	**Milz-Qi stärkend:** Gerste, Hafer, Soja, Feige, Kartoffel, Weißkohl
Milz- und Herz-Qi-und Blut- Mangel	ZK: blaß, gedunsen	Palpitationen, Vergeßlichkeit, eher weicher Stuhl-Diarrhö, Appetit vermindert, Blutungsneigung	Dekokt, das die Milz wiederherstellt Gui Pi Tang (S.362)	MP 10 Ma 36 Ren 17 Pe 6	**Nässe eliminierend:** schwarze und gelbe Sojabohne, Sojasprossen, Sojamilch, Mungbohne, Rundkornreis, Koblauch, Ingwer, Rettich, Kardamom
Qi- und Blut-Mangel	ZK: blaß ZB: dünn Pu: kraftlos, evtl. unregelmäßig	Schwäche, Dyspnoe, Ängste, schlaflos, trockener Mund und Kehle, Obstipation	Geröstetes Glycyrrhiza Dekokt Zhi Gan Cao Tang (S.364)	Ni 7 He 7 Pe 6 Le 8	**Meide, da Nässe erzeugend:** Raffinadezucker, Milchprodukte, fettes Fleisch
Austausch von Herz und Niere gestört; Yin-Mangel mit instabilem Yang (Leere-Hitze)	ZK: blaß, rote Spitze ZB: weiß Pu: kraftlos	Schwindel, schlaflos, viele Träume, Nachtschweiß, Haarausfall; oft Folge von Überarbeitung	Ramulus Cinnamomi Dekokt mit Os Draconis und Concha Ostreae Gui Zhi Jia Long Gu Mu Li Tang (S.442)	MP 6 Ren 6 He 7 Ni 6	**Magen- und Lungen-Qi absenkend:** Gerste, Buchweizen, Hafer, Mandeln, Tofu, Erbsen, Kardamom, Ingwer, schwarze und gelbe Sojabohne, Rettich, Zwiebel
Tendenz zu relativem Exzeß des Leber- und Herz-Yang, latenter Herz- und Nieren-Yin-Mangel	ZK: rot oder rote Spitze ZB: klebrig, weiß-gelb Pu: drahtig, beschleunigt	Palpitationen, reizbar, Ängste, Thoraxdruck, Obstipation	Radix Bupleuri Dekokt mit Os Draconis und Concha Ostreae Chai Hu Jia Long Gu Mu Li Tang (S.454)	Le 2 Gb 41 Du 20 (gegen Verlauf)	**Leber-Yang absenkend:** Stangensellerie, Wasserkastanie, Chrysanthemenblütentee
Hitze-Schleim, Disharmonie von Gallenblase und Magen	ZB: gelb, klebrig Pu: beschleunigt, drahtig oder schlüpfrig	Ängste, Schwindelgefühl, bitterer Mundgeschmack, Beklemmung und Druck im Thorax und Epigastrium	Dekokt, das die Gallenblase wärmt Wen Dan Tang (S.476)	MP 5 Ren 12 Le 3 Gb 20	**Meide, da Hitze und Unruhe vermehrend:** Alkohol, Kaffee, Chili
Nieren-Yin-Mangel mit Leere-Hitze	ZK: rot, rissig ZB: trocken Pu: dünn, beschleunigt	ältere Menschen mit Leere-Hitze, Hitzegefühl, Unruhe, schlaflos, Mund und Kehle trocken, Durst, warme Extremitäten, LWS-Beschwerden, Dysurie	Rehmannia Pille mit Anemarrhena und Phellodendron Zhi Bai Di Huang Wan (S.382)	Ni 6 He 6 Du 20 Ren 17	**Herz- und Nieren-Yin nährend:** Weizen, gekeimter Weizen,Hafer, Sesam, Milch, Eigelb,Frischkäse, Kirsche, Tintenfisch, Mungbohne, Walnuß, Austern, Maulbeerfrucht, Schweineniere und -herz
Herz- und Nieren-Yin-Mangel mit Leere-Hitze im Herzen	ZK: rot oder rote Spitze ZB: vermindert Pu: dünn, beschleunigt	Ängste, Palpitationen, Vergeßlichkeit, Konzentrationsschwäche, Nachtschweiß, Aphthen, Samenverluste	Besondere Pille des himmlischen Kaisers, die das Herz tonisiert Tian Wang Bu Xin Dan (S.446)	Pe 6 Ni 6 He 7 Ren 6	

Arzneidrogen, die unter anderem sedierende Eigenschaften haben

Radix Ginseng, Poria, Radix Rehmanniae glutinosae und praeparata,
Radix Ophiopogonis, Gelatina nigra

Weitere Rezepturen bei Palpitationen

■ Semen Zizyphi Dekokt
Suan Zao Ren Tang (S.448)
Indikation:
bei Herz- und Nieren-Yin-Mangel
ZK: rote Spitze
ZB: vermindert
Pu: dünn, beschleunigt
Symptome: Schwäche, erschöpft, Unruhe, ängstlich, viele Träume

■ Dekokt, das Stasen aus dem Haus des Blutes treibt
Xue Fu Zhu Ya Tang (S.418)
Indikation:
Leber-Qi-Stagnation und Blut-Stase
Symptome:
Thoraxenge und -schmerz, Angina pectoris

Tinnitus 耳鸣

Befunderhebung

Entscheidungskriterien

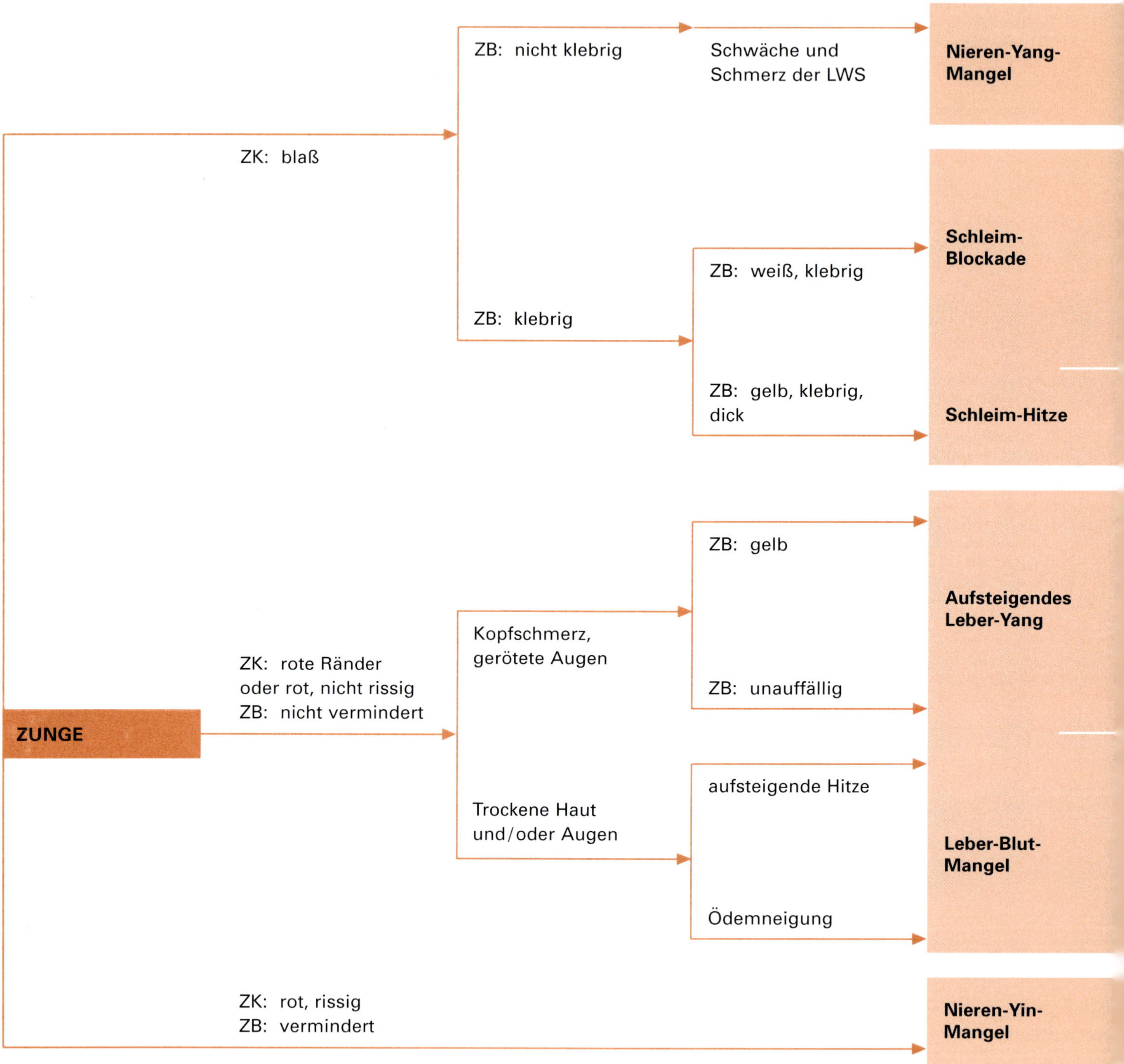

Einzeldrogen mit Bezug zu Tinnitus

■ Oberfläche befreiende Drogen (1):
Radix Bupleuri (S.519)

■ Nässe eliminierende Drogen (4):
Poria (S.565)

■ Schleim transformierende Drogen (6):
Rhizoma Pinelliae, (S.588)
Caulis Bambusae in Taeniam (S.598)

■ Qi tonisierende Drogen (12a):
Radix Codonopsitis (S.669), Radix Astragali (S.670), Rhizoma Atractylodis macrocephalae (S.671)

■ Blut und Yin nährende Drogen (12b+d): Rhizoma Rehmanniae, Gelatina nigra, Radix Paeoniae lactiflorae, Radix Ophiopogonis (S.700), besonders auch: Herba Ecliptae, Fructus Ligustri (S.705)

■ Yang stärkende Drogen (12c):
Cortex Eucommiae (S.692)

■ Adstringierende Drogen (13):
Fructus Corni (S.712),
Fructus Schisandrae (S.713)

■ Leber-Yang absenkende Drogen (16):
Rhizoma Gastrodiae, Hämatitum, Ramulus Uncariae (S.740)

Diagnose: Syndromdifferenzierung	Befunde	Leitsymptome	Therapie: Rezeptur	Akupunktur	Diätetik
Nieren-Schwäche mit überwiegendem Yang-Mangel	ZK: eher blaß ZB: dünn Pu: leer, tief	ältere Patienten oft mit Nieren-Schwäche und Kälte-Zeichen, kalte Extremitäten, Schwäche der LWS, häufige Miktion	Nieren-Qi-Pille aus Golden Cabinet Jin Gui Shen Qi Wan (S.368)	Ni 3 Le 3 3E 17 3E 21	**Nieren-Yang stärkend:** Hirsch, Garnelen, Nieren, Zimt, Sternanis
Nässe und Schleim, Milz-Qi-Mangel	ZB: weiß, schleimig Pu: schlüpfrig, drahtig	pappiger Mundgeschmack, Druck-, Völle und Spannungsgefühl im Epigastrium und Thorax	Zweifach behandeltes Dekokt Er Chen Tang (S.472)	Ren 12 Ma 40 3E 17 3E 21	**Schleim und Nässe transformierend:** schwarze und gelbe Sojabohne, Sojasprossen, Sojamilch, Mungbohne, Rundkornreis, Knoblauch, Ingwer, Rettich, Weintraube, Birne, Fisch, Kardamom **Meide, da Nässe erzeugend:** Raffinadezucker, Milchprodukte, fettes Fleisch
Schleim blockiert das Aufsteigen des Yang-Qi zum Kopf	ZB: weiß, klebrig ZK: gedunsen Pu: schlüpfrig	Schwindel, Übelkeit, kurzatmig, viel Sputum, benebeltes, dumpfes Schweregefühl im Kopf	Pinellia, Atractylodis macrocephalae und Gastrodia Dekokt (S.490) Ban Xia Bai Zhu Tian Ma Tang	Le 3 Du 20 Ren 12 3E 17 3E 21	
Nässe und Schleim, leichte Hitze	ZB: gelb, klebrig Pu: beschleunigt, drahtig oder schlüpfrig	Ängste, Schwindelgefühl, Palpitation	Dekokt, das die Gallenblase wärmt Wen Dan Tang (S.476)	MP 5 Ren 12 3E 17 3E 21	
Hitze-Fülle in Leber und Gallenblase, Hitze-Nässe im Unteren Erwärmer	ZK: rot ZB: gelb Pu: voll, drahtig, beschleunigt	Schmerz an den Rippenbögen, Kopfschmerz, gerötete Augen, bitterer Mundgeschmack, reizbar	Radix Gentianae Dekokt, das die Leber entlastet Long Dan Xie Gan Tang (S.226)	Le 2 Gb 41 Gb 2 Ren 12 3E 17	**Leber-Yang absenkend:** Stangensellerie, Wasserkastanie, Chrysanthemenblütentee **Meide:** Alkohol, Kaffee
Aufsteigendes Leber-Yang bedingt Hitze im Herzen (Shen), Nieren-Leber-Schwäche	ZK: rote Ränder oder ZK: rot ZB: normal Pu: drahtig, beschleunigt	reizbar, cholerisch, Hypertonus, Unruhe, rotes Gesicht, gerötete Augen	Rhizoma Gastrodiae und Ramulus Uncariae Dekokt Tian Ma Gou Teng Yin (S.468)	Le 2 MP 6 3E 17 3E 21	
leichter Leber-Blut-Mangel, Leber-Qi-Stagnation, Milz-Qi-Mangel	ZK: relativ normal, rote Ränder, leicht gedunsen ZB: dünn Pu: drahtig	psychische Symptome, Unruhe, frustiert, leichte aufsteigende Hitze, Abdominalbeschwerden	Erweitertes Umherstreifen Pulver Jia Wei Xiao Yao San (S.260)	Le 3 MP 6 3E 17 Gb 2	**Leber-Blut nährend:** Sojabohne, Karotte, Spinat, Weintraube, Leber, Milchprodukte, Sonnenblumenkerne
Leber-Blut-Mangel, Leber-Qi-Stagnation und leichte Blut-Stase, Nässe	ZK: blaß, rote Ränder ZB: dünn Pu: leer, tief	Bauchkrämpfe, Schwellneigung der Beine	Radix Angelicae sinensis und Radix Paeoniae Pulver Dang Gui Shao Yao San (S.350)	Le 8 MP 10 3E 17 Gb 2	
Nieren-Yin-Mangel mit Leere-Hitze	ZK: rot ZB: verringert Pu: leer, tief, beschleunigt	ältere Patienten mit Leere-Hitze und aufsteigender Hitze, Unruhe, schlaflos	Rehmannia Pille der sechs Geschmacksrichtungen Liu Wei Di Huang Wan (S.380)	Ni 6 Le 3 3E 17 3E 21	**Nieren-Yin nährend:** Walnuß, Austern, Sesam

Weitere, weniger häufig gebrauchte Rezepturen bei Tinnitus

■ Modifiziertes Bupleurum Dekokt
Xiao Chai Hu Tang (S.248)
ZB: klebrig Pu: drahtig

■ Dekokt, das Blockaden in den Sinnesöffnungen auflöst und das Blut belebt
Tong Qiao Huo Xue Tang (Bensky S.351)
Indikation bei Blut-Stase: ZK: livide
Symtome: Kopfschmerzen, dunkle Augenringe, Säufernase

Anmerkung

■ **Vorgehen:**
Da hinter einem Tinnitus eine Vielzahl von Patho-Mechanismen stehen können, ist es wichtig, das „Grundthema"(chin. Ben) zu erkennen und dementsprechend eine konstitutionelle Rezeptur für den Patienten auszuwählen.
Diese kann dann durch Hinzufügen einzelner Drogen noch spezifischer auf das Ohr bezogen werden.

Dies Vorgehen nennt man „das gleichzeitige Behandeln von Wurzeln (Ben) und Zweigen (Biao)".

Schlaflosigkeit 不寐

Befunderhebung

Entscheidungskriterien

- **Zunge**
  - ZK: blaß
    - Psychische Symptome sehr ausgeprägt → **Milz-Qi-Mangel**
    - Körperliche Schwäche sehr ausgeprägt → **Milz-Qi-Mangel**
  - ZK: rote Ränder
    - ZB: klebrig, weiß-gelb → **Leber-Qi-Stagnation**
    - ZB: o.B. → **Leber-Qi-Stagnation**
  - ZK: rot oder rote Spitze
    - ZK: rote Spitze; ZB: evtl. vermindert; Pu: dünn, beschleunigt → **Yin-Mangel**
    - ZK: rot, rissig, verminderter oder fehlender Belag, „Spiegelzunge" → **Yin-Mangel**

Milz-Qi-Mangel: Tendenz zu Diarrhö, Erschöpfung, ZK: blaß, ZE

Leber-Qi-Stagnation: Frühmorgendliches Erwachen, reizbar, frustriert, Pu: drahtig

Yin-Mangel: Durchschlafstörung, Hitzegefühl, Nachtschweiß, ZK: rote Spitze, evtl. rot, rissig, verminderter Belag

Einzeldrogen (nach Arzneigruppen geordnet), an die bei Schlaflosigkeit zu denken ist

■ Schleim transformierende Drogen (6):
Rhizoma Pinelliae (S.588),
Caulis Bambusae in Taeniam (S.598)

■ Qi stärkende Drogen (12a):
Radix Codonopsitis (S.669),
Radix Astragali (S.670),
Rhizoma Atractylodis macrocephalae (S.671)

■ Blut und Yin nährende Drogen (12b+d):
Radix Rehmanniae praeparata, (S.678),
Radix Ophiopogonis (S.700),
Radix Glehniae (S.698),
Radix Adenophorae (S.698)

■ Astringierende Drogen (13):
Fructus Corni (S.712),
Fructus Schisandrae (S.713)

■ Absenkende Sedativa (14a):
Concha Ostreae (S.724),
Os Draconis (S.725)

■ Herz nährende und Shen beruhigende Drogen (14b):
Semen Zizyphi (S.728),
Semen Biotae (S.729),
Radix Polygalae (S.730)

■ Leber-Yang absenkende Drogen (16):
Rhizoma Gastrodiae (S.739),
Hämatitum (S.742)

Diagnose			Therapie		
Syndrom-differenzierung	**Befunde**	**Leitsymptome**	**Rezeptur**	**Aku-punktur**	**Diätetik**
Herz-Blut- und Milz-Qi-Mangel	ZK: blaß, ZE ZB: dünn, weiß Pu: dünn, schwach	Palpitationen, Vergeßlichkeit, eher weicher Stuhl-Diarrhö, Appetit vermindert, Hämorrhagien, Konzentrationsschwäche	Dekokt, das die Milz wiederherstellt Gui Pi Tang (S.362)	MP 6 Ma 36 Ren 6 He 7	**Milz stärkend, Qi und Blut tonisierend:** Hirse, Gerste, Hafer, Feige, Honig, Mandel, Haselnuß, Huhn, Schaf- und Ziegenfleisch, Fisch, Eier, fettarme Milch
Deutlicher Milz-Qi- und Blut-Mangel, Schwäche des Herzens	ZK: blaß Pu: kraftlos, tief	sehr erschöpft, kein Appetit, Diarrhö, Schwitzen (auch nachts), Gewichtsverlust, Palpitationen, Ängste, Vergeßlichkeit	Radix Ginseng Dekokt zur Nährung des Nähr-Qi Ren Shen Yang Ying Tang (S.361)	MP 6 He 6 Anmian I (Ex 4)	
Tendenz zu relativem Exzeß des Leber- und Herz-Yang, latenter Herz- und Nieren-Yin-Mangel	ZK: rot oder rote Spitze und Ränder ZB: weiß-gelb Hara: druckempfindlich am rechten Rippenbogen	kräftiger Patiententypus, Palpitationen, reizbar, Ängste, aufsteigende Hitze, Hypertonie, Kopfschwere, Nackenverspannung	Radix Bupleuri Dekokt mit Os Draconis und Concha Ostreae Chai Hu Jia Long Gu Mu Li Tang (S.454)	Le 2 Gb 13 Gb 22 Du 24	**Leber-Yang absenkend und Leber-Blut nährend:** Stangensellerie, Wasserkastanie, Chrysanthemenblütentee, Sonnenblumenkerne, Erdnuß, Birne, Krebse, Austern **Meide:** Alkohol, Kaffee, Chilis, Ingwer
Leber-Qi-Stagnation mit Leber-Blut-Leere, leichte Milz-Qi-Leere	ZK: relativ o.B., evtl. gerötete Ränder ZB: o.B. Pu: dünn, drahtig	emotional, irritierbar, frustriert, trockene Haut, Abdominalbeschwerden, Menstruationsbeschwerden, aufsteigende Hitze, untere Körperhälfte Kältegegühl	Erweitertes Umherstreifen Pulver Jia Wei Xiao Yao San (S.260)	Le 3 Le 8 Du 24 Pe 7 Gb 15	
Leber-Herz-Blut- und Yin-Mangel	ZK: rote Spitze Pu: dünn	Schwindel, Ängste, viele Träume, Unruhe, aufsteigende Hitze, trockene Haut	Semen Zizyphi Dekokt Suan Zao Ren Tang (S.448)	Ni 6 He 6 Bl 15 Ren 14	**Herz-Blut und Yin nährend:** Weizen, gekeimter Weizen, Hafer, Eigelb, Milch, (bes. Kuhmilch, auch Schaf- und Ziegenmilch) Kirsche, Mungbohne, Frischkäse, Lotoswurzel, Longanfrucht, Schweineherz, Fasan
Leber-Herz-Yin-Mangel Leber-Qi-Stagnation Milz-Qi-Mangel	ZK: rot ZB: vermindert Pu: dünn, beschleunigt	häufiges Gähnen und Seufzen, ausgeprägte emotionale Schwankungen, allgemeine Muskelverspannung, Attacken von Kontrollverlust, merkwürdiges Verhalten	Radix Glycyrrhizae, Fructus Tritici und Fructus Jujubae Dekokt Gan Mai Da Zao Tang (S.450)	Bl 62 Bl 1 Du 20 Ren 6 Anmian II (Ex 5)	
Herz- und Nieren-Yin-Mangel mit Leere-Hitze im Herzen	ZK: rot ZB: vermindert	Ängste, Palpitationen, Vergeßlichkeit, Konzentrationsschwäche, Nachtschweiß, Aphthen, Samenverluste	Besondere Pille des Himmlischen Kaisers, die das Herz tonisiert Tian Wang Bu Xin Dan (S.446)	He 9 4 Weise (Ex 6) Ren 4	**Nieren-Yin nährend:** Tintenfisch, Austern, Ente, Niere von Schwein und Rind, Eigelb, Sesam, schwarze Sojabohne, Weizen, Weintraube, Karotte
Herz- und Nieren-Yin-Mangel	ZK: rot ZB: vermindert Pu: dünn, beschleunigt	Hitze der Handteller und Fußsohlen, Schwäche der LWS oder Knie, trockene Kehle, Durst	Rehmannia Pille der sechs Geschmacksrichtungen Liu Wei Di Huang Wan (S.380)	Ni 6 He 7 Ren 6	

Arzneidrogen, die unter anderem sedierende Eigenschaften haben

Radix Scrophulariae (2b),
Rhizoma Coptidis (2c),
Poria (4),
Caulis Akebiae (4),
Radix Salviae miltiorrizae(10a)
Radix Ginseng (12a),
Gelatina nigra (12b),
Arillus Longan (12b),
Radix Polygoni multiflori (12b),
Rhizoma Rehmanniae praeparata (12b),
Os Draconis (14a),
Concha Ostreae (14a),
Semen Zizyphi (14b),
Semen Biotae (14b),
Radix Polygalae (14b),
Fructus Tritici (14b),

Weitere, weniger häufig gebrauchte Rezepturen, die bei Schlaflosigkeit wirken

Ramulus Cinnamomi Dekokt mit Os Draconis und Concha Ostreae
Gui Zhi Jia Long Gu Mu Li Tang (S.442)

Indikation: Herz- und Nieren-Yin-Mangel
ZK: rote Spitze
ZB: vermindert
Pu: dünn, beschleunigt
geschwächte Konstitution, erschöpft, Unruhe, ängstlich, kalte Extremitäten, viele Träume, typischerweise sexuellen Inhalts

HNO-Prozesse 耳鼻喉病

Befunderhebung

Entscheidungskriterien

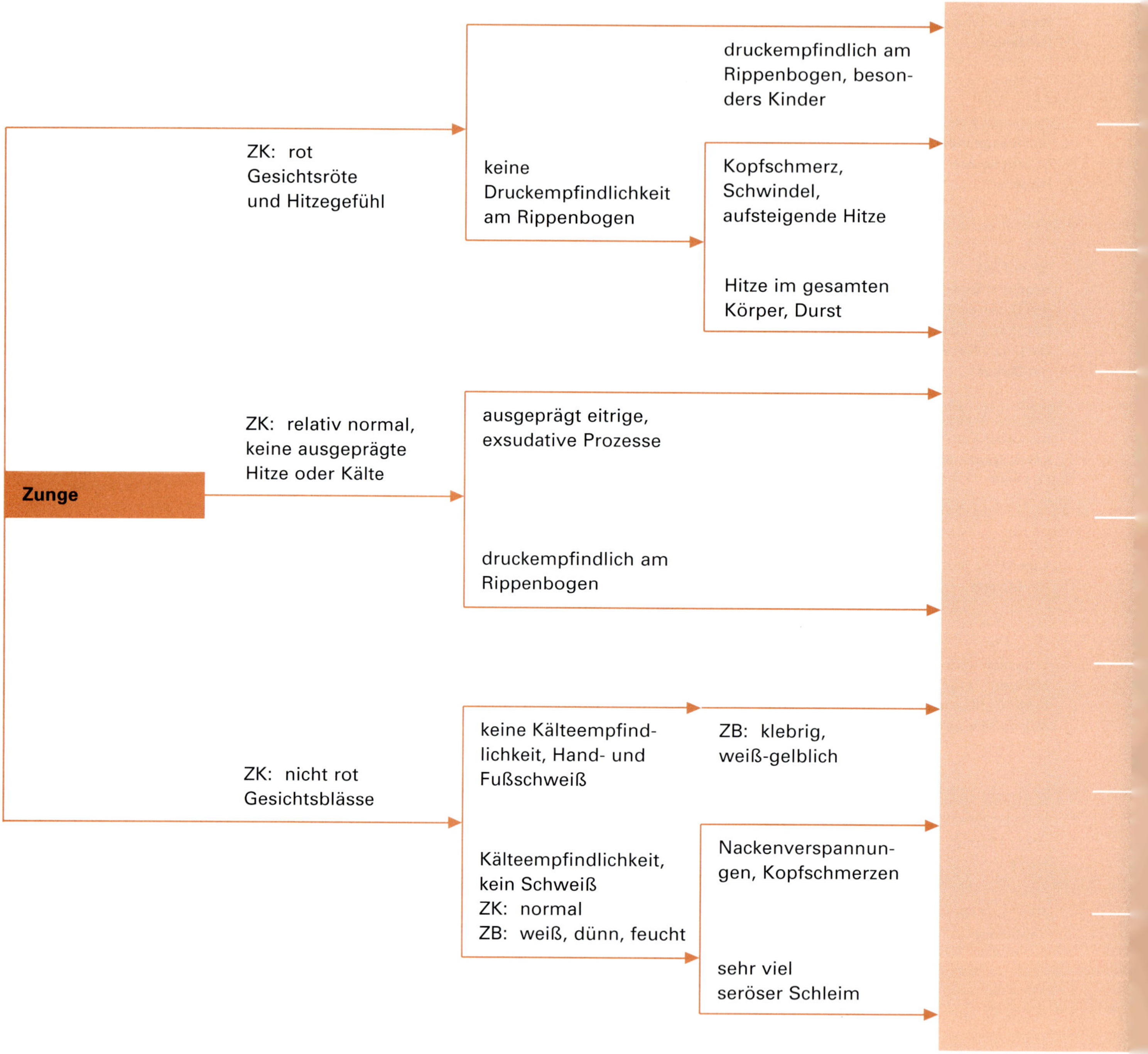

Pathophysiologie

Bei HNO-Prozessen kommen verschiedene Entstehungsweisen in Betracht:
Bei Nässe-Schleim z.B. sind meistens die Milz („Ursprung des Schleims") und die Lunge („Behälter des Schleims") beteiligt. Ein geschwächtes Abwehr-Qi kann rezidivierende Affektionen begünstigen (Wei-Qi = Teil des Lungen-Qi, in der Körperoberfläche residierend).
Wind-Kälte oder Wind-Hitze spielen als äußere pathogene Faktoren eine Rolle. Auch Hitze-Toxine kommen bei eitrigen Prozessen im HNO-Bereich nicht selten vor. Schließlich kann auch eine zugrundeliegende Blut-Leere das Eindringen oder Persistieren von Wind-Erkrankungen begünstigen.

Wichtige **Lokalpunkte** sind:
Stirnbereich: Ex 1 (Yintang), Bl 2, Gb 14, Ma 8
Maxillarbereich: Ma 2, 3
Nase: Ex 1 (Yintang), Di 20, Ex 3 (Bitong)
Ohrbereich: 3E 17, 21, Dü 19, Gb 2
Hals-Rachen: Dü 17, Di 18, Ma 9, Ren 23

Wichtige **Fernpunkte** sind:
Di 4 (wirkt auf das gesamte Gesicht, besonders Nase, Haut, eliminiert pathogene Faktoren)
Ma 44 (reguliert das Qi und leitet Hitze ab, besonders im proximalen Meridian im Oberkiefer und Stirnbereich)
3E 3 (Tonisierungspunkt, stützt Energie, besonders Bezug zum Ohr)
3E 5 (leitet pathogene Faktoren aus, reguliert das Qi, besonders Ohr- und HWS-Bezug)
Lu 11 (Jing-Punkt am Nagelwinkel: bluten lassen bei Hitze: akute Tonsillitis)
3E 1 (bluten lassen bei akuter Otitis)
Bl 67 (wirkt auf Stirn- und Nasenbereich)

Diagnose

Therapie

Syndromdifferenzierung	Befunde	Leitsymptome	Rezeptur	Akupunktur
Hitze im Innen, Hitze-Toxin, Prozesse im Leitbahn-Verlauf 3E/Gb am Kopf	ZK: rot ZB: weiß-gelblich, klebrig Pu: drahtig, beschleunigt	chronische, rezidivierende Laryngitis, Pharyngitis, Tonsillitis, Ekzeme, Lymphadenitis, Hyperämie am Kopf, Unruhe	Radix Bupleuri Dekokt, das die Leber klärt Chai Hu Qing Gan Tang (S.228)	Di 11 MP 6 Di 18 Dü 17
Hitze-Fülle, besonders der oberen Körperhälfte	ZK: rot ZB: weiß oder gelblich	Entzündungen am Kopf und im Gesicht, Hautekzeme, besonders im Gesicht, Furunkel, Akne, chronische Otitis media, Sinusitis	Radix Ledebouriellae Dekokt zur Befreiung der oberen Körperhälfte Seijo Bofu To (jap.) (S.222)	Ex 1 (Yintang) Di 4 Di 11 Ma 44
Hitze-Fülle, beginnender Säftemangel	ZK: rot	subakute und chronische Entzündungen im HNO-Bereich: eitrige Sinusitis, Rhinitis, Nasenpolypen, ständig verstopfte Nase	Flos Magnoliae Dekokt zur Reinigung der Lunge Shini Seihai To (jap.) (S.230)	Di 4 Di 20 Ex 1 Ma 3 Di 11
Schleimansammlung, Toxine	ZB: weiß-gelblich	Tendenz zu eitrigen, exsudativen Entzündungen der Haut und Schleimhäute: eitrige Sinusitis, Otitis media, Zahnwurzelentzündung, Abszesse, Furunkel	Platycodum Dekokt gegen eitrige Entzündungen Haino Sankyu To (jap.) (S.402)	Ma 40 Ma 44 MP 10 Di 11 Ma 3 Di 4
leichte Milz-Schwäche, lokale Hitze-Fülle	ZB: weiß, klebrig	subakute und chronische Entzündungen im HNO-Bereich: Laryngitis, Pharyngitis, Tonsillitis, Lymphadenitis, Sialadenitis, Otitis, Sinusitis, Stomatitis, kein Appetit, Übelkeit	Kleines Bupleurum Dekokt mit Gypsum und Platycodum Sho Saiko To Ka Kikyo Sekko (jap.) (S.252)	Ma 9 Di 4 Lu 7
Hitze oder Hitze-Toxin, leichter Blut-Mangel	ZB: weiß-gelblich, klebrig (Schleim)	Entzündungen der Haut, besonders im Gesicht, Akne, Ekzem, Laryngitis, Pharyngitis, Tonsillitis, Lymphadenitis am Hals, Otitis, Sinusitis	Herba Schizonepetae und Fructus Forsythiae Dekokt Keigai Rengyo To (jap.) (S.460)	Di 4 3E 5 3E 17 Dü 17
Wind-Kälte im Außen, akute Prozesse mit Übergang zu Chronizität	ZK: normal ZB: weiß, dünn Pu: schwebend	verstopfte Nase, Sinusitis, Rhinitis, Schleimhautschwellung, Allergie, kein Schweiß, Kopf- und Nackenschmerzen, Schwindel	Radix Puerariae Dekokt mit Ligusticum und Magnolia Kakkon To Ka Senkyu Shini (jap.) (S.191)	Di 4 Di 20 3E 5 Lu 7
Wind-Kälte-Invasion Außen-Fülle, leichte Milz- und Lungen-Schwäche	ZK: normal ZB: dünn, weiß Pu: schwebend	reichlich seröses Nasensekret, Husten, bronchiale Enge, Gliederschwere, Frösteln, kein Schweiß	Kleineres blaugrüner Drachen Dekokt Xiao Qing Long Tang (S.186)	Lu 7 Di 20 Ex 1 (Yintang) Ren 17 Pe 6

Diätetik

Schleim und Nässe transformierend:
schwarze und gelbe Sojabohne, Sojasprossen, Sojamilch, Mungbohne, Rundkornreis, Knoblauch, Ingwer, Rettich, Weintraube, Birne, Fisch, Kardamom

Mitte wärmend:
Pfirsich, Kirsche, Fenchel, Anis, Pfeffer, Knoblauch, Ingwer, Paprika, Chilis

Nässe eliminierend:
Bohne, Sojabohne, Erbsen, Fenchel, Pfeffer, Kardamom, Gerste, Fisch

Meide:
Schleim begünstigend:
fettes Fleisch;
kalte und rohe Nahrung schwächt die Milz;
Raffinadezucker bildet Nässe;
Alkohol erzeugt viel Hitze-Nässe;
Nikotin: trocknet und erzeugt Hitze.

Wind-Kälte ausleitend:
Frühlingszwiebeln, Knoblauch, Ingwer, Zwiebeln auch als Umschläge oder Auflagen zur lokalen äußerlichen Anwendung

Wind-Hitze ausleitend:
Rettich, Kohl, Löwenzahn, Chinakohl, Kohlblätter zur lokalen, extremen Anwendung

Akupunktur

Die Akupunktur sollte auf die aktuellen, vorherrschenden Symptome ausgerichtet sein und dazu Lokalpunkte und korrespondierende Fernpunkte benutzen. Zusätzlich sollte man besonders im chronischen Fall die zugrundeliegende Störung und Disharmonie erkennen und behandeln.

Einzeldrogen (nach Arzneigruppen geordnet) für HNO-Prozesse

■ Wind-Kälte eliminierend (1a):
Radix Angelicae dahuricae (S.505),
Flos Magnoliae (S.509)

■ Wind-Hitze ausleitend (1b):
Radix Bupleuri (S.519),
Flos Chrysanthemi (S.516),
Herba Menthae (S.512)

■ Hitze kühlende, Nässe eliminierend (2c):
Radix Scutellariae (S.540),
Rhizoma Coptidis (S.541),
Cortex Phellodendri (S.542)

■ Hitze und Toxine eliminierend (2d):
Fructus Forsythiae (S.547),
Flos Lonicerae (S.546)

■ Nässe eliminierend (4):
Semen Coicis (S.568),
Caulis Akebiae (S.569), Poria (S.565)

■ Wind-Nässe eliminierend (5):
Fructus Xanthii (S.580)

■ Schleim umwandelnd (6):
Radix Platycodi (S.591)

■ Qi regulierend (9): Rhizoma Cyperi (S.624),
Pericarpium Aurantii (S.620)

■ Qi stärkend (12a):
Radix Codonopsitis (S.669), Radix Astragali (S.670), Rhizoma Atractylodis macrocephalae (S.671)

Harnwegsinfektionen 淋证

Befunderhebung

Entscheidungskriterien

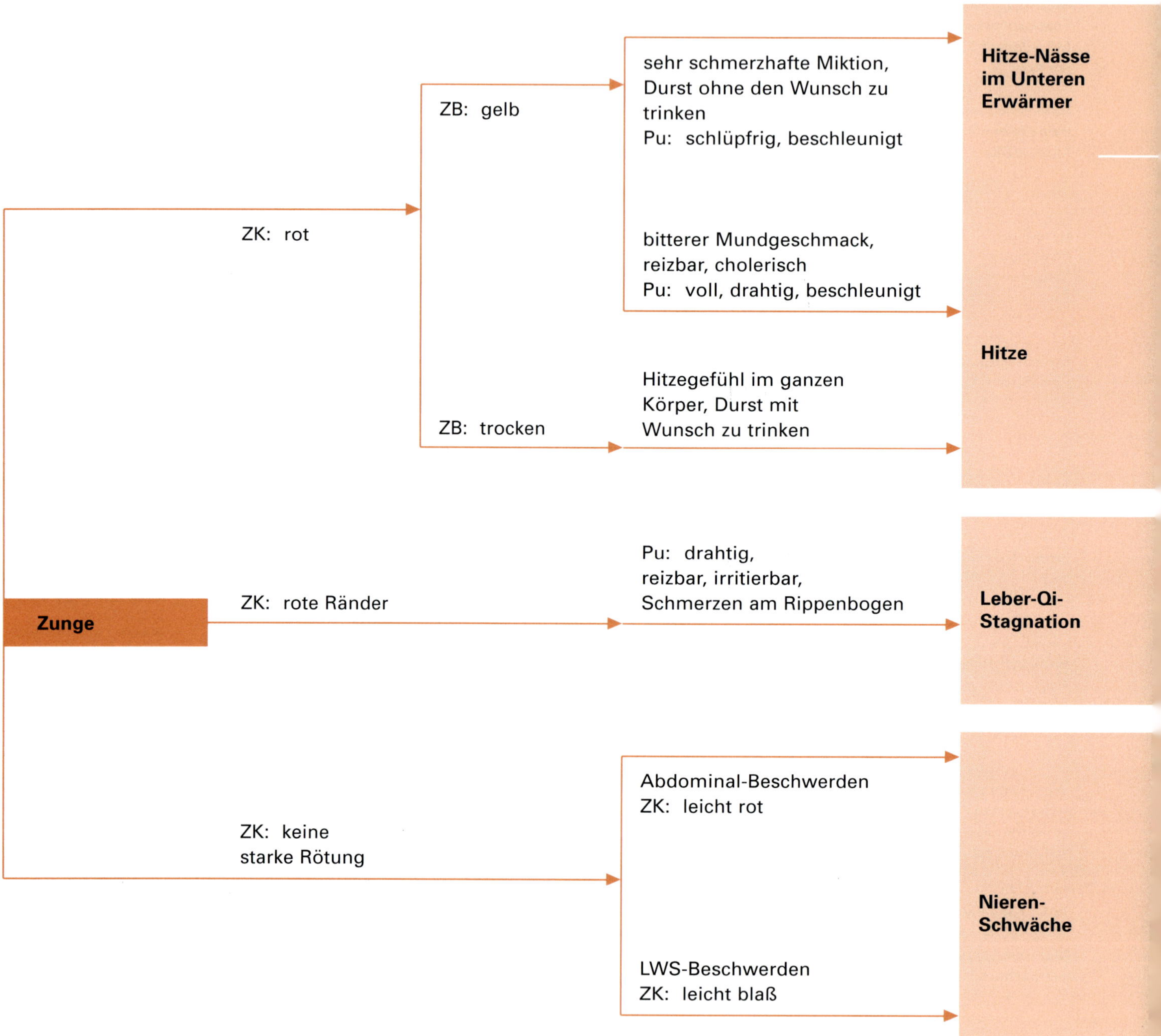

Einzeldrogen bei Harnwegsinfekt (nach Arzneigruppen geordnet)

■ Hitze kühlende Drogen (2a): Gypsum fibrosum (S.525), Rhizoma Anemarrhenae (S.526)

■ Hitze-Nässe eliminierende Drogen (2c): Radix Scutellariae (S.540), Rhizoma Coptidis (S.541), Cortex Phellodendri (S.542)

■ Nässe eliminierende Drogen (4): Semen Plantaginis (S.570), Talcum (S.567), Polyporus (S.566), Poria (S.565)

■ Schleim transformierende Drogen (6): Rhizoma Pinelliae (S.588)

■ Innen wärmende Drogen (11): Radix Aconiti (S.656), Cortex Cinnamomi (S.658)

■ Qi stärkende Drogen (12a): Radix Codonopsitis (S.669), Radix Astragali (S.670), Rhizoma Atractylodis macrocephalae (S.671)

■ Blut und Yin nährende Drogen (12b + d): Rhizoma Rehmanniae praeparata (S.678)

■ Yang wärmende Drogen (12c): Semen Psoraleae (S.691)

■ Adstringierende Drogen (13): Fructus Corni (S.712), Fructus Schisandrae (S.713), Semen Nelumbinis (S.717)

Diagnose / Therapie

Syndromdifferenzierung	Befunde	Leitsymptome	Rezeptur	Akupunktur	Diätetik
Hitze-Nässe im Unteren Erwärmer	ZK: rot ZB: gelb Pu: schlüpfrig, beschleunigt	geschwächter Typus, Kälte-Abneigung, sehr schmerzhaftes Wasserlassen, dunkler, purulenter Urin, Hämaturie	Erweitertes Fünf Bestandteile Pulver bei schmerzhafter Miktion Jia Wei Wu Ling San (S.284)	Ni 5 ⇩ Bl 32 ⇩ MP 9	**Nässe eliminierend:** Mais, Sojamilch, Fisch, verschiedene Bohnenarten, Gerste mit Ingwersaft und Honig
Hitze-Fülle in Leber, Herz und Gallenblase, Hitze-Nässe im Unteren Erwärmer	ZK: rot ZB: gelb Pu: voll, drahtig, beschleunigt	Schmerz an den Rippenbögen, Kopfschmerz, gerötete Augen, Durst, bitterer Mundgeschmack, reizbar, cholerisch, Unruhe, Tendenz zu Hitze in oberer Körperhälfte	Radix Gentianae Dekokt, das die Leber entlastet Long Dan Xie Gan Tang (S.226)	Le 2 ⇩ Gb 36 Ren 2 Gb 41 in Kombination mit 3E 5 wirkt Nässe eliminierend	**Blut im Urin:** Selleriesaft, Lotoswurzel, Weintraube **Hitze-Nässe eliminierend:** Buchweizen, Weintraube, Hirse, Maisbart, Chinakohl, in Essig gekochte Gurke, Mungbohne, Rettich, Preiselbeere
Hitze stört Wasserhaushalt und schädigt das Yin	ZK: rot ZB: trocken	Dysurie, Hämaturie, Hitzegefühl im ganzen Körper, Durst mit Wunsch zu trinken, evtl. Unruhe, Fieber, Diarrhö, Übelkeit, Husten	Polyporus Dekokt Zhu Ling Tang (S.286)	Ni 3 Bl 28 ⇩ Ren 3 Di 11 MP 3	
Leber-Qi-Stagnation	ZK: rote Ränder ZB: relativ o.B. Pu: drahtig	reizbar, frustriert, Schmerzen und Druckgefühl an den seitlichen Rippenbögen, Meteorismus, Ziehen im Unterleib und in der Leistenregion, Prämenstruelles Syndrom, Auslöser der Hanweginfekte oft durch emotionale Faktoren.	Bupleurum Dekokt, das die Leber verteilt Chai Hu Shu Gan San (S.258)	Le 3 Gb 34 Gb 41 Ren 3	**Qi regulierend:** Fenchel, chinesischer Lauch, Zwiebeln, Knoblauch, Koriander, Pampelmuse (mit Schale)
Genereller Qi-Mangel, Instabilität des Ying mit beginnendem Nieren-Yin-Mangel, leichte Hitze-Nässe	ZK: leicht rot Pu: kraftlos, fadenförmig	schwacher Typus, Unruhe, Druckempfindlichkeit im Epigastrium, Dysurie, Reizblase, chronische Harnwegsinfekte, Prostatabeschwerden, Unruhe, Leukorrhö, Spermatorrhö	Nelumbinis Dekokt zur Reinigung des Herzens Seishin Renshi In (jap.) (S.296)	Ma 36 MP 6 Bl 32 ⇩ Ni 16	**Nieren-Yin stützend:** schwarze Sojabohne, Sesam, Butter, Sahne, Frischkäse, Walnuß, Entenfleisch, Niere, Hühnerei
Nieren-Yang-Mangel	ZK: leicht blaß Pu: kraftlos, tief	Erschöpfung, Schwäche oder Schmerz im LWS-Bereich, kalte Extremitäten	Nieren-Qi-Pille aus Golden Cabinet Jin Gui Shen Qi Wan (S.368)	Ren 6 △ Ni 3 Bl 23 △	**Nieren-Yang stärkend:** Walnuß, Zimt, Eßkastanie, Weißkohl, Fleisch von Ziege, Schaf, Huhn und besonders Hirsch, Garnelen

Bei Nephrolithiasis

Bei Nieren- und Blasensteinen können folgende Drogen ergänzt werden, die Stein auflösend wirken:
Spora Lygodii,
Herba Lysmachiae christianae
(Nässe eliminierende Drogen der Gruppe 4)

Tip:
Besonders bei vorbestehendem Nieren-Yang-Mangel wirkt sich häufiges Barfußlaufen und dadurch bedingte kalte Füße sehr ungünstig auf die Neigung zu Harnwegsinfekten aus, da so der Niere weitere Wärme entzogen wird. Daher auf warme Füße achten.

Anmerkung

Harnwegsinfekte können sich als verschiedene Syndrome manifestieren:
Im Akutstadium:
- Kälte-Nässe blockiert die Blase
- Hitze-Nässe im Unteren Erwärmer (häufigste Form)

Im chronischen Stadium:
- energetische Schwäche der Niere mit geschwächter lokaler Abwehr und rezidivierenden Harnwegsinfektionen
- Leber-Qi-Stagnation
- Hitze-Nässe im Unteren Erwärmer

Infertilität 不孕症

Befunderhebung

Entscheidungskriterien

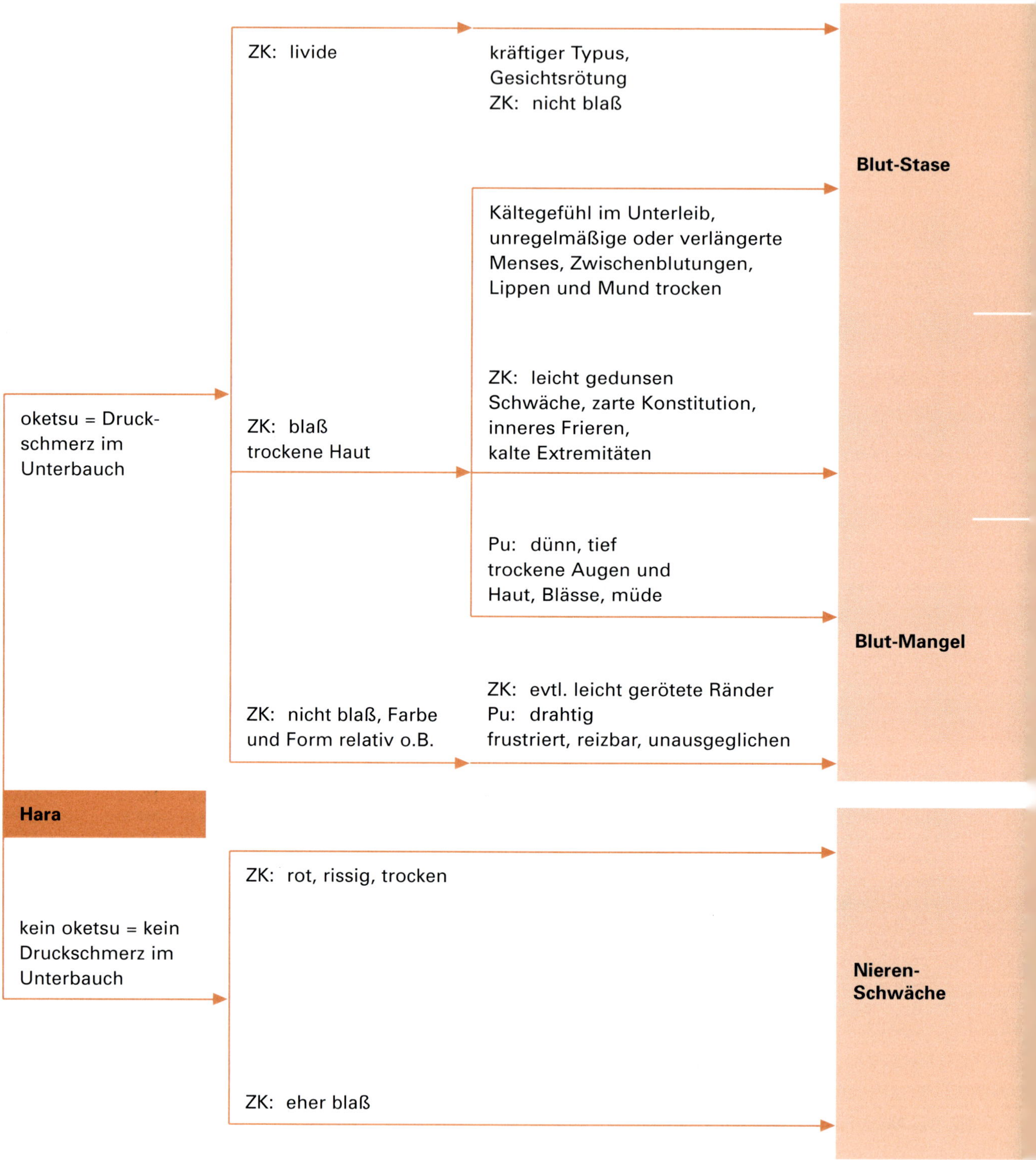

Einzeldrogen (nach Arzneigruppen geordnet) mit Bezug zu Infertilität

■ Blut kühlende Drogen (2b):
Cortex Moutan (S.536)

■ Qi tonisierende Drogen (12a):
Radix Ginseng (S.668), Radix Codonopsitis (S.669), Radix Astragali (S.670)
Rhizoma Atractylodis macrocephalae (S.671)

■ Blut und Yin nährend (12b + d):
Rhizoma Rehmanniae praeparata (S.678), Fructus Lycii (S.706), Radix Angelicae sinensis (S.680), Radix Paeoniae lactiflorae (S.681)

■ Nieren-Yang stärkende Drogen (12c):
Cortex Eucommiae (S.692), Semen Psoraleae (S.689), Herba Epimedii (S.691), Semen Cuscutae (S.695), Fructus Cnidii (S.696), (Cornu Cervi und Colla Cornu Cervi) (S.686)

■ Adstringierende, Jing haltende Drogen (13): Fructus Corni (S.712)

■ Blut bewegende Drogen (10a):
Semen Persicae (S.639),
Radix Achyranthis (S.644)

Anmerkung

Die Ursache für eine Infertilität kann sehr verschiedenartig sein. Zu bedenken ist eine allgemeine energetische Schwäche, also ein Qi-Mangel oder meistens ein Qi-und Blut-Mangel. Es kann sich auch um eine erworbene oder konstitutionelle Nieren-Schwäche handeln; dies kann sich als Jing-Yin- oder mehr als Nieren-Yang-Mangel äußern. Außerdem kann eine Leber-Qi-Stagnation ursächlich oder als Folge beteiligt sein. Bei vielen Frauen entwik-

Diagnose			Therapie		
Syndrom-differenzierung	**Befunde**	**Leitsymptome**	**Rezeptur**	**Aku-punktur**	**Diätetik**
Blockierung im Chong Mai und Bao Mai, Blut-Stase im Unterleib	Hara: Druckschmerzhaftigkeit im kleinen Becken	kräftiger Typus, Gesicht eher rot, Zeichen der Blutstase und Druckschmerzhaftigkeit im kleinen Becken, besonders linksinguinal, oft schmerzhafte Menses mit dunklem, klumpigem Blut	Ramulus Cinnamomi und Poria Pille Gui Zhi Fu Ling Wan (S.428)	Ren 3 Le 3 Chong Mai öffnend: Pe 6 kombiniert mit MP 4	**Blut bewegend:** Erdnuß, schwarze Sojabohne, Eßkastanie, Pfirsich, Essig, Aubergine, chinesischer Lauch (Qi und Blut bewegend)
Leere und Kälte im Ren Mai und Chong Mai mit Blut-Stase	ZK: blaß, evtl. leicht livide Pu: dünn, tief	unregelmäßige oder verlängerte Menses, Zwischenblutungen, Kälte und Schmerz im Unterbauch, Lippen und Mund trocken, heiße Hände und Fußsohlen	Wärme die Menses Dekokt Wen Jing Tang (S.430)	Ni 7 Le 8 Ni 11 Ren 6 Bl 17 MP 10	**Qi regulierend:** Fenchel, chinesischer Lauch, Zwiebeln, Knoblauch, Koriander, Pampelmuse (mit Schale)
Kälte- und Nässe-Akkumulation, Blut-Mangel und -Stase	ZK: blaß, leicht gedunsen	Schwäche, zarte Konstitution, inneres Frieren, kalte Extremitäten, ausbleibende, schwache oder schmerzhafte Monatsblutung, Ödemneigung vor und während der Menses	Radix Angelicae sinensis und Radix Paeoniae Pulver Dang Gui Shao Yao San (S.350)	Ni 7 MP 9 Ma 40 Dai Mai öffnend: Gb 41 kombiniert mit 3E 5	**Nässe ausleitend:** verschiedene Bohnenarten, Fisch, Rundkornreis **Hitze-Nässe aus dem Unteren Erwärmer ausleitend:** Sojasprossen, Sojamilch, Mungbohne, Löwenzahn, Rotalge
Blut-Mangel	ZK: blaß Pu: dünn, tief	trockene Augen und Haut, Blässe, müde, leichte Unruhe, Neigung zu Obstipation, Dysmenorrhö, unregelmäßige Menses mit schwacher Blutung	Vier Arzneien Dekokt Si Wu Tang (S.348)	MP 6 Le 8 Ni 7 Bl 17 MP 10	**Blut nährend:** Pinienkerne, Sesam, Tintenfisch, Taube, Leber verschiedener Tiere, schwarze Sojabohne, Essig, Milch, Sahne, Butter, Frischkäse
Leber-Qi-Stagnation, leichter Blut-Mangel	ZK: relativ normale Farbe, evtl. leicht gerötete Ränder Pu: drahtig	frustriert, reizbar, unausgeglichen, Adominalbeschwerden, leichte Unruhe, Dysmenorrhö, Oligomenorrhö	Erweitertes Umherstreifen Pulver Jia Wei Xiao Yao San (S.260)	Le 3 Ren 6 He 7 Di 4 Ma 36 MP 6	
Nieren-Yin-Mangel, Leere-Hitze mit aufsteigender Hitze	ZK: rot, rissig ZB: fehlt oder verringert	Unruhe, schlaflos, aufsteigende Hitze, trockener Mund und Rachen, Durst	Rehmannia Pille der sechs Geschmacksrichtungen Liu Wei Di Huang Wan (S.380)	Ni 7 Le 8 Ren 6 Di 11 Ni 16 Ni 11	**Nieren-Yin nährend:** Sesam, schwarze Sojabohne, Niere (Rind, Schwein), Walnuß, Schaf Ziegenmilch, Butter, Sahne, Salz, Austern, Weintraube
Nieren-Yang-Mangel	ZK: eher blaß	kalte Extremitäten, innere Frostigkeit, vorzeitig gealtert, Kälte oder Schwäche der LWS	Nieren-Qi-Pille aus Golden Cabinet Jin Gui Shen Qi Wan (S.368)	Ni 3 Le 3 Ma 30 Ren 6 Bl 23 △ Ren 6 △	**Nieren-Yang stärkend:** Walnuß, Weißkohl, Hirsch, Garnelen, Zimt, Sternanis, Eßkastanie, Fenchelgemüse, chinesischer Lauch

kelt sich eine Leber-Qi-Stagnation durch die Frustration der erfolglosen und enttäuschenden Versuche schwanger zu werden. In diesem Fall ist eine Regulierung des Qi-Flusses wichtig, was auf der psychischen Ebene mit einem Loslassen der Fixierung auf den ausschließlichen Wunsch nach einer Schwangerschaft einhergeht. Auch eine chronische Hitze-Nässe-Belastung im Unteren Erwärmer kommt gelegentlich als Ursache für das Ausbleiben einer gewünschten Schwangerschaft in Frage.
Weiterhin kann eine Blut-Stase Infertilität bedingen, wobei die Blut-Stase aus einem Blut-Mangel oder auch aus einer länger bestehenden Qi-Stagnation, aber auch durch Blokkaden, durch pathogene Faktoren wie Kälte oder Hitze-Nässe verursacht sein kann.
Bei anovulatorischen Zyklen (Basaltemperatur messen) wird häufig eine Zwei-Phasen-Behandlung durchgeführt. In der ersten Zyklushälfte wird oft eine Blut und Yin nährende Therapie notwendig sein, in der zweiten Zyklushälfte gibt man Yang wärmende und Qi dynamisierende Mittel.
So wird ein physiologischer Ablauf des Zyklus therapeutisch indiziert.

Kopfschmerz 头痛

Befunderhebung

Entscheidungskriterien

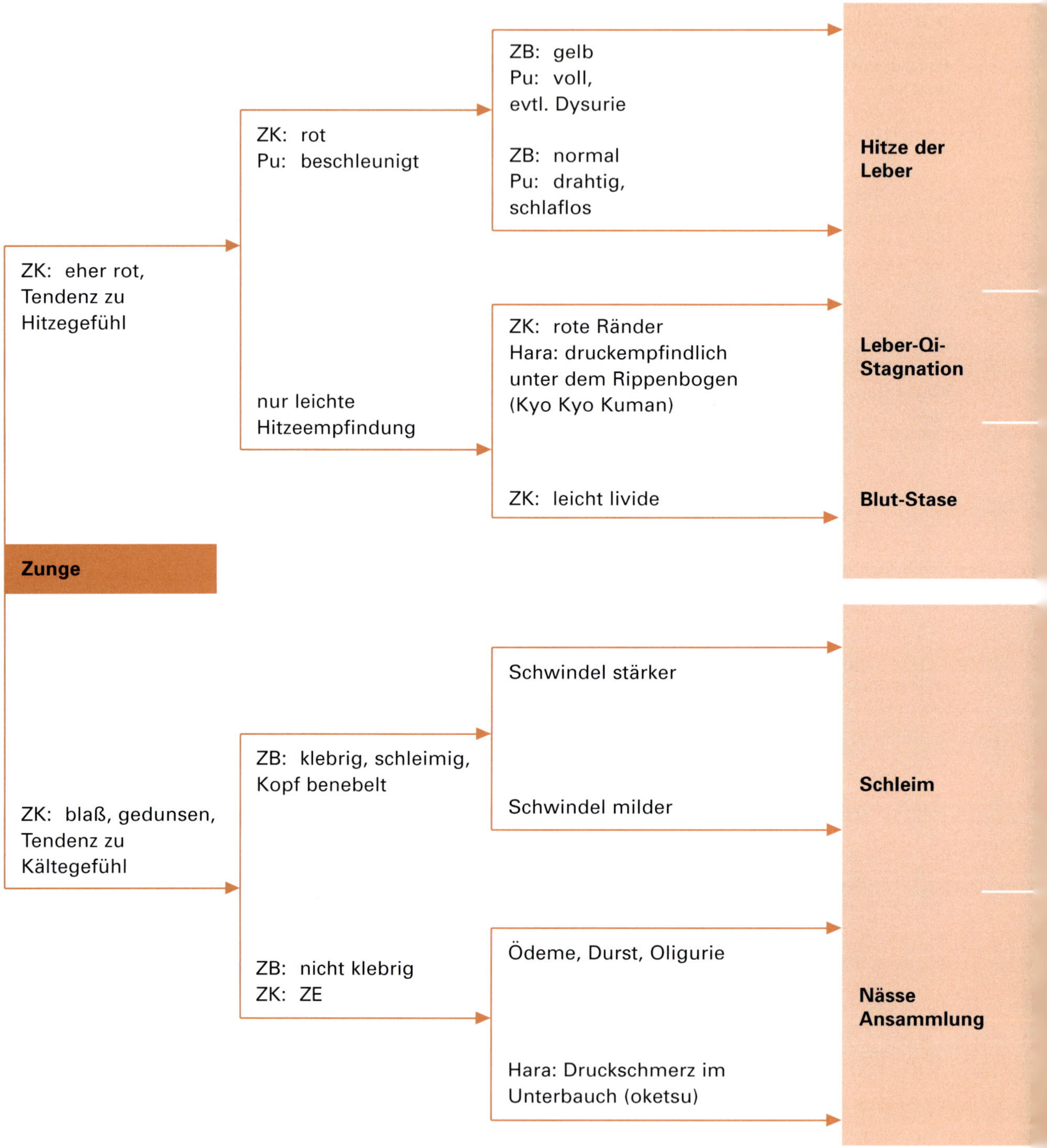

Einzeldrogen mit Bezug zu Kopfschmerzen (nach Arzneigruppen geordnet)

■ Warme, Oberfläche befreiende Drogen (1a): Radix Angelicae dahuricae: Wind-Kälte ausleitend, besonders Bezug zu Yang-Ming-Leitbahnen Di + Ma, daher bei frontalen Kopfschmerzen

Rhizoma Notopterygii: leitet Wind-Kälte aus und trocknet Nässe, besonderer Bezug zu Tai Yang-Leitbahnen,daher bei Bl + Dü occiptalen Kopfschmerzen

Radix Ledebouriellae: eliminiert Wind und Nässe. Lindert dadurch bedingte Kopfschmerzen

■ Kühle, Oberfläche befreiende Drogen(1b): Radix Bupleuri: löst Wind-Hitze, reguliert Leber-Qi, Bezug zum Shao-Yang, daher bei temporalen und parietalen Kopfschmerzen

Flos Chrysanthemi: Wind-Hitze ausleitend, klärt Hitze des Leber-Funktionskreises, in Kopf und Augen; besonderer Bezug zu temporalen Kopfschmerzen

Radix Puerariae: Bezug zu Okzipizalregion und Nackenbereich; lindert Schmerzen dort im Rahmen einer akuten Wind-Erkrankung

■ Hitze-Nässe eliminierende Drogen (2c): Radix Gentianae (S.543), Rhizoma Coptidis (S.541), Radix Scutellariae (S.540)

■ Nässe eliminierende (4): Semen Coicis (S.568), Poria (S.565)

■ Schleim transformierende Drogen (6): Rhizoma Pinelliae (S.588)

■ Qi regulierende Drogen (9): Rhizoma Cyperi (S.624), Pericarpium Aurantii (S.620)

Diagnose / Therapie

Syndromdifferenzierung	Befunde	Leitsymptome	Rezeptur	Akupunktur	Diätetik
Hitze-Fülle in Leber und Gallenblase, Hitze-Nässe im Unteren Erwärmer	ZK: rot ZB: gelb Pu: voll, drahtig, beschleunigt	Schmerz an den Rippenbögen, Kopfschmerz, gerötete Augen, bitterer Mundgeschmack, reizbar	Radix Gentianae Dekokt, das die Leber entlastet Long Dan Xie Gan Tang (S.226)	Le 2 ⇩ Gb 41 ⇩ Gb 14 Gb 20	**Leber-Yang absenkend:** Stangensellerie, Selleriesaft, Spinat, Chrysanthemenblütentee, Sonnenblumenkerne, Zitrone, Löwenzahn **Meide:** Alkohol (Hitze-Nässe), Kaffee
Aufsteigendes Leber-Yang	ZK: rote Ränder oder ZK rot ZB: normal Pu: drahtig, beschleunigt	reizbar, cholerisch, Hypertonus, Unruhe, rotes Gesicht, gerötete Augen	Rhizoma Gastrodiae und Ramulus Uncariae Dekokt Tian Ma Gou Teng Yin (S.468)	Le 2 Gb 40 ⇩ Ren 6 Gb 20 Ni 6	**Blut bewegend:** Erdnuß, schwarze Sojabohne, Eßkastanie, Pfirsich, Essig, Aubergine, chinesischer Lauch
Leber-Qi-Stagnation, leichter Blut-Mangel	ZK: relativ normal, evtl. rote Ränder, leicht gedunsen ZB: dünn Pu: drahtig	unausgeglichen, Abdominalbeschwerden, Menstruationsbeschwerden, frustriert, reizbar	Erweitertes Umherstreifen Pulver Jia Wei Xiao Yao San (S.260)	Le 3 Gb 41 Ren 12 Gb 20 MP 6	**Qi regulierend:** Fenchel, Knoblauch, Zwiebeln, Rettich
Blut-Stase im kleinen Becken, Blutandrang zum Kopf	Hara: Druckschmerzhaftigkeit im kleinen Becken (oketsu)	kräftiger Typus, Gesicht eher rot, Zeichen der Blutstase mit Druckschmerzhaftigkeit im kleinen Becken; besonders linksinguinal	Ramulus Cinnamomi und Poria Pille Gui Zhi Fu Ling Wan (S.428)	MP 10 Le 3 Gb 8 Gb 14	**Wind eliminierend:** Frühlingszwiebeln (Wind-Kälte), grüner Tee, Rettich, Karotte (Wind-Hitze), chinesischer Lauch (Qi und Blut bewegend)
Schleim-Wind blockiert das Aufsteigen des Yang-Qi zum Kopf	ZB: weiß, klebrig Pu: drahtig, schlüpfrig	Schwindel, Übelkeit, kurzatmig, reichlich Sputum, benebeltes dumpfes Schweregefühl im Kopf	Pinellia, Atractylodis macrocephalae und Gastrodiae Dekokt Ban Xia Bai Zhu Tian Ma Tang (S.490)	MP 5 Ma 40 Ren 12 Du 20	**Schleim transformierend:** schwarze und gelbe Sojabohne, Sojasprossen, Mungbohne, Rundkornreis, Knoblauch, Ingwer, Rettich, Weintraube, Birne, Fisch, Kardamom
Nässe und Schleim, Milz-Qi-Mangel	ZB: weiß, schleimig ZK: gedunsen Pu: schlüpfrig	pappiger Mundgeschmack, Druck-, Völle und Spannungsgefühl im Epigastrium und Thorax	Zweifach behandeltes Dekokt Er Chen Tang (S.472)	MP 9 Ma 40 DI 4	**Nässe eliminierend:** Bohne, Sojabohne, Erbse, Fenchel, Pfeffer, Kardamom, Gerste, Fisch
Nässe	ZK: blaß, gedunsen, ZE ZB: weiß Pu: dünn, langsam	Durst, Oligurie, Ödeme, Übelkeit, Erbrechen, Diarrhö, dumpfe Kopfschmerzen mit Schweregefühl im Kopf, Schwindel	Fünf Bestandteile Pulver mit Poria Wu Ling San (S.284)	MP 9 Ma 40 Ren 12 Ma 8	**Mitte wärmend:** Pfirsich, Kirsche, Fenchel, Anis, Pfeffer, Knoblauch, Ingwer, Paprika, Chilis
Blut-Mangel und Nässe-Kälte	ZK: blaß	Schwäche, zarte Konstitution, inneres Frieren, kalte Extremitäten	Radix Angelicae sinensis und Radix Paeoniae Pulver Dang Gui Shao Yao San (S.350)	Ni 7 Le 8 Ren 6 △ MP 6	**Blut nährend:** Pinienkerne, Sesam, Tintenfisch, Taube, Leber verschiedener Tiere, schwarze Sojabohne, Essig

Einzeldrogen mit Bezug zu Kopfschmerzen (Fortsetzung)

■ Blut bewegende, Stasen lösende Drogen (10a):
Semen Persicae (S.639),
Radix Achyranthis (S.644),
Rhizoma Corydalis (bewegt Qi und Blut) (S.636), Rhizoma Ligustici (Bezug zu Blut-Stase im Kopfbereich) (S.634)

■ Qi stärkende Drogen (12a):
Rhizoma Atractylodis macrocephalae (S.671)

■ Blut und Yin nährende (12b + d):
Rhizoma Rehmanniae praeparata (S.678)
Fructus Lycii (S.786),
Radix Angelicae sinensis (S.680),
Radix Paeoniae lactiflorae (S.681)

■ Absenkende Drogen (14a):
Concha Ostreae, Os Draconis (S.725)

■ Leber-Wind besänftigende (16):
Rhizoma Gastrodiae (S.739),
Ramulus Uncariae (S.740)

Anmerkung

Bei Kopfschmerz-Patienten sollte man vorsichtig sein im Umgang mit Arzneien, die die Energie verstärkt nach oben führen. Dies tun einige Qi Tonika wie z.B. Radix Astragali, z.T. auch Radix Ginseng; wenn eine Stärkung der Milz gewünscht wird, kann bei Tendenz zu Nässe eher Rhizoma Atractylodis macrocephalae gegeben werden oder man reduziert die Dosis der Erstgenannten. Außerdem führen Rhizoma Cimicifugae und Radix Bupleuri die Energien auch nach oben (sogenannte Elevantia).

Kalte Extremitäten 四肢逆

Befunderhebung

Entscheidungskriterien

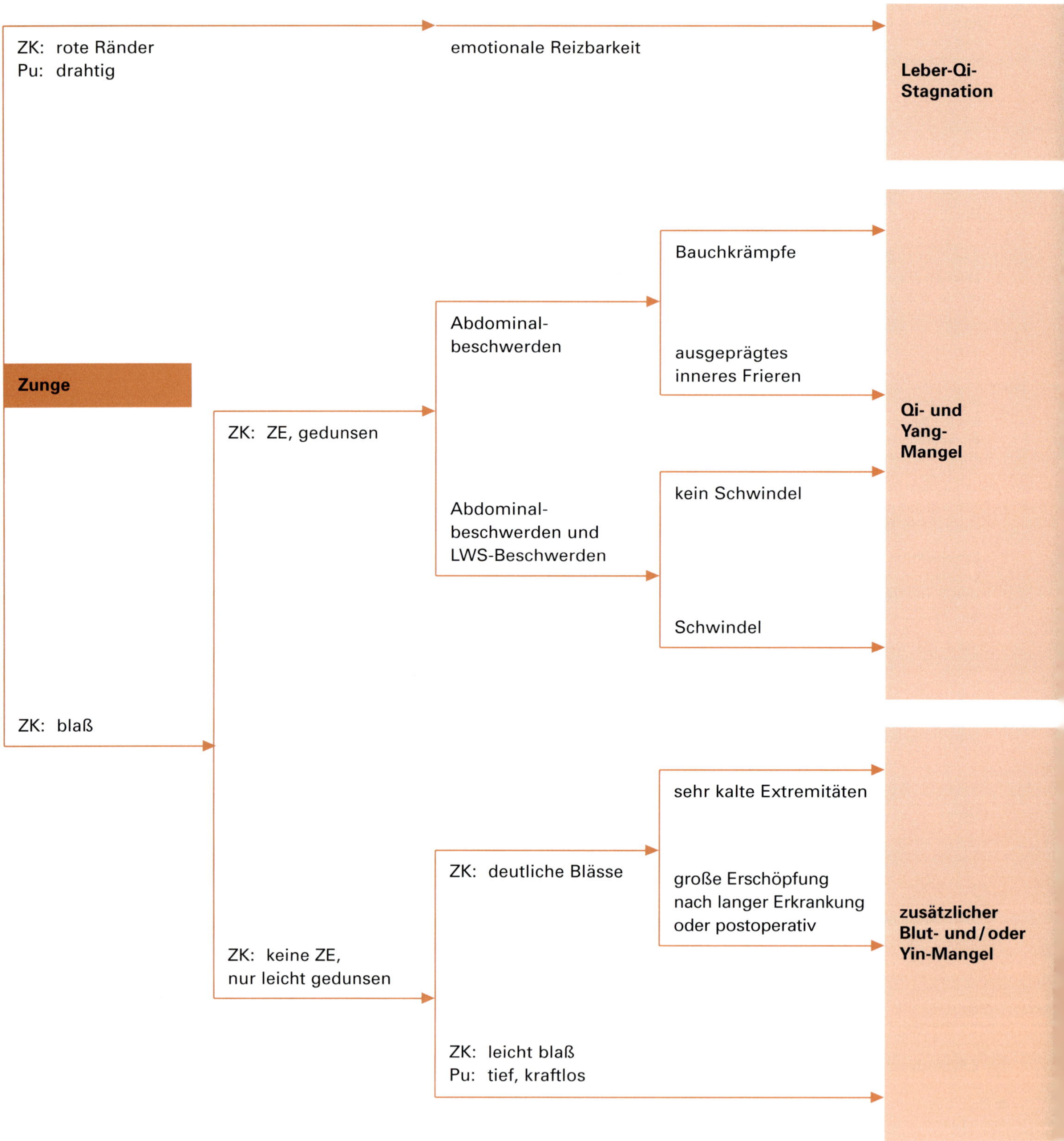

Einzeldrogen (nach Arzneigruppen geordnet) mit Bezug zu Kalten Extremitäten

■ Warme, Oberfläche befreiende Drogen (1a):
Ramulus Cinnamomi (S.500),
Herba Asari (S.506),
Rhizoma Zingiberis recens (S.507)

■ Nässe eliminierende Drogen(4):
Semen Coicis (S.568), Poria (S.565)

■ Qi regulierende Drogen (9):
Rhizoma Cyperi (S.624),
Pericarpium Aurantii (S.620),
Fructus Citri immaturi (S.622)

■ Innen wärmende Drogen (11):
Radix Aconiti, (S.656)
Cortex Cinnamomi (S.658),
Rhizoma Zingiberis exsiccatus
(S.657)

Diagnose | Therapie

Syndrom-differenzierung	Befunde	Leitsymptome	Rezeptur	Aku-punktur	Diätetik
Leber-Qi-Stagnation	ZK: evtl. rote Ränder ZB: o.B. Pu: drahtig	schwitzige, kalte Extremitäten, Beschwerden abhängig von Streß und emotionalen Faktoren, Abdominalbeschwerden, depressiv	Kalte Extremitäten Pulver Si Ni San (S.256)	Le 3 3E 5 Di 4	**Qi regulierend:** Fenchel, Knoblauch, Zwiebeln, Rettich, Paprika **Blut bewegend:** Erdnuß, schwarze Sojabohne, Eßkastanie, Pfirsich, Essig, Aubergine, chinesischer Lauch (Qi und Blut bewegend)
Milz-Schwäche	ZK: blaß ZB: weiß Pu: dünn, drahtig	krampfartige Bauchschmerzen, deutliche Besserung durch Wärme und Druck	Kleineres Dekokt, das die Mitte aufbaut Xiao Jian Zhong Tang (S.328)	Ren12 △ Bl 20 △ MP 6 Ma 36 Ren 6 △	**Milz-Qi und Yang stärkend:** Hirse, Gerste, Buchweizen, Karotte, Hülsenfrüchte inkl. Tofu (nur erwärmt),
Milz- und Nieren-Yang-Mangel	ZK: blaß ZB: weiß Pu: dünn	wäßrige Diarrhö, Appetit und Durst vermindert, innere Kälte	Radix Aconiti Pille zur Regulierung der Mitte Fu Zi Li Zhong Wan (S.324)	Bl 23 △ Bl 20 △ Ni 3 Ren 6 △	leicht verdauliches, mageres Fleisch, Huhn **Bei Kälte, die Mitte wärmend:** Pfirsich, Kirsche, Fenchel, Anis,
Kollaps des Yang, Milz- und Nieren-Yang-Mangel	ZK: blaß ZB: weiß, klebrig Pu: dünn, langsam	Extremitäten sehr kalt, Patient schläft mit angezogenen Beinen, Diarrhö, Kälte und Schmerzen im Bauch, Schwäche der LWS und Beine	Kalte Extremitäten Dekokt Si Ni Tang (S.334)	Ni 1 massieren Ni 3 Ren 6 △ Bl 23 △	Pfeffer, Knoblauch, Ingwer, Paprika, Chilis, Wild, Rindfleisch **Nässe eliminierend:** Bohne, Sojabohne, Erbse, Kardamom, Fisch
Milz- und Nieren-Yang-Mangel, leichter Blut-Mangel, Nässe	ZK: gedunsen, ZE ZB: weißlich Pu: dünn, leer	müde, Schwindel, Diarrhö, kalte, schwere Extremitäten, Palpitationen, Ödeme, Blasenbeschwerden, Abdominalbeschwerden, schlechter durch Kälte	Wahrer Krieger Dekokt Zhen Wu Tang (S.300)	Ni 16 Ma 40 MP 9 Ren 12 △ Ren 6 △	**Meide:** Bei innerer Kälte sollten Nahrungsmittel gemieden werden, die die Milz gefährden können; dazu zählt kalte,
Kälte in den Leitbahnen, Blut-Mangel, Blockaden der Blutgefäße	ZK: blaß ZB: weißlich Pu: tief, sehr dünn	sehr kalte Extremitäten, Menstruationsbeschwerden, Gelenkschmerzen, Abdominalbeschwerden, Schmerz und Kältegefühl im LWS-bereich	Radix Angelicae sinensis Dekokt für kalte Extremitäten Dang Gui Si Ni Tang	Le 8 MP 10 Bl 17 Bl 20 △ Ma 36 MP 6	Nässe und Schleim erzeugende Nahrung; ein Übermaß an Rohkost, Süßspeisen, Auszugsmehl, fette Speisen **Blut und Yin nährend:**
Qi- und Blut-Mangel, vorherrschender Qi-Mangel mit Tendenz zu Kälte	ZK: blaß ZB: weißlich, dünn Pu: leer, tief	blasses Gesicht, sehr große Erschöpfung, trockene Haut, Nachtschweiß	Allumfassendes Großes Tonisierungsdekokt Shi Quan Da Bu Tang (S.360)	MP 6 Bl 23 Ni 3 Ma 36 Bl 23 △ Ren 6 △	Pinienkerne, Sesam, Tintenfisch, Taube, Leber verschiedener Tiere, schwarze Sojabohne, Essig, Milch, Sahne, Butter, Frischkäse
Nieren-Schwäche, besonders Yang-Mangel	ZK: blaß Pu: dünn, langsam	kalte Extremitäten, Schwäche der LWS und Beine, häufiges Wasserlassen	Nieren-Qi-Pille aus Golden Cabinet Jin Gui Shen Qi Wan S.368)	Ni 3 Ren 6 Bl 23 △ Ni 16	**Nieren-Yang stärkend:** Walnuß, Weißkohl, Hirsch, Garnelen, Zimt, Sternanis, Eßkastanie, Fenchelgemüse, chinesischer Lauch

Einzeldrogen (nach Arzneigruppen geordnet) mit Bezug zu Kalten Extremitäten (Fortsetzung)

■ Qi stärkende Drogen (12a):
Radix Codonopsitis (S.669),
Radix Astragali (S.670),
Rhizoma Atractylodis macrocephalae (S.671),
Rhizoma Dioscoreae (S.672)

■ Blut nährende Drogen (12b):
Rhizoma Rehmanniae praeparata,
Radix Paeoniae lactiflorae,
Radix Angelicae sinensis (S.680)

■ Yang wärmende Drogen (12c):
Semen Psoraleae (S.691),
Semen Cuscutae

Hauterkrankungen 癭

Befunderhebung

Entscheidungskriterien

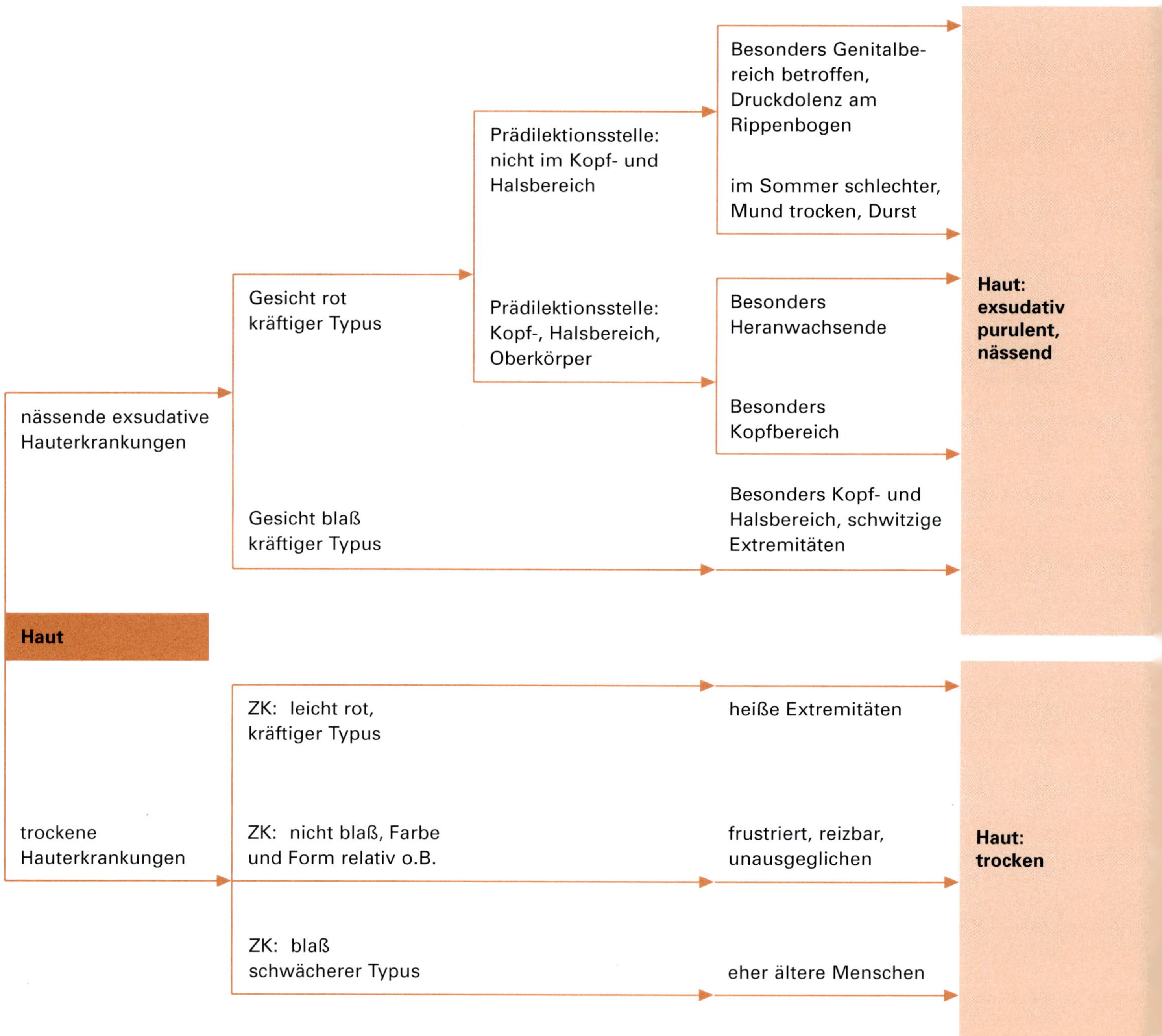

Einzeldrogen mit Bezug zur Haut (nach Arzneigruppen geordnet)

- Oberfläche befreiende, ausleitende Drogen (1a+b): Rhizoma Cimicifugae, Radix Bupleuri, Flos Chrysanthemi, Radix Ledebouriellae, Herba Schizonepetae
- Hitze kühlende Drogen (2a): Gypsum fibrosum (S.525), Rhizoma Anemarrhenae (S.526)
- Blut kühlende Drogen (2b): Rhizoma Rehmanniae glutinosae, Radix Paeoniae rubrae, Cortex Moutan, Radix Lithospermi
- Hitze kühlende, Nässe eliminierende Drogen (2c): Radix Scutellariae (S.540), Rhizoma Coptidis (S.541), Cortex Phellodendri (S.542), Radix Sophorae, Cortex Dictamni
- Desinfizierende, Toxine eliminierende Drogen (2d): Fructus Forsythiae, Flos Lonicerae, Folium Isatidis (S.548)
- Blut-Stasen lösende, Blut bewegende Drogen (10): Rhizoma Ligustici (S.634), Flos Carthami (S.640)
- Qi stärkende Drogen (12a): Radix Codonopsitis (S.669), Radix Astragali (S.670), Rhizoma Atractylodis macrocephalae (S.671)
- Blut nährende Drogen (12b): Radix Angelicae sinensis, Rhizoma Rehmanniae praeparata, Radix Paeoniae lactiflorae (S.681)
- Yin befeuchtende Drogen (12d): Radix Ophiopogonis (S.700), Radix Glehniae (S.698), Radix Adenophorae (S.698)
- Leber-Wind beruhigende Drogen (16): Fructus Tribuli (S.741)

Diagnose / Therapie

Syndrom-differenzierung	Befunde	Leitsymptome	Rezeptur	Aku-punktur	Diätetik
Hitze-Fülle in Leber und Gallenblase; Hitze-Nässe im Unteren Erwärmer	ZK: rot ZB: gelb Pu: voll, drahtig beschleunigt	Hitzegefühl, Kopfschmerz, reizbar, juckende Ekzeme im Genitalbereich, Fluor albus, Dysurie, Harnwegsinfekt	Radix Gentianae Dekokt, das die Leber entlastet Long Dan Xie Gan Tang (S.226)	Le 2 Gb 40 Gb 20 3E 10	**Leber-Yang absenkend:** Stangensellerie, Selleriesaft, Spinat, Chrysanthemenblütentee **Blut bewegend:** Erdnuß, schwarze Sojabohne, Eßkastanie, Essig, Aubergine, chinesischer Lauch (Qi und Blut bewegend) **Wind eliminierend:** Frühlingszwiebel (Wind-Kälte) Fenchel, Stangensellerie, grüner Tee, Rettich, Karotte (Wind-Hitze), Aubergine, Sellerie, chinesischer Lauch **Nässe eliminierend:** Bohne, Sojabohne, Sojasprosse, Erbse, Kardamom, Gerste **Äußerliche Anwendung:** Sesamöl, Sojaöl, Schweineschmalz, Joghurt
Wind-Hitze ist eingedrungen, Wind-Toxin, Blut-Hitze, Hitze-Nässe	ZK: rot ZB: weiß-gelb Pu: kraftvoll, beschleunigt Hara: oketsu	kräftiger Typus, Hitzegefühl, nässende und stark juckende Hautekzeme, typisch ist Verschlechterung im Sommer, Schwitzen, Durst, trockener Mund	Pulver, das Wind eliminiert (aus True Lineage) Xiao Feng San (S.458)	MP 10 Ma 40 Bl 40 (blutig schröpfen) Gb 31 3E 5	
Blut-Hitze, Blut-Stase im Kopfbereich	ZK: leicht rot oder rote Stippchen Hara: Druckdolenz im Unterbauch (oketsu)	kräftiger Typus, besonders Heranwachsende, besonders im Gesicht juckende, schuppende Haut, Vesikel, Abszesse, Akne, Exsudation, keine trockene Haut	Dekokt bei Hauterkrankungen im Kopfbereich Ji Zuso Ippo (jap.) (S.462)	Le 2 Ma 44 Di 1+4 Gb 20 Du 10+12	
Hitze-Nässe, Blut-Stase im Kopfbereich	ZK: rot ZB: gelb Pu: voll Hara: oketsu	kräftiger Typus, Gesicht rot, aufsteigende Hitze, Kopfschmerz, Schwindel, eruptive Ekzeme und Akne an Gesicht und Kopf	Radix Ledebouriellae Dekokt zur Befreiung der oberen Körperhälfte Sei Jo Bofu To (S.222)	Du 14 Ma 44 Di 11 Gb 20	
Blut-Hitze, leichter Blut-Mangel, Blut-Stase im Kopfbereich	ZK: leicht rot oder rote Stippchen Hara: Druckdolenz im Unterbauch (oketsu)	kräftiger Typus, Gesicht blaß, Hand- und Fußschweiß, Rezeptur sehr effektiv bei chronischen Entzündungsprozessen im oberen Respirationstrakt und Hautbereich	Herba Schizonepetae und Fructus Forsythia Dekokt Keigai Rengyo To (jap.) (S.460)	MP 10 Di 4 3E 5 MP 36	
Blut-Hitze bei vorbestehendem Blut-Mangel	ZK: leicht rot ZB: weiß-gelb Hara: Druckdolenz im Unterbauch	heiße Extremitäten, aufsteigende Hitze, Hämorrhagien, Unruhe, rote, trockene Haut, Juckreiz, Hyper- und Dysmenorrhö	Dekokt, das Wärme klärt Wen Qing Yin (S.354)	Bl 40 MP 10 Bl 17 Ren 6	**Blut und Yin nährend:** Pinienkerne, Sesam, Taube, Leber verschiedener Tiere, schwarze Sojabohne, Essig, Milch, Sahne, Butter, Frischkäse **Cave:** Bei allen Hautaffektionen sind Fische und Meeresfrüchte (außer Karpfen), Rindfleisch, fettes Schweine-und Gänsefleisch, und Pfirsiche kontraindiziert, da Efflorenzenzen zur Entfaltung gebracht werden können (nach Hempen 1997, Chinesische Diätetik S.588).
Leber-Qi-Stagnation, leichter Blut-Mangel	ZK: relativ normal, evtl. rote Ränder, ZB: dünn Pu: drahtig	unausgeglichen, reizbar, frustriert, Abdominal- und Menstruationsbeschwerden, trockene Haut, Juckreiz	Erweitertes Umherstreifen Pulver Jia Wei Xiao Yao San (S.260)	MP 6 Gb 20 Le 3 Gb 31	
Blut-Mangel, Wind-Invasion	ZK: blaß ZB: dünn Pu: fadenförmig	schwächere, eher ältere Patienten, anämisch, trockene Haut, Juckreiz	Komposition mit Radix Angelicae sinensis Toki Inshi (jap.) (S.464)	Ni 7 Lu 5 Bl 17	

Weitere – weniger häufig gebrauchte – Rezepturen, die bei Hauterkrankungen in Frage kommen

■ **Haut-trocken:** Blut-Mangel
Radix Angelicae sinensis und Radix Paeoniae Pulver
Dang Gui Shao Yao San (S.350)

Wahrer Krieger Dekokt, modifiziert
Zhen Wu Tang (S.300)

Cinnamoni und Poria Pille mit Semen Coicis Keishi Bukuryo Gan Ka Yokuinin (jap.) (S.428)

■ **Haut-feucht:** Blut-Hitze, Hitze-Nässe, Toxine: Radix Ledebouriellae Pulver, das Blockaden weise auflöst
Fang Feng Tong Shen San (S.208)
Symptome: trockener Mund, Obstipation, oft bei Adipositas mit Karbunkeln, Urtikaria, Ekzem; Hitze-Fülle im Außen und Innen, Wind-Hitze; ZK: rot; ZB: gelb, klebrig; Pu: beschleunigt

Semen Persicae Dekokt, das das Qi ordnet
Tao He Cheng Qi Tang (S.414)

Dekokt, das das Epigastrium entlastet
Xie Xin Tang (S.220)
Erysipel, Fieber, allergische Hautreaktionen, Hämorrhagien, Kopfschmerz

Coptis Dekokt, das toxische Wirkungen lindert
Huang Lian Jie Du Tang (S.218)

■ **Juckreiz, Urtikaria:** Wind, Hitze, Toxine: Lonicera und Forsythia Pulver, modifiziert
Yin Qiao San (S.196)
Hautveränderungen durch Wind, Hitze und Toxine

Jade Windschutz Pulver, modifiziert
Yu Ping Feng San (S.438)
Bei Urtikaria, spontanen Schweißen, allgemeiner Infektneigung

Gardenia Dekokt (S.218)
Shi Shi Hakuhi To (jap.) starker Juckreiz, evtl. Ikterus, exzessiver Alkoholgenuß

HWS-Syndrom

皮肤病

Befunderhebung

Entscheidungskriterien

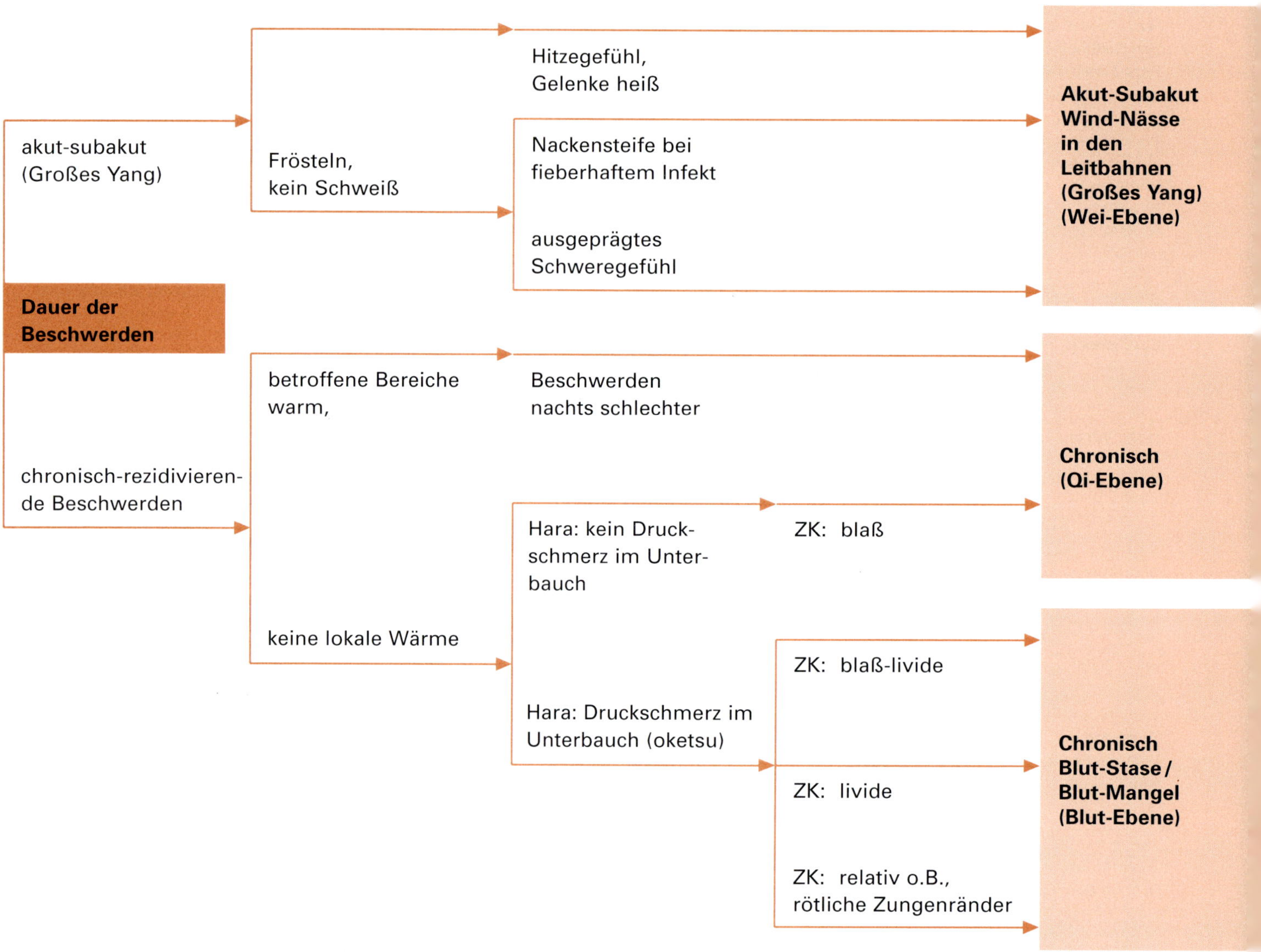

Akute-subakute Beschwerden

mehr akute-subakute Beschwerden, Großes Yang: Frösteln; Pu: schwebend; ZK und ZB relativ unverändert (als Indiz für Außen-Erkrankung, nur Leitbahnen betroffen); Kopfschwere und -schmerz; Wind-Nässe in den Leitbahnen führt zu Schwere und Schmerz

Chronische Beschwerden

Chronische Beschwerden können je nach Grundkonstitution des Patienen mit sehr unterschiedlichen Rezepturen behandelt werden. Häufig haben verschiedene pathogene Faktoren zu einer Qi-Stagnation und dann zur Blut-Stase geführt. Deshalb werden bei vielen Rezepturen auch Blut bewegende Drogen eingesetzt, analog der alten Weisheit: „Bewege das Blut und der Wind wird ausgeleitet."

Akupunktur allgemein

Wichtig ist die lokale Therapie. Druckschmerzhafte Punkte Gewebeverhärtungen und Aufquellungen aufzuspüren und hier behutsam mild stimulierend nadeln. Bei tiefer liegenden Störungen ist auch an Schröpfen, bei Blut-Stasen auch an blutiges Schröpfen zu denken.

Lokalpunkte:
entsprechende Punkte der betroffenen Segmente der HWS und BWS: Du 14, Bl 11, Bl 10, Gb 20, Gb 21, auch oft kaudalere Abschnitte: Bl 12, Bl 13, Bl 14.

Sehr wichtig ist auch der Bereich des Schulterblattes, wobei häufig am medialen und oberen Skapularand druckschmerzhafte Verhärtungen auffindbar sind, deren Behandlung sehr effektiv ist.

Fernpunkte:
HWS: Bl 60, Bl 62, Dü 3, 3E 5. Dü 3 mit Bl 62 öffnen, Du-Mai. Ist bei HWS-Problemen die Rotation eingeschränkt, ist besonders 3E 5 effektiv, bei behinderter Anterersion und Reklination besonder Dü 3.

Weitere Rezepturen

Bi-Syndrom:
Eine Rezeptur mit großer Bandbreite ist das Großes Ledebouriella Dekokt
Da Fang Feng Tang
ZK: blaß, ZE
Sie ist an sich eher auf die untere Körperhälfte ausgerichtet, aber mit entsprechenden Modifikationen auch für HWS-Beschwerden geeignet (S.316).

Diagnose | Therapie

Syndrom-differenzierung	Befunde	Leitsymptome	Rezeptur	Aku-punktur	Diätetik
Wind-Nässe-Hitze	ZK: rot, ZE	Hitzegefühl, Gelenke heiß, Epikondylitis, Periarthritis humero-skapularis, kein Durst	Semen Coicis Dekokt Yi Yi Ren Tang (S.312)	Dü 3 Du 14 Di 11	**Bei Schmerzen durch Kälte:** Pfeffer, Zimt, Feige, Fenchel, Alkohol
akute Wind-Kälte Invasion	ZB: weiß Pu: schwebend	Frösteln, kein Schweiß, steifer Nacken, obere Rückenpartie schmerzhaft	Radix Puerariae Dekokt Ge Gen Tang (S.190)	3E 5 Gb 20 Dü 3	**Wind-Nässe eliminierend, schmerzlindernd:** Weintraube, Aal
akute Wind-Kälte-Nässe Invasion	Pu: schwebend ZK: unverändert (Indiz für Außen, nur Leitbahnen betroffen)	Frösteln, Kopfschwere und -schmerz, Wind-Nässe in den Leitbahnen führt zu Schwere und Schmerz	Rhizoma Notopterygii Dekokt, das Nässe überwindet (S.304) Qiang Huo Sheng Shi Tang	MP 9 Lu 7 Du 14 Ma 40	
Wind-Kälte-Nässe mit lokaler Hitzeentwicklung	ZB: weiß-klebrig Pu: drahtig, schlüpfrig	Gelenke geschwollen und warm, schlechter nachts, Kopfschmerz, Schwindel	Ramulus Cinnamomi, Paeonia und Anemarrhena Gui Zhi Shao Yao Zhi Mu Tang (S.310)	3E 1 Bl 62 Lu 7	**Bei Schmerzen durch Stagnation von Qi und/oder Blut:** Aubergine, Essig, Eßkastanie, Krebse (nicht in der Schwangerschaft, da Blut bewegend)
Wind-Kälte-Nässe bei Qi-Mangel	ZK: blaß, ZE	kräftige Konstitution, Wind, Nässe und Kälte verschlechtern, keine Hitze-Zeichen, Neuralgien, Plexus-brachialis-Syndrom	Dekokt mit beiden Atractylodis Ni Jutsu To (jap.) (S.318)	3E 5 MP 9 Du 14	
Kälte und Nässe haben zu Blut-Stase und Blut-Mangel geführt	ZK: blaß, livide, gedunsen Hara: Druckschmerz im Unterbauch (oketsu)	kalte Extremitäten, HWS und LWS mit Nervenwurzelkompression, Neuralgien, Arthralgien	Dekokt, das die Meridiane entspannt und das Blut belebt (S.424) Shu Jing Huo Xue Tang	Dü 3 Du 14 Bl 11 Bl 17	**Bei Schmerzen durch Leere (insbesondere Nieren-Schwäche):** Kirsche, Sesam, Walnuß, Weintraube, Wachtel, Hirschfleisch, Rinderniere, Schweineniere, schwarze Sojabohne
Blut-Stase	ZK: leicht livide Hara: Druckschmerz im Unterleib (oketsu)	kräftiger Typus, rotes Gesicht, aufsteigende Hitze, kalte Füße, Kopfschmerzen, Dysmenorrhö, Neigung zu Myomen	Ramulus Cinnamomi und Poria Pille Gui Zhi Fu Ling Wan (S.428)	3E 5 Du 14 Gb 34	
Leber-Qi-Stagnation, leichter Blut-Mangel	ZK: relativ normal evtl. rötliche Ränder Pu: drahtig Hara: Druckschmerz im Unterbauch	Hitze oben/Kälte unten, emotional unausgeglichen, reizbar, frustriert, evtl. aufsteigendes Hitzegefühl, geschwächter Typus	Erweitertes Umherstreifen Pulver Jia Wei Xiao Yao San (S.260)	Bl 62 Bl 11 Le 3	

Zusammenfassung	Lokalpunkte	Fernpunkte	Punkte für Energieausgleich (chronischer Fall)	Extrapunkte
HWS	Bl 11, Du 14, Gb 20, Bl 10	Bl 60, 3E 5, Dü 3, Bl 62	Ni 6 bei Nieren Yin Mangel Dü 3, Bl 62 jeweils kontralateral (öffnet Extra-Meridiane Du Mai und Yang Qiao Mai) Le 3 (bei Leber Qi Stagnation typisch: innerlich angespannt, reizbar, Pu: drahtig) MP 9, Ma 40 (bei Nässe typisch: Verschlechterung bei feuchter Witterung; Schweregefühl; ZK: gedunsen, ZE)	Ex 17 = Luo Zhen Ex 12 = Hua Tuo Jiaji
Schulter ventral:	Di 14, 15 Gb 21	Di 4 oder Ma 38 (gekoppelte Meridiane)		Ex 16 = Jianneiling ("Schulterpunkt")
lateral:	3E 13, 14, 15	3E 5 oder Gb 34		
dorsal:	Dü 9, 10, 11, 12, 13 Gb 21	Ma 38 bzw. Gb 34 auch als Einnadeltherapie einsetzbar		

Einzeldrogen mit Bezug zu den einzelnen Regionen

■ HWS
Rhizoma Notopterygii,
Radix Puerariae (1),
Ramulus Mori (5)

■ Schulter:
Rhizoma Curcumae (10a)

■ Allgemein Rücken und Bi
Radix Clematidis (5),
Rhizoma Ligustici (10a)

■ Extremitäten:
Radix Gentianae Qinjiao (5)

■ Leitbahnen:
Radix Asari (1), Ramulus Cinnamomi (1)
Radix Arisaematis (6)
Caulis Akebiae (4)

■ LWS:
Herba Siegesbeckiae (5)
Radix Angelicae pubescentis (5)
Cortex Eucommiae (Nieren-Yang stärkend; 12c)
Ramulus Loranthii (Nieren-Yin nährend; 12d)
Radix Rehmanniae (12b),
Ramulus Cinnamomi (1),
Radix Dipsaci (12c),
Semen Cuscutae (12c),
Cortex Cinnamomi (11),
Radix Achyranthis (10a)

■ Knie:
Radix Achyranthis (10a)
Radix Stephaniae (4)

LWS-Syndrom 腰痛

Befunderhebung

Entscheidungskriterien

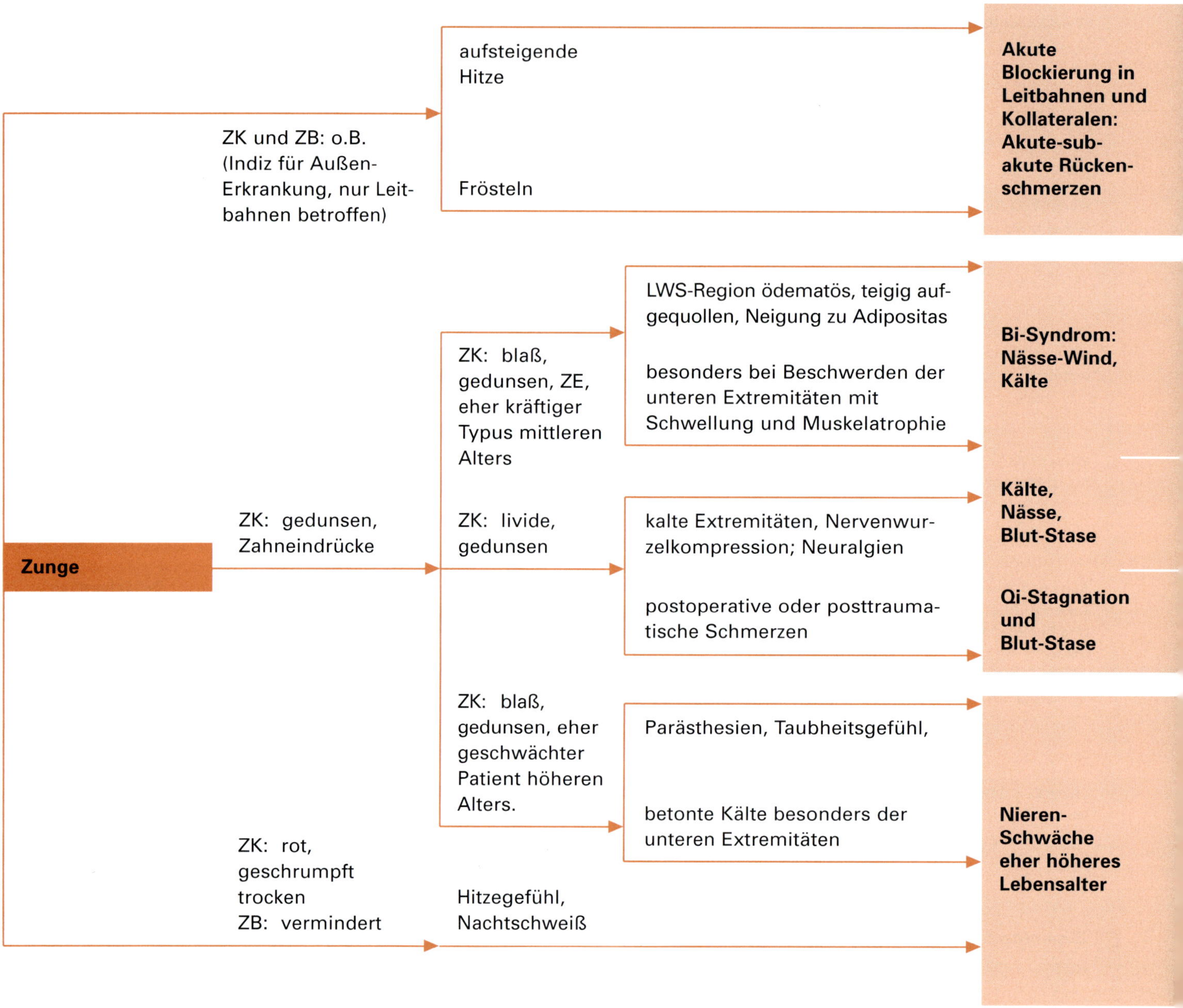

Zusammenfassung

Zusammenfassung	Lokalpunkte	Fernpunkte	Punkte für Energieausgleich (chronischer Fall)	Extrapunkte
Lumbalgie	Bl 23, 25 Bl 32 Du 4	Bl 40 Bl 60, 10 Dü 3 Bl 58	Ni 3 (bei Nieren-Yang-Mangel; Moxa besonders wichtig) Ni 7 (bei Nieren-Yin-Mangel) Le 8 (bei Leber-Blut-Yin-Mangel) Dü 3 und Bl 62 (jeweils kontralateral, öffnet Du Mai und Yang Qiao Mai)	Ex 18 = Yaotong Ex 11 = Shiqi Zhuixia Ex 12 = Hua Tuo Jiaji
Ischialgie	Bl 53, 54, Gb 30 Bl 23, 25	Bl 62, 58 Gb 34, 31		

Akupunktur allgemein

Außer bei sehr akuten LWS-Beschwerden wird eine Wärmebehandlung mittels Moxa-Therapie meistens als angenehm empfunden.

Lokalpunkte:
entsprechende Punkte der betroffenen LWK bzw. Nervenwurzeln:
oft Bl 23, 25, 27.

Diese werden auch häufig gemoxt. (Es können auch die Punkte des äußeren Astes des Blasenmeridians genommen werden, etwas mildere Wirkung: z. B. Bl 52, 1,5 cun neben Bl 23) Bei ausstrahlenden ischialgiformen Beschwerden: Bl 53, Gb 30

Fernpunkte:
LWS: Bl 40, auch Bl 60
Ischias: Gb 31, 34

Diagnose / Therapie

Syndromdifferenzierung	Befunde	Leitsymptome	Rezeptur	Akupunktur	Diätetik
Hitze oben, Kälte unten	Pu: schwebend ZK und ZB unverändert (Indiz für Störung im Außen, nur Leitbahnen betroffen)	Lumbalgie, Ischialgie, Nackenbeschwerden, Menstruationsbeschwerden, aufsteigende Hitze, Kopfschmerzen	Fünf Anhäufungen Pulver Wu Ji San (S.210)	siehe Tabelle der anderen Seite	**Bei Schmerzen durch Kälte und/oder Wind:** Pfeffer, Zimt, Feige Fenchel, Alkohol
Wind-Nässe		Großes Yang: Frösteln, Kopfschwere und -schmerz; Wind-Nässe in den Leitbahnen führt zu Schwere und Schmerz	Rhizoma Notopterygii Dekokt, das Nässe überwindet Qiang Huo Sheng Shi Tang (S.304)		**Wind-Kälte eliminierend:** Weintrauben, Aal, Schweinenieren, besonders in Kombination mit schwarzen Sojabohnen (leitet Wind-Nässe besonders aus LWS-bereich aus)
Bi-Syndrom besonders Nässe	ZK: blaß gedunsen, ZE	LWS-Region ödematös, teigig, aufgequollen, Neigung zu Adipositas, Blässe, Kälte verschlechtert	Dekokt der beiden Atractylodis (modifiziert) Ni Jutsu To (jap.) (S.318)		
Bi-Syndrom besonders Wind-Nässe	ZK: blaß gedunsen	Beschwerden der LWS, Knie, und Parästhesien mit Schwellung und Muskelatrophie der unteren Extremitäten	Großes Ledebouriella Dekokt Da Fang Feng Tang (S.316)		**Bei Schmerzen durch Stagnation von Qi und/oder Blut:** Aubergine, Eßkastanie, Krebse (nicht in der Schwangerschaft)
Kälte und Nässe haben zu Blut-Stase und Blut-Mangel geführt, Fülle- und Schwäche-Zeichen	ZK: blaß, livide, gedunsen,	kalte Extremitäten, HWS und LWS mit Nervenwurzelkompression, Neuralgien, Arthralgien, Ischialgie	Dekokt, das die Meridiane entspannt und das Blut belebt (S.424) Shu Jing Huo Xue Tang		
betonte Qi-Stagnation und Blut-Stase	ZK: livide, leicht gedunsen	HWS, LWS, Gelenkbeschwerden, postoperative und posttraumatische Beschwerden	Dekokt, das Blut-Stasen aus einem schmerzenden Körper treibt (S.418) Shen Tong Zhu Yu Tang		
Kälte-Bi, Nieren- und Leber-Schwäche	ZK: blaß gedunsen Pu: dünn, schwach, langsam	LWS-Syndrom, Taubheitsgefühle, Parästhesien, Schwäche und Steifigkeit der LWS und unteren Extremitäten	Radix Angelicae pubescentis und Loranthii Dekokt (S.314) Du Huo Ji Sheng Tang		**Bei Schmerzen durch Leere (insbesonders Nieren-Schwäche):** Kirsche, Sesam, Walnuß, Weintraube, Wachtel (besonderer Bezug zu Hüft- und Knieschmerz), Hirschfleisch, Rinderniere, Schweineniere, schwarze Sojabohne
Nieren-Yang-Mangel —> Kälte im Innen	ZK: blaß gedunsen ZB: weiß Pu: tief, langsam	Ältere, erschöpfte Patienten, kalte Extremitäten, Infektanfälligkeit, Kältegefühl im ganzen Körper, Lumbalgien	Rehmannia Pille mit Plantago und Achyranthis (S.370) Ji Sheng Shen Qi Wan		
Nieren-Yin-Leere, mangelnde Nährung von Essenz und Mark —> Leere-Hitze	ZK: rot, trocken ZB: vermindert Pu: dünn, tief, beschleunigt	Hitzegefühl, trockener Mund und Kehle, Unruhe, Nachtschweiß, Durst, Schwäche der LWS-, Hüft-, Knieregion	Rehmanniae Pille der sechs Geschmacksrichtungen (modifiziert) (S.380) Liu Wei Di Huang Wan		

Einzeldrogen mit Bezug zu den einzelnen Regionen

LWS:

Ramulus Cinnamomi (macht Leitbahnen durchgängig, 1a)

Radix Achyranthis (Blut bewegend, 10a)

Radix Rehmanniae praeparata (Nieren-Yin tonisierend, 12b)

Cortex Eucommiae (Nieren-Yang tonisierend, 12c)

Semen Cuscutae (Nieren-Yang tonisierend, 12c)

Semen Psoralae (Nieren-Yang tonisierend, 12c)

Ramulus Loranthii (Nieren-Yin tonisierend, Wind-Nässe eliminierend, 12d)

Bein:

Radix Dioscoreae hypoglaucae (Nässe ausleitend, 4)

Knie:

Radix Achyranthis (Blut regulierend 10)
Radix Stephaniae (Nässe ausleitend, 4)

Mundgeschwüre 口瘡

Befunderhebung

Entscheidungskriterien

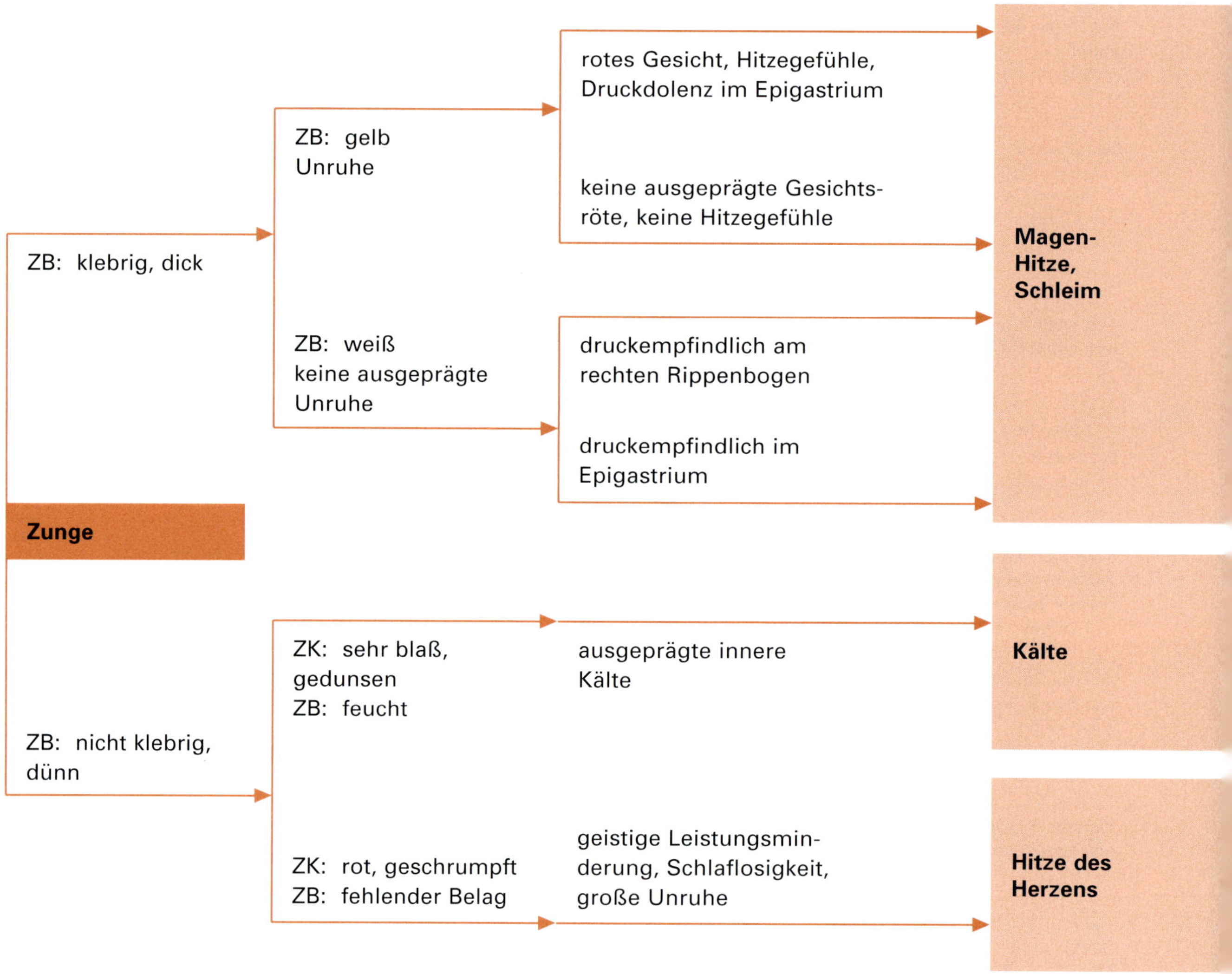

Anmerkung

Entzündliche Prozesse der Mundhöhle und Mundgeschwüre sind meistens durch Magen- oder Herz-Hitze bedingt. Diese können auf einer Fülle- oder auf einer Leere-Situation beruhen. Es kann aber auch ein Yang-Qi-Mangel mit Kälte-Invasion in der „Mitte" zugrundeliegen.

Einzeldrogen (nach Arzneigruppen geordnet), an die bei Mundgeschwüren zu denken ist

■ Blut-Hitze kühlende Drogen (2b):
Radix et Rhizoma Rehmanniae glutinosae (S.534)

■ Hitze kühlende, Nässe eliminierende Drogen (2c):
Radix Scutellariae (S.540),
Rhizoma Coptidis (S.541),
Cortex Phellodendri (S.542)

■ Hitze und Toxine eliminierende Drogen (2d):
Fructus Forsythiae (S.547),
Flos Lonicerae (S.546)

■ Nässe eliminierende Drogen (4):
Semen Coicis (S.568),
Caulis Akebiae (S.569),
Poria (S.565)

■ Schleim transformierende Drogen (6):
Rhizoma Pinelliae (S.588),
Caulis Bambusae in Taeniam (S.598)

■ Qi regulierende Drogen (9):
Rhizoma Cyperi (S.624),
Pericarpium Aurantii (S.620)

■ Qi tonisierende Drogen (12a):
Radix Codonopsitis (S.669),
Radix Astragali (S.670),
Rhizoma Atractylodis macrocephalae (S.671)

■ Blut und Yin nährende Drogen (12b+d):
Radix Rehmanniae praeparata (S.678),
Gelatina nigra (S.682),
Radix Ophiopogonis (S.700)
Radix Glehniae (S.698),
Radix Adenophorae (S.698)

Diagnose / Therapie

Syndrom-differenzierung	Befunde	Leitsymptome	Rezeptur	Aku-punktur	Diätetik
Hitze-Nässe, Hitze-Toxin in Herz und Magen	ZK: Spitze rot ZB: klebrig, gelb Pu: beschleunigt	rotes Gesicht, Tinnitus, Obstipation, Kopfschmerz, reizbar, aufsteigende Hitze, Durst, Unruhe, schlaflos	Dekokt, das das Epigastrium entlastet Xie Xin Tang (S.220)	Ma 44 ⇩ Ren 12 3E 6	**Magen-Hitze kühlend:** Mungbohne, Honigmelone, Wassermelone, Kokosmilch, Butter, Sahne,Kakao, Honig, grüner Tee, Kakaopulver kann auch mit Honig vermischt im Mund behalten werden und wirkt dort lokal gegen Geschwüre
Stadium Kleines Yang, Disharmonie von Aufsteigen (Milz) und Absenken (Magen)	ZB: gelblich, klebrig Pu: drahtig, beschleunigt	Völle- und Druckgefühl im Epigastrium, relativ geringer Schmerz, Aufstoßen, Erbrechen, Übelkeit, kein Appetit, Diarrhö	Pinellia Dekokt, das das Epigastrium abfließen läßt (S.266) Ban Xia Xie Xin Tang	MP 6 Ma 40 ⇩ Ren 23 Pe 6	
Kleines Yang, Disharmonie von Holz und Erde	ZB. weiß Pu: drahtig Hara: Druckschmerz des rechten Rippenbogens	Stomatitis, Laryngitis, Pharyngitis, Tonsillitis, Lymphadenitis, Sialadenitis, Otitis, Sinusitis, kein Appetit, Übelkeit	Kleines Bupleurum Dekokt mit Gypsum und Platycodum Sho Saiko To Ka Kikyo Sekko (jap.) (S.252)	MP 6 Le 3 Ren 6 Ma 36	**Schleim transformierend:** schwarze und gelbe Sojabohne, Sojasprossen, Mungbohne, Rundkornreis, Knoblauch, Ingwer, Rettich, Weintraube, Fisch, Kardamom,Birne (transformiert heißen Schleim)
gleichzeitig vorhanden: Hitze-Kälte und Fülle-Leere	ZB: klebrig, weiß Pu: drahtig	Mundulzerationen, Magenschmerzen, schlechter Mundgeruch, kälteempfindlich	Rhizoma Coptidis Dekokt (S.268) Huang Lian Tang	Ma 36 MP 5 ⇩ Ren 12	
Milz- und Nieren-Yang-Mangel	ZK: blaß, ZE Pu: tief, kraftlos, langsam	Gesichtsblässe, innere Kälte, weicher Stuhl, Bauchschmerz, große Erschöpfung, antriebslos, ausgeprägtes Schlafbedürfnis	Radix Aconiti Pille zur Regulierung der Mitte Fu Zi Li Zhong Wan (S.324)	Bl 23 △ Bl 20 △ MP 6 Ni 3	**Bei Kälte die Mitte wärmend:** Pfirsich, Kirsche, Fenchel, Anis, Pfeffer, Knoblauch, Ingwer, Paprika, Chilis, Wild, Rindfleisch
Nieren- und Herz-Yin-Mangel mit Leere-Hitze im Herzen	ZK: rot oder rote Spitze ZB: vermindert Pu: dünn, beschleunigt	Ängste, Palpitationen, Vergeßlichkeit, Konzentrationsschwäche, Nachtschweiß, Aphthen, Samenverluste	Besondere Pille des himmlischen Kaisers, die das Herz tonisiert Tian Wang Bu Xin Dan (S.446)	Pe 6 Ni 6 He 7	**Herz- und Nieren-Yin nährend:** Weizen, gekeimter Weizen, Hafer, Milch, Eigelb, Kirsche, Birne, Mungbohne, Walnuß, Austern, Sesam

Einzeldrogen (nach Arzneigruppen geordnet) bei Mundgeschwüren

■ Astringierende Drogen (13):
Fructus Corni (S.712),
Fructus Schizandrae (S.713)

■ Absenkende Sedativa (14a):
Concha Ostreae (S.724),
Fossilia Mastodi (S.725)

■ Herz nährende und Shen beruhigende Drogen (14b):
Semen Zizyphi (S.728),
Semen Biotae (S.729),
Radix Polygalae (S.730)

■ Leber-Yang absenkende Drogen (16):
Rhizoma Gastrodiae (S.739),
Ocherum rubrum (S.742)

■ Arzneien, die direkt gegen Mundgeschwüre wirken, sind in verschiedenen Gruppen enthalten:

Hitze kühlende Drogen (2a):
- Gypsum fibrosum,
- Folia Bambusae immat.
(= Herba Lophatheri)

Blut kühlend (2 b):
- Folium Isatidis (S.548)

Toxine eliminierende Drogen (2 d):
- Fructus Forsythiae,
- Flos Lonicerae (S.546)

Nässe eliminierend (4):
- Caulis Akebiae (S.569)

Rheumatische Gelenkbeschwerden 痹症

Befunderhebung

Entscheidungskriterien

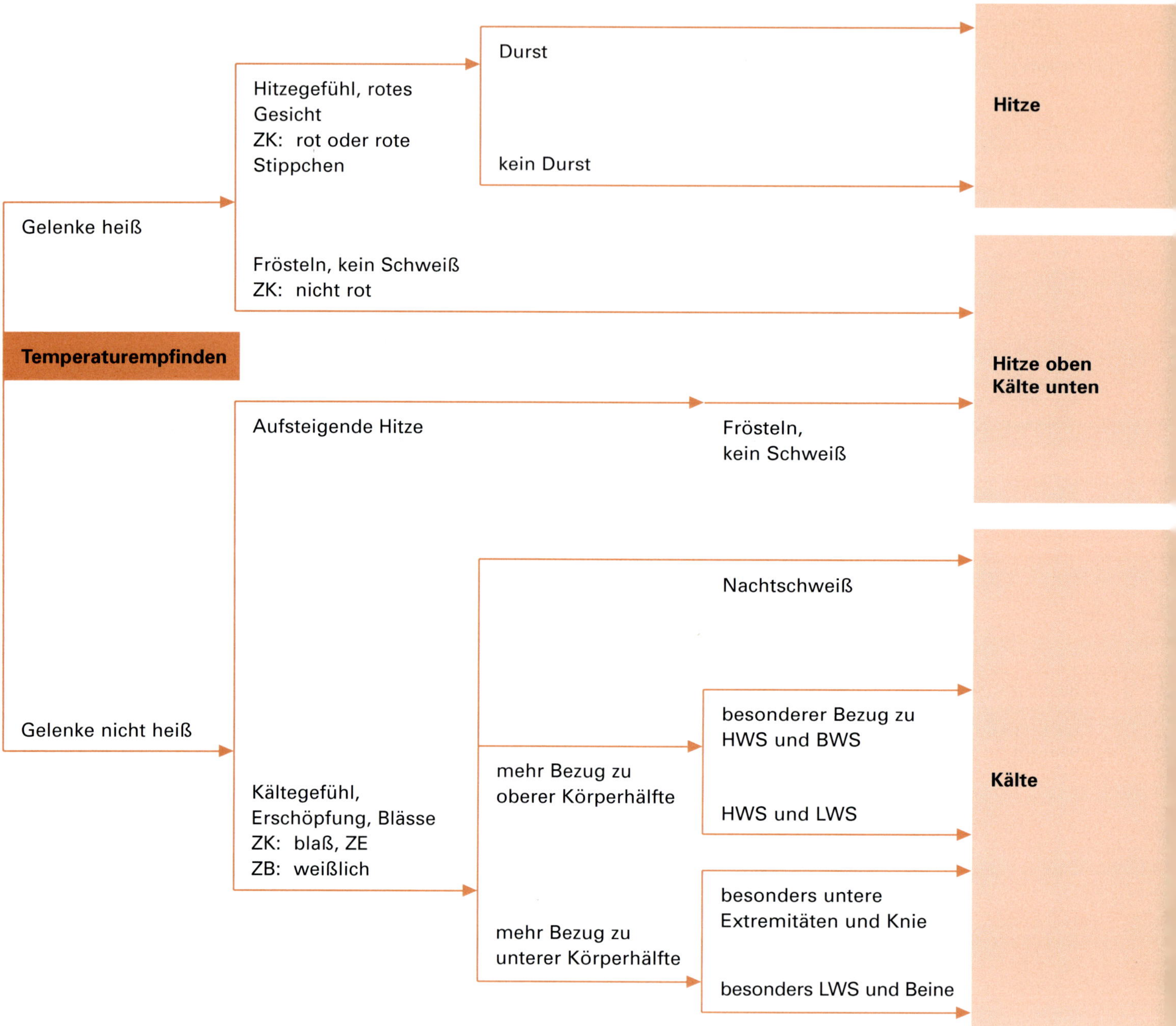

Einzeldrogen mit Bezug zu Rheuma (nach Arzneigruppen geordnet)

■ Oberfläche befreiende Drogen, Wind-Kälte evtl. Nässe austreibende Drogen (1a):
Radix Ledebouriellae,
Rhizoma Notopterygii,
Herba Asari (S.506)

■ Nässe behandelnde Drogen (4+7):
Rhizoma Atractylodis,
Cortex Magnoliae,
Poria (S.565)

■ Wind-Nässe eliminierende Drogen (5):
Radix Angelicae pubescentis (S.576),
Herba Siegesbeckiae (S.581),
Radix Clematidis (S.578),
Ramulus Mori (S.579)

■ Blut bewegende Drogen (10a):
Rhizoma Curcumae (S.637),
Rhizoma Ligustici (S.634),
Radix Achyranthis (S.644)

■ Blut und Yin nährende Drogen (12b+d):
Radix Rehmanniae praeparata,
Radix Angelicae sinensis,
Radix Paeoniae lactiflorae,
Ramulus Loranthii (S.703)

■ Yang tonisierende Drogen (12c):
Cortex Eucommiae (S.692),
Semen Cuscutae (S.695),
Semen Psoraleae (S.691)

Akupunktur allgemein

Gb 34 (Meisterpunkt Sehnen, Muskeln)
Bl 11 (Meisterpunkt Knochen)
MP 9 (Nässe eliminierend)
MP 6 (Milz stützend)
Ma 40 (Nässe eliminierend)
Di 11 (Hitze eliminierend)

Wichtig sind Lokal-und Ashi-Punkte (bei Kälte mit Moxa, bei Hitze evtl. bluten lassen) und die Ba Xie und Ba Feng Punkte (Ex 14 und Ex 19); Gb 41 kombiniert mit 3E 5 eliminiert effektiv Nässe

Diagnose | Therapie

Syndromdifferenzierung	Befunde	Leitsymptome	Rezeptur	Akupunktur	Diätetik
Hitze-Bi Wind-Nässe-Hitze	ZK: rot oder rote Stippchen, ZE Pu: beschleunigt	Durst, Gelenke heiß, Kälte bessert, Fieber	Weißer Tiger Dekokt mit Ramulus Cinnamomi Bai Hu Jia Gui Zhi Tang (S.215)	Di 11 Du 14	**Lindert Bi-Syndrom bedingt durch Hitze oder Hitze-Nässe:** Hiobstränensamen, Sojasprossen, Pferdefleisch **Lindert Bi-Syndrom bedingt durch Wind-Nässe:** Fenchel, Weintraube, Maulbeerfrucht, Aal, Chilis **Lindert Bi-Syndrom bedingt durch Nässe:** schwarze Sojabohne, Wachtel, Rinderniere, Karpfen **Lindert Bi-Syndrom bedingt durch Kälte:** Zimt, Schaf- und Ziegenfleisch, brauner Zucker **Qi bewegend:** Fenchel, Rettich, Knoblauch, Zwiebel **Blut bewegend:** schwarze Sojabohne, Erdnuß, Aubergine, Essig **Anmerkung:** Beim Bi-Syndrom sind immer mehrere der pathogenen Faktoren beteiligt (Wind, Nässe, Kälte oder auch Hitze). Zusätzlich besteht eine Qi- und Blut-Stagnation. Daher sollten Diätetika aus den verschiedenen Bereichen kombiniert werden.
Hitze-Bi leichter Blut-Mangel; akut im Übergang zu chronisch		Hitzegefühl, Gelenke heiß, besonders Hände und Füße betroffen, kein Durst	Semen Coicis Dekokt Yi Yi Ren Tang (S.312)	Di 4 3E 5	
Hitze in den Gelenken ohne systemische Hitze-Zeichen	ZB: weiß-gelblich, klebrig Pu: drahtig, schlüpfrig	besonders untere Extremität betroffen, Gelenke geschwollen, warm und oft deformiert, schlechter nachts, Kopfschmerz, Schwindel	Ramulus Cinnamomi, Paeonia und Anemarrhena Dekokt Gui Zhi Shao Yao Zhi Mu Tang (S.310)	Di 11 MP 9	
Wind-Kälte Invasion bei vorbestehender Kälte im Innen; Qi- und Blut-Stau durch Kälte		Fieber und Frösteln ohne Schweiß, Übelkeit, Nackensteife, Lumbalgie, Ischialgie, Menstruationsbeschwerden, aufsteigende Hitze	Fünf Anhäufungen Pulver (S.210) Wu Ji San	Bl 11 Bl 23	
Kälte-Bi pathogene Faktoren in den Leitbahnen	ZK: blaß, ZE ZB: weißlich, evtl. dick Pu: schlüpfrig, evtl. drahtig	kalte Extremitäten, leichtes Fieber, Nachtschweiß, geschwächter Typus	Ramulus Cinnamomi und Radix Aconiti Dekokt Gui Zhi Fu Zi Tang (Bensky S.34)	Ni 3 Bl 17 lokal △	
Kälte-Bi Nässe, Wind, Kälte		Schmerzen wandernd, Schweregefühl, Gelenksteife, Nackensteife, Schulter, BWS, Taubheit der Extremitäten	Dekokt, das schmerzhafte Blockaden beseitigt aus Selected Formulas Juan Bi Tang (S.308)	Ma 40 Gb 20	
Kälte und Nässe haben zu Blut-Stase in den Leitbahnen geführt; Blut-Mangel		kalte Extremitäten, HWS und LWS mit Nervenwurzelkompression, Neuralgien, Arthralgien	Dekokt, das die Meridiane entspannt und das Blut belebt (S.424) Shu Jing Huo Xue Tang	Dü 3 Du 14	
Kälte-Bi		Rezeptur mit großer Bandbreite, besonders untere Extremitäten, besonders Knie	Großes Ledebouriella Dekokt (S.316) Da Fang Feng Tang	3E 5 Gb 34 Gb 41	
Kälte-Bi Nieren-Leber-Schwäche		LWS-Syndrom, Taubheit, Parästhesien	Radix Angelicae pubesc. und Ramulus Loranthii Dekokt (S.314) Du Huo Ji Sheng Tang	Ni 3 Bl 23 Bl 25 △	

Anmerkung

In der Praxis ist bei chronischen Gelenkerkrankungen häufig nicht so eindeutig zwischen Kälte- und Hitze-Bi zu unterscheiden. Die beiden gehen auch häufig ineinander über und wechseln sich ab. In solchen Fällen sollte man die grundsätzlich passende Rezeptur durch Modifikation den kühlenden oder wärmenden Erfordernissen anpassen.

Weitere, weniger häufig gebrauchte Rezepturen, die bei Rheuma wirken

■ Hitze:
Hitze-Bi: heiße Gelenke, Hauteffloreszenzen
Ephedra, Armeniaca, Coicis und Glycyrrhiza Dekokt
Ma Xing Yi Gan Tang
(S.183)

Hitze-Bi: ZK: rot oder rote Stippchen, ZE; rotes Gesicht, Durst, Gelenke heiß, trockene Lippen, Oligurie
Magd aus Yue-Dekokt mit Rhizoma Atractylodis
Yue Bi Jia Zhu Tang (S.199)

Hitze-Bi: ZK: rot, ZB: gelblich; Durst, Gelenke heiß, Kälte bessert, Fieber
Weißer Tiger-Dekokt mit Atractylodis
Bai Hu Jia Cang Zhu Tang (S.215)

■ Kälte:
Kälte-Bi bei Nieren-Yang-Mangel: ältere Menschen, erschöpft, Kälte im ganzen Körper, Parästhesien, Lumbalgien
Rehmannia Pille mit Plantago und Achyranthis
Ji Sheng Shen Qi Wan
(S.370)

Asthma bronchiale 哮喘

Befunderhebung

Entscheidungskriterien

Zunge

- ZK: nicht rot (normal oder blaß)
  - ZB: nicht klebrig
    - ZK: o.B. Beschwerden akut
      - ZB: weiß / Pu: schwebend → **Wind-Invasion Fülle im Außen**
      - ZB: gelb / Pu: schwebend, beschleunigt → **Wind-Invasion Fülle im Außen**
    - ZK: o.B., blaß, gedunsen chronisch rezidivierende Beschwerden
      - Allergieneigung → **Wind-Kälte Innen-Mangel**
      - Infektanfälligkeit → **Wind-Kälte Innen-Mangel**
  - ZB: klebrig
    - ZB: gelblich Druckschmerz unter rechtem Rippenbogen → **Schleim-Blockade**
    - ZB: weißlich, klebrig → **Schleim-Blockade**
- ZK: rot
  - ZB: vermindert zäher Bronchialschleim
    - kein Schweiß → **Lungen-Yin-Mangel**
    - Nachtschweiß → **Lungen-Yin-Mangel**

Einzeldrogen (nach Arzneigruppen geordnet), die Bezug zu Asthma haben können

■ Oberfläche befreiende Drogen (1a):
Herba Ephedrae (S.499),
Ramulus Cinnamomi (S.500),
Folium Perillae (S.501)

■ Hitze kühlende Drogen (2a):
Gypsum fibrosum (S.525),
Rhizoma Anemarrhenae (S.526),
Radix Trichosanthis (S.597)

■ Hitze-Nässe eliminierend Drogen (2c):
Radix Scutellariae (S.540),
Rhizoma Coptidis (S.541)

■ Schleim transformierende Drogen (6a, b + c):
Rhizoma Pinelliae (S.588),
Bulbus Fritillariae (S.595),
Fructus et Semen Trichosanthis,
Radix Platycodi (S.591)

■ Nässe transformierende Drogen (7):
Cortex Magnoliae (S.606)

■ Qi regulierende Drogen (9):
Pericarpium Aurantii (S.620)

■ Qi stärkende Drogen (1a):
Radix Codonopsitis (S.669),
Radix Astragali (S.670), Rhizoma Atractylodis macrocephalae (S.671)

■ Yin befeuchtende Drogen (12d):
Radix Ophiopogonis (S.700),
Radix Glehniae (S.698),
Radix Adenophorae (S.698)

■ Astringierende Drogen (13):
Fructus Corni (S.712),
Fructus Schisandrae (S.713)

■ Siehe auch unter:
Chronische Bronchitis (S.166),
Akuter fieberhafter Infekt (S.164)

Diagnose / Therapie

Syndromdifferenzierung	Befunde	Leitsymptome	Rezeptur	Akupunktur	Diätetik
Wind-Kälte im Außen Fülle-Zustand	ZK: normal ZB: dünn, weiß Pu: schwebend	blaß, schlapp, fröstelig, kein Schweiß	Herba Ephedrae Dekokt (S.182) Ma Huang Tang	Di 4 Lu 6 ⇩ Ren 22	**Wind-Kälte eliminierend:** Frühlingszwiebel, Ingwer, Knoblauch, Chilischote, Koriander, Paprika
Wind-Hitze im Außen Fülle-Zustand	ZK: normal ZB: dünn, gelb Pu: schwebend, beschleunigt	rotes Gesicht, Durst, Unruhe, Schweiß	Ephedra, Armeniaca, Gypsum und Glycyrrhiza Dekokt Ma Xing Shi Gan Tang (S.198)	Di 11 Ren 17 Lu 11 ⇩ Du 14	**Wind-Hitze eliminierend:** Chinakohl, Rettich, grüner Tee, Wassermelone, Karotte, Minze Maulbeerblätter, Löwenzahn
Wind-Kälte-Invasion im Außen, bei vorbestehendem Milz-Qi-Mangel mit Nässe	ZK: normal ZB: dünn, weiß Pu: schwebend	Frösteln, kein Schweiß, Husten, bronchiale Enge, reichliches, schwer abhustbares seröses Sputum, Gliederschwere	Kleineres blaugrüner Drachen Dekokt Xiao Qing Long Tang (S.186)	Di 4 Lu 1 Ren 17 MP 9 Ma 36	**Meide:** Während eines akuten Infektes ebenso bei Yang-Qi-Mangel oder Schleimansammlung meide man schwer verdauliche, fette, rohe und kalte Nahrung. Auch Milchprodukte können Schleimbildung begünstigen. Übermaß an Süßen erzeugt viel Nässe und kann die Milz schädigen.
Wind-Kälte-Invasion Fülle im Außen leichter Milz- und Lungen-Qi-Mangel	ZK: normal ZB: dünn, weiß Pu: kraftlos	akut-chronisch, Infektanfälligkeit, Neigung zu Chronizität-Kopfschwere oder -druck Husten mit viel Schleim, Meteorismus, Übelkeit	Radix Ginseng und Folium Perillae Dekokt Shen Su Yin (S.202)	Di 4 Lu 7 Ren 17 Bi 13 △ Bi 20 △	
Schleim blockiert das Fließen und Absenken des Lungen-Qi	ZB: klebrig, gelblich Pu: drahtig, beschleunigt	viel Schleim, Druck/Enge im Thorax, Schmerz im Thorax beim Husten oder tiefer Inspiration, bitterer Mundgeschmack	Radix Bupleuri Dekokt, das in den Thorax sinkt Chai Hu Xian Xiong Tang (S.478)	Ren 12 Ren 17 Ma 40 Pe 6 Lu 7	**Schleim umwandelnd:** Aprikose, Pinienkern, Erdnuß, Rettich, Bambussprosse, Birne, Zitrone, Aubergine
Schleim-Kälte blockiert Lungen-Qi-Fluß, Niere kann Qi nicht aufnehmen Nieren-Yang-Mangel	ZB: klebrig, dick	Fülle oben/Leere unten, Husten, Giemen, evtl. Schwäche der LWS und Ödeme der unteren Extremitäten	Fructus Perillae Dekokt, das das Qi nach unten leitet Su Zi Jiang Qi Tang (S.406)	Pe 6 Ren 17 Ren 6 Ni 6	**Qi-Blockade lösend:** Mandarine, Pampelmuse, Ingwer, Kardamom
Magen-Lungen-Yin-Mangel	ZK: rot, trocken ZB: vermindert Pu: leer, beschleunigt	Spastik, zäher Schleim, Globusgefühl, kein Schweiß, trockene Haut	Radix Ophiopogonis Dekokt Mai Men Dong Tang (S.270)	Lu 5 Ren 22 Ren 6 Ma 36	**Lungen-Yin nährend:** Bambussprosse, Chinakohl, Karotte, Dattel, Birne, Aprikose, Mandarine, Feige, Erdnuß, Mandel, Ente, Honig, Sesam, Hühnerei, Schweinefleisch, Ente, Milchprodukte
Lungen-Yin-Mangel	trockene, rote Spiegelzunge, evtl. rissig	trockene Schleimhäute, Durst, Nachtschweiß	Yin nährendes, Hitze vertreibendes Dekokt Jiin Koka To (jap.) (S.280)	Lu 9 Ren 17 Ren 6 Ni 6	

Pathophysiologie

■ In der TCM wird Asthma bronchiale als Xiao Chuan bezeichnet, wörtlich etwa Keuchen und Atemnot. Dabei ist der chinesische Begriff Xiao Chuan weiter gefaßt und schließt asthmatoide, also Asthma ähnliche Beschwerden wie eine vorübergehende Bronchialspastik bei akuten oder chronischen Infekten oder Bronchitiden mit ein. In diesem Sinne wird hier eher die Differenzierung des chinesischen Xiao Chuan als des rein westlichen Begriffs Asthma bronchiale vorgestellt. Die Ursachen des Asthma können gemäß der acht Leitkriterien schematisch grob in zwei Kategorien eingeteilt werden: 1. Fülle-Zustände und 2. Mangel-Zustände. Die Fülle-Situation kann durch Invasion von pathogenen Faktoren in die Oberfläche (das Außen) wie Wind-Kälte oder Wind-Hitze entstehen. Hierzu zählen oft auch Schleimansammlungen, die zu Lungen-Qi-Blockaden führen. Die Mangel-Situationen können auf einen Milz- oder auch Lungen-Qi-Mangel zurückgehen, eine Nieren-Schwäche kann das Lungen-Qi nicht empfangen oder aber es ist zu einem Yin-Mangel der Lunge gekommen. Selbstverständlich gibt es auch Überschneidungen der beiden Kategorien.

Weitere Rezepturen

■ Wind-Kälte mit Lungen-Qi-Stagnation

ZB: klebrig, dick

Giemen, unproduktiver Husten, schlechter im Liegen, Druck / Enge im Thorax

Mysteriöses Dekokt

Shen Mi Tang (S.408)

Schwindel 眩暈

Befunderhebung

Entscheidungskriterien

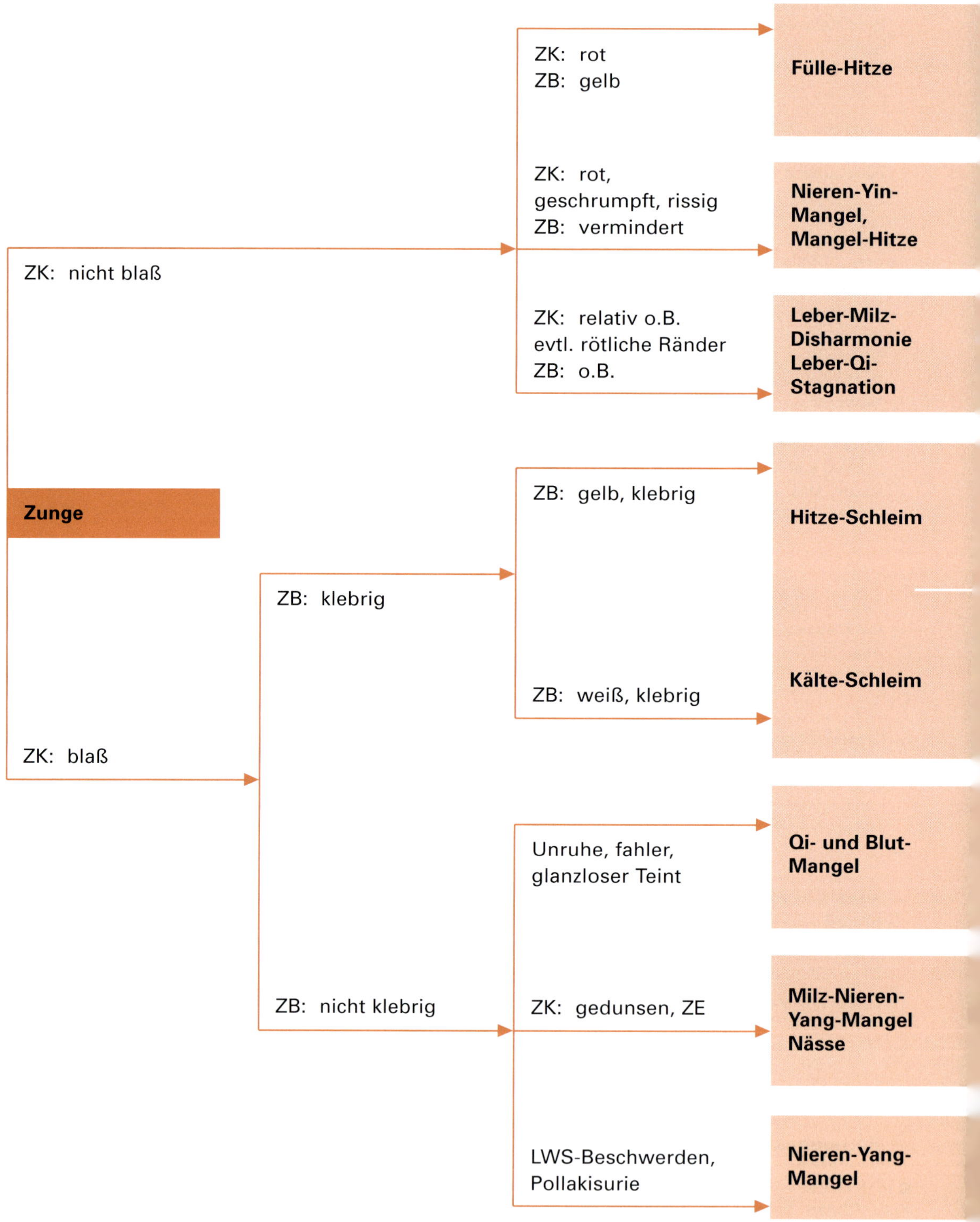

Einzeldrogen (nach Arzneigruppen geordnet), an die bei Schwindel zu denken ist

■ Oberfäche befreiende Drogen (1a): Ramulus Cinnamomi (S.500)

■ Oberfäche befreiende Drogen (1b): Radix Bupleuri, Flos Chrysanthemi

■ Nässe eliminierende Drogen (4): Poria, Polyporus, Rhizoma Alismatis (S.571)

■ Schleim transformierende Drogen (6a, b + c): Rhizoma Pinelliae, Caulis Bambusae in Taeniam (S.598)

■ Qi stärkende Drogen (12a): Radix Codonopsitis (S.669), Radix Astragali (S.670), Rhizoma Atractylodis macrocephalae (S.671)

■ Nieren-Yang stärkende Drogen (12b): Cortex Eucommiae, Semen Cuscutae (S.695)

■ Blut und Yin nährende Drogen (12b+d): Radix Rehmanniae, Radix Angelicae sinensis, Radix Paeoniae lactiflorae, Gelatina nigra, Radix Ophiopogonis (S.700), Radix Glehniae (S.698), Radix Adenophorae (S.698), bei Schwindel besonders auch: Herba Ecliptae, Fructus Ligustri

■ Adstringierende Drogen (13a): Fructus Corni (S.712), Fructus Schisandrae (S.713)

■ Leber-Yang absenkende Drogen (16): Rhizoma Gastrodiae, Hämatitum, Ramulus Uncariae (S.740)

Diagnose / Therapie

Syndrom-differenzierung	Befunde	Leitsymptome	Rezeptur	Aku-punktur	Diätetik
Fülle-Hitze in Leber und Gallenblase, Hitze-Nässe im Unteren Erwärmer	ZK: rot ZB: gelb Pu: voll, drahtig beschleunigt	kräftiger Typus, cholerisch, rote, schmerzende Augen, Kopfschmerz parietal oder temporal, Dysurie, Leukorrhö, Ekzeme im Genitalbereich	Radix Gentianae Dekokt, das die Leber entlastet Long Dan Xie Gan Tang (S.226)	Gb 41 Gb 2 Le 2 ⇩	**Leber-Yang absenkend:** Stangensellerie, Wasserkastanie, Chrysanthemenblütentee
Nieren-Yin-Mangel	ZK: rot, verringerter ZB	Ältere Patienten mit Leere-Hitze, aufsteigende Hitze, Unruhe, schlaflos, Nachtschweiß	Rehmanniae Pille der sechs Geschmacksrichtungen (S.380) Liu Wei Di Huang Wan	Ni 6 Le 8 3E 17	**Nieren-Yin nährend:** Walnuß, Austern, Sesam, Niere verschiedener Tiere
Leber-Qi-Stagnation, leichter Leber-Blut-Mangel, leichter Milz-Qi-Mangel	ZK: meist relativ normal, evtl. rote Ränder ZB: o.B. Pu: drahtig	frustriert, reizbar, Hitzegefühl in der oberen Körperhälfte, Adominalbeschwerden, Menstruationsbeschwerden	Erweitertes Umherstreifen Pulver Jia Wei Xiao Yao San (S.260)	MP 6 Le 3 Gb 3	**Leber-Blut nährend:** Sojabohne, Karotte, Spinat, Weintraube, Leber, Milchprodukte, Sonnenblumenkerne
Hitze-Schleim Disharmonie von Gallenblase und Magen	ZB: gelb, klebrig Pu: beschleunigt, drahtig	Ängste, Schwindelgefühl, Palpitation, Übelkeit, Erbrechen, bitterer Mundgeschmack	Dekokt, das die Gallenblase wärmt Wen Dan Tang (S.476)	MP 5 Ren 12 3E 17 Gb 40	**Schleim und Nässe transformierend:** schwarze und gelbe Sojabohne, Sojasprosse, Sojamilch, Mungbohne, Rundkornreis, Knoblauch, Ingwer, Rettich, Weintraube, Birne, Fisch, Kardamom
Kälte-Schleim	ZK: blaß, gedunsen ZB: klebrig, weiß Pu: schlüpfrig	Druck und Völle im Epigastrium und Thorax, Kurzatmigkeit, Palpitationen, Oligurie, dumpfer Kopfdruck	Poria, Zimt, Atractylodis und Glycyrrhiza Dekokt Ling Gui Zhu Gan Tang (S.486)	MP 5 Ma 40 3E 21 Ren 12 △	**Meide, da Nässe erzeugend:** Raffinadezucker, Milchprodukte, fettes Fleisch, zuviel rohe oder kalte Nahrung
Qi- und Blut-Mangel	ZK: blaß ZB: dünn, weiß Pu: dünn, tief, kraftlos	Fahles, blasses Gesicht, müde, rasche Erschöpfbarkeit, trockene Haut, verminderter Appetit, Kurzatmigkeit, Palpitationen, Ängste, Unruhe	Acht Schätze Dekokt Ba Zhen Tang (S.358)	MP 6 Le 8 Ren 6 MP 6	**Blut nährend:** Pinienkerne, Sesam, Tintenfisch, Taube, Leber verschiedener Tiere, schwarze Sojabohne, Essig, Milch, Sahne, Butter, Frischkäse
Milz-Nieren-Yang-Mangel	ZK: blaß, ZE ZB: feucht, weiß Pu: kraftlos, dünn	Abdominalbeschwerden, LWS-Beschwerden, Kältegefühl, erschöpft	Wahrer Krieger Dekokt Zhen Wu Tang (S.300)	MP 3 Bl 20 △ 3E 21	**Milz wärmend:** Buchweizen, Ingwer, Fenchel, Pfeffer, Wild und Rindfleisch, Schalentiere, Krabben, Fisch, Lotossamen
Nieren-Yang-Mangel	ZK: blaß Pu: kraftlos	Kälte oder Schwäche der LWS, häufiges Wasserlassen, Libidoverlust, vorgealterte Patienten	Nieren-Qi-Pille aus Golden Cabinet Jin Gui Shen Qi Wan (S.368)	Ni 3 Bl 23 △ Dü 19	**Nieren-Yang stärkend:** Hirsch, Garnelen, Nieren, Zimt, Sternanis

Pathophysiologie

Schwindel kann durch sehr unterschiedliche Mechanismen zustande kommen. Ein Mangel an Qi und Blut führt zu Schwindel. Ebenso können die verschiedenen Mangelzustände der Niere (Yin-, Jing- oder Yang-Mangel) zu Schwindel führen.
Schleim-Blockaden der Mitte verhindern das adäquate Aufsteigen des klaren Yang-Qi zum Kopf, so daß dieser benebelt und ein Schwindelgefühl entsteht.

Ähnlich führt auch eine Nässe-Akkumulation zu Schwindel, mit einem dumpfen Druck und Schweregefühl im Kopf.
Das Hochschlagen des Leber-Yang und/oder Hitze-Fülle in Leber und Gallenblase irritieren ebenfalls das Sensorium und Schwindel kann die Folge sein.

Weitere Rezepturen bei Schwindel

■ Bei Nässe-Ansammlungen
Fünf Bestandteile Pulver mit Poria
Wu Ling San (S.284)

■ Bei Schleim-Nässe
Zweifach behandeltes Dekokt
Er Chen Tang (S.472)

■ Bei Schleim und Leber-Wind
Pinellia, Rhizoma Atractylodis macrocephalae und Dekokt Gastrodiae
Ban Xia Bai Zhu Tian Ma Tang, (S.490)

Akuter fieberhafter Infekt 感冒

Befunderhebung

Entscheidungskriterien

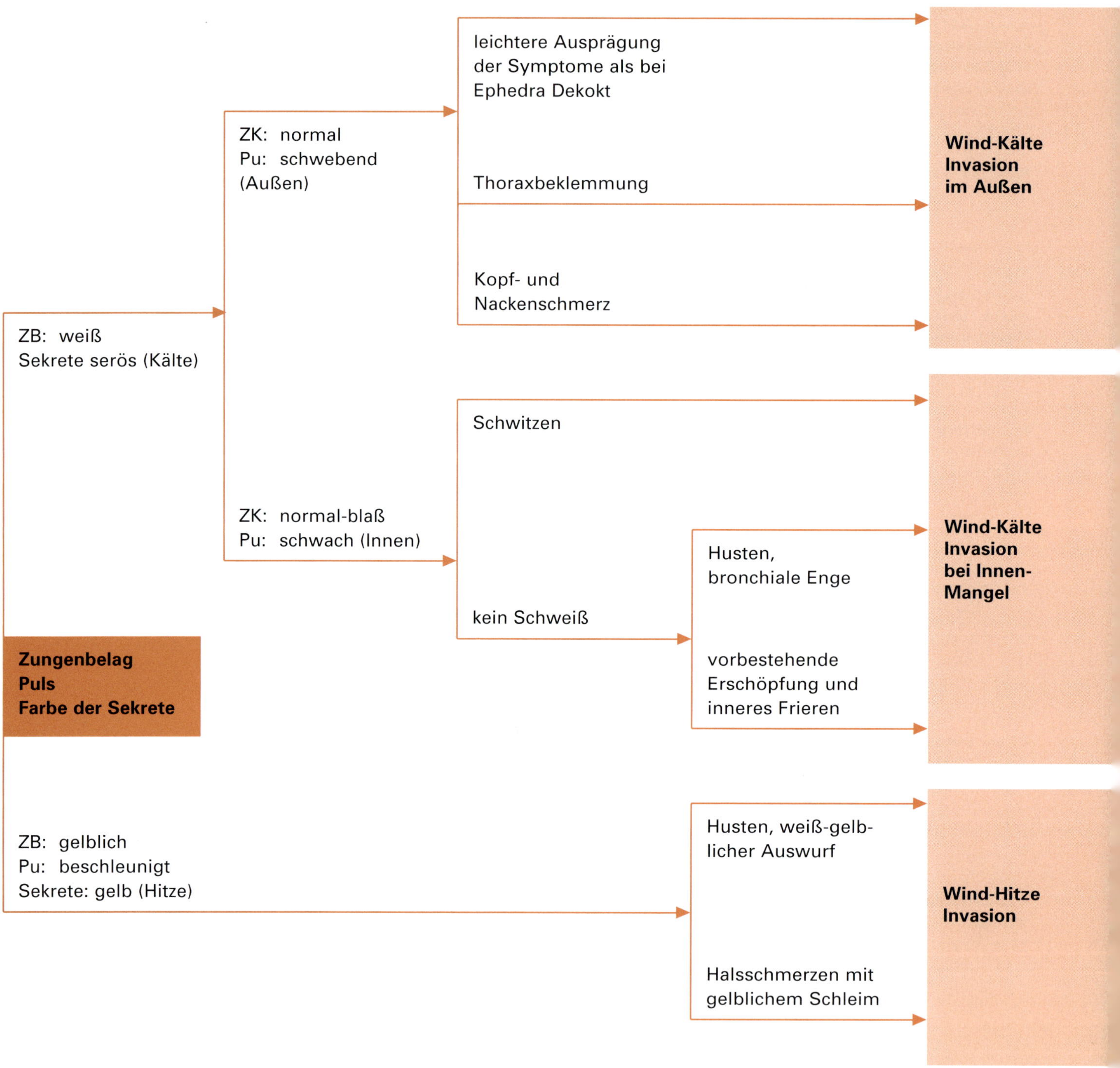

Einzeldrogen (nach Arzneigruppen geordnet) für akute fieberhafte Infekte

■ Oberflächenbefreiende Drogen (1):
Herba Ephedrae (S.499),
Ramulus Cinnamomi (S.500)

■ Hitze kühlende, Nässe eliminierende Drogen (2c):
Radix Scutellariae (S.540),
Rhizoma Coptidis (S.541),
Cortex Phellodendri (S.542)

■ Hitze und Toxine eliminierende Drogen (2d):
Fructus Forsythiae (S.547),
Flos Lonicerae (S.546)

■ Nässe eliminierende Drogen (4):
Semen Coicis (S.568),
Caulis Akebiae (S.569),
Poria (S.565)

■ Schleim umwandelnde Drogen (6):
Rhizoma Pinelliae,
Semen Armeniacae,
Fructus und Semen Trichosanthis,
Bulbus Fritillariae (S.595)

■ Qi stärkende Drogen (12a):
Radix Codonopsitis (S.669),
Radix Astragali (S.670), Rhizoma Atractylodis macrocephalae (S.671)

Diagnose / Therapie

Syndromdifferenzierung	Befunde	Leitsymptome	Rezeptur	Akupunktur	Diätetik
Wind-Kälte Invasion Außen-Fülle (für relativ milde Symptome)	ZK: normal ZB: dünn, weiß Pu: schwebend	Frösteln, Wind- und Kälteabneigung, kein Schweiß, verstopfte Nase, Kopfschmerz	Bulbus Allii und Semen Sojae praeparata Dekokt Cong Chi Tang (S.180)	Extra 1 (Yintang) Di 4 Di 20 3E 5	**Wind-Kälte eliminierend:** Frühlingszwiebel, Paprika, Ingwer, Knoblauch, Chilischote, Koriander **Meide:** kalte und rohe Nahrung, ebenso Fette und Schwerverdauliches
Wind-Kälte Invasion Außen-Fülle	ZK: normal ZB: dünn, weiß Pu: schwebend	Frösteln, Wind- und Kälteabneigung, kein Schweiß, verstopfte Nase, Kopfschmerz, Glieder- und Muskelschmerzen, bronchiale Enge	Herba Ephedrae Dekokt Ma Huang Tang (S.182)	Extra 1 (Yintang) Di 4 Di 20 3E 5 Lu 7	
Wind-Kälte Invasion Außen-Fülle	ZK: normal ZB: dünn, weiß Pu: schwebend	Frösteln, Kälteabneigung, kein Schweiß, verstopfte Nase, Kopf- und Nackenschmerz	Radix Puerariae Dekokt Ge Gen Tang (S.190)	Du 14 Bl 10+11 Di 4 Di 20 Dü 3	
Wind-Kälte Invasion im Außen bei Disharmonie des Wei-Qi und der Bau-Energie	ZK: normal ZB: dünn, weiß Pu: schwebend, schwach	Frösteln, Wind- und Kälteabneigung, Schwitzen, verstopfte Nase, Kopf- und Nackenschmerzen	Ramulus Cinnamomi Dekokt Gui Zhi Tang (S.184)	Lu 7 Di 4 Di 20 3E 5	**Milz-Lungen-Qi stärkend:** Buchweizen, Gerste, Hirse, Sojabohne, Fenchel **Nässe eliminierend:** Sojabohnen, Erbsen, Rundkornreis **Milz-Yang wärmend:** Langkornreis, Klebreis, Koriander, Pfeffer, Zimt, Huhn, Schaf, Ziege, Rind, Hirsch, Sardelle
Wind-Kälte Invasion Außen-Fülle Nässe-Stauung im Innen	ZK: normal-blaß ZB: dünn, weiß, feucht Pu: schwebend	Frösteln, kein Schweiß, Husten, bronchiale Enge, reichliches, schwer abhustbares seröses Sputum, Gliederschwere	Kleineres blaugrüner Drachen Dekokt Xiao Qing Long Tang (S.186)	Di 4 Lu 6 Ren 17 Ma 40	
Wind-Kälte Invasion Außen-Fülle bei Yang-Mangel im Innen	ZK: blaß ZB: dünn, weiß Pu: schwach, tief	vorbestehende Erschöpfung und inneres Frieren, starkes Frösteln, kein Schweiß	Ephedra, Asari und Akonit Dekokt Ma Huang Xi Xin Fu Zi Tang (S.204)	Di 4 Lu 7 MP 6 Ren 6 △ Ma 36 △	
Wind-Hitze Invasion Außen-Fülle (milderer Zustand als bei Lonicera und Forsythia Pulver)	ZK: normal ZB: weißlich-gelblich Pu: schwebend, beschleunigt	leichtes Fieber, Husten mit weißlich-gelblichem Auswurf, auch trockener Husten, leichter Durst	Folium Mori und Chrysanthemium Trank Sang Ju Yin (S.194)	Ren 17 Lu 1 Lu 7 Bl 13	**Wind-Hitze eliminierend:** Chinakohl, Rettich, Tomate, grüner Tee, Wassermelone, Sternfrucht, Karotte, Löwenzahn
Wind-Hitze Invasion Außen-Fülle	ZK: normal, evtl. rote Spitze ZB: dünn, gelb Pu: schwebend, beschleunigt	Fieber, leichtes oder kein Frösteln, Husten, Durst, Halsschmerzen und Schluckbeschwerden, Kopfschmerz	Lonicera und Forsythia Pulver Yin Qiao San (S.196)	Lokal: Ma 9 Dü 17 Hitze ausleiten: Di 11 Du 14 Lu 11 bluten	

Anmerkung

Eine der hier auftretenden Syndrome sind Fülle-Zustände im Außen. Diese entstehen, wenn pathogenes Qi in die oberflächlichen Schichten des Organismus eingedrungen ist. Da der Zungenkörper (ZK) mehr das Innen repräsentiert, ist der ZK bei diesem Fülle-Zuständen im Außen unverändert. Lediglich der Zungenbelag weist auf die pathogenen Faktoren wie Wind-Kälte hin und der schwebende, sehr oberflächlich tastbare Puls zeigt, daß das körpereigene Wei-Qi mit dem pathogenen Qi in der Oberfläche kämpft. Besteht dagegen eine pathologische Veränderung des ZK, so ist entweder die Erkrankung bereits tiefer vorgedrungen oder es bestand bereits vor dem akuten Infekt eine Disharmonie wie z.B. ein Milz-Qi-Mangel.

Chronische Bronchitis 慢性咳嗽

Befunderhebung

Entscheidungskriterien

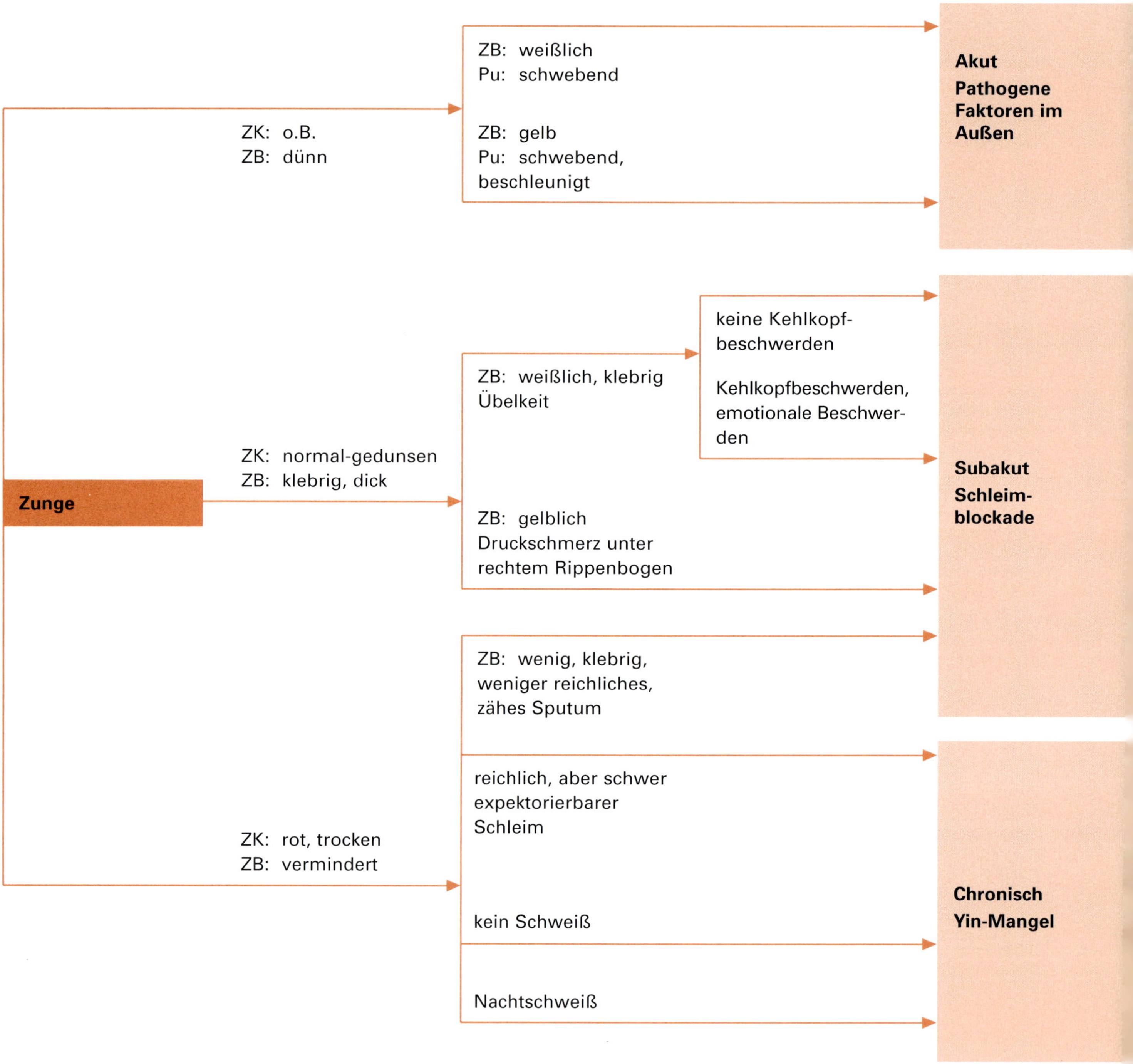

Einzeldrogen (nach Arzneigruppen geordnet), die Bezug zu Bronchitis haben können

■ Oberfläche öffnende Drogen, Wind-Kälte eliminierende Drogen (1a):
Herba Ephedrae (S.499),
Ramulus Cinnamomi (S.500)

■ Oberfläche öffnende Drogen, Wind-Hitze eliminierende Drogen (1b):
Herba Menthae,
Radix Bupleuri (S.519)

■ Hitze kühlende Drogen (2a):
Gypsum fibrosum (S.525),
Rhizoma Anemarrhenae (S.526)

■ Schleim transformierende Drogen (6):
Rhizoma Pinelliae,
Radix Platycodi (S.591),
Bulbus Fritillariae,
Fructus et Semen Trichosanthis

■ Qi regulierende Drogen (9):
Pericarpium Aurantii (S.620)

■ Qi stärkende Drogen (12a):
Radix Codonopsitis (S.669),
Radix Astragali (S.670),
Rhizoma Atractylodis macrocephalae (S.671)

■ Yin befeuchtende Drogen (12d):
Radix Ophiopogonis (S.700),
Radix Glehniae (S.698),
Radix Adenophorae (S.698)

■ Astringierende Drogen (13):
Fructus Corni (S.712),
Fructus Schisandrae (S.713)

Diagnose			Therapie		
Syndromdifferenzierung	**Befunde**	**Leitsymptome**	**Rezeptur**	**Akupunktur**	**Diätetik**
Wind-Kälte Invasion Fülle im Außen	ZK: normal ZB: weißlich, dünn Pu: schwebend	blaß, schlapp, fröstelig, kein Schweiß, seröse Sekrete, Kopf- und Gliederschmerzen	Herba Ephedrae Dekokt Ma Huang Tang (S.182)	Lu 6 Di 4 3E 5	**Wind-Kälte eliminierend:** Frühlingszwiebel, Ingwer
Wind-Hitze Invasion im Außen, beginnende Hitze-Ansammlung der Lunge	ZK: normal-rot ZB: gelb Pu: schwebend, beschleunigt, schlüpfrig	Fieber, rotes Gesicht, Durst, Unruhe, evtl. Schweiß, gelbliche Sekrete, Husten, erschwertes Atmen, gelblicher Auswurf	Ephedra, Armeniaca, Gypsum, Glycyrrhiza Dekokt Ma Xing Shi Gan Tang (S.198)	Lu 11 ⇩ Di 11 Du 14 Bi 13 ⇩	**Wind-Hitze eliminierend:** Rettich, Bambussprosse, Birne, Zitrone, grüner Tee
Schleim-Nässe Ansammlung	ZK: gedunsen, evtl. blaß ZB: klebrig, dick, weißlich Pu: schlüpfrig	Husten mit reichlich weißem Auswurf, Druck- und Engegefühl im Thorax und Epigastrium, Palpitationen, Übelkeit, Erbrechen, Schwindel	Zweifach behandeltes Dekokt Er Chen Tang (S.472)	Ren 12 Ma 40 MP 9	**Qi-Blockaden lösend:** Mandarine, Pampelmuse, Ingwer, Kardamom
Lungen-Magen-Qi-Stagnation	ZB: feucht oder klebrig, weiß Pu: drahtig, schlüpfrig	Gefühl eines festsitzenden Fremdkörpers im Hals, Beklemmungs- und Engegefühl im Thorax, Husten, Übelkeit, Erbrechen, emotionale Probleme	Pinellia und Cortex Magnoliae Dekokt (S.396) Ban Xia Hou Po Tang	Ren 17 Ma 36 Pe 6 Di 18	**Schleim umwandelnd:** Aprikose, Pinienkerne, Erdnuß, Rettich, Bambussprosse, Birne, Zitrone
Disharmonie des Xiao Yang mit Schleim-Hitze	ZB: klebrig, dick, gelblich Pu: drahtig, beschleunigt	viel Schleim, Husten, thorakaler Schmerz bei tiefer Atmung, Druckschmerz unter rechtem Rippenbogen, bitterer Mundgeschmack	Radix Bupleuri Dekokt, das in den Thorax sinkt Chai Hu Xian Xiong Tang (S.478)	Bl 13 Lu 1 Pe 6 Gb 34	
Trockenheit mit Schleim	ZK: rot, trocken, ZB: wenig Pu: dünn, beschleunigt	Husten, zäher, schwer abhustbarer Schleim, Trockenheit der Schleimhäute, Hals wund und trocken, Dyspnoe	Bulbus Fritillariae und Fructus Trichosanthis Pulver (S.482) Bei Mu Gua Lou San	Ren 17 Lu 8 Ma 36	**Befeuchtend:** Milchprodukte, Birne mit Honig, Feige, Erdnuß
Lungen-Nieren-Yin-Mangel	trockene „geschälte" Zunge, evtl. rissig	chronische Bronchitis bei Älteren mit schwer zu expektorierbarem, weißlichen Schleim, bronchiale Enge	Sechs Gentlemen des Metalls und des Wassers Dekokt (S.473) Jin Shui Liu Jun Jian	Ni 6 Lu 7 Ren 6 Bi 23	**Lungen-Yin nährend:** Milchprodukte, Karotte, Dattel, Birne, Aprikose, Feige, Erdnuß, Mandel, Ente, Honig
Magen-Lungen-Yin-Mangel	ZK: rot ZB: wenig Pu: leer, beschleunigt	Husten, Giemen, Dyspnoe, Mund und Hals trocken, zäher Schleim im Rachen, Globusgefühl, leichter Durst, trockene Haut, kein Schweiß	Radix Ophiopogonis Dekokt Mai Men Dong Tang (S.276)	Ma 9 Lu 5 Ma 36 Ren 22	
Lungen-Yin-Mangel	trockene, rote Spiegelzunge, evtl. rissig Pu: fein	trockene Schleimhäute, Durst, trockener Husten, auch nachts, Nachtschweiß	Yin nährendes, Hitze vertreibendes Dekokt Jiin Koka To (jap.) (S.280)	Ni 6 Lu 9 Bi 43	

Einzeldrogen (nach Wirkungsweise), die Bezug zu Bronchitis haben

■ thorakale Qi-Stagnationen lösend:
Pericarpium Aurantii (9),
Radix Platycodi (6),
Herba Ephedrae (1a),
Fructus und Semen Trichosanthis (6)

■ Rebellierendes Lungen-Qi absenkend:
Flos Inulae (6),
Radix Peucedani (6),
Flos Farfarae (6),
Radix Asteris (6),
Cortex Magnoliae (7)

■ Siehe auch:
Asthma bronchiale (S.160),
Akuter fieberhafter Infekt (S.164)

Weitere Rezepturen (nach Syndromen), die Bezug zu Bronchitis haben können

■ Schleimblockade:
Thorakales-Bi-Syndrom
ZB: evtl. klebrig, dick
Pu: evtl. drahtig
Thoraxdruck / -schmerz mit Ausstrahlung in Rücken, interkostale Schmerzen, Husten mit viel Schleim
Fructus Trichosanthis, Bulbus Allii und Weißwein Dekokt
Gua Lou Xie Bai Bai Jiu Tang
(S.398)

Diarrhö 泄瀉

Befunderhebung

Entscheidungskriterien

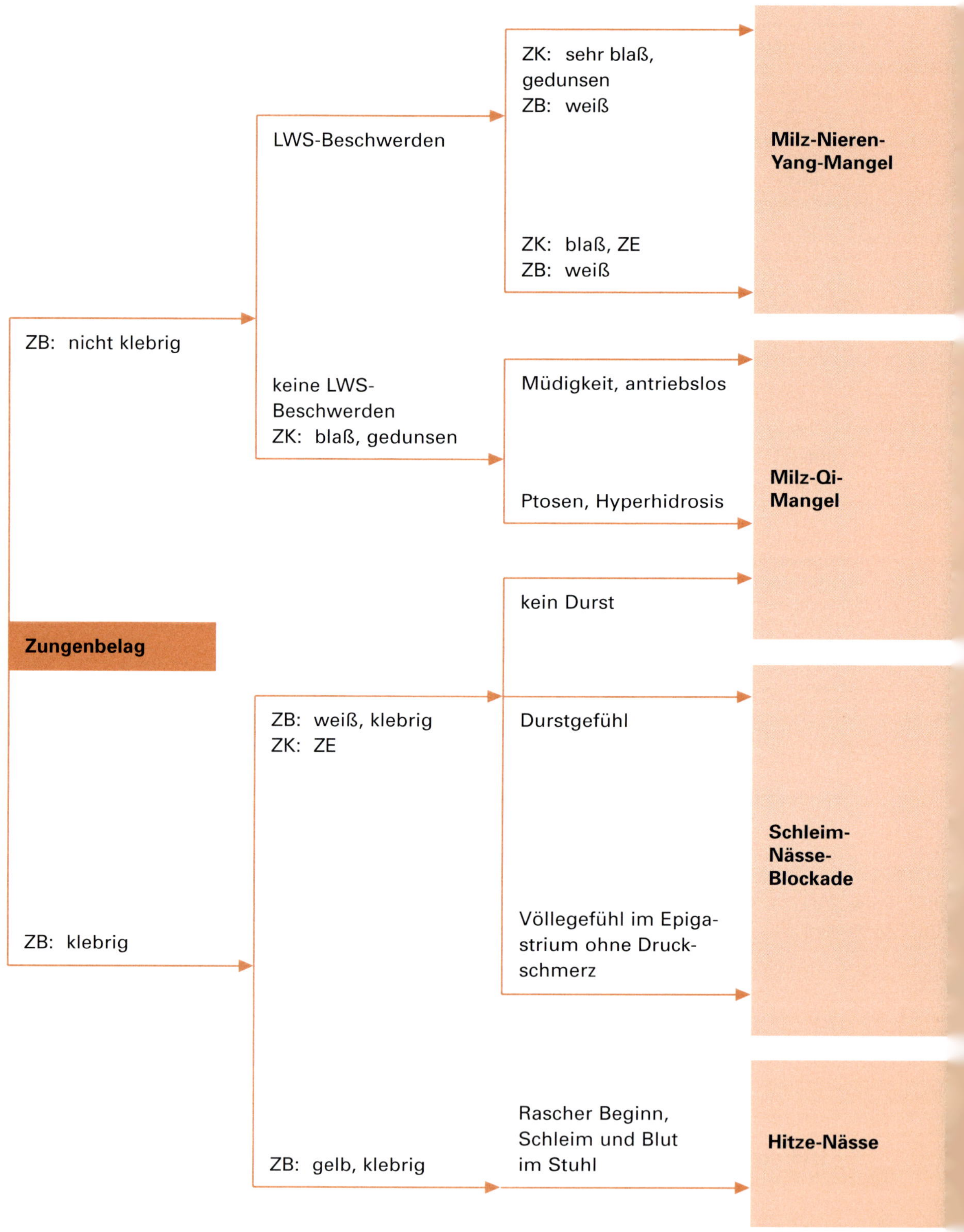

Einzeldrogen (nach Arzneigruppen geordnet) mit Bezug zu Diarrhö

- Hitze kühlende, Nässe eliminierende Drogen (2c): Radix Scutellariae (S.540), Rhizoma Coptidis (S.541), Cortex Phellodendri (S.542)
- Nässe eliminierende Drogen (4): Semen Coicis (S.568), Poria (S.565), Semen Plantaginis (S.570)
- Schleim transformierende Drogen (6): Rhizoma Pinelliae (S.588)
- Qi regulierende Drogen (9): Rhizoma Cyperi (S.624), Pericarpium Aurantii (S.620)
- Qi stärkende Drogen (12a): Radix Codonopsitis (S.669), Radix Astragali (S.670), Rhizoma Atractylodis macrocephalae (S.671)
- Astringierende Drogen (13a + b): Fructus Chebulae (S.716), Fructus Schisandrae (S.713)

Diagnose / Therapie

Syndrom-differenzierung	Befunde	Leitsymptome	Rezeptur	Aku-punktur	Diätetik
Milz-Nieren-Yang-Mangel	ZK: gedunsen, blaß ZB: feucht, weiß Pu: langsam, kraftlos	innere Kälte und kalte Extremitäten, Blässe, antriebslos, Bauchschmerzen, besser durch Wärme, Diarrhö bei Tagesanbruch, Mundulzerationen	Radix Aconiti Pille zur Regulierung der Mitte (S.324) Fu Zi Li Zhong Wan	Bl 23 △ Bl 20 △ Ni 3 Ma 36	**Bei Milz-Nieren-Yang-Mangel wie Milz-Qi-Mangel zusätzlich:** Pfeffer, Wild, Rindfleisch, Schalentiere, Krabben, Fisch, Lotossamen **Meide:** kalte und rohe Nahrung, große Nahrungsmengen, unzureichendes Kauen, Essen in Hektik
Milz-Nieren-Yang-Mangel und Blut-Mangel	ZK: blaß, ZE ZB: weißlich Pu: tief, fein, kraftlos	Erschöpfung, Kälte und Schwere der Extremitäten, Bauchschmerzen, schlechter durch Kälte, Diarrhö, Schwindel, Ödemneigung	Wahrer Krieger Dekokt (S.300) Zhen Wu Tang	MP 6 Ni 3 Ren 6 △	
Milz-Qi-Mangel	ZK: gedunsen, blaß ZB: feucht Pu: kraftlos	Erschöpfung, Durchfall, Gedunsenheit, allgemeines Schweregefühl	Vier Gentlemen Dekokt (S.338) Si Jun Zi Tang	Ma 25 Ma 36 MP 3 △	**Milz-Qi stärkend:** Hirse, Gerste, Buchweizen, Karotte, Hülsenfrüchte inkl. Tofu (nur erwärmt), geriebener Apfel, Ingwer, Fenchel, Hiobstränenensamen, Fisch statt Fleisch (diuretisch), leicht verdauliches, mageres Fleisch, Huhn, Kaki-Frucht
Milz-Qi-Mangel und absinkendes Qi der Milz	ZK: blaß ZB: dünn, weiß Pu: tief, kraftlos	Ptosen, Rekonvaleszens, ausgeprägte Erschöpfung, Hyperhidrosis	Dekokt, das die Mitte tonisiert und das Qi vermehrt (S.342) Bu Zhong Yi Qi Tang	Ma 36 MP 6 Ren 6 △	
Milz-Qi-Mangel mit Schleim	ZK: gedunsen, ZE ZB: klebrig Pu: schlüpfrig	Erschöpfung, Durchfall, Druck im Oberbauch, Übelkeit, Erbrechen, kein Appetit	Sechs Gentlemen Dekokt (S.340) Liu Jun Zi Tang	Ma 40 MP 9 Ren 12	
Nässe-Akkumulation durch gestörte Flüssigkeitstransformation	ZK: gedunsen ZB: klebrig Pu: schwebend Hara: Magenplätschern	dumpfer Kopfschmerz, Schwindel, benommen, Durst (verträgt nur kleine Mengen Flüssigkeit), Ödemneigung, Oligurie, Druck im Epigastrium, Übelkeit, Erbrechen	Fünf Bestandteile Pulver mit Poria (S.284) Wu Ling San	Ma 40 Ren 12 MP 9	**Schleim und Nässe transformierend:** schwarze und gelbe Sojabohne, Sojasprosse, Sojamilch, Mungbohne, Rundkornreis, Buchweizen, Knoblauch, Ingwer, Rettich, Weintraube, Birne, Fisch, Kardamom **Meide, da Nässe erzeugend:** Raffinadezucker, Milchprodukte, fettes Fleisch, Nüsse
Gestörtes Aufsteigen des Milz- und Absenken des Magen-Qi	ZK: gedunsen ZB: weiß-gelblich, klebrig Pu: drahtig	Druck im Epigastrium, Übelkeit, kein Appetit, nur geringer Druckschmerz im Oberbauch	Pinellia Dekokt, das das Epigastrium abfließen läßt (S.266) Ban Xia Xie Xin Tang	Pe 6 Lo 3 Le 13	
Hitze-Nässe im Darm mit Qi- und Blut-Stagnation	ZB: klebrig, gelblich Pu: beschleunigt	Diarrhö, evtl. mit Blut und Schleim, Bauchkrämpfe, schmerzhafte Entleerungen, Brennen am Darmausgang, wenig, dunkler Urin	Radix Paeoniae Dekokt Shao Yao Tang	Ma 25 MP 5 Ren 4	**Hitze-Nässe eliminierend:** Buchweizen, Mungbohnen, Sojasprosse, Artischocke, Löwenzahn, Sellerie, grüner Tee

Wirkung einzelner Drogen

Herba Schizonepetae und Radix Ledebouriellae
wirken beide Blutungen stillend, auch bei Blut im Stuhl.

Rhizoma Rhei,
wenn es lange gekocht wird, leitet Hitze über den Darm ab, belebt das Blut bei Stagnationen und kommt somit auch bei blutiger Diarrhö in Betracht.

Radix Paeoniae lactiflorae
wirkt krampflösend im Bereich des Abdomens und ist in vielen Rezepturen enthalten.

Die Kombination von **Radix Scutellariae, Rhizoma Coptidis** und evtl. noch **Cortex Phellodendri** wirkt Hitze-Nässe eliminierend und auch Hitze-Toxine mildernd. Besonders effektiv bei Hitze-Toxine bedingter Diarrhö ist **Radix Pulsatillae.**

Depression 精神病

Befunderhebung

Entscheidungskriterien

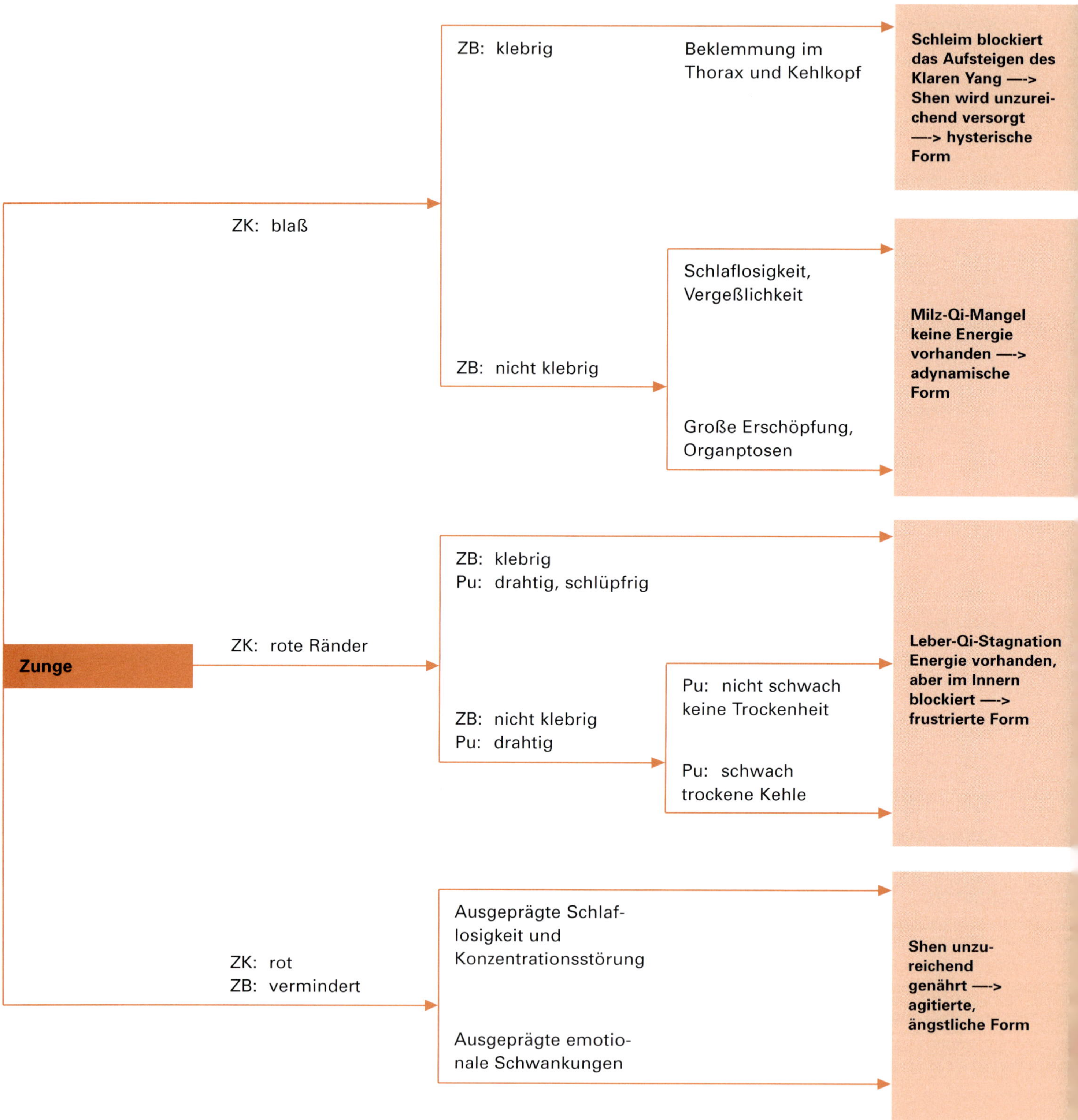

Einzeldrogen (nach Arzneigruppen geordnet) mit Bezug zu Depression

■ Nässe eliminierende Drogen (4):
Semen Coicis (S.568),
Poria (S.565)

■ Qi regulierende Drogen (9):
Rhizoma Cyperi (S.624),
Pericarpium Aurantii (S.620),

■ Blut bewegende Drogen (10):
Rhizoma Corydalis (S.636)

■ Qi stärkende Drogen (12a):
Radix Ginseng (S.668), Radix Codonopsitis (S.669), Radix Astragali (S.670), Rhizoma Atractylodis macrocephalae (S.671)

■ Blut nährende Drogen (12b):
Radix Rehmanniae praeparata,
Radix Angelicae sinensis,
Radix Paeoniae lactiflorae

Pathophysiologie

Die Depression ist eine gedrückte oder herabgesetzte Stimmungslage. Sie ist häufig mit anderen seelischen und körperlichen Beschwerden verbunden. Die TCM differenziert die Entstehung und Ursachen dieses Krankheitsbildes: Wenn **Schleim** das Aufsteigen des klaren Yang blockiert, wird das Shen unzureichend versorgt und es kann zu depressiven Verstimmungen kommen. Typische Begleitsymptome sind

Diagnose			Therapie		
Syndrom-differenzierung	**Befunde**	**Leitsymptome**	**Rezeptur**	**Aku-punktur**	**Diätetik**
Schleimblockade Qi-Stagnation	ZK: eher blaß ZB: klebrig, weiß, dick Pu: schlüpfrig, drahtig	Unruhe, Ängste mit Atemnot, Druck- und Beklemmungsgefühl im Epigastrium und Thorax und Globusgefühl am Hals, Übelkeit	Pinellia und Cortex Magnoliae Dekokt Ban Xia Hou Po Tang (S.396)	Pe 6 MP 9 Ma 40	**Schleim transformierend:** schwarze und gelbe Sojabohne, Sojasprosse, Mungbohne, Rundkornreis, Knoblauch, Ingwer, Rettich, Weintraube, Birne, Fisch, Kardamom
Qi- und Blut-Herz- und Milz-Mangel	ZK: blaß, evtl. leicht gedunsen ZB: dünn, weiß Pu: dünn, kraftlos	apathisch, lustlos, schlaflos, Palpitationen, Vergeßlichkeit, weicher Stuhl, Appetit vermindert, Blutungen, Hämorrhagien	Dekokt, das die Milz wiederherstellt Gui Pi Tang (S.362)	MP 6 Ren 6 He 3	**Milz-Qi stärkend:** Hirse, Gerste, Buchweizen, Karotte, Hülsenfrüchte inkl. Tofu (nur erwärmt), leicht verdauliches, mageres Fleisch
Deutlicher Milz-Qi-Mangel, beginnender Blut-Mangel	ZK: blaß, evtl. Zahneindrücke ZB: weißlich, dünn Pu: kraftlos	sehr erschöpft, Antriebslosigkeit, kein Appetit, Sehstörung, Schwitzen (tags und nachts), Palpitationen, Ängste	Dekokt, das die Mitte tonisiert und das Qi vermehrt (S.342) Bu Zhong Yi Qi Tang	MP 6 He 6 Ma 36	**Blut nährend:** Pinienkerne, Sesam, Tintenfisch,Taube, Leber verschiedener Tiere, schwarze Sojabohne, Essig, Milch, Sahne, Butter, Frischkäse
Tendenz zu relativem Exzeß des Leber-und Herz-Yang, latenter Nieren-Herz-Yin-Mangel	ZK: rot oder rote Spitze ZB: weiß-gelb, klebrig Pu: drahtig, beschleunigt	kräftiger Typus, Palpitation, reizbar, Ängste, thorakale Beklemmung, Neigung zu erhöhtem Blutdruck	Bupleurum Dekokt mit Os Draconis und Concha Ostreae Chai Hu Jia Long Gu Mu L i Tang (S.454)	Le 2 He 4 Gb 40	**Blut bewegend:** Erdnuß, schwarze Sojabohne, Eßkastanie, Pfirsich, Essig, Aubergine, chinesischer Lauch (Qi- und Blut bewegend)
Leber-Qi-Stagnation	ZK: rote Ränder ZB: o.B. Pu: drahtig	frustriert, emotionale Schwankungen, reizbar, Spannungsgefühl am Rippenbogen, Prämenstrulles Syndrom	Bupleurum Dekokt, das die Leber verteilt Chai Hu Shu Gan San (S.258)	Le 3 Le 14 3E 6	**Leber-Yang absenkend:** Stangensellerie, Selleriesaft, Spinat, Chrysanthemenblütentee
Leber-Qi-Stagnation mit Leber-Blut-Mangel, leichter Milz-Qi-Mangel	ZK: relativ normal, leicht blaß, diskret rote Ränder ZB: o.B. Pu: dünn, drahtig	emotional, irritierbar, frustriert, Abdominalbeschwerden, Druck oder Ziehen an den Rippenbögen, Menstruationsbeschwerden	Umherstreifen Pulver Xiao Yao San (S.260)	Le 3 MP 6 He 3	**Meide:** Alkohol, Kaffee
Disharmonie von Nieren-Herz	ZK: rot, rissig, verminderter Belag Pu: dünn, beschleunigt	Ängste, Palpitationen, Vergeßlichkeit, Konzentrationsschwäche, Nachtschweiß, Mundgeschwüre, Samenverluste	Besondere Pille des himmlischen Kaisers, die das Herz tonisiert Tian Wang Bu Xin Dan (S.446)	He 6 Ni 6 Ren 6	**Herz- und Nieren-Yin nährend:** Weizen, gekeimter Weizen, Hafer, Milch, Eigelb, Kirsche, Birne, Mungbohne, Walnuß, Austern, Sesam
Leber-Herz-Yin-Mangel Leber-Qi-Stagnation Milz-Qi-Mangel	ZK: rot, rissig, verminderter Belag Pu: dünn, beschleunigt	häufiges Gähnen und/oder Seufzen, ausgeprägte emotionale Schwankungen, Attacken von Kontrollverlust, Schlaflosigkeit mit Nachtschweiß und ungewöhnlichem Verhalten	Radix Glycyrrhizae, Fructus Tritici und Fructus Jujubae Dekokt Gan Mai Da Zao Tang (S.450)	Du 20 He 9 Le 8 MP 6	

Pathophysiologie (Fortsetzung)

Druck- und Beklemmungsgefühl im Thorax und Epigastrium sowie ein klebriger ZB.

Bei einem deutlichen **Milz-Qi-Mangel** kommt es zu Erschöpfung, Antriebs- und Lustlosigkeit mit Tendenz zu Grübeleien. Die Ursache dafür ist das Fehlen des Qi, also der Energiemangel.

Typische Zeichen sind blasser, gedunsener ZK und Neigung zu Diarrhö.

Auch eine **Leber-Qi-Stagnation** kann zu einem depressiven Gemützustand führen; in diesem Fall ist die Energie zwar vorhanden, fließt aber nicht frei. Sie steht dem Individium somit nicht zur Verfügung. Begleitsymptome sind eine gereizte, frustrierte Grundstimmung, Ziehen an den Rippenbögen und frühmorgendliches Erwachen. Typisch ist der drahtige Puls.

Wird das **Herz-Yin** unzureichend genährt, hat das Shen keinen Wohnort mehr und es kann zu depressiven Zuständen verbunden mit Unruhe und Ängsten kommen.

Allgemeines Erschöpfungssyndrom 虚劳

Befunderhebung

Entscheidungskriterien

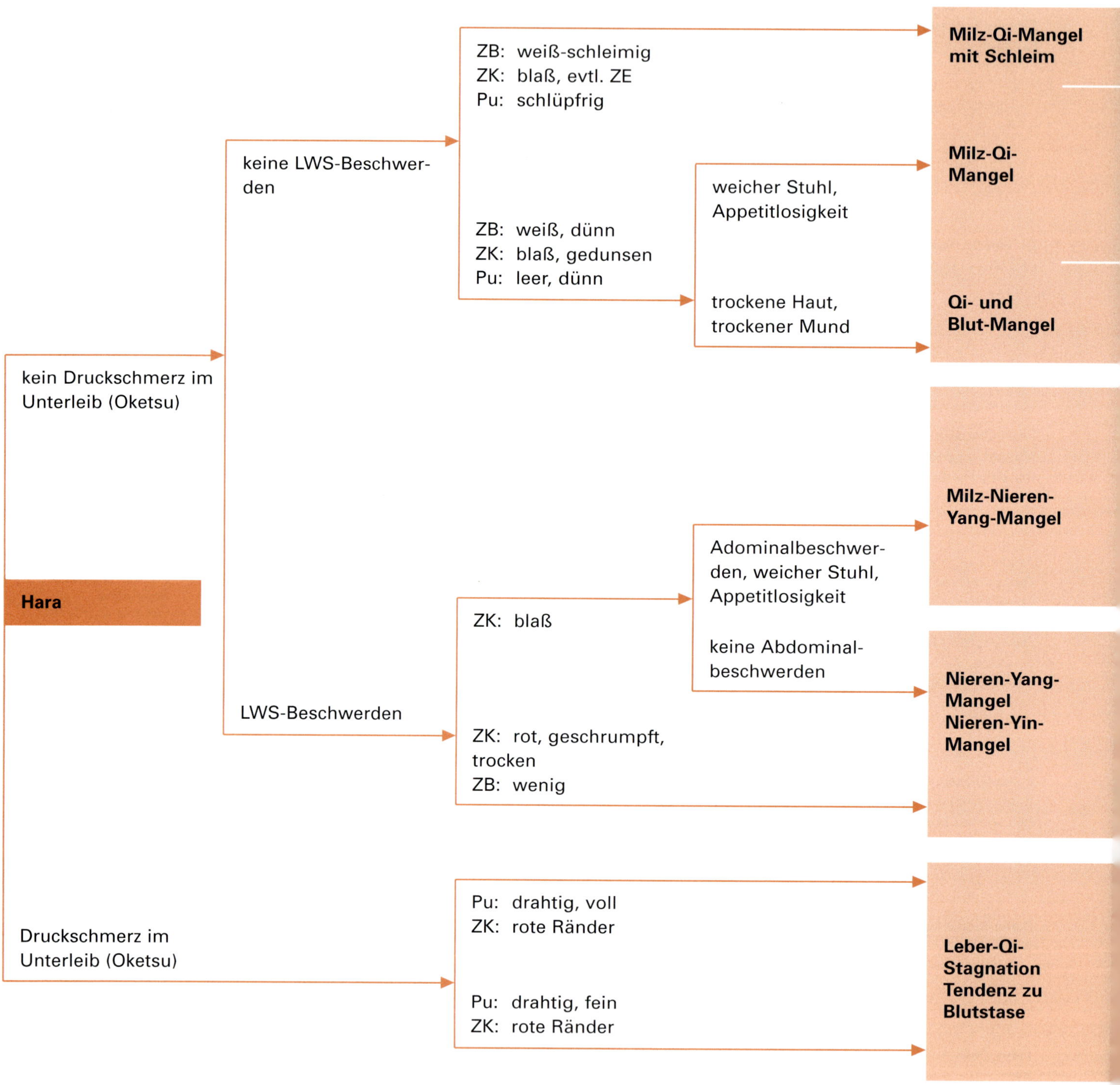

Pathophysiologie

Das körpereigene Qi – das sogenannte „wahre Qi" (Zhen Qi) – besteht aus dem erworbenen Qi und dem angeborenen Qi. Das angeborene Qi residiert in der Niere. Das erworbene Qi wird ergänzt oder täglich neu „erworben" durch die Umwandlung des über die Nahrung aufgenommenen Getreide-Qi (Gu Qi). Diese Umwandlung ist Aufgabe der Milz, ebenso der Transport und die Verteilung dieses Qi. Dabei muß die Milz das Qi nach oben zum Lungen-Funktionskreis führen.

Die Lunge nimmt ergänzend Energie aus der Atmungsluft auf. Daraus entsteht dann das „Sammel-Qi" (Zong Qi). Das heißt, daß die Energieerneuerung in erster Linie mit dem Funktionieren der „Mitte" und auch deren „Sohn", dem Lungen-Funktionskreis, zu tun hat. Daher ist es verständlich, daß ein Milz- und/oder Lungen-Qi-Mangel sehr leicht zu Erschöpfung und dem Gefühl der Energielosigkeit führt. Ebenfalls kann es bei einer Nieren-Schwäche zu einer Erschöpfung kommen.

Die Niere speichert unsere angeborene Konstitution, ist die Quelle des gesamten Yin und Yang des Organismus. Eine Erschöpfung dieser Energien bedarf längerer Zeit.
Letztlich kann auch eine Energieblockade zu einem Erschöpfungsgefühl führen, da die Energie zwar vorhanden ist, aber nicht mehr frei fließen kann und somit dem Individium nicht mehr zur Verfügung steht. Dies tritt oft als Leber-Qi-Stagnation auf.

Diagnose / Therapie

Syndromdifferenzierung	Befunde	Leitsymptome	Rezeptur	Akupunktur	Diätetik
Milz-Qi-Mangel mit Schleim	ZK: blaß, evtl. ZE ZB: weiß-schleimig Pu: schlüpfrig	Druckgefühl im Epigastrium, leichte Übelkeit, weicher Stuhl, Schwellneigung	Sechs Gentlemen Dekokt (S.340) Liu Jun Zi Tang	MP 5 Ma 36 Ren 12	**Milz-Qi stärkend:** Hirse, Gerste, Buchweizen, Karotte, Hülsenfrüchte inkl. Tofu (nur erwärmt), leicht verdauliches, mageres Fleisch **Blut nährend:** Pinienkerne, Sesam, Tintenfisch,Taube, Leber verschiedener Tiere, schwarze Sojabohne, Essig, Milch, Sahne, Butter, Frischkäse
Milz-Qi-Mangel mit Nässe	ZK: blaß, gedunsen ZB: weiß Pu: leer, tief	müde, abdominelle Beschwerden, weicher Stuhl, Schweregefühl	Vier Gentlemen Dekokt Si Jun Zi Tang (S.338)	MP 6 Ma 36	
Milz-Lungen-Qi-Mangel, beginnender Blut-Mangel	ZK: blaß, gedunsen ZB: weißlich, dünn Pu: leer, dünn	große Erschöpfung tags oder Nachtschweiß, Unruhe, Palpitation, verminderter Appetit	Dekokt, das die Mitte tonisiert und das Qi vermehrt (S.342) Bu Zhong Yi Qi Tang	MP 6 Ma 36 Bl 20	
Qi- und Blut-Mangel vorherrschender Qi-Mangel mit Tendenz zu Kälte	ZK: blaß ZB: weißlich Pu: fein, kraftlos	Nachtschweiß, sehr große Erschöpfung, blaß, trockene Haut	Allumfassendes großes Tonisierungsdekokt (S.360) Shi Quan Da Bu Tang	Ren 6 △ MP 6 Bl 23 △	
Milz-Nieren-Yang-Mangel	ZK: blaß, gedunsen ZB: weiß, dick Pu: langsam, kraftlos	Bauchschmerzen, schlimmer durch Kälte, innere Kälte, kalte Extremitäten	Radix Aconiti Pille zur Regulierung der Mitte Fu Zi Li Zhong Wan (S.324)	Ren 6 Ma 36 Bl 23 △	**Milz wärmend:** Fenchel, Klebreis, Langkornreis, Hirse, Kastanie, Koriander, Austernpilze **Tip:** Allgemein eher erwärmte und gekochte Nahrung. Rohkost und kalte Speisen meiden
Milz-Nieren-Yang-Mangel mit Nässe	ZK: blaß, ZE ZB: weiß, schleimig Pu: leer, kraftlos	Bauchschmerzen, Kälte verschlechtert, Diarrhö, Schwere in Extremitäten und Kopf, Schwindel	Wahrer Krieger Dekokt Zhen Wu Tang (S.300)	MP 9 Ma 40 Bl 23 △	
Nieren-Mangel, besonders Yang-Mangel	ZK: blaß ZB: o.B. Pu: dünn, langsam	kalte Extremitäten, Schwäche der LWS und unteren Gliedmaßen, häufiges Wasserlassen	Nieren-Qi-Pille aus Golden Cabinet (S.368) Jin Gui Shen Qi Wan	Ni 3 Ren 6 Bl 23 △	**Nieren-Yang wärmend:** Hirsch, Garnelen, Zimt, Schaf, Fenchelgemüse **Nieren-Yin nährend:** Weintraube, Maulbeerfrucht, Ziegenmilch, Sahne, Ei, Sesamöl, Butter
Nieren-Yin-Mangel	ZK: rot ZB: trocken, vermindert Pu: dünn	Hitze, Unruhe, LWS-Schwäche, Nachtschweiß, Obstipationsneigung, trockener Mund und trockene Kehle, Durst	Rehmannia Pille der sechs Geschmacksrichtungen (S.380) Liu Wei Di Huang Wan	He 7 Ni 6 Bl 23	
Leber-Qi-Stagnation	ZK: rote Ränder ZB: o.B. Pu: drahtig, kräftig	Schmerzen an den Rippenbögen, Bauchschmerzen und -krämpfe, Menstruationsbeschwerden, Prämenstruelles Syndrom, gereizt	Bupleurum Dekokt, das die Leber verteilt Chai Hu Shu Gan San (S.258)	Le 3 Ma 36 Ma 25 Gb 34	**Leber-Qi-Fluß regulierend:** Stangensellerie, chinesischer Lauch, Wasserkastanie, Branntang, Garnelen, kleine Mengen Alkohol
Leber-Qi-Stagnation Leber-Blut-Mangel leichter Milz-Qi-Mangel	ZK: evtl. rote Ränder ZB: o.B. Pu: drahtig, fein	Abdominalbeschwerden, emotionale Schwankungen, depressiv, reizbar, Kopfschmerzen, Dysmenorrhö	Erweitertes Umherstreifen Pulver Jia Wei Xiao Yao San (S.260)	Le 3 Ma 36 Ren 12 MP 6	

Einzeldrogen (nach Arzneigruppen geordnet) mit Bezug zu Erschöpfung

■ Nässe eliminierende Drogen (4):
Semen Coicis (S.568),
Poria (S.565)

■ Qi regulierende Drogen (9):
Rhizoma Cyperi (S.624),
Pericarpium Aurantii (S.620)

■ Das Innen wärmende Drogen (11):
Radix Aconiti (S.656),
Cortex Cinnamomi,
Rhizoma Zingiberis exsiccatus

■ Qi stärkende Drogen (12a):
Radix Codonopsitis (S.669),
Radix Astragali (S.670),
Rhizoma Atractylodis macrocephalae (S.671)

■ Blut nährend Drogen (12b):
Radix Rehmanniae praeparata,
Radix Angelicae sinensis,
Radix Paeoniae lactiflorae

■ Yang stärkende Drogen (12c):
Semen Cuscutae (S.695),
Semen Psoralae,
Cortex Eucommiae,
Radix Morindae

Schwitzen 多汗

Befunderhebung

Entscheidungskriterien

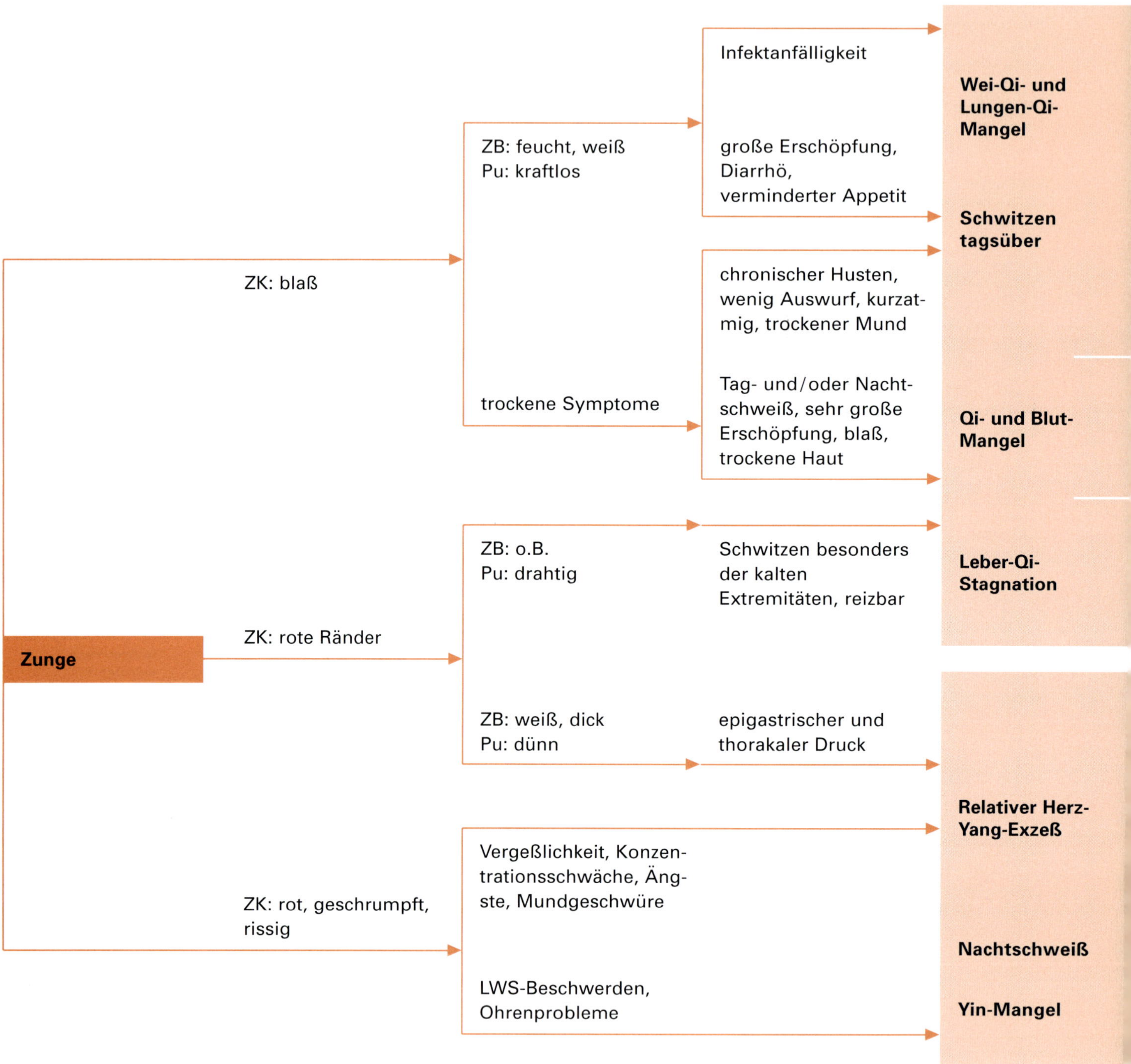

Pathophysiologie

Vermehrtes Schwitzen kann durch verschiedene Mechanismen bedingt sein.
Das Abwehr-Qi (Wei Qi) kontrolliert als der äußere Teil des Lungen-Qi die Körperoberfläche und die Poren.
Ist das Wei Qi geschwächt, können einerseits pathogene Faktoren wie Wind und Kälte in den Körper eindringen, andererseits vermögen die Poren nicht mehr die wertvollen Körpersäfte wie den Schweiß zurückzuhalten. Somit bestehen die Hauptsymptome des Wei-Qi-Mangel aus einer Infektanfälligkeit und vermehrten Spontanschweißen.
Ist die Grundlage des Wei-Qi, das Lungen-Qi und oft noch zusätzlich der dem Lungen-Funktionskreis vorausgehende Milz-Funktionskreis (nach Mutter-Sohn-Zyklus) geschwächt, kommt es verständlicherweise ebenfalls zu vermehrten Schwitzen, jedoch mit zusätzlichen Zeichen des Milz- und Lungen-Qi-Mangels wie Diarrhö, Appetitminderung und Kurzatmigkeit. Sind die Schweiße stark von seelischen Einflüssen abhängig, ist an eine Stagnation des Energieflusses im Funktionskreis Leber zu denken.
Das nächtliche Schwitzen hingegen – was häufig in Kombination mit Schlaflosigkeit, Ängsten und Palpitationen auftritt – geht auf Schwächen im Nieren- und Herz-Yin-Bereich zurück. Daher siehe bei Nachtschweiß ebenfalls unter Schlaflosigkeit (S.138).

Diagnose | Therapie

Syndromdifferenzierung	Befunde	Leitsymptome	Rezeptur	Akupunktur	Diätetik
Wei-Qi-Mangel	ZK: blaß ZB: weiß, dünn Pu: schwach, oberflächlich	Infektanfälligkeit, Abneigung gegen Zugluft und Wind, Spontanschweiße	Jade Windschutz Pulver Yu Ping Feng San (S.438)	Lu 9 Di 11 Ma 36	**Schweiß haltend:** Klebreis, Weintraube, Karpfen, Longanfrucht **Meide:** Frühlingszwiebeln und Knoblauch sollten gemieden werden, da sie Schwitzen verstärken können **Milz-Qi stärkend:** Hirse, Gerste, Buchweizen, Karotte, Hülsenfrüchte inkl. Tofu (nur erwärmt), leicht verdauliches, mageres Fleisch **Blut nährend:** Pinienkerne, Sesam, Tintenfisch,Taube, Leber verschiedener Tiere, schwarze Sojabohne, Essig, Milch, Sahne, Butter, Frischkäse
Milz-Lungen-Qi-Mangel, beginnender Blut-Mangel	ZK: blaß ZB: dünn Pu: weiß, kraftlos	große Erschöpfung, Schwitzen tags oder nachts, evtl. subfebrile Temperaturen, Palpitation, Diarrhö, verminderter Appetit	Dekokt, das die Mitte tonisiert und das Qi vermehrt (S.342) Bu Zhong Yi Qi Tang	Ren 6 MP 6 Ma 36 Bi 20	
Lungen-Qi- und Yin-Mangel	ZK: blaß ZB: trocken, dünn Pu: leer, dünn, evtl. beschleunigt	chronischer Husten, wenig Auswurf, kurzatmig, trockener Mund	Pulver, das den Puls erzeugt Sheng Mai San (S.344)	Lu 9 MP 6 Ni 1 (massieren)	
Qi- und Blut-Mangel vorherrschender Qi-Mangel mit Tendenz zu Kälte	ZK: blaß ZB: o.B. Pu: leer	Schwitzen tags und/oder nachts, sehr große Erschöpfung, blasses, fahles Aussehen, trockene Haut, schlecht heilende Wunden	Allumfassendes großes Tonisierungsdekokt (S.360) Shi Quan Da Bu Tang	Ren 6 MP 6 Bi 17 Bi 20+23 △	
Leber-Qi-Stagnation	ZK: evtl. rote Ränder ZB: o.B. Pu: drahtig, kraftvoll	schwitzige, kalte Extremitäten, schlechter bei Streß, Abdominalbeschwerden, depressiv, reizbar, Ziehen am Rippenbogen	Kalte Extremitäten Pulver Si Ni San (S.256)	Le 3 3E 5 Bei Handschweiß: Pe 8	
Leber-Herz-Yang-Exzeß Hitze oben – Kälte unten	ZK: rote Ränder und Spitze ZB: weiß, dick Pu: dünn	Schwäche, psychische Symptome, epigastrischer und thorakaler Druck, schlaflos, Durst	Radix Bupleuri, Ramulus Cinnamomi und Rhizoma Zingiberis Officinalis Dekokt Chai Hu Gui Zhi Gan Jiang Tang (Bensky S.151)	Ni 6 He 6 Pe 6	**Herz und Nieren-Yin nährend:** Hafer, Weizen gekeimter Weizen, Longanfrucht, Kirsche, Walnuß, Mungbohne, Sesam, Austern, Milch, Eigelb
Nieren-Herz-Yin-Mangel	ZK: rot ZB: trocken, vermindert Pu: dünn	Nachtschweiß, schlaflos, vergeßlich, verminderte Konzentration, Ängste, Mundgeschwüre	Besondere Pille des himmlischen Kaisers, die das Herz tonisiert Tian Wang Bu Xin Dan (S.446)	Ren 6 Ni 6 Lu 7 Du 20	
Nieren-Yin-Mangel	ZK: rot ZB: trocken, vermindert Pu: dünn	Hitze, Unruhe, LWS-Schwäche und/oder -Schmerz, Nachtschweiß, Schwindel, Ohrensausen, Hörminderung	Rehmanniae Pille der sechs Geschmacksrichtungen (S.380) Liu Wei Di Huang Wan	Ni 7 He 7 Lu 9	

Ergänzungen bei ausgeprägtem Schwitzen

bei Jüngeren:
Radix Astragali,
Rhizoma Atractylodis macrocephalae,
Radix Ledebouriellae,
Fructus Tritici,
Radix Ephedrae

bei Älteren:
Concha Ostreae,
Fructus Schisandrae,
Fructus Tritici germinatius,
Radix Ephedrae

Einzeldrogen, die einen Bezug zum Schwitzen haben können (nach Arzneigruppen geordnet)

■ Yin befeuchtende Drogen (12d):
Radix Ophiopogonis (S.700), Radix Glehniae (S.698), Radix Adenophorae (S.698)

■ Adstringierende Drogen, d.h. schweißhaltend (13):
Fructus Corni (S.712), Fructus Schisandrae (S.713), Radix Ephedrae (S.715), Fructus Tritici (S.714)

■ Qi stärkende Drogen (12a):
Radix Codonopsitis (S.669),
Radix Astragali (S.670), Rhizoma Atractylodis macrocephalae (S.671)

■ Absenkende Sedativa (14 a):
Concha Ostreae (S.724)

■ Sedativa und Herz-Yin nährende Drogen (bei Nachtschweiß) (14 b):
Semen Zizyphi (S.728)

■ Drogen, die besonderen Bezug zum Wei-Qi haben (1 a, 12 a):
Radix Ledebouriellae (S.503),
Radix Astragali (S.670),
Rhizoma Atractylodis macrocephalae (S.671)

3. REZEPTUREN

1. DIE OBERFLÄCHE BEFREIENDE REZEPTUREN

1.a Rezepturen bei Wind-Kälte im Außen

葱豉汤

Bulbus Allii und Semen Sojae praeparatum Dekokt

Chinesischer Name:	Cong Chi Tang
Japanischer Name:	sohi to
Englischer Name:	Scalian and Prepared Soja Bean Decoction
Lateinischer Name:	Decoctum Porri et Sojae

Konstitution
unauffällig

Gruppenklassifikation
Oberfläche befreiende Rezepturen (Wind-Kälte)

Temperaturverhalten

kalt	kühl	neutral	leicht warm	heiß

Indikation bei Energiezustand des Patienten

Fülle	leichte Fülle	neutral	leichter Mangel	Mangel

Zusammensetzung

Bulbus Allii Sistulosi	6-12g	(1a)	scharf und warm, schweißtreibend, öffnet die Oberfläche, besonders in sehr frühen Stadien	► S.508
Semen Sojae praeparatum	6-20g	(1b)	leicht warm bis leicht kühl – je nach Zubereitung – sehr mild, Oberfläche öffnend, daher auch bei Yin-Mangel Kochzeit: nur 5-10 Minuten	► S.517

Hauptsymptome

Kopfschmerz,

verstopfte Nase,

Fröstelgefühl,

Wind- und Kälte-Abneigung

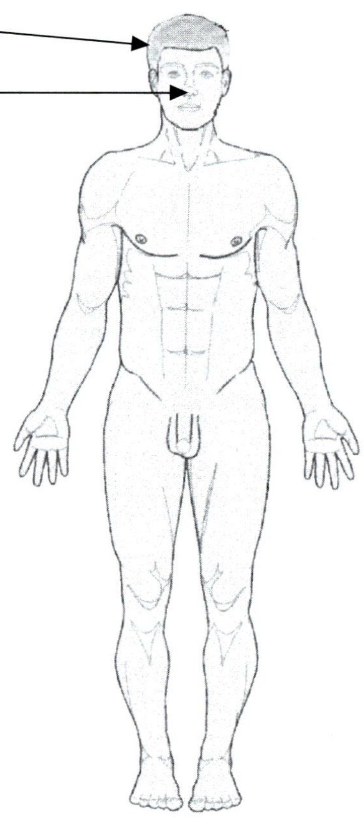

Wirkung
Löst Oberfläche und vertreibt Wind und Kälte, schweißtreibend

Symptome
Im Anfangsstadium eines Erkältungsinfektes mit Beschwerden wie leichtem Fieber, kein Schwitzen, Kopfschmerz, verstopfte Nase, Fröstelgefühl, Wind- und Kälte-Abneigung

TCM-Indikation (TCM)
Wind-Kälte-Invasion im Außen leichteren Ausmaßes
ZK: o.B.; **ZB**: dünn, weißlich, feucht; **Pu**: schwebend, voll

Anwendungsbeispiel
Akuter, grippaler Infekt im Frühstadium
Erkältungserkrankung, Virusgrippe

Funktionskreise

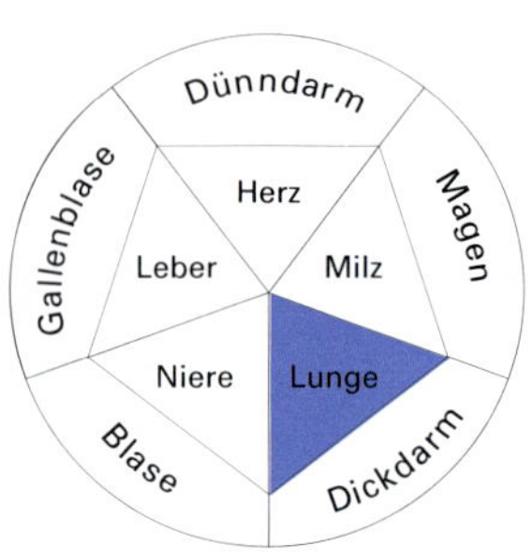

Sechs Stadien *Shang Han Lun*

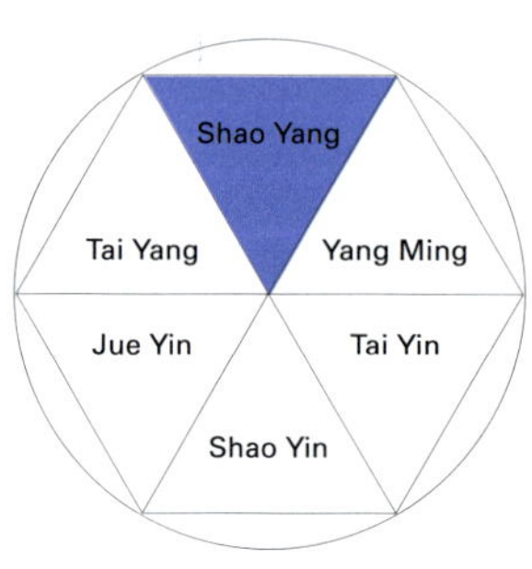

Außen ◄► Innen

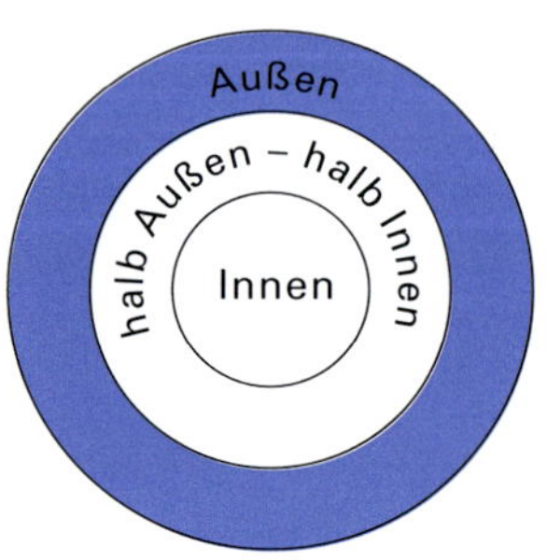

Analyse der Rezeptur

Bulbus Allii	*Cong Bai*	warm, öffnet die Oberfläche, schweißtreibend
Semen Sojae praeparatum	*Dan Dou Chi*	neutral – bei Wind-Kälte und bei Wind-Hitze

Modifikationen

Bei mangelnder Schweißinduktion:
+ Radix Puerariae *Ge Gen*
+ Rhizoma Cimicifugae *Sheng Ma*

Bei immer noch fehlendem Schwitzen:
+ Herba Ephedrae *Ma Huang*

Bei ausgeprägten Halschmerzen, Schluckbeschwerden und Husten:
+ Periostracum Cicadae *Chan Tui*
+ Radix Platycodae *Jie Geng*
+ Fructus Arctii (=Bardanae) *Niu Bang Zi*

Literatur

Bensky englisch ► S.32
deutsch ► S.28

Anmerkungen

Diese milde Rezeptur eignet sich gut für leichtere grippale Infekte im Anfangsstadium. In der Praxis sieht man die meisten Patienten bereits mit ausgeprägteren Zeichen, so daß dann auf stärker wirksame Rezepturen wie Ephedra Dekokt – bei Wind-Kälte – und andere zurückzugreifen sein wird.

Korrespondierende Akupunktur

Di 4	eliminiert pathogene Faktoren
Di 20	Lokalpunkt
Ex 1	Yintang
3E 5	eliminiert Wind, Luo-Punkt
Lu 7	Luo-Punkt; senkt Lungen-Qi ab
Bl 13	Shu-Punkt Lunge
Gb 20	eliminiert Wind-Hitze und Wind-Kälte

Entsprechungen der Diätetik

Wind-Kälte eliminierend:
Frühlingszwiebeln, Paprika, Ingwer, Knoblauch, Chilischote, Korlander
Meide:
Während des Infektes schwere, kalte und rohe Nahrung meiden. Milchprodukte können noch mehr Schleim erzeugen.

Eigene Eintragungen

麻黄汤

Herba Ephedrae Dekokt

Chinesischer Name:	Ma Huang Tang
Japanischer Name:	mao to
Englischer Name:	Ephedra Decoction
Lateinischer Name:	Decoctum Ephedrae

Konstitution
unauffällig

Gruppenklassifikation
Oberfläche befreiende Rezepturen (Wind-Kälte)

Temperaturverhalten

kalt	kühl	neutral	warm	heiß

Indikation bei Energiezustand des Patienten

Fülle	leichte Fülle	neutral	leichter Mangel	Mangel

Zusammensetzung

Herba Ephedrae	9g	(1a)	öffnet Oberfläche und Poren, schweißtreibend, löst Qi-Stagnation im Thorax	► S.499
Ramulus Cinnamomi	9g	(1a)	schweißtreibend, macht Meridiane durchgängig, Myalgie bei Grippe	► S.500
Semen Armeniacae	6g	(6c)	Husten und Giemen lindernd, Darm befeuchtend, laxierend	► S.600
Radix Glycyrrhizae	3g	(12a)	Mitte stützend, puffernd	► S.674

Hauptsymptome

Kopf- und Glieder-schmerzen,

Wind- und Kälte-Abneigung,

kein Schweiß,

Husten,

seröser Auswurf

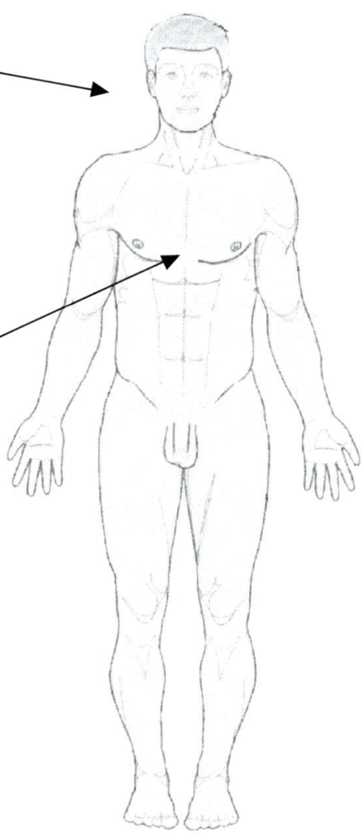

Wirkung
1. Öffnet die Oberfläche, leitet Wind-Kälte aus, treibt Schweiß
2. Löst Lungen-Qi-Stau

Symptome
Akute Situation mit deutlicher Kälte- und Wind-Abneigung, fröstelig, kein Schweiß, blaß, kein Durst, seröse Sekrete, wässriger Schnupfen, Kopfschmerzen, Gliederschmerzen, thorakaler Druck, leichte bronchiale Enge, Abgeschlagenheit, Ruhebedürfnis

TCM-Indikation
Wind-Kälte-Invasion in das Außen führt zu Fülle im Außen und Lungen-Funktionkreis
ZK: o.B.; **ZB**: dünn, weißlich, feucht; **Pu**: schwebend, voll

Anwendungsbeispiel
Akuter grippaler Infekt im Anfangsstadium

Abgeleitete Rezepturen
Ephedrae Gypsum, Armeniaca und Glycyrrhiza Dekokt
Ma Xing Shi Gan Tang (bei Wind-Hitze) ►S.198
Kleineres blau-grüner Drachen Dekokt
Xiao Qing Long Tang (bei Wind-Kälte und Nässe) ►S.186
Radix Puerariae Dekokt *Ge Gen Tang* (bei Wind-Kälte mit HWS-Schmerz) ►S.190
Ephedra, Armeniaca, Coix und Glycyrrhiza Dekokt
Ma Xing Yi Gan Tang (bei Wind-Nässe) ►S.183

Funktionskreise

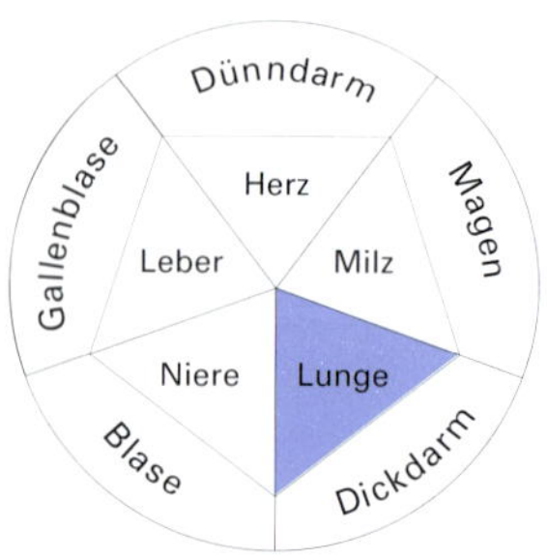

Sechs Stadien *Shang Han Lun*

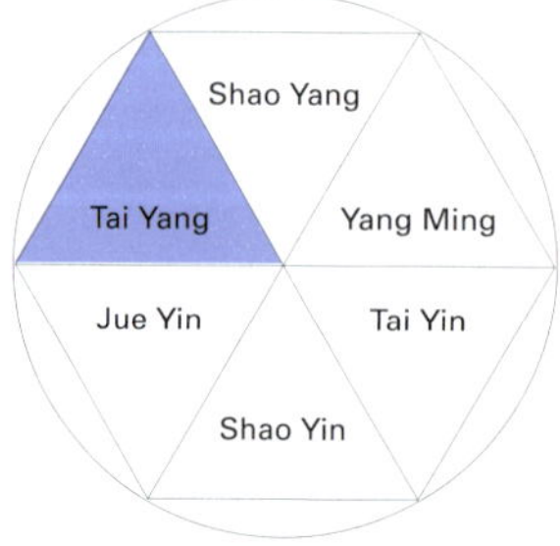

Außen ◄► Innen

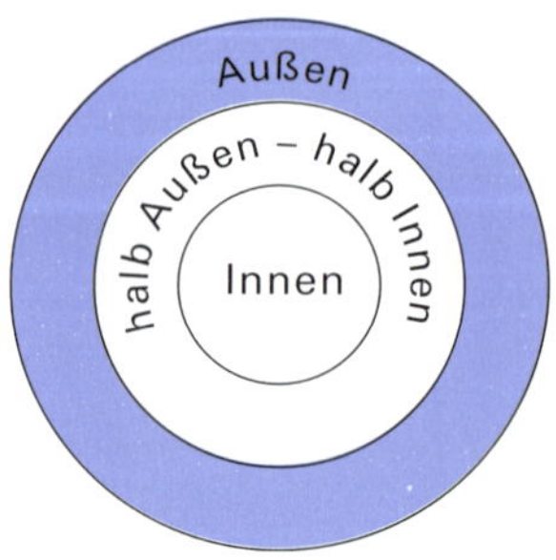

Analyse der Rezeptur

Herba Ephedrae	*Ma Huang*	löst Qi-Stagnation und bronchiale Spastik im Brustkorb; scharfe, warme Oberflächenbefreier: eliminieren Wind-Kälte aus der Oberfläche indem Schwitzen induziert wird (mit Gui Zhi)
Ramulus Cinnamomi	*Gui Zhi*	macht die Leitbahnen durchgängig, lindert Muskel- und Gliederschmerzen
Semen Armeniacae	*Xing Ren*	stoppt Husten und bronchiale Spastik
Radix Glycyrrhizae	*Gan Cao*	puffert

Modifikationen

Bei ausgeprägter Wind-Kälte-Abneigung:
+ Herba Schizonepetae *Jing Jie* 6g

Bei ausgeprägtem Husten:
+ Fructus und Semen Trichosanthis *Gua Lou* 6-8g

bei rheumatischen Beschwerden gibt es folgende Modifikation:
Ephedra, Armeniaca,
Coix und Glycyrrhiza Dekokt
Ma Xing Yi Gan Tang

Semen Coicis	*Yi Yi Ren*	20g
Herba Ephedrae	*Ma Huang*	8g
Semen Armeniacae	*Xing Ren*	6g
Radix Glycyrrhizae	*Gan Cao*	4g

Indikation: Wind-Nässe sind in die Oberfläche eingedrungen
Symptome: Schwere und Schmerzen im gesamten Körper, geschwollene, warme Gelenke, Abneigung gegen Wind, Arthalgie, Myalgien, während der Schmerzattacke leichtes Schwitzen, Hautveränderungen, Effloreszenzen

Fertigarznei

Ma Huang Combination – 300 mg Tabletten

Korrespondierende Akupunktur

Di 4	leitet pathogene Faktoren aus
Di 20	Lokalpunkt
Ex 1	Yin Tang
3E 5	eliminiert Wind
Lu 7	Luo-Punkt; senkt Lungen-Qi ab
Bl 13	Shu-Punkt der Lunge
Ma 36	stützt das Qi der Mitte
Gb 20	eliminiert Wind

Anmerkungen

1. Cave bei Patienten mit Herzinsuffizienz und alten Patienten mit Yin-Mangel (Schwitzen schädigt weiter das Yin); Dosis der Herba Ephedrae reduzieren oder Rezeptur modifizieren.
2. Die Wind-Kälte hat den Qi-Fluß im Lungen-Funktionskreis und damit auch im Bereich des *Wei Qi* blockiert. Dadurch kommt es zu einer gestörten Tätigkeit der Hautporen und dem typischen Symptom einer Schweißlosigkeit. Diese Rezeptur öffnet die Oberfläche und leitet so die eingedrungene Wind-Kälte wieder über die Oberfläche in Form von Schweißinduktion aus.
3. Während der Einnahme des Herba Ephedrae Dekoktes sollte sich der Patient warm halten und Kälte und Wind meiden.

Fallbeispiel

30jährige Patientin, seit einem Tag Unwohlsein, Müdigkeit, Kopf- und Gliederschmerzen, fröstelig, leichte Temperaturerhöhung, 38,4°C, kein Schwitzen, wechselweise Nase verstopft oder wässriger Fließschnupfen.
ZK: o.B.; **ZB:** weißlich; **Pu:** oberflächlich, voll, langsam
Patientin schonte sich und nahm alle 2 Stunden eine Tasse des Arzneitees möglichst heiß ein. Nach einigen Stunden trat bereits deutliche Beschwerdelinderung auf, nachdem es am Nachmittag zu einem leichten Schwitzen gekommen war. Nach weiterer Einnahme in den nächsten beiden Tagen in reduzierter Dosis komplette Besserung.

Entsprechungen der Diätetik

Wind-Kälte eliminierend:
Frühlingszwiebeln, Paprika, Ingwer, Knoblauch, Chilischote, Koriander
Meide:
Während des Infektes schwere, kalte und rohe Nahrung meiden. Milchprodukte können noch mehr Schleim erzeugen.

Literatur

Bensky	englisch	► S.33
	deutsch	► S.29
Shang Han Lun		► § 35

桂枝汤

Ramulus Cinnamomi Dekokt

Chinesischer Name:	**Gui Zhi Tang**
Japanischer Name:	**keishi to**
Englischer Name:	**Cinnamon Twig Soup**
Lateinischer Name:	**Decoctum ramulorum Cassiae**

Konstitution
leicht geschwächt

Gruppenklassifikation
Oberfläche befreiende Rezepturen (Wind-Kälte)

Temperaturverhalten

kalt	kühl	neutral	leicht warm	heiß

Indikation bei Energiezustand des Patienten

Fülle	leichte Fülle	neutral	leichter Mangel	Mangel

Zusammensetzung

Radix Paeoniae lactiflorae	6-9g	(12b)	Blut nährend, Leber harmonisierend, regulierend	► S.681
Ramulus Cinnamomi	6-9g	(1a)	schweißtreibend, macht Meridiane durchgängig, Myalgie bei Grippe	► S.500
Fructus Jujubae	4-6g	(12a)	Mitte stützend	► S.673
Radix Glycyrrhizae	3g	(12a)	Mitte stützend, puffernd	► S.674
Rhizoma Zingiberis recens	2g	(1a)	mild die Oberfläche öffnend, Mitte harmonisierend	► S.507

Hauptsymptome

Kopfschmerzen,

Wind- und Kälte-Abneigung,

spontanes Schwitzen,

verminderte Abwehrkräfte,

Bauchschmerzen

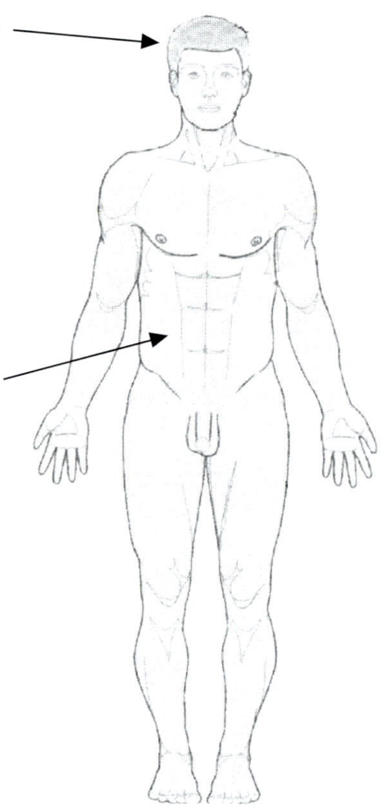

Wirkung
1. Treibt äußere Wind-Kälte-Erkrankungen aus und öffnet die Oberfläche (diaphoretisch)
2. Reguliert *Ying* (nährende Konstruktions- oder Bau-Energie) und *Wei* (Abwehr-Energie)

Symptome
1. Fieber, Wind- und Kälte-Abneigung, Kopfschmerzen, Nackensteife, spontanes Schwitzen, verminderte Abwehrkräfte, Abdominalbeschwerden
2. Vermindertes Selbstbewußtsein oder negative Gedanken

TCM-Indikation
1. Äußere Wind-Kälte-Affektion mit vorbestehender Schwächung des *Wei Qi*
2. Modifiziert: bei chronischen Störungen im Herz-Funktionskreis mit Qi-, Blut- oder Yin-Mangel

ZK: o.B.; **ZB:** dünn, weißlich, feucht; **Pu:** schwebend

Anwendungsbeispiel
Akuter grippaler Infekt, allergische Rhinitis, postpartum Fieber, Hauterkrankungen, Ekzeme, Urtikaria

Abgeleitete Rezepturen
Ramulus Cinnamomi Dekokt mit Concha Ostrea und Os Draconis *Gui Zhi Jia Long Gu Mu Li Tang* ► S.442
Kleineres Dekokt, das die Mitte aufbaut
Xiao Jian Zhong Tang ► S.328

Funktionskreise

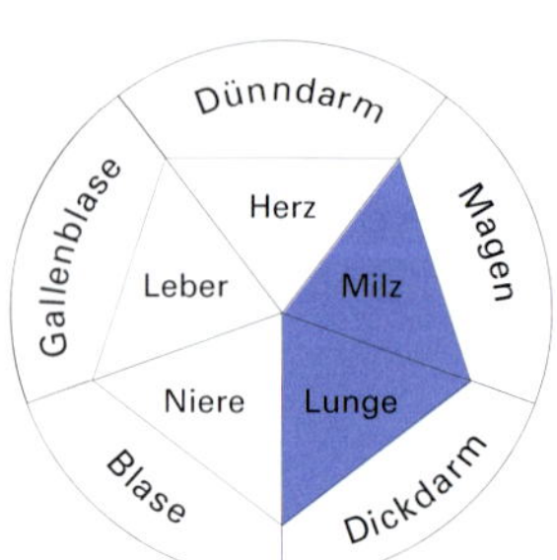

Sechs Stadien *Shang Han Lun*

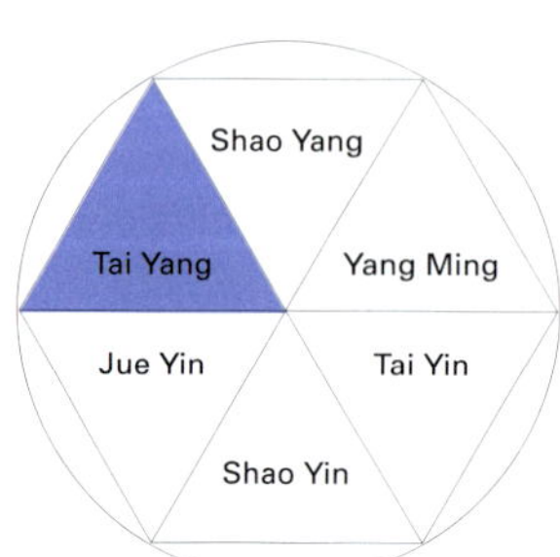

Außen ◄► Innen

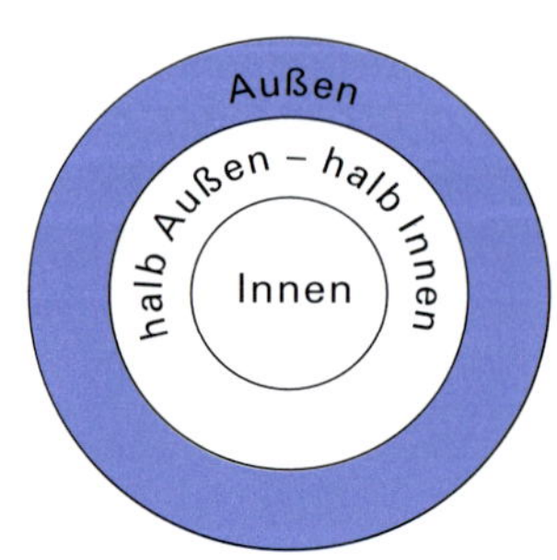

Analyse der Rezeptur

Radix Paeoniae lactiflorae	*Bai Shao*	in Kombination harmonisiert *Ying* und *Wei* (Bau- und Abwehr-Energie / Außen und Innen) [Bai Shao, Gui Zhi]
Ramulus Cinnamomi	*Gui Zhi*	warme Oberflächenbefreier [Gui Zhi, Sheng Jiang]
Rhizoma Zingiberis rec.	*Sheng Jiang*	stärkt und stützt die Mitte [Sheng Jiang, Da Zao, Gan Cao]
Fructus Jujubae	*Da Zao*	
Radix Glycyrrhizae	*Gan Cao*	wirkt in Kombination mit Paeonia lact. schmerzstillend

Modifikationen

Bei steifem Nacken und Schulter:
+ Radix Puerariae — *Ge Gen*
(wird dann Cinnamomi und Pueraria Dekokt *Gui Zhi Jia Ge Gen Tang* genannt)

Bei ausgeprägtem Husten mit viel Sputum, Dyspnoe und bronchialer Spastik:
+ Cortex Magnoliae — *Hou Po*
+ Semen Armeniacae — *Xing Ren*

Bei ausgeprägten Abdominalkrämpfen, Obstipationsneigung, auch Diarrhö mit Spasmen, Kältegefühl im Abdomen:
Verdopplung der Dosis von Radix Paeoniae lactflorae — *Bai Shao Yao*
Diese Rezeptur heißt dann:
Ramulus Cinnamomi Dekokt mit Radix Paeoniae — *Gui Zhi Jia Shao Yao Tang*

Fertigarznei

Cinnamon Combination – 300 mg Tabletten

Literatur

Bensky englisch ► S.35
deutsch ► S.31
Shang Han Lun ► § 12

Korrespondierende Akupunktur

Di 4	eliminiert pathogene Faktoren
3E 5	eliminiert Wind
Lu 7	Luo-Punkt, senkt Lungen-Qi ab
Bl 13	Shu-Punkt der Lunge
Ma 36	stützt das Qi der Mitte, Arealfernpunkt Abdomen
Bl 20	Shu-Punkt der Milz

Anmerkungen

Anders als beim Ephedra Dekokt, das die blockierte Oberfläche durch Kälte-Invasion mit dem Leitsymptom Schweißlosigkeit aufweist, liegt die Störung des Cinnamomi Dekokt in der Kommunikation von *Wei* und *Ying*. Dies führt zu dem Leitsymptom des Schwitzens trotz äußerer Wind-Kälte-Invasion. (Bei Wind-Kälte entsteht typischerweise eine Blockierung der Poren und eine resultierende Schweißlosigkeit: dann wäre das Ephedra Dekokt angezeigt). Das Schwitzen hier weist auch auf eine vorbestehende Schwäche der *Wei*-Ebene hin.

Wei: ist die Ebene der Abwehrenergie, die erste Verteidigungslinie des Körpers. Sie reguliert das Öffnen und Schließen der Poren. Das *Wei Qi* kontrolliert sowohl den Eintritt von pathogenen Faktoren in den Körper als auch den Austritt in Form von Schweiß. Daher sind die Leitsymptome der *Wei Qi*-Leere spontanes Schwitzen und Infektanfälligkeit (siehe auch Indikationen Schwitzen und Infektanfälligkeit).
Ying: wird aus der Essenz, der Nahrung, also aus Aspekten der geklärten Säfte gebildet und fließt in den Gefäßen (siehe Anhang: Die Vier-Ebenen-Theorie ► S.746).

Entsprechungen der Diätetik

Wind-Kälte eliminierend:
Frühlingszwiebeln, Paprika, Ingwer, Knoblauch, Chilischote, Koriander
Milz-Lungen-Qi stärkend:
Buchweizen, Gerste, Sojabohnen, Fenchel
Meide:
Raffinadezucker, Milchprodukte, fettes Fleisch, Kaffee, Alkoholika. Ein Übermaß an Süßem belastet die Milz, da leicht zuviel Nässe produziert wird; übermäßig viel Kaltes und Rohkost kann die Milz ebenfalls belasten.

Eigene Eintragungen

小青龙汤

Kleineres blau-grüner Drachen Dekokt

Chinesischer Name: **Xiao Qing Long Tang**
Japanischer Name: **sho seiryo to**
Englischer Name: **Minor Blue-Green Dragon Soup**
Lateinischer Name: **Decoctum parvum draconis viridis**

Konstitution
unauffällig – leicht geschwächt

Gruppenklassifikation
Oberfläche befreiende Rezepturen (Wind-Kälte)

Temperaturverhalten

kalt	kühl	neutral	leicht warm	heiß

Indikation bei Energiezustand des Patienten

Fülle	leichte Fülle	neutral	leichter Mangel	Mangel

Zusammensetzung

Rhizoma Pinelliae	12g	(6)	transformiert Schleim, Bezug zu Milz und Magen, lindert Übelkeit	► S.588
Herba Ephedrae	6g	(1a)	öffnet Oberfläche und Poren, schweißtreibend, löst Qi-Stagnation im Thorax	► S.499
Ramulus Cinnamomi	6g	(1a)	schweißtreibend, macht Meridiane durchgängig, Myalgie bei Grippe	► S.500
Radix Paeoniae lactiflorae	6g	(12b)	Blut nährend, Leber harmonisierend, regulierend	► S.681
Fructus Schisandrae	6g	(13)	adstringierend, schweißhemmend	► S.713
Herba cum Radice Asari	6g	(1a)	Kälte aus den Leitbahnen eliminierend	► S.506
Radix Glycyrrhizae	6g	(12a)	Mitte stützend, puffernd	► S.674
Rhizoma Zingiberis exs.	6g	(11)	heiß, Mitte wärmend, harmonisierend, schmerzstillend	► S.657

Hauptsymptome

Fieber,

Wind- und Kälte-Abneigung,

Husten,

bronchiale Spastik,

seröser Auswurf,

Ödeme,

kein Schweiß

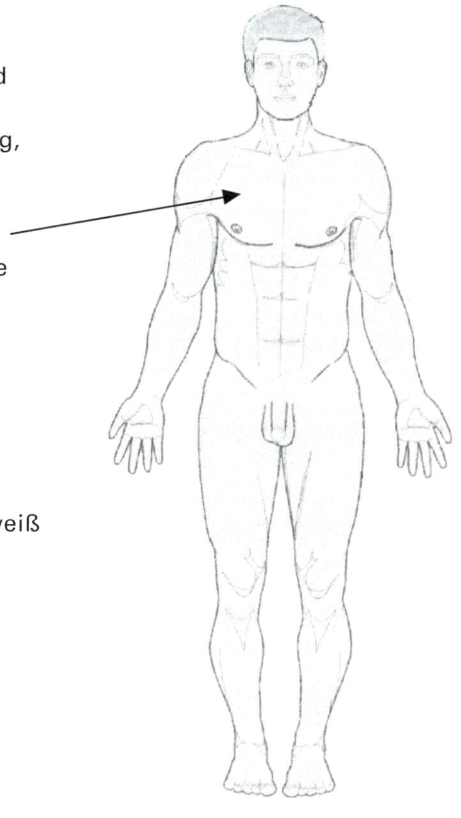

Wirkung
1. Treibt äußere Wind-Kälte Erkrankungen aus und öffnet die Oberfläche (diaphoretisch)
2. Vertreibt Kälte, wandelt Nässe um, wärmt den Lungen-Funktionskreis
3. Leitet rebellisches, gegenläufiges Qi nach unten

Symptome
Fieber, Wind- und Kälte-Abneigung, Husten, Kurzatmigkeit, bronchiale Enge, Völlegefühl im Thorax, reichlicher eher seröser Schleim, Schweregefühl mit Gedunsenheit oder Ödemen, kein Schweiß

TCM-Indikation
Äußere Wind-Kälte-Affektion mit Nässe-Stagnation im Innen
ZK: blaß; **ZB:** weißlicher, klebriger Belag; **Pu:** schlüpfrig, schwebend

Anwendungsbeispiel
Akuter grippaler Infekt, Bronchitis, asthmatoide Bronchitis, Asthma bronchiale, Heuschnupfen, Rhinitis allergica

Abgeleitete Rezepturen
Größeres blau-grüner Drachen Dekokt ► Bensky S.31
Da Qing Long Tang

Funktionskreise

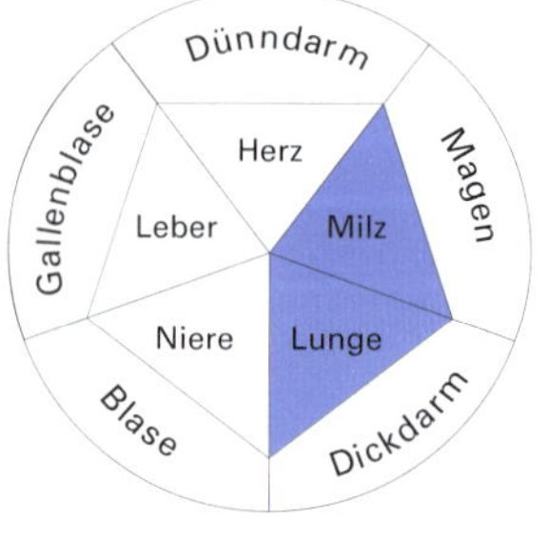

Sechs Stadien *Shang Han Lun*

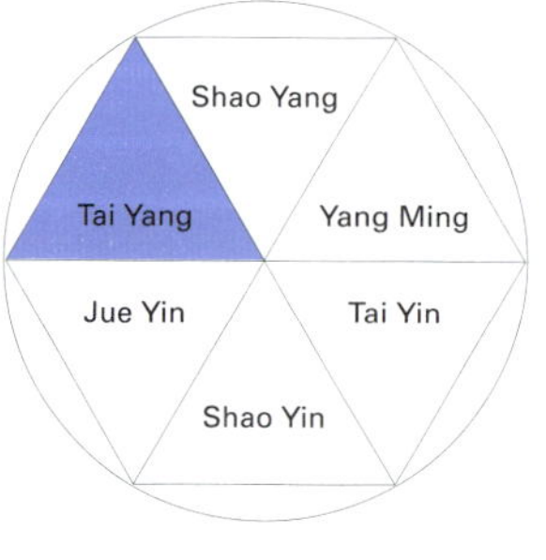

Außen ◄► Innen

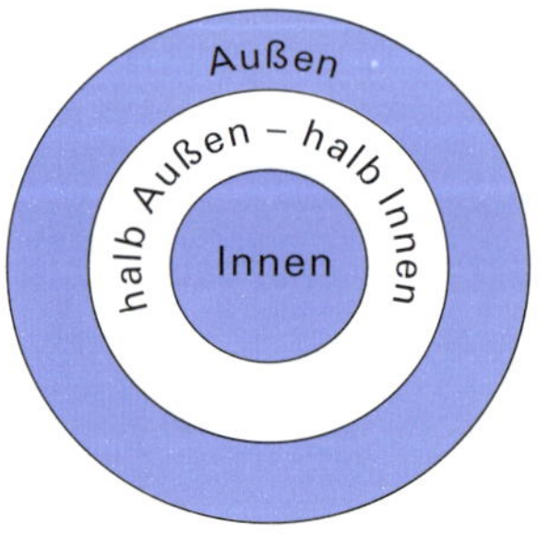

Analyse der Rezeptur

Radix Paeoniae lactiflorae	*Bai Shao*	harmonisiert die Leber, die durch Wind irritiert wird
	Bai Shao, *Gui Zhi*	harmonisiert Innen und Außen
Ramulus Cinnamomi	*Gui Zhi*	
Herba Ephedrae	*Ma Huang*	Oberfläche befreiend, Wind-Kälte ausleitend (*Gui Zhi*, *Ma Huang*, *Niu Bang Zi*)
Herba cum Radice Asari	*Niu Bang Zi*	vertreibt Kälte, befreit die Leitbahnen
Radix Glycyrrhizae	*Gan Cao*	stützt und wärmt die Mitte (*Gan Cao*, *Gan Jiang*)
Rhizoma Zingiberis exs.	*Gan Jiang*	Schleim umwandelnd, Mitte stärkend (*Gan Jiang*, *Ban Xia*)
Rhizoma Pinelliae	*Ban Xia*	
Fructus Schisandrae	*Wu Wei Zi*	ausleitende Kraft der Oberflächenbefreier bremsend, übermäßige Schweißinduktion verhindernd, adstringierend

Anmerkungen

Falls über längere Zeit verordnet:
Vorsicht bei Hypertonikern!
Bei Herzkranken die Dosis der Ephedra etwas reduzieren, da gelegentlich Herba Ephedrae verstärktes Herzklopfen bewirken kann.

Modifikationen

Bei allergischer Rhinitis mit Augenbeteiligung:
+ Flos Chrysanthemi — *Ju Hua*
+ Fructus Lycii — *Gou Qi Zi*

Bei ausgeprägtem Husten mit zähem Sekret:
+ Fructus und Semen Trichosanthis — *Gua Lou*
+ Bulbus Fritillariae — *Bei Mu*

Bei gleichzeitigem Lungen-Yin-Mangel mit sehr trockenen Schleimhäuten:
+ Radix Ophiopogonis — *Mai Men Dong*
+ Radix Angelicae sinensis — *Dang Gui*

Fertigarznei

Minor Blue Dragon Combination – 300 mg Tabl.

Literatur

Bensky englisch ► S.38
deutsch ► S.35
Shang Han Lun ► § 40

Eigene Eintragungen

Entsprechungen der Diätetik

Wind-Kälte eliminierend:
Frühlingszwiebeln, Paprika, Ingwer, Knoblauch, Chilischote, Koriander
Milz-Lungen-Qi stärkend:
Buchweizen, Gerste, Sojabohnen, Fenchel
Meide:
Raffinadezucker, Milchprodukte, fettes Fleisch, Kaffee, Alkoholika. Ein Übermaß an Süßem belastet die Milz, da leicht zuviel Nässe produziert wird; übermäßig viel Kaltes und Rohkost kann ebenfalls die Milz belasten.

Korrespondierende Akupunktur

Di 4	eliminiert pathogene Faktoren
Di 20	macht die Nase frei
Ex 1	= Yin Tang; befreit Nase, sediert
3E 5	eliminiert Wind
Lu 7	Luo-Punkt; senkt Lungen-Qi ab
Lu 6	Xi-Spalt-Punkt; gut bei akuten Beschwerden
Ren 17	bei bronchialer Enge: Meisterpunkt Atmungsorgane
Pe 6	Luo-Punkt und Arealfernpunkt Thorax
Bl 13	Shu-Punkt der Lunge mit Moxa

Anmerkung: bei Wind-Kälte wird Moxa gut vertragen, Cave bei Wind-Hitze

Ma 36	stützt das Qi der Mitte; Arealfernpunkt Abdomen
MP 10	*Xue Hai* = Meer des Blutes; Allergie, Juckreiz Ohrakupunktur: Allergie-Punkt

苍耳子散

Xanthium Pulver

Chinesischer Name:	**Cang Er (Zi) San**
Japanischer Name:	**so jishi san**
Englischer Name:	**Powder of Xanthium Fruit**
Lateinischer Name:	**Decoctum Xanthii**

Konstitution
unauffällig

Gruppenklassifikation
Oberfläche befreiende Rezepturen (Wind-Kälte)

Temperaturverhalten

kalt	kühl	neutral	warm	heiß

Indikation bei Energiezustand des Patienten

Fülle	leichte Fülle	neutral	leichter Mangel	Mangel

Zusammensetzung

Fructus Xanthii	6-9g	(5)	Wind-Nässe eliminierend, Gelenkschmerz, Nasenaffektion	► S.580
Radix Angelicae dahuricae	6-9g	(1a)	große ausleitende Kraft, bes. Bezug zu Nase und Nebenhöhle	► S.505
Flos Magnoliae	6-9g	(1a)	Wind-Kälte eliminierend, bes. Bezug zur Nase	► S.509
Herba Menthae	3-6g	(1b)	Wind-Hitze ausleitend, bes. Bezug zu Gesicht und Kopf	► S.512

(nachträglich hinzufügen, nur kurz aufzukochen)
(zu Dosis von Herba Menthae siehe Anmerkungen)

Hauptsymptome

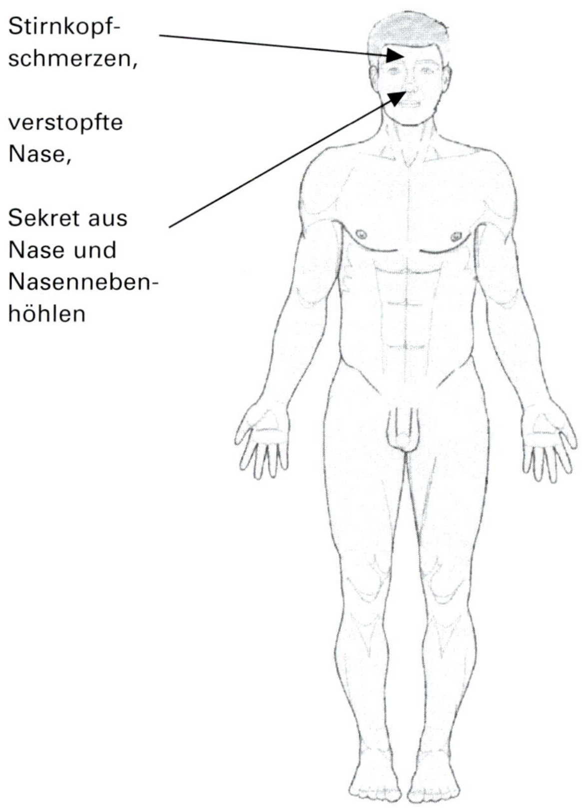

Wirkung
1. Treibt äußere Wind-Erkrankungen aus und öffnet die Oberfläche (diaphoretisch)
2. Öffnet die Nase
3. Stillt Schmerz

Symptome
Fieber, Nase verstopft oder eitriges, zähes Nasensekret, Kopfschmerzen, besonders im Stirnbereich, Druckgefühl im Bereich der Nasennebenhöhlen, Schwindel

TCM-Indikation
1. Äußere Wind-Kälte-Affektion mit Stagnation im Nasen- und Nebenhöhlenbereich
2. Äußere Wind-Hitze

ZK: evtl. o.B. oder gedunsen; **ZB:** weißlicher, evtl. etwas dickerer Belag oder gelblich;
Pu: oberflächlich, schwebend, schlüpfrig

Anwendungsbeispiel
Akute oder chronische eitrige Rhinitis oder Sinusitis, allergische Rhinitis

Funktionskreise

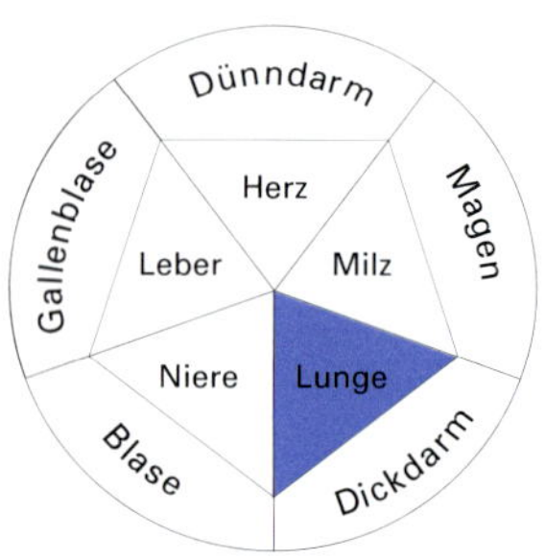

Sechs Stadien *Shang Han Lun*

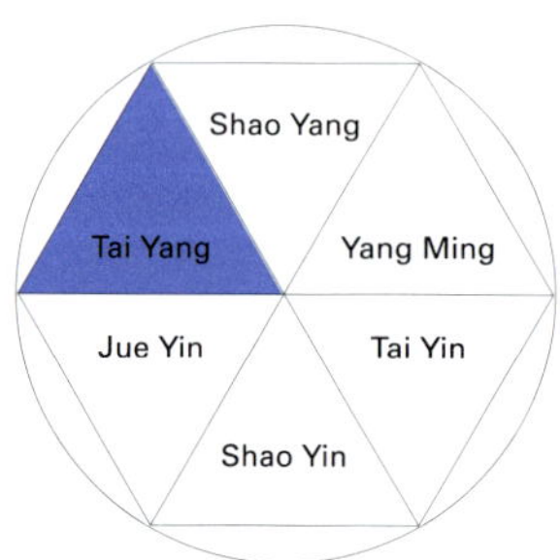

Außen ◄► Innen

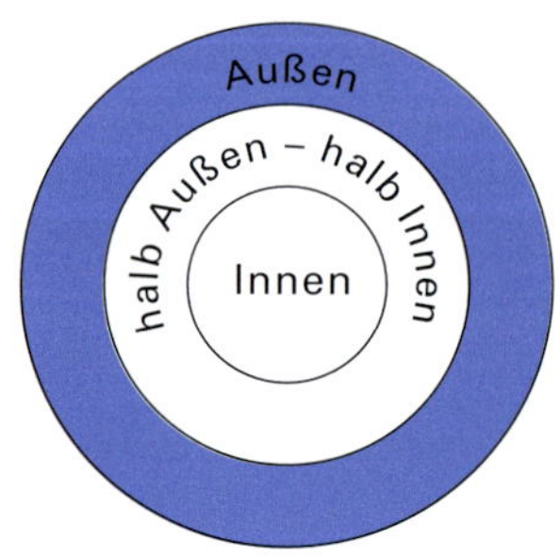

Analyse der Rezeptur

Flos Magnoliae	*Xin Yi Hua*	Wind-Kälte austreibend, Bezug zu Nase und Nebenhöhlen
Radix Angelicae dahuricae	*Bai Zhi*	Wind-Kälte austreibend, Bezug zu Nase und Nebenhöhlen; Wind-Nässe eliminierend
Fructus Xanthii	*Cang Er Zi*	Wind-Nässe eliminierend; Nase frei machend, Nasensekrete lindernd
Herba Menthae	*Bo He*	kühlt, Wind-Hitze austreibend

Anmerkungen

Die Dosis von Herba Menthae entscheidet darüber, ob die Rezeptur eher wärmt oder kühlt: bei Wind-Kälte niedriger, bei Wind-Hitze höher dosieren.

Modifikationen

Bei ausgeprägtem eitrigem Nasensekret:
+ Flos Lonicerae — *Jin Yin Hua*

Bei viel Schleim und sehr klebrigem ZB:
+ Rhizoma Pinelliae — *Ban Xia*

Bei zusätzlichem Husten mit zähem Sekret:
+ Fructus Trichosanthis — *Gua Lou*
+ Bulbus Fritillariae — *Bei Mu*

Bei gleichzeitigem Lungen-Yin-Mangel mit sehr trockenen Schleimhäuten:
+ Radix Ophiopogonis — *Mai Men Dong*
+ Radix Glehniae — *Sha Shen*
+ Radix Angelicae sinensis — *Dang Gui*

Entsprechungen der Diätetik

Wind-Kälte eliminierend:
Frühlingszwiebeln, Paprika, Ingwer, Knoblauch, Chilischote, Koriander

Milz-Lungen-Qi stärkend:
Buchweizen, Gerste, Sojabohnen, Fenchel

Meide:
Raffinadezucker, Milchprodukte, fettes Fleisch. Nicht selten erzeugt Alkohol bei empfindlichen Patienten Nässe-Hitze besonders im Bereich der Nase und Nasennebenhöhlen und erhält schon bei relativ moderatem, regelmäßigem Konsum eine chronische Sinusitis aufrecht.
Ein Übermaß an Süßem belastet die Milz, da leicht zuviel Nässe produziert wird; ebenfalls kann viel Kaltes und Rohkost die Milz belasten. Milchprodukte können noch mehr Schleim erzeugen.

Fallbeispiel

Patient, 39 Jahre, seit 4 Jahren chronische Sinusitis mit dumpfem Druck im Stirnbereich und regelmäßigem, aber eher wenig und zähem Ausfluß von weißlich-gelbem Nasensekret. Leichte Abgeschlagenheit, Stuhlgang o.B.
ZK: leicht blaß, deutlich gedunsen; **ZB:** etwas vermehrter weißlicher, feuchter Belag; **Pu:** voll, schlüpfrig.
Unter der Behandlung mit dem Xanthium Pulver als Dekokt in den ersten Tagen deutlich vermehrte Absonderung von Nasensekret, z.T. mit größeren Stücken und übelriechend. Dies zeigt, daß nunmehr alter, festsitzender Schleim aus den Nebenhöhlen eliminiert wird, was ein positives Zeichen in Richtung Genesung darstellt; dies wird auch dem Patienten zu seinem besseren Verständnis erklärt. Drei Wochen nach Behandlungsbeginn deutliche Beschwerdebesserung. Es wird noch für weitere drei Wochen eine Nachbehandlung zur Stabilisierung der Mitte mit einer Modifikation des Vier Gentlemen Dekokt durchgeführt, um die Ursache von Schleim- und Nässe-Entstehung zu behandeln, und über eine Ernährungsumstellung gesprochen.

Korrespondierende Akupunktur

Di 4	bei Wind-Hitze: Di 11
Di 20	Lokalpunkt
Ex 1	= Yin Tang
Bl 2	Lokalpunkt
Ex 3	Bitong
3E 5	eliminiert pathogene Faktoren, reguliert das Qi (Luo-Punkt)
Lu 7	Luo-Punkt; senkt Lungen-Qi ab
Bl 13	Shu-Punkt der Lunge
Ma 36	stützt das Qi der Mitte; Arealfernpunkt Abdomen
Bl 20	Shu-Punkt der Milz

Fertigarznei

Xanthium Formula – als Granulat
Xanthium Compound – 600 mg Tabletten

Literatur

Bensky englisch ► S.51
deutsch ► S.50

三拗汤

Radix Puerariae Dekokt

Chinesischer Name:	Ge Gen Tang
Japanischer Name:	kakkon to
Englischer Name:	Pueraria Soup
Lateinischer Name:	Decoctum Puerariae

Konstitution
unauffällig

Gruppenklassifikation
Oberfläche befreiende Rezepturen (Wind-Kälte)

Temperaturverhalten

kalt	kühl	neutral	leicht warm	heiß

Indikation bei Energiezustand des Patienten

Fülle	leichte Fülle	neutral	leichter Mangel	Mangel

Zusammensetzung

Radix Puerariae	6-12g	(1b)	Oberfläche öffnend, Verspannungen und Schmerz im Nacken lösend	► S.518
Herba Ephedrae	6-8g	(1a)	öffnet Oberfläche und Poren, schweißtreibend, löst Qi-Stagnation im Thorax	► S.499
Radix Paeoniae lact.	6-8g	(12b)	Blut nährend, Leber harmonisierend, regulierend	► S.681
Ramulus Cinnamomi	6-8g	(1a)	schweißtreibend, macht Meridiane durchgängig, Myalgie bei Grippe	► S.500
Fructus Jujubae	4-6g	(12a)	Mitte stützend	► S.673
Radix Glycyrrhizae	3g	(12a)	Mitte stützend, puffernd	► S.674
Rhizoma Zingiberis rec.	2g	(1a)	mild die Oberfläche öffnend, Mitte harmonisierend	► S.507

Hauptsymptome

Schmerzen im HWS-, Hinterkopf- oder Schulterbereich,

Frösteln,

Fieber,

Wind- und Kälte-Abneigung,

kein Schweiß

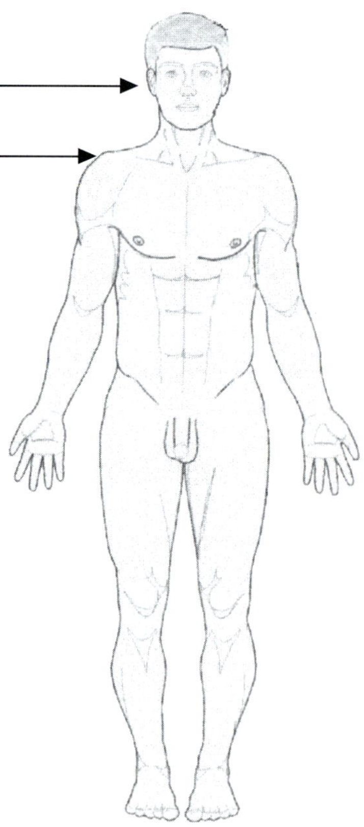

Wirkung
1. Vertreibt Wind-Kälte aus der Oberfläche
2. Lindert Schmerzen und Steifigkeit im Nackenbereich

Symptome
Frösteln, Fieber, Wind- und Kälte-Abneigung, kein Schweiß, Schmerzen im HWS- , Schulter- oder Hinterkopfbereich

TCM-Indikation
Äußere Wind-Kälte-Erkrankung mit Nacken- oder Kopfschmerzen
ZK: relativ normal; **ZB:** dünner, weißlicher Belag;
Pu: oberflächlich, schwebend

Anwendungsbeispiel
Akuter grippaler Infekt mit Nacken- und Kopfschmerzen; zervikale Myositis, Tendinitis oder Bursitis der Schulter

Abgeleitete Rezepturen
besteht aus Ramulus Cinnamomi Dekokt *Gui Zhi Tang* plus Radix Puerariae und Herba Ephedrae ► S.184

Funktionskreise

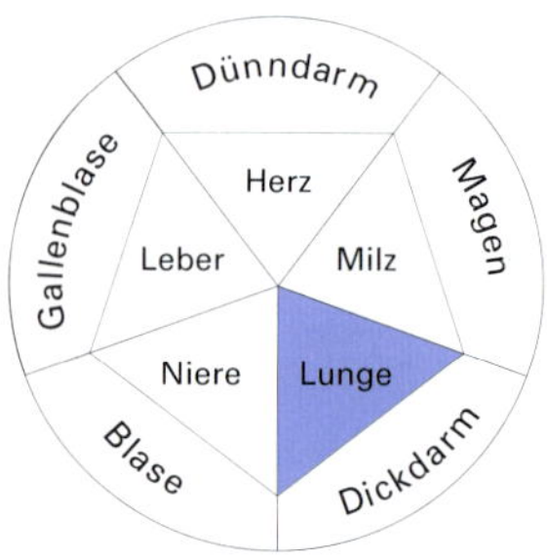

Sechs Stadien *Shang Han Lun*

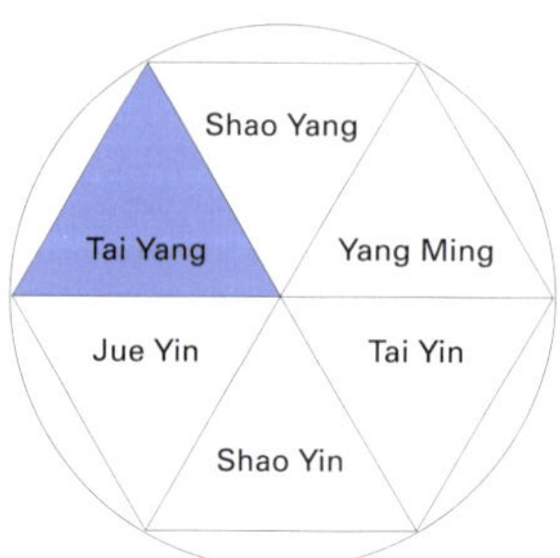

Außen ◄► Innen

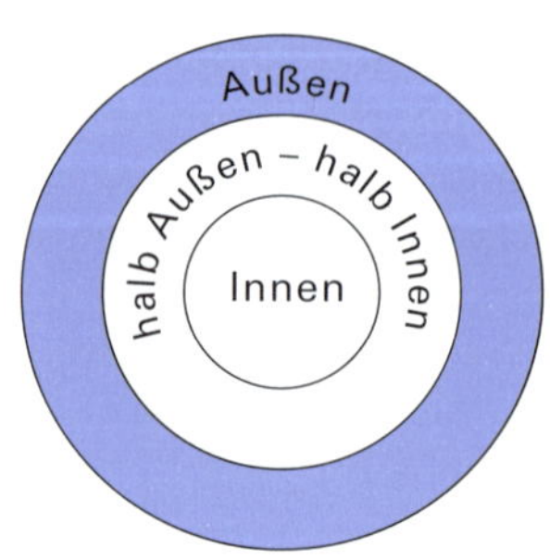

Analyse der Rezeptur

Radix Puerariae	*Ge Gen*	Wind im Außen befreiend, bes. Nackenbezug richtet die Kraft der Rezeptur sehr auf HWS-Region
Herba Ephedrae	*Ma Huang*	Wind aus der Oberfläche eliminierend mit vier Oberflächenbefreiern (einschließlich dem frischen Ingwer)
Ramulus Cinnamomi	*Gui Zhi*	harmonisiert *Wei* und *Ying* Außen und Innen
Radix Paeoniae lactiflorae	*Bai Shao*	
Fructus Jujubae	*Da Zao*	stützt die Mitte
Radix Glycyrrhizae	*Gan Cao*	
Rhizoma Zingiberis rec.	*Sheng Jiang*	

Modifikationen

Bei sehr starken Nackenschmerzen:
+ Rhizoma Notopterygii *Qiang Huo*

Bei zusätzlichen Schulterbeschwerden:
+ Rhizoma Curcumae *Jiang Huang*
+ Rhizoma Ligustici *Chuan Xiong*

Bei Kopfschmerzen, besonders im Stirnbereich:
+ Radix Angelicae dahuricae *Bai Zhi*

Bei ausgeprägter chronischer Rhinitis, Sinusitis mit Kopfschmerzen im Stirnbereich, Schwindel, HWS-Verspannung, Verschleimung, verstopfter Nase, Schweißlosigkeit:
+ Rhizoma Ligustici *Chuan Xiong*
+ Flos Magnoliae *Xin Yi Hua*

Diese Rezeptur heißt: Radix Puerariae Dekokt mit Ligusticum und Magnolia (kakkon to ka senkyu shini; japanische Rez.)

Fertigarznei

Pueraria Combination – 300 mg Tabletten

Korrespondierende Akupunktur

Di 4	eliminiert pathogene Faktoren Wind-Kälte
Du 14, evtl. Du 16, Cave: nur sehr oberflächlich nadeln	
3E 5	Luo-Punkt: reguliert das Qi besonders auch im HWS-Bereich
Dü 3	öffnet Du-Mai: verbessert Bewegungsfähigkeit in der Reklination und Anteversion
Gb 20	Wind-Elimination, Lokalpunkt HWS
Gb 21	Wind-Elimination, Lokalpunkt HWS
Bl 10	Wind-Elimination, Lokalpunkt HWS
Lu 7	Luo-Punkt, senkt Lungen-Qi ab, Fernpunkt für HWS
Bl 13	Shu-Punkt der Lunge

Entsprechungen der Diätetik

Wind-Kälte eliminierend:
Frühlingszwiebeln, Paprika, Ingwer, Knoblauch, Chilischote, Koriander

Meide:
Während des Infektes schwere, kalte und rohe Nahrung meiden. Milchprodukte können noch mehr Schleim erzeugen. Meide Raffinadezucker, Milchprodukte, fettes Fleisch, da leicht zuviel Nässe produziert wird und fettes Fleisch, da es pathogene Faktoren im Organismus bindet.

Literatur

Bensky	englisch	► S.51
	deutsch	► S.51
Shang Han Lun		► § 31

Eigene Eintragungen

1.b Rezepturen bei Wind-Hitze im Außen

桑菊饮

Folium Mori und Chrysanthemum Trank

Chinesischer Name:	Sang Ju Yin
Japanischer Name:	so gi ko in
Englischer Name:	Mulberry Leaf and Chrysanthemum Drink
Lateinischer Name:	Potio Mori et Chrysanthemi

Konstitution
unauffällig

Gruppenklassifikation
Oberfläche befreiende Rezepturen (Wind-Hitze)

Temperaturverhalten

kalt	kühl	neutral	warm	heiß

Indikation bei Energiezustand des Patienten

Fülle	leichte Fülle	neutral	leichter Mangel	Mangel

Zusammensetzung

Folium Mori	8g	(1b)	Wind-Hitze ausleitend, bei Husten, Augenaffektion	► S.515
Flos Chrysanthemi	4g	(1b)	Wind-Hitze ausleitend, desinfizierend, Augen klärend, Leber stabilisierend	► S.516
Fructus Forsythiae	5g	(2d)	Hitze kühlend, Toxine ausleitend, Geschwüre und Entzündungen lindernd	► S.547
Herba Menthae	3g	(1b)	Wind-Hitze ausleitend, besonders Bezug zu Augen und Kopf	► S.512
Semen Armeniacae	6g	(6c)	Husten und bronchiale Enge lindernd, laxierend	► S.600
Radix Platycodi	6g	(6a)	Lungen-Qi regulierend, Schleim ausleitend	► S.591
Rhizoma Phragmitis	6g	(2a)	Hitze bes. in Lunge und Magen kühlend, Durst stillend, Übelkeit lindernd	► S.529
Radix Glycyrrhizae	3g	(12a)	Mitte stärkend, Lunge befeuchtend, mildert Toxizität anderer Arzneien	► S.674

Hauptsymptome

Fieber,

Kopfschmerz,

Bindehaut-
entzündung,

Durst,

Husten,

gelblicher
Auswurf

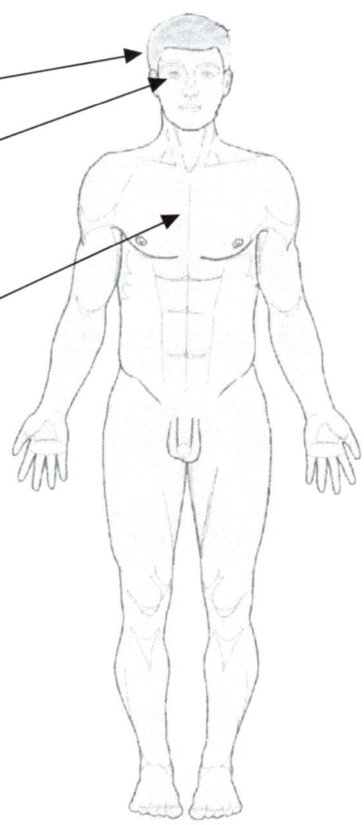

Wirkung
1. Treibt äußere Wind-Hitze-Erkrankungen aus und öffnet die Oberfläche (diaphoretisch)
2. Husten stillend

Symptome
Leichtes Fieber, Kopfschmerzen, Durst, Husten, gelblicher Auswurf, Augen brennen, sind gerötet oder jucken

TCM-Indikation
Äußere Wind-Hitze-Affektion.
ZK: Spitze evtl. rot; **ZB**: dünner weißlicher Belag;
Pu: oberflächlich, schwebend, beschleunigt, voll

Anwendungsbeispiel
Akuter grippaler Infekt, akute Tonsillitis, eitrige Bronchitis, Konjunktivitis

Funktionskreise

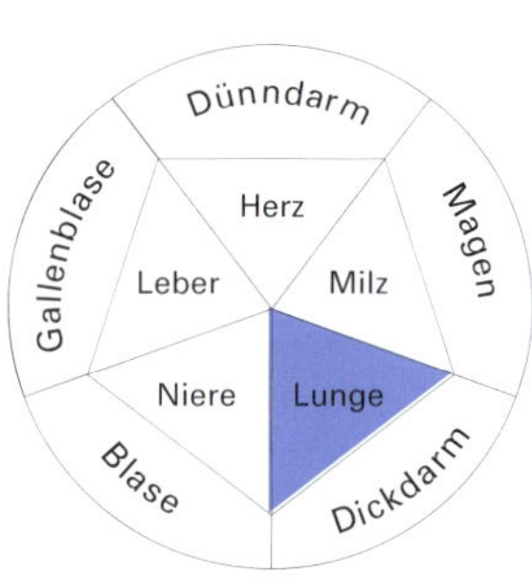

Sechs Stadien *Shang Han Lun*

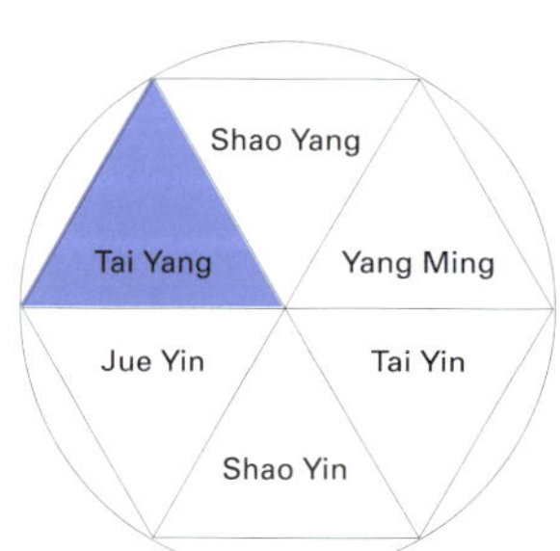

Außen ◄► Innen

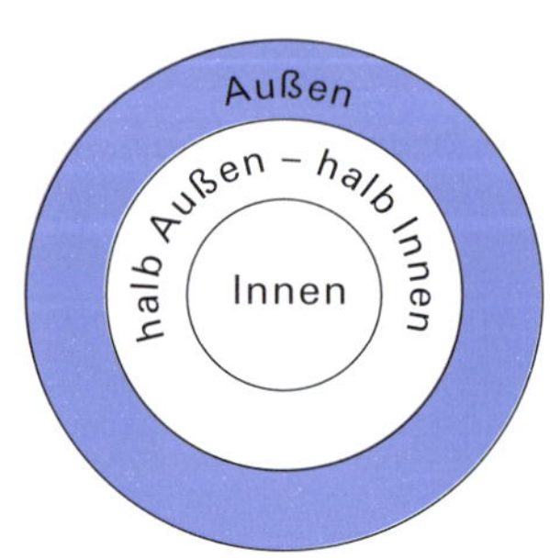

Analyse der Rezeptur

Folium Mori Flos Chrysanthemi Herba Menthae	*Sang Ye* *Ju Hua* *Bo He*	Wind-Hitze austreibend, Oberfläche befreiend
Fructus Forsythiae	*Lian Qiao*	Toxine eliminierend, kühlend
Semen Armeniacae Radix Platycodi	*Xing Ren* *Jie Geng*	schleimlösend, Lungen-Qi regulierend, absenkend
Rhizoma Phragmitis	*Lu Geng*	Hitze im Innen klärend
Radix Glycyrrhizae	*Gan Cao*	Mitte stützend

Modifikationen

Bei Augenerkrankungen:
+ Semen Celosiae — *Qing Xiang Zi*
+ Fructus Lycii — *Gou Qi Zi*
+ Semen Cassiae torrae — *Jue Ming Zi*

Bei ausgeprägtem Husten mit sehr zähem Sekret:
+ Fructus und Semen Trichosanthis — *Gua Lou*
+ Bulbus Fritillariae — *Bei Mu*

Bei gleichzeitigem Lungen-Yin-Mangel mit sehr trockenen Schleimhäuten:
+ Radix Ophiopogonis — *Mai Men Dong*
+ Radix Angelicae sinensis — *Dang Gui*

Korrespondierende Akupunktur

Di 4	elimeniert pathogene Faktoren
Gb 1	Lokalpunkt für Auge
3E 23	Lokalpunkt für Auge
Bl 1	Lokalpunkt für Auge
Di 11	eliminiert zusammen mit Du 14 Hitze
Du 14	
Ex 1	= Yin Tang; Lokalpunkt Auge, Nase
3E 5	eliminiert pathogenen Wind
Lu 7	Luo-Punkt; senkt Lungen-Qi ab
Bl 13	Shu-Punkt der Lunge

Anmerkungen

Wirkt milder als das Lonicera und Forsythia Pulver *Yin Qiao San* und ist eher für Wind-Hitze mit Husten und Augen-Symptomen geeignet.

Entsprechungen der Diätetik

Wind-Hitze eliminierend:
Chinakohl, Rettich, Tomate, grüner Tee, Wassermelone, Sternfrucht, Karotte, Löwenzahn
Meide:
Während des Infektes schwere, kalte und rohe Nahrung meiden. Milchprodukte können noch mehr Schleim erzeugen. Meide Raffinadezucker, Milchprodukte, fettes Fleisch, da leicht zuviel Nässe produziert wird und fettes Fleisch pathogene Faktoren im Organismus bindet.

Fertigarznei

Morus & Chrysanthemum Combination – 300 mg Tabletten

Literatur

Bensky	englisch	► S.44
	deutsch	► S.42

Eigene Eintragungen

银翘散

Lonicera und Forsythia Pulver

Chinesischer Name:	Yin Qiao San
Japanischer Name:	gin gyo san
Englischer Name:	Lonicera Forsythia Powder
Lateinischer Name:	Pulvis Lonicerae et Forsythiae

Konstitution
unauffällig

Gruppenklassifikation
Oberfläche befreiende Rezepturen (Wind-Hitze)

Temperaturverhalten

kalt	kühl	neutral	warm	heiß

Indikation bei Energiezustand des Patienten

Fülle	leichte Fülle	neutral	leichter Mangel	Mangel

Zusammensetzung

Flos Lonicerae	5-15g	(2d)	klärt Hitze, Hitze-Toxine eliminierend, leitet äußere Wind-Hitze aus	► S.546
Fructus Forsythiae	6-15g	(2d)	Hitze kühlend, Toxine ausleitend, Geschwüre und Entzündungen lindernd	► S.547
Radix Platycodi	3-6g	(6a)	Lungen-Qi regulierend, Schleim ausleitend	► S.591
Fructus Arctii	6-12g	(1b)	Wind-Hitze lösend, bes. im Bereich des Halses	► S.513
Herba Menthae	3-6g	(1b)	Wind-Hitze ausleitend, bes. Bezug zu Augen und Kopf	► S.512
Herba Schizonepetae	6-9g	(1a)	bei Wind-Hitze und bei Wind-Kälte die Oberfläche befreiend, Halsschmerzen lindernd	► S.502
Semen Sojae praep.	3-6g	(1b)	schweißtreibend, Oberfäche öffnend bei Wind-Kälte und Wind-Hitze im Frühstadium	► S.517
Herba Lophatheri	3-6g	(2a)	Hitze klärend, bes. in Magen und Herz, Durst stillend, Mundgeschwüre heilend	► S.528
Rhizoma Phragmitis	3-9g	(2a)	Hitze bes. in Lunge und Magen kühlend, Durst stillend, Übelkeit lindernd	► S.529
Radix Glycyrrhizae	3g	(12a)	Mitte stärkend, Lunge befeuchtend, mildert Toxizität anderer Arzneien	► S.674

Hauptsymptome

Fieber,

Kopfschmerzen,

Halsschmerzen und Schluckbeschwerden,

Durst,

Husten,

gelblicher Schleim,

kein Schweiß

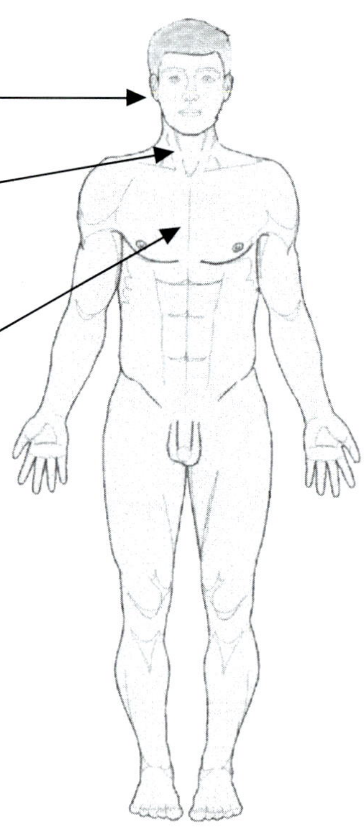

Wirkung
1. Treibt äußere Wind-Hitze-Erkrankungen aus und öffnet die Oberfläche (diaphoretisch)
2. Leitet innere Hitze und Toxine aus

Symptome
Fieber, leichtgradige Wind- und Kälte-Abneigung, Kopfschmerzen, Durst, Halsschmerzen und Schluckbeschwerden, Husten, gelblicher Schleim aus Bronchien oder Rachen, kein Schweiß

TCM-Indikation
Äußere Wind-Hitze-Affektion.
ZK: Spitze evtl. rot; **ZB:** dünner weißlicher oder gelblicher Belag; **Pu:** oberflächlich, schwebend, beschleunigt

Anwendungsbeispiel
Akuter grippaler Infekt, akute Tonsillitis, eitige Bronchitis, beginnende Meningitis-Enzephalitis, Masern, Parotitis

Abgeleitete Rezepturen
Größeres blau-grüner Drachen Dekokt ► Bensky S.31
Da Qing Long Tang
Folium Mori und Chrysanthemum Trank *Sang Yu Yin* ► S.194

Funktionskreise

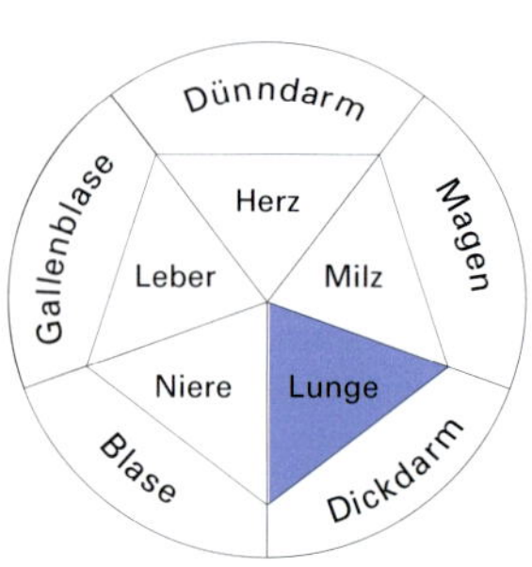

Sechs Stadien *Shang Han Lun*

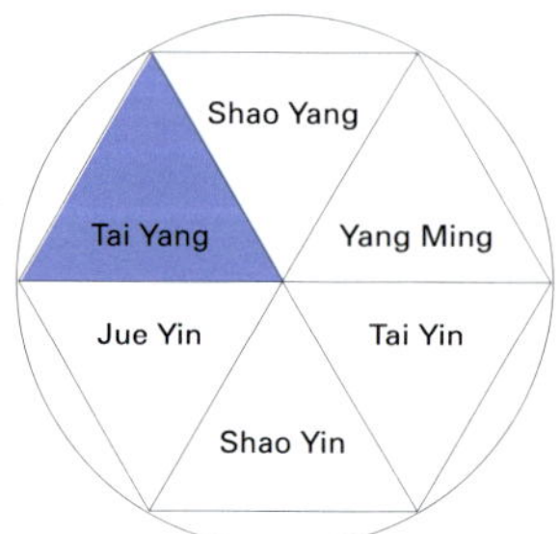

Außen ◄► Innen

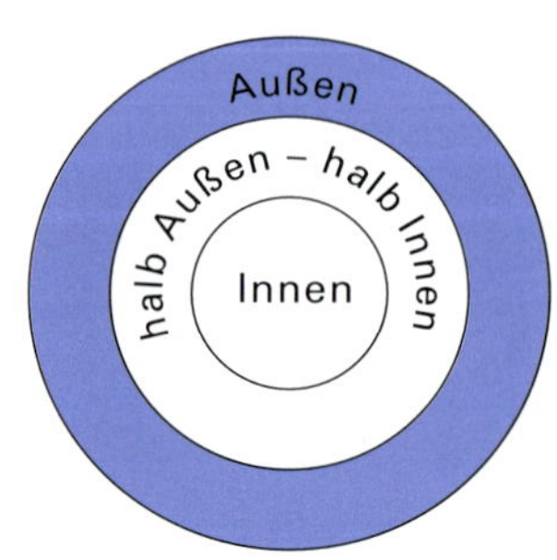

Analyse der Rezeptur

Flos Lonicerae	*Jin Yin Hua*	Hitze-Toxine eliminierend
Fructus Forsythiae	*Lian Qiao*	
Radix Platycodi	*Jie Geng*	Lungen-Qi herabführend, Eiter ausscheidend
Fructus Arctii	*Niu Bang Zi*	Wind-Hitze aus der Oberfläche befreiend
Herba Menthae	*Bo He*	
Semen Sojae praeparatum	*Dan Dou Chi*	
Herba Schizonepetae	*Jing Jie*	bei Wind-Hitze und Wind-Kälte indiziert
Rhizoma Phragmitis	*Lu Gen*	Hitze im Innen klärend
Herba Lophateri	*Dan Zhu Ye*	
Radix Glycyrrhizae	*Gan Cao*	Mitte stützend, harmonisierend

Modifikationen

Bei starken Halsschmerzen:
+ Radix Scrophulariae — *Xuan Shen*

Bei ausgeprägtem Husten mit sehr zähem Sekret:
+ Fructus und Semen Trichosanthis — *Gua Lou*
+ Bulbus Fritillariae — *Bei Mu*

Anmerkungen

1. Herba Lophatheri ist synonym mit Folia Bambusae, Fructus Arctii ist synonym mit Bardanae
2. Das Lonicera und Forsythia Pulver ist stärker als Folium Mori und Chrysanthemum Trank *Sang Yu Yin* und mehr für Wind-Hitze mit starken Halsschmerzen und Schluckbeschwerden geeignet.

Entsprechungen der Diätetik

Wind-Hitze eliminierend:
Chinakohl, Rettich, Tomate, grüner Tee, Wassermelone, Sternfrucht, Karotte, Löwenzahn
Meide:
Während des Infektes schwere, kalte und rohe Nahrung meiden. Milchprodukte können noch mehr Schleim erzeugen. Meide Raffinadezukker, Milchprodukte, da leicht zuviel Nässe produziert wird, und fettes Fleisch, da es pathogene Faktoren im Organismus bindet.

Korrespondierende Akupunktur

Di 11	zusammen kühlen sie Hitze
Du 14	
Di 4	eliminiert pathogene Faktoren
Di 18	Lokalpunkte
Dü 17	Lokalpunkte
Ma 9	Lokalpunkte
Ma 12	Lokalpunkte
3E 5	eliminiert Wind
Lu 7	Luo-Punkt; senkt Lungen-Qi ab
Bl 13	Shu-Punkt der Lunge
Lu 11	Blutig nadeln bei akuten Halsschmerzen mit Rötung

Literatur

Bensky englisch ► S.44
deutsch ► S.43

Fertigarznei

Lonicera & Forsythia Formula – 300 mg Tabletten

Eigene Eintragungen

麻杏石甘汤

Ephedra, Gypsum, Armeniaca Glycyrrhiza Dekokt

Chinesischer Name:	**Ma Xing Shi Gan Tang**
Japanischer Name:	**ma kyo kan seki to**
Englischer Name:	**Ephedra, Gypsum, Armeniaca Glycyrrhiza Soup**
Lateinischer Name:	**Decoctum Ephedrae, Gypsum, Armeniacae Glycyrrhizae**

Konstitution
unauffällig

Gruppenklassifikation
Oberfläche befreiende Rezepturen (Wind-Hitze)

Temperaturverhalten

kalt	kühl	neutral	warm	heiß

Indikation bei Energiezustand des Patienten

Fülle	leichte Fülle	neutral	leichter Mangel	Mangel

Zusammensetzung

Herba Ephedrae	6-9g	(1a)	öffnet Oberfläche, schweißtreibend, löst Qi-Stagnation im Thorax	► S.499
Gypsum fibrosum	10-20g	(2a)	Hitze bes. in Lunge und Magen kühlend, Durst stillend	► S.525
Semen Armeniacae	6-9g	(6c)	Husten stillend, schleimlösend	► S.600
Radix Glycyrrhizae	3g	(12a)	Mitte stützend, puffernd	► S.674

Hauptsymptome

Fieber,

Hitzegefühl,

Kopfschmerzen,

Durst,

Husten,

bronchiale Spastik,

gelblicher Auswurf

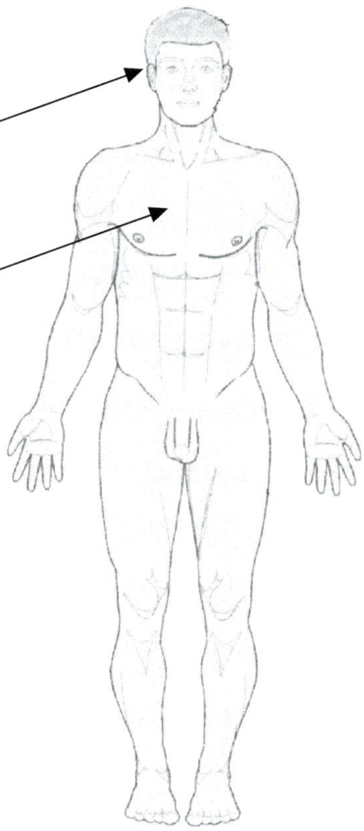

Wirkung
1. Treibt äußere Wind-Hitze-Erkrankungen aus und öffnet die Oberfläche (diaphoretisch)
2. Antiasthmatisch

Symptome
Fieber, eher mit Hitzegefühl, evtl. dennoch leichte Wind- und Kälte-Abneigung, Kopfschmerzen, Durst, Husten, bronchiales Engegefühl, gelblicher Schleim aus den Bronchien, spontanes Schwitzen oder auch Schweißlosigkeit

TCM-Indikation
Äußere Wind-Hitze Affektion; oft auch Wind-Kälte, die in Wind-Hitze umgeschlagen ist
Hitze im Innen des Lungen-Funktionskreises
ZK: Spitze evtl. rot; **ZB**: dünner weißlicher oder gelblicher Belag; **Pu**: oberflächlich, floating, beschleunigt, schlüpfrig

Anwendungsbeispiel
Akuter grippaler Infekt, eitrige Bronchitis, Asthma bronchiale, Pertussis, Diptherie

Abgeleitete Rezepturen
abgeleitet von: Herba Ephedrae Dekokt *Ma Huang Tang* (Bei: Wind-Kälte im Außen) ► S.182
Größeres blau-grüner Drachen Dekokt *Da Qing Long Tang* (Bei: Hitze im Innen)
Weißer Tiger Dekokt *Bai Hu Tang* (Bei: Hitze im Innen) ► S.214

Funktionskreise

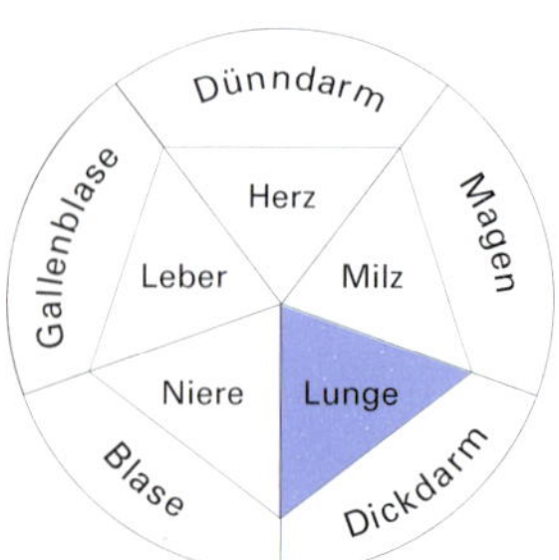

Sechs Stadien *Shang Han Lun*

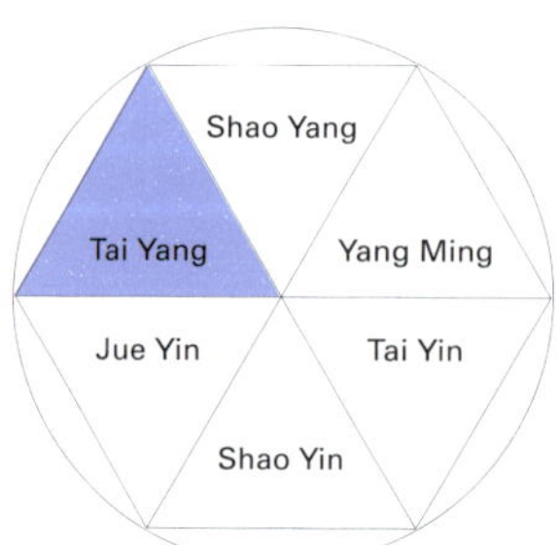

Außen ◄► Innen

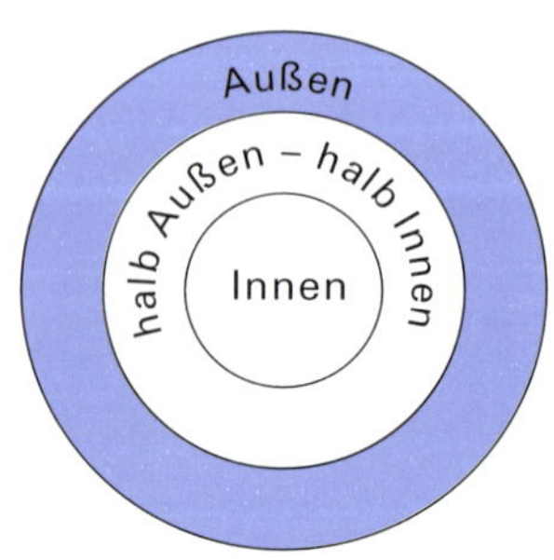

Analyse der Rezeptur

Herba Ephedrae	*Ma Huang*	Wind-Kälte der Oberfläche über Schweiß herausbringend
Herba Ephedrae + Gypsum fibrosum	*Ma Huang* + *Shi Gao*	in Kombination: Wind-Hitze ausleitend, Oberfläche befreiend
Gypsum fibrosum	*Shi Gao*	Hitze im Innen klärend
Semen Armeniacae	*Xing Ren*	schleimlösend, Lungen-Qi regulierend, Husten stillend
Radix Glycyrrhizae	*Gan Cao*	Mitte stützend

Modifikationen

Bei starker Wind-Abneigung und leichtem Frösteln trotz eitrigen Sekrets:
+ Herba Schizonepetae *Jing Jie*

Bei ausgeprägtem Asthma:
+ Fr. und Semen Trichosanthis *Gua Lou*
+ Bulbus Fritillariae *Bei Mu*
+ Rhizoma Pinelliae *Ban Xia*

Bei ausgeprägter Hitze im Innen:
+ Rhizoma Anemarrhenae *Zhi Mu*
(hat dann Ähnlichkeit mit Weißer Tiger Dekokt *Bai Hu Tang*) ► S.214

Die folgende Modifikation heißt:
Magd aus Yue Dekokt *Yue Bi Tang*:

Herba Ephedrae	6g
Gypsum fibrosum	16g
Rhizoma Zingiberis rec.	3g
Fructus Jujubae	3 Stück
Radix Glycyrrhizae	2g

Bei rheumatischen Beschwerden mit geschwollenen Gelenken, verminderter Urinausscheidung, rotem Gesicht, Durst wird diesem noch Rhizoma Atractylodis 6-8g beigefügt und heißt dann:
Magd aus Yue Dekokt mit Rhizoma Atractylodis *Yue Bi Jia Zhu Tang*

Fertigarznei

Mahuang & Apricot Seed Combination – 300 mg Tabletten

Literatur

Bensky	englisch	► S.88
	deutsch	► S.93
Shang Han Lun		► § 63

Anmerkungen

1. Interessant ist festzustellen, daß sich der Gesamtvektor der Rezeptur zwar weiterhin im Sinne der Ausleitung öffnend nach Außen hin bewegt, aber durch Austausch von Ramulus Cinnamomi durch den sehr kalten Gypsum jetzt das Rezept kühlend – also bei Wind-Hitze-Befunden – wirkt, statt wie das Ephedra Dekokt gegen Wind-Kälte. Denn oft geht ja ein Wind-Kälte-Bild in ein paar Tagen in einen Wind-Hitze-Zustand über.
2. Auch bei Wind-Hitze besteht eine Wind- und eine gewisse Kälte-Abneigung, gel. auch noch ein leichtes Frösteln. Diese Symptome sind typisch für Außen-Symptome und nicht notwendigerweise im Widerspruch zu einem Wind-Hitze-Befund, auch wenn dies zunächst widersprüchlich zu sein scheint.
3. Dieses Rezept kann bei Wind-Hitze und auch bei beginnender Hitze im Innen – und zwar des Lungen-Funktionskreises – gegeben werden.

Entsprechungen der Diätetik

Wind-Hitze eliminierend:
Chinakohl, Rettich, Tomate, grüner Tee, Wassermelone, Sternfrucht, Karotte, Löwenzahn
Meide:
Während des Infektes schwere, kalte und rohe Nahrung meiden. Milchprodukte können noch mehr Schleim erzeugen. Meide Raffinadezucker, Milchprodukte, da leicht zuviel Nässe produziert wird, und fettes Fleisch, da es pathogene Faktoren im Organismus bindet.

Korrespondierende Akupunktur

Di 11 + Du 14	in Kombination, fiebersenkend
Di 4	eliminiert pathogene Faktoren
Di 18	Lokalpunkt bei Halsschmerzen
Ma 12	vertreibt Wind-Hitze
3E 5	eliminiert Wind
Lu 7	Luo-Punkt; senkt Lungen-Qi ab
Bl 13	Shu-Punkt der Lunge: sedieren

Eigene Eintragungen

1.c Rezepturen bei Wind im Außen und Mangel im Innen

参苏饮

Radix Ginseng und Folium Perillae Dekokt

Chinesischer Name:	**Shen Su Yin**
Japanischer Name:	**jinso in**
Englischer Name:	**Ginseng and Perilla Leaf Decoction**
Lateinischer Name:	**Decoctum Ginseng et Perillae**

Konstitution
leichte Schwäche

Gruppenklassifikation
Oberfläche befreiende Rezepturen (Außen-Fülle, Innen-Leere)

Temperaturverhalten

kalt	kühl	neutral	leicht warm	heiß

Indikation bei Energiezustand des Patienten

Fülle	leichte Fülle	neutral	leichter Mangel	Mangel

Zusammensetzung

Radix Ginseng	3g	(12a)	Qi der Mitte und Lunge tonisierend	► S.668
Folium Perillae	2g	(1a)	Oberfläche öffnend, reguliert Qi-Fluß, bei Fischvergiftungen	► S.501
Radix Puerariae	4g	(1b)	Oberfäche öffnend, Exantheme herausbringend	► S.518
Poria	6g	(4)	Nässe ausleitend, die Mitte stützend	► S.565
Rhizoma Pinelliae	6g	(6)	Schleim umwandelnd, Nässe ausleitend, Übelkeit stillend	► S.588
Pericarpium Aurantii	4g	(9)	Qi bewegend, Schleim umwandelnd	► S.620
Radix Aucklandiae	2g	(9)	Qi regulierend, schmerzstillend	► S.625
Radix Platycodi	4g	(6)	Lungen-Qi regulierend, Schleim ausscheidend	► S.591
Radix Peucedani	4g	(6)	Lungen-Qi absenkend, Schleim umwandelnd	► S.594
Radix Glycyrrhizae	3g	(12a)	Mitte stützend, puffernd	► S.674
– meist werden traditionell hinzugefügt –				
+ Rhizoma Zingiberis rec.	2g	(1a)	Schleim und Übelkeit behandelnd	► S.507
+ Fructus Jujubae	2g	(12a)	Mitte mild stützend	► S.673

Wirkung
1. Die Oberfläche befreiend
2. Das Qi und das *Wei Qi* stärkend
3. Schleim umwandelnd, Magen harmonisierend

TCM-Indikation
Wind-Kälte-Invasion bei vorbestehendem Qi-Mangel und Neigung zu Schleim, vorbestehender *Wei Qi*-Mangel
ZK: relativ unauffällig; **ZB**: weiß, leicht klebrig; **Pu**: kraftlos

Symptome
Insgesamt konstitutionelle Schwäche, Infektanfälligkeit, Erkrankungen haben die Tendenz chronisch zu werden.
Leichte Temperaturerhöhung mit Kälte-Abneigung, leichtem Kopfschmerz, verstopfter oder laufender Nase, Husten mit reichlichem serösen Auswurf, Fülle- und Druckgefühl in Thorax und Epigastrium, Übelkeit, Erbrechen, leichte Unruhe.

Anwendungsbeispiel
Akuter grippaler Infekt bei geschwächten Individuen, chronische Infektanfälligkeit, Infekt der oberen Atemwege, Bronchitis, bronchiales Asthma

Abgeleitete Rezepturen
Die Rezeptur enthält Zweifach behandeltes Dekokt *Er Chen Tang* bzw. ► S.472
Anteile des Sechs Gentlemen Dekokts *Liu Jun Zi Tang* ► S.340

Funktionskreise

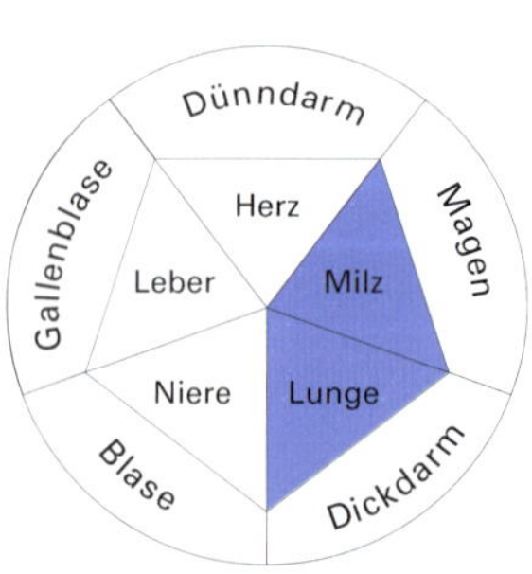

Sechs Stadien *Shang Han Lun*

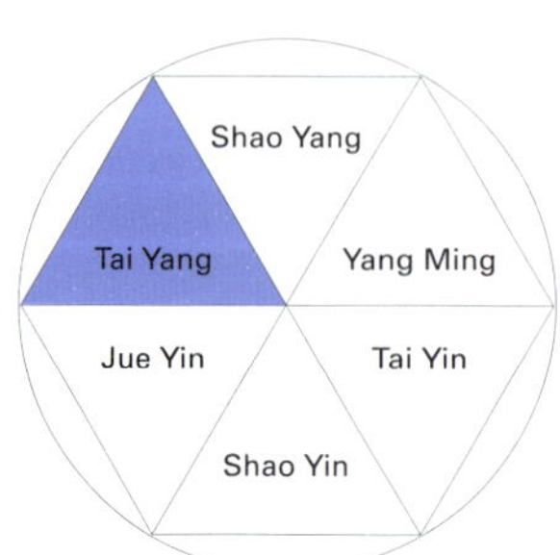

Außen ◄► Innen

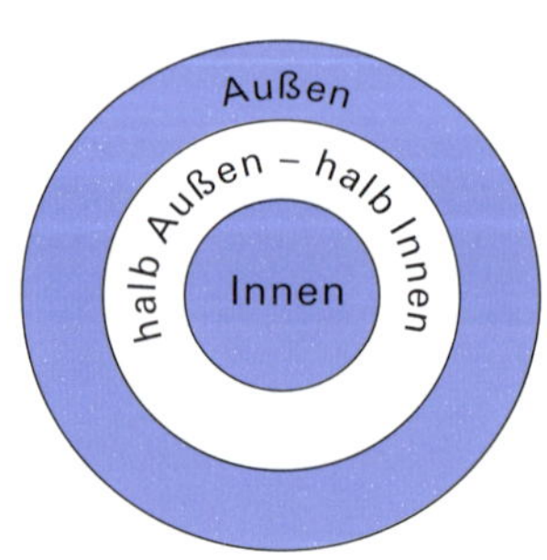

Analyse der Rezeptur

Radix Ginseng	*Ren Shen*	Qi kräftigend, die Mitte stützend,
Poria	*Fu Ling*	Nässe eliminierend
Rhizoma Pinelliae	*Ban Xia*	Schleim umwandelnd
Pericarpium Aurantii	*Cheng Pi*	Qi regulierend, Druckgefühl und Beklemmung lindernd
Radix Aucklandiae	*Mu Xiang*	
Folium Perillae	*Su Ye*	die Oberfläche befreiend
Radix Puerariae	*Ge Gen*	
Radix Platycodi	*Jie Geng*	Schleim transformierend, Lungen-Qi absenkend
Radix Peucedani	*Qian Hu*	
Radix Glycyrrhizae	*Gan Cao*	
Rhizoma Zingiberis recens	*Sheng Jiang*	die Mitte harmonisierend
Fructus Jujubae	*Da Zao*	

Modifikationen
Diese relativ komplexe Rezeptur kann den individuellen Bedürfnissen des Patienten angepaßt werden.

Anmerkungen
1. Für Radix Ginseng wird häufig Radix Codonopsitis eingesetzt und entsprechend etwas höher dosiert.
2. Zweifach behandeltes Dekokt ist synonym mit Dekokt der zwei Abgestandenen.
3. Radix Aucklandiae ist synonym mit Radix Saussureae oder Radix Inulae racemosae.

Literatur
Bensky englisch ► S.54
deutsch ► S.54

Entsprechungen der Diätetik
Wind-Kälte eliminierend:
Frühlingszwiebeln, Paprika, Ingwer, Knoblauch, Chilischote, Koriander
Meide:
Während des Infektes schwere, kalte und rohe Nahrung meiden. Milchprodukte können noch mehr Schleim erzeugen. Meide Raffinadezucker, Milchprodukte, fettes Fleisch, da die Mitte belastet und leicht zuviel Nässe bzw. Schleim produziert wird. Fettes Fleisch kann pathogene Faktoren im Organismus binden.

Korrespondierende Akupunktur

Di 4	eliminiert pathogene Faktoren
Ren 17	reguliert und senkt thorakales Qi ab
Ex 1	*Yin Tang*
3E 5	reguliert den Qi-Fluß; Luo-Punkt
Lu 7	Luo-Punkt; senkt Lungen-Qi ab
Bl 13	Shu-Punkt der Lunge
Ma 36	stützt das Qi der Mitte; Arealfernpunkt Abdomen
Bl 20	Shu-Punkt der Milz

Eigene Eintragungen

麻黄细辛附子汤

Ephedra, Asari und Akonit Dekokt

Chinesischer Name:	Ma Huang Xi Xin Fu Zi Tang
Japanischer Name:	mao bushi saishin to
Englischer Name:	Ephedra, Asari and Aconite Decoction
Lateinischer Name:	Decoctum Ephedrae, Asari et Aconiti

Konstitution
geschwächt

Gruppenklassifikation
Oberfläche befreiende Rezepturen (Außen-Fülle, Innen-Leere)

Temperaturverhalten

kalt	kühl	neutral	sehr warm	heiß

Indikation bei Energiezustand des Patienten

Fülle	leichte Fülle	neutral	leichter Mangel	Mangel

Zusammensetzung

Herba Ephedrae	6-8g	(1a)	öffnet Oberfläche und Poren, schweißtreibend, löst Qi-Stagn. im Thorax	► S.499
Herba Asari	3-6g	(1a)	Wind-Kälte ausleitend, schweißtreibend, schmerzstillend	► S.506
Radix Aconiti	1-6g	(11)	Nieren- und Milz-Yang wärmend, Kälte aus dem Innen vertreibend	► S.656

Hauptsymptome

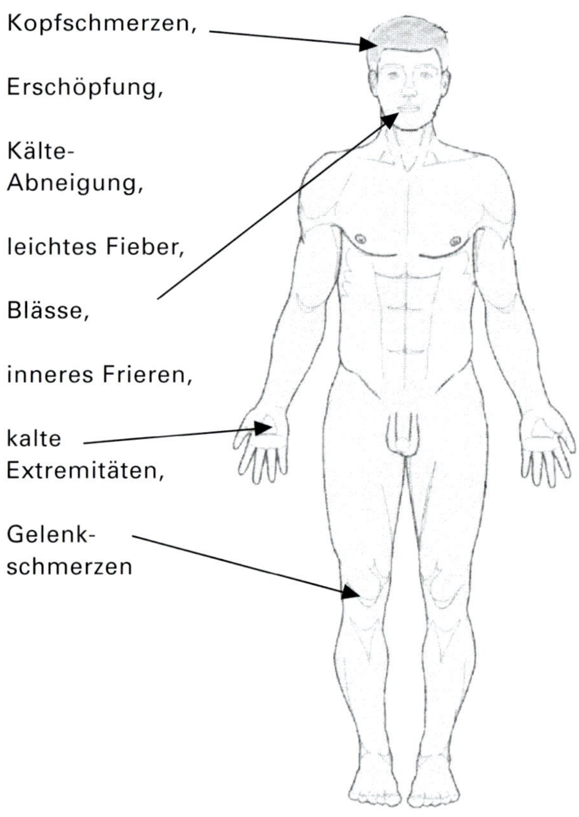

Wirkung
1. Vertreibt äußere Wind-Kälte
2. Stärkt das Yang, macht die Leitbahnen durchgängig

Symptome
Kälte-Abneigung, leichtes Fieber, Blässe, Schwächegefühl, inneres Frieren, kalte Extremitäten, schmerzhafte Gelenke, Kopfschmerzen

TCM-Indikation
Bei Wind-Kälte-Invasion bei vorbestehendem Yang-Mangel
ZK: blaß, gedunsen; **ZB**: dicker weißlicher Belag; **Pu**: tief

Anwendungsbeispiel
Akuter grippaler Infekt mit großer Kälte, akute oder chronische Halsschmerzen, Gelenkbeschwerden, rheumatische Beschwerden, Kopfschmerzen

Abgeleitete Rezepturen
Herba Ephedrae Dekokt *Ma Huang Tang* ► S.182

Funktionskreise

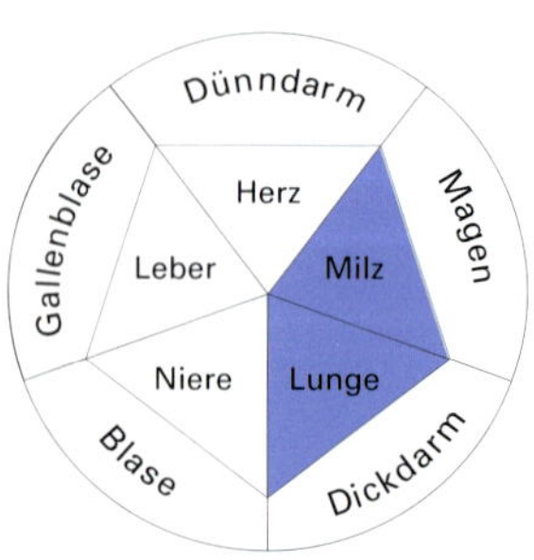

Sechs Stadien *Shang Han Lun*

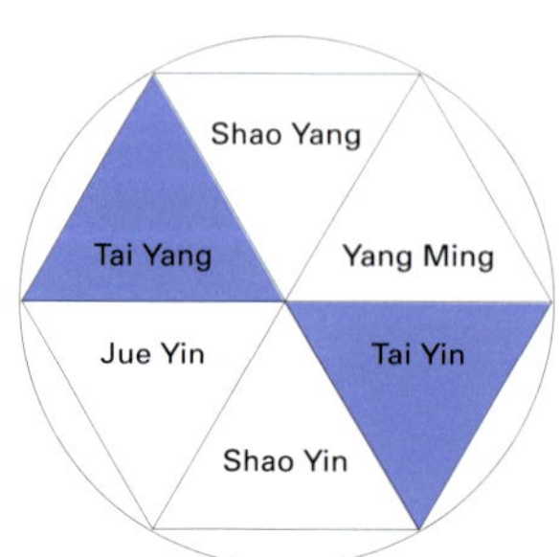

Außen ◄► Innen

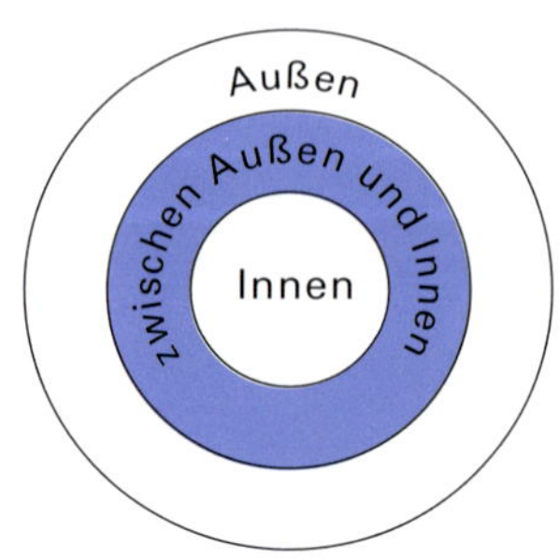

Analyse der Rezeptur

Herba Ephedrae *Ma Huang* – Wind-Kälte im Außen befreiend, Oberfläche öffnend

Herba Asari *Xi Xin* – Wind-Kälte im Außen befreiend, Oberfläche öffnend; Kälte vertreibend, schmerzstillend

Radix Aconiti *Fu Zi* – Kälte vertreibend, schmerzstillend; Innen wärmend, Kälte aus dem Innen vertreibend und schmerzstillend

Modifikationen

Bei sehr starken Nackenschmerzen:
+ Rhizoma Notopterygii *Qiang Hou*
+ Rhizoma Ligustici *Chuang Xiong*

Bei zusätzlichen Schulterbeschwerden:
+ Rhizoma Curcumae *Jiang Huang*
+ Rhizoma Ligustici *Chuan Xiong*

Bei Kopfschmerzen, besonders im Stirnbereich:
+ Radix Angelicae dahuricae *Bai Zhi*
+ Rhizoma Zingiberis recens *Sheng Jiang*

Bei Gelenkschmerzen durch Kälte-Bi-Syndrom:
+ Radix Angelicae pubescentis *Du Huo*
+ Ramulus Mori *Sang Chi*
+ Herba Siegesbeckiae *Xi Xian Cao*

Bei Obstipation mit Kältegefühl, kalten Extremitäten, Bauchschmerzen, die durch Wärme gebessert werden, **ZK**: blaß; **ZB**: weiß, dick; **Pu**: drahtig, gespannt. Es blockiert Kälte im Innen den Darm und den Qi-Fluß im Abdomen.
Weglassen von Ephedra, stattdessen Zugabe von Rhizoma Rhei:
Zusammensetzung: Radix Aconiti 6-9g, Radix Asari 6g und Rhizoma Rhei 4-9g (nur die letzten 10 Min.)
Diese Rezeptur heißt:
Rhizoma Rhei und Radix Aconiti Dekokt
Da Huang Fu Zi Tang

Entsprechungen der Diätetik

Wind-Kälte eliminierend:
Frühlingszwiebeln, Paprika, Ingwer, Knoblauch, Chilischote, Koriander
Milz-Qi stärkend und Nässe eliminierend:
Buchweizen, Gerste, Sojabohnen, Fenchel
Meide:
Raffinadezucker, Milchprodukte, fettes Fleisch, Kaffee, Alkoholika. Ein Übermaß an Süßem belastet die Milz, da leicht zuviel Nässe produziert wird. Übermäßig viel Kaltes und Rohkost kann ebenfalls die Milz belasten.

Korrespondierende Akupunktur

Di 4	eliminiert pathogene Faktoren
Lu 7	Luo-Punkt; senkt Lungen-Qi ab
Bl 13	Shu-Punkt der Lunge
Ren 6	stützt die Niere
Bl 20	tonisiert Milz-Yang
MP 6	Treffpunkt der drei Yin-Meridiane
Ni 3	stärkt Nieren-Yang

Bei Gelenkschmerzen: *Ba Xie* (Ex 14) und *Ba Feng* Punkte (Ex 19) sowie Lokalpunkte mit lokaler direkter Moxibustion

Literatur

Bensky englisch ► S. 55
deutsch ► S. 55
Shang Han Lun ► § 301

Fertigarznei

Ma Huang & Asarum Combination – als Granulat

Eigene Eintragungen

1.d Rezepturen bei Fülle im Außen und Innen

防风通圣散 Radix Ledebouriellae Pulver, das Blockaden weise auflöst

Chinesischer Name: **Fang Feng Tong Sheng San**
Japanischer Name: **bofu tsusho san**
Englischer Name: **Ledebouriella Powder That Sagely Unblocks**
Lateinischer Name: **Pulvis Ledebouriellae omnium Praeclarorum**

Konstitution
kräftiger Typus

Gruppenklassifikation
Oberfläche befreiende Rezepturen (Außen und Innen Fülle)

Temperaturverhalten

kalt	kühl	neutral	warm	heiß

Indikation bei Energiezustand des Patienten

Fülle	leichte Fülle	neutral	leichter Mangel	Mangel

Zusammensetzung

Radix Ledebouriellae	3g	(1a)	Oberfläche von pathogenen Faktoren befreiend, insbesondere von Wind-Kälte	► S.503
Herba Schizonepetae	3g	(1a)	Wind-Kälte und Wind-Hitze aus Oberfläche befreiend, Halsschmerzen lindernd	► S.502
Herba Ephedrae	3g	(1a)	öffnet Oberfläche, schweißtreibend, löst Qi-Stagn. im Thorax	► S.499
Herba Menthae	3g	(1b)	Wind-Hitze ausleitend, bes. Bezug zu Augen und Kopf	► S.512
Rhiz. Atractylodis mac.	6g	(12a	Milz-Qi tonisierend, Nässe eliminierend, *Wei Qi* stützend	► S.671
Radix Glycyrrhizae	3g	(12a)	Mitte stärkend, Lunge befeuchtend, Eiter ausleitend	► S.674
Gypsum fibrosum	4g	(2a)	klärt Hitze-Fülle (helles Yang), besonders der Lunge; leitet Magen-Feuer ab	► S.525
Talcum	6g	(4)	Diurese fördernd, Hitze aus der Blase ableitend, Sommer-Hitze lösend	► S.567
Fructus Forsythiae	3g	(2d)	Hitze kühlend, Toxine ausleitend, Geschwüre und Entzündungen lindernd	► S.547
Fructus Gardeniae	3g	(2a)	Hitze kühlend, Bezug zu Herz, Leber und Magen	► S.527
Radix Scutellariae	6g	(2c)	Nässe-Hitze kühlend und ableitend, bes. im Oberen und Mittl. Erwärmer	► S.540
Rhizoma Rhei	3g	(3a)	leitet Hitze u. Blut-Hitze ab, führt Akkumulationen ab, lindert Feuer-Toxin	► S.556
Mirabilitum	3g	(3a)	führt Akkumulationen und Stagnationen ab, klärt Hitze	► S.557
Radix Angelicae sin.	3g	(12b)	Blut nährend und dynamisierend, Mens regulierend, schmerzstillend	► S.680
Radix Paeoniae lactif.	3g	(12b)	Blut nährend, Leber harmonisierend, regulierend	► S.681
Rhizoma Ligustici	2g	(10)	Blut belebend, auch Qi regulierend, Wind austreibend, schmerzlindernd	► S.634
Radix Platycodi	4g	(6a)	Lungen-Qi regulierend, Schleim ausleitend	► S.591
Rhizoma Zingiberis recens	2g	(1a)	Oberfläche öffnend, Übelkeit stillend, Schleim ableitend, Mitte wärmend	► S.507

Wirkung
1. Zerstreut Wind, befreit die Oberfläche
2. Klärt Hitze, löst Stuhlblockierungen

Anwendungsbeispiel
Arterielle Hypertonie, HWS-Syndrom, Adipositas, chronische Obstipation, chronische Dermatitis, Erysipel, Karbunkel, Urtikaria, Akne

Symptome
Kräftige Patienten mit Neigung zu Adipositas, hohes Fieber mit Schüttelfrost, Kopfleere und Schwindelgefühl, rote schmerzende Augen, Schluckbeschwerden, verstopfte Nase mit dikkem, zähem Sekret, bitterer Mundgeschmack, trockener Mund, Engegefühl im Thorax, Obstipation, dunkler trüber Urin, erhöhter Blutdruck, Tachykardieneigung, HWS-Verspannungen, aufsteigendes Hitzegefühl

TCM-Indikation
Außen und Innen sind angegriffen: Wind-Hitze dringt von außen in den Organismus ein, bei vorherbestehender Hitze-Ansammlung im Innen; somit liegt hier Hitze-Fülle im Außen und Innen vor.
ZK: normal bis rot, bzw. rötliche Fleckchen; **ZB:** klebriger, gelber Zungenbelag; **Pu:** schlüpfrig, drahtig oder beschleunigt

Abgeleitete Rezepturen
enthält Drogen von: Vier Arzneien Dekokt *Si Wu Tang* ► S.348
Vier Gentlemen Dekokt *Si Jun Zi Tang* ► S.338
Coptis Dekokt, das toxische Wirkungen lindert
Huang Lian Jie Ju Tang ► S.218

Funktionskreise

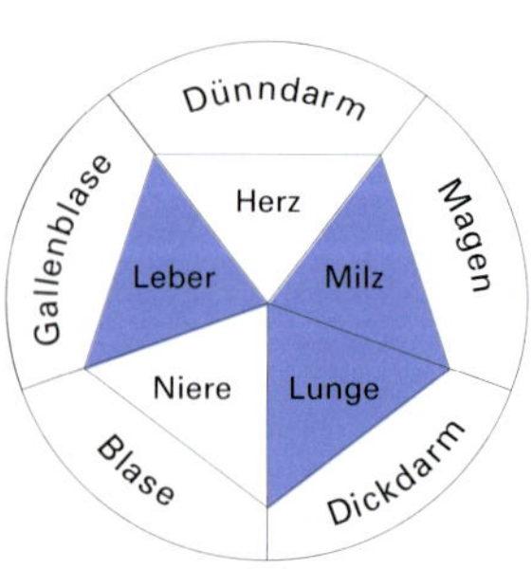

Sechs Stadien *Shang Han Lun*

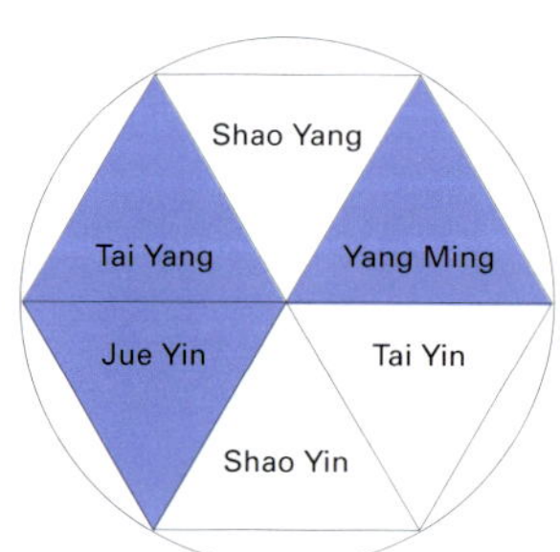

Außen ◄► Innen

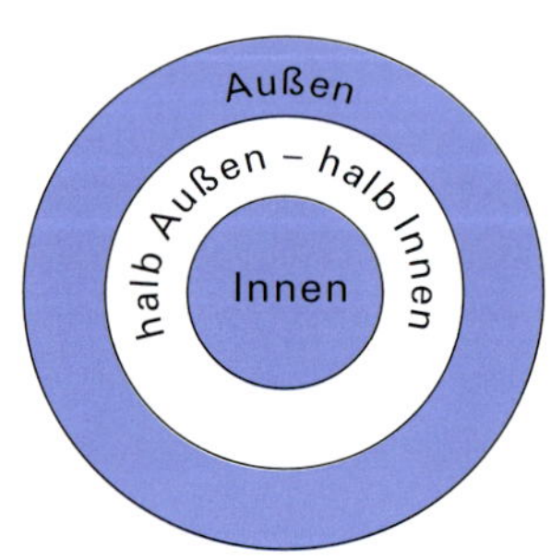

Analyse der Rezeptur

Radix Ledebouriellae	*Fang Feng*	Wind-Kälte aus der Oberfläche austreibend
Herba Schizonepetae	*Jing Jie*	
Herba Ephedrae	*Ma Huang*	Oberfläche von pathogenen Faktoren befreiend → **Wind-Kälte** → **Wind-Hitze**
Rhizoma Zingiberis rec.	*Sheng Jiang*	
Herba Menthae	*Bo He*	Wind-Hitze eliminierend
Rhiz. Atractylodes mac.	*Bai Zhu*	Nässe ausleitend
		Mitte stützend → **Nässe**
Radix Glycyrrhizae	*Gan Cao*	Eiter eliminierend
Radix Platycodi	*Jie Geng*	Toxin eliminierend
Fructus Forsythiae	*Lian Qiao*	Hitze-Toxin eliminierend → **Toxin**
Gypsum fibrosum	*Shi Gao*	
Fructus Gardeniae	*Zhi Zi*	Hitze klärend
Radix Scutellariae	*Huang Qin*	Nässe-Hitze eliminierend → **Hitze**
Talcum	*Hua Shi*	Hitze über Miktion ausscheidend
Rhizoma Rhei	*Da Huang*	Stuhlblockierung eliminierend
Mirabilitum	*Mang Xiao*	Hitze über Darm und Stuhl ausscheidend
Radix Angelicae sin.	*Dang Gui*	
Radix Paeoniae lact.	*Bai Shao*	Blut nährend, dadurch → **Blut**
Rhizoma Ligustici	*Chuan Xiong*	Wind-Elimination unterstützend

Entsprechungen der Diätetik

Alle rohen oder gekeimten Nahrungsmittel sind tendenziell eher kühlend. Gut geeignet sind bei Hitze auch Frischkornbreie, insbesondere Weizen kühlt Hitze und stützt das Yin von Niere und Herz. Buchweizen eliminiert effektiv Nässe-Hitze.

Wind-Hitze eliminierend: Rettiche, Karotte, Chrysanthemenblüten, Minzblätter, Löwenzahn, Chinakohl

Hitze kühlend: Weizen, Gerste, Buchweizen, Rundkornreis, Hirse, Karotten, Chinakohl, Stangensellerie, Spinat, Banane, Wassermelone, Kaki, Kiwi, Birne, Apfel

Hitze kühlend, Nässe eliminierend:
Mungbohnen, Sojabohnen und Tofu, Gurke

Hitze kühlend, Säfte erzeugend:
roher Rettich und Rettichsaft

Wind-Kälte eliminierend: Frühlingszwiebeln, Paprika, Ingwer, Knoblauch, Chilischote, Koriander

Milz-Lungen-Qi stärkend: Buchweizen, Gerste, Sojabohnen, Fenchel

Meide:
Hitze erzeugende Nahrung: Bes. Alkohol kann langfristig zu Hitze führen und Nässe erzeugen. Andere energetisch heiße Nahrung sind Chilis, scharfe Speisen, Lamm, Hammel.
Vorsicht besonders bei Tabak, da dieser heiß und Säfte austrocknend wirkt.
Während eines Infektes: Schwere, kalte und rohe Nahrung meiden. Milchprodukte können noch mehr Schleim erzeugen.
Meide Raffinadezucker, Milchprodukte, fettes Fleisch, da die Mitte belastet wird und leicht zuviel Nässe bzw. Schleim produziert wird. Fettes Fleisch kann pathogene Faktoren im Organismus binden. Ein Übermaß an Süßem belastet die Milz, ebenfalls zu viel kalte und rohe Nahrung.

Modifikationen

Bei fehlendem Fieber:
weglassen von Gypsum fibrosum *Shi Gao*
In Fällen ohne Obstipation: weglassen von
- Rhizoma Rhei *Da Huang*
- Mirabilitum *Mang Xiao*

Anmerkungen

1. Diese Rezeptur behandelt eine Situation, in der eine Fülle – in der Oberfläche – im Außen und gleichzeitig eine im Innen besteht.
2. Bei bestehendem Blut-Mangel können pathogene Faktoren, besonders Wind und Kälte, leicht in den Körper eindringen. Deshalb ist es bei der Therapie von Wind-Störungen wichtig, einen gleichzeitigen Blut-Mangel zu erkennen und mitzubehandeln. Daher gilt die folgende Regel: „Um Wind zu eliminieren, tonisiere das Blut." Dieses Prinzip wird auch in dieser Rezeptur verfolgt.
3. Deshalb sollen sich Frauen in China direkt nach der Entbindung, in einer Zeit, in der sie sicherlich einen vorübergehenden Blut-Mangel durchlaufen, nicht draußen aufhalten (Wind) oder Wäsche waschen (kaltes Wasser: Nässe-Kälte). Denn in dieser Zeit ist der Organismus besonders empfänglich für die Invasion von pathogenen Faktoren.

Korrespondierende Akupunktur

Di 4, Di 11	eliminiert Wind und Hitze
Lu 5, Lu 11	leitet Hitze aus der Lunge ab
MP 6	Treffpunkt der drei Yin-Meridiane
3E 5, Gb 20, Gb 31	eliminiert Wind

Literatur

Bensky englisch ► S.58
deutsch ► S.59

Fertigarznei

Siler & Platycodon Formula – 300 mg Tabletten und als Granulat

五积散

Fünf Anhäufungen Pulver

Chinesischer Name:	**Wu Ji San**
Japanischer Name:	**go shaku san**
Englischer Name:	**Five Accumulation Powder**
Lateinischer Name:	**Pulvis quinque accumulationes**

Konstitution

eher pyknischer Habitus

Gruppenklassifikation

Oberfläche befreiende Rezepturen (Außen und Innen Fülle)

Temperaturverhalten

kalt	kühl	neutral	leicht warm	heiß

Indikation bei Energiezustand des Patienten

Fülle	leichte Fülle	neutral	leichter Mangel	Mangel

Zusammensetzung

Herba Ephedrae	1.5-4.5g	(1a)	öffnet Oberfläche und Poren, schweißtreibend, löst Qi-Stagnation im Thorax	► S.499
Radix Angelicae dahuricae	1.5-4.5g	(1a)	große ausleitende Kraft, bes. Nase und Nebenhöhle	► S.505
Cortex Cinnamomi	1.5-4.5g	(11)	Kälte aus dem Innen vertreibend, Nieren-Yang wärmend	► S.658
Rhizoma Zingiberis exs.	1.5-4.5g	(11)	Kälte aus dem Innen vertreibend, bes. die Mitte wärmend	► S.657
Cortex Magnoliae	1.5-4.5g	(7)	Nässe umwandelnd, Lungen- und Magen-Qi absenkend	► S.606
Rhizoma Atractylodis	3-9g	(7)	Nässe umwandelnd, schmerzstillend	► S.607
Rhizoma Pinelliae	3-9g	(6)	Schleim transformierend, Mitte harmonisierend, Übelkeit lindernd	► S.588
Pericarpium Aurantii	3-9g	(9)	Qi regulierend, Schleim transformierend, die Milz stärkend	► S.620
Poria	3-9g	(4)	Nässe eliminierend, Milz stärkend, Mitte harmonisierend, sedierend	► S.565
Radix Platycodi	3-9g	(6)	Schleim umwandelnd, Lungen-Qi regulierend	► S.591
Fructus Citri Aurantii	6-12g	(9)	Qi-Fluß der Mitte und Lunge regulierend, Schleim transformierend	► S.623
Radix Angelicae sinensis	1.5-4.5g	(12b)	Blut nährend und dynamisierend, Mens regulierend, schmerzstillend	► S.680
Radix Paeoniae lactiflorae	1.5-4.5g	(12b)	Blut nährend, Leber harmonisierend, regulierend	► S.681
Rhizoma Ligustici	1.5-4.5g	(10)	Blut belebend, Wind austreibend, schmerzlindernd	► S.634
Radix Glycyrrhizae	1.5-4.5g	(12a)	Mitte stützend, puffernd	► S.674

Anwendungsbeispiel

Lumbalgien, Ischialgien, Neuralgien, Arthralgien, Myalgien, chronische rheumatoide Arthritis, chronische oder akute Gastroenteritis, Atemwegsinfekt, Amenorrhö, Dysmenorrhö, menopausales Syndrom

Abgeleitete Rezepturen

Enthält Zutaten vom: Pinellia und Cortex Magnolia Dekokt
Ban Xia Hou Po Tang ► S.396
Beruhige den Magen Pulver
Ping Wei San ► S.290
Zweifach behandeltes Dekokt
Er Chen Tang ► S.472
Vier Arzneien Dekokt *Si Wu Tang* ► S.348

Wirkung

1. Die Oberfläche befreiend
2. Das Innen wärmend, den Qi-Fluß harmonisierend, Schleim umwandelnd
3. Blut bewegend, Akkumulationen vermindernd

Symptome

Fieber mit Frösteln ohne Schweiß, Schmerzen im ganzen Körper, Kopfschmerzen, Nackensteife, Lumbalgien, Gefühl von Fülle im Thorax und Oberbauch, Übelkeit, Erbrechen, Kälte im Bauch, Diarrhö, ausbleibende Menstruation oder verzögerte oder spärliche Menstruation, schmerzhafte Menstruation, Unterbauchschmerzen

TCM-Indikation

Invasion von Wind-Kälte im Außen mit gleichzeitiger Schädigung durch Kälte im Innen
ZK: blaß; **ZB**: weißlich; **Pu**: schlüpfrig oder drahtig

Funktionskreise

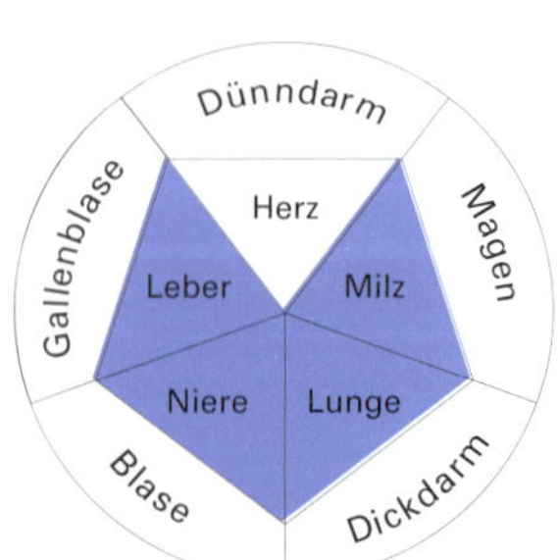

Sechs Stadien *Shang Han Lun*

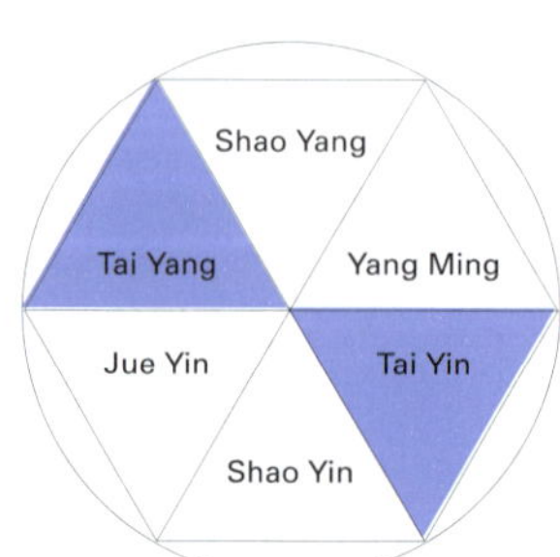

Außen ◄► Innen

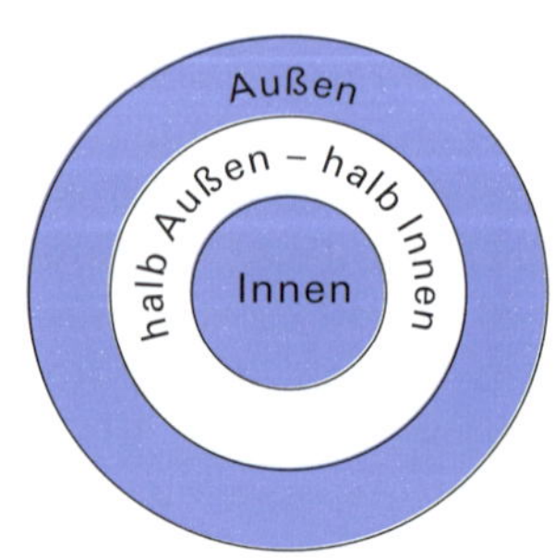

Analyse der Rezeptur

Radix Angelicae dahuricae	*Bai Zhi*	die Oberfläche befreiend, pathogene Faktoren ausleitend
Herba Ephedrae	*Ma Huang*	
Rhizoma Zingiberis exsiccatus	*Gan Jiang*	Kälte aus dem Innen vertreibend, die Mitte wärmend
Cortex Cinnamomi	*Rou Gui*	
Cortex Magnoliae	*Hou Po*	Qi regulierend und nach unten führend, Nässe und Schleim umwandelnd
Fructus Citri Aurantii	*Zhi Ke*	
Pericarpium Aurantii	*Cheng Pi*	
Rhizoma Pinelliae	*Ban Xia*	
Radix Platycodi	*Jie Geng*	
Poria	*Fu Ling*	Nässe eliminierend, Milz stützend
Rhizoma Atractylodis	*Cang Zhu*	
Radix Angelicae sinensis	*Dang Gui*	Blut nährend, somit leichter Wind-Erkrankungen heilend Blut-Stasen aufhebend
Radix Paeoniae lactiflorae	*Bai Shao*	
Rhizoma Ligustici	*Chuan Xiong*	
Radix Glycyrrhizae	*Gan Cao*	Mitte harmonisierend, stützend

Modifikationen

Diese Rezeptur wird je nach individuellem Befund angepaßt in Dosis und Zusammensetzung.

Entsprechungen der Diätetik

Wind-Kälte eliminierend:
Frühlingszwiebeln, Paprika, Ingwer, Knoblauch, Chilischote, Koriander
Milz-Lungen-Qi stärkend:
Buchweizen, Gerste, Sojabohnen, Fenchel
Meide:
Raffinadezucker, Milchprodukte, fettes Fleisch, Alkoholika.
Ein Übermaß an Süßem belastet die Milz, da leicht zuviel Nässe produziert wird. Übermäßig viel Kaltes und Rohkost kann ebenfalls die Milz belasten.

Anmerkungen

Diese komplexe Rezeptur richtet sich zugleich auf die Befreiung der Oberfläche, das Stützen und Wärmen des Innen, die Regulierung des Qi- und Blut-Flusses, gleichzeitig werden Nässe und Schleim ausgeleitet und transformiert. Dadurch kann die Energie wieder besser nach unten geführt und Stauungen sowie Akkumulationen im Oberen und Mittleren Erwärmer vermindert werden.

Korrespondierende Akupunktur

Di 4	leitet pathogene Faktoren aus
3E 5	eliminiert Wind
Lu 7	Luo-Punkt; senkt Lungen-Qi ab
Bl 13	Shu-Punkt der Lunge
Ma 36	stützt das Qi der Mitte, Arealfernpunkt Abdomen
Bl 20	Shu-Punkt der Milz

Literatur

Bensky	englisch	► S.62
	deutsch	► S.63

Eigene Eintragungen

2. HITZE KLÄRENDE REZEPTUREN

2.a Rezepturen, die Hitze aus der Qi-Ebene beseitigen

白虎汤

Weißer Tiger Dekokt

Chinesischer Name:	**Bai Hu Tang**
Japanischer Name:	**byakko to**
Englischer Name:	**White Tiger Decoction**
Lateinischer Name:	**Decoctum trigris candidi**

Konstitution
kräftiger Typus

Gruppenklassifikation
Hitze klärende Rezepturen (Qi)

Temperaturverhalten

sehr kalt	kühl	neutral	warm	heiß

Indikation bei Energiezustand des Patienten

Fülle	leichte Fülle	neutral	leichter Mangel	Mangel

Zusammensetzung

Gypsum fibrosum	20g	(2a)	klärt Hitze-Fülle (helles Yang), bes. der Lunge, leitet Magen-Feuer ab	► S.525
Rhizoma Anemarrhenae	10g	(2a)	klärt Hitze und leitet Feuer ab, bei hohem Fieber mit Durst, befeuchtend	► S.526
Fructus Oryzae germinatus	7g	(8)	reduziert Nahrungsstagnation, Magen stärkend, Appetit und Verdauung fördernd	► S.614
Radix Glycyrrhizae	4g	(12a)	Mitte stärkend, Eiter ausleitend, mildert Toxizität anderer Arzneien	► S.674

Hauptsymptome

Kopfschmerzen,

rotes Gesicht,

unstillbarer Durst,

quälendes Hitzegefühl,

Unruhe

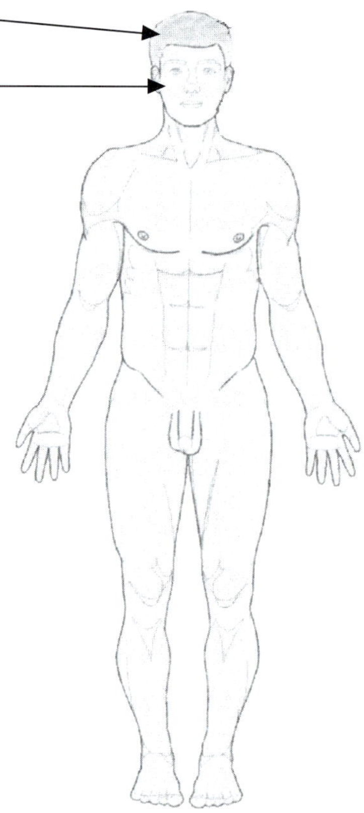

Wirkung
1. Treibt Hitze aus
2. Regt die Säfteproduktion an

Symptome
Hohes Fieber, hochgradige Kopfschmerzen, trockener Mund und großer, unstillbarer Durst, quälendes Hitzegefühl, Unruhe, rotes Gesicht, Blutandrang zum Kopf, Abneigung gegen Hitze, spontane, massive Schweiße

TCM-Indikation
Hitze im Qi-Bereich (siehe Anmerkung) in Magen und Dickdarm (*Yang-Ming* Leitbahnen)
ZK: rot; **ZB**: trockener, gelblicher Belag;
Pu: voll, schlüpfrig, beschleunigt

Anwendungsbeispiel
Akuter, ausgepägter, hochfieberhafter grippaler Infekt, Pneumonie, Hitzschlag, chronische rheumatoide Arthritis und andere autoimmunologische (Kollagen-) Erkrankungen, Meningoenzephalitis

Abgeleitete Rezepturen
Weißer Tiger Dekokt mit Atractylodis
Bai Hu Jia Cang Zhu Tang ► S.215

Funktionskreise

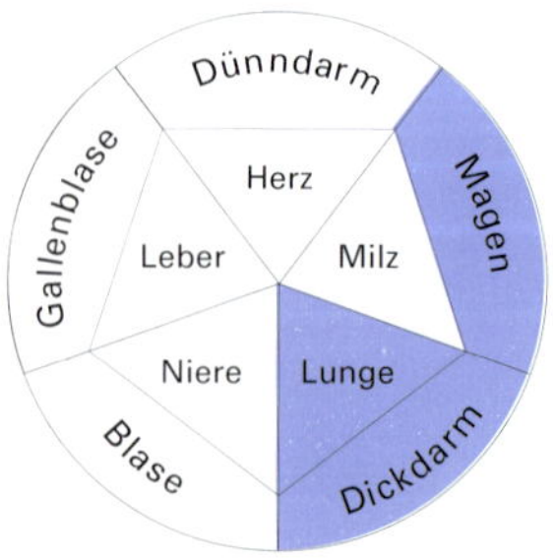

Sechs Stadien *Shang Han Lun*

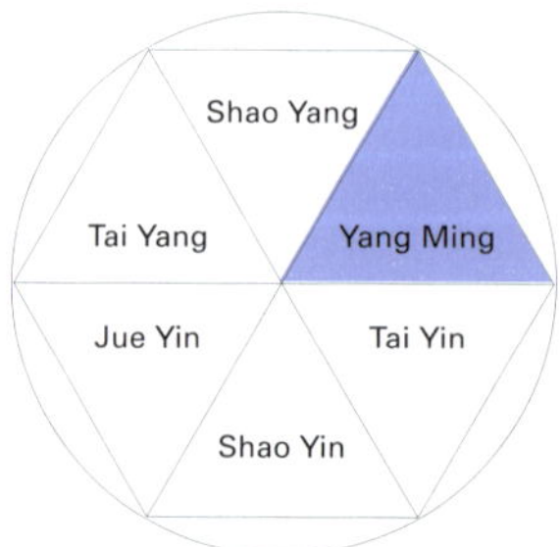

Außen ◄► Innen

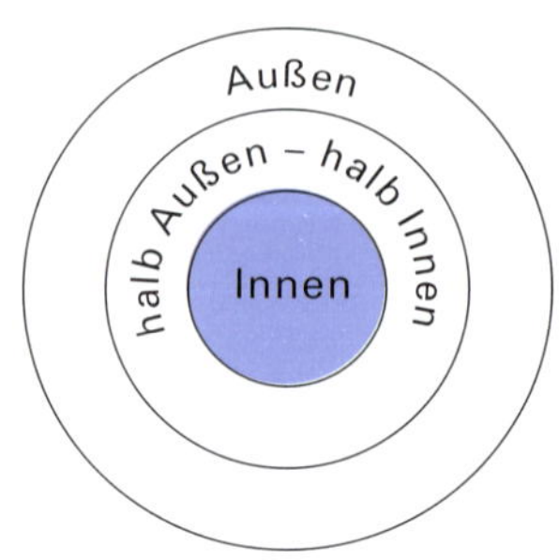

Analyse der Rezeptur

Gypsum fibrosum	*Shi Gao*	Hitze klären, Feuer ausleitend aus Lunge und Magen,
Rhizoma Anemarrhenae	*Zhi Mu*	gleichzeitig befeuchtend und das Yin nährend
Fructus Oryzae germinatus	*Gu Ya*	die Mitte puffernd und vor der Kälte der Herrscher-
Radix Glycyrrhizae	*Gan Cao*	und Minister-Droge schützend

Modifikationen

Bei ausgeprägtem Kopfschmerz, roten, geschwollenen Augen:
+ Rhizoma Coptidis *Huang Lian*
+ Radix Scutellariae *Huang Qin*

Bei Parodontitis, Nasenbluten, Obstipation durch Magen- und Lungen-Hitze:
+ Rhizoma Rhei *Da Huang*

Bei Gelenkschmerzen, -schwellung, rheumatischen Beschwerden im Sinne eines Bi-Hitze-Syndroms:
+ Rhizoma Atractylodis *Cang Zhu*
—> heißt dann: **Weißer Tiger Dekokt mit Atractylodis *Bai Hu Jia Cang Zhu Tang***

Ebenfalls bei Gelenkschmerzen mit warmen oder heißen Gelenken:
+ Ramulus Cinnamomi *Gui Zhi*
—> heißt dann: **Weißer Tiger Dekokt mit Ramulus Cinnamomi *Bai Hu Jia Gui Zhi Tang***
Weitere Symptome sind dabei: Durst, evtl. Fieber, Besserung durch Kälteanwendung; ZK rot oder rote Stippchen, die die innere Hitze anzeigen. Dies ist Hitze-Bi (Wind, Nässe und Kälte, die sich zu Hitze transformiert hat).

Korrespondierende Akupunktur

Di 1 Jing-Brunnen-Punkt, bes. bei Zahnschmerzen im Unterkiefer, evtl. blutenlassen: klärt Hitze aus dem Yang Ming
Di 4 eliminiert pathogene Faktoren
Lu 1 Mu-Punkt der Lunge
Bl 13 Shu-Punkt der Lunge, sedieren um Hitze zu eliminieren
Du 14 und Di 11 leitet Hitze aus
Lu 11 Jing-Brunnen Punkt; evtl. bluten lassen, besonders effektiv um Hitze zu eliminieren
Ma 44 oder 45 Sedierungspunkt des Magens; Jing-Brunnen Punkt; evtl. bluten lassen

Anmerkungen

1. Länger bestehende Hitze greift generell den Säftebereich an, daher kühlt diese Rezeptur und befeuchtet gleichzeitig.
2. Bei Fieber mit Wind-Kälte-Abneigung durch Milz- und Magen-Schwäche.
3. „Hitze aus der *Qi*-Ebene": Begriff aus dem Vier-Schichten-Modell (siehe auch ► S.522ff und Anhang ► S.746). *Qi* stellt die zweite Energie-Ebene dar:
1. *Wei Qi*; 2. *Qi*; 3. *Ying* (Bauenergie: ein Aspekt des Blutes); 4. Blut.
Die Hitze kann sich in den verschiedenen Ebenen aufhalten, je nachdem, wie tief sie in den Organismus eingedrungen ist; sie kann sich auch direkt in inneren Schichten durch emotionale oder diätetische Faktoren bilden.
Erkrankungen in der Qi-Ebene sind gekennzeichnet durch hohes Fieber, profuse Schweiße, Unruhe, Durst, gelben ZB, großen, vollen beschleunigten Puls. Dies Bild entspricht im Sechs-Stadien-Modell nach dem *Shang Han Lun* dem Yang Ming – helles Yang – Stadium (siehe Anhang ► S.745).

Entsprechungen der Diätetik

Alle rohen oder gekeimten Nahrungsmittel sind tendenziell ohor Hitze kühlend; gut geeignet sind bei Hitze auch Frischkornbreie, Salate und viele Obstsorten.
Hitze kühlend: Weizen, Gerste, Buchweizen, Rundkornreis, Hirse, Karotten, Chinakohl, Stangensellerie, Spinat, Banane, Wassermelone, Kaki, Kiwi, Birne, Apfel
Hitze kühlend, Nässe eliminierend: Mungbohnen, Sojabohnen und Tofu, Gurke
Hitze kühlend, Säfte erzeugend: roher Rettich und Rettichsaft
Meide:
Hitze erzeugende Nahrung: bes. Alkohol kann im Magen auf längere Zeit Hitze produzieren
Andere energetisch heiße Nahrung: Chili, scharfe Gerichte, Lamm, Hammel, Meeresfrüchte (evtl. Verschlechterung von Nässe-Hitze-Ekzemen); Tabak ist heiß und Säfte austrocknend.

Literatur

Bensky	englisch	► S.70
	deutsch	► S.72
Shang Han Lun		► § 76

Fertigarznei

Gypsum Formula – als Granulat

Eigene Eintragungen

2.b Rezepturen, die Hitze beseitigen und Toxine lindern

黄连解毒汤

Coptis Dekokt, das toxische Wirkungen lindert

Chinesischer Name:	Huang Lian Jie Du Tang
Japanischer Name:	oren gedoku to
Englischer Name:	Coptis Decoction To Relieve Toxicity
Lateinischer Name:	Decoctum desinficiens Coptidis

Konstitution
kräftiger Typus

Gruppenklassifikation
Hitze klärende Rezepturen (Hitze-Toxin)

Temperaturverhalten

kalt	kühl	neutral	warm	heiß

Indikation bei Energiezustand des Patienten

Fülle	leichte Fülle	neutral	leichter Mangel	Mangel

Zusammensetzung

Rhizoma Coptidis	3-6g	(2c)	Nässe-Hitze kühlend und ableitend, bes. im Oberen und Mittl. Erwärmer	► S.541
Radix Scutellariae	3-9g	(2c)	Nässe-Hitze kühlend und ableitend, bes. im Oberen und Mittl. Erwärmer	► S.540
Cortex Phellodendri	2-5g	(2c)	Nässe-Hitze aus- und ableitend, bes. im Unteren Erwärmer	► S.542
Fructus Gardeniae	3-6g	(2a)	Hitze kühlend; Herz, Leber und Magen	► S.527

Hauptsymptome

aufsteigende Hitze,

Unruhe,

exsudative Ekzeme,

schleimig-blutige Stühle

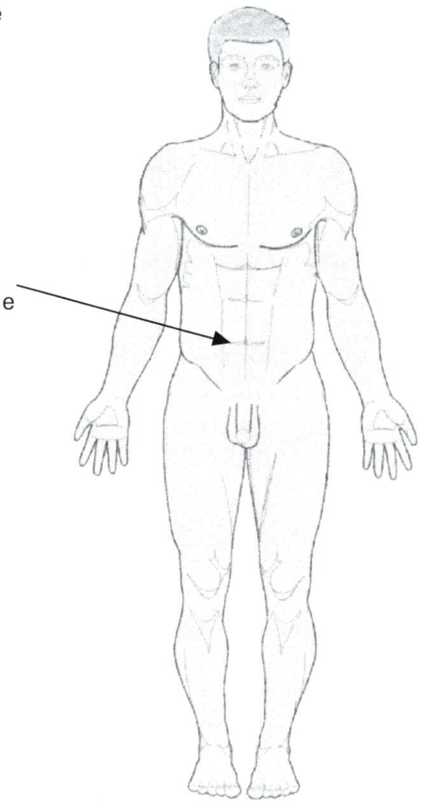

Wirkung
1. Hitze kühlend, Blut-Hitze kühlend, Toxine eliminierend.
2. Nässe-Hitze ausleitend.

Symptome
Rotes Gesicht, Nausea, Völle im Epigastrium, Dysenterie mit blutig-schleimigen Diarrhöen, Hämorrhoiden, nässende, eitrige, exsudative Ekzeme mit Blutungsneigung, Pruritus, Urtikaria Epistaxis, Bluterbrechen, aufsteigende Hitze, Fieber, Unruhe, Schlaflosigkeit, cholerisches Temperament, Depressionsneigung, menopausale Beschwerden, Dysmenorrhö, Hypertonus, Schwindel, Druck und Brennen im Thorax, Tachykardie

TCM-Indikation
Hitze und Toxine in den drei Erwärmern; Blut-Hitze, Nässe-Hitze
ZK: rot; **ZB:** gelb; **Pu:** beschleunigt, voll

Anwendungsbeispiel
Putride exsudative Ekzeme, auch mit starkem Juckreiz, z. B. Exazerbation einer Neurodermitis oder Psoriasis bei gegebenem Hautbefund, chronisch entzündliche Darmerkrankungen: z. B. akute Exazerbation von M. Crohn, Colitis ulcerosa, klimakterisches Syndrom, starke psychische Erregungszustände wie Manie, Schizophrenie (Herz-Feuer) oder agitierte Depression

Abgeleitete Rezepturen

Dekokt, das das Epigastrium entlastet *Xie Xin Tang*	► S.220
Dekokt, das Wärme klärt *Wen Qing Tang*	► S.354
Gardenia Dekokt shishi haku hi to (japanisch)	► S.219

Funktionskreise

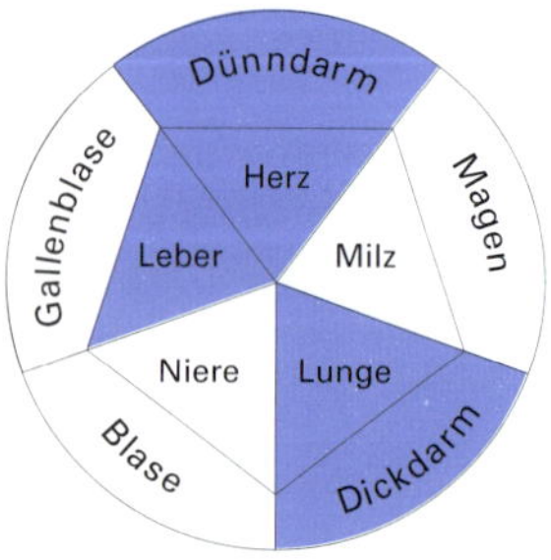

Sechs Stadien *Shang Han Lun*

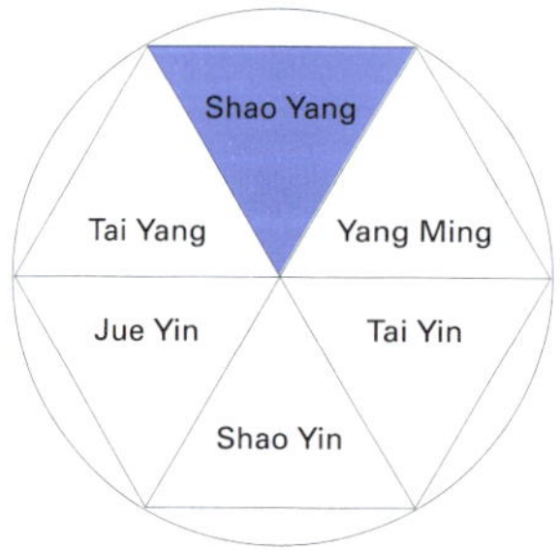

Außen ◄► Innen

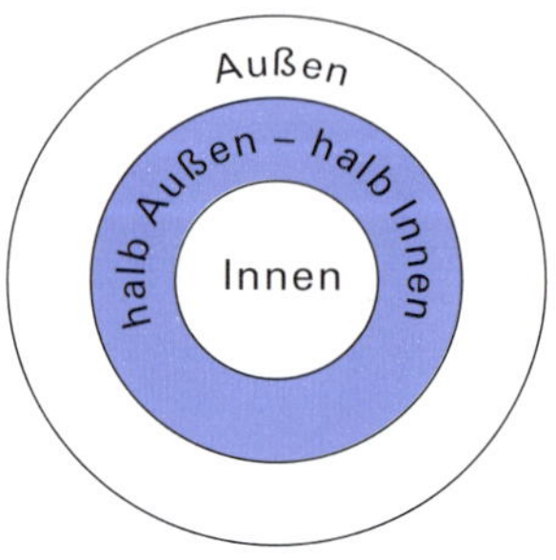

Analyse der Rezeptur

Rhizoma Coptidis	*Huang Lian*	Hitze klärend, Toxine und Nässe-Hitze eliminierend, bes. aus Oberem und Mittlerem Erwärmer
Radix Scutellariae	*Huang Qin*	
Cortex Phellodendri	*Huang Bai*	Hitze klärend, Toxine und Nässe-Hitze eliminierend, bes. aus dem unteren Erwärmer
Fructus Gardeniae	*Zhi Zi*	Hitze kühlend, den Geist beruhigend

Modifikationen

Bei ausgeprägter Obstipation:
+ Rhizoma Rhei *Da Huang*
(nur die letzten 10 Minuten mitkochen)

Bei entzündlichen Darmerkrankungen:
+ Radix Aucklandiae *Mu Xiang*

Bei Hauterkrankungen mit Juckreiz als:
Gardenia Dekokt (eine japanische Rezeptur: shishi haku hi to)
Zusammensetzung:

Cortex Phellodendri	2-8g
Fructus Gardeniae	2-4g
Radix Glycyrrhizae	2-4g

Symptome: Hauterkrankungen mit Juckreiz, milder Ikterus, Druckdolenz des rechten Hypochondriums, Erythem, Hyperkeratose, emotionale Unausgeglichenheit, Unruhe, reizbar. Beispiele: Dies sind oft Hauterkrankungen im Rahmen einer Lebererkrankung, bei Alkoholismus oder allergischen Ekzemen.

Korrespondierende Akupunktur

Le 2	Sedierungspunkt
Di 11 und Du 14 kühlt Hitze	
Gb 36	elimniert Hitze-Toxin
Lu 11	(bluten lassen)
MP 10	*Xue Hai* Juckreiz stillend, Blut regulierend – wirkt insbesondere auf die untere Körperhälfte
Bl 17	Blut stützend und regulierend, Juckreiz lindernd – wirkt insbesondere auf die Obere Körperhälfte
Ma 44	*Nei Ting*
3E 1	bluten lassen
Pe 7	Sedierungspunkt

Literatur

Bensky	englisch	► S.78
	deutsch	► S.81

Anmerkungen

Rezeptur wird bei chronischen Fällen mit ausgeprägterem Blut-Mangel oft mit Blut nährenden Rezepturen kombiniert: z. B.: mit Vier Arzneien Dekokt *Si Wu Tang* oder Dekokt, das Wärme klärt *Wen Qing Tang* ► S.354
Das Coptis Dekokt, das toxische Wirkungen lindert *Huang Lian Jie Du Tang* sollte nur kurzfristig (2-4 Wochen) gegeben werden. Besonders bei akuter Exazerbation eines chronischen Ekzems oder einer entzündlichen Darmerkrankung durch Hitze-Toxin können hiermit die akuten Symptome sehr effektiv gelindert werden.
Wichtig ist, daß die Rezeptur als solche für kräftige Patienten mit Fülle-Konstitution gedacht ist. Daher sollte sie für die langfristige Anwendung, z. B. bei chronischen Haut- oder Darmprozessen, mit tonisierenden Drogen kombiniert werden. Sonst besteht durch die extreme Kälte der Rezeptur die Gefahr einer Mittenschädigung.
Hinweis: Rezeptur ist von extrem bitterem Geschmack, Patienten besser vorher darüber informieren.

Entsprechungen der Diätetik

Alle rohen oder gekeimten Nahrungsmittel sind tendenziell eher Hitze kühlend; gut geeignet sind bei Hitze auch Frischkornbreie.
Hitze kühlend: Weizen, Gerste, Buchweizen, Rundkornreis, Hirse, Karotten, Chinakohl, Stangensellerie, Spinat, Banane, Wassermelone, Kaki, Kiwi, Birne, Apfel
Hitze kühlend, Nässe eliminierend: Buchweizen, Mungbohnen, Sojabohnen und Sojasprossen, Tofu, Gurke, Sellerie, Löwenzahn, Krebse
Hitze kühlend, Toxine entgiftend: Buchweizen, Mungbohnen, schwarze Sojabohnen, Tofu, Gurke, Sellerie, Löwenzahn
Meide:
Hitze erzeugende Nahrung: Besonders Alkohol kann längerfristig Hitze produzieren und zu Nässe-Bildung führen.
Andere energetisch heiße Nahrung wie Chili, scharfe Gerichte, Lamm, Hammel, Meeresfrüchte können Hitze-Prozesse verstärken; Meeresfrüchte führen darüber hinaus evtl. zur Verschlechterung von Nässe-Hitze-Ekzemen.
Tabak ist heiß und Säfte austrocknend.

Fertigarznei

Coptis & Scute Formula – 300 mg Tabletten

牛黄上清丸 Dekokt, das das Epigastrium entlastet (Synonym: Dekokt der drei Gelben)

Chinesischer Name:	**Xie Xin Tang** (oder: San Huang Xie Xin Tang)
Japanischer Name:	**san o shashin to**
Englischer Name:	**Drain the Epigastrium Decoction**
Lateinischer Name:	**Decoctum dispulsionis orbis cardialis**

Konstitution
relativ kräftiger Typus

Gruppenklassifikation
Hitze klärende Rezepturen (Hitze-Toxin)

Temperaturverhalten

kalt	kühl	neutral	warm	heiß

Indikation bei Energiezustand des Patienten

Fülle	relative Fülle	neutral	leichter Mangel	Mangel

Zusammensetzung

Rhizoma Rhei	3-6g	(3a)	leitet Hitze ab, lindert Feuer-Toxin, führt Akkumulationen ab	► S.556
(nur die letzten 10 Minuten mitkochen, wenn abführender Effekt bei einer Obstipation gewünscht wird)				
Rhizoma Coptidis	3-6g	(2c)	Nässe-Hitze kühlend und ableitend, bes. im Oberen und Mittl. Erwärmer	► S.541
Radix Scutellaria	3-6g	(2c)	Nässe-Hitze kühlend und ableitend, bes. im Oberen und Mittl. Erwärmer	► S.540

Hauptsymptome

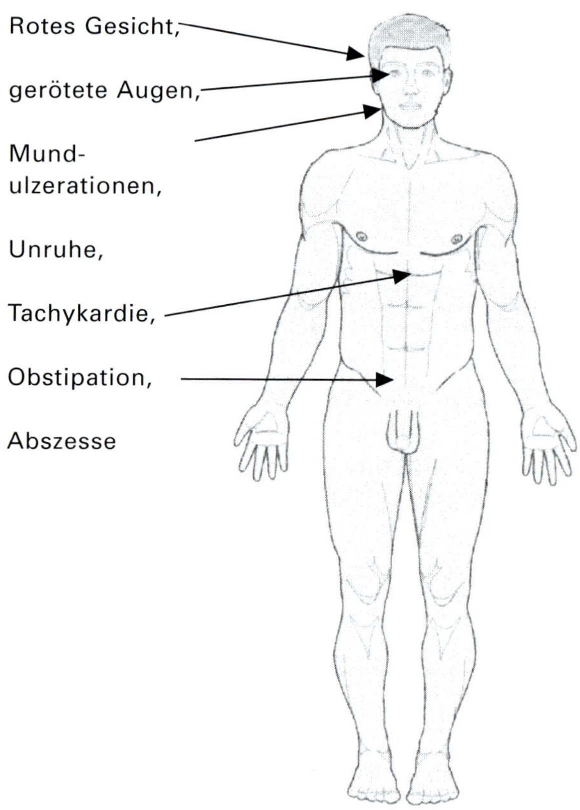

Wirkung
1. Feuer im Herzen und Magen kühlend, Hitze ableitend
2. Toxine ausscheidend, sedierend
3. Nässe trocknend

Symptome
Rotes Gesicht, Fieber, gerötete Augen, Unruhe, Ängste, Schlaflosigkeit, Irritierbarkeit, emotionale Schwankungen, Dysenterie, Hepatitis, Tachykardie, Palpitation, Tinnitus, Blutungen aus Mund oder Nase, Stomatitis, Mundulzerationen, Obstipation, dunkler Urin, eitrige Hauteffloreszenzen, Absedierungen

TCM-Indikation
Nässe-Hitze-Exzeß, Feuer-Toxin, Blut-Hitze, Herz-Yang-Exzeß
ZK: rot, oder rote Spitze; **ZB**: klebrig, gelber Belag;
Pu: beschleunigt, tief

Anwendungsbeispiel
Schlaflosigkeit, Angstzustände, Palpitationen, Herzneurose, menopausaler Symptomenkomplex, Hypertonus, allergische Hauterkrankungen, Ekzeme, Obstipation, Stomatitis, Mundgeschwüre

Abgeleitete Rezepturen
Coptis Dekokt, das toxische Wirkungen lindert
Huang Lian Jie Du Tang ► S.218

Funktionskreise

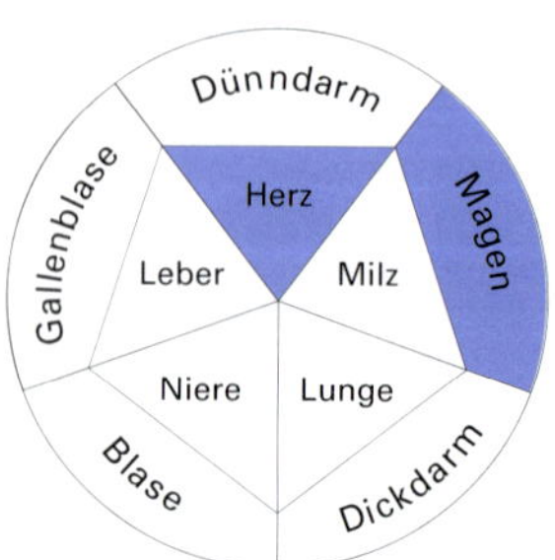

Sechs Stadien *Shang Han Lun*

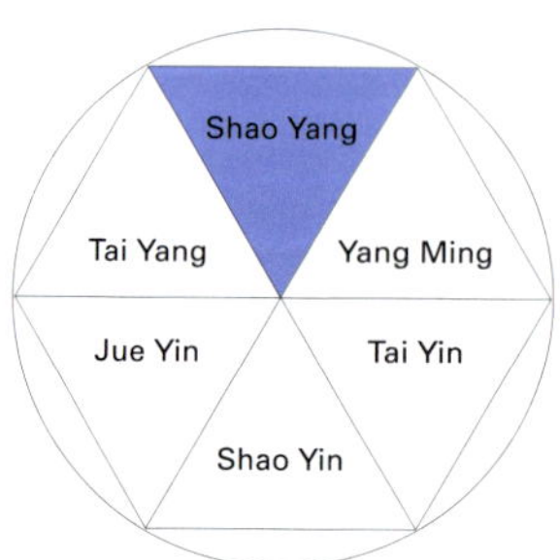

Außen ◄► Innen

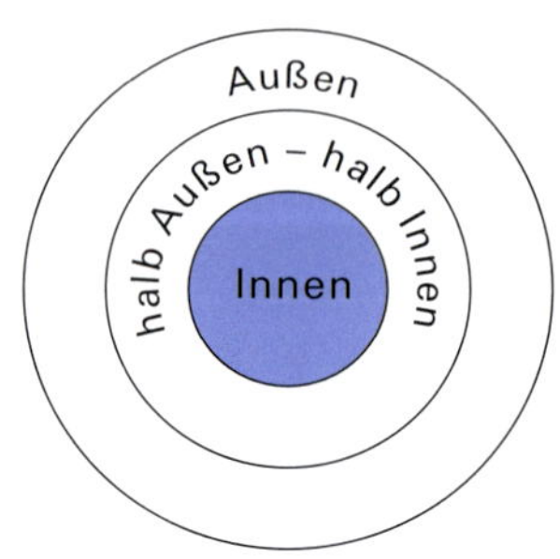

Analyse der Rezeptur

Rhizoma Rhei	*Da Huang*	kühlend und Hitze eliminierend, Blutungen stoppend, bes. aus Unterem Erwärmer
Rhizoma Coptidis Radix Scutellariae	*Huang Lian* *Huang Qin*	kühlend und Nässe-Hitze eliminierend, bes. aus Oberem und Mittlerem Erwärmer

Modifikationen

Bei ausgeprägteren Bauchschmerzen:
+ Rhizoma Corydalis *Yan Hu Suo*
+ Fructus Citri Aurantii *Zhi Ke*

Bei Trigeminusneuralgie:
+ Rhizoma Arisaematis *Tian Na Xing*
+ Rhizoma Gastrodiae *Tian Ma*
+ Periostracum Cicadae *Chan Tui*

Korrespondierende Akupunktur

He 6 Xi-Spalt-Punkt, sediert
Gb 14 lokaler Punkt bei Kopfschmerz im Gallenblasenmeridian
Ma 44 *Nei Ting* Sedierungspunkt des Magens, Hitze kühlend
Di 11 in Kombination mit Du 14: kühlt Hitze
MP 10 *Xue Hai* Blut regulierend, Juckreiz stillend

Fertigarznei

Coptis & Rhubarb Combination – als Granulat

Literatur

Bensky englisch ► S.79
deutsch ► S.83

Anmerkungen

Rhizoma Rhei wird die ganze Zeit mitgekocht; dadurch hat sie mehr eine Hitze kühlende und Blut dynamisierende Wirkung. Eine starke purgative Wirkung ist somit nicht gegeben, jedoch besteht diese Rezeptur ausschließlich aus bitteren, kalten Arzneien, die somit eine nach unten führende und über den Stuhlgang Hitze eliminierende Wirkung entfalten. Daher kann sie auch bei dysenterischen Beschwerden mit Neigung zu Diarrhö eingesetzt werden. Wenn allerdings eine ausgeprägte Obstipation bestehen sollte, kann Rhizoma Rhei natürlich auch erst später dem Dekokt zugefügt werden, um eine gleichzeitig mehr abführende Wirkung zu erzielen.

Entsprechungen der Diätetik

Alle rohen oder gekeimten Nahrungsmittel sind tendenziell eher Hitze kühlend; gut geeignet sind bei Hitze auch Frischkornbreie, Salate und frisches Obst.

Hitze kühlend: Weizen, Gerste, Buchweizen, Rundkornreis, Hirse, Karotten, Chinakohl, Stangensellerie, Spinat, Banane, Wassermelone, Kaki, Kiwi, Birne, Apfel

Hitze kühlend, Nässe eliminierend: Buchweizen, Mungbohnen, Sojabohnen und Sojasprossen, Tofu, Gurke, Sellerie, Löwenzahn

Hitze kühlend, Toxine entgiftend: Buchweizen, Mungbohnen, schwarze Sojabohnen, Tofu, Gurke, Sellerie, Löwenzahn

Meide:

Hitze erzeugende Nahrung: Besonders Alkohol kann längerfristig Hitze produzieren und zu Nässebildung führen.
Andere energetisch heiße Nahrung wie Chili, scharfe Gerichte, Lamm, Hammel, Meeresfrüchte können Hitze-Prozesse verstärken; Meeresfrüchte führen darüber hinaus evtl. zur Verschlechterung von Nässe-Hitze-Ekzemen.
Tabak ist heiß und Säfte austrocknend.

Eigene Eintragungen

清上防風湯

Radix Ledebouriellae Dekokt zur Befreiung der oberen Körperhälfte

Japanischer Name: **seijo bofu to**

Konstitution
kräftiger Typus

Gruppenklassifikation
Hitze klärende Rezepturen (Hitze-Toxin)

Temperaturverhalten

kalt	kühl	neutral	warm	heiß

Indikation bei Energiezustand des Patienten

Fülle	leichte Fülle	neutral	leichter Mangel	Mangel

Zusammensetzung

Radix Scutellariae	4g	(2c)	Nässe-Hitze kühlend und ableitend, besonders im Oberen und Mittl. Erwärmer	► S.540
Rhizoma Coptidis	3g	(2c)	Nässe-Hitze kühlend und ableitend, besonders im Oberen und Mittl. Erwärmer	► S.541
Fructus Gardeniae	4g	(2a)	Hitze kühlend, Bezug zu Herz, Leber und Magen	► S.527
Fructus Forsythiae	5g	(2d)	Hitze kühlend, Toxine ausleitend, Geschwüre und Entzündungen lindernd	► S.547
Rhizoma Ligustici	5g	(10a)	Blut bewegend, schmerzstillend	► S.634
Herba Schizonepetae	4g	(1a)	bei Wind-Kälte und bei Wind-Hitze die Oberfläche befreiend	► S.502
Radix Angelicae dah.	5g	(1a)	große ausleitende Kraft, bes. Nase und Nebenhöhle	► S.505
Radix Platycodi	5g	(6a)	Lungen-Qi regulierend, bei Wind-Kälte und Wind-Hitze geeignet	► S.591
Fructus immaturus Citri	3g	(9)	Qi-Fluß der Mitte und Lunge regulierend, Schleim transformierend	► S.622
Radix Glehniae	5g	(12a)	befeuchtet die Lunge, stoppt Husten, nährt Magen-Yin	► S.698
Herba Menthae	3g	(1b)	Wind-Hitze ausleitend, bes. Bezug zu Augen und Kopf	► S.512
Radix Glycyrrhizae	3g	(12a)	Mitte stärkend, Lunge befeuchtend, Eiter ausleitend	► S.674

Hauptsymptome

gerötete Bindehäute,

ekzematöse Hautveränderungen im Kopf- und Gesichtsbereich,

eitrige Haut, besonders im Bereich des Oberkörpers und des Kopfes,

rotes Gesicht,

aufsteigendes Hitzegefühl, Kopfschmerz, Schwindel

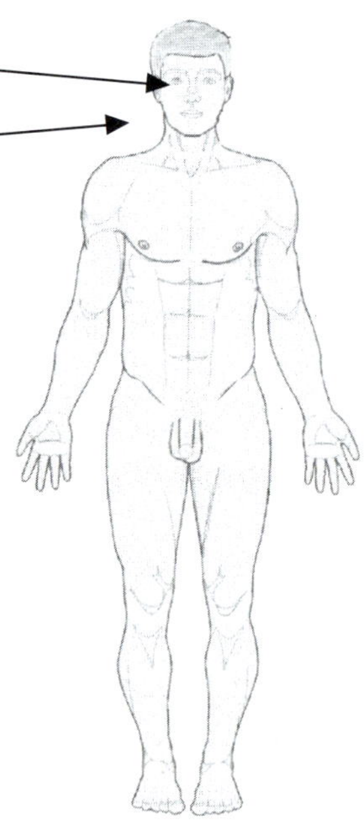

Wirkung
1. Hitze klärend, Toxine eliminierend
2. Qi regulierend, Blut bewegend

Symptome
Kräftig gebaute Patienten mit Neigung zu ekzematösen Hautveränderungen im Kopf- und Gesichtsbereich, eitrige Hautveränderungen, besonders im Bereich des Oberkörpers und des Kopfes, rotes Gesicht, aufsteigendes Hitzegefühl, Kopfschmerz, Schwindel, gerötete Bindehäute

TCM-Indikation
Durch Qi-Stagnation entsteht endogene Hitze und Blut-Stase mit Toxinen **ZK**: evtl. rot; **ZB**: weißlich bis gelblich; **Pu**: kräftig, evtl. leicht beschleunigt

Anwendungsbeispiel
Eitrige Ekzeme, Akne am Oberkörper oder Gesicht, Furunkulose, chronische Otitis media, chronische Sinusitis, chronische Konjunktivitis

Abgeleitete Rezepturen
Enthält Teile des Coptis Dekokt, das toxische Wirkungen lindert *Huang Liang Jie Du Tang* ► S.218

Funktionskreise

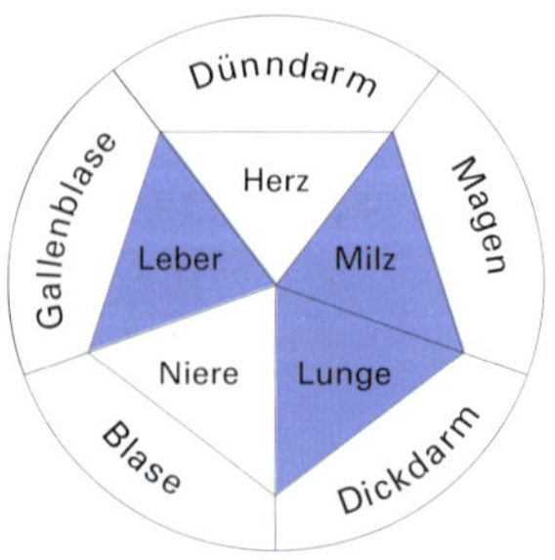

Sechs Stadien *Shang Han Lun*

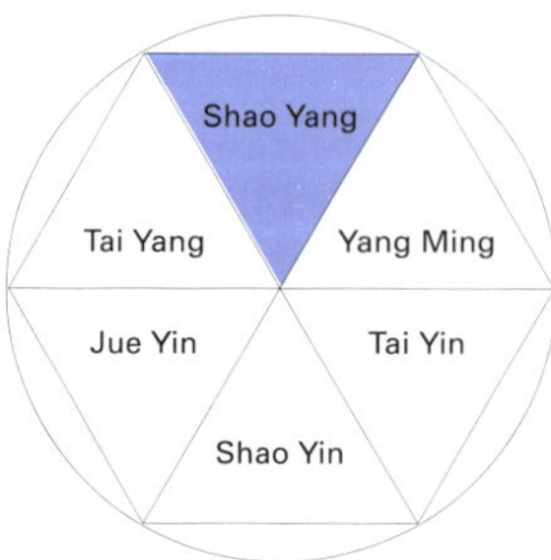

Außen ◄► Innen

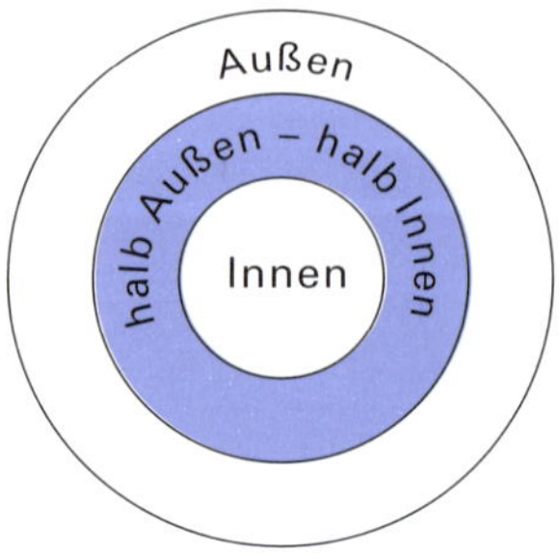

Analyse der Rezeptur

Herba Schizonepetae	*Jing Jie*	Wind eliminierend, pathogene Faktoren aus der Oberfläche ausleitend
Radix Angelicae dah.	*Bai Zhi*	
Herba Menthae	*Bo He*	
Radix Scutellariae	*Huang Qin*	Hitze klärend, Toxine eliminierend
Rhizoma Coptidis	*Huang Lian*	
Fructus Gardeniae	*Zhi Zi*	
Fructus Forsythiae	*Lian Qiao*	
Radix Platycodi	*Jie Geng*	
Radix Glycyrrhizae	*Gan Cao*	Toxine eliminierend, harmonisierend
Fructus immaturus Citri	*Zhi Shi*	Lungen-Qi regulierend, nach unten führend
Rhizoma Ligustici	*Chuan Xiong*	Blut belebend und Blut-Stasen aufhebend
Radix Glehniae/Adenophorae	*Sha Shen*	Lungen-Yin nährend

Anmerkungen

1. Diese Rezeptur eignet sich auch bei Ekzemen und chronischen entzündlichen Erkrankungen im Kopf-Halsbereich bei Alkoholikern, wo durch entsprechende Fehlernährung über lange Zeit endogene Hitze entsteht, die in Toxinbildung übergeht.
2. Diese Rezeptur sollte nicht bei ausgeprägten Zeichen eines energetischen Mangels angewendet werden.

Korrespondierende Akupunktur

Di 4, Di 11	eliminiert Wind und Hitze
Lu 5, Lu 11	leitet Hitze aus der Lunge ab
MP 6	Treffpunkt der drei Yin-Meridiane
3E 5, Gb 20, Gb 31	eliminiert Wind

Modifikationen

Die Rezeptur kann und sollte den jeweiligen Erfordernissen des Patienten angepaßt werden.

Literatur

nicht im Bensky

Entsprechungen der Diätetik

Wind-Kälte eliminierend: Frühlingszwiebeln, Paprika, Ingwer, Knoblauch, Chilischote, Koriander

Wind-Hitze eliminierend: Rettich, Karotte, Chrysanthemenblüten, Minzblätter, Löwenzahn, Chinakohl

Hitze kühlend: Alle rohen und gekeimten Nahrungsmittel sind tendenziell eher kühlend. Gut geeignet sind bei Hitze auch Frischkornbreie, insbesondere Weizen kühlt Hitze und stützt das Yin von Niere und Herz. Buchweizen eliminiert effektiv Nässe-Hitze. Gerste, Rundkornreis, Hirse, Karotten, Chinakohl, Stangensellerie, Spinat, Banane, Wassermelone, Kaki, Kiwi, Birne, Apfel

Hitze kühlend, Toxine entgiftend: Buchweizen, Mungbohnen, schwarze Sojabohnen, Tofu, Gurke, Sellerie, Löwenzahn

Hitze kühlend, Nässe eliminierend:
Mungbohnen, Sojabohnen und Tofu, Gurke

Milz-Lungen-Qi stärkend:
Buchweizen, Gerste, Sojabohnen, Fenchel

Meide:

Hitze erzeugende Nahrung: Bes. Alkohol kann längerfristig Hitze produzieren und zu Nässebildung führen. Andere energetisch heiße Nahrung wie Chili, scharfe Gerichte, Lamm, Hammel, Meeresfrüchte können Hitzeprozesse verstärken; Meeresfrüchte führen darüber hinaus evtl. zur Verschlechterung von Nässe-Hitze-Ekzemen. Vorsicht besonders bei Tabak, da dieser heiß und Säfte austrocknend wirkt.
Milchprodukte, Süßigkeiten und fettes Fleisch im Übermaß können Nässe und Schleimbildung begünstigen.

Eigene Eintragungen

2.c Rezepturen, die Hitze aus den Organen beseitigen

龙胆泻肝汤

Radix Gentianae Dekokt, das die Leber entlastet

Chinesischer Name:	Long Dan Xie Gan Tang
Japanischer Name:	ryutan shakan to
Englischer Name:	Gentiana Decoction to Drain the Liver
Lateinischer Name:	Decoctum Gentianae dispulsionis orbis hepatici

Konstitution
kräftiger Typus

Gruppenklassifikation
Hitze klärende Rezepturen (Hitze einzelner Organe)

Temperaturverhalten
kalt	kühl	neutral	warm	heiß

Indikation bei Energiezustand des Patienten
Fülle	leichte Fülle	neutral	leichter Mangel	Mangel

Zusammensetzung
Radix Gentianae	3-9g	(2c)	leitet Nässe-Hitze aus den Leitbahnen Le und Gb aus, besänftigt Leber-Feuer	► S.543
Fructus Gardeniae	3-9g	(2a)	Hitze kühlend, Herz, Leber und Magen	► S.527
Radix Rehmanniae glutinosae	12g	(2b)	klärt Hitze, kühlt Blut, Hitze in der Blut-Ebene, Blutungen, befeuchtet	► S.534
Radix Scutellariae	3-9g	(2c)	Nässe-Hitze kühlend und ableitend, bes. im Oberen und Mittl. Erwärmer	► S.540
Radix Angelicae sinensis	6-12g	(12b)	nährt und belebt das Blut, harmonisiert die Mens, schmerzstillend	► S.680
Rhizoma Alismatis	6-9g	(4)	Diurese fördernd, Nässe-Hitze aus dem Unteren Erwärmer ausleitend	► S.571
Semen Plantaginis	6-12g	(4)	Diurese fördernd, klärt Hitze, Diarrhö beendend, Augen klärend	► S.570
Caulis Akebiae	3-6g	(4)	Diurese fördernd, klärt Herz-Hitze, Mundgeschwüre, fördert Laktation	► S.569
Radix Bupleuri	3-9g	(1b)	anhebend, reguliert den Leber-Qi-Fluß	► S.519
Radix Glycyrrhizae	3g	(12a)	Mitte stärkend, Eiter ausleitend, mildert Toxizität anderer Arzneien	► S.674

Hauptsymptome

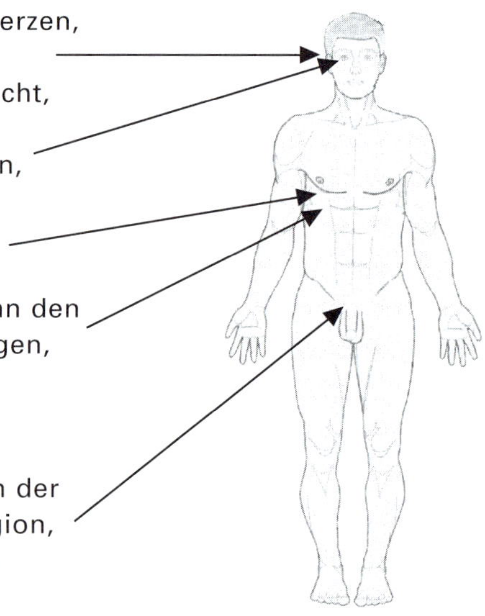

Symptome
1. Kopfschmerzen, rotes Gesicht, bitterer Mundgeschmack, trockener Mund, Durst, Obstipation, Augen gerötet, Augenschmerzen, Ohren gechwollen, Hörminderung, Ohrengeräusche, Schwindel, Patient ist schlaflos, unruhig, reizbar, cholerisch, Schmerz an den Rippenbögen, Tendenz zu Hitze in Oberer Körperhälfte oder im Kopf
2. Dunkler, trüber Urin, Dysurie, Ikterus, Schwellung und Juckreiz in der Genitalregion, Leukorrhö, Unfruchtbarkeit durch chron. rez. Unterleibsentzündungen bedingt, Nässe-Hitze-Ekzeme, besonders im Verlauf der *Shao-Yang* Leitbahnen, Akne

TCM-Indikation
1. Aufloderndes Leber-Feuer
2. Nässe-Hitze im unteren Erwärmer

ZK: rot; **ZB**: gelblicher Belag;
Pu: voll, schlüpfrig, beschleunigt

Wirkung
1. Treibt Hitze oder Feuer aus Leber oder Gallenblase, reguliert Leber-Qi-Fluß
2. Leitet Nässe-Hitze aus dem Unteren Erwärmer aus

Anwendungsbeispiel
1. Kopfschmerzsyndrom, akute Migräne, akute Konjunktivitis, Otitis media, Hörsturz, Tinnitus, Karbunkel des Gehörganges, Glaukom
2. Interkostalneuralgie, akute Hepatitis, Herpes Zoster, akute Cholecystitis, Hypertonus, akuter Harnwegsinfekt, Prostatitis, Genitalekzeme, Hodenschwellung, Infertilität, Pyelonephritis

Funktionskreise

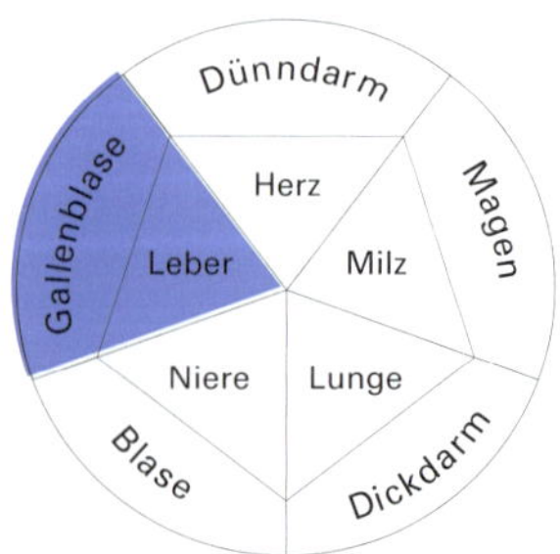

Sechs Stadien *Shang Han Lun*

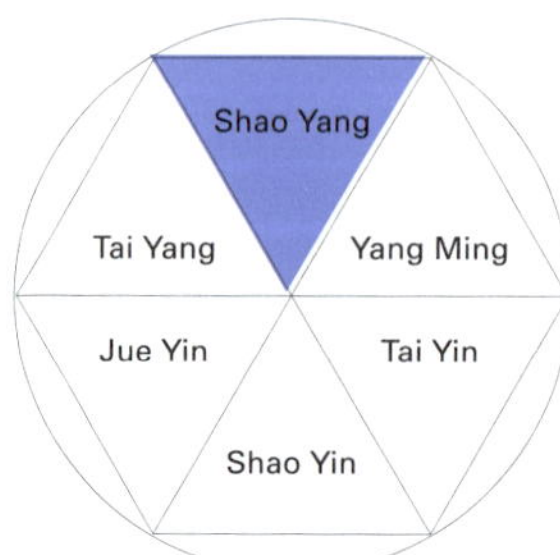

Außen ◄► Innen

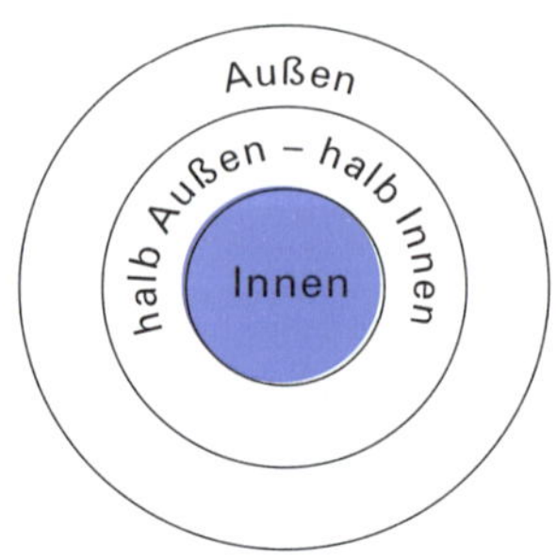

Analyse der Rezeptur

Radix Gentianae	*Long Dan Cao*	Hitze-Fülle aus Leber und Gallenblase eliminierend, Hitze-Nässe aus Unterem Erwärmer ausleitend
Fructus Gardeniae	*Zhi Zi*	Hitze klärend
Radix Scutellariae	*Huang Qin*	klassische Kombination zur Klärung von Hitze des Kleinen Yang - *Shao Yang*
Radix Bupleuri	*Chai Hu*	fokussiert die Rezeptur noch stärker auf Leber und Gallenblase
Rhizoma Alismatis Semen Plantaginis Caulis Akebiae	*Ze Xie* *Che Qian Zi* *Mu Tong*	Nässe ausleitend, Nässe-Hitze aus dem Unteren Erwärmer ausleitend
Radix Rehmanniae glut.	*Sheng Di Huang*	Blut kühlend
Radix Angelicae sinensis	*Dang Gui*	Blut und Yin nährend, da Hitze die Yin-Valenzen geschädigt hat
Radix Glycyrrhizae	*Gan Cao*	die Mitte puffernd

Modifikationen

Bei ausgeprägtem Kopfschmerz, roten, schmerzenden Augen:
+ Flos Chrysanthemi *Ju Hua*
+ Folium Mori *Sang Ye*

Bei Tremor:
+ Ramulus Uncariae *Gou Teng*
+ Bulbus Fritillariae *Bei Mu*

Korrespondierende Akupunktur

Le 2	Sedierungspunkt der Leber
Gb 41	senkt Leber- und Gallenblasen-Yang ab
Gb 36	Hitze kühlend, Toxine eliminierend, Wind ausleitend
Le 14	Mu-Punkt der Leber
Gb1, 2, 14, 20	Lokalpunkte, Leber und Gallenblase besänftigend

Fertigarznei

Gentiana Combination – 300 mg Tabletten

Literatur

Bensky englisch ► S. 96
deutsch ► S.102

Anmerkungen

1. Nur bei roter Zunge, da kühlend. Nicht zu lange anwenden, da durch die Kälte der Rezeptur über lange Zeit die Milz geschädigt werden kann.
2. Sowohl eine Hepatitis, Prostatitis als auch eine Harnwegsinfektion wird dem Unteren Erwärmer zugeordnet (Leber und Niere entsprechen energetisch dem Unteren Erwärmer). Solche Krankheitsbilder treten oft als Nässe-Hitze-Syndrome auf.

Entsprechungen der Diätetik

Alle rohen oder gekeimten Nahrungsmittel sind tendenziell eher Hitze kühlend; gut geeignet sind bei Hitze auch Frischkornbreie.
Hitze kühlend: Weizen, Gerste, Buchweizen, Rundkornreis, Hirse, Karotten, Chinakohl, Stangensellerie, Spinat, Banane, Wassermelone, Kaki, Kiwi, Birne, Apfel
Hitze kühlend; Toxine entgiftend: Buchweizen, Mungbohnen, schwarze Sojabohnen, Tofu, Gurke, Sellerie, Löwenzahn
Meide:
Hitze erzeugende Nahrung: Bes. Alkohol kann längerfristig Hitze produzieren und zu Nässe-Bildung führen.
Andere energetisch heiße Nahrung wie Chili, scharfe Gerichte, Lamm, Hammel, Meeresfrüchte können Hitze-Prozesse verstärken; Meeresfrüchte führen darüber hinaus evtl. zur Verschlechterung von Nässe-Hitze-Ekzemen.
Tabak ist heiß und Säfte austrocknend.

Eigene Eintragungen

柴胡清肝汤

Radix Bupleuri Dekokt, das die Leber klärt

Chinesischer Name:	**Chai Hu Qing Gan Tang**
Japanischer Name:	**saiko seikan to** (siehe Modifikation)
Englischer Name:	**Bupleurum Decoction to Clear the Liver**
Lateinischer Name:	**Decoctum Bupleuri ad purificationem hepatis**

Konstitution
relativ kräftig

Gruppenklassifikation
Hitze klärende Rezepturen (Hitze einzelner Organe)

Temperaturverhalten

kalt	kühl	neutral	warm	heiß

Indikation bei Energiezustand des Patienten

Fülle	leichte Fülle	neutral	leichter Mangel	Mangel

Zusammensetzung

Radix Bupleuri	4g	(1a)	anhebend, reguliert den Leber-Qi-Fluß	► S.519
Radix Rehmanniae glut.	3g	(2b)	Hitze und Blut-Hitze kühlend, befeuchtend	► S.534
Radix Paeoniae rubrae	3g	(2b)	Hitze und Blut-Hitze kühlend, bes. Leber-Blut nährend	► S.537
Radix Angelicae sin.	3g	(12b)	Blut nährend und bewegend, schmerzstillend	► S.680
Rhizoma Ligustici	3g	(10a)	Blut bewegend, schmerzstillend	► S.634
Radix Scutellariae	3g	(2c)	Nässe-Hitze kühlend und ableitend, bes. im Oberen und Mittl. Erwärmer	► S.540
Fructus Gardeniae	3g	(2a)	Hitze kühlend, Herz, Leber und Magen	► S.527
Radix Trichosanthis	3g	(6b)	Lunge und Magen-Hitze kühlend, Schleim umwandelnd, leitet Eiter aus	► S.597
Fructus Forsythiae	3g	(2d)	Hitze kühlend, Toxine ausleitend, Geschwüre und Entzündungen lindernd	► S.547
Radix Ledebouriellae	3g	(1a)	Oberfläche von pathog. Faktoren befreiend, insbesondere Wind-Kälte	► S.503
Fructus Arctii	3g	(1b)	Wind-Hitze lösend, bes. im Bereich des Halses	► S.513
Radix Glycyrrhizae	3g	(12a)	Mitte stützend, puffernd	► S.674

Symptome
Hyperämie im Kopfbereich, Neigung zu rezidivierenden Entzündungen im Kopf- und Halsbereich, wiederholte Infekte der Oberen Atemwege, Tonsillitis, Lymphadenitis, Laryngitis, Pharyngitis, Hautekzeme, gerötete Wangen, aufsteigendes Hitzegefühl, Unruhe, Nervosität, Region mit Pigmentansammlungen, starke Kopfschmerzen, Tinnitus, Hörverlust, Reizbarkeit, Schlaflosigkeit, Husten mit zähem Auswurf, schlechter Mundgeruch

Wirkung
1. Hitze ausleitend, Toxine eliminierend
2. Milz stärkend
3. Die Leber regulierend

TCM-Indikation
Ansammlung von Hitze-Toxin, besonders in den Leitbahnen des Kleinen Yang am Kopf, Blut-Mangel
ZK: rot; **ZB:** weißlich bis gelblich; **Pu:** drahtig, beschleunigt

Anwendungsbeispiel
Chronisch rezidivierende Tonsillitis, Laryngitis, Pharyngitis, Lymphadenitis, Ekzeme
Mit dieser Rezeptur lassen sich diese Beschwerdebilder auch bei Kindern sehr gut behandeln.

Abgeleitete Rezepturen
Rezeptur enthält Arzneien aus dem Vier Arzneien Dekokt *Si Wu Tang* und Coptis Dekokt, das toxische Wirkungen lindert *Huang Lian Jie Du Tang,* welche zusammen das Dekokt, das Wärme klärt *Wen Qing Tang* ergeben. ► S.354

Funktionskreise

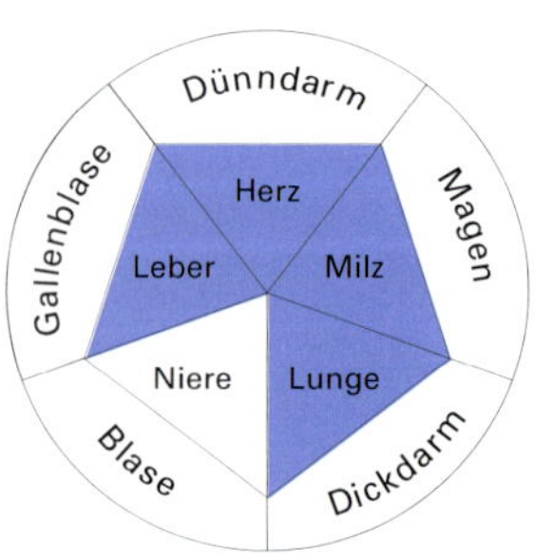

Sechs Stadien *Shang Han Lun*

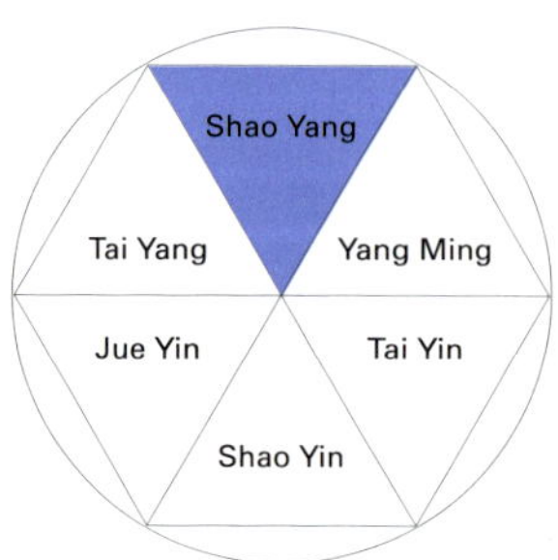

Außen ◄► Innen

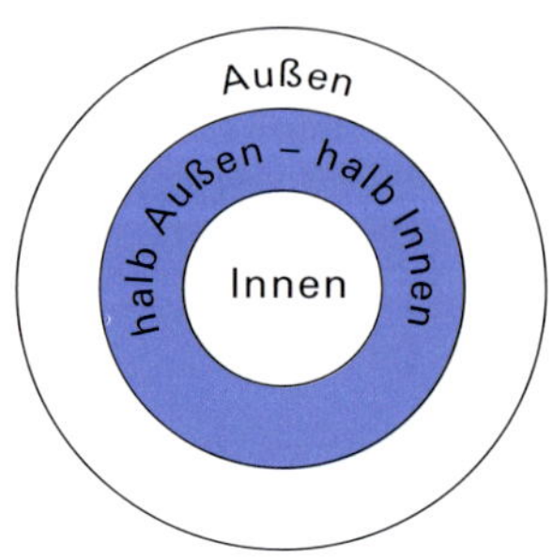

Analyse der Rezeptur

Radix Rehmanniae glut.	*Sheng Di Huang*	Blut kühlend und nährend
Radix Paeoniae lactiflorae rubrae	*Chi Shao*	
Radix Angelicae sinensis	*Dang Gui*	Blut belebend
Rhizoma Ligustici	*Chuan Xiong*	
Radix Scutellariae	*Huang Qin*	Hitze klärend, Nässe eliminierend
Fructus Gardeniae	*Zhi Zi*	Hitze klärend, Nässe eliminierend; Toxine eliminierend, Hitze klärend
Radix Trichosanthis	*Tian Hua Fen*	Toxine eliminierend, Hitze klärend
Fructus Forsythiae	*Lian Qiao*	
Radix Bupleuri	*Chai Hu*	die Oberfläche von pathogenen Faktoren, insbesondere Wind-Kälte und Wind-Hitze, befreiend und über die Oberfläche ausleitend
Radix Ledebouriellae	*Fang Feng*	
Fructus Arctii	*Niu Bang Zi*	
Radix Glycyrrhizae	*Gan Cao*	die Mitte harmonisierend

Anmerkungen

Diese Rezeptur wird häufig für Kinder mit obigen Beschwerden und obigem Befund (TCM-Indikation) eingesetzt.

Modifikationen

Bei ausgeprägten Entzündungen mit viel Hitze Toxin:

+ Radix Platycodi	3g
+ Rhizoma Coptidis	3g
+ Cortex Phellodendri	3g
+ Herba Menthae	3g

Diese Rezeptur heißt im japanischen **saiko seikan to** und wird für die obigen Indikationen häufiger als die Grundrezeptur eingesetzt.

Literatur

Bensky englisch ► S. 98
deutsch ► S.105

Korrespondierende Akupunktur

Je nach Beschwerden **Lokalpunkte:**
z.B.: Di 18, Dü 17, Ma 9, 3E 17, Di 20, Ex 1, Ex 2, Ren 22, Gb 2.
Fernpunkte: Di 4, 3E 5
Energieausgleich: Di 11, Du 14 in Kombination zur Hitze-Klärung

MP 6	Treffpunkt der drei Yin-Leitbahnen, nährt Yin und Blut
Gb 36	Toxine eliminierend
Le 2	Sedierungspunkt der Leber, klärt Leber-Feuer
He 6	Xi Spalt-Punkt des Herzens, kühlt Hitze im Herzen

Entsprechungen der Diätetik

Alle rohen oder gekeimten Nahrungsmittel sind tendenziell eher Hitze kühlend; gut geeignet sind bei Hitze auch Frischkornbreie.
Hitze kühlend: Weizen, Gerste, Buchweizen, Rundkornreis, Hirse, Karotten, Chinakohl, Stangensellerie, Spinat, Banane, Wassermelone, Kaki, Kiwi, Birne, Apfel
Hitze kühlend, Toxine entgiftend: Buchweizen, Mungbohnen, schwarze Sojabohnen, Tofu, Gurke, Sellerie, Löwenzahn
Meide:
Hitze erzeugende Nahrung: Besonders Alkohol kann längerfristig Hitze produzieren und zu Nässe-Bildung führen. Andere energetisch heiße Nahrung wie Chili, scharfe Gerichte, Lamm, Hammel, Meeresfrüchte können Hitze-Prozesse verstärken; Meeresfrüchte führen darüber hinaus evtl. zur Verschlechterung von Nässe-Hitze-Ekzemen.
Tabak ist heiß und Säfte austrocknend.

Eigene Eintragungen

辛夷清肺湯

Flos Magnoliae Dekokt zur Reinigung der Lunge

Japanischer Name:	shini seihai to
Englischer Name:	Magnolia Decoction to Purify the Lung
Lateinischer Name:	Decoctum Magnoliae ad purificationem pulmonis

Konstitution
kräftiger Typus

Gruppenklassifikation
Hitze klärende Rezepturen (Hitze einzelner Organe)

Temperaturverhalten

kalt	leicht kühl	neutral	warm	heiß

Indikation bei Energiezustand des Patienten

Fülle	leichte Fülle	neutral	leichter Mangel	Mangel

Zusammensetzung

Gypsum fibrosum	10g	(2a)	klärt Hitze-Fülle (helles Yang), bes. der Lunge, leitet Magen-Feuer ab	► S.525
Radix Ophiopogonis	10g	(12d)	Lungen- und Magen-Yin nährend, hustenstillend, sedativ	► S.700
Rhizoma Anemarrhenae	6g	(2a)	klärt Hitze und leitet Feuer ab, bei hohem Fieber mit Durst, befeuchtend	► S.526
Radix Scutellariae	6g	(2c)	Nässe-Hitze kühlend und ableitend, bes. im Oberen und Mittl. Erwärmer	► S.540
Herba Asari	6g	(1a)	Wind-Kälte ausleitend, schweißtreibend, schmerzstillend	► S.506
Bulbus Lilii	6g	(12d)	Lungen-Yin befeuchtend, hustenstillend, sedativ	► S.702
Folium Eriobotryae	4g	(6)	rebellisches Lungen- und Magen-Qi absenkend	
Flos Magnoliae	4g	(1a)	Wind-Kälte eliminierend, bes. Bezug zur Nase	► S.509
Rhizoma Cimicifugae	2g	(1b)	Wind-Hitze ausleitend, Bezug zur Haut, das Qi emporhebend	► S.520

Hauptsymptome

eitrige Rhinitis,

verstopfte Nase,

Sinusitis,

Hitzegefühl,

Durst

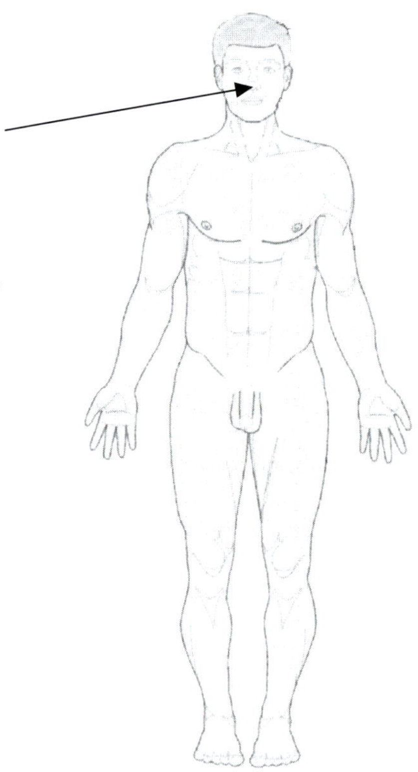

Wirkung
1. Hitze klärend und die Säfte stützend
2. Wind ausleitend

Symptome
Relativ kräftige Patienten mit Neigung zu schmerzhaften lokalen Entzündungen, besonders im Kopf- und Halsbereich, eitrige Rhinitis, verstopfte Nase, akute und chronisch rezidivierende Sinusitis, Nasenmuschelhyperplasie, Nasenpolypen, Entzündung der Oberen Atemwege, Pneumonie, Hitzegefühl im gesamten Körper, Durstgefühl

TCM-Indikation
Pathogene Wind-Hitze ist in den Körper eingedrungen und nicht mehr nur in der Oberfläche, sondern auch im Körperinnern vorhanden und hat zu einer leichten Verminderung der Körpersäfte geführt.
ZK: rot; **ZB**: weißlich bis gelblich;
Pu: voll, leicht beschleunigt

Anwendungsbeispiel
Subakute und chronische Sinusitis, chronische Rhinitis, entzündliche Erkrankungen der Oberen Atemwege

Abgeleitete Rezepturen
Weißer Tiger Dekokt *Bai Hu Tang* ► S.214

Funktionskreise

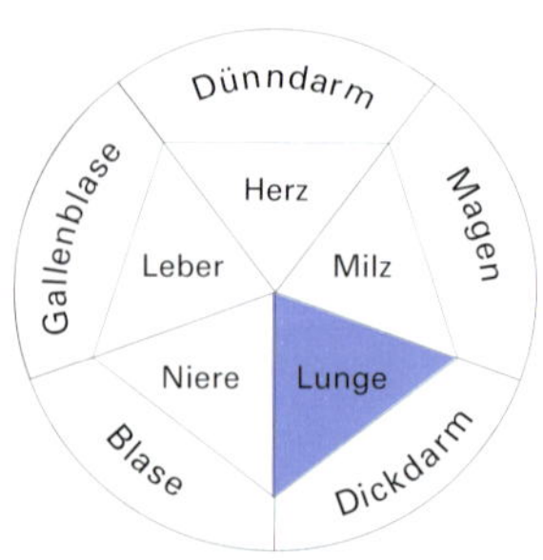

Sechs Stadien *Shang Han Lun*

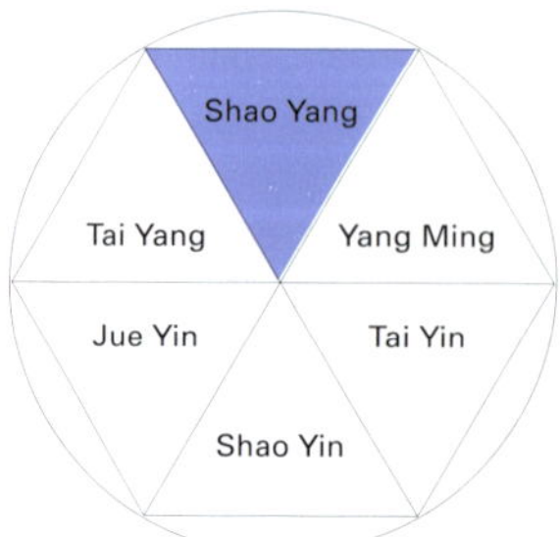

Außen ◄► Innen

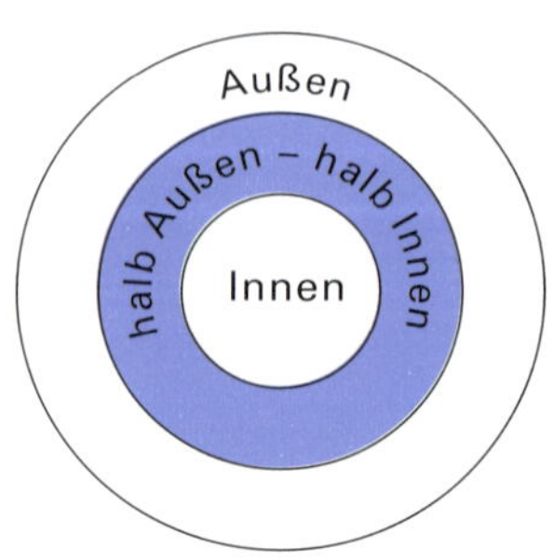

Analyse der Rezeptur

Gypsum fibrosum Rhizoma Anemarrhenae	*Shi Gao* *Zhi Mu*	Hitze klärend, befeuchtend
Radix Ophiopogonis Bulbus Lilii	*Mai Men Dong* *Bai He*	Yin nährend, Körpersäfte ersetzend, kühlend
Radix Scutellariae	*Huang Qin*	Hitze klärend, Nässe eliminierend
Radix Asari Flos Magnoliae	*Xi Xin* *Xin Yi Hua*	Wind-Kälte eliminierend
Rhizoma Cimicifugae	*Sheng Ma*	Oberfläche öffnend und Wind-Hitze ausleitend
Folia Eriobotryae	*Pi Pa Ye*	rebellisches Lungen- und Magen-Qi absenkend

Korrespondierende Akupunktur

Lokalpunkte:

Di 20
Ex 1 = *Yin Tang*
Ex 3 = *Bi Tong* — klären Nase und Augen

Fernpunkte:

Di 4, 3E 5 eliminiert pathogene Faktoren befreien Kopf- und Nacken

Energieausgleich:

Di 11 und Du 14 in Kombination Hitze eliminierend,

Lu 7 reguliert und senkt Lungen-Qi ab

MP 6 stützt Milz, Treffpunkt der drei Yin-Meridiane

Literatur

nicht im Bensky

Entsprechungen der Diätetik

Alle rohen oder gekeimten Nahrungsmittel sind tendenziell eher kühlend. Gut geeignet sind bei Hitze auch Frischkornbreie, insbesondere Weizen kühlt Hitze und stützt das Yin von Niere und Herz, Buchweizen eliminiert effektiv Nässe-Hitze.

Wind-Hitze eliminierend: Rettich, Karotte, Chrysanthemenblüten, Minzblätter, Löwenzahn, Chinakohl

Hitze kühlend: Weizen, Gerste, Buchweizen, Rundkornreis, Hirse, Karotten, Chinakohl, Stangensellerie, Spinat, Banane, Wassermelone, Kaki, Kiwi, Birne, Apfel

Hitze kühlend, Nässe eliminierend: Mungbohnen, Sojabohnen und Tofu, Gurke

Hitze kühlend, Säfte erzeugend: roher Rettich und Rettichsaft

Meide:

Hitze erzeugende Nahrung: Bes. Alkohol kann langfristig zu Hitze führen und Nässe erzeugen.

Andere energetisch heiße Nahrung sind Chili, scharfe Speisen, Lamm, Hammel.

Vorsicht besonders bei Tabak, da dieser heiß und Säfte austrocknend wirkt.

Eigene Eintragungen

3. NACH UNTEN ABFÜHRENDE REZEPTUREN

3.a Rezepturen, die Hitze-Ansammlungen abführen

大黄甘草汤

Größeres Dekokt, das das Qi ordnet

Chinesischer Name:	Da Cheng Qi Tang
Japanischer Name:	dai joki to
Englischer Name:	Major Order the Qi Decoction
Lateinischer Name:	Decoctum magnum pro continuatione Qi

Konstitution
kräftiger Typus

Gruppenklassifikation
Nach unten abführende Rezepturen

Temperaturverhalten

kalt	kühl	neutral	warm	heiß

Indikation bei Energiezustand des Patienten

Fülle	leichte Fülle	neutral	leichter Mangel	Mangel

Zusammensetzung

Rhizoma Rhei	3-9g	(3a)	leitet Hitze ab, auch Nässe-Hitze, lindert Feuer-Toxin, führt Akkumulationen ab (nur die letzten 10 Minuten mitkochen)	► S.556
Mirabilitum/Natrium sulfuricum	3-9g	(3a)	führt Akkumulationen und Stagnationen ab, klärt Hitze, vermindert Schwellungen (ins fertige Dekokt hineinrühren)	► S.557
Fructus immaturus Citri	6-12g	(9)	Qi-Fluß der Mitte und Lunge regulierend, Schleim transformierend	► S.622
Cortex Magnoliae	9-15g	(7)	Nässe umwandelnd, Lungen- und Magen-Qi absenkend	► S.606

Hauptsymptome

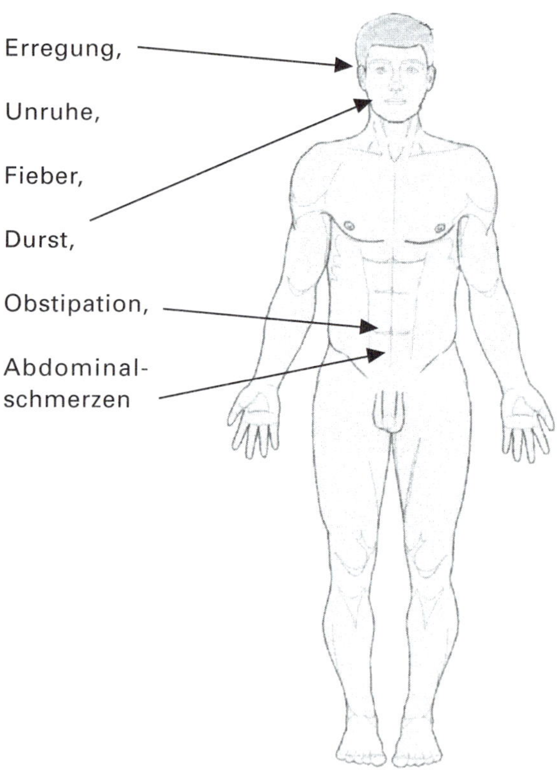

Wirkung
1. Hitze-Erkrankungen aus Magen und Darm ausleitend
2. Abführend

Symptome
Fieber, ausgeprägte Obstipation, Durst, Erregtheit, Reizbarkeit, Schlaflosigkeit, Unruhe, Völlegefühl im Abdomen, Druck verschlechtert, Blähbauch, Abdominalschmerzen, druckempfindlicher Bauch

TCM-Indikation
1. Hitze des Innen (*Yang Ming* Stadium)
2. Ansammlung von pathogener Hitze im Darm

ZK: rot, evtl. trocken; **ZB:** gelblicher Belag;
Pu: tief, voll, kräftig, beschleunigt

Anwendungsbeispiel
Akute oder chronische Obstipation, intestinale Obstruktion oder Passagebehinderung, auch postoperative Obstipation, akute Appendizitis, akute Pankreatitis

Abgeleitete Rezepturen
Kleineres Dekokt, das das Qi ordnet *Xiao Cheng Qi Tang* ► S.236
Semen Persicae Dekokt, das das Qi ordnet *Tao He Cheng Qi Tang* ► S.414

Funktionskreise

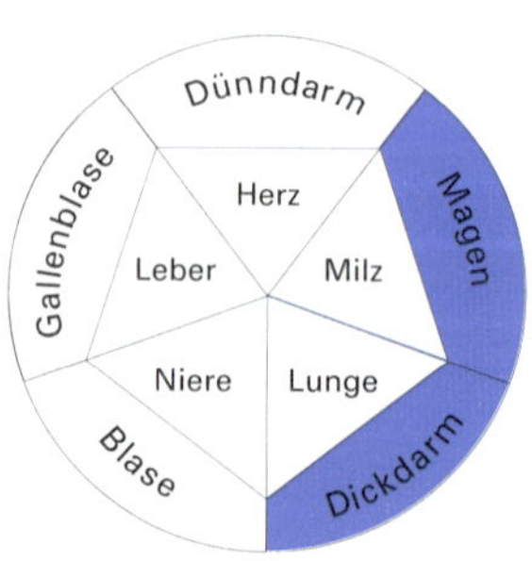

Sechs Stadien *Shang Han Lun*

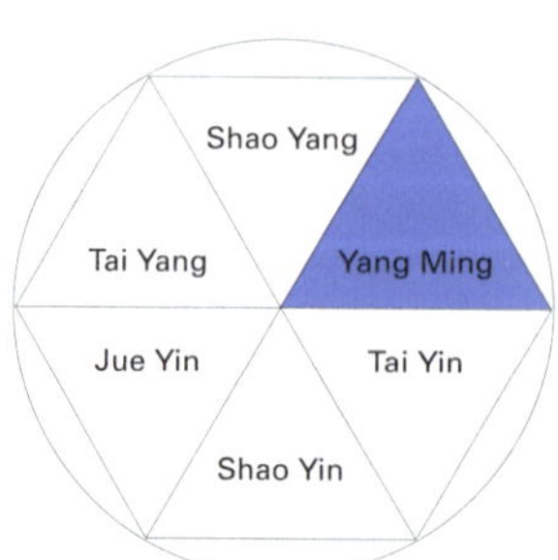

Außen ◄► Innen

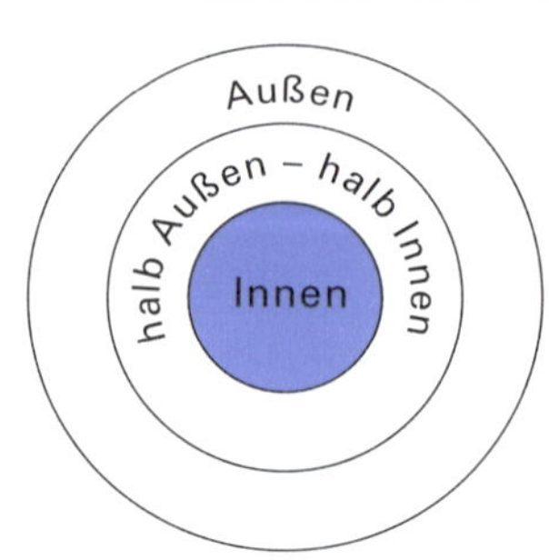

Analyse der Rezeptur

Radix et Rhizoma Rhei	*Da Huang*	abführend, Stuhl erweichend, Hitze ableitend
Mirabilitum	*Mang Xiao*	
Cortex Magnoliae	*Hou Po*	Qi bewegend und absenkend, unterstützen die Stuhlbewegung, lindern abdominelles Druckgefühl und -schmerz
Fructus immaturus Citri	*Zhi Shi*	

Modifikationen

Bei hohem Fieber, Durst, beschleunigtem Puls:
+ Rhizoma Anemarrhenae *Zhi Mu*
+ Gypsum fibrosum *Shi Gao*

Entsprechungen der Diätetik

Allgemein: rohe, ungekochte Vollkornprodukte, Frischkornbreie, Gemüse als Salatzubereitung wirken eher kühlend und Stuhlgang fördernd. Öle und Fette wirken befeuchtend und laxierend. Milchprodukte wirken ebenfalls befeuchtend.
Befeuchtend, neutrales Temperaturverhalten: Kartoffeln, Sesam, Mandeln, Erdnuß, Erdnußöl, Pflaumen, Trockenpflaumen und Pflaumensaft (können zunächst Blähungen erzeugen, sind aber sehr effektiv bei Obstipation); Kuhmilch, Kefir, Joghurt, Sahne, Butter
Kühlend und befeuchtend:
Weizen, Gerste, Buchweizen, Mungbohne, Aubergine, Tomate, Karotte, Chinakohl, Tofu, Orangen, Apfel, Feige, Sesamöl
Kalt und befeuchtend:
Bambussprosse, Banane, Salz und bes. Salzwasser (wirkt erweichend)
Westlich bei Obstipation: Weizenkleie
Meide:
Warme Nahrungsmittel: Pfirsich, Kirsche, Zucker (erzeugt Hitze im Magen)
Heiße Nahrungsmittel: Chili, Alkohol

Anmerkungen

1. Nur bei kräftiger Konstitution mit Fülle-Zeichen und gegebener TCM-Indikation, da die Rezeptur das körpereigene Qi *Zheng Qi* schwächen kann. Die Rezeptur sollte nur kurzzeitig angewendet werden, bis ausreichende Stuhlentleerungen stattgefunden haben. Ansonsten können Diarrhö und Erbrechen auftreten.
2. Kontraindiziert in der Schwangerschaft
3. In der TCM wird man bei Syndromen einer Hitze-Fülle (entsprechend dem *Yang Ming*-Stadium nach dem *Shang Han Lun)* in Verbindung mit Obstipation zur Methode des Purgierens greifen, um die Hitze nach unten abzuleiten.

Korrespondierende Akupunktur

Ma 25	Mu-Punkt Dickdarm
Ma 44	kühlt Magen-Hitze
3E 6	reguliert das Qi im Unteren Erwärmer
Bl 25	Shu-Punkt Dickdarm
Le 3	reguliert die Leber
Ren 4	Mu-Punkt Dünndarm
Ma 36	stützt das Qi der Mitte; Arealfernpunkt Abdomen
MP 6	Treffpunkt der drei Yin-Meridiane

Literatur

Bensky	englisch	► S.115
	deutsch	► S.126
Shang Han Lun		► § 208

Fertigarznei

Major Rhubarb Combination – als Granulat

Eigene Eintragungen

小承气汤

Kleineres Dekokt, das das Qi ordnet

Chinesischer Name:	**Xiao Cheng Qi Tang**
Japanischer Name:	**sho joki to**
Englischer Name:	**Minor Order the Qi Decoction**
Lateinischer Name:	**Decoctum parvum pro continuatione Qi**

Konstitution
eher kräftiger Typus

Gruppenklassifikation
nach unten abführende Rezepturen

Temperaturverhalten

kalt	kühl	neutral	warm	heiß

Indikation bei Energiezustand des Patienten

Fülle	leichte Fülle	neutral	leichter Mangel	Mangel

Zusammensetzung

Rhizoma Rhei	3-9g	(3a)	leitet Hitze ab, auch Nässe-Hitze, lindert Feuer-Toxin, führt Akkumulationen ab (nur die letzten 10 Minuten mitkochen)	► S.556
Fructus immaturus Citri	6g	(9)	Qi-Fluß der Mitte und Lunge regulierend, Schleim transformierend	► S.622
Cortex Magnoliae	6g	(7)	Nässe umwandelnd, Lungen- und Magen-Qi absenkend	► S.606

Hauptsymptome

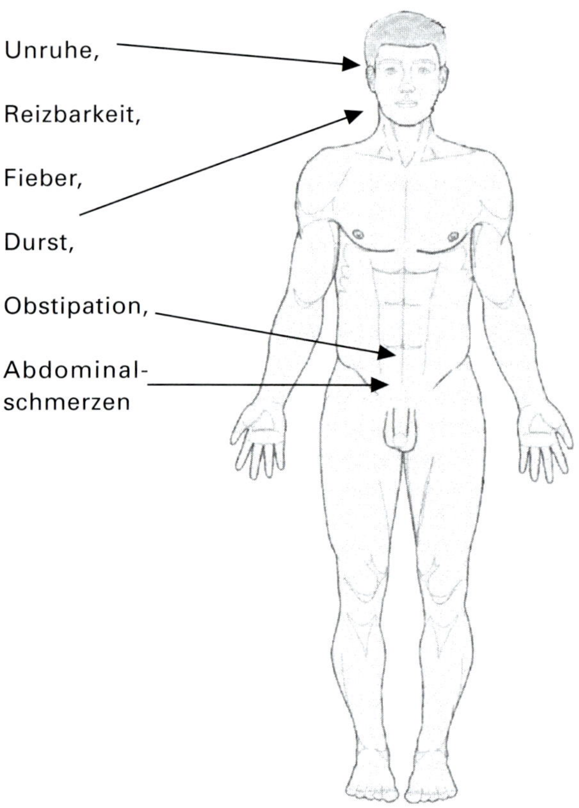

Wirkung
1. Hitze-Erkrankungen aus Magen und Darm ausleitend
2. Abführend

Symptome
Fieber, Obstipation, Durst, Völlegefühl im Abdomen, Abdominalschmerzen, auf Druck keine wesentliche Verschlimmerung, Erregtheit, Unruhe, Reizbarkeit

TCM-Indikation
1. Hitze des Innen (*Yang Ming* Stadium)
2. Ansammlung von pathogener Hitze im Darm

ZK: rot, evtl. trocken; **ZB**: gelblicher Belag;
Pu: tief, voll, kräftig, beschleunigt, schlüpfrig

Anwendungsbeispiel
Akute oder chronische Obstipation, intestinale Obstruktion oder Passagebehinderung, akute Appendizitis, Cholecystitis

Abgeleitete Rezepturen
Ableitung vom Größeres Dekokt, das das Qi ordnet *Da Cheng Qi Tang*, jedoch ohne Mirabilitum (Glaubersalz)
Mang Xiao ► S.234

Funktionskreise

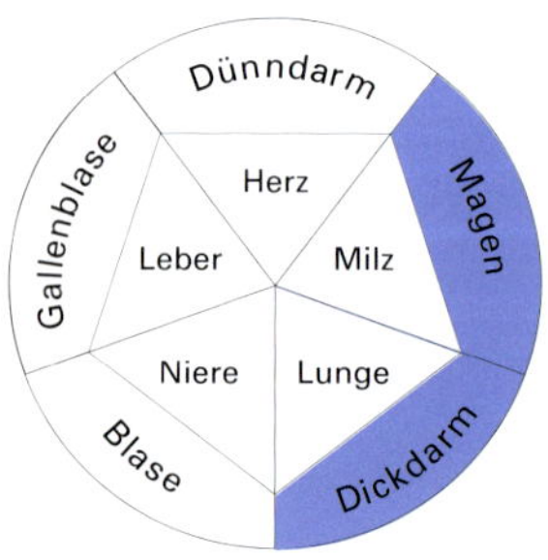

Sechs Stadien *Shang Han Lun*

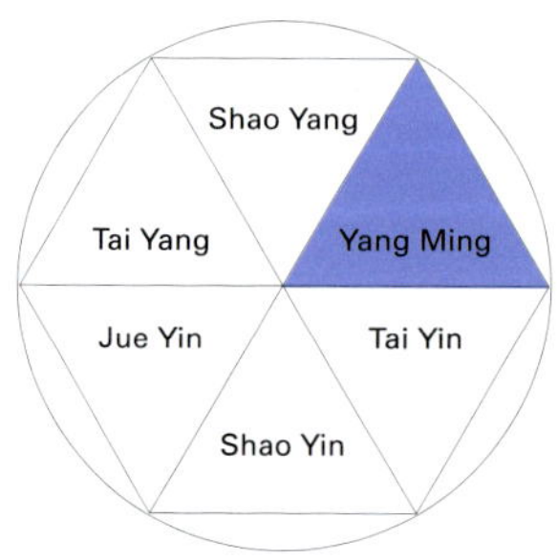

Außen ◄► Innen

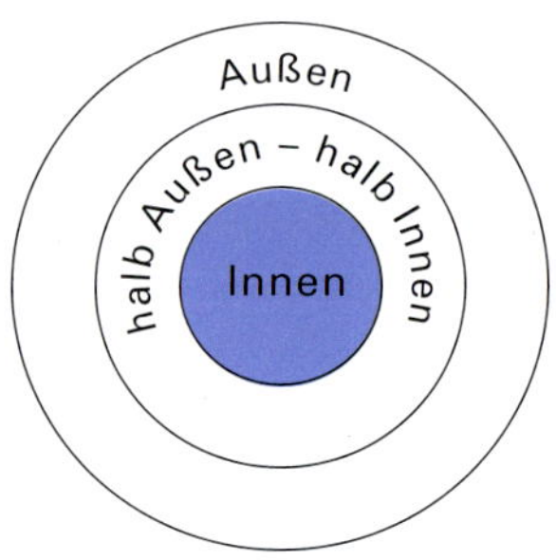

Analyse der Rezeptur

Radix et Rhizoma Rhei	*Da Huang*	abführend, Stuhl erweichend, Hitze ableitend
Cortex Magnoliae Fructus immaturus Citri	*Hou Po* *Zhi Shi*	Qi bewegend und nach unten leitend, unterstützen die Stuhlbewegung, lindern abdominelles Druckgefühl

Modifikationen

Bei hohem Fieber, Durst und beschleunigtem Puls:
+ Rhizoma Anemarrhenae *Zhi Mu*
+ Gypsum fibrosum *Shi Gao*

Entsprechungen der Diätetik

Allgemein: rohe, ungekochte Vollkornprodukte, Frischkornbreie, Gemüse als Salatzubereitung wirken eher kühlend und Stuhlgang fördernd. Öle und Fette wirken befeuchtend und laxierend. Milchprodukte wirken ebenfalls befeuchtend.
Befeuchtend, neutrales Temperaturverhalten: Kartoffeln, Sesam, Mandeln, Erdnuß, Erdnußöl, Pflaumen, Trockenpflaumen und Pflaumensaft (können zunächst Blähungen erzeugen, sind aber sehr effektiv bei Obstipation); Kuhmilch, Kefir, Joghurt, Sahne, Butter
Kühlend und befeuchtend: Weizen, Gerste, Buchweizen, Mungbohne, Aubergine, Tomate, Karotte, Chinakohl, Tofu, Orangen, Apfel, Feige, Sesamöl
Kalt und befeuchtend: Bambussprosse, Banane; Salz und bes. Salzwasser (wirkt erweichend)
Westlich: Weizenkleie
Meide:
Warme Nahrungsmittel: Pfirsich, Kirsche, Zucker (erzeugt Hitze im Magen)
Heiße Nahrungsmittel: Chili, Alkohol

Anmerkungen

1. Wirkt milder als das Größeres Dekokt, das das Qi ordnet *Da Cheng Qi Tang*, da Glaubersalz fehlt und alle Bestandteile etwas niedriger dosiert werden.
2. Kontraindiziert in der Schwangerschaft
3. Siehe auch Anmerkung unter Größeres Dekokt, das das Qi ordnet *Da Cheng Qi Tang* ► S.234

Korrespondierende Akupunktur

Di 4	eliminiert pathogene Faktoren
Ma 25	Mu-Punkt Dickdarm
Ma 44	kühlt Magen-Hitze
3E 6	reguliert das Qi im Unteren Erwärmer
Bl 25	Shu-Punkt Dickdarm
Le 3	reguliert die Leber
Ren 4	Mu-Punkt Dünndarm
Ma 36	stützt das Qi der Mitte; Arealfernpunkt Abdomen
MP 6	Treffpunkt der drei Yin-Meridiane

Fertigarznei

Minor Rhubarb Combination – als Granulat

Literatur

Bensky	englisch	► S.117
	deutsch	► S.127
Shang Han Lun		► § 208

Eigene Eintragungen

大黄牡丹汤

Rhizoma Rhei und Cortex Moutan Dekokt

Chinesischer Name:	**Da Huang Mu Dan Tang**
Japanischer Name:	**daio bodanpi to**
Englischer Name:	**Rhubarb and Mountan Decoction**
Lateinischer Name:	**Decoctum Rhei et Cortex Moutan**

Konstitution
kräftiger Typus

Gruppenklassifikation
Nach unten abführende Rezepturen

Temperaturverhalten

kalt	kühl	neutral	warm	heiß

Indikation bei Energiezustand des Patienten

Fülle	leichte Fülle	neutral	leichter Mangel	Mangel

Zusammensetzung

Rhizoma Rhei	4-10g	(3a)	leitet Hitze ab, auch Nässe-Hitze, lindert Feuer-Toxin, führt Akkumulationen ab, (nur die letzten 10 Minuten mitkochen, wenn abführender Effekt beabsichtigt wird)	► S.556
Mirabilitum	3-9g	(3a)	führt Akkumulationen und Stagnationen ab, klärt Hitze, vermindert Schwellungen (ins fertige Dekokt hineinrühren)	► S.557
Cortex Moutan	3-9g	(2b)	klärt Hitze, kühlt Blut-Hitze, lindert Blutungen, Hypermenorrhö, belebt Blut	► S.536
Semen Persicae	6-12g	(10a)	bricht Blut-Stasen auf, befeuchtet den Darm und fördert Stuhlgang	► S.639
Semen Benincasae	10-20g	(4)	klärt Hitze, leitet Schleim ab, behandelt Nässe-Hitze, bes. auch vaginalen Fluor	

Hauptsymptome

Fieber,

abdominelle Resistenzen,

Schmerzen und Spannungsgefühl im Unterbauch,

Obstipationsneigung,

Dysmenorrhö,

Hämorrhoidal-beschwerden

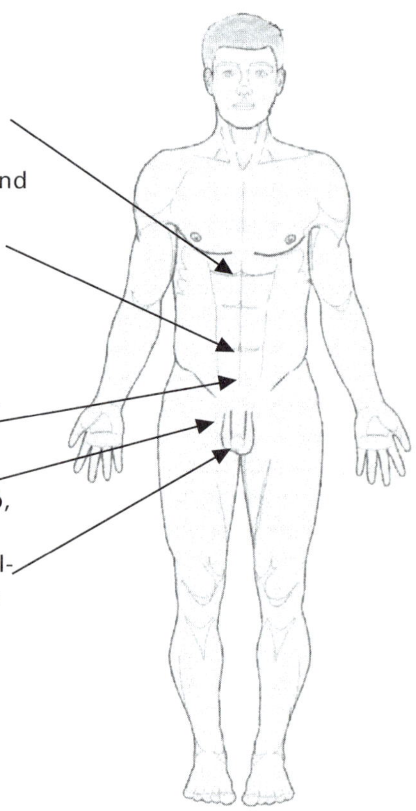

Wirkung
1. Hitze klärend
2. Blut-Stasen aufbrechend, Klumpenbildung zerteilend, Schwellungen vermindernd

Symptome
Schmerzen und Spannungsgefühl im Unterbauch, mehr rechts als links ausgeprägt, durch Druck Verschlimmerung, eventuell sind abdominelle Resistenzen palpabel, evtl. Fieberschübe, auch im Wechsel mit Frösteln und Schweißen, Obstipationsneigung, Dysmenorrhö, zu starke Menstruationsblutung und unregelmäßiger Zyklus, Hämorrhoidalbeschwerden

TCM-Indikation
Fülle-Zustand mit interner Verdichtung von Hitze und Blut, intestinale Abszeßbildungen
ZK: rot bis livide; **ZB:** gelblicher, klebriger Belag;
Pu: schlüpfrig, beschleunigt

Anwendungsbeispiele
Abdominelle Abszeßbildungen, unkomplizierte akute Appendizitis, mesenteriale Lymphaderenitis, Entzündungsprozesse im kleinen Becken, Infektion nach Vasektomie, Dysmenorrhö, Hypermenorrhö, Hämorrhoiden, Obstipation, Morbus Crohn, Colitis ulcerosa

Abgeleitete Rezepturen
Dies ist eine Ableitung von das Größeres Dekokt, das das *Qi* ordnet *Da Cheng Qi Tang* ► S.234

Funktionskreise

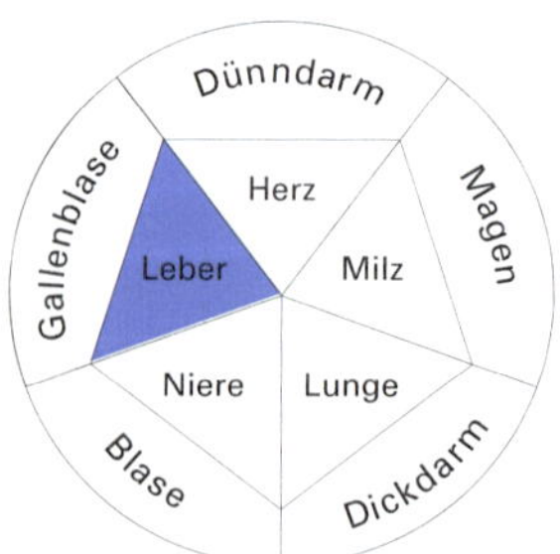

Sechs Stadien *Shang Han Lun*

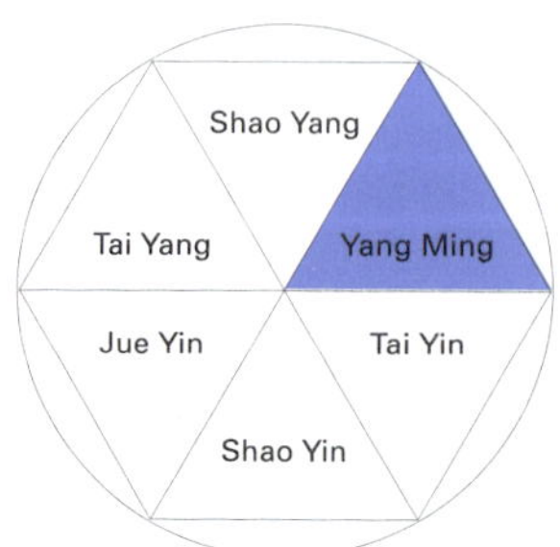

Außen ◄► Innen

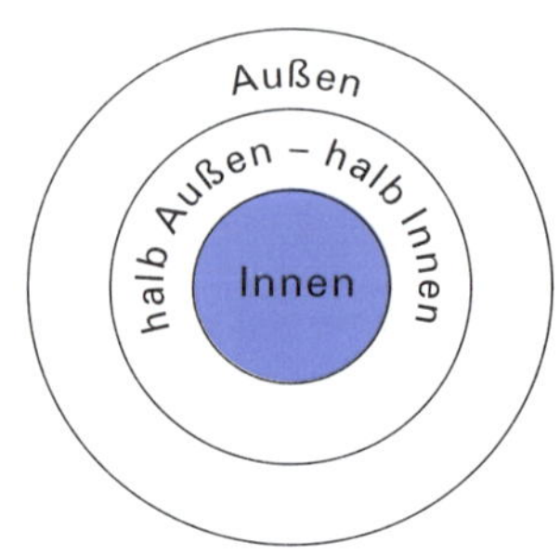

Analyse der Rezeptur

Rhizoma Rhei	*Mang Xiao*	leiten Hitze über den Stuhl ab, mindern Verklumpungen
Mirabilitum	*Da Huang*	
Cortex Moutan	*Mu Dan Pi*	Blut-Stasen aufbrechend
Semen Persicae	*Tao Ren*	
Semen Benincasae	*Dong Gua Ren*	leitet Eiter ab, klärt Hitze und reduziert Abszesse

Modifikationen

Bei hohem Fieber:
+ Rhizoma Coptidis — *Huang Lian*

Bei akuter Appendizitis:
+ Rhizoma Coptidis — *Huang Lian*
+ Flos Lonicerae — *Jin Yin Hua*
+ Radix Paeoniae rubrae — *Chi Shao*
+ Fructus Forsythiae — *Lian Qiao*

Entsprechungen der Diätetik

Alle rohen oder gekeimten Nahrungsmittel sind tendenziell eher Hitze kühlend; gut geeignet sind bei Hitze auch Frischkornbreie.

Hitze kühlend: Weizen, Gerste, Buchweizen, Rundkornreis, Hirse, Karotten, Chinakohl, Stangensellerie, Spinat, Banane, Wassermelone, Kaki, Kiwi, Birne, Apfel

Hitze kühlend, Nässe eliminierend: Mungbohnen, Sojabohnen und Tofu, Gurke

Hitze kühlend, Stasen erweichend: verschiedene Tang- und Algenarten

Meide:

Hitze erzeugende Nahrung: Bes. Alkohol kann im Magen auf längere Zeit Hitze produzieren.

Andere energetisch heiße Nahrung: Chili, scharfe Gerichte, Lamm, Hammel, Meeresfrüchte (evtl. Verschlechterung von Nässe-Hitze-Ekzemen); Tabak ist heiß und Säfte austrocknend.

Fertigarznei

Rhubarb & Moutan Combination als Granulat

Anmerkungen

1. Mirabilitum ist synonym mit Natrium sulfuricum.
2. Wenn keine Obstipation vorliegt, wird Rhizoma Rhei die ganze Zeit mitgekocht, so daß die abführende Wirkung neben der Blut kühlenden und Blut belebenden zurücktritt. Im Prinzip wird hier eine entzündungshemmende, Hitze und Toxin eliminierende, klärende Behandlung, eine Ausleitung über die Därme durchgeführt.

Bei obigen Indikationen (akute Appendizitis, akuter Abszeß im kleinen Becken u. ä.) sollte selbstverständlich bedacht werden, daß auch Behandlungsverfahren der westlichen Medizin (Antibiotikagabe oder operativer Eingriff), wie stets, mit zu erwägen sind. Falls diese Methoden aus irgendwelchen Gründen nicht einsetzbar sind und eine Behandlung mit der Phytotherapie erfolgt, sollte eine äußerst engmaschige Kontrolle und Führung des Patienten erfolgen.

Korrespondierende Akupunktur

Bl 17	bewegt und nährt Blut, besonders in der Oberen Körperhälfte
MP 10	bewegt und reguliert Blut, besonders in der unteren Körperhälfte
Di 4	führt nach unten
Du 14	und Di 11 Hitze kühlend
Ma 44	oder 45 Sedierungspunkt des Magens; Jing-Brunnen-Punkt; evtl. bluten lassen, elimniert Hitze
Ma 37	Hitze und Nässe eliminierend
MP 6	stützt das Yin und reguliert Energiefluß im Unterbauch

Literatur

Bensky	englisch	► S.118
	deutsch	► S.129

Eigene Eintragungen

3.b Rezepturen, die den Darm befeuchten und Stuhlblockaden auflösen

Semen Cannabis Sativae Pille

麻子仁丸

Chinesischer Name:	Ma Zi Ren Wan
Japanischer Name:	mashinin gan
Englischer Name:	Hemp Seed Pill
Lateinischer Name:	Pilula Cannabis

Konstitution
leicht geschwächt

Gruppenklassifikation
Nach unten abführende Rezepturen (Darm befeuchtend)

Temperaturverhalten
kalt | kühl | neutral | warm | heiß

Indikation bei Energiezustand des Patienten
Fülle | leichte Fülle | neutral | leichter Mangel | Mangel

Zusammensetzung

Semen Cannabis	10-30g	(3b)	befeuchtend, laxierend, bes. bei trockener Obstipation im Senium (vor dem Dekoktieren Samen im Mörser zerstoßen)	► S.559
Radix Paeoniae lactiflorae	6-12g	(12b)	Blut nährend, Leber harmonisierend, regulierend	► S.681
Semen Armeniacae	9-15g	(6c)	Husten und bronchiale Enge lindernd, laxierend	► S.600
Fructus immaturus Citri	6-9g	(9)	Qi-Fluß der Mitte und Lunge regulierend, Schleim transformierend	► S.622
Cortex Magnoliae	9-15g	(7)	Nässe umwandelnd, Lungen- und Magen-Qi absenkend	► S.606
Rhizoma Rhei	3-9g	(3a)	leitet Hitze ab, auch Nässe-Hitze, lindert Feuer-Toxin, führt Akkumulationen ab (nur die letzten 10 Minuten mitkochen)	► S.556

Hauptsymptome

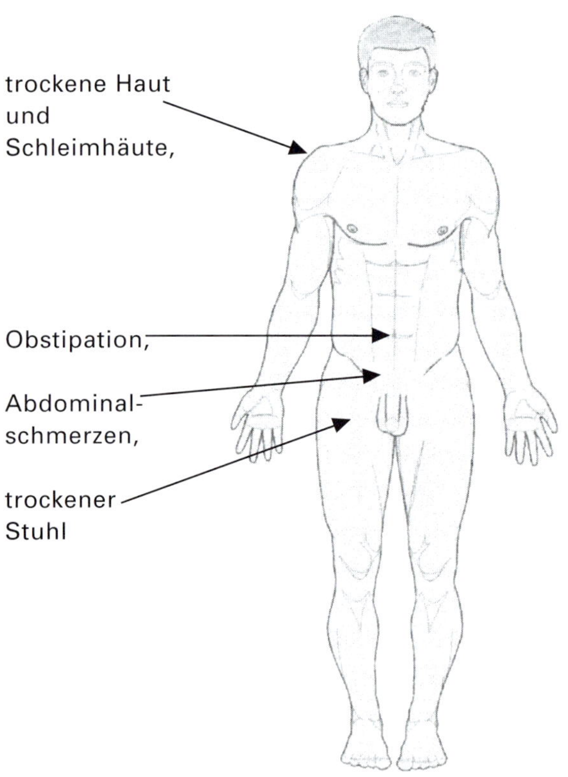

Wirkung
1. Erweichend, den Darm befeuchtend, das Qi bewegend und mild abführend
2. Hitze ableitend

Symptome
Obstipation, trockener Stuhl, schwierige Stuhlentleerung, trockene Haut und Schleimhäute, häufiges Wasserlassen, meist höheres Lebensalter
Abdominalbeschwerden, -schmerzen oder Tenesmen

TCM-Indikation
Trockenheit und Hitze in Magen und Darm, dadurch verminderte Körpersäfte
ZK: rot, evtl. trocken; **ZB:** gelblicher, trockener Belag;
Pu: tief, evtl. beschleunigt

Anwendungsbeispiel
Chronische Obstipation, Obstipation im Senium, Hämorrhoiden, Obstipation postoperativ oder post-partum

Abgeleitete Rezepturen
Großes und Kleines Qi ordnendes Dekokt *Da Cheng Qi Tang* (wobei diese Rezepturen drastischer wirken als die Cannabis-Pille: diese ist eine direkte Ableitung des Kleineren Dekokt, das das Qi ordnet *Xiao Cheng Qi Tang* unter Hinzufügen von befeuchtenden und Blut nährenden Drogen)
Größeres Dekokt, das das Qi ordnet ► S.234

Funktionskreise

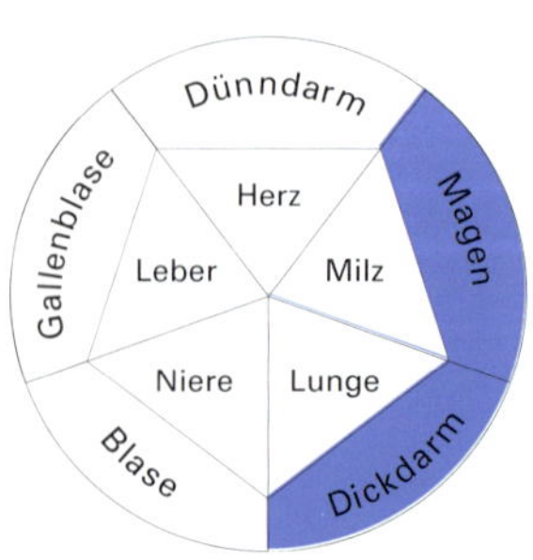

Sechs Stadien *Shang Han Lun*

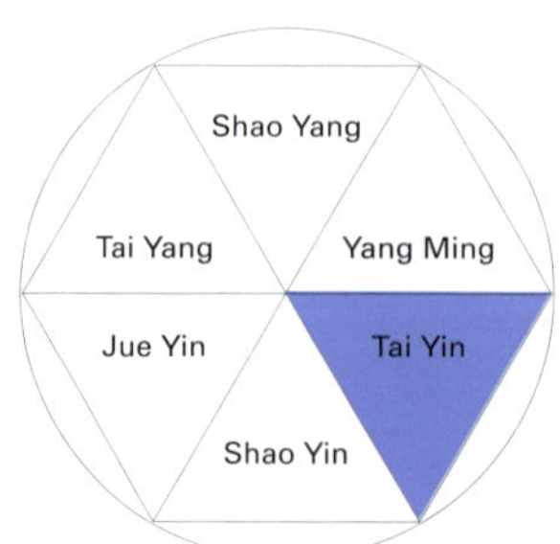

Außen ◄► Innen

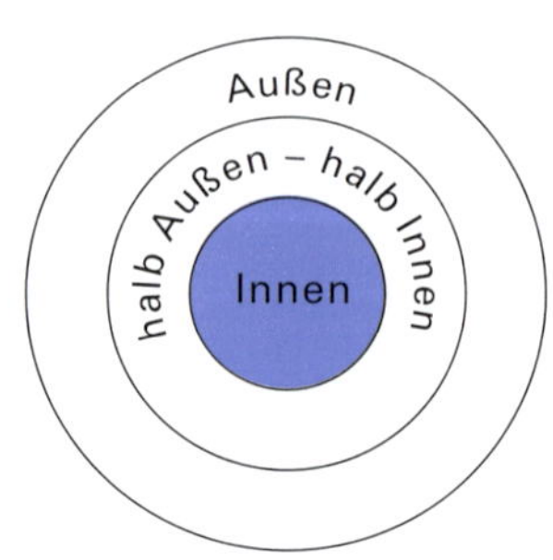

Analyse der Rezeptur

Semen Cannabis	*Huo Ma Ren*	Darm befeuchtend, laxierend,
Semen Armeniacae	*Xing Ren*	das Qi nach unten führend
Radix Paeoniae lactiflorae	*Shao Yao*	nährt Blut und Säfte, harmonisiert den Energiefluß
Cortex Magnoliae	*Hou Po*	bewegen Qi, unterstützen die Stuhlbewegung,
Fructus immaturus Citri	*Zhi Shi*	lindern abdominelles Druckgefühl
Rhizoma Rhei	*Da Huang*	abführend, Stuhl erweichend, Hitze ableitend

Entsprechungen der Diätetik

Allgemein: rohe, ungekochte Vollkornprodukte, Frischkornbreie, Gemüse als Salatzubereitung wirken eher kühlend und Stuhlgang fördernd. Öle und Fette wirken befeuchtend und laxierend. Milchprodukte wirken ebenfalls befeuchtend.

Befeuchtend, neutrales Temperaturverhalten:
Kartoffeln, Sesam, Mandeln, Erdnuß, Erdnußöl, Pflaumen, Trockenpflaumen und Pflaumensaft (können zunächst Blähungen erzeugen, sind aber sehr effektiv bei Obstipation), Kuhmilch, Kefir, Joghurt, Sahne, Butter

Kühlend und befeuchtend:
Weizen, Gerste, Buchweizen, Mungbohne, Aubergine, Tomate, Karotte, Chinakohl, Tofu, Orangen, Apfel, Feige, Sesamöl

Kalt und befeuchtend:
Bambussprosse, Banane, Salz und bes. Salzwasser (wirkt erweichend)

Westlich: Weizenkleie

Melde:

Warme Nahrungsmittel: Pfirsich, Kirsche, Zucker (erzeugt Hitze im Magen)

Heiße Nahrungsmittel: Chili, Alkohol

Fertigarznei

Apricot seed & Linum Formula – 300 mg Tabletten

Modifikationen

Bei ausgeprägter Schädigung der Säfte mit Trockenheitszeichen:

+ Semen Biotae	*Bai Zi Ren*
+ Semen Trichosanthis	*Gua Lou*

Anmerkungen

1. Kontraindiziert in der Schwangerschaft
2. Bei leicht geschwächten Patienten ist dies eine wunderbare Rezeptur. Vorsicht bei sehr geschwächten Personen, da viele ausleitende Drogen enthalten sind. Dann sollte man auf die noch stärker tonisierende Rezeptur Befeuchte den Darm Pille *Run Chang Wan* zurückgreifen. ► S.244

Korrespondierende Akupunktur

Dl 4	eliminiert pathogene Faktoren
Ma 25	Mu-Punkt Dickdarm
Ma 44	kühlt Magen-Hitze
3E 6	reguliert das Qi im Unteren Erwärmer
Bl 25	Shu-Punkt Dickdarm
Le 3	reguliert die Leber
Ren 4	Mu-Punkt Dünndarm
Ma 36	stützt das Qi der Mitte; Arealfernpunkt Abdomen
MP 6	Treffpunkt der drei Yin-Meridiane

Literatur

Bensky	englisch	► S.123
	deutsch	► S.135
Shang Han Lun		► § 257

Eigene Eintragungen

润肠丸

Befeuchte den Darm Pille

Chinesischer Name:	**Run Chang Wan**
Japanischer Name:	**jun cho to**
Englischer Name:	**Moisten the Intestines Pill from Master Shen´s Book**
Lateinischer Name:	**Formula humectandi intestini**

Konstitution
ehemals kräftig, jetzt geschwächt

Gruppenklassifikation
Nach unten abführende Rezepturen (Darm befeuchtend)

Temperaturverhalten

kalt	leicht kühl	neutral	warm	heiß

Indikation bei Energiezustand des Patienten

Fülle	leichte Fülle	neutral	leichter Mangel	Mangel

Zusammensetzung

Semen Cannabis	6-15g	(3b)	befeuchtend, laxierend, bes. bei trockener Obstipation im Senium (vor dem Dekoktieren Samen im Mörser zerstoßen)	► S.559
Semen Persicae	3-9g	(10)	bricht Blut-Stasen auf, befeuchtet den Darm und fördert Stuhlgang	► S.639
Radix Angelicae sinensis	9g	(12b)	Blut nährend und dynamisierend, Mens regulierend, schmerzstillend	► S.680
Radix Rehmanniae glutinosae	10g	(2b)	Blut kühlend, befeuchtend	► S.534
Fructus Citri Aurantii	6-12g	(9)	Qi-Fluß der Mitte und Lunge regulierend, Schleim transformierend	► S.623
Semen Armeniacae	6g	(6c)	Husten und bronchiale Enge lindernd, laxierend	► S.600

Hauptsymptome

Tendenz zu trockener Haut,

Obstipation

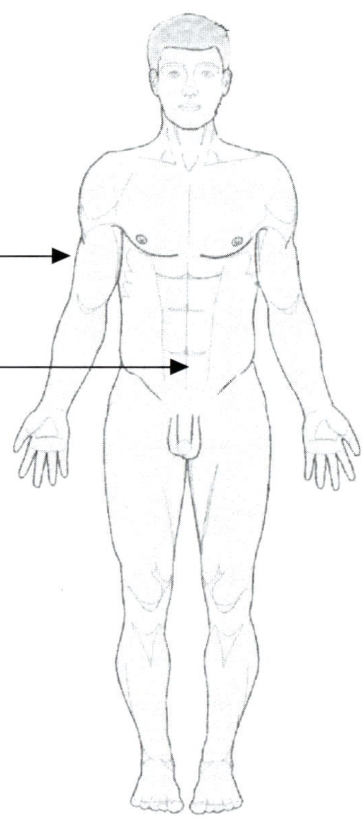

Wirkung
1. Darm befeuchtend, abführend
2. Hitze klärend
3. Die Qi-Bewegung, insbesondere nach unten, unterstützen

Symptome
Verstopfung mit hartem Stuhl, welcher schwer zu entleeren ist, häufiges Wasserlassen, Tendenz zu trockener Haut

TCM-Indikation
Trockenheit in Magen und Darm, Hitze haben die Säfte geschmälert, leichte Hitze im Innen

ZK: diskrete Rötung, **ZB**: leicht trocken, gelblich

Pu: beschleunigt, fadenförmig

Anwendungsbeispiel
Obstipation bei älteren Patienten

Abgeleitete Rezepturen
Es besteht eine Verwandtschaft mit Kleineres Dekokt, das das Qi ordnet *Xiao Cheng Qi Tang* ► S.236

Funktionskreise

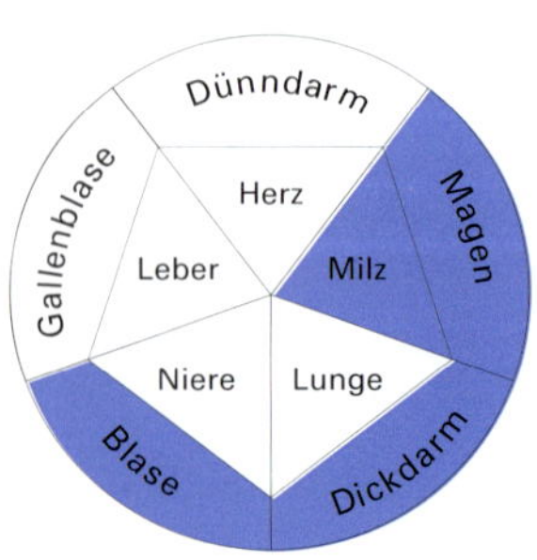

Sechs Stadien *Shang Han Lun*

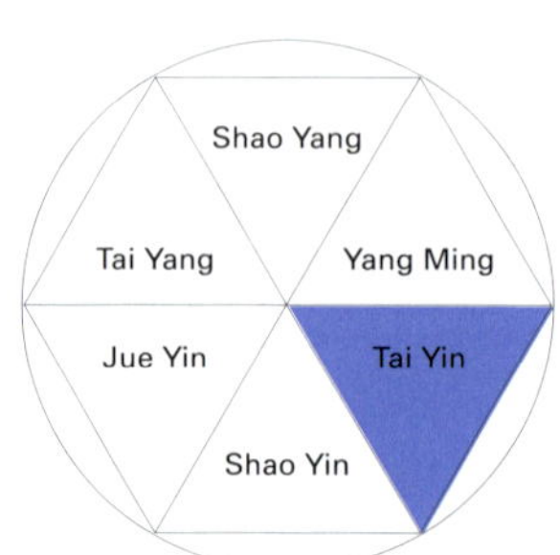

Außen ◄► Innen

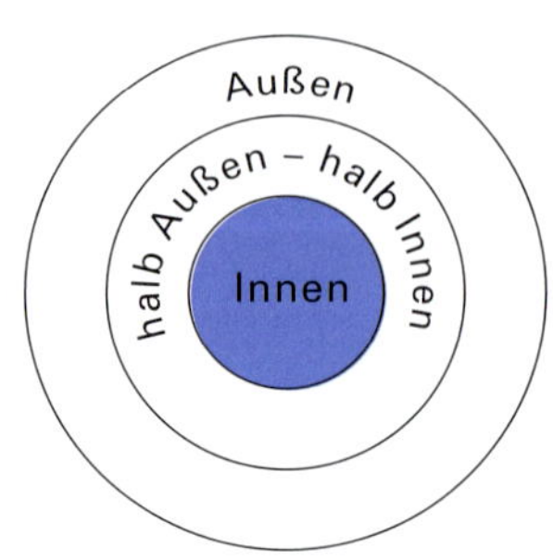

Analyse der Rezeptur

Semen Cannabis	*Ma Zi Ren*	Darm befeuchtend, laxierend
Semen Armeniacae	*Xing Ren*	
Radix Rehmanniae glutinosae	*Sheng Di Huang*	Blut kühlend, nährend
Radix Angelicae sinensis	*Dang Gui*	Blut nährend, belebend, Stuhlgang fördernd
Semen Persicae	*Tao Ren*	Blut bewegend, laxierend
Fructus Citri Aurantii	*Zhi Ke*	Das Qi regulierend und nach unten bewegend

Modifikationen

Bei älteren Patienten mit ausgeprägterer Obstipation, Trockenheit des Darmes, trockener Haut und trockener Zunge:

+ Cortex Magnoliae	6g	*Hou Po*
+ Radix Scutellariae	4g	*Huang Qin*
+ Rhizoma Rhei	2-6g	*Da Huang*
(nur die letzten 10 Minuten mitkochen)		
+ Radix Glycyrrhizae	3g	*Gan Cao*

Diese Modifikation des Grundrezeptes heißt in Japan ***jun cho to*** und ist noch stärker abführend bei Obstipation mit Säfte-Mangel und wird überwiegend bei älteren Patienten eingesetzt.

Bei passendem energetischem Bild ist sie gut geeignet, akute und chronische Obstipation zu behandeln.

Korrespondierende Akupunktur

3E 6	bewegt Qi im Unteren Erwärmer
Ma 25	Alarmpunkt Dickdarm
Le 3	reguliert Leber
Bl 25	Shu-Punkt Dickdarm
Ren 6	stärkt Qi
Ni 6	stärkt Niere
Di 4	eliminiert nach unten
MP 10	bewegt Blut

Literatur

Bensky	englisch	► S.125
	deutsch	► S.137

Anmerkungen

1. Obstipation auf Grundlage eines Säfte-Mangels bedarf der grundsätzlichen Nährung und Befeuchtung des Gesamtorganismus, insbesondere auch Blut und Yin. Abführende Mittel sollten milde sein und gleichzeitig den Darm befeuchten, wie das Semen Cannabis und Semen Armeniacae tun. Nur eingebettet in diese die Säfte stützende Rezeptur ist es möglich, eine Wirkungsverstärkung durch niedrige Dosen von drastischen Purgativa wie Rhizoma Rhei zu wagen.
2. Insgesamt ist der Patient noch stärker geschwächt als der mit Semen Cannabis Pille *Ma Zi Ren Wan*. Deshalb kommt in der Befeuchte den Darm Pille als Qi-Regulans das noch milder wirkende Fructus Citri Aurantii *Zhi Ke*, statt Fructus immaturus Citri *Zhi Shi* zur Anwendung.
3. Wenn die Hitze weniger ausgeprägt ist und die nährende Seite des Rezeptes noch mehr betont werden soll, kann man statt der kalten Radix Rehmanniae glutinosae *Sheng Di Huang* die Radix Rehmanniae praeparata aus der Gruppe 12b ersetzen.

Entsprechungen der Diätetik

Allgemein: rohe, ungekochte Vollkornprodukte, Frischkornbrei, Gemüse als Salatzubereitung wirken eher kühlend und Stuhlgang fördernd. Öle und Fette wirken befeuchtend und laxierend. Milchprodukte wirken ebenfalls befeuchtend.

Befeuchtend, neutrales Temperaturverhalten:
Kartoffeln, Sesam, Mandeln, Erdnuß, Erdnußöl, Pflaumen, Trockenpflaumen und Pflaumensaft (können zunächst Blähungen erzeugen, sind aber sehr effektiv bei Obstipation), Kuhmilch, Kefir, Joghurt, Sahne, Butter

Kühlend und befeuchtend:
Weizen, Gerste, Buchweizen, Mungbohne, Aubergine, Tomate, Karotte, Chinakohl, Tofu, Orangen, Apfel, Feige, Sesamöl

Kalt und befeuchtend:
Bambussprosse, Banane, Salz und bes. Salzwasser (wirkt erweichend)

Westlich: Weizenkleie

Meide:

Warme Nahrungsmittel: Pfirsich, Kirsche, Zucker (erzeugt Hitze im Magen)

Heiße Nahrungsmittel: Chili, Alkohol

4. HARMONISIERENDE REZEPTUREN

4.a Rezepturen, die die Shao-Yang Ebene harmonisieren

小柴胡

Kleineres Bupleurum Dekokt

Chinesischer Name:	Xiao Chai Hu Tang
Japanischer Name:	sho saiko to
Englischer Name:	Minor Bupleurum Decoction
Lateinischer Name:	Decoctum parvum Bupleuri

Konstitution
eher kräftiger Typus

Gruppenklassifikation
Harmonisierende Rezepturen (Kleines Yang)

Temperaturverhalten

kalt	kühl	neutral	warm	heiß

Indikation bei Energiezustand des Patienten

Fülle	leichte Fülle	neutral	leichter Mangel	Mangel

Zusammensetzung

Radix Bupleuri	6-12g	(1a)	öffnet die Oberfläche, anhebend, reguliert den Leber-Qi-Fluß	► S.519
Radix Scutellariae	4-6g	(2c)	Nässe-Hitze ausleitend	► S.540
Rhizoma Pinelliae	6g	(6)	Schleim umwandelnd, Milz und Magen harmonisierend	► S.588
Radix Codonopsitis	6g	(12a)	Qi der Mitte und des Lungen-Funktionskreises tonisierend	► S.669
Radix Glycyrrhizae	3g	(12a)	Mitte stützend, puffernd	► S.674
Rhizoma Zingiberis recens	3g	(1a)	Schleim und Übelkeit behandelnd	► S.507
Fructus Jujubae	3g	(12a)	Mitte mild stützend	► S.673

Hauptsymptome

Schwitzen und Frieren,

Schwindel,

Appetitlosigkeit,

bitterer Mundgeschmack,

Übelkeit,

Druck im Oberbauch, Thorax und seitlichen Rippenbögen

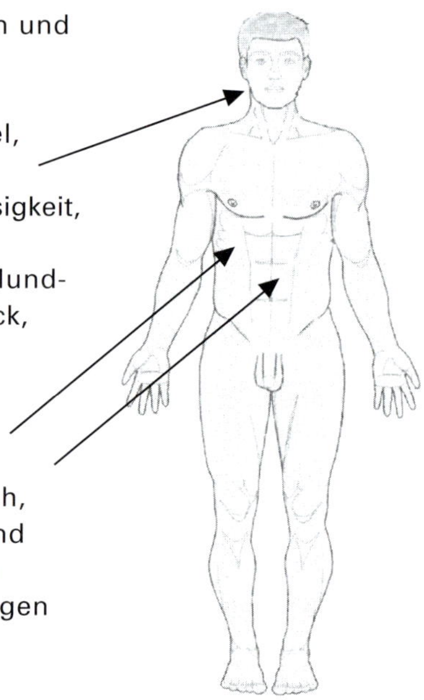

Wirkung
Harmonisiert und löst Störungen des Kleinen Yang Stadium (siehe Anhang S.742), wirkt stützend und gleichzeitig ausleitend, behandelt Erkrankungen und fieberhafte Infekte, bei denen sich der pathogene Faktor nicht mehr nur in der Oberfläche, aber auch noch nicht ausschließlich im Innen befindet. Dies wird häufig als halb Innen/halb Außen beschrieben.

Symptome
Die Störung ist weder nur Innen noch nur Außen, daher treten gegensätzliche Symptome auf: Schwitzen und Frieren, Hitze und Kälte, Appetitlosigkeit, Übelkeit oder Erbrechen, Druckgefühl im Oberbauch, Sodbrennen, bitterer Mundgeschmack, trockener Hals, Druckgefühl im Thorax oder den seitlichen Rippenpartien, evtl. auch Schwindel, Palpitationen

Anwendungsbeispiel
Nervöser Reizmagen, Gastritis, thorakales Oppressionsgefühl, Interkostalneuralgie, Cholecystitis, Pyelonephritis, Parotitis, Rhinitis allergica, Schwindel, vegetatives Syndrom, Influenza, Bronchitis, Pleuritis, bei Tuberkulose als ergänzende Therapie, Lymphadenitis, Gelbsucht, subakute Virushepatitis, Malaria, Fieber post partum

TCM-Indikation
typische Störungen im sogenannten „Kleinen Yang" *Xiao Yang*: Qi-Blockade und Schleimbelastung im Mittleren Erwärmer, Disharmonie zwischen Holz und Erde
ZK: evtl. leicht rote Ränder, leicht gedunsen;
ZB: klebrig, weißlich-gelblicher Belag;
Pu: drahtig

Abgeleitete Rezepturen
Größeres Bupleurum Dekokt *Da Chai Hu Tang* ► S.250
Radix Bupleuri Dekokt mit Concha Ostrea und Os Draconis
Chai Hu Jia Mu Li Long Gu Tang ► S.454
Rhizoma Coptis Dekokt *Huang Lian Tang* ► S.268
Kleines Bupleurum Dekokt mit Platycodum und Gypsum
Chai Hu Tang Jia Shi Gao Jie Geng ► S.252

Funktionskreise

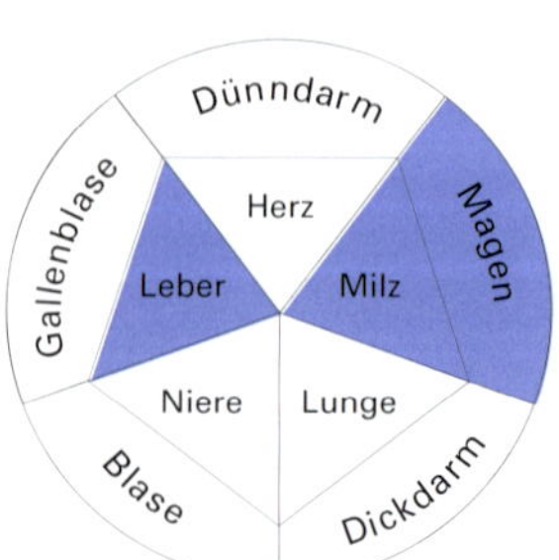

Sechs Stadien *Shang Han Lun*

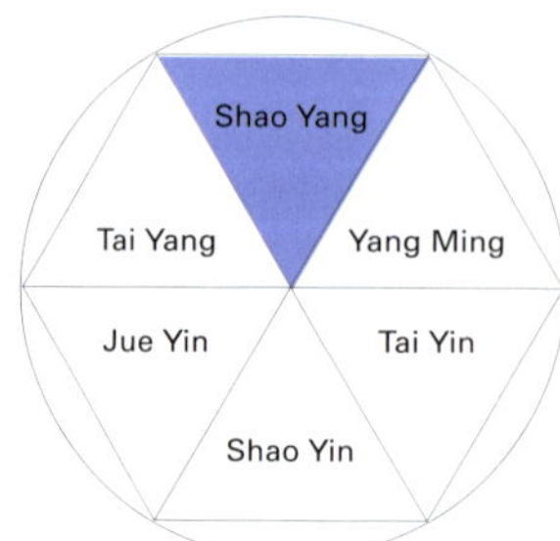

Außen ◄► Innen

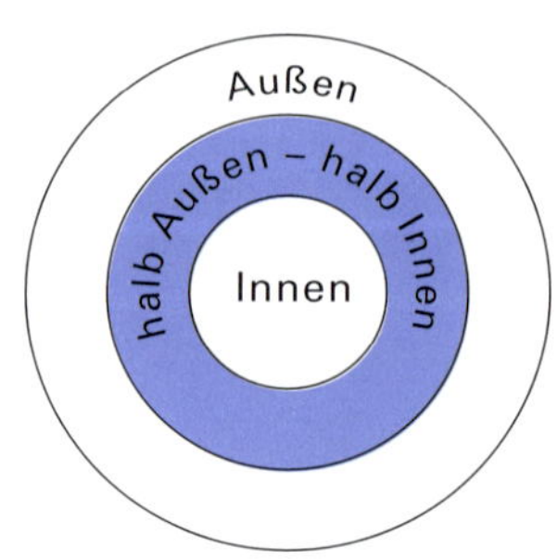

Analyse der Rezeptur

Radix Bupleuri	*Chai Hu*	Leber regulierend, pathogenes Qi über Oberfläche ausleitend	→ **Außen Bezug**
Radix Codonopsitis	*Dang Shen*	Milz und Lunge - das körpereigene Qi - stärkend	→ **Innen Bezug**
Radix Scutellariae	*Huang Qin*	Hitze klärend, Nässe ausleitend	→ **kühlend**
Rhizoma Pinelliae	*Ban Xia*	Schleim umwandelnd, das Qi noch besser nach unten fließen lassend	→ **Schleim-Blockaden lösend**
Fructus Jujubae Rhizoma Zingiberis recens Radix Glycyrrhizae	*Da Zao* *Sheng Jiang* *Gan Cao*	Mitte stützend, harmonisierend	

Modifikationen

Bei Heuschnupfen:
+ Flos Chrysanthemi *Ju Hua*
+ Radix Angelicae dahuricae *Bai Zhi*
+ Herba Schizonepetae *Jing Jie*
(siehe auch unter Abgeleitete Rezepturen)

Entsprechungen der Diätetik

Milz tonisierend:
Weizenmehl, Langkornreis, Mandeln, Weißkohl, Kartoffel, Feige, Huhn, Schinken, Hering, Pfeffer, Buchweizen, Gerste, Sojabohnen, Fenchel
Leber-Blut nährend:
Stangensellerie, Pfeffer, Kardamom, Paprika
Blut bewegend:
Erdnuß, schwarze Sojabohne, Eßkastanie, Pfirsich, Essig, Aubergine, chinesischer Lauch (Qi und Blut bewegend)
Leber-Yang absenkend:
Stangensellerie, Selleriesaft, Spinat, Wasserkastanie, Chrysanthemenblütentee
Meide:
Heiße oder Hitze erzeugende Nahrungsmittel:
Alkohol (erzeugt Hitze und/oder Nässe) Kaffee, Chili

Korrespondierende Akupunktur

Le 3	Yuan-Punkt Leber
Du 20,	MP 6
Pe 6	Arealfernpunkt Thorax
Ren 12	Mu-Punkt Magen
Gb 34	Fernpunkt Gb
Gb 41	Fernpunkt Gb
Le 14	Mu-Punkt Leber
Ma 36	stützt das Qi der Mitte, harmonisiert

Literatur

Bensky	englisch	► S.136
	deutsch	► S.148
Shang Han Lun		► § 37

Anmerkungen

1. Das Kleinere Bupleurum Dekokt steht als klassisches Beispiel für die Therapie des Stadiums des Kleinen Yang *Shao Yang*.
Die Erkrankung ist im Zwischenbereich (halb Außen/halb Innen) angesiedelt. D.h. es sind pathogene Faktoren eingedrungen, die z.T. noch in der Oberfläche verweilen mögen, aber es sind nicht mehr ausschließlich Oberflächensymptome vorhanden (wie z. B. Frösteln, Wind-Abneigung). Das Innen ist bereits teilweise affiziert. Hier kann die Lösung des Problems nicht mehr allein in einer Oberflächenbefreiung, aber auch nicht in einer Behandlung des *Yang Ming* (Helles Yang mit Hitze im Innen) liegen, die in einer Purgation mit Ableitung der Hitze über den Darm bestehen würde. Im Kleinen Yang bedarf es einer komplexen Behandlung, die von mehreren Seiten das Problem löst: wie ein zusammengezogener Knoten, den man nur durch vorsichtiges Zupfen von allen Seiten lösen kann und nicht im heftigen Zerren in einer einzigen Richtung. Dieses Vorgehen wird auch die harmonisierende Methode *He Fa* gemäß der acht therapeutischen Verfahren genannt.
Beachte, daß im Kleineren Bupleurum Dekokt die vier Hauptarzneien eine jeweils ganz andere, verschiedene Wirkrichtung repräsentieren, also in einer idealen Weise diesen „Knoten" lösen können.
Im Bereich des *Shao Yang*-Stadiums des Kleinen Yang, haben sich häufig pathogene Faktoren festgesetzt, die das *Wei Qi* nicht sofort über die Oberfläche ausgeleitet hat und die nun halb Außen, halb Innen residieren und Beschwerden verursachen. Oft hat sich im Laufe der Zeit Hitze gebildet oder ist bis in diese „Zwischenschicht" vorgedrungen, was von manchen Autoren „residuale Hitze" genannt wird. Auch hierfür ist das Kleinere Bupleurum Dekokt eine hervorragende therapeutische Antwort.
2. Diese Rezeptur wird sehr häufig in Japan gebraucht.
3. Im Originalrezept ist statt Radix Codonopsitis *Dang Shen* Radix Ginseng *Ren Shen* in der entsprechend niedrigen Dosierung angegeben.
4. Vorsicht bei Yin-Leere und aufsteigendem Leber-Yang mit Bluthochdruck (dann mehr absenken mit z. B. Rhizoma Gastrodiae *Tian Ma* oder mit schweren mineralischen Mitteln).

Fertigarznei

Minor Bupleurum Combination – 300 mg Tabletten

大柴胡汤

Größeres Bupleurum Dekokt

Chinesischer Name:	**Da Chai Hu Tang**
Japanischer Name:	**dai saiko to**
Englischer Name:	**Major Bupleurum Decoction**
Lateinischer Name:	**Decoctum magnum Bupleuri**

Konstitution
kräftiger Typus / Neigung zu Adipositas

Gruppenklassifikation
Harmonisierende Rezepturen (Kleines Yang)

Temperaturverhalten

kalt	kühl	neutral	warm	heiß

Indikation bei Energiezustand des Patienten

Fülle	leichte Fülle	neutral	leichter Mangel	Mangel

Zusammensetzung

Radix Bupleuri	6-12g	(1a)	öffnet die Oberfläche, anhebend, reguliert den Leber-Qi-Fluß	► S.519
Rhizoma Pinelliae	6-12g	(6)	Schleim umwandelnd, Milz und Magen harmonisierend	► S.588
Radix Scutellariae	4-6g	(2c)	Nässe-Hitze ausleitend	► S.540
Radix Paeoniae lactiflorae	6-9g	(12b)	Blut nährend, Leber-Energie-Fluß harmonisierend	► S.681
Fructus immaturus Citri	6g	(9)	Qi-Fluß der Mitte und Lunge regulierend, Schleim transformierend	► S.622
Fructus Jujubae	3g	(12a)	Mitte mild stützend	► S.673
Rhizoma Zingiberis recens	3g	(1a)	Schleim und Übelkeit behandelnd	► S.507
Rhizoma Rhei	2-6g	(3a)	leitet Hitze ab, auch Blut-Hitze, führt Akkumulationen ab	► S.556

(je nachdem, ob eine Obstipation vorliegt, die ganze Zeit mitkochen oder bei Obstipation nur die letzten 10 Minuten)

Hauptsymptome

Hitze und Kälte im Wechsel,

Kopfschmerzen,

Schulter-Nackenverspannungen,

bitterer Mundgeschmack,

Übelkeit,

Schmerz im Epigastrium und am Rippenbogen,

Obstipation, Diarrhö

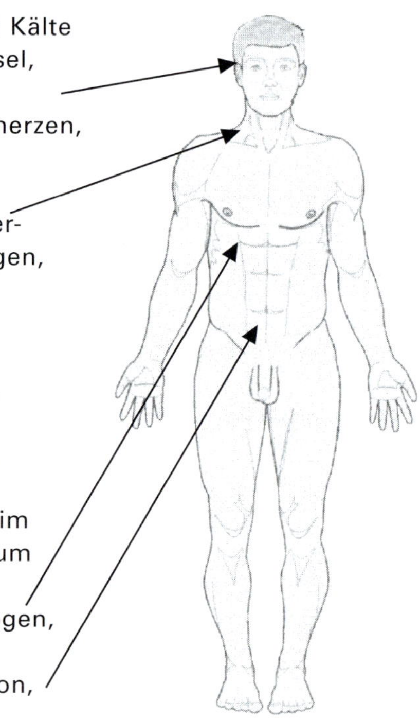

Wirkung
1. Harmonisiert und löst das Stadium des Kleinen Yang –*Shao Yang* – harmonisiert Holz und Erde
2. Führt Hitze aus dem Innen ab

Symptome
Wechselweise Hitze und Kälteempfindung, bitterer Mundgeschmack, Appetitlosigkeit, Erbrechen, Übelkeit, Völle- und Druckgefühl und Schmerz im Epigastrium und/oder am Rippenbogen, Obstipation, Diarrhö mit brennender Empfindung, Schulter-Nackenverspannungen, Kopfschmerzen, Schwere im Kopf, Reizbarkeit, Unruhe, Nervosität, Ohrensausen, Schwindel, rote Augen

TCM-Indikation
1. Stadium des Kleinen Yang am Übergang ins Yang-Ming-Stadium
2. Fülle-Hitze im Qi-Bereich von Magen und Gallenblase
ZK: leicht rot; **ZB**: gelblicher Belag; **Pu**: voll, drahtig

Anwendungsbeispiel
Abdominalbeschwerden, chronische Gastritiden, Hyperazidität des Magens, chronische Cholecystitis, Hepatitis, Leber- und Gallenfunktionsstörungen, Migräne-Syndrom, maligne Hypertonie, Pankreatitiden, Hämorrhoiden, Schlaflosigkeit, Tinnitus

Abgeleitete Rezepturen
Das Größere Bupleurum Dekokt ist eine Ableitung von:
Kleineres Bupleurum Dekokt *Xiao Chai Hu Tang* ► S.248
Manche Symptome ähneln denen von:
Radix Gentianae Dekokt, das die Leber entlastet
Long Dan Xie Gan Tang, ► S.226
wobei dies Fülle-Hitze aus Leber oder Gallenblase klärt, während hier mehr eine Holz-Erde respektive Gallenblase-Magen-Disharmonie mit Fülle-Hitze vorliegt.

Funktionskreise

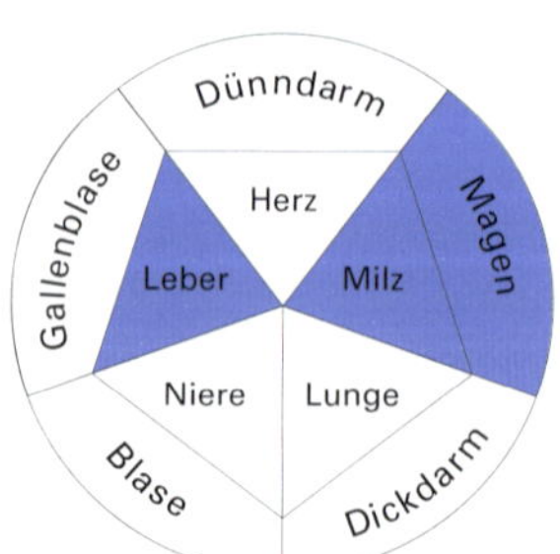

Sechs Stadien *Shang Han Lun*

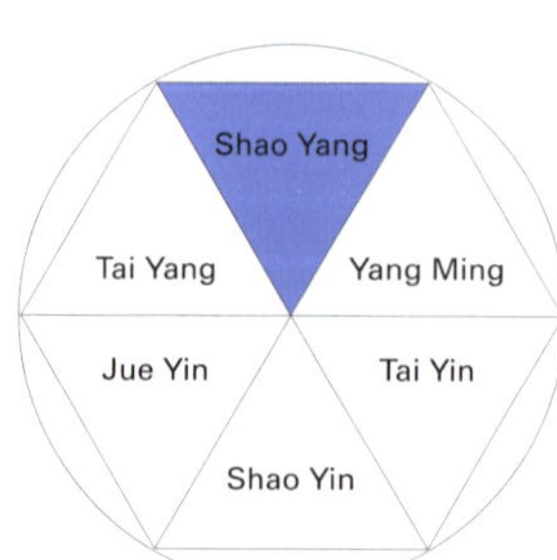

Außen ◄► Innen

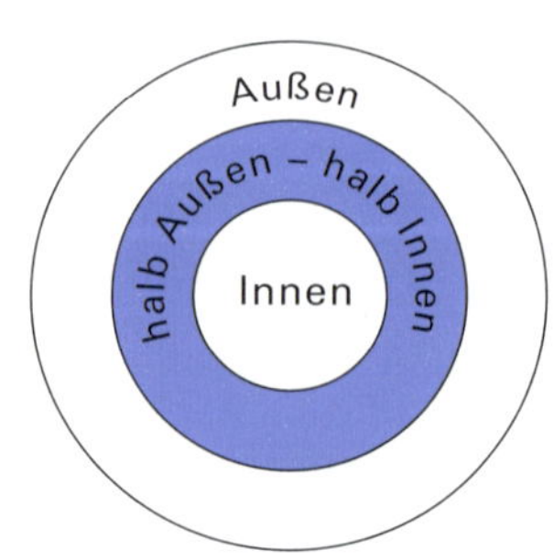

Analyse der Rezeptur

Radix Bupleuri	*Chai Hu*	mehr auf Qi gerichtet,
		Leber-Energien regulierend, Energiefluß harmonisierend
Radix Paeoniae lactiflorae	*Bai Shao*	mehr auf Blut gerichtet
Rhizoma Rhei	*Da Huang*	Hitze aus dem Innen klärend und ableitend
Radix Scutellariae	*Huang Qin*	
Rhizoma Pinelliae	*Ban Xia*	Schleim umwandelnd, Stagnation lösend – dem Qi den Weg nach unten bahnend, dadurch die Mitte entlastend
Fructus immaturus Citri	*Zhi Shi*	
Fructus Jujubae	*Da Zao*	Milz und Magen stützend
Rhizoma Zingiberis recens	*Sheng Jiang*	

Modifikationen

Bei manischem Verhalten durch Leber-Herz-Feuer:
+ Mirabilitum *Mang Xiao*
+ Fructus Gardeniae *Zhi Zi*
+ Cortex Moutan *Mu Dan Pi*

Bei Ikterus:
+ Cortex Phellodendri *Huang Bai*
+ Fructus Gardeniae *Zhi Zi*

Bei starken Bauchschmerzen:
+ Rhizoma Corydalis *Yan Hu Suo*
+ Rhizoma Cyperi *Xiang Fu*
+ Radix Linderae *Wu Yao*

Entsprechungen der Diätetik

Allgemein: Rohe, ungekochte Vollkornprodukte, Frischkornbreie, Gemüse als Salatzubereitung wirken eher kühlend und fördern den Stuhlgang.
Milz tonisierend: Langkornreis, Mandel, Weißkohl, Feige, Huhn, Schinken, Hering, Pfeffer, Buchweizen, Gerste, Sojabohne, Fenchel
Blut bewegend: Erdnuß, schwarze Sojabohne, Eßkastanie, Essig, Aubergine, chinesischer Lauch (Qi und Blut bewegend)
Bei Obstipation: Erdnußöl, Pflaumen, Trockenpflaumen und Pflaumensaft (können zunächst Blähungen erzeugen, sind aber sehr effektiv bei Obstipation)
Meide:
Warme Nahrungsmittel: Pfirsich, Kirsche, Zukker (erzeugt Hitze im Magen)
Heiße Nahrungsmittel: Chili, Alkohol können Hitze-Prozesse verstärken

Literatur

Bensky englisch ► S.139
deutsch ► S.152
Shang Han Lun ► § 167

Anmerkungen

Wenn eine ausgeprägtere Obstipation vorliegt, worin sich auch eine Magen-Hitze und ein mangelndes Absenken aus der Mitte nach unten zeigt, fügt man die bittere und kalte Rhizoma Rhei erst am Schluß dem Dekokt hinzu. Diese entfaltet eine purgative Wirkung, wenn sie nur die letzten 10 Minuten mitgekocht wird, und leitet so Hitze nach unten über den Darm aus.
Diese Therapiestrategie ist typisch für die Rezepte des Yang-Ming-Stadiums (nach dem *Shang Han Lun*), wo eine Hitze im Innen als Vollbild besteht. In diesen Fällen ist das Purgieren eine wichtige Methode zur Eliminierung von Hitze. Ein Versuch, die Hitze über die Oberfläche mit kühlen Oberflächenbefreiern auszuleiten, wäre ein entscheidender Therapiefehler. Es wäre, als wenn man einen Räuber, der bereits bis zur hinteren Terassentür vorgedrungen ist, wieder zur vorderen Haustür herauswerfen wollte und dabei noch großen Schaden anrichten würde.
Das Größere Bupleurum Dekokt steht noch im Stadium des Kleinen Yang, aber die Erkrankung ist aus dem Zwischenbereich (halb Außen/halb Innen – *Xiao Yang*) bereits im Begriff mehr ins Innen (*Yang ming* – helles Yang) einzudringen, besonders in Form von Hitze im Innen, die sich zusammenklumpt und verdichtet.

Korrespondierende Akupunktur

Di 11	klärt Hitze
Le 2	Sedierungspunkt Leber
Du 20	sediert
MP 3	stützt die Mitte
Pe 6	reguliert Qi in Thorax und Epigastrium
3E 6	bewegt Qi der Leber
Ren 12	Mu-Punkt Magen
Gb 38	Sedierungspunkt Gb
Gb 41	Fernpunkt Gb
Le 14	Mu-Punkt Leber
Ma 36	stützt das Qi der Mitte harmonisiert

Fertigarznei

Major Bupleurum Combination – 300 mg Tabletten

小柴胡湯加桔梗石膏

Kleines Bupleurum Dekokt mit Platycodum und Gypsum

Chinesischer Name:	**Xiao Chai Hu Tang Jia Jie Geng Shi Gao**
Japanischer Name:	**sho saiko to ka kikyo sekko**
Englischer Name:	**Minor Bupleurum Decoction with Platycodum and Gypsum**
Lateinischer Name:	**Decoctum Bupleuri cum Platycodo et Gypso**

Konstitution
eher kräftig

Gruppenklassifikation
Harmonisierend (Kleines Yang)

Temperaturverhalten

kalt	leicht kühl	neutral	warm	heiß

Indikation bei Energiezustand des Patienten

Fülle	leichte Fülle	neutral	leichter Mangel	Mangel

Zusammensetzung

Gypsum fibrosum	20g	(2a)	Hitze kühlend, Durst stillend, befeuchtend	► S.525
Radix Platycodi	6g	(6)	Lungen-Qi absenkend, Schleim umwandelnd	► S.591
Radix Bupleuri	6-12g	(1a)	öffnet die Oberfläche, anhebend, reguliert den Leber-Qi-Fluß	► S.519
Rhizoma Pinelliae	10g	(6)	Schleim umwandelnd, Milz und Magen harmonisierend	► S.588
Radix Codonopsitis	6-9g	(12a)	Qi der Mitte und des Lungen-Funktionskreises tonisierend	► S.669
Radix Scutellariae	4-6g	(2c)	Nässe-Hitze ausleitend	► S.540
Radix Glycyrrhizae	3g	(12a)	Mitte stützend, puffernd	► S.674
Rhizoma Zingiberis recens	3g	(1a)	Schleim und Übelkeit behandelnd	► S.507
Fructus Jujubae	3-5g	(12a)	Mitte mild stützend	► S.673

Hauptsymptome

Übelkeit,

Entzündungen in Rachen, Nase und Nebenhöhlen, Ohren,

Druckschmerz am rechten Rippenbogen,

Entzündungen der Lymphknoten

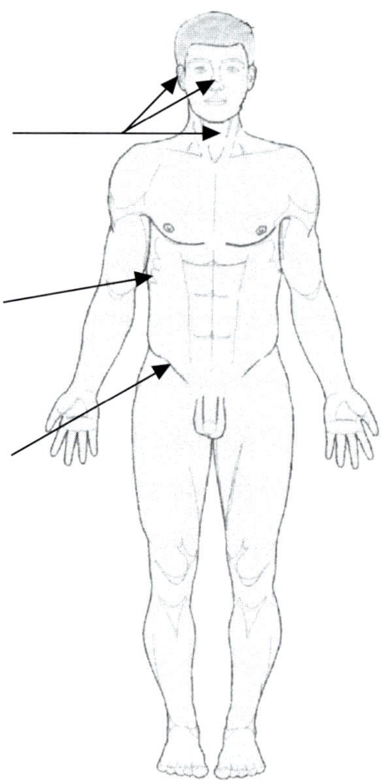

Wirkung
1. Hitze eliminierend, Eiter/Toxin eliminierend, Schleim umwandelnd
2. Milz und Leber harmonisierend

Symptome
Subakute bis chronische Entzündungen im Kopf- und Halsbereich, Entzündungen im Bereich der Atemwege, des Rachens, der Nase und Nebenhöhlen, Ohrenentzündungen, Entzündungen der Lymphknoten, der Speicheldrüsen, der Mundhöhle, leichtes Fieber, Druckschmerz am rechten Rippenbogen, Appetitlosigkeit, Übelkeit, Erbrechen, unangenehmer Mundgeschmack

TCM-Indikation
Disharmonie zwischen Holz und Erde mit Hitze, Schleim und Toxinbildung
ZK: rot oder evtl. rote Ränder; **ZB**: dick, klebrig, weiß bis gelb; **Pu**: drahtig, kraftvoll

Anwendungsbeispiel
Subakute Rhinitis, Sinusitis, Bronchitis, Influenza, Laryngopharyngitis, Tonsillitis, Otitis externa und media, Parotitis, Lymphadenitis, Sialadenitis, Stomatis, Thyreoditis

Abgeleitete Rezepturen
Kleineres Bupleurum Dekokt *Xiao Chai Hu Tang* ► S.248

Funktionskreise

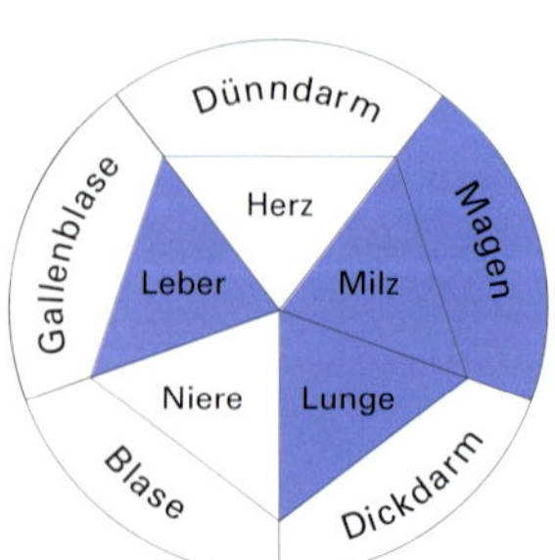

Sechs Stadien *Shang Han Lun*

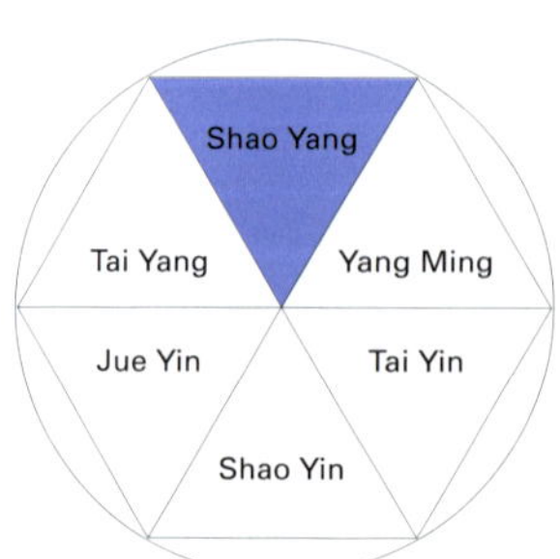

Außen ◄► Innen

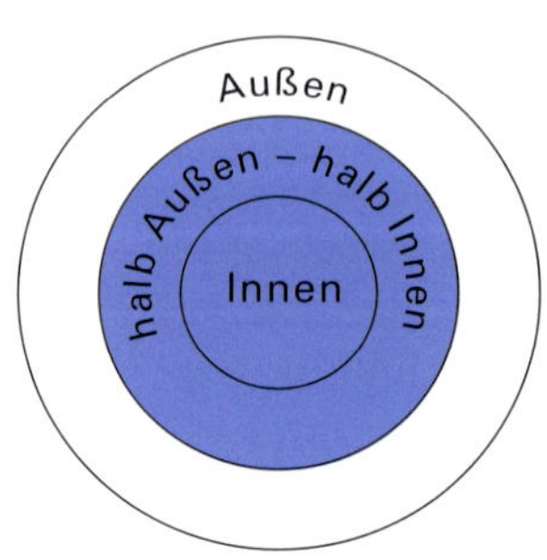

Analyse der Rezeptur

Gypsum fibrosum	*Shi Gao*	massiv Hitze klärend, kühlend, befeuchtend
Radix Platycodi	*Jie Geng*	„antiphlogistisch", Eiter und Schleim eliminierend
Radix Bupleuri	*Chai Hu*	Leber-Qi in Fluß bringend, Wind-Hitze eliminierend
Radix Codonopsitis	*Dang Shen*	die Mitte stützend
Radix Scutellariae	*Huang Qin*	Hitze klärend, Nässe ausleitend
Rhizoma Pinelliae	*Ban Xia*	Schleim umwandelnd
Fructus Jujubae Rhizoma Zingiberis recens Radix Glycyrrhizae	*Da Zao* *Sheng Jiang* *Gan Cao*	Mitte stützend

Anmerkungen

1. Im Vergleich zu dem Ursprungrezept – Kleineres Bupleurum Dekokt *Xiao Chai Hu Tang* – ist diese Rezeptur deutlich kühler und damit mehr für Hitze-Prozesse im Sinne von lokalisierten Entzündungen einsetzbar.
Vergleiche auch Rezeptur-Analyse und Anmerkungen zum Basisrezept Kleineres Bupleurum Dekokt *Xiao Chai Hu Tang*
2. Im Originalrezept ist statt Radix Codonopsitis *Dang Shen* Radix Ginseng *Ren Shen* in der entsprechend niedrigen Dosierung angegeben.

Korrespondierende Akupunktur

Lokalpunkte je nach Beschwerden und Befunden, z. B.: Di 18, Dü 17, Ma 9, 3E 17, 3E 21, Di 20, Ex 1, Ex 2, Ren 22, Gb 2
Fernpunkte: Di 4, 3E 5
Energieausgleich: Di 11, Du 14 in Kombination zur Hitze-Klärung
MP 6 Treffpunkt der drei Yin-Leitbahnen, nährt Yin und Blut
Di 4 eliminiert pathogene Faktoren
Bl 13 und Lu 11 sedierend genadelt eliminieren Lungen-Hitze
Lu 7 reguliert Lungen-Energie

Entsprechungen der Diätetik

Alle rohen oder gekeimten Nahrungsmittel sind tendenziell eher Hitze kühlend, gut geeignet sind bei Hitze auch Frischkornbreie.
Hitze kühlend: Weizen, Gerste, Buchweizen, Rundkornreis, Hirse, Karotten, Chinakohl, Stangensellerie, Spinat, Banane, Wassermelone, Kaki, Kiwi, Birne, Apfel
Hitze kühlend, Toxine entgiftend: Buchweizen, Mungbohnen, schwarze Sojabohnen, Tofu, Gurke, Sellerie, Löwenzahn
Die Milz kräftigend: Langkornreis, Mandel, Weißkohl, Kartoffel, Feige, Buchweizen, Gerste, Fenchel
Meide:
Hitze erzeugende Nahrung: Bes. Alkohol kann längerfristig Hitze produzieren und zu Nässe-Bildung führen. Daher sollte man besonders bei chronischen Nebenhöhlen-Affektionen Alkohol meiden.
Andere energetisch heiße Nahrung wie Chili, scharfe Gerichte, Lamm, Hammel, Meeresfrüchte können Hitze-Prozesse verstärken, Meeresfrüchte führen darüber hinaus evtl. zur Verschlechterung von Nässe-Hitze-Ekzemen.
Tabak ist heiß und Säfte austrocknend.
Milchprodukte, Süßigkeiten und fettes Fleisch im Übermaß können Nässe und Schleimbildung begünstigen.

Literatur

nicht im Bensky

Eigene Eintragungen

4.b Rezepturen, die Leber und Milz regulieren und harmonisieren

四逆散

Kalte Extremitäten Pulver

Chinesischer Name:	**Si Ni San**
Japanischer Name:	**shi gyaku san**
Englischer Name:	**Frigid Extremities Powder**
Lateinischer Name:	**Pulvis quattuor contravectionum**

Konstitution
mäßig kräftiger Patient

Gruppenklassifikation
Harmonisierende Rezepturen (Leber-Milz)

Temperaturverhalten

kalt	kühl	neutral	warm	heiß

Indikation bei Energiezustand des Patienten

Fülle	leichte Fülle	neutral	leichter Mangel	Mangel

Zusammensetzung

Radix Bupleuri	6-12g	(1b)	anhebend, reguliert den Leber-Qi-Fluß	► S 519
Radix Paeoniae lactiflorae	6-12g	(12b)	Blut nährend, Leber harmonisierend, regulierend	► S.681
Fructus immaturus Citri	6-12g	(9)	Qi-Fluß der Mitte und Lunge regulierend, Schleim transformierend	► S.622
Radix Glycyrrhizae	3-6g	(12a)	Mitte stärkend, Lunge befeuchtend, Eiter ausleitend, mildert Toxizität anderer Drogen	► S.674

Hauptsymptome

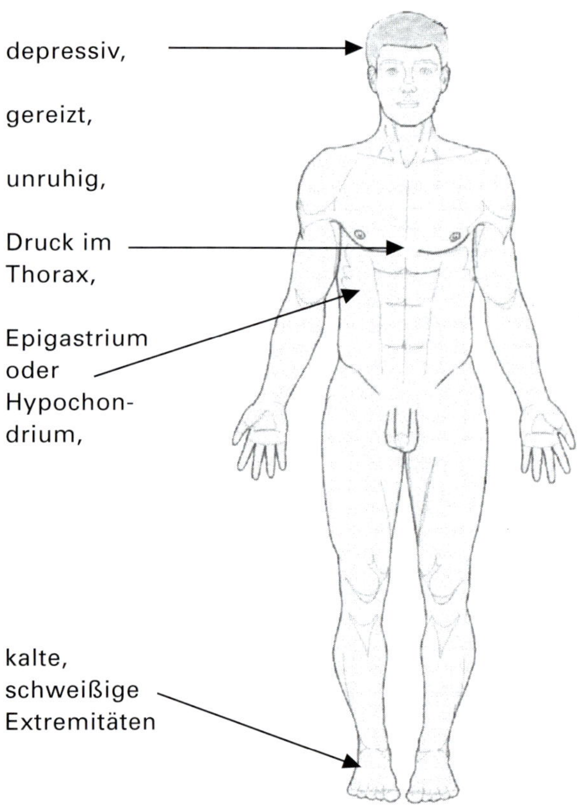

Wirkung
1. Harmonisiert Leber und Milz
2. Leitet Hitze aus dem Innen aus, reguliert Leber-Qi

Symptome
Kälte der Extremitäten, oft auch schwitzige Handteller und Fußsohlen, bei gleichzeitiger Wärme des übrigen Körpers, Übelkeit, Völle, Druckgefühl und Schmerz im Thorax und Epigastrium, Schmerz oder Druck am seitlichen Rippenbogen, Palpitationen,
psychische Symptome, depressive Verstimmung, Unruhe, Reizbarkeit

TCM-Indikation
1. Leber-Qi-Stagnation, wodurch der freie Energiefluß zu den Extremitäten gestört ist und Hitze im Körperinnern entsteht.
2. Disharmonie zwischen Leber und Milz
ZK: leicht rot oder nur rote Ränder; **ZB:** weiß-gelblicher Belag; **Pu:** drahtig, kraftvoll

Anwendungsbeispiel
Reizdarmsyndrom, chronische Abdominalbeschwerden, chronische Gastritis, Pankreatitis, Cholecystitis, Cholecystolithiasis, Hepatitis
Raynauld-Syndrom, Hand- und Fußschweiß, Mastitis, fibrozystische Mastopathie

Abgeleitete Rezepturen
Kleineres Bupleurum Dekokt *Xiao Chai Hu Tang* ► S.248
Bupleurum Dekokt, das die Leber verteilt
Chai Hu Shu Gan San ► S.258

Funktionskreise

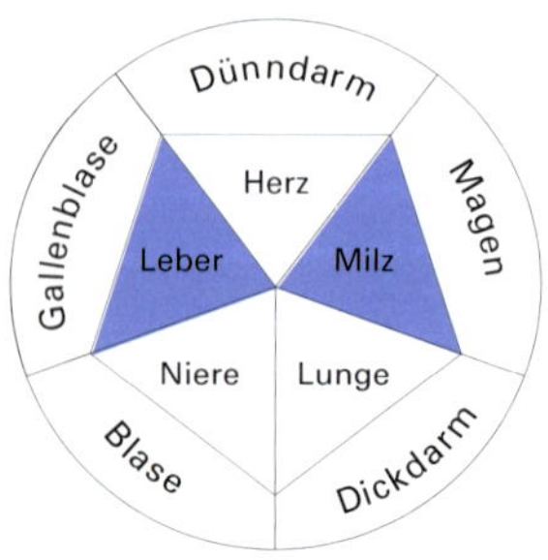

Sechs Stadien *Shang Han Lun*

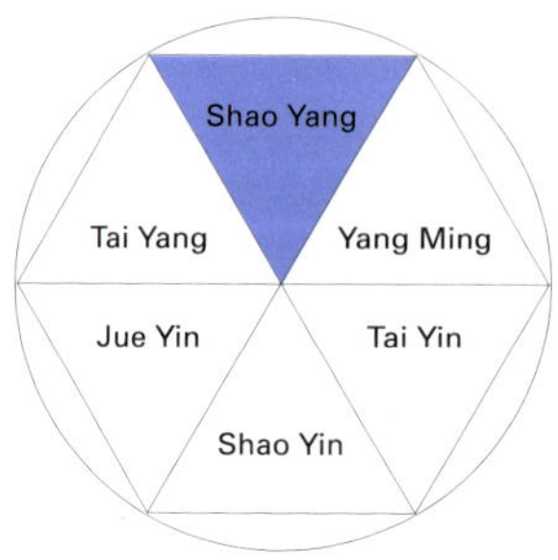

Außen ◄► Innen

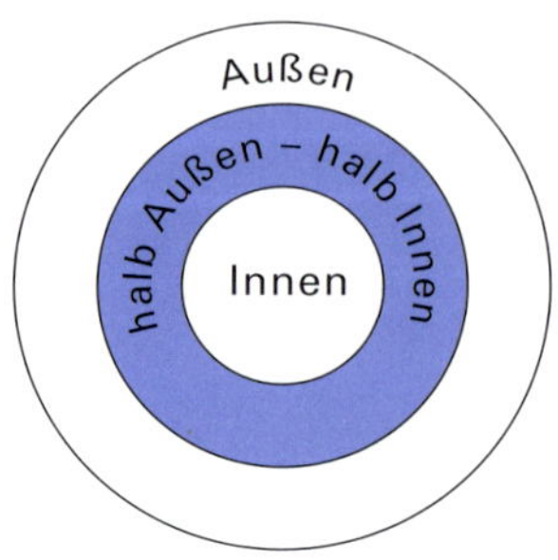

Analyse der Rezeptur

Radix Bupleuri	*Chai Hu*	mehr auf Leber-Qi gerichtet – anhebende Wirkrichtung
		reguliert Energiefluß der Leber
Radix Paeoniae lactiflorae	*Bai Shao*	mehr auf Leber-Blut gerichtet, schützt gleichzeitig das Yin
Fructus immaturus Citri	*Zhi Shi*	reguliert Qi der Mitte – absenkende Wirkrichtung
Radix Glycyrrhizae	*Gan Cao*	harmonisiert die Rezeptur

Modifikationen

Bei unregelmäßiger Mens oder Dysmenorrhö:
+ Radix Angelicae sinensis *Dang Gui*
+ Flos Carthami *Hong Hua*

Bei Palpitationen:
+ Ramulus Cinnamomi *Gui Zhi*
+ Semen Zizyphi *Suan Zao Ren*

Bei Palpitationen mit zusätzlichem Thoraxschmerz/Retrosternalschmerz:
+ Radix Salviae miltiorrhizae *Dan Shen*
+ Ramulus Cinnamomi *Gui Zhi*
+ Semen Zizyphi *Suan Zao Ren*

Bei Interkostalneuralgie:
+ Fructus und Semen Trichosanthis *Gua Lou*
+ Bulbus Allii *Xie Bai*
+ Rhizoma Curcumae *Yu Jin*

Entsprechungen der Diätetik

Leber-Blut nährend:
Stangensellerie, Pfeffer, Kardamom, Paprika
Blut nährend:
Pinienkerne, Sesam, Tintenfisch, Taube, Leber verschiedener Tiere, schwarze Sojabohne, Essig, Milch, Sahne, Butter, Frischkäse
Blut bewegend:
Erdnuß, schwarze Sojabohne, Eßkastanie, Pfirsich, Essig, Aubergine, chinesischer Lauch (Qi und Blut bewegend)
Leber-Yang absenkend:
Stangensellerie, Selleriesaft, Spinat, Wasserkastanie, Chrysanthemenblütentee
Meide:
Heiße oder Hitze erzeugende Nahrungsmittel:
Alkohol (Nässe-Hitze), Kaffee, Chili

Anmerkungen

1. Relativ selten wird *Si Ni San* so gegeben, sondern normalerweise werden zu dieser Basis-Rezeptur andere Kräuter addiert.
2. Das Kalte Extremitäten Pulver sollte man nicht verwechseln mit dem ähnlich lautenden, aber anders wirkenden Kalte Extremitäten Dekokt *Si Ni Tang*: Diese Rezeptur ist bei kalten Extremitäten indiziert, die auf einem Kollaps des Yang basieren. Es ist daher sehr warm bis heiß. ► S.334

Im vorliegenden Rezept liegt der Grundmechanismus in der Stagnation, besonders im Bereich des Leber-Funktionskreises. Dadurch kommt es im Innen zu „Reibung", d.h. Hitze im Innen (ZK oder Zungenränder rot, Unruhe). Gleichzeitig führt die Stagnation auch dazu, daß die Energie nicht mehr bis in die Peripherie vordringen kann, die Folge sind kalte, schwitzige Extremitäten. Beachte auch, daß alle Drogen neutral bis kühl in ihrem Temperaturverhalten sind.

Korrespondierende Akupunktur

Le 3 und Di 4 „four gates"
Pe 6 Luo-Punkt
3E 5 Luo-Punkt
Gb 20
Gb 34 Fernpunkt Gb
Le 14 Mu-Punkt Leber
He 7
Gb 24 Mu-Punkt Gb
Ma 36 stützt das Qi der Mitte, harmonisiert

Fertigarznei

Bupleurum & Chih-shih Formula – als Granulat

Literatur

Bensky	englisch	► S.146
	deutsch	► S.158
Shang Han Lun		► § 318

Eigene Eintragungen

柴胡疏肝散

Bupleurum Dekokt, das die Leber verteilt

Chinesischer Name: **Chai Hu Shu Gan San**
Japanischer Name: **saiko sokan to**
Englischer Name: **Bupleurum Powder to Spread the Liver**
Lateinischer Name: **Pulvis Bupleuri solvens orbem hepaticum**

Konstitution
asthenischer Typus

Gruppenklassifikation
Harmonisierende Rezepturen (Leber-Milz)

Temperaturverhalten

kalt	**kühl**	**neutral**	warm	heiß

Indikation bei Energiezustand des Patienten

Fülle	**leichte Fülle**	neutral	leichter Mangel	Mangel

Zusammensetzung

Radix Bupleuri	6-12g	(1b)	anhebend, reguliert den Leber-Qi-Fluß	► S.519
Radix Paeoniae lactiflorae	6-9g	(12b)	Blut nährend, Leber harmonisierend, regulierend	► S.681
Fructus Citri Aurantii	4-6g	(9)	Qi-Fluß der Mitte und Lunge regulierend, Schleim transformierend	► S.623
Pericarpium Aurantii	3-6g	(9)	Qi regulierend, Schleim transformierend, die Milz stärkend	► S.620
Rhizoma Cyperi	3-6g	(9)	Leber-Qi regulierend, die Mens regulierend und schmerzlindernd	► S.624
Rhizoma Ligustici	4-6g	(10)	Blut belebend, auch Qi regulierend, Wind austreibend, schmerzlindernd	► S.634
Radix Glycyrrhizae	3g	(12a)	Mitte stärkend, mildert Toxizität anderer Arzneien	► S.674

Hauptsymptome

Depression,

bitterer Mund-geschmack,

Brust-spannungen,

Druck an den seitlichen Rippenbögen,

Bauch-schmerzen

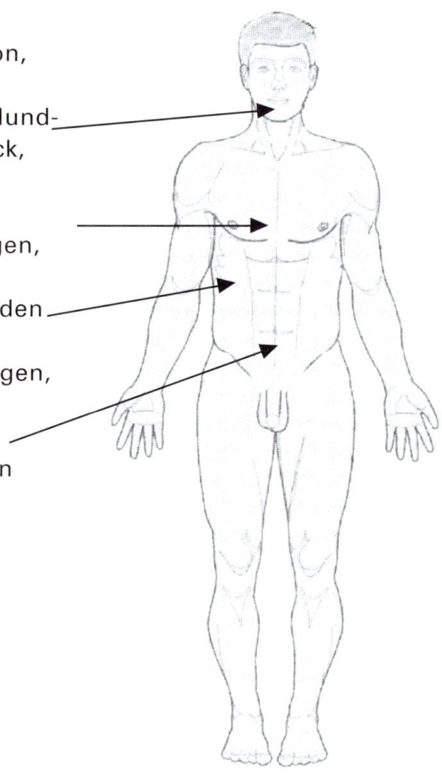

Wirkung
Reguliert und unterstützt den freien Fluß von Leber-Qi und Blut und lindert so Schmerz

Symptome
Stimmungsschwankungen, depressive Verstimmung, Wechsel von Fieber und Frösteln, bitterer Mundgeschmack, Blähbauch, Völle- und Druckgefühl im Thorax, Epigastrium oder im übrigen Abdomen, Druck an den seitlichen Rippenbögen, Bauchschmerzen, evtl. Obstipationsneigung

TCM-Indikation
Leber-Qi-Stagnation und leichte Blut-Stase
ZK: rote Ränder; **ZB**: dünner weißer Belag;
Pu: drahtig, kräftig

Anwendungsbeispiel
Streßinduzierte Abdominalbeschwerden, Meteorismus, chronische Pankreatitis, chronische Hepatitis, chronische Cholezystitis,
Hypertonus, Depression, Interkostalneuralgie
Dysmenorrhö, unregelmäßige Mens, Brustspannungen, prämenstruelles Syndrom

Abgeleitete Rezepturen
enthält: Kalte Extremitäten Pulver *Si Ni San* ► S.256
ebenfalls das Kleine Yang harmonisierend ist:
Kleineres Bupleurum Dekokt *Xiao Chai Hu Tang* ► S.248

Funktionskreise

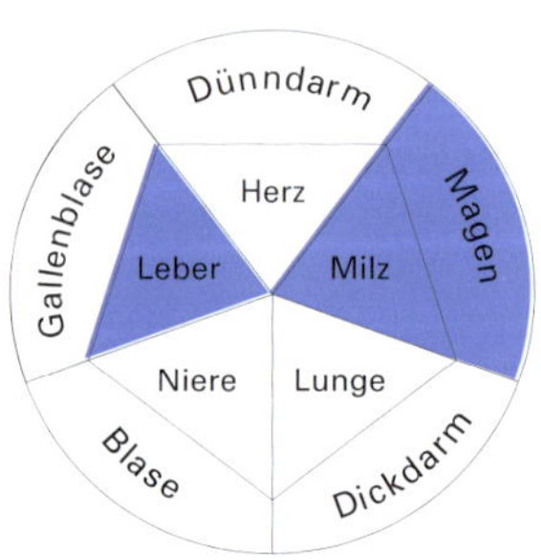

Sechs Stadien *Shang Han Lun*

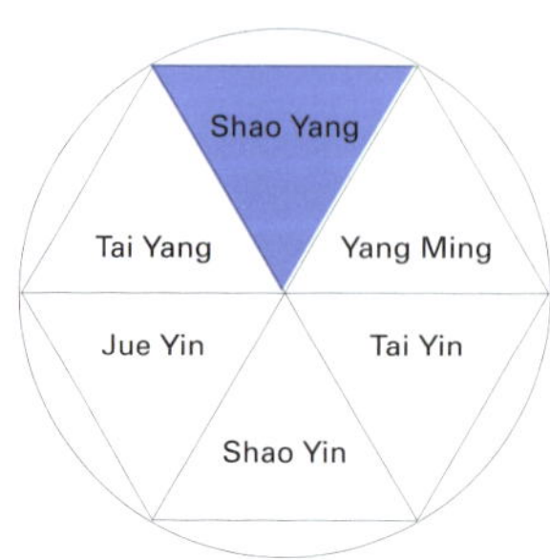

Außen ◄► Innen

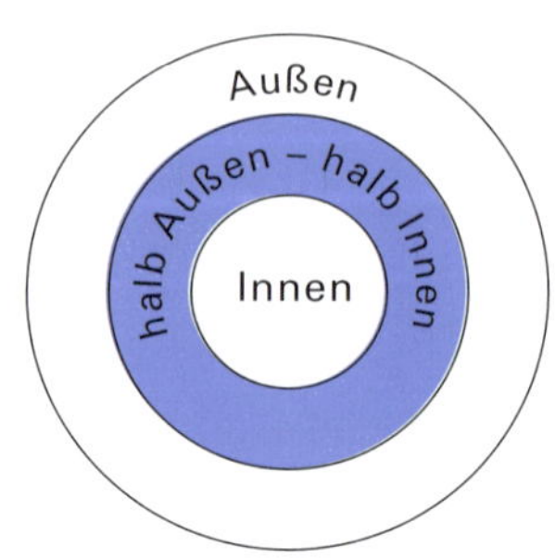

Analyse der Rezeptur

Radix Bupleuri	*Chai Hu*	Leber-Qi regulierend – mehr nach oben führend
		reguliert Leber-Qi
Rhizoma Cyperi	*Xiang Fu*	Leber Qi regulierend – mehr im Unterbauch
Fructus Citri Aurantii	*Zhi Ke*	kühl
		reguliert Qi der Mitte
Pericarpium Aurantii	*Cheng Pi*	warm
Radix Paeoniae lactiflorae	*Bai Shao*	harmonisiert Qi- und Blut-Fluß, nährt Leber-Blut und -Yin
Rhizoma Ligustici	*Chuan Xiong*	löst Blut-Stase und reguliert Qi
Radix Glycyrrhizae	*Gan Cao*	harmonisiert die Rezeptur

Modifikationen

Bei unregelmäßiger Mens oder Dysmenorrhö:
+ Radix Angelicae sinensis *Dang Gui*
+ Flos Carthami *Hong Hua*

Bei ausgeprägten Abdominalschmerzen:
+ Rhizoma Corydalis *Yan Hu Suo*
+ Erhöhung der Dosis von Radix Paeoniae lactiflorae *Bai Shao*

Bei Palpitationen mit Thoraxschmerz/Retrosternalschmerz:
+ Radix Salviae miltiorrhizae *Dan Shen*
+ Ramulus Cinnamomi *Gui Zhi*
+ Semen Zizyphi *Suan Zao Ren*

Korrespondierende Akupunktur

Le 3	harmonisiert Leber
Pe 6	reguliert Qi, sediert
3E 5	Luo-Punkt
Gb 20	eliminiert Wind
Gb 34	Fernpunkt Gb
Gb 38	Sedierungspunkt Gb
Le 14	Mu-Punkt Leber
Gb 24	Mu-Punkt Gb
Ma 36	stützt das Qi der Mitte, harmonisiert

Fertigarznei

Bupleurum & Cyperus Formula – als Granulat

Literatur

Bensky englisch ► S. 146
deutsch ► S. 160

Anmerkungen

Dies ist eine der wichigsten Rezepturen bei Stagnation im Bereich der Leber. Die gesamte Rezeptur richtet sich auf die Lösung der stagnierenden Energien. Dabei werden die verschiedenen Aspekte berücksichtigt:

1. Qi-Stagnation: Qi regulierende Drogen sind Pericarpium Aurantii, Fructus Citri Aurantii, Rhizoma Cyperi, und der Oberflächen-befreier Radix Bupleuri.
2. Blut-Stase: Blut belebende Drogen sind Rhizoma Ligustici und dazu die Radix Paeoniae lactiflorae.
3. Beginnender Leber-Blut-Mangel: Radix Paeoniae lactiflorae, die sowohl Leber-Blut und -Yin nährt und so vor Verlusten durch den massiven Einsatz der Regulatoria bewahrt, gleichzeitig aber auch Leber-Qi und -Blut sanft und harmonisch in Fluß hält.

Entsprechungen der Diätetik

Leber-Blut nährend:
Stangensellerie, Pfeffer, Kardamom, Paprika
Blut nährend:
Pinienkerne, Sesam, Tintenfisch, Taube, Leber verschiedener Tiere, schwarze Sojabohne, Essig, Milch, Sahne, Butter, Frischkäse
Blut bewegend:
Erdnuß, schwarze Sojabohne, Eßkastanie, Pfirsich, Essig, Aubergine, chinesischer Lauch (Qi und Blut bewegend)
Leber-Yang absenkend:
Stangensellerie, Selleriesaft, Spinat, Wasserkastanie, Chrysanthemenblütentee
Meide:
Heiße oder Hitze erzeugende Nahrungsmittel: Alkohol (Nässe-Hitze), Kaffee, Chili, sehr scharfe Speisen

Eigene Eintragungen

逍遥散

(Erweitertes) Umherstreifen Pulver
Synonym: Pulver der heiteren Ungebundenheit

Chinesischer Name:	(Jia Wei) Xiao Yao San
Japanischer Name:	kami shoyo san
Englischer Name:	(Augmented) Rambling Powder
Lateinischer Name:	Decoctum Pulvis serenitatis

Konstitution
schwacher Typus

Gruppenklassifikation
Harmonisierende Rezepturen (Leber-Milz)

Temperaturverhalten

kalt	kühl	neutral	leicht warm	heiß

Indikation bei Energiezustand des Patienten

Fülle	leichte Fülle	neutral	leichter Mangel	Mangel

Zusammensetzung

Radix Bupleuri	6g	(1a)	anhebend, reguliert den Leber-Qi-Fluß	► S.519
Radix Angelicae sinensis	6g	(12b)	Blut nährend und bewegend, schmerzstillend	► S.680
Radix Paeoniae lactiflorae	6g	(12b)	bes. Leber-Blut nährend, Leber-Qi „erweichend"	► S.681
Rhiz. Atractylodis macroc.	6g	(12a)	Milz-Qi tonisierend, Nässe eliminierend, *Wei Qi* stützend	► S.671
Poria	6g	(4)	Nässe ausleitend, die „Mitte" stützend	► S.565
Fructus Gardeniae	4g	(2a)	Hitze kühlend, sedativ	► S.527
Cortex Moutan	4g	(2b)	Blut nährend und kühlend, dabei mild bewegend	► S.536
Herba Menthae	2g	(1b)	Leber „erfrischend", angenehm kühlend	► S.512
Radix Glycyrrhizae	3g	(12a)	Mitte stützend, puffernd	► S.674
Rhizoma Zingiberis recens	2g	(1a)	Schleim und Übelkeit behandelnd	► S.507

Hauptsymptome

Erschöpfung,
Kopf-
Nackenschmerzen,
reizbar, frustriert,
aufsteigende Hitze,
Unruhe,
Druck am
Rippenbogen und
Epigastrium,
Obstipationsneigung,
Dysmenorrhö

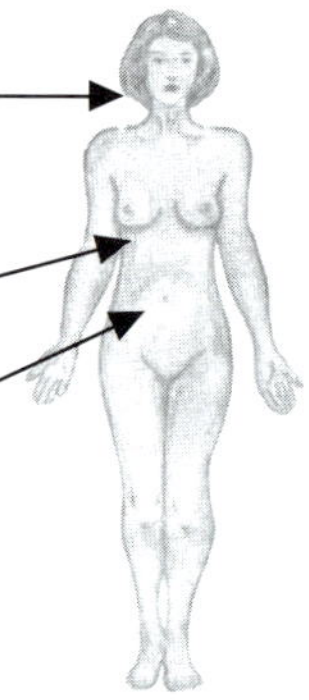

Symptome
Allgemeine Erschöpfung, rasche Ermüdbarkeit, aufsteigendes Hitzegefühl, in unterer Köperhälfte eher Kälte, Kopfschmerzen, Schwindel, schmerzhafte Verspannungen im Schulter- und Nackenbereich, Neigung zu Verkrampfungen, Abdominalschmerzen, typisch Druckempfindlichkeit an den seitlichen Rippenbögen oder Flankenschmerzen, Druckgefühl im Epigastrium, Blähbauch, Obstipationsneigung, irritierbar, emotional unausgeglichen, frustriertes Gefühl, Unruhe, schlaflos, Ängste, Herzklopfen, Dysmenorrhö, spärliche oder zu starke Blutung, Spannung in den Brüsten, unregelmäßige Mens, klimakterische Beschwerden mit aufsteigender Hitze, evtl. Neigung zu trockener Haut, Ekzeme

TCM-Indikation
Disharmonie von Holz und Erde, Leber überwältigt die Milz, Leber-Qi-Stagnation führt zu Milz-Qi-Mangel und leichtem Blut-Mangel, leichte Hitze in Funktionskreisen Leber und Herz; **ZK:** gel. leicht rote Ränder, gel. leicht gedunsen; **ZB:** weißlich-dünner Belag, normal; **Pu:** drahtig, schlüpfrig, fein, geschwächt

Anwendungsbeispiel
Kopfschmerzsyndrom, Migräne, arterielle Hypertonie, klimakterisches Syndrom, Dysmenorrhö, Blutungsanomalien, PMS, Ekzeme, Erschöpfungssyndrom, gastrointestinaler Beschwerdekomplex, Colon irritabile, chronische Gastritis, Hepatitis, Lebensfrustration im Mittleren Alter

Wirkung
1. Reguliert und entspannt den Leber-Qi-Fluß
2. Blut nährend und mild bewegend, regulierend
3. Leicht eine etwaige Leere-Hitze von Leber und Herz kühlend
4. Kräftigt und entlastet Milz, leitet Nässe aus

Abgeleitete Rezepturen
Ebenfalls bei Störung im Kleinen Yang:

Kalte Extremitäten Pulver	*Si Ni San*	► S.256
Kleineres Bupleurum Dekokt	*Xiao Chai Hu Tang*	► S.248

Bei ausgeprägtem Blutmangel:

Vier Arzneien Dekokt	*Si Wu Tang*	► S.348

Funktionskreise

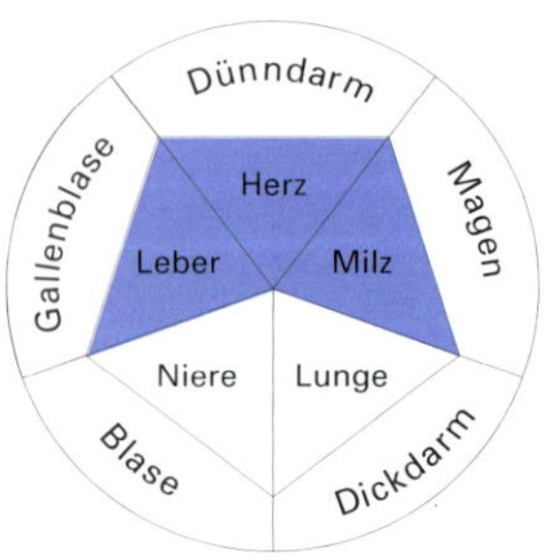

Sechs Stadien *Shang Han Lun*

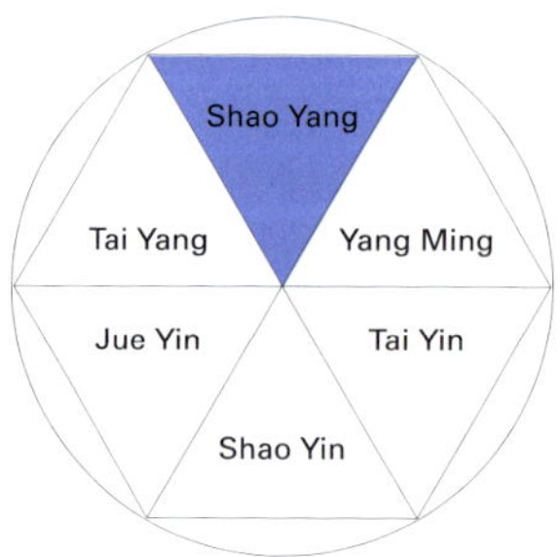

Außen ◄► Innen

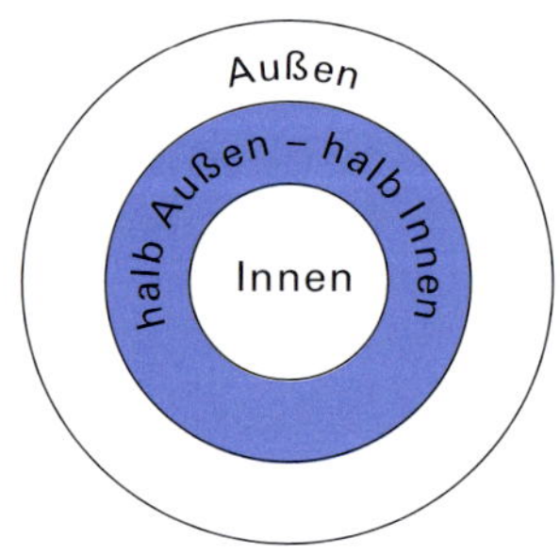

Analyse der Rezeptur

Radix Bupleuri	*Chai Hu*	reguliert den Leber-Qi-Fluß	→ Leber
Radix Angelicae sinensis	*Dang Gui*	Blut nährend	
Radix Paeoniae lactiflorae	*Bai Shao*	Leber-Qi „erweichend"	
Rhiz. Atractylodis macroc.	*Bai Zhu*	Milz-Qi tonisierend, Nässe eliminierend	→ Milz
Poria	*Fu Ling*		
Fructus Gardeniae	*Zhi Zi*	mehr Herz beruhigend	
		Hitze kühlend, sedativ	
Cortex Moutan	*Mu Dan Pi*	mehr Leber-Yang beruhigend	→ Leere-Hitze
Herba Menthae	*Bo He*	Oberfläche befreiend, kühlend, Leber erfrischend	
Rhizoma Zingiberis rec.	*Sheng Jiang*	Mitte stützend, harmonisierend	→ Mitte
Radix Glycyrrhizae	*Gan Cao*		

Modifikationen

Bei Infertilität:
+ Fructus Lycii — *Gou Qi Zi*
+ Radix Polygoni multiflori — *He Shou Wu*

Bei ausgeprägterem Blut-Mangel:
+ Radix Rehmanniae praep. — *Shu Di Huang*

Bei stärkeren Abdominalschmerzen am seitlichen Rippenbogen:
+ Rhizoma Cyperi — *Xiang Fu*

Bei ausgeprägtem Meteorismus:
+ erhöhte Dosis von Radix Paeoniaelactiflorae — *Bai Shao*
+ Pericarpium Aurantii — *Cheng Pi*

Bei Kopfschmerzen durch Tendenz zu aufsteigendem Leber-Yang:
+ Ramulus Uncariae — *Gou Teng*
+ Flos Chrysanthemi — *Ju Hua*

Entsprechungen der Diätetik

Milz tonisierend: Langkornreis, Mandel, Weißkohl, Kartoffel, Feige, Huhn, Schinken, Hering, Pfeffer, Buchweizen, Gerste, Sojabohnen, Fenchel

Leber-Blut nährend: Stangensellerie, Pfeffer, Kardamom, Paprika

Blut bewegend: Erdnuß, schwarze Sojabohne, Eßkastanie, Pfirsich, Essig, Aubergine, chinesischer Lauch (Qi und Blut bewegend)

Leber-Yang absenkend:
Stangensellerie, Selleriesaft, Spinat, Wasserkastanie, Chrysanthemenblütentee

Meide:

Heiße oder Hitze erzeugende Nahrungs-mittel:
Alkohol (Nässe-Hitze), Kaffee, Chili

Fertigarznei

Die Grundrezeptur Pulver der heiteren Ungebundenheit: Bupleurum & Tangkuei Formula – 300 mg Tabletten und als Verstärktes Pulver der heiteren Ungebundenheit:
Bupleurum & Peony – 300 mg Tabletten

Anmerkungen

1. Eine der wichtigsten Rezepturen, besonders geeignet bei passendem Gesamtbild bei Frauen im mittleren Alter von 35-55 Jahren, wo sich ein Blut-Mangel zu einer leichten Milz-Schwäche gesellt. Im Psychischen drückt sich dies in vermehrten Selbstzweifeln und oft in einem Frustrationsgefühl aus. Sehr oft entsteht bei diesem energetischen Zustand Hitze, meist als Folge emotionaler Belastungen, die wiederum zu Stagnationen führen. Je mehr Hitze-Zeichen vorhanden sind (auch im Sinne eines beginnenden klimakterischen Beschwerdebildes), desto mehr kommt das Erweiterte Pulver der heiteren Ungebundenheit in Frage. Nicht so selten wird man aber auch bei männlichen Patienten diese Konstellation finden.
2. Das Pulver der heiteren Ungebundenheit *Xiao Yao San* wird meistens in seiner häufigsten Modifikation gegeben, als Verstärktes Pulver der heiteren Ungebundenheit *Jia Wei Xiao Yao San*, daher wird diese Form der Rezeptur in der obigen Darstellung besprochen. Bei der Grundrezeptur fehlen die Hitze kühlenden und Blut bewegenden Drogen Cortex Moutan und Fructus Gardeniae, die sich besonders auf Leere-Hitze in Leber und Herz richten. Bei der Grundrezeptur fehlen daher die Hitze-Symptome und -Zeichen: Patient klagt nicht über aufsteigende Hitze, die Unruhe ist weniger, die Zunge ist blaß, zeigt keine roten Ränder, und man tastet einen dünnen, drahtigen Puls.
3. Ein schönes Synonym ist ein englischer Name der Rezeptur: Free and Easy Wanderer Powder, das die Wirkung andeutet.

Korrespondierende Akupunktur

Le 3	Yuan-Punkt Leber
Du 20	sediert
MP 6	stützt Milz
Pe 6	Arealfernpunkt Thorax
Ren 12	Mu-Punkt Magen
Gb 34	Fernpunkt Gb
Gb 41	Fernpunkt Gb
Le 14	Mu-Punkt Leber
Ma 36	stützt das Qi der Mitte, harmonisiert

Literatur

Bensky	englisch	► S.136
	deutsch	► S.161–163

痛泻要方

Wichtiges Rezept für schmerzhaften Durchfall

Chinesischer Name: **Tong Xie Yao Fang**
Japanischer Name: **tsu sha yo ho**
Englischer Name: **Important Formula for Painful Diarrhoea**
Lateinischer Name: **Praescriptio magni momenti contra diarrheam dolorosam**

Konstitution
unauffällig

Gruppenklassifikation
Harmonisierende Rezepturen (Leber-Milz)

Temperaturverhalten

kalt	kühl	neutral	warm	heiß

Indikation bei Energiezustand des Patienten

Fülle	leichte Fülle	neutral	leichter Mangel	Mangel

Zusammensetzung

Rhiz. Atractylodis macroc.	9-12g	(12a)	Milz-Qi tonisierend, Nässe eliminierend, Wei Qi stützend	► S.671
Radix Paeoniae lactiflorae	6-12g	(12b)	Blut nährend, Leber harmonisierend, regulierend	► S.681
Pericarpium Aurantii	3-9g	(9)	Qi regulierend, Schleim transformierend, die Milz stärkend	► S.620
Radix Ledebouriellae	3-6g	(1a)	Oberfläche von pathogenen Faktoren befreiend, insbesondere Wind-Kälte	► S.503

Hauptsymptome

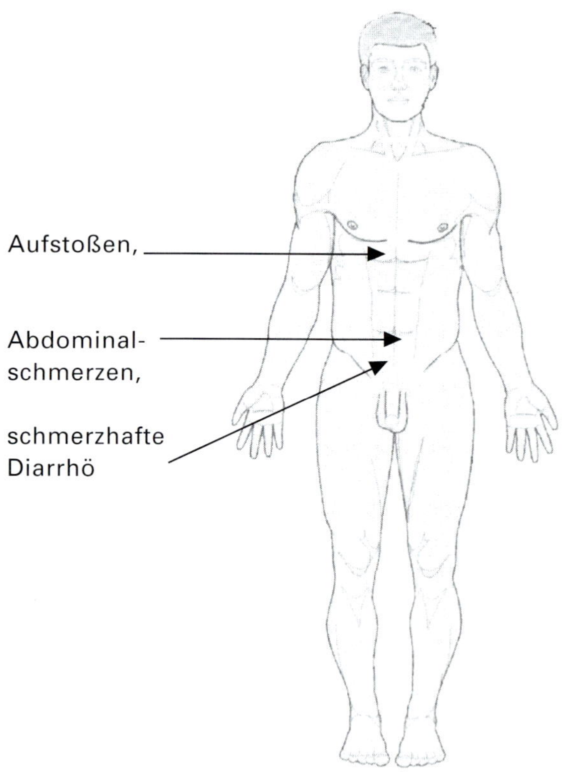

Wirkung
1. Reguliert Leber und Milz
2. Antidiarrhoischer Effekt, beendet Aufstoßen

Symptome
Schmerzhafte Diarrhö, wobei der Schmerz beim Stuhlgang am stärksten ist und nach der Defäkation nachläßt, Aufstoßen, Abdominalschmerzen

TCM-Indikation
Schmerzhafte Diarrhö durch Milz-Qi-Mangel mit überwältigendem Leber-Qi
ZK: unauffällig, leicht blaß; **ZB:** dünner, weißer Belag;
Pu: drahtig, evtl. dünn

Anwendungsbeispiel
Gastroenteritis, bakterielle Dysentrie, Colitis, Reizdarm-Syndrom, Singultus, M. Crohn, Divertikulitis, Hyperthyreose

Abgeleitete Rezepturen
Vergleiche mit Umherstreifen Pulver (Synonym: Pulver der heiteren Ungebundenheit) *Xiao Yao San*, welches auch Abdominalbeschwerden behandelt, die auf einer Milz-Leber-Disharmonie beruhen ► S.260

Funktionskreise

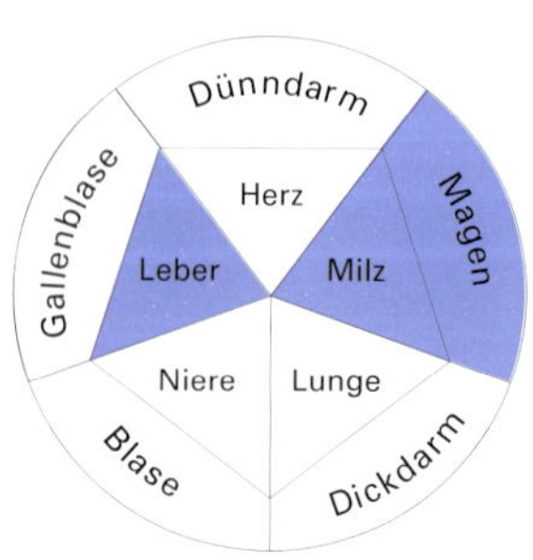

Sechs Stadien *Shang Han Lun*

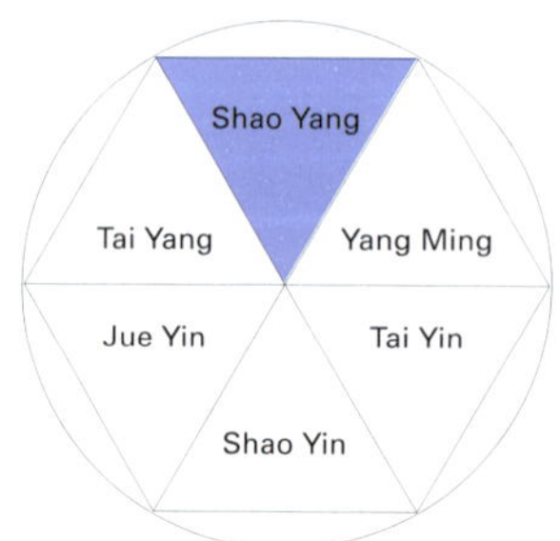

Außen ◄► Innen

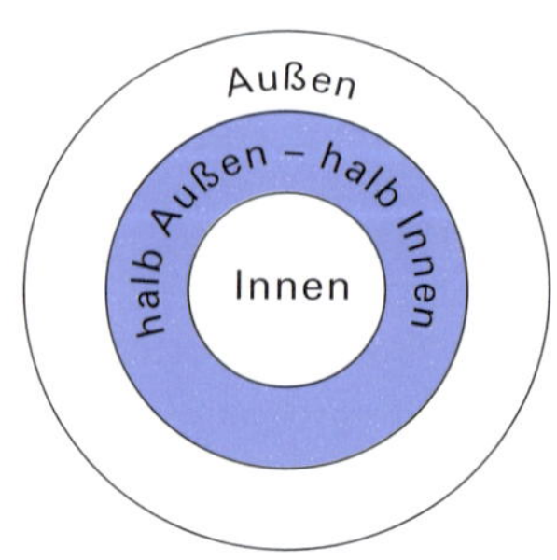

Analyse der Rezeptur

Radix Paeoniae lactiflorae	*Bai Shao*	harmonisiert und befriedet die überaktive Leber, krampf- und schmerzlösend
Rhizoma Atractylodis macroc.	*Bai Zhu*	stärkt die Milz, kontrolliert so die überwältigende Leber, leitet Nässe aus, stärkt die Milz
Pericarpium Aurantii	*Chen Pi*	harmonisiert und reguliert Mitte, leitet Nässe aus, stärkt die Milz
Radix Ledebouriellae	*Fang Feng*	fokussiert die Drogen auf Milz und Leber (Meldearznei)

Modifikationen

Bei chronischen Diarrhöen:
+ Rhizoma Cimicifugae *Sheng Ma*
hebt das Qi nach oben, wirkt als Meldearznei um die Wirkung der anderen Drogen noch mehr nach oben zu richten

Bei Druckgefühl im Oberbauch:
+ Cortex Magnoliae *Hou Po*
+ Fructus immaturus Citri *Zhi Shi*

Bei rektalen Blutungen:
+ Radix Sophorae *Ku Shen*
+ Pollen Typhae *Pu Huang*

Bei starkem Abdominalschmerz:
+ Radix Aucklandiae (Saussureae) *Mu Xiang*

Bei zusätzlichem Erbrechen und Schleim:
+ Rhizoma Pinelliae *Ban Xia*
+ Semen Coicis *Yi Yi Ren*

Korrespondierende Akupunktur

Le 3	Yuan-Punkt Leber
MP 3	stärkt die Milz, beendet Diarrhö
Pe 6	bei Übelkeit und Aufstoßen
Ren 12	Mu-Punkt Magen
Le 14	Mu-Punkt Leber
Ma 36	stützt das Qi der Mitte, harmonisiert

Literatur

Bensky englisch ► S.149
deutsch ► S.163

Eigene Eintragungen

Anmerkungen

Wird bei Blutungen nicht selten mit dem Erweiterten Umherschweifen Pulver (Synonym: Pulver der heiteren Ungebundenheit) *Jia Wei Xiao Yao San* kombiniert.

Entsprechungen der Diätetik

Milz-Qi stärkend:
Buchweizen, Gerste, Langkornreis und Rundkornreis, klebrige Kolbenhirse, Kartoffel, Feige, Huhn, Schinken, Sojabohne, Fenchel, geriebene und gekochte Karotte, Hülsenfrüchte inkl. Tofu (nur erwärmt), geriebener Apfel, Ingwer, Fenchel, Hiobstränensamen, Kaki-Frucht, Fisch im Gegensatz zu Fleisch ist eher diuretisch und daher bei Nässe-Zeichen vorzuziehen, leicht verdauliches, mageres Fleisch wie Huhn
Bei Bauchschmerzen Qi und Blut bewegend:
chinesischer Lauch (Qi und Blut bewegend), Lauchsaft, Aubergine, Knoblauch in Essig
Leber-Yang beruhigend:
Stangensellerie, Selleriesaft, Spinat, Wasserkastanie, Chrysanthemenblütentee
Schleim und Nässe transformierend:
schwarze und gelbe Sojabohne, Sojasprossen, Sojamilch, Mungbohne, Rundkornreis, Buchweizen, Knoblauch, Ingwer, Rettich, Weintraube, Birne, Fisch, Kardamom
Nässe-Hitze eliminierend:
Buchweizen, Artischocke, Löwenzahn, grüner Tee, Sellerie
Antidiarrhoisch bei ausgeprägter Diarrhö:
Granatapfel (mit Schale), Umeboshi (Salzpflaume), geriebener Apfel, Brei von klebriger Kolbenhirse
Meide:
Nässe erzeugende Nahrung: Raffinadezucker, Milchprodukte, fettes Fleisch, Alkohol
Stuhlgang fördernde Nahrung: Kaffee, rohes Obst

4.c Rezepturen, die Magen und Darm harmonisieren

半夏泻心汤

Pinellia Dekokt, das das Epigastrium abfließen läßt

Chinesischer Name: **Ban Xia Xie Xin Tang**
Japanischer Name: **hange sha shin to**
Englischer Name: **Pinellia Decoction to Drain the Epigastrium**
Lateinischer Name: **Decoctum Pinelliae pro dispulsione Praecordii**

Konstitution
kräftig

Gruppenklassifikation
Harmonisierende Rezepturen (Magen und Darm)

Temperaturverhalten

kalt	kühl	neutral	warm	heiß

Indikation bei Energiezustand des Patienten

Fülle	leichte Fülle	neutral	leichter Mangel	Mangel

Zusammensetzung

Rhizoma Pinelliae	6-12g	(6)	Schleim umwandelnd	► S.588
Rhizoma Coptidis	2-5g	(4c)	Nässe-Hitze ausleitend, Mittlerer und Oberer Erwärmer	► S.541
Radix Scutellariae	5-8g	(4c)	Nässe-Hitze ausleitend	► S.540
Radix Codonopsitis	6-9g	(12a)	Qi der Milz und Lunge tonisierend	► S.669
Rhizoma Zingiberis exsiccatus	6-9g	(11)	Mitte wärmend	► S.657
Fructus Jujubae	5g	(12a)	Mitte stützend	► S.673
Radix Glycyrrhizae	3g	(12a)	Mitte stützend, puffernd	► S.674

Hauptsymptome

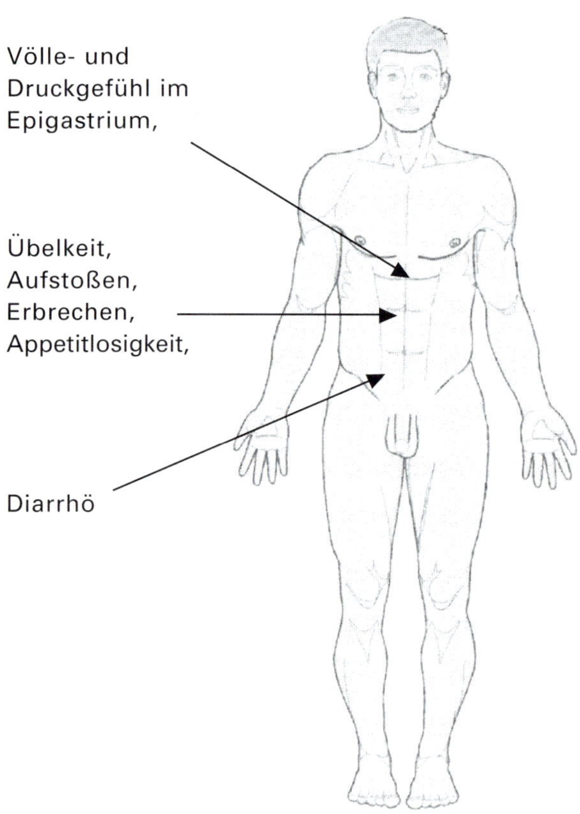

Wirkung
1. Reguliert den Qi-Fluß, führt rebellierendes Qi von Lunge und Magen hinab.
2. Harmonisiert den Magen und löst die Stauung und das Völlegefühl, welche durch Kälte und Hitze bedingt sind.

Symptome
Völle- und Druckgefühl im Epigastrium mit sehr geringem oder auch fehlendem Schmerz, Übelkeit, Aufstoßen, Erbrechen, Appetitlosigkeit, Diarrhö

TCM-Indikation
1. Qi-Blockaden der Mitte und im Darm
2. Hitze- und Kälte-Faktoren bestehen gleichzeitig
ZK: relativ normal; **ZB**: klebriger, gelber Belag;
Pu: drahtig, evtl. beschleunigt

Anwendungsbeispiel
Chronische Gastritis, Ulkusleiden, Hyperazidität des Magens, chronische Hepatitis, Abdominalbeschwerden, akute Gastroenteritis

Abgeleitete Rezepturen
Kleineres Bupleurum Dekokt *Xiao Chai Hu Tang* ► S.248
Rhizoma Coptidis Dekokt *Huang Lian Tang* ► S.268
Pinellia und Cortex Magnolia Dekokt *Ban Xia Hou Po Tang* ► S.396
Radix Bubleuri Dekokt das in den Thorax sinkt *Chai Hu Xian Xiong Tang* ► S.478

Funktionskreise

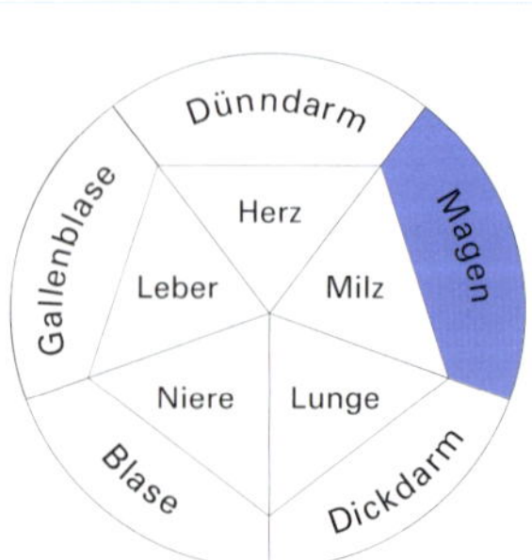

Sechs Stadien *Shang Han Lun*

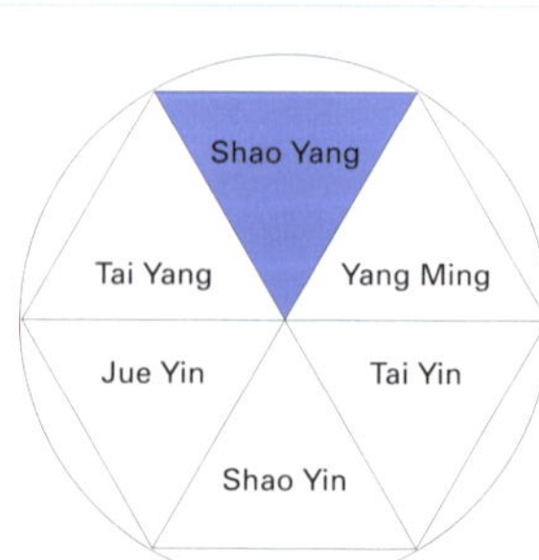

Außen ◄► Innen

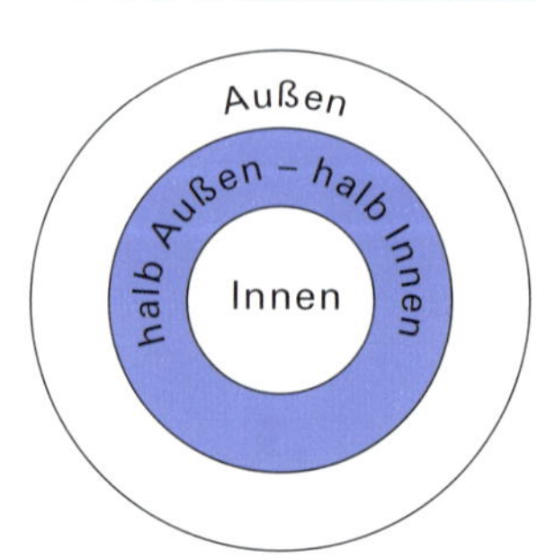

Analyse der Rezeptur

Rhizoma Coptidis	*Huang Lian*	kühlt, klärt Hitze und Nässe-Hitze
Radix Scutellariae	*Huang Qin*	
Rhizoma Pinelliae	*Ban Xia*	wandelt Schleim um
Rhizoma Zingiberis exsiccatus	*Gan Jiang*	wärmt die Mitte, vertreibt Kälte
Radix Codonopsitis	*Dang Shen*	stärkt Mitte und das Milz-Qi
Fructus Jujubae	*Da Zao*	
Radix Glycyrrhizae	*Gan Cao*	harmonisiert die Rezeptur

Modifikationen

Bei Nässe-Hitze im Mittleren Erwärmer:
+ Rhizoma Zingiberis recens *Sheng Jiang* anstatt Rhizoma Zingiberis exsiccatus *Gan Jiang*
(diese Rezeptur heißt dann: **Frischer Ingwer Dekokt zur Befreiung des Epigastriums *Sheng Jiang Xie Xin Tang*)**

Bei ausgeprägtem Magen-Qi-Mangel mit unverdauter Nahrung im Stuhl, Völle im Epigastrium, Irritierbarkeit :
erhöhte Dosis von Radix Glycyrrhizae *Gan Cao*
(diese Rezeptur heißt dann: **Glycyrrhizae Dekokt zur Befreiung des Epigastriums *Gan Cao Xie Xin Tang*)**

Korrespondierende Akupunktur

Le 3	harmonisiert Leber
Pe 6	sediert, Arealfernpunkt Epigastrium
Ren 12	Mu-Punkt Magen
Gb 34	Fernpunkt Gb
Gb 38	Sedierungspunkt Gb
Le 14	Mu-Punkt Leber
Ma 36	stützt das Qi der Mitte, harmonisiert

Fertigarznei

Pinellia Combination – 300 mg Tabletten

Anmerkungen

1. Die Palpation des Abdomens gibt hier Unterscheidungshilfen: im Gegensatz zu Kleineres Dekokt, das in den Thorax sinkt *Xiao Xian Xiong Tang*, ist das Epigastrium nicht druckschmerzhaft (siehe auch Hinweise zur abdominellen Palpation im Sinne der japanischen Bauchdiagnose = Hara-Diagnose) ► S.479
2. Das Rhizoma Coptis Dekokt *Huang Lian Tang* ist weniger kühl als dieses und für weniger ausgeprägte Hitze-Befunde geeignet.
3. Im klassischen Rezept ist statt Radix Codonopsitis *Dang Shen* Radix Ginseng *Ren Shen* entsprechend geringer dosiert angegeben.

Entsprechungen der Diätetik

Milz tonisierend:
Langkornreis, Mandel, Weißkohl, Kartoffel, Feige, Huhn, Schinken, Hering, Pfeffer
Milz wärmend:
Buchweizen, Gerste, Sojabohnen, Fenchel
Leber-Blut nährend:
Stangensellerie, Pfeffer, Kardamom, Paprika
Blut nährend:
Pinienkerne, Sesam, Tintenfisch, Taube, Leber verschiedener Tiere, schwarze Sojabohne, Essig, Milch, Sahne, Butter, Frischkäse
Meide:
Heiße oder Hitze erzeugende Nahrungsmittel: Alkohol (Nässe-Hitze), Kaffee, Chili

Literatur

Bensky	englisch	► S.150
	deutsch	► S.165
Shang Han Lun		► § 149

Eigene Eintragungen

黄连汤

Rhizoma Coptidis Dekokt

Chinesischer Name:	**Huang Lian Tang**
Japanischer Name:	**oren to**
Englischer Name:	**Coptis Decoction**
Lateinischer Name:	**Decoctum Coptidis**

Konstitution
relativ kräftiger Typus

Gruppenklassifikation
Harmonisierende Rezepturen (Magen und Darm)

Temperaturverhalten

kalt	kühl	neutral	leicht warm	heiß

Indikation bei Energiezustand des Patienten

Fülle	leichte Fülle	neutral	leichter Mangel	Mangel

Zusammensetzung

Rhizoma Coptidis	2-6g	(2c)	Nässe-Hitze ausleitend, Mittlerer und Oberer Erwärmer	► S.541
Rhizoma Zingiberis exsiccatus	3-6g	(11)	Mitte wärmend, Kälte vertreibend	► S.657
Ramulus Cinnamomi	6-9g	(1a)	schweißtreibend, macht Meridiane durchgängig	► S.500
Radix Codonopsitis	6-9g	(12a)	Qi der Milz und Lunge tonisierend	► S.669
Rhizoma Pinelliae	6-9g	(6)	Schleim umwandelnd	► S.588
Fructus Jujubae	3-5g	(12a)	Mitte stützend	► S.673
Radix Glycyrrhizae	3-6g	(12a)	Mitte stützend, puffernd	► S.674

Hauptsymptome

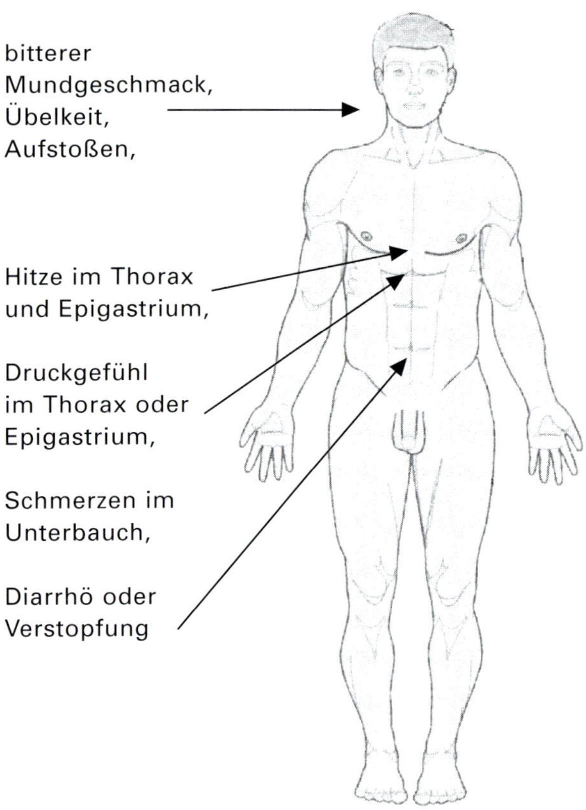

Wirkung
1. Treibt Hitze aus der oberen Körperhälfte aus
2. Wärmt die Mitte
3. Senkt gegenläufiges Magen-Qi ab

Symptome
Hitze im Thorax und Epigastrium, Völle- und Druckgefühl im Thorax und/oder Schmerz im Epigastrium, bitterer Mundgeschmack, Mundgeruch, Aufstoßen, Erbrechen, Übelkeit, Schmerzen im Bauch oder Unterbauch, Diarrhö, auch im Wechsel mit Verstopfung, gelegentlich auch leichtes Fieber und Frösteln als Überreste einer Außen-Erkrankung

TCM-Indikation
1. Hitze im Oberen Erwärmer, Kälte in der Mitte
(oder auch Hitze im Brustraum – Kälte im Magen)
2. Gegenläufiges Magen-Qi
ZK: relativ unaufffällig, gel. rote Stippchen; **ZB:** schleimiger weißlicher oder beginnend gelblicher Belag; **Pu:** drahtig

Anwendungsbeispiel
Aufstoßen, Abdominalbeschwerden, Gastroenteritis, chronische Gastritiden, Ulkusleiden, Colon irritabile, nervöser Reizmagen, Stomatitis

Abgeleitete Rezepturen
Das Basis-Rezept ist das Pinellia Dekokt, das das Epigastrium abfließen läßt *Ban Xia Xie Xin Tang*. Das Dekokt entsteht aus diesem, indem man Radix Scutellariae wegläßt und stattdessen Ramulus Cinnamomi hinzufügt. ► S.266
Kleineres Bupleurum Dekokt *Xiao Chai Hu Tang* ► S.248

Funktionskreise

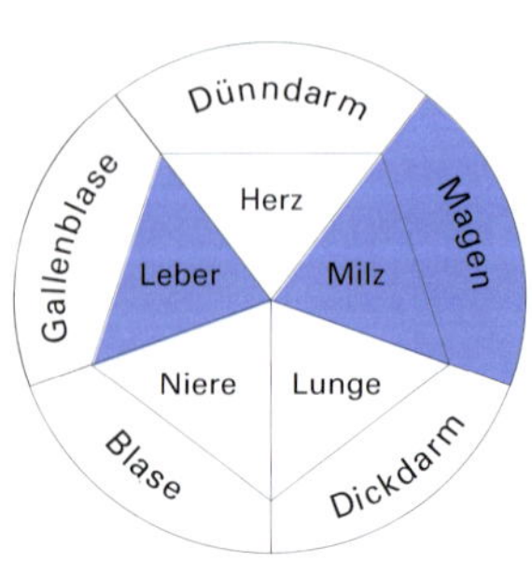

Sechs Stadien *Shang Han Lun*

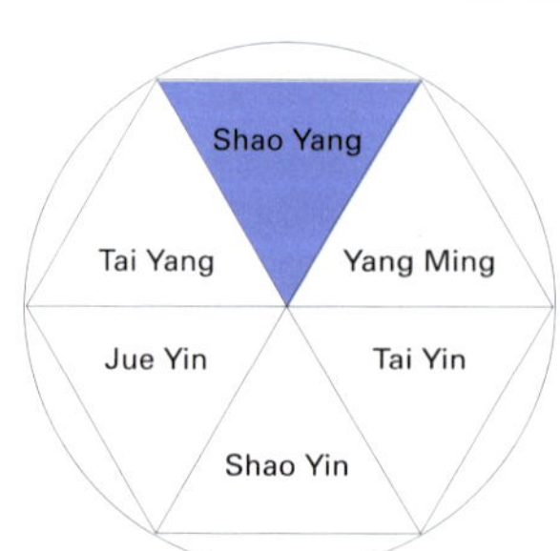

Außen ◄► Innen

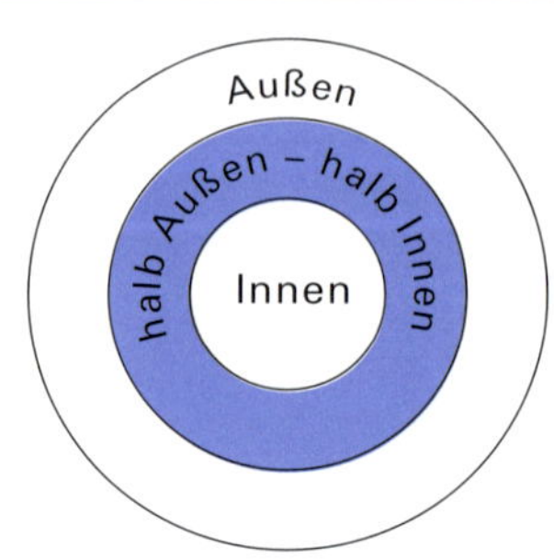

Analyse der Rezeptur

Rhizoma Coptidis	*Huang Lian*	kühlt, klärt Hitze und Nässe-Hitze
Ramulus Cinnamomi	*Gui Zhi*	dynamisiert den Qi-Fluß, löst Überbleibsel aus der Oberfläche
Rhizoma Zingiberis esxiccatus	*Gan Jiang*	wärmt
Rhizoma Pinelliae	*Ban Xia*	wandelt Schleim um
Radix Codonopsitis	*Dang Shen*	stärkt das Milz-Qi
Fructus Jujubae	*Da Zao*	stärkt die Mitte
Radix Glycyrrhizae	*Zhi Gan Cao*	harmonisiert die Rezeptur

Entsprechungen der Diätetik

Milz tonisierend:
Hirse, Langkornreis, Mandel, Weißkohl, Kartoffeln, Feige, Huhn, Schinken, Hering, Pfeffer
Milz wärmend:
Buchweizen, Gerste, Sojabohnen, Fenchel
Leber-Blut nährend:
Stangensellerie, Pfeffer, Kardamom, Paprika
Blut nährend:
Pinienkerne, Sesam, Tintenfisch, Taube, Leber verschiedener Tiere, schwarze Sojabohnen, Essig, Milch, Sahne, Butter, Frischkäse
Meide:
Heiße oder Hitze erzeugende Nahrungsmittel:
Alkohol (Nässe-Hitze), Kaffee, Chili

Fertigarznei

Coptis Combination – als Granulat

Literatur

Bensky englisch		► S.152
	deutsch	► S.167
Shang Han Lun		► § 173

Anmerkungen

1. Da das Coptis Dekokt aus dem Basis-Rezept Pinellia Dekokt, das das Epigastrum abfließen läßt *Ban Xia Xin Tang* hervorgeht, wenn man Radix Scutellariae wegläßt und stattdessen Ramulus Cinnamomi hinzufügt, leuchtet ein, daß das Coptis Dekokt etwas weniger ausgeprägte Hitze-Befunde zeigt als das Pinellia Dekokt, das das Epigastrium abfließen läßt *Ban Xia Xie Xin Tang*, welches vom Temperaturverhalten noch kühler in der Wirkung ist. ► S.266
2. Im Originalrezept ist statt Radix Codonopsitis *Dang Shen* Radix Ginseng *Ren Shen* in der entsprechenden Dosierung angegeben.

Korrespondierende Akupunktur

Le 3	reguliert Leber
Pe 6	reguliert Qi im Mittleren Erwärmer
Ren 12	Mu-Punkt Magen
Gb 34	Fernpunkt Gb
Gb 38	Sedierungspunkt Gb
Le 14	Mu-Punkt Leber
Ma 36	stützt das Qi der Mitte, harmonisiert

Eigene Eintragungen

乙字湯

Hämorrhoidal Dekokt

Chinesischer Name:	**Yi Zi Tang**
Japanischer Name:	**otsuji to**
Englischer Name:	**Hemorrhoid Decoction**
Lateinischer Name:	**Decoctum haemorrhoidalis**

Konstitution
relativ kräftiger Typus

Gruppenklassifikation
Harmonisierende Rezepturen (Magen und Darm)

Temperaturverhalten

kalt	leicht kühl	neutral	warm	heiß

Indikation bei Energiezustand des Patienten

Fülle	leichte Fülle	neutral	leichter Mangel	Mangel

Zusammensetzung

Radix Angelicae sinensis	12g	(12b)	Blut nährend und dynamisierend, Mens regulierend, schmerzstillend	► S.680
Radix Bupleuri	10g	(1b)	anhebend, reguliert den Leber-Qi-Fluß	► S.519
Radix Scutellariae	6g	(2c)	Nässe-Hitze kühlend und ableitend, bes. im Oberen und Mittl. Erwärmer	► S.540
Radix Glycyrrhizae	4g	(12a)	Mitte stärkend, Lunge befeuchtend, mildert Toxizität anderer Drogen	► S.674
Rhizoma Cimicifugae	2g	(1b)	Wind-Hitze aus der Oberfläche ausleitend, das Qi emporhebend	► S.520
Rhizoma Rhei	1g	(3a)	leitet Hitze ab, auch Blut-Hitze sowie Nässe-Hitze, führt Akkumulationen ab (nur die letzten 10 Min. mitkochen)	► S.556

Hauptsymptome

Hämorrhoiden,

anale Blutungen,

Schmerz und Juckreiz im Anogenitalbereich,

Obstipationsneigung

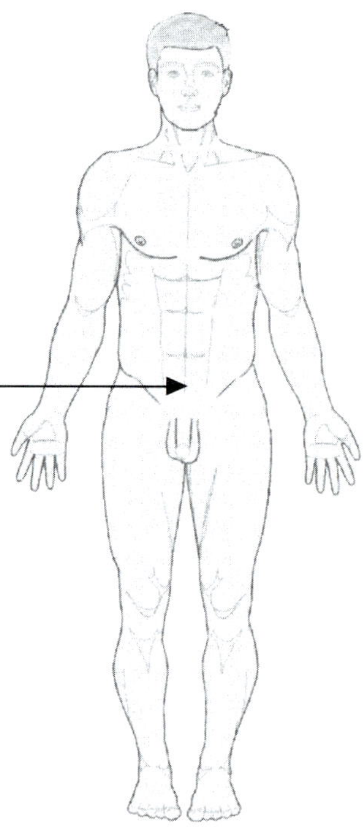

Wirkung
1. Hitze klärend
2. Blut nährend und belebend
3. Abführend

Symptome
Kräftige Patienten mit Hämorrhoidal-Beschwerden, Blutungsneigung, Schmerz und Juckreiz im Anogenitalbereich, Obstipationsneigung

TCM-Indikation
Tendenz zu Blut-Stase und lokaler Qi-Stagnation im anorektalen Bereich
ZK: o.B. (evtl. leicht livide oder Hitze-Zeichen); **ZB**: unauffällig;
Pu: kraftvoll, evtl. leicht beschleunigt

Anwendungsbeispiel
Hämorrhoiden, anogenitaler Pruritus

Abgeleitete Rezepturen
Enthält Bestandteile des Größeren Bupleurum Dekokts *Da Chai Hu Tang*. ► S.250

Funktionskreise

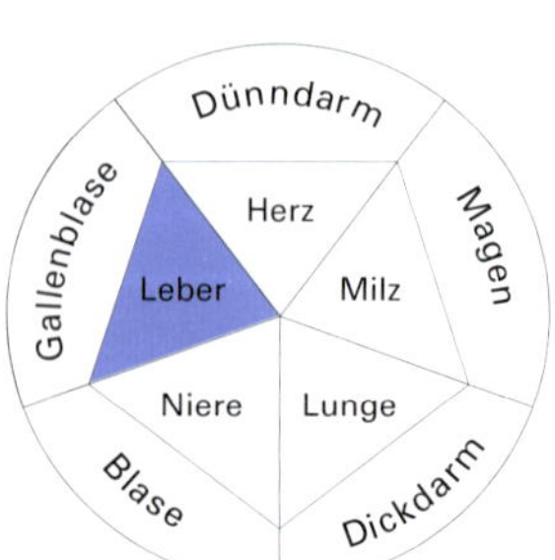

Sechs Stadien *Shang Han Lun*

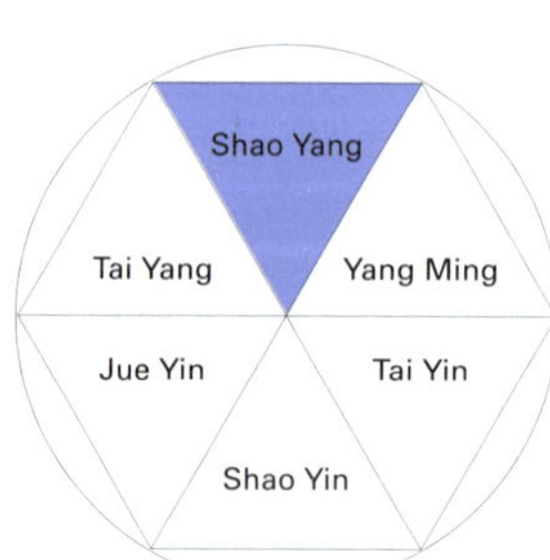

Außen ◄► Innen

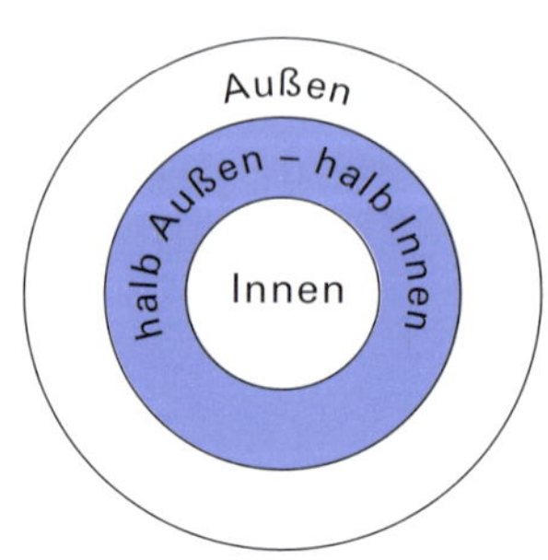

Analyse der Rezeptur

Radix Angelicae sinensis	*Dang Gui*	Blut nährend und belebend, leicht abführend
Radix Bupleuri	*Chai Hu*	Leber-Qi-Stagnation regulierend, elevativ
		fungieren hier als Meldearznei, lenken die Kraft der anderen Drogen nach oben und behandeln so absinkendes Qi der Mitte
Rhizoma Cimicifugae	*Sheng Ma*	Juckreiz stillend, Wind-Hitze eliminierend, elevativ
Radix Scutellariae	*Huang Qin*	Hitze klärend, Nässe eliminierend
Rhizoma Rhei	*Da Huang*	Hitze kühlend, Stasen im Unteren Erwärmer lösend, abführend
Radix Glycyrrhizae	*Gan Cao*	harmonisiert

Entsprechungen der Diätetik

Milz-Qi stärkend:
Buchweizen, Gerste, Langkornreis und Rundkornreis, Hirse, Kartoffel, Huhn, Sojabohne, Fenchel, Karotte, Hülsenfrüchte inkl. Tofu (nur erwärmt), Ingwer, Fenchel, Hiobstränensamen, Huhn
Bei Hämorrhoiden:
Chinesischer Lauch und Lauchsaft, Aubergine, Spinat, Eßkastanie, Knoblauch in Essig, Feige, Kiwi, Kaki, Hase, Kaninchen, Aal, gesalzene Sardelle zur äußerlichen Anwendung
Meide:
Bei Milz-Qi-Mangel: kalte Nahrung, Rohkost, Nässe erzeugende Nahrung
Bei Hitze-Zeichen: sehr warme oder Hitze produzierende Nahrung: Alkohol, sehr scharfe Kost, Chili, sowie zu Verstopfung führende Nahrung

Korrespondierende Akupunktur

Bl 58	wichtiger Punkt bei Hämorrhoiden
MP 6	wirkt auf den Unterleib, stützt die Milz
Ma 36	stärkt die Energien der Mitte
MP 10	bei Blutungen und / oder Schmerzen durch Blut-Stasen

Literatur

nicht im Bensky

Anmerkungen

Bei der Entstehung von Hämorrhoiden können mehrere Faktoren eine Rolle spielen:
1. Ein Milz-Qi-Mangel: Da das Halten und Zusammenhalten nicht mehr optimal gewährleitet ist, kommt es zu einem Absinken des Qi der Mitte.
2. Stauungen und Stasen, die im Unteren Erwärmer vorhanden sind.
3. Blut-Hitze erzeugt Blutungen und kann Ursache oder auch Folge von Blut-Stasen sein.

Diese Rezeptur behandelt den Symptomenkomplex Hämorrhoiden von mehreren Seiten gleichzeitig, da diese in der Praxis natürlich oft zusammen auftreten:
1. Durch Radix Angelicae sinensis *Dang Gui* und durch Rhizoma Rhei *Da Huang* wird das Blut dynamisiert und der Stuhlgang reguliert, so daß Stauungen und Stasen im Unteren Erwärmer aufgehoben werden.
2. Die Kraft der gesamten Rezeptur wird durch die beiden Meldearzneien – Radix Bupleuri *Chai Hu* und Rhizoma Cimicifugae *Sheng Ma* – nach oben gelenkt und wirkt so einem absinkenden Qi der Mitte, einer Form des Milz-Qi-Mangels, entgegen.
3. Es wird Hitze, die ebenfalls Blutungen verursachen kann, besonders durch Rhizoma Rhei *Da Huang* aus dem Unteren Erwärmer und durch Radix Scutellariae *Huang Qin* aus dem Mittleren Erwärmer abgeleitet

Eigene Eintragungen

5. TROCKENHEIT BEHANDELNDE, BEFEUCHTENDE REZEPTUREN

百合固金汤

Bulbus Lilii Dekokt zur Erhaltung des Metalls

Chinesischer Name:	Bai He Gu Jin Tang
Japanischer Name:	hyakugo ko kin to
Englischer Name:	Lily Bulb Decoction to Preserve the Metal
Lateinischer Name:	Decoctum firmans Metallum cum Lilio

Konstitution
geschwächt

Gruppenklassifikation
Trockenheit befeuchtende Rezepturen

Temperaturverhalten

kalt	kühl	neutral	warm	heiß

Indikation bei Energiezustand des Patienten

Fülle	leichte Fülle	neutral	leichter Mangel	Mangel

Zusammensetzung

Radix Rehmanniae praeparata	12g	(12b)	Blut und Yin nährend, befeuchtend	► S.678
Radix Rehmanniae glutinosae	6g	(2b)	klärt Hitze, kühlt Blut, stillt Blutungen, Yin befeuchtend	► S.534
Radix Ophiopogonis	9g	(12d)	Lungen- und Magen-Yin nährend, hustenstillend, sedativ	► S.700
Bulbus Lilii	6g	(12d)	Lungen-Yin befeuchtend, hustenstillend, sedativ	► S.702
Radix Paeoniae lactiflorae	6g	(12b)	Blut nährend, Leber harmonisierend, regulierend	► S.681
Radix Angelicae sinensis	6g	(12b)	Blut nährend, dynamisierend, Mens regulierend, schmerzstillend	► S.680
Bulbus Fritillariae	6g	(6b)	Schleim umwandelnd, klärt Hitze, bei Hustem mit zähem Auswurf	► S.595
Radix Platycodi	6g	(6a)	Lungen-Qi regulierend, bei Wind-Kälte und Wind-Hitze geeignet, Schleim ausleitend	► S.591
Radix Scrophulariae	5g	(2b)	klärt Hitze und Blut-Hitze, befeuchtet, lindert Halsschmerz	► S.535
Radix Glycyrrhizae	4g	(12a)	Mitte stärkend, Lunge befeuchtend, Eiter ausleitend	► S.674

Hauptsymptome

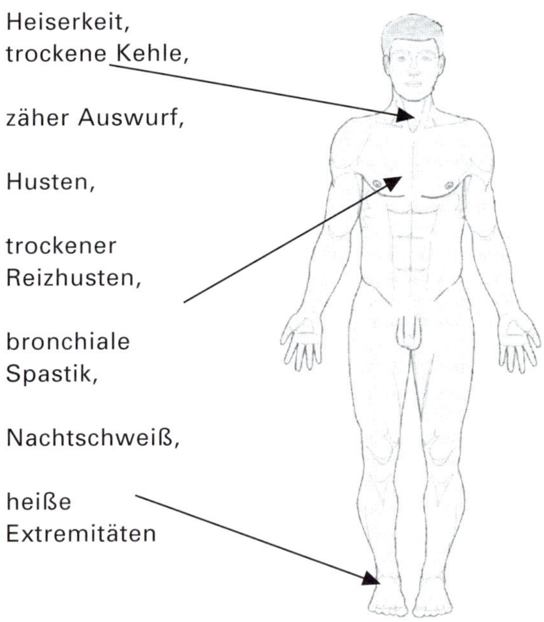

Wirkung
1. Lungen-Yin nährend und befeuchtend
2. Wandelt Schleim um, stillt Husten

Symptome
Husten, zäher, schleimiger Auswurf, evtl. mit Blut tingiert, trockener Husten, Heiserkeit, trockener, wunder Hals, Thorax-druck, bronchiales Engegefühl, Giemen, Husten nachts und in den frühen Morgenstunden, Nachtschweiß, heiße Extremitäten

TCM-Indikation
Lungen-Yin-Mangel
ZK: rot, evtl. geschrumpft; **ZB:** dünner weißlicher oder verminderter Belag; **Pu:** dünn, schwach, tief, evtl. beschleunigt

Anwendungsbeispiel
Trockener Reizhusten, chronische Bronchitis, asthmatoide Bronchitis, chronische Heiserkeit, Emphysem

Abgeleitete Rezepturen
Glehnia und Ophiopogon Dekokt
Sha Shen Mai Dong Tang ► S.278

Funktionskreise

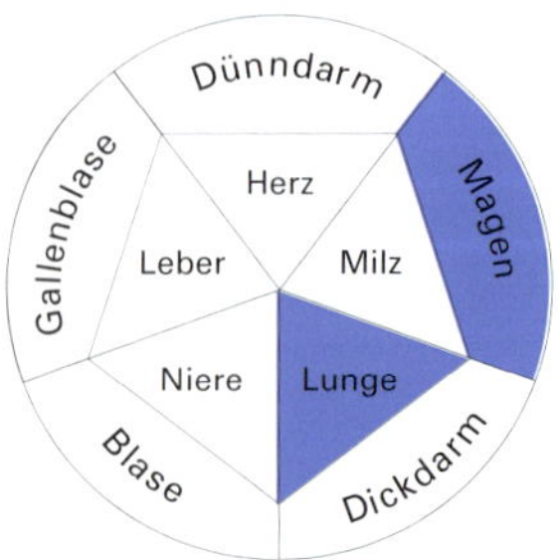

Sechs Stadien *Shang Han Lun*

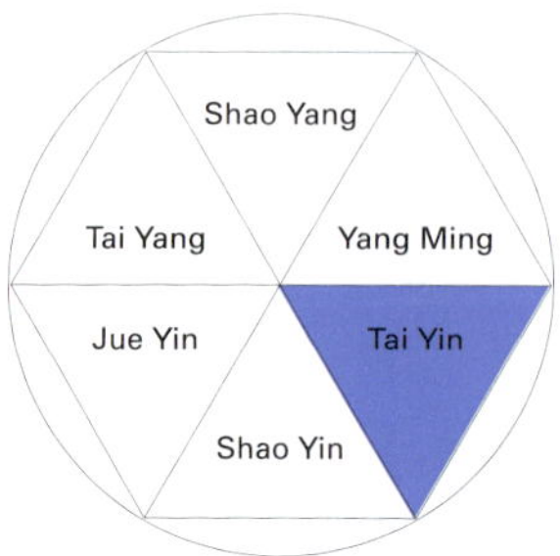

Außen ◄► Innen

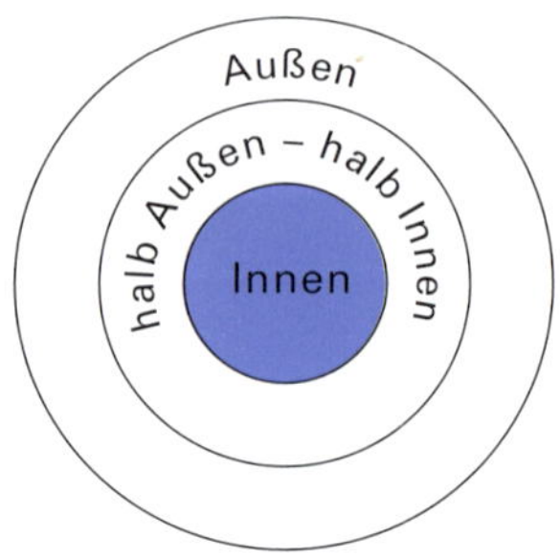

Analyse der Rezeptur

Radix Scrophulariae	*Xuan Shen*	befeuchtend, Leere-Hitze kühlend
Radix Rehmannnniae glutinosae	*Sheng Di Huang*	
Radix Rehmannniae praeparata	*Shu Di Huang*	Yin nährend, befeuchtend
Radix Ophiopogonis	*Mai Men Dong*	
Bulbus Lilii	*Bai He*	
Radix Paeoniae lactiflorae	*Bai Shao*	Blut nährend
Radix Angelicae sinensis	*Dang Gui*	
Bulbus Fritillariae	*Bei Mu*	besonders bei zähem Schleim,
Radix Platycodi	*Jie Geng*	schleimlösend, Lungen-Qi hinabführend
Radix Glycyrrhizae	*Gan Cao*	macht die schweren Yin und Säfte nährenden Drogen besser aufnehmbar, die Mitte puffernd

Modifikationen

Bei reichlichem Auswurf:
+ Fructus et S.Trichosanthis *Gua Lou Ren*
+ Cortex Mori radicis *San Bai Pi*

Bei ausgeprägter Heiserkeit, Stimmverlust durch Lungen-Yin-Mangel mit sehr trockenen Schleimhäuten:
+ Fructus Arctii (Bardanae) *Niu Bang Zi*
+ Radix Asteris *Zi Wan*
+ Flos Farfarae *Kuan Dong Hua*

Fertigarznei

Lily Combination – 300 mg Tabletten

Literatur

Bensky englisch ► S.161
deutsch ► S.175

Korrespondierende Akupunktur

Ni 6 stützt das Nieren-Yin, beruhigt Leere-Hitze, macht die Kehle frei
Ren 6 stärkt die Nieren-Energie, unterstützt das Absenken des Lungen-Qi
Ren 17 bei bronchialer Enge: Meisterpunkt Atmungsorgane
Lokalpunkte des Halses: Dü 17, Di 18, Ma 9 und 10
Lu 9 Tonisierungspunkt und Yuan-Punkt
MP 6 stützt Milz
Ma 36 stützt das Qi der Mitte; Arealfernpunkt Abdomen
Bl 13 Shu-Punkt Lunge, evtl. vorsichtige Moxibustion, Anmerkung: bei Wind-Kälte wird Moxa gut vertragen, Cave bei Wind-Hitze und Yin-Mangel mit Leere-Hitze

Entsprechungen der Diätetik

Lungen-Qi-Blockaden lösend:
Mandarine, Pampelmuse, Ingwer, Kardamom
Schleim umwandelnd:
Aprikose, Pinienkerne, Erdnuß, Rettich, Bambussprossen, Birne, Zitrone, Aubergine
Lungen-Yin nährend:
Michprodukte, Karotte, Dattel, Birne, Aprikose, Feige, Erdnuß, Mandel, Ente, Honig, Sesam, Mandarine, Bambussprossen, Chinakohl, Hühnerei, Schweinefleisch
Milz-Lungen-Qi stärkend:
Buchweizen, Gerste, Sojabohne, Fenchel
Meide:
Scharfe, Oberflächen öffnende, schweißtreibende, trocknende Nahrungsmittel, die das Yin weiter vermindern können:
Frühlingszwiebeln, Paprika, Ingwer, Knoblauch, Chilischote, Koriander

Eigene Eintragungen

Radix Ophiopogonis Dekokt

麦门冬汤

Chinesischer Name:	**Mai Men Dong Tang**
Japanischer Name:	**bakumondo to**
Englischer Name:	**Ophiopogonis Decoction**
Lateinischer Name:	**Decoctum Ophiopogonis**

Konstitution
geschwächt

Gruppenklassifikation
Trockenheit befeuchtende Rezepturen

Temperaturverhalten

kalt	kühl	neutral	warm	heiß

Indikation bei Energiezustand des Patienten

Fülle	leichte Fülle	neutral	leichter Mangel	Mangel

Zusammensetzung

Radix Ophiopogonis	9g	(12d)	Lungen- und Magen-Yin nährend, hustenstillend, sedativ	► S.700
Radix Ginseng	3-6g	(12a)	Qi der Mitte und Lungen-Funktionskreis tonisierend	► S.668
Rhizoma Pinelliae	6g	(6a)	Schleim umwandelnd, Nässe ausleitend, Übelkeit stillend	► S.588
Fructus Oryzae germinatus	6g	(8)	reduziert Nahrungsstagnation, bes. Kohlenhydrate und Ballaststoffe, Magen stärkend, Appetit und verdauungsfördernd. Evtl. pulverisiert ins fertige Dekokt rühren, da durch Kochen Wirkungsverluste	► S.614
Radix Glycyrrhizae	4g	(12a)	Mitte stärkend, Lunge befeuchtend, Eiter ausleitend	► S.674
Fructus Jujubae	4g	(12a)	Mitte mild stützend	► S.673

Hauptsymptome

trockener Hals und Mund,
Heiserkeit,
Durst,
Husten,
Reizhusten
Aufstoßen,
Übelkeit,

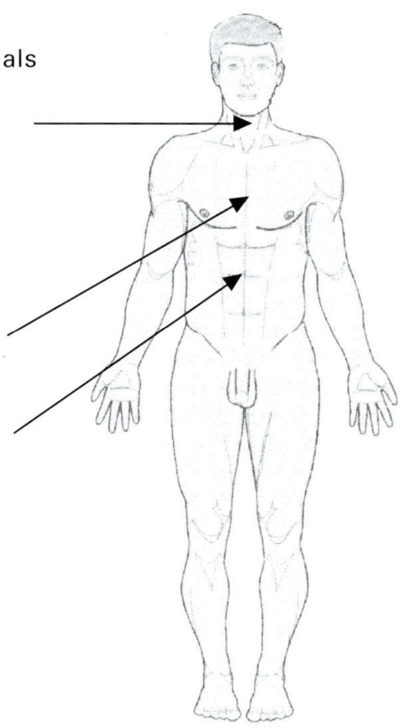

Wirkung
1. Produktion von Körperflüssigkeiten und -säften, Magen-Yin befeuchtend
2. Gegenläufiges Qi von Magen und Lunge korrigierend und nach unten führend

Symptome
Husten mit dünnem Auswurf, trockener Reizhusten, Heiserkeit, trockener Hals, Durst, Aufstoßen, trockner Mund, Erbrechen, Übelkeit

TCM-Indikation
1. Magen- und Lungen-Yin-Mangel
2. Gegenläufiges Qi, das aufwärts steigt

ZK: rote Spitze oder rot und trocken, evtl. geschrumpft; **ZB**: dünner, verminderter Belag; **Pu**: dünn, schwach, tief, evtl. beschleunigt

Anwendungsbeispiel
Trockener Reizhusten, chronische Bronchitis, chronische Heiserkeit, chronische, atrophische Gastritis, Refluxgastritis

Abgeleitete Rezepturen
Glehnia und Ophiopogon Dekokt
Sha Shen Mai Dong Tang ► S.278

Funktionskreise

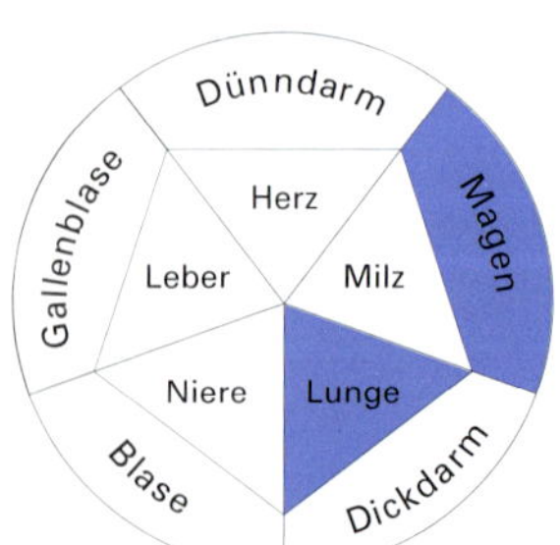

Sechs Stadien *Shang Han Lun*

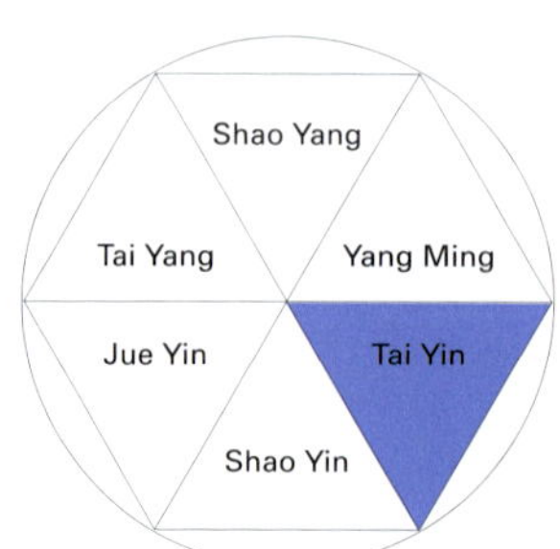

Außen ◄► Innen

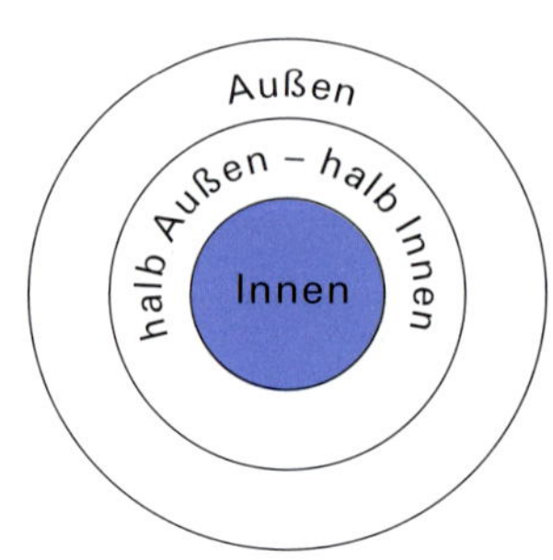

Analyse der Rezeptur

Radix Ophiopogon	*Mai Men Dong*	Yin nährend, befeuchtend
Rhizoma Pinelliae	*Ban Xia*	Schleim umwandelnd, Qi kann dadurch wieder besser nach unten gelangen (Lunge senkt zur Niere ab)
Radix Ginseng	*Ren Shen*	stärkt die Milz, regt Säftebildung an
Fructus Jujubae	*Da Zao*	die Mitte stützend, Aufnahme des schweren Ophiopogonis über die Mitte verbessernd, die Mitte schützend
Fructus Oryzae germinatus	*Jing Mi*	
Radix Glycyrrhizae	*Gan Cao*	

Modifikationen

Bei reichlichem Auswurf:
+ Fructus et Semen Trichosanthis *Gua Lou Ren*
+ Cortex Mori radicis *Sang Bai Pi*

Bei ausgeprägter Heiserkeit, Stimmverlust durch Lungen-Yin-Mangel mit sehr trockenen Schleimhäuten:
+ Fructus Arctii (=Bardanae) *Niu Bang Zi*
+ Radix Asteris *Zi Wan*
+ Flos Farfarae *Kuan Dong Hua*

Bei ausgeprägtem Husten mit sehr zähem Sekret:
+ Fructus und Semen Trichosanthis *Gua Lou*
+ Bulbus Fritillariae *Bei Mu*

Entsprechungen der Diätetik

Lungen-Qi-Blockaden lösend:
Mandarine, Pampelmuse, Ingwer, Kardamom
Schleim umwandelnd:
Aprikose, Pinienkerne, Erdnuß, Rettich, Bambussprossen, Birne, Zitrone, Aubergine
Lungen-Yin nährend:
Milchprodukte, Karotte, Dattel, Birne, Aprikose, Feige, Erdnuß, Mandel, Ente, Honig, Sesam, Mandarine, Bambussprossen, Chinakohl, Hühnerei, Schweinefleisch
Milz-Lungen-Qi stärkend:
Buchweizen, Gerste, Sojabohnen, Fenchel
Meide:
Scharfe, Oberflächen öffnende, schweißtreibende und trocknende Nahrungsmittel, die das Yin weiter vermindern können:
Frühlingszwiebeln, Paprika, Ingwer, Knoblauch, Chilischote, Koriander

Literatur

Bensky englisch ► S.165
deutsch ► S.179

Anmerkungen

Der Entstehungsmechanismus dieses Krankheitszustandes ist zunächst eine Leere-Hitze mit aufsteigender Hitze und rebellierendem Qi im Funktionskreis Magen. Da die Lunge auf die ausreichende Versorgung mit Säften und der Befeuchtung letztlich durch den Magen (Mutter-Sohn-Regel) angewiesen ist, kommt es zu Trockenheits- und Hitze-Symptomen im Funktionskreis Lunge.

Fallbeispiel

Lehrerin, 65 Jahre, Heiserkeit, chronischer Husten, auch nachts mit geringem, zähem oder fehlendem Auswurf, trockene Kehle und Haut. Stuhlgang und Schlaf normal. Geringes gel. Hitzegefühl, gel. nächtliches Schwitzen
ZK: leicht rot, geschrumpft; **ZB:** wenig, trocken; **Pu:** fadenförmig, dünn, nicht wesentlich beschleunigt. Diagnose: Lungen-Yin-Mangel mit leichter Leere-Hitze.
Die Behandlung mit Ophiopogonis Dekokt und Modifikationen davon (siehe dort) zusammen mit Akupunktur über sechs Wochen brachte eine deutliche Bessserung der Beschwerden.

Korrespondierende Akupunktur

Ni 6	stützt das Nieren-Yin, beruhigt Leere-Hitze, macht die Kehle frei
Ren 6	stärkt die Nieren-Energie, unterstützt das Absenken des Lungen-Qi
Lu 9	Tonisierungspunkt der Lunge
Lu 7	Luo-Punkt, senkt Lungen-Qi ab
Lu 6	Xi-Spalt Punkt, gut bei akuten Beschwerden
Ren 17	bei bronchialer Enge: Meisterpunkt Atmungsorgane
Pe 6	Luo-Punkt und Arealfernpunkt Thorax
Bl 13	Shu-Punkt der Lunge
Ma 36	stützt das Qi der Mitte; Arealfernpunkt Abdomen
Bl 23	Shu-Punkt der Niere

Fertigarznei

Ophiopogon Combination – 300 mg Tabletten

沙参麦门冬

Glehnia und Ophiopogon Dekokt

Chinesischer Name:	**Sha Shen Mai Dong Tang**
Japanischer Name:	**shajin bakudo to**
Englischer Name:	**Glehnia and Ophiopogonis Decoction**
Lateinischer Name:	**Decoctum Glehniae et Ophiopogonis**

Konstitution
geschwächt

Gruppenklassifikation
Trockenheit befeuchtende Rezepturen

Temperaturverhalten

kalt	kühl	neutral	warm	heiß

Indikation bei Energiezustand des Patienten

Fülle	leichte Fülle	neutral	leichter Mangel	Mangel

Zusammensetzung

Radix Glehniae	9g	(12d)	befeuchtet die Lunge, stoppt Husten, nährt Magen-Yin	► S.698
Radix Ophiopogonis	9g	(12d)	Lungen- und Magen-Yin nährend, hustenstillend, sedativ	► S.700
Rhizoma Polygonati odorati	6g	(12d)	Lungen- und Magen-Yin nährend	► S.701
Semen Dolichoris Lablab	6g	(12a)	stärkt Milz, Nässe umwandelnd	► S.676
Radix Trichosanthis	6g	(6b)	Hitze bes. in Lunge und Magen kühlend, durststillend, Schleim umwandelnd	► S.597
Folium Mori	4g	(1b)	Wind-Hitze ausleitend, Bezug zu Lunge und Leber, Husten, Augenaffektion	► S.515
Radix Glycyrrhizae	4g	(12a)	Mitte stärkend, Lunge befeuchtend, mildert Toxizität anderer Drogen	► S.674

Hauptsymptome

Heiserkeit,

trockene Kehle,

trockener Husten,

wenig oder kein Auswurf

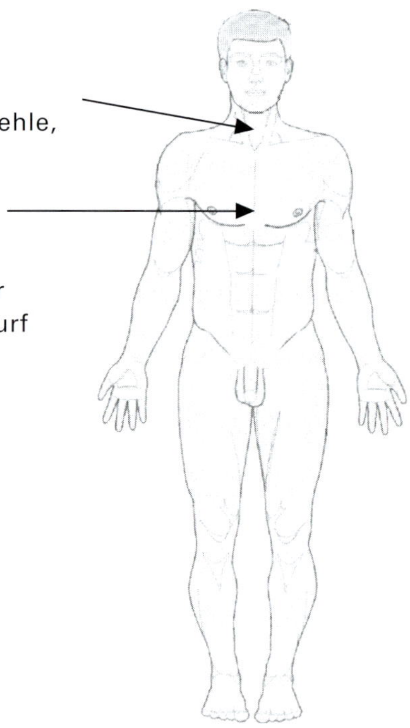

Wirkung
1. Lungen- und Magen-Yin nährend und befeuchtend
2. Säfte-Produktion anregend

Symptome
Trockene Kehle, trockener Husten, wenig oder kein Auswurf, Heiserkeit, Husten nachts und in den frühen Morgenstunden

TCM-Indikation
Verminderung der Körpersäfte in Form von Magen- und Lungen-Yin-Mangel durch Trockenheit
ZK: rot, evtl. geschrumpft; **ZB**: verminderter Belag;
Pu: dünn, schwach, evtl. beschleunigt

Anwendungsbeispiel
Trockener Reizhusten, chronische Bronchitis, chronische Heiserkeit, Emphysem

Abgeleitete Rezepturen
Ophiopogonis Dekokt *Mai Men Dong Tang* ► S.276

Funktionskreise

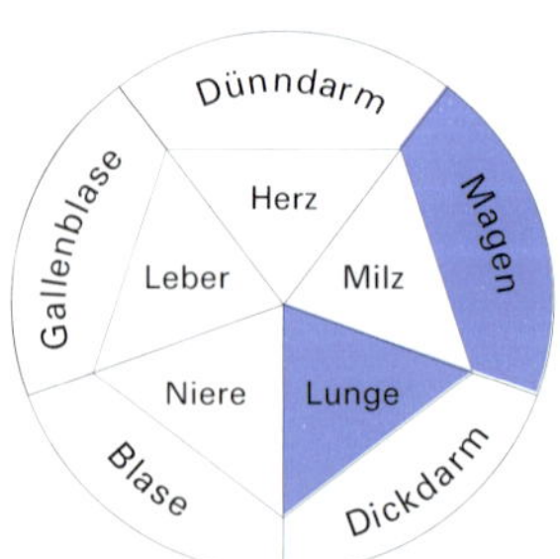

Sechs Stadien *Shang Han Lun*

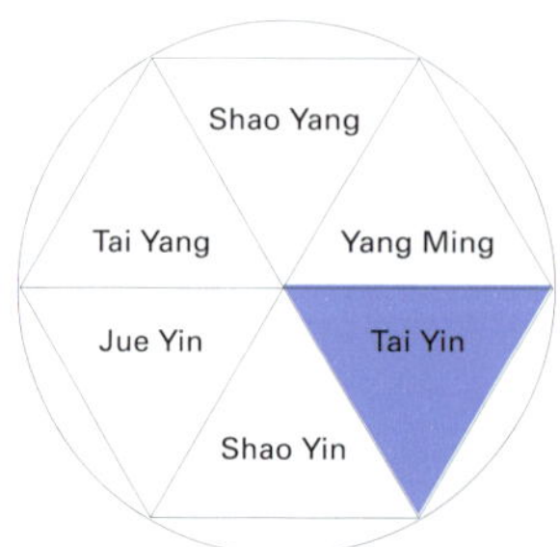

Außen ◄► Innen

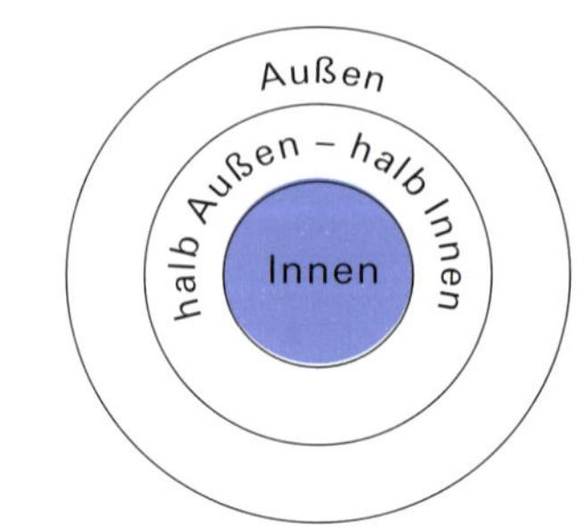

Analyse der Rezeptur

Radix Glehniae Radix Ophiopogonis Rhizoma Polygonati odorati	*Bei Sha Shen* *Mai Men Dong* *Yu Zhu*	Lungen- und Magen-Yin nährend, befeuchtend
Radix Trichosanthis	*Tian Hua Fen*	Hitze kühlend, befeuchtend
Folium Mori	*Sang Ye*	Wind-Hitze ausleitend, kühlend
Semen Dolichoris Lablab Radix Glycyrrhizae	*Bai Bian Dou* *Gan Cao*	stärkt die Milz, regt Säfte-Bildung an

Modifikationen

Bei reichlichem Auswurf:
+ Fructus et S. Trichosanthis *Gua Lou Ren*
+ Cortex Mori radicis *Sang Bai Pi*

Bei ausgeprägter Heiserkeit, Stimmverlust durch Lungen-Yin-Mangel mit sehr trockenen Schleimhäuten:
+ Fructus Arctii (Bardanae) *Niu Bang Zi*
+ Radix Asteris *Zi Wan*
+ Flos Farfarae *Kuan Dong Hua*

Bei ausgeprägtem Husten mit sehr zähem Sekret:
+ Fructus und Semen Trichosanthis *Gua Lou*
+ Bulbus Fritillariae *Bei Mu*

Fertigarznei

Adenophora and Ophiopogon Combination – als Granulat

Literatur

Bensky englisch ► S.161
deutsch ► S.175

Korrespondierende Akupunktur

Lu 9	Tonisierungspunkt der Lunge
Lu 7	Luo-Punkt, senkt Lungen-Qi ab
Ren 12	Mu-Punkt Magen, stützt das Magen-Yin, löst Stagnationen
Ni 6	stützt das Nieren-Yin, beruhigt Leere-Hitze, macht die Kehle frei
Ren 17	bei bronchialer Enge: Meisterpunkt Atmungsorgane
Pe 6	Luo-Punkt und Arealfernpunkt Thorax
Bl 13	Shu-Punkt der Lunge, evtl. vorsichtige Moxibustion, Anmerkung: bei Wind-Kälte wird Moxa gut vertragen, Cave bei Wind-Hitze und Leere-Hitze
Ma 36	stützt das Qi der Mitte, Arealfernpunkt Abdomen
Ren 6	stützt Nieren-Yin und das Aufnehmen des Lungen-Qi durch die Niere

Entsprechungen der Diätetik

Lungen-Qi-Blockaden lösend:
Mandarine, Pampelmuse, Ingwer, Kardamom
Schleim umwandelnd:
Aprikose, Pinienkerne, Erdnuß, Rettich, Bambussprossen, Birne, Zitrone, Aubergine
Lungen-Yin nährend:
Milchprodukte, Karotte, Dattel, Birne, Aprikose, Feige, Erdnuß, Mandel, Ente, Honig, Sesam, Mandarine, Bambussprossen, Chinakohl, Hühnerei, Schweinefleisch
Milz-Lungen-Qi stärkend:
Buchweizen, Gerste, Sojabohnen, Fenchel
Meide:
Scharfe, Oberflächen öffnende, schweißtreibende, trocknende Nahrungsmittel, die das Yin weiter vermindern können:
Frühlingszwiebeln, Paprika, Ingwer, Knoblauch, Chilischote, Koriander

Eigene Eintragungen

滋陰降火湯

Yin nährendes, Hitze vertreibendes Dekokt

Chinesischer Name: **Zi Yin Jiang Huo Tang**
Japanischer Name: **jiin koka to**
Englischer Name: **Nourish Yin Dispel Heat Decoction**

Konstitution
geschwächt

Gruppenklassifikation
Trockenheit befeuchtende Rezepturen

Temperaturverhalten

kalt	kühl	neutral	warm	heiß

Indikation bei Energiezustand des Patienten

Fülle	leichte Fülle	neutral	leichter Mangel	Mangel

Zusammensetzung

Radix Ophiopogonis	9g (12d)	Lungen- und Magen-Yin nährend, hustenstillend, sedativ	► S.700
Radix Asparagi	6-9g (12d)	nährt Nieren- und Lungen-Yin, klärt Leere-Hitze, erzeugt Säfte	► S.699
Radix Rehmanniae praeparata	12g (12b)	Blut und Yin nährend, befeuchtend	► S.678
Radix Paeoniae lactiflorae	6g (12b)	Blut nährend, Leber harmonisierend, regulierend	► S.681
Radix Angelicae sinensis	6g (12b)	Blut nährend, Mens regulierend, schmerzstillend	► S.680
Rhizoma Atractylodis macroc.	6g (12a)	Milz-Qi tonisierend, Nässe eliminierend, *Wei Qi* stützend	► S.671
Pericarpium Citri viride	6g (9)	Leber-Qi verteilend, trocknet Nässe, wandelt Schleim um	► S.621
Cortex Phellodendri	4g (2c)	Nässe-Hitze aus- und ableitend, bes. im Unteren Erwärmer	► S.542
Rhizoma Anemarrhenae	4g (2a)	klärt Hitze, leitet Feuer ab, befeuchtet bei Fieber mit Durst	► S.526
Radix Glycyrrhizae	4g (12a)	Mitte stärkend, Lunge befeuchtend, Eiter ausleitend	► S.674

Hauptsymptome

Heiserkeit,

Husten,

schleimiger Auswurf,

Thoraxdruck,

bronchiale Spastik,

Husten nachts

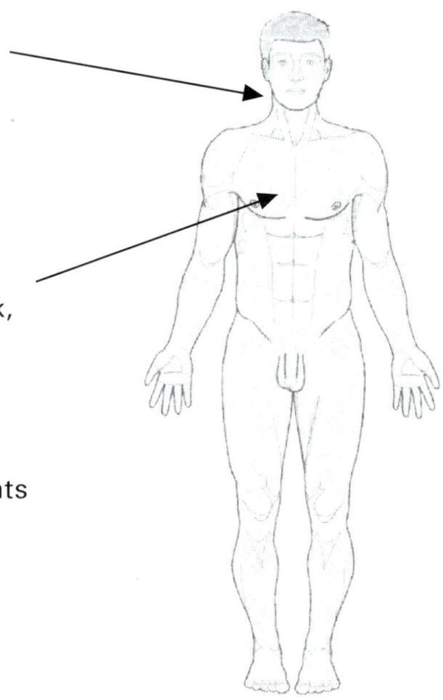

Wirkung
1. Lungen-Yin nährend und befeuchtend
2. Nässe nach unten kanalisierend und ausleitend

Symptome
Husten, schleimiger Auswurf, Heiserkeit, trockener Husten
Thoraxdruck, bronchiales Engegefühl, Giemen,
Husten nachts und in den frühen Morgenstunden

TCM-Indikation
Lungen-Yin-Mangel mit Leere-Hitze
ZK: rote Spitze oder ganz rot, evtl. geschrumpft, trocken;
ZB: dünner weißlicher Belag;
Pu: dünn, schwach, tief, evtl. beschleunigt

Anwendungsbeispiel
Trockener Reizhusten, chronische Bronchitis, chronische Heiserkeit, Emphysem

Abgeleitete Rezepturen
Ähnlichkeit mit:
Glehnia und Ophiopogon Dekokt
Sha Shen Mai Dong Tang ► S.278

Funktionskreise

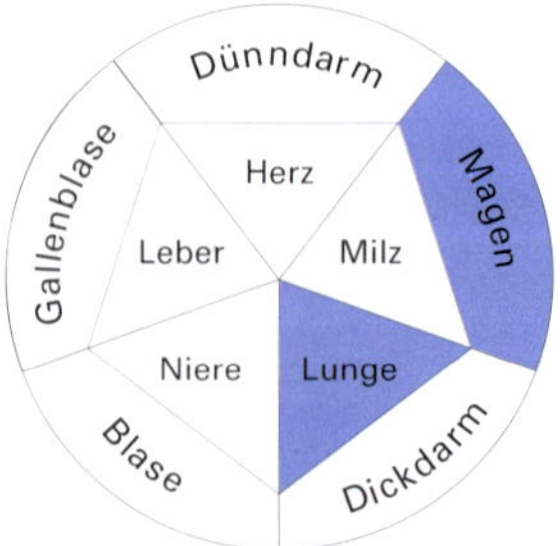

Sechs Stadien *Shang Han Lun*

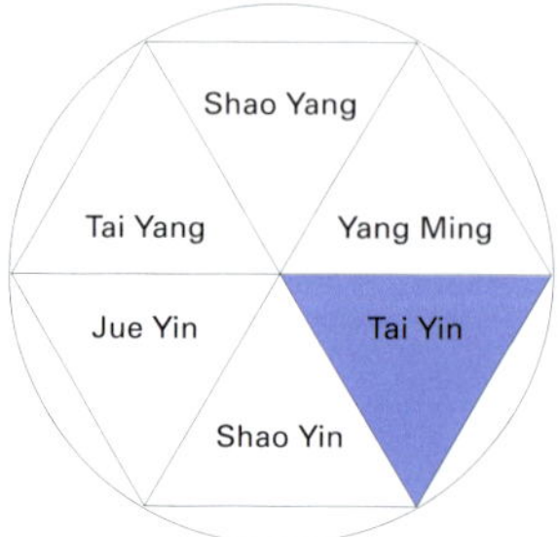

Außen ◄► Innen

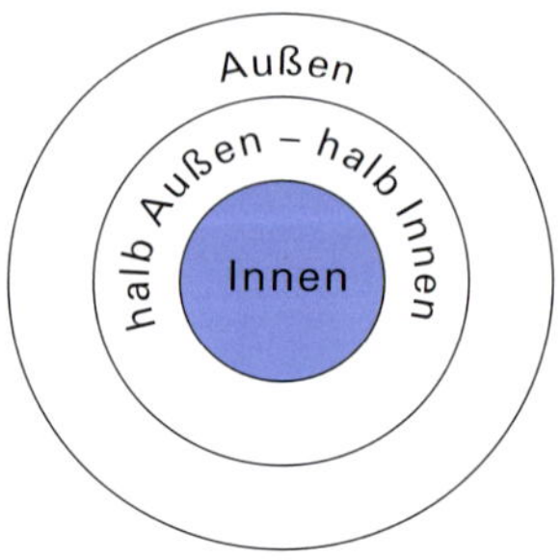

Analyse der Rezeptur

Radix Ophiopogonis	*Mai Men Dong*	Lungen-Yin nährend	→ Yin
Radix Asparagi	*Tian Men Dong*		
Radix Rehmannniae praep.	*Shu Di Huang*	Nieren-Yin – die Basis des Gesamtkörper-Yin – nährend	
Radix Paeoniae lactiflorae	*Bai Shao*	Blut nährend	→ Blut
Radix Angelicae sinensis	*Dang Gui*		
Rhizoma Anemarrhenae	*Zhi Mu*	befeuchtend, Hitze klärend	→ Hitze
		Hitze klärend	
Cortex Phellodendri	*Huang Bai*	trocknend	
Pericarpium Citri viride	*Qing Pi*	Qi im Thorax regulierend, Schleim transformierend	→ Mitte
		mild Nässe kanalisierend	
Rhizoma Atractylodis macroc.	*Bai Zhu*	die Mitte schützend bei vielen Yin nährenden Drogen	
Radix Glycyrrhizae	*Gan Cao*	Mitte puffernd	

Entsprechungen der Diätetik

Lungen-Qi-Blockaden lösend:
Mandarine, Pampelmuse, Ingwer, Kardamom
Schleim umwandelnd:
Aprikose, Pinienkerne, Erdnuß, Rettich, Bambussprossen, Birne, Zitrone, Aubergine
Lungen-Yin nährend:
Milchprodukte, Karotte, Dattel, Birne, Aprikose, Feige, Erdnuß, Mandeln, Ente, Honig, Sesam, Mandarine, Bambussprossen, Chinakohl, Hühnerei, Schweinefleisch
Milz-Lungen-Qi stärkend:
Buchweizen, Gerste, Sojabohnen, Fenchel
Meide:
Scharfe, Oberfläche öffnende, schweißtreibende und trocknende Nahrungsmittel, die das Yin weiter vermindern können:
Frühlingszwiebeln, Paprika, Ingwer, Knoblauch, Chilischote, Koriander

Literatur

nicht im Bensky

Modifikationen

Bei ausgeprägtem Husten mit zähem Sekret:
+ Fructus und Semen Trichosanthis — *Gua Lou*
+ Bulbus Fritillariae — *Bei Mu*

Bei trockener Kehle und Stimmverlust durch Lungen-Yin-Mangel:
+ Radix Scrophulariae — *Xuan Shen*
+ Radix Asteris — *Zi Wan*
+ Flos Farfarae — *Kuan Dong Hua*

Korrespondierende Akupunktur

Ni 7, Ren 6, Bl 13, Lu 9, MP 6, Ma 36

Lu 7	Luo-Punkt; senkt Lungen-Qi ab
Ren 17	bei bronchialer Enge: Meisterpunkt Atmungsorgane
Pe 6	Luo-Punkt und Arealfernpunkt Thorax
Bl 13	Shu-Punkt der Lunge, evtl. vorsichtige Moxibustion, Anmerkung: bei Wind-Kälte wird Moxa gut vertragen, Cave bei Wind-Hitze und Lungen-Yin-Leere
MP 6	stützt Körper-Säfte und das Yin
Ma 36	stützt das Qi der Mitte; Arealfernpunkt Abdomen
Bl 23	Shu-Punkt der Niere und Ni 3 stärken beide das Nieren-Yang, verbessern so die Energieaufnahme der Niere von der Lunge
Ni 16	stärkt das *Jing*, verbessert Aufnahmefähigkeit der Niere für die Lungen-Energie

Eigene Eintragungen

6. NÄSSE AUSLEITENDE REZEPTUREN

6.a Rezepturen, die die Miktion fördern und Nässe abfließen lassen

五苓散

Fünf Bestandteile Pulver mit Poria

Chinesischer Name:	**Wu Ling San**
Japanischer Name:	**go rei san**
Englischer Name:	**Five Ingredient Powder with Poria**
Lateinischer Name:	**Pulvis diureticus quinque medicamentorum**

Konstitution
eher kräftig

Gruppenklassifikation
Nässe eliminierende Rezepturen

Temperaturverhalten

kalt	kühl	neutral	warm	heiß

Indikation bei Energiezustand des Patienten

Fülle	leichte Fülle	neutral	leichter Mangel	Mangel

Zusammensetzung

Poria	6-9g	(4)	Nässe eliminierend, Milz stärkend, Mitte harmonisierend, sedierend	► S.565
Rhizoma Alismatis	9g	(4)	Diurese fördernd, Nässe-Hitze aus dem Unteren Erwärmer ausleitend, kühlt Leere-Hitze	► S.571
Polyporus	6-9g	(4)	Diurese fördernd, Nässe ausleitend, bei Ödemen, vaginalem Fluor, trübem Urin	► S.566
Rhizoma Atractylodis	6-9g	(7)	Nässe umwandelnd, schmerzstillend	► S.607
Ramulus Cinnamomi	6g	(1a)	schweißtreibend, macht Meridiane durchgängig, Myalgie bei Grippe	► S.500

Hauptsymptome

Durst,

Schwindel,

Kopfschmerz,

Druckgefühl im Epigastrium,

Übelkeit,

mangelhafte Urinausscheidung,

Ödeme

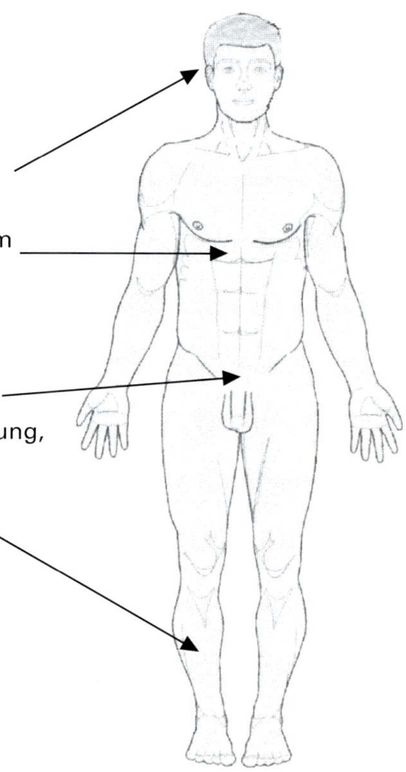

Wirkung
1. Nässe ausleitend und umwandelnd, stärkt die Milz
2. Reguliert den Qi-Fluß

Symptome
1. Gedunsenheit, Ödeme, mangelhafte Urinausscheidung, Kopfschmerzen, Fieber, Reizbarkeit, paradoxerweise trotzdem Durst, wobei aber nur kleine Schlucke Flüssigkeit vertragen werden
2. Völle- und Druckgefühl im Epigastrium, Übelkeit, Aufstoßen, Diarrhö, Husten
3. Schwindel, Tinnitus, dumpfes Leeregefühl im Kopf

TCM-Indikation
Nässe-Ansammlung im Innen, Qi-Schwäche der Mitte
ZK: gedunsen, Zahneindrücke; **ZB:** feucht, dick, klebrig;
Pu: schlüpfrig

Anwendungsbeispiel
Ödeme, chronische Nephritis, Niereninsuffizienz, Herzinsuffizienz mit Wasserretention, Leberzirrhose mit Aszites, Hepatitis, akute Gastroenteritis, akute Enteritis, urogenitale Infektionen

Abgeleitete Rezepturen
Polyporus Dekokt *Zhu Ling Tang* ► S.286

Funktionskreise

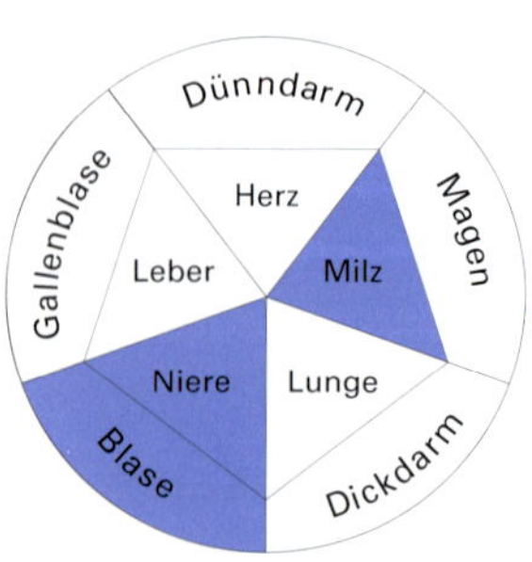

Sechs Stadien *Shang Han Lun*

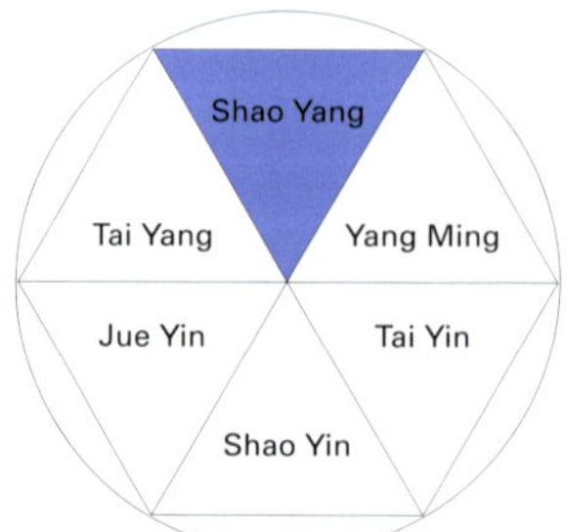

Außen ◄► Innen

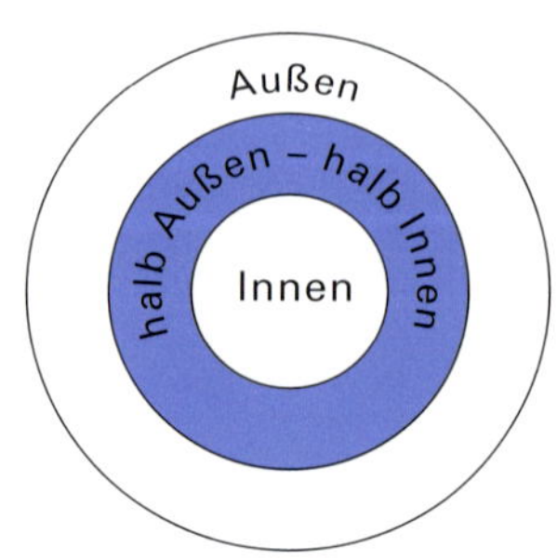

Analyse der Rezeptur

Rhizoma Alismatis	*Ze Xie*	Nässe ausleitend, Diurese fördernd, Ödeme beseitigend
Polyporus	*Zhu Ling*	Nässe ausleitend, Diurese fördernd, Ödeme beseitigend
Poria	*Fu Ling*	Nässe ausleitend, Diurese fördernd, Ödeme beseitigend; Milz stärkend, Nässe ausleitend
Rhizoma Atractylodis	*Cang Zhu*	Milz stärkend, Nässe ausleitend
Ramulus Cinnamomi	*Gui Zhi*	wärmt Nieren- und Milz-Yang, unterstützt so die Umwandlung von Nässe, beseitigt pathogene Faktoren aus der Oberfläche

Modifikationen

Bei Kälte-Bi-Syndrom mit Durst und Miktions-problemen:
+ Rhizoma Notopterygii — *Qiang Hou*

Bei ausgeprägten Ödemen:
+ Pericarpium Aurantii — *Cheng Pi*
+ Cortex Mori radicis — *Sang Bai Pi*

Entsprechungen der Diätetik

Nässe eliminierend:
Mais, Sojamilch, Rindsbouillon
Blut im Urin:
Sclloriesaft, Lotoswurzel
Meide:
Süßes und Alkoholika, da viel Nässe produziert wird.

Fertigarznei

Hoelen Five Herb Formula als Granulat

Anmerkungen

Es ist wichtig zu verstehen, daß trotz der Wasserretention – durch verminderte Urinausscheidung und eine geschwächte Milzfunktion (erzeugt intern noch mehr Nässe) – in anderen Kompartimenten des Körpers wiederum nicht ausreichend Flüssigkeit vorhanden ist und daher ein Durstgefühl besteht. Es handelt sich also auch um eine Verteilungsstörung der Säfte, chinesisch *Shui Ni Zheng* genannt.

Korrespondierende Akupunktur

Ma 40	Nässe ausleitend
MP 9	Nässe eliminierend
Ren 3	Alarmpunkt Blase
Ren 6	stärkt Qi
Bl 23 und 25	Moxa
Bl 28	Shu-Punkt Blase
Ni 5	Xi-Punkt Niere

Literatur

Bensky	englisch	► S.174
	deutsch	► S.188
Shang Han Lun		► § 71

Eigene Eintragungen

猪苓汤

Polyporus Dekokt

Chinesischer Name:	**Zhu Ling Tang**
Japanischer Name:	**cho rei to**
Englischer Name:	**Polyporus Decoction**
Lateinischer Name:	**Decoctum Polypori**

Konstitution
eher kräftig

Gruppenklassifikation
Nässe eliminierende Rezepturen

Temperaturverhalten

kalt	kühl	neutral	warm	heiß

Indikation bei Energiezustand des Patienten

Fülle	leichte Fülle	neutral	leichter Mangel	Mangel

Zusammensetzung

Polyporus	6-9g	(4)	Diurese fördernd, Nässe ausleitend, bei Ödemen, vaginalem Fluor, trübem Urin	► S.566
Rhizoma Alismatis	9g	(4)	Diurese fördernd, Nässe-Hitze aus dem Unteren Erwärmer ausleitend, kühlt Leere-Hitze	► S.571
Poria	6-9g	(4)	Nässe eliminierend, Milz stärkend, Mitte harmonisierend, sedierend	► S.565
Talcum	6g	(4)	Diurese fördernd, Hitze aus der Blase ableitend, Sommer-Hitze lösend	► S.567
Gelatina nigra	6-9g	(12b)	nährt Blut, stoppt Blutungen, befeuchtet Yin, nährt Lungen-Yin (Gelatina nigra in das fertige Dekokt hineinrühren)	► S.682

Hauptsymptome

Fieber,

Durst mit Verlangen zu trinken,

Dysurie,

Hämaturie

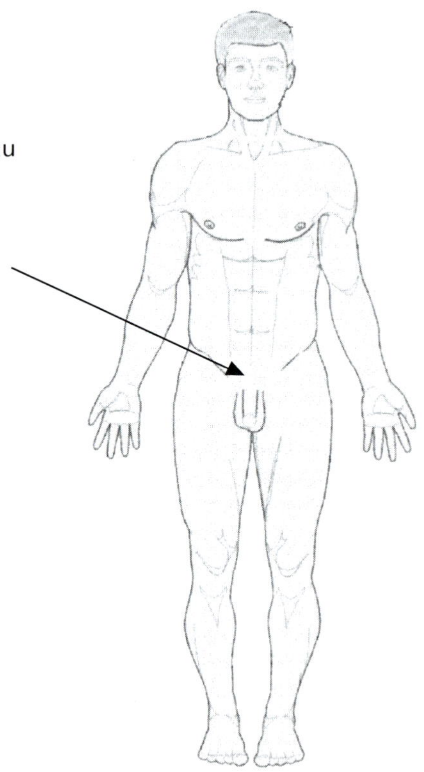

Wirkung
1. Nässe ausleitend und umwandelnd
2. Hitze eliminierend, Yin stützend, Blutungen stoppend

Symptome
Schmerzen oder Brennen beim Wasserlassen, Durst, dunkler, trüber, stark riechender Urin oder auch Blut im Urin, mangelnde, stockende Urinausscheidung, Harnverhalt, evtl. Fieber und Durst mit Verlangen zu trinken; Übelkeit, weiche Stühle, Husten, Reizbarkeit, Schlaflosigkeit kommen vor, gelegentlich Gedunsenheit, Ödeme

TCM-Indikation
Nässe-Hitze im Innen, besonders im unteren Erwärmer
ZK: gedunsen, Zahneindrücke; **ZB:** feucht, dick, weiß-gelblich; **Pu:** schlüpfrig

Anwendungsbeispiel
Akute oder chronische Harnwegsentzündung, Dysurie, Reizblase, Zystitis, Nephritis, Hämaturie, chronische Blasen- oder Prostataentzündung, Gonorrhö, Nephrolithiasis, Zystitis während der Schwangerschaft

Abgeleitete Rezepturen
Fünf Bestandteile Pulver mit Poria *Wu Ling San*

Funktionskreise

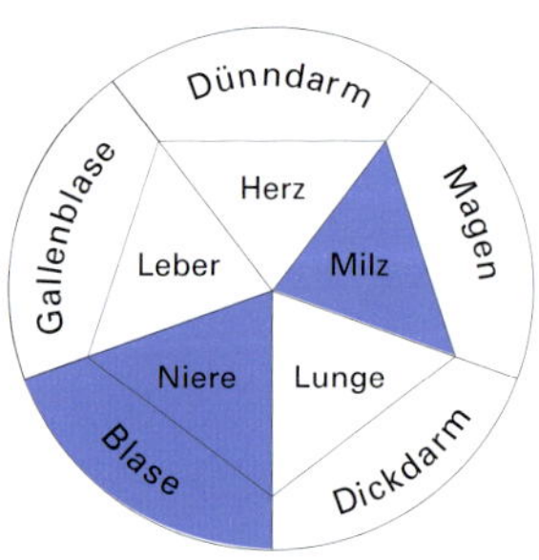

Sechs Stadien ***Shang Han Lun***

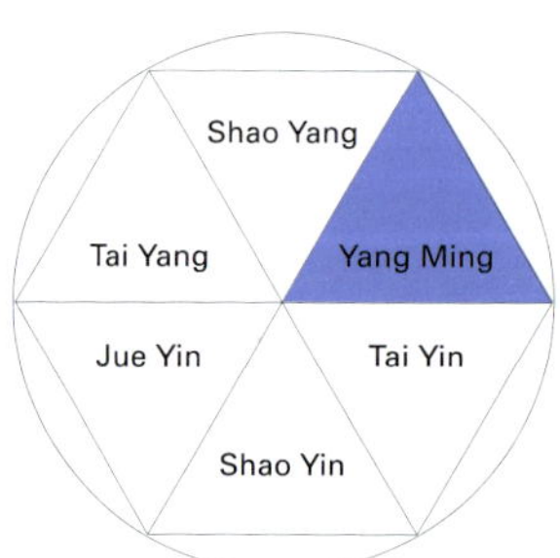

Außen ◄► Innen

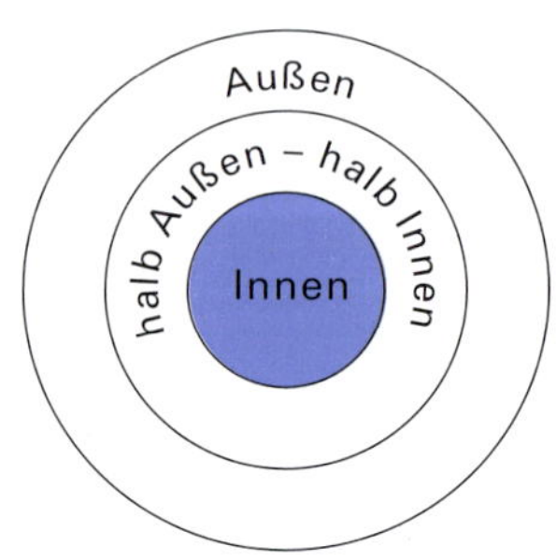

Analyse der Rezeptur

Polyporus	*Zhu Ling*	Nässe ausleitend, Diurese fördernd
Poria	*Fu Ling*	
Rhizoma Alismatis	*Ze Xie*	
Talcum	*Hua Shi*	und Hitze klärend
Gelatina nigra	*E Jiao*	Blut und Yin nährend, befeuchtet und schützt damit das Yin, um zu große Säfteverluste zu verhindern

Modifikationen

Bei großem Durst als Zeichen eines Yin-Verlustes:
+ Radix Glehniae *Sha Shen*
+ Radix Trichosanthis *Tian Hua Fen*

Entsprechungen der Diätetik

Nässe eliminierend:
Mais, Sojamilch, Rindsbouillon
Blut im Urin:
Selleriesaft, Lotoswurzel
Nässe-Hitze eliminierend:
Buchweizen, Mungbohnen, Rettich, Preiselbeere
Meide:
Hitze erzeugende Nahrung:
Bes. Alkohol kann auf längere Zeit Hitze produzieren, auch energetisch sehr heiße Nahrung wie Chili, scharfe Gerichte, Lamm, Hammel, Meeresfrüchte (evtl. Verschlechterung von Nässe-Hitze-Ekzemen).
Milchprodukte, Süßigkeiten und fettes Fleisch im Übermaß können Nässe und Schleim-Bildung begünstigen.

Korrespondierende Akupunktur

Bl 32	mit starker Stimulation im Akutfall
Ni 5	Xi-Punkt der Niere
Ren 3	Mu-Punkt der Blase
Ma 40	eliminiert Nässe
MP 9	eliminiert Nässe
Ren 6	
Bl 28	Shu-Punkt Blase

Fertigarznei

Polyporus Combination – als Granulat

Literatur

Bensky	englisch	► S.176
	deutsch	► S.191
Shang Han Lun		► §.223

Eigene Eintragungen

6.b Rezepturen, die Nässe-Trübheit transformieren

平胃散

Beruhige den Magen Pulver

Chinesischer Name:	**Ping Wei San**
Japanischer Name:	**hei i san**
Englischer Name:	**Calm the Stomach Powder**
Lateinischer Name:	**Pulvis Pacationis Orbis Stomachi**

Konstitution
relativ normal

Gruppenklassifikation
Nässe eliminierende Rezepturen

Temperaturverhalten

kalt	kühl	neutral	warm	heiß

Indikation bei Energiezustand des Patienten

Fülle	leichte Fülle	neutral	leichter Mangel	Mangel

Zusammensetzung

Rhizoma Atractylodis	6-9g	(7)	Nässe umwandelnd, die Milz stärkend, schmerzlindernd	► S.607
Cortex Magnoliae	6-9g	(7)	Nässe umwandelnd	► S.606
Pericarpium Aurantii	5-9g	(9)	Qi regulierend, Mitte stützend, Schleim umwandelnd	► S.620
Rhizoma Zingiberis recens	3-6g	(1a)	Schleim und Übelkeit lindernd, Mitte wärmend	► S.507
Radix Glycyrrhizae	3g	(12a)	Mitte stützend, puffernd	► S.674
Fructus Jujubae	5g	(12a)	Mitte stützend	► S.673

Hauptsymptome

schlechter Mundgeschmack,

Völlegefühl im Thorax,

Druckgefühl im Epigastrium,

Übelkeit,

Aufstoßen,

Abgeschlagenheit

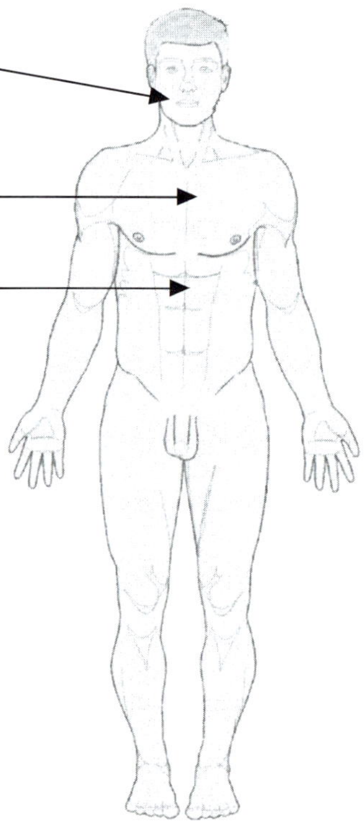

Wirkung
1. Milz stärkend
2. Nässe umwandelnd

Symptome
Völle- und Druckgefühl im Epigastrium, Appetitlosigkeit, fader Mundgeschmack, Übelkeit, Aufstoßen, saure Regurgitation, Erbrechen, Meteorismus, starke Darmgeräusche nach dem Essen, Tendenz zu ungeformten oder durchfälligen Stühlen, deutliche Abgeschlagenheit, Schweregefühl der Gliedmaßen

TCM-Indikation
Nässe führt zu Qi-Blockaden in der Mitte (Milz und Magen)
ZK: gedunsen, evtl. Zahneindrücke; **ZB:** feucht, dick, klebrig, weißlich; **Pu:** schlüpfrig

Anwendungsbeispiel
Chronische Gastritis, Ulkuskrankheit, nervöser Reizmagen, Colon irritabile, Magen-Ptose oder Magenatonie

Abgeleitete Rezepturen
Mit Radix Scutellariae und Rhizoma Coptidis heißt diese Rezeptur:
Den Magen beruhigendes Pulver mit Scutellaria und Coptis
Qin Lian Ping Wei San

Funktionskreise

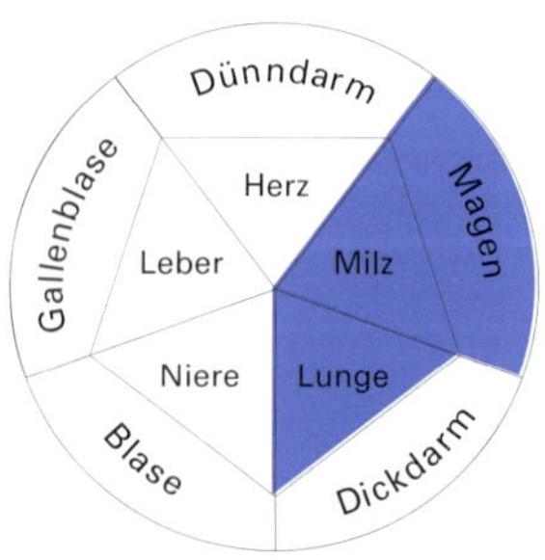

Sechs Stadien *Shang Han Lun*

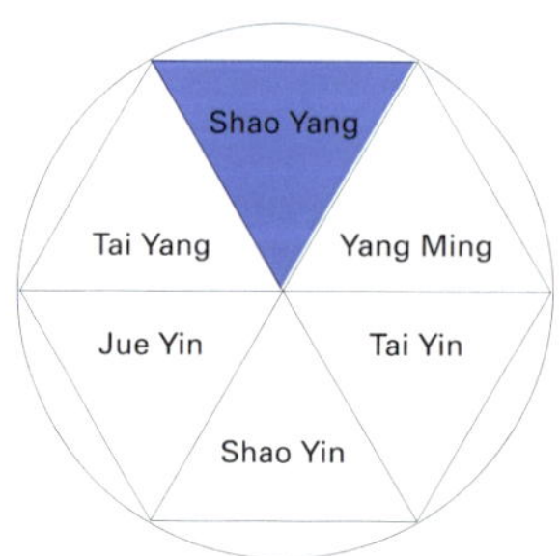

Außen ◄► Innen

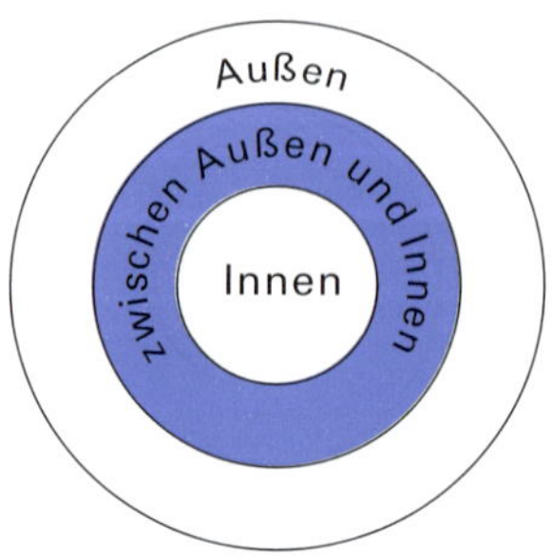

Analyse der Rezeptur

Rhizoma Atractylodis	*Cang Zhu*	die Milz stärkend, schmerzlindernd, Nässe umwandelnd (Cang Zhu, Hou Po)
Cortex Magnoliae	*Hou Po*	Qi regulierend, das rebellische Magen-Qi wieder hinabführend (Hou Po, Chen Pi)
Pericarpium Aurantii	*Chen Pi*	Schleim und Übelkeit lindernd, Mitte wärmend (Chen Pi, Sheng Jiang)
Rhizoma Zingiberis recens	*Sheng Jiang*	
Fructus Jujubae	*Da Cao*	Mitte stützend, puffernd (Da Cao, Gan Cao)
Radix Glycyrrhizae	*Gan Cao*	

Modifikationen

Bei Hitze-Zeichen (Zungenbelag gelblich, ZK rot) ergänzt man:
+ Radix Scutellariae — *Huang Qin*
+ Rhizoma Coptidis — *Huang Lian*

Diese Rezeptur heißt dann:
Den Magen beruhigendes Pulver mit Scutellaria und Coptis *Qin Lian Ping Wei San*

Bei Nahrungsstagnation mit Oberbauchvölle und Obstipation:
+ Fructus Citri Aurantii — *Zhi Ke*
+ Semen Raphani — *Lai Fu Zi*

Fertigarznei

Magnolia and Ginger Formula – als Granulat

Literatur

Bensky englisch ► S.181
deutsch ► S.195

Anmerkungen

1. Mit Vorsicht und Modifikationen bei Blut- oder Yin-Mangel, da die Rezeptur austrocknende, warme Arzneien enthält.
2. Während der Schwangerschaft relativ kontraindiziert wegen der das Qi nach unten führenden Wirkung.

Korrespondierende Akupunktur

Ma 36	stärkt Qi von Magen und Milz
Ma 40	eliminiert Nässe
MP 9	leitet Nässe aus
Pe 6	Arealfernpunkt Oberbauch
Ren 12	Mu-Punkt Magen
Bl 21	Shu-Punkt Magen

Entsprechungen der Diätetik

Nässe eliminierend:
Reis, Sojaprodukte, Mais, Sojamilch, Rindsbouillon
Milz stärkend:
Hirse, Buchweizen, Reis
Milz wärmend:
Fenchel, Ingwer
Qi regulierend:
warmer Reiswein in kleinen Mengen
Meide:
Den übermäßigen Genuß von Milchprodukten, da sehr Säfte produzierend und nährend. Sie können bei geschwächter Transformationskraft der Milz zu Nässebildung führen.
Süßes und Alkoholika, da viel Nässe produziert wird.
Übermäßige Rohkost kann die Milz belasten und das Yang schwächen.
Fette Nahrung und fettes Fleisch, da Schleim produziert wird.

Eigene Eintragungen

6.c Rezepturen, die Nässe-Hitze beseitigen

五淋散

Fünf Bestandteile Pulver bei schmerzhafter Miktion

Chinesischer Name:	**Wu Lin San**
Japanischer Name:	**go rin san**
Englischer Name:	**Five Ingredient Powder for Painful Urination**
Lateinischer Name:	**Pulvis Quinque percolationum**

Konstitution
zart

Gruppenklassifikation
Nässe eliminierende Rezepturen (Nässe-Hitze)

Temperaturverhalten

kalt	kühl	neutral	warm	heiß

Indikation bei Energiezustand des Patienten

Fülle	leichte Fülle	neutral	leichter Mangel	Mangel

Zusammensetzung

Poria	6-9g	(4)	Nässe eliminierend, Milz stärkend, Mitte harmonisierend, sedierend	► S.565
Radix Angelicae sinensis	6-9g	(12b)	Blut nährend und dynamisierend, Mens regulierend, schmerzstillend	► S.680
Radix Paeoniae rubrae	6-9g	(2b)	bewegt Blut, bei Blut-Hitze, bei Haut- und gynäkologischen Beschwerden	► S.537
Fructus Gardeniae	6g	(2a)	Hitze kühlend, Herz, Leber und Magen	► S.527
Radix Glycyrrhizae	6-9g	(12a)	Mitte stärkend, Lunge befeuchtend, Eiter ausleitend, Toxizität anderer Drogen mildernd	► S.674

Hauptsymptome

Dysurie,

trüber Urin

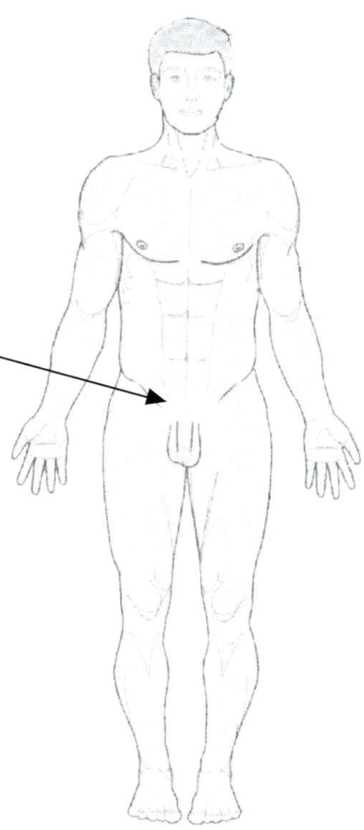

Wirkung
1. Beseitigt Hitze
2. Kühlt und nährt Blut
3. Beseitigt Stagnationen bei schmerzhaftem Wasserlassen

Symptome
Schmerzhaftes Wasserlassen, abgeschwächter Harnstrahl, dunkler, purulenter Urin

TCM-Indikation
Hitze-Ansammlung im Innen auf der Qi- und Blut-Ebene
ZK: rot; **ZB:** gelb; **Pu:** schlüpfrig, beschleunigt

Anwendungsbeispiel
Hämaturie, chronische Blasen- oder Prostataentzündung

Abgeleitete Rezepturen
Acht Arzneien Pulver zur Korrektur *Ba Zheng San*

Funktionskreise

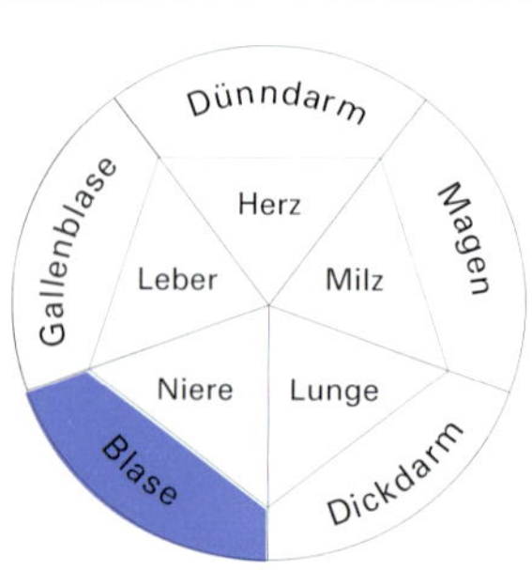

Sechs Stadien *Shang Han Lun*

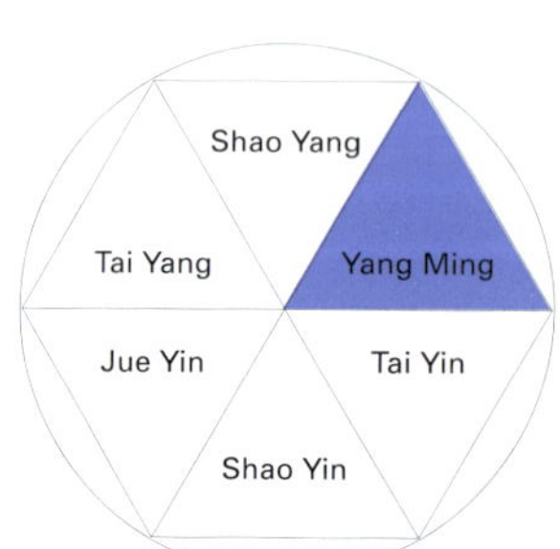

Außen ◄► Innen

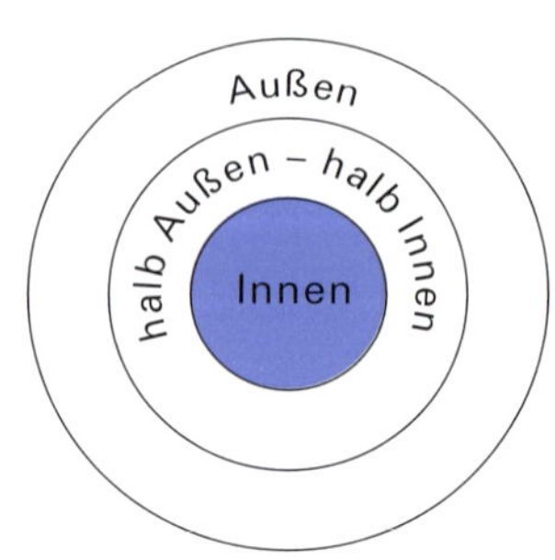

Analyse der Rezeptur

Poria	*Fu Ling*	Nässe eliminierend
Radix Paeoniae rubrae	*Chi Shao*	Blut kühlend
Fructus Gardeniae	*Zhi Zi*	Hitze kühlend, über Urin Hitze eliminierend
Radix Angelicae sinensis	*Dang Gui*	Blut nährend
Radix Glycyrrhizae	*Gan Cao*	puffernd

Modifikationen

Erweitertes Fünf Bestandteile Pulver bei schmerzhafter Miktion
***Jia Wei Wu Lin San*:**

Poria	6-9g
Radix Angelicae sinensis	6-9g
Radix Paeoniae rubrae	6-9g
Fructus Gardeniae	6g
Radix Glycyrrhizae	6-9g
+ Rhizoma Alismatis	9g
+ Semen Plantaginis	6-9g
+ Radix Rehmanniae glut.	6-9g
+ Talcum	6-9g
+ Caulis Akebia Mutong	6g

ZK: rot; **ZB:** gelb; **Pu:** beschleunigt, schlüpfrig
Symptome:
wie oben, aber mit noch deutlicheren Entzündungszeichen: purulenter Urin, Hämaturie, Dysurie, Brennen beim Wasserlassen, Durst, ohne den Wunsch zu trinken oder das Getrunkene wird wieder erbrochen
Kälte-Abneigung, auch Dysurie während der Schwangerschaft
Besonders auch indiziert bei Zystitis während der Schwangerschaft

Fertigarznei

Gardenia & Hoelen Formula – als Granulat

Literatur

Bensky	englisch	► S.194
	deutsch	► S.210

Anmerkungen

1. Das Erweiterte Fünf Bestandteile Pulver *Jia Wei Wu Lin San* wird wesentlich häufiger angewendet als die Basisrezeptur *Wu Lin San*.
2. Trockener Mund, ohne den Wunsch zu trinken, ist ein typisches Symptom für Nässe-Hitze. Oder es besteht Durst, aber nach wenigen kleinen Schlucken mag der Patient nicht mehr trinken oder verspürt Übelkeit.
3. *Lin Zheng*: Ist das chinesische Synonym für den Symptomen-Komplex des Harnwegsinfektes, wobei dabei verschiedene Syndrome unterschieden werden können.

Korrespondierende Akupunktur

Ma 40	beseitigt Schleim und Nässe
MP 9	leitet Nässe ab
Ren 3	Mu-Punkt, Blase
Ren 6	reguliert das Qi
Ni 5	Xi-Punkt Niere
Bl 28	Shu-Punkt Blase
Bl 32	Sedierende Nadeltechnik

Entsprechungen der Diätetik

Nässe eliminierend:
Mais, Sojamilch, Rindsbouillon
Blut im Urin:
Selleriesaft, Lotoswurzel
Hitze-Nässe eliminierend:
Buchweizen, Mungbohne, Rettich, Preiselbeere
Meide:
Hitze erzeugende Nahrung: Bes. Alkohol kann auf längere Zeit Hitze produzieren, auch energetisch sehr heiße Nahrung wie Chili, scharfe Gerichte, Lamm, Hammel, Meeresfrüchte (evtl. Verschlechterung von Nässe-Hitze-Ekzemen).
Milchprodukte, Süßes und fettes Fleisch im Übermaß können Nässe und Schleim-Bildung begünstigen.

Eigene Eintragungen

清心蓮子飲

Nelumbinis Dekokt zur Reinigung des Herzens

Chinesischer Name:	**Qing Xin Lian Zi Yin**
Japanischer Name:	**seishin renshi in**
Englischer Name:	**Lotus Seed Drink to Purify the Heart**
Lateinischer Name:	**Decoctum nelumbinis purificationis cordis**

Konstitution

geschwächt

Gruppenklassifikation

Nässe eliminierende Rezepturen (Nässe-Hitze)

Temperaturverhalten

kalt	kühl	neutral	warm	heiß

Indikation bei Energiezustand des Patienten

Fülle	leichte Fülle	neutral	leichter Mangel	Mangel

Zusammensetzung

Semen Nelumbinis	8g	(13)	stärkt Milz, stoppt Diarrhö, stablisiert Essenz, nährt Herz, sedativ	► S.717
Radix Ophiopogonis	8g	(12d)	Lungen- und Magen-Yin nährend, Husten stillend, sedativ	► S.700
Poria	8g	(4)	Nässe eliminierend, Milz stärkend, Mitte harmonisierend, sedierend	► S.565
Radix Scutellariae	6g	(2c)	Nässe-Hitze kühlend und ableitend, bes. im Oberen und Mittl. Erwärmer	► S.540
Semen Plantaginis	6g	(4)	Diurese fördernd, klärt Hitze, Diarrhö beendend, Augen klärend	► S.570
Radix Ginseng	3g	(12a)	Qi der Mitte und des Lungen-Funktionskreises tonisierend, sedativ	► S.668
Radix Astragali	4g	(12a)	stärkt die Milz, mehrt das Qi, hebt das Yang-Qi nach oben, stärkt *Wei Qi*	► S.670
Cortex Lycii radicis	4g	(2b)	kühlt Leere-Hitze bei Yin-Mangel, Blut kühlend, Husten lindernd	► S.538
Radix Glycyrrhizae	3g	(12a)	Mitte stärkend, Eiter ausleitend, mildert Toxizität anderer Drogen	► S.674

Hauptsymptome

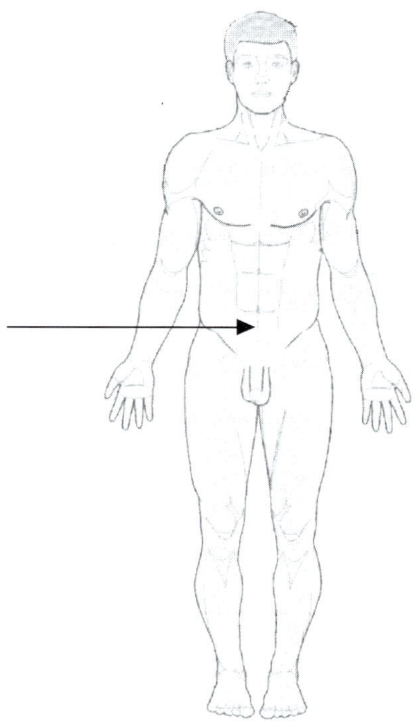

Wirkung

1. Qi von Milz, Niere und Herz stärkend
2. Hitze klärend, Nässe eliminierend, Leere-Hitze kühlend
3. *Jing*-Essenz stabilisierend

Symptome

Harndrang, Gefühl der unvollständigen Blasenentleerung, Schmerzen beim Wasserlassen, leicht irritierbare Blase, depressive Verstimmung, gelegentlich auch Nervosität und Schlafstörungen, Sehstörungen

TCM-Indikation

Allgemeiner Qi-Mangel, Schwäche der fünf Organe, besonders Milz, Niere und Herz, Störung der Säfte

ZK: normal bis leichte Rötung; **ZB**: dünn, weißlich bis gelblich, bes. hinteres Drittel; **Pu**: kraftlos

Anwendungsbeispiel

Chronische Harnwegsinfekte, chronische Zystitis, Reizblasensyndrom, chronische Prostatitis, Prostatahyperthrophie, Urolithiasis, Nephrose, Colpitis, Vaginalmykose mit Candida albicans

Abgeleitete Rezepturen

Enthält Elemente vom Vier Gentlemen Dekokt *Si Jun Zi Tang*

Funktionskreise

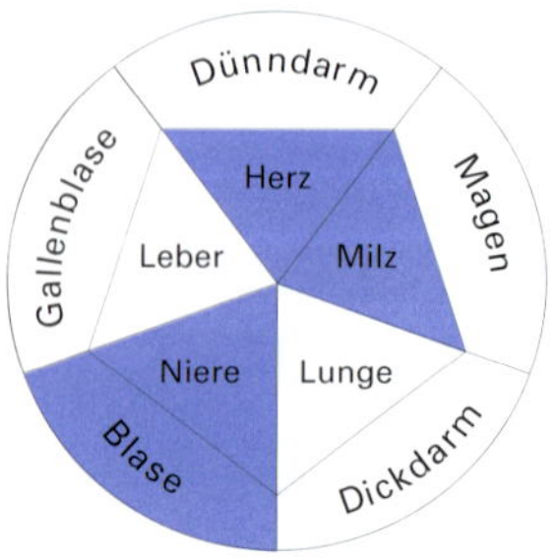

Sechs Stadien *Shang Han Lun*

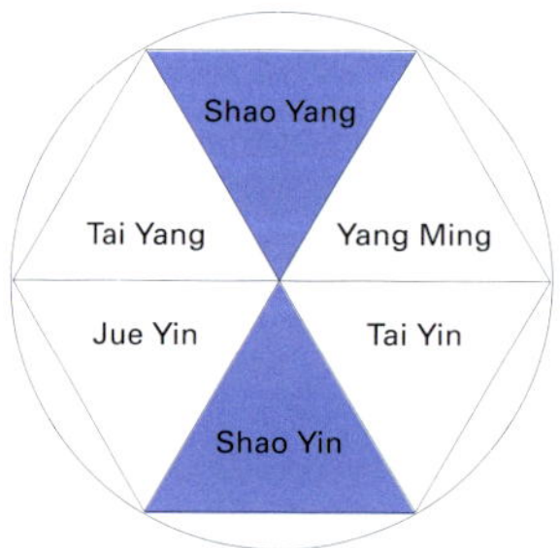

Außen ◄► Innen

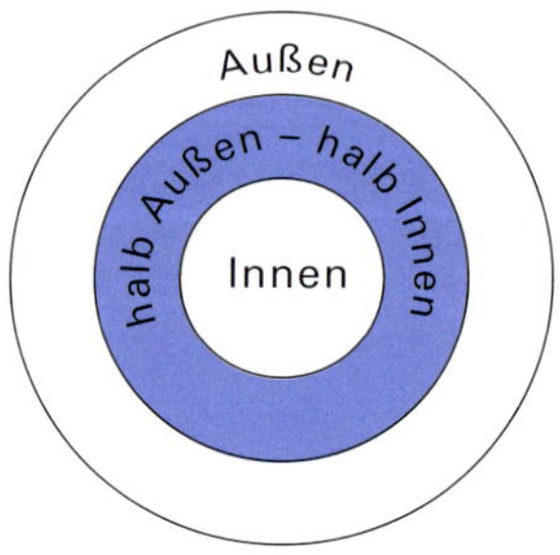

Analyse der Rezeptur

Radix Ophiopogonis	*Mai Men Dong*	Yin nährend, Mangel-Hitze kühlend
Cortex Lycii radicis	*Di Gu Pi*	Blutungen stoppend, Mangel-Hitze kühlend
Semen Nelumbinis	*Lian Zi*	das Jing stabilisierend, Ausflüsse stoppend
Radix Scutellariae	*Huang Qin*	Nässe ausleitend, Hitze klärend
Semen Plantaginis	*Che Qian Zi*	
Radix Ginseng	*Ren Shen*	stärkt das Qi der Milz und somit der übrigen Organe
Radix Astragali	*Huang Qi*	
Poria	*Fu Ling*	
Radix Glycyrrhizae	*Gan Cao*	

Entsprechungen der Diätetik

Nässe eliminierend:
Mais, Sojamilch, Rindsbouillon
Bei Blut im Urin:
Selleriesaft, Lotoswurzel
Nässe-Hitze eliminierend:
Buchweizen, Mungbohne, Rettich, Preiselbeere
Meide:
Hitze erzeugende Nahrung:
Bes. Alkohol kann auf längere Zeit Hitze produzieren, auch energetisch sehr heiße Nahrung wie Chili, scharfe Gerichte, Lamm, Hammel, Meeresfrüchte (evtl. Verschlechterung von Nässe-Hitze-Ekzemen).
Milchprodukte, Süßes und fettes Fleisch im Übermaß können Nässe und Schleim-Bildung begünstigen.

Korrespondierende Akupunktur

Bl 32	(mit starker Stimulation im Akutfall)
Ren 4	Alarmpunkt Dünndarm
Ren 3	Alarmpunkt Blase
Ma 40	eliminiert Nässe
MP 9	leitet Nässe ab
Ren 6	stärkt Qi
Ni 5	Xi-Punkt Niere
Bl 28	Shu-Punkt der Blase

Literatur

nicht im Bensky

Eigene Eintragungen

6.d Rezepturen, die wärmen und Wasser und Nässe transformieren

真武汤

Dekokt des wahren Kriegers

Chinesischer Name:	**Zhen Wu Tang**
Japanischer Name:	**shinbu to**
Englischer Name:	**True Warrior Decoction**
Lateinischer Name:	**Decoctum bellatoris meri**

Konstitution

asthenischer Typus

Gruppenklassifikation

Nässe eliminierende Rezepturen (Nässe-Kälte)

Temperaturverhalten

kalt	kühl	neutral	warm	heiß

Indikation bei Energiezustand des Patienten

Fülle	leichte Fülle	neutral	leichter Mangel	Mangel

Zusammensetzung

Radix Paeoniae lactiflorae	6-9g	(12b)	Blut nährend, Leber harmonisierend, regulierend	► S.681
Rhizoma Atractylodis macro.	6-9g	(12a)	Milz-Qi tonisierend, Nässe eliminierend, *Wei Qi* stützend	► S.671
Poria	6-9g	(4)	Nässe eliminierend, Milz stärkend, Mitte harmonisierend, sedierend	► S.565
Rhizoma Zingiberis recens	3g	(1a)	Schleim und Übelkeit behandelnd	► S.507
Radix Aconiti	1-5g	(11)	Nieren- und Milz-Yang wärmend, Kälte aus dem Innen vertreibend	► S.656

Hauptsymptome

Kältegefühl,

erschöpft,

Kopf dumpf und schwer,

Schwindel,

Bauchschmerzen, Diarrhö,

Ödemneigung der Extremitäten,

LWS-Beschwerden

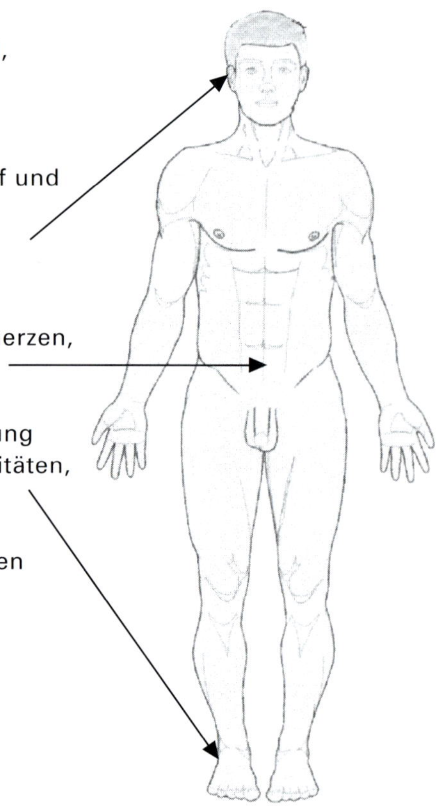

Wirkung

1. Stärkt Milz-Qi, leitet Nässe aus
2. Wärmt Milz- und Nieren-Yang

Symptome

Kälteempfindlich, kalte Extremitäten, müde, erschöpft, Bauchschmerzen, die durch Kälte schlechter und durch Wärme gebessert werden, Diarrhö oder ungeformter Stuhl, Völle- und Druckgefühl im Abdomen

Schwere und Gedunsenheit der Extremitäten, dumpfes Schweregefühl im Kopf, Schwindel

Schwäche und Kälte im LWS-Bereich, häufige Miktionen von geringen, unzureichenden Mengen

TCM-Indikation

1. Milz-Mangel mit Nässe-Ansammlung
2. Milz-Nieren-Yang-Mangel mit Kälte

ZK: blaß, gedunsen; **ZB:** dünner, weißer Belag;

Pu: leer, dünn

Anwendungsbeispiel

Abdominalbeschwerden, Meteorismus, chronisches Reizdarmsyndrom, chronische Pankreatitis, chronische Hepatitis, Leberzirrhose mit Aszites, Herzinsuffizienz mit Ödemneigung, chronische Nephritis mit Ödemneigung, arterielle Hypertonie, rheumatoide Arthritis

Abgeleitete Rezepturen

Es besteht eine weitläufige Verwandtschaft zu Radix Aconiti Pille zur Regulierung der Mitte *Fu Zi Li Zhong Tang*
und dem Vier Gentleman Dekokt *Si Jun Zi Tang*

Funktionskreise

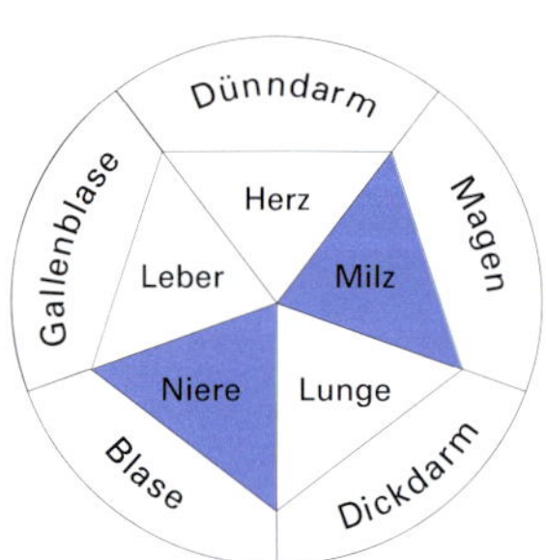

Sechs Stadien ***Shang Han Lun***

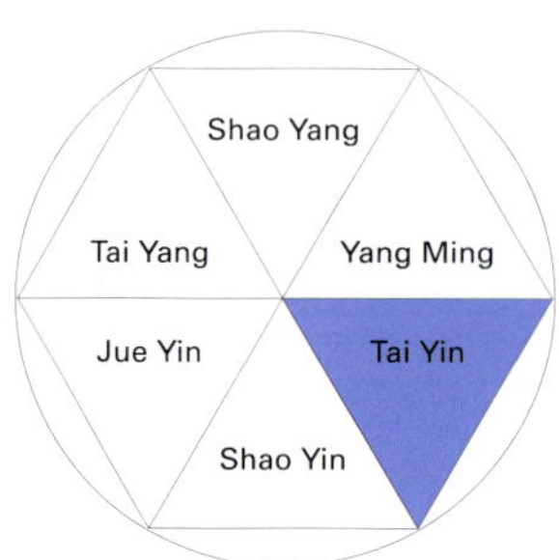

Außen ◄► Innen

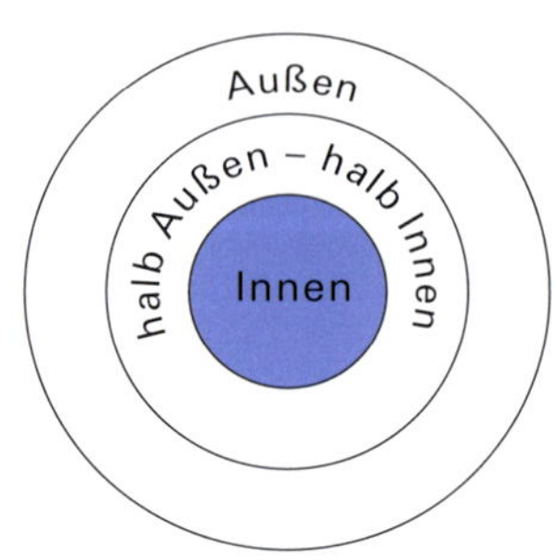

Analyse der Rezeptur

Rhizoma Atractylodis macroc.	*Bai Zhu*	Milz stärkend, Nässe ausleitend, Ödeme lindernd
Poria	*Fu Ling*	
Radix Aconiti	*Fu Zi*	Yang von Milz und Niere wärmend, Wasserhaushalt unterstützend
Radix Paeoniae lact.	*Bai Shao*	Blut und Yin nährend, verhindert, daß die heißen, scharfen Arzneien das Yin verbrauchen
Rhizoma Zingiberis recens	*Sheng Jiang*	harmonisiert die Rezeptur – statt Süßholz, das noch mehr Nässe erzeugen könnte

Modifikationen

Bei ausgeprägten Ödemen:
+ Ramulus Cinnamomi *Gui Zhi*
+ Polyporus *Zhu Ling*
+ Rhizoma Alismatis *Ze Xie*

Bei Ödemen durch Herzinsuffizienz:
+ Semen Plantaginis *Che Qian Zi*
+ Rhizoma Alismatis *Ze Xie*
+ Cortex Cinnamomi *Rou Gui*
+ Radix Ginseng *Ren Shen*

Entsprechungen der Diätetik

Nässe eliminierend:
Mais, Sojamilch, Rindsbouillon
Milz stärkend:
Hirse, Buchweizen, Reis
Milz wärmend:
Fenchel, Ingwer, warmer Reiswein in kleinen Mengen
Nieren-Yang wärmend:
Hirsch, Lamm, Meeresfrüchte
Meide:
Süßes und Alkoholika, da viel Nässe produziert wird.
Übermäßige Rohkost kann die Milz belasten und das Yang schwächen.

Korrespondierende Akupunktur

Ma 36	stärkt Qi der Mitte
Ma 40	eliminiert Nässe
MP 9	leitet Nässe ab
Ren 3	Alarmpunkt Blase
Ren 6	Moxa oder Nabelmoxen

Bl 20 und 23 Moxa

Fertigarznei

Vitality Combination – als Granulat

Literatur

Bensky	englisch	► S.197
	deutsch	► S.214
Shang Han Lun		► § 316

Eigene Eintragungen

6.e Rezepturen, die Wind-Nässe eliminieren

羌活胜湿汤

Rhizoma Notopterygii Dekokt, das die Nässe überwindet

Chinesischer Name: **Qiang Huo Sheng Shi Tang**
Japanischer Name: **kyokatsu sho shitso to**
Englischer Name: **Notopterygium Decoction to Overcome Dampness**
Lateinischer Name: **Decoctum notopterygii vincens humorem**

Konstitution
eher kräftig

Gruppenklassifikation
Nässe eliminierende Rezepturen (Wind-Nässe)

Temperaturverhalten
kalt | kühl | neutral | warm | heiß

Indikation bei Energiezustand des Patienten
Fülle | leichte Fülle | neutral | leichter Mangel | Mangel

Zusammensetzung

Rhizoma Notopterygii	3-9g	(1a)	Wind-Kälte aus der Oberfläche ausleitend, Gelenkschmerzen lindernd	► S.504
Radix Angelicae pub.	3-9g	(12b)	Blut nährend und dynamisierend, Mens regulierend, schmerzstillend	► S.576
Radix Ledebouriellae	3-6g	(1a)	Oberfläche von pathog. Faktoren befreiend, insbesondere Wind-Kälte	► S.503
Rhizoma Ligustici	3-6g	(10)	Blut belebend, Qi regulierend, Wind austreibend, schmerzlindernd	► S.634
Radix Ligustici sinensis	3-6g	(1a)	Wind, Kälte und Nässe ausleitend, bes. Bezug zum Blasenmeridian	
Fructus Viticis	1-3g	(1b)	Wind-Hitze eliminierend, Wind-Nässe ausleitend bei Gelenksteife	
Radix Glycyrrhizae	1-3g	(12a)	Mitte stärkend, harmonisierend, Toxizität anderer Drogen mildernd	► S.674

Hauptsymptome

leichtes Fieber,

Frösteln,

Kopf- und Nackenschmerzen, hochziehend (meist in der Region des Blasenmeridians),

Rückenschmerzen

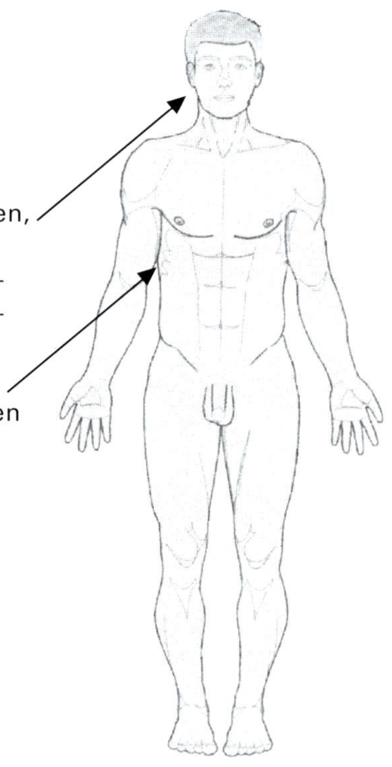

Wirkung
1. Wind ausleitend
2. Nässe überwindend

Symptome
Leichtes Fieber mit Frösteln und Kälte-Abneigung, allgemeines Schweregefühl, dumpfer Schmerz besonders im Rücken oder bis zum Kopf hochziehend (meist in der Region des Blasenmeridians), Rückenschmerzen und Bewegungseinschränkung des Rückens, Kopfschwere und Schmerz von dumpfem Charakter

TCM-Indikation
Wind-Nässe ist in die Oberfläche des Körpers und in die Muskelebene eingedrungen. Es kann sich um eine Erkältungserkrankung nach profusem Schwitzen oder einen Zustand nach einem Aufenthalt in feuchter Umgebung handeln. Oft dringen Wind-Nässe in die Leitbahnen des großen Yang ein. **ZK:** meistens o.B.; **ZB:** weißlich; **Pu:** schwebend

Anwendungsbeispiel
Akuter Infekt der oberen Atemwege mit Muskelschmerzen, rheumatisches Fieber, Infekt mit Kopfschmerzen
Kopfschmerzen mit HWS-Verspannungen

Funktionskreise

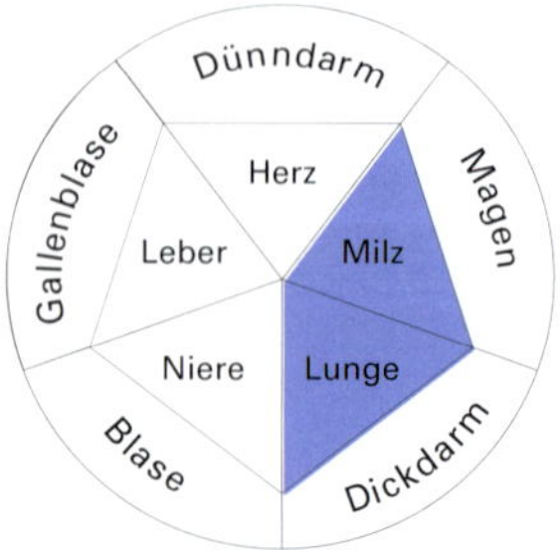

Sechs Stadien *Shang Han Lun*

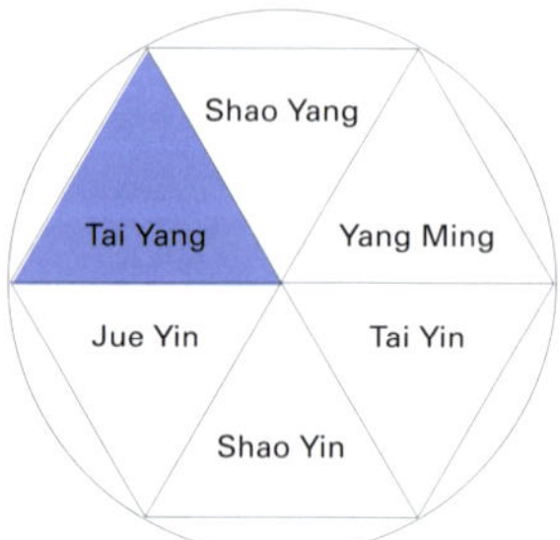

Außen ◄► Innen

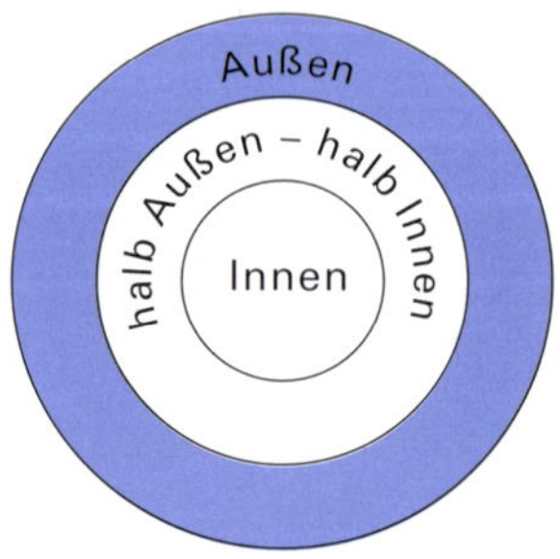

Analyse der Rezeptur

Radix Angelicae pubescentis	*Du Huo*	eliminiert Wind-Nässe aus unteren Anteilen der *Tai Yang* Leitbahnen (Blase/Dünndarm)
Rhizoma Notopterygii	*Qiang Huo*	eliminiert Wind-Nässe aus oberen Anteilen der *Tai Yang* Leitbahnen
Radix Ledebouriellae	*Fang Feng*	Oberfläche öffnend, Wind-Nässe ausleitend, besonderer Bezug zu Kopfschmerzen
Radix Ligustici	*Gao Ben*	
Fructus Viticis	*Man Jing Zi*	
Rhizoma Ligustici	*Chuan Xiong*	belebt das Blut, besonderer Bezug zu Kopfschmerzen – wirkt tiefer im Innen
Radix Glycyrrhizae	*Gan Cao*	die Mitte stützend

Modifikationen

Bei Gelenkschmerzen mit Hitzegefühl in den Gelenken:

+ Rhizoma Atractylodis *Cang Zhu*
+ Cortex Phellodendri *Huang Bai*
+ Semen Coicis *Yi Yi Ren*

Anmerkungen

Diese Rezeptur weist Außen-Symptome auf (Frösteln, Kälte-Abneigung, schwebender Puls) mit gleichzeitig relativ ausgeprägtem, generalisierten Schweregefühl und Schmerzen. Dadurch, daß Wind-Nässe die Leitbahnen des großen Yang blockiert, sind Blase und Dünndarm betroffen.

Entsprechungen der Diätetik

Wind-Kälte eliminierend:
Frühlingszwiebeln, Paprika, Ingwer, Knoblauch, Chilischote, Koriander
Nässe eliminierend:
Sojabohnen, Reis, Bohnen, Fisch
Kälte vertreibend:
Fenchel und Ingwer (wärmt die Mitte), Chilis, Knoblauch
Qi und Blut bewegend: chinesischer Lauch

Korrespondierende Akupunktur

Dü 3 vertreibt äußeren Wind
3E 5 vertreibt Wind-Hitze
Bl 60 oder Bl 62 vertreibt Wind
Gb 20 vertreibt Wind
Ma 8 bei Kopfschmerzen durch Nässe
Bl 10 vertreibt Wind, klärt das Gehirn
Bl 2 vertreibt Wind, klärt die Augen
Ma 40 eliminiert Schleim und Hitze

Literatur

Bensky englisch ► S.203
deutsch ► S.221

Fertigarznei

Chiang Huo & Tu Huo Combination – als Granulat

Eigene Eintragungen

蠲痹汤

Dekokt, das schmerzhafte Blockaden beseitigt aus Medical Revelations

Chinesischer Name:	**Juan Bi Tang**
Japanischer Name:	**ken pi to**
Englischer Name:	**Remove Painful Obstruction Decoction from Medical Revelations**
Lateinischer Name:	**Decoctum occlusionem repurgans**

Konstitution
relativ normal

Gruppenklassifikation
Nässe eliminierende Rezepturen (Wind-Nässe)

Temperaturverhalten

kalt	kühl	neutral	warm	heiß

Indikation bei Energiezustand des Patienten

Fülle	leichte Fülle	neutral	leichter Mangel	Mangel

Zusammensetzung

Ramulus Mori alba	6-9g	(5)	vertreibt Wind, bes. Bi-Syndrom der Oberen Extremitäten	► S.579
Radix Angelicae pubescentis	3g	(5)	vertreibt Wind-Nässe, bes. Bi-Syndrom der unteren Körperhälfte	► S.576
Rhizoma Notopterygii	3g	(1a)	Wind-Kälte aus der Oberfläche ausleitend bei Gelenkschmerzen	► S.504
Radix Gentianae Qinjiao	3g	(5)	Wind-Nässe eliminierend, kühlt Mangel-Hitze, Bi-Syndrom	► S.577
Caulis Piperis	6-9g	(5)	Wind-Nässe eliminierend, stärkt Knochen und Sehnen	
Radix Angelicae sinensis	6g	(12b)	Blut nährend und dynamisierend, Mens regulierend, Schmerz stillend	► S.680
Radix Aucklandiae	3g	(9)	Qi regulierend, schmerzstillend	► S.625
Rhizoma Ligustici	4g	(10)	Blut belebend, Qi regulierend, Wind austreibend, Schmerz lindernd	► S.634
Gummi Olibanum	3g	(10)	Blut bewegend, Schmerzen und Schwellungen lindernd	
Cortex Cinnamomi	3g	(11)	Kälte aus dem Innen vertreibend, Nieren-Yang wärmend	► S.658
Radix Glycyrrhizae	3g	(12a)	Mitte stärkend, Toxizität anderer Drogen mildernd	► S.674

Hauptsymptome

Schmerzen in Nacken und Schulter,

Bewegungseinschränkung,

schlechter bei Wetterwechsel, bei Kälte und Nässe,

Taubheitsgefühl der Extremitäten

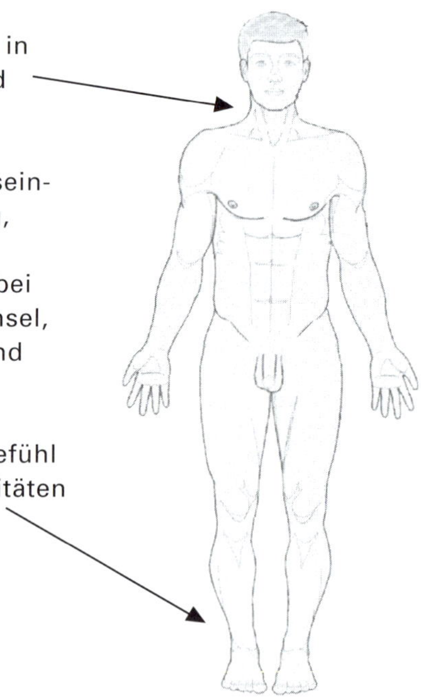

Wirkung
Leitet Wind aus, beseitigt Nässe, vertreibt Kälte und lindert so Schmerz

Symptome
Steifheit und Schmerzen im Nacken-, Schulter- und oberen Rückenbereich, Bewegungseinschränkung, Taubheitsgefühl der Extremitäten, typischerweise werden die Beschwerden schlechter bei Wetterwechsel (Wind), bei Kälte und bei feuchter Witterung oder auch einem Übermaß an kalter und Nässe produzierender Nahrung (Nässe).

TCM-Indikation
Invasion von Wind, Kälte und Nässe = sogenanntes Kälte-Bi-Syndrom
ZK: blaß, Zahneindrücke; **ZB:** dick, weiß;
Pu: drahtig, schlüpfrig

Anwendungsbeispiel
HWS-Syndrom, BWS-Syndrom, Rückenbeschwerden mit Wurzelreizsymptomatik, Schulter-Arm-Syndrom, Myalgien, Weichteilrheumatismus, rheumatoide Arthritis

Funktionskreise

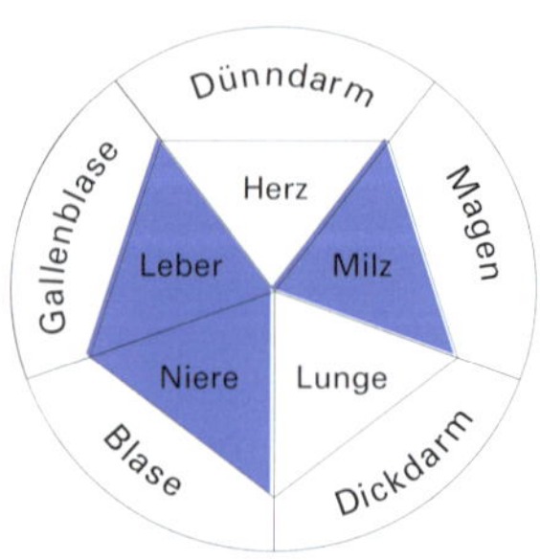

Sechs Stadien *Shang Han Lun*

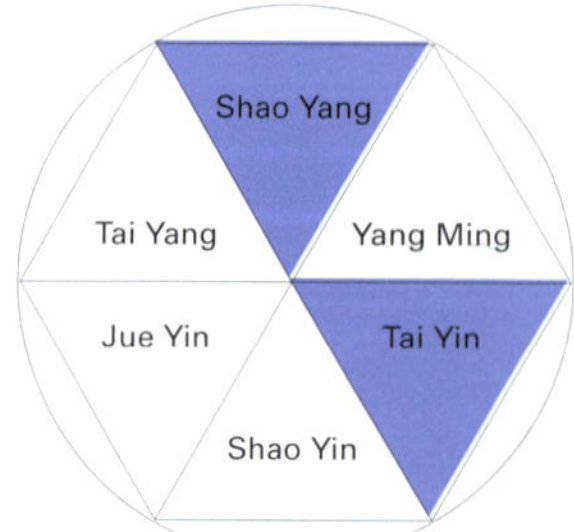

Außen ◄► Innen

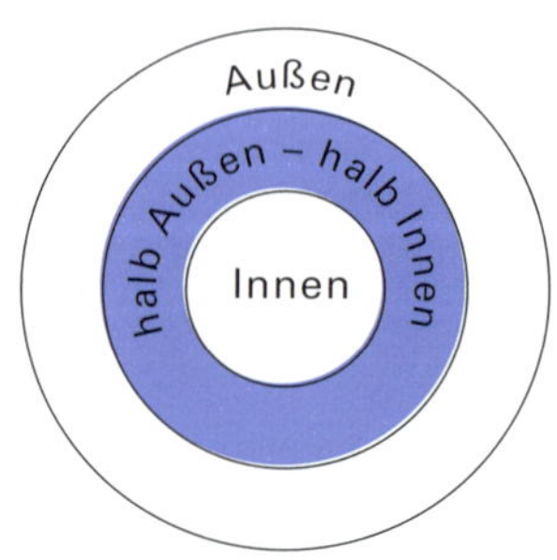

Analyse der Rezeptur

Ramulus Mori	*Sang Zhi*	Wind-Nässe eliminierend
Radix Angelicae pubescentis	*Du Huo*	
Radix Gentianae Qinjiao	*Qin Huo*	
Caulis Piperis	*Hai Feng Teng*	
Rhizoma Notopterygii	*Qiang Huo*	
Rad. Aucklandiae / Saussurae	*Mu Xiang*	Qi-Stagnation aufhebend
Radix Angelicae sinensis	*Dang Gui*	Blutfluß fördernd, Blut-Stasen beseitigend
Rhizoma Ligustici	*Chuan Xiong*	
Gummi Olibanum	*Ru Xiang*	
Cortex Cinnamomi	*Rou Gui*	Nieren-Yang wärmend, Kälte vertreibend
Radix Glycyrrhizae	*Gan Cao*	harmonisierend

Entsprechungen der Diätetik

Milz-Qi und -Yang stärkend:
gekochtes Getreide: bes. Hirse, Buchweizen, Gerste, Reis (und entwässernd), Karotte, Hülsenfrüchte incl. Tofu (nur erwärmt), leicht verdauliches, mageres Fleisch, Huhn

Nässe eliminierend:
Sojabohnen, Reis, Bohnen, Fisch

Kälte vertreibend:
Pfirsich, Kirsche, Fenchel, Anis, Pfeffer, Knoblauch, Ingwer, Paprika, Chili, Pfeffer, Wild, Rindfleisch

Qi und Blut bewegend: chinesischer Lauch

Meide:
Süßes, Milchprodukte und Alkoholika, da viel Nässe produziert wird. Kalte Nahrung, die das Milz Qi und Yang schädigen und somit die Milz in ihrer Nässe transformierenden Funktion schwächen kann.
Übermaß an roher Nahrung schwächt ebenfalls die Milz.
Fette Speisen, besonders fettes Fleisch, können pathogene Faktoren im Körper halten.

Modifikationen

+ Radix Achyrhantis	*Niu Xi*
+ Ramulus Loranthi	*Sang Ji Sheng*

Korrespondierende Akupunktur

Wichtig sind vor allem auch Lokalpunkte der betroffenen Gelenke.
Bei Kälte-Bi ist lokale Moxa-Behandlung, auch direkte Moxibustion, z. B. sogenanntes „Reiskornmoxen," sehr wichtig.

Ba Xie Punkte
Ba Feng Punkte

Gb 34	Meisterpunkt Muskeln, Sehnen
bei Nässe:	MP 9, Ma 40
bei Kälte:	Bl 20, 23 Moxa
Bl 11	Meisterpunkt Knochen
Di 4	pathogene Faktoren ausleitend
3E 5 und Gb 20 und 31	Wind ausleitende Punkte
Bl 11	Meisterpunkt Knochen

Literatur

Bensky englisch ► S.204
deutsch ► S.222

Eigene Eintragungen

蠲痹汤

Dekokt, das schmerzhafte Blockaden beseitigt aus Selected Formulas

Chinesischer Name:	**Juan Bi Tang**
Japanischer Name:	**ken pi to**
Englischer Name:	**Remove Painful Obstruction Decoction from Selected Formulas**
Lateinischer Name:	**Decoctum repurgans occlusionem**

Konstitution
relativ unauffällig

Gruppenklassifikation
Nässe eliminierende Rezepturen (Wind-Nässe)

Temperaturverhalten

kalt	kühl	neutral	warm	heiß

Indikation bei Energiezustand des Patienten

Fülle	leichte Fülle	neutral	leichter Mangel	Mangel

Zusammensetzung

Rhizoma Notopterygii	6-9g	(1a)	Wind-Kälte aus der Oberfläche ausleitend, Gelenkschmerzen lindernd	► S.504
Rhizoma Curcumae longae	6-9g	(10)	behebt Blut-Stasen, bei Wind-Nässe mit Blut-Stase der Schulter	► S.637
Radix Ledebouriellae	6g	(1a)	Oberfläche von pathog. Faktoren befreiend, insbesondere Wind-Kälte	► S.503
Radix Angelicae sinensis	6g	(12b)	Blut nährend und dynamisierend, Mens regulierend, schmerzstillend	► S.680
Radix Paeoniae rubrae	6g	(2b)	kühlt Hitze, besonders Blut-Hitze, bewegt das Blut	► S.537
Radix Astragali	6g	(12a)	stärkt die Milz, mehrt das Qi, hebt das Yang-Qi nach oben, stärkt *Wei Qi*	► S.670
Radix Glycyrrhizae	3g	(12a)	Mitte stärkend, Lunge befeuchtend, Eiter ausleitend, mildert Toxizität anderer Drogen	► S.674

Hauptsymptome

Schmerzen in Nacken und Schulter,

Bewegungseinschränkung,

schlechter bei Wetterwechsel,

bei Kälte und Nässe,

Taubheitsgefühl der Extremitäten

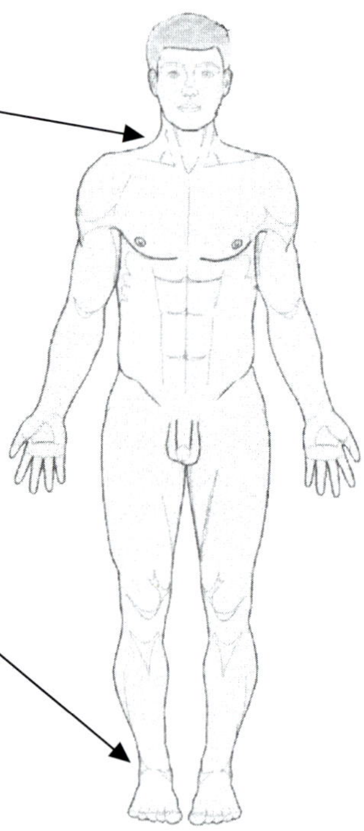

Wirkung
leitet Wind aus, beseitigt Nässe, vertreibt Kält und lindert so Schmerz

Symptome
Steifheit und Schmerzen im Nacken-, Schulter- und oberen Rückenbereich, Bewegungseinschränkung, Taubheitsgefühl der Extremitäten, typischerweise werden die Beschwerden schlechter bei Wetterwechsel (Wind), bei Kälte und bei feuchter Witterung oder auch einem Übermaß an kalter und Nässe produzierender Nahrung (Nässe).

TCM-Indikation
Invasion von Wind, Kälte und Nässe, entspricht Kälte-Bi-Syndrom

ZK: blaß, Zahneindrücke; **ZB**: dick, weiß; **Pu**: drahtig, schlüpfrig

Anwendungsbeispiel
HWS-Syndrom, BWS-Syndrom, Rückenbeschwerden mit Wurzelreizsymptomatik, Schulter-Arm-Syndrom, Myalgien, Weichteilrheumatismus, rheumatoide Arthritis

Funktionskreise

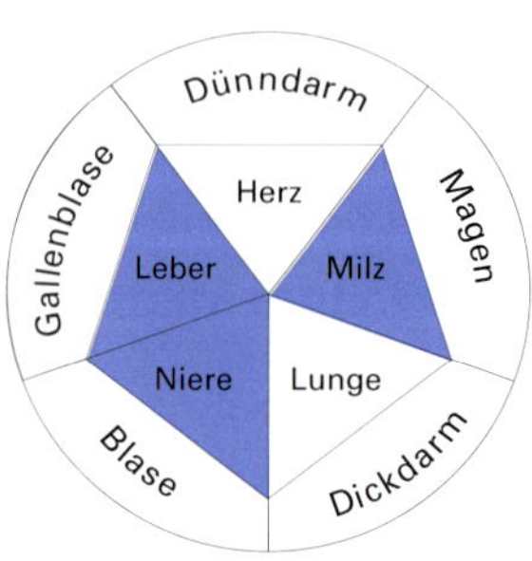

Sechs Stadien *Shang Han Lun*

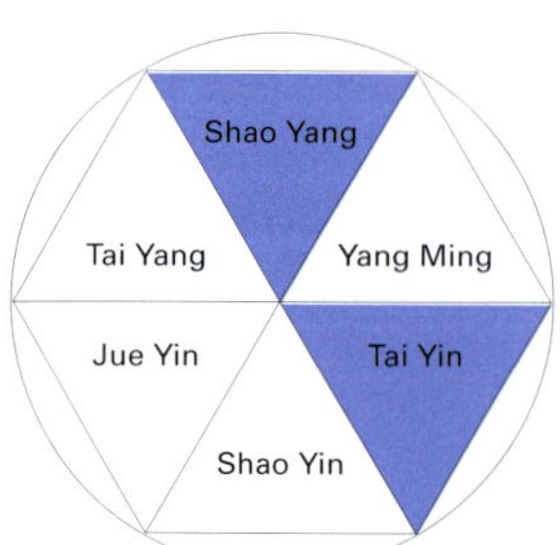

Außen ◄► Innen

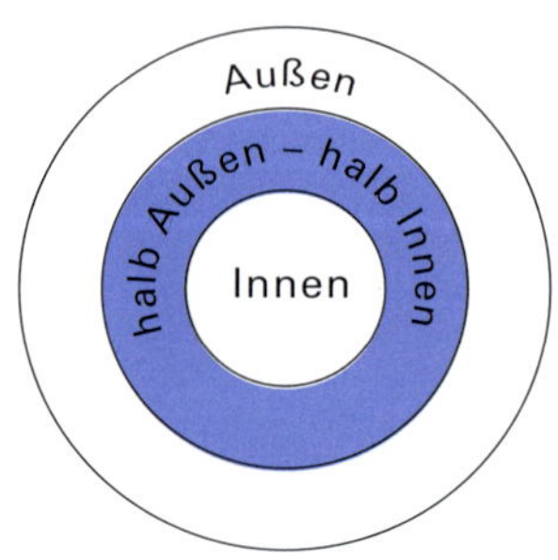

Analyse der Rezeptur

Rhizoma Notopterygii	*Qiang Huo*	Wind, Nässe und Kälte aus der Oberfläche eliminierend
Radix Ledebouriellae	*Fang Feng*	
Rhizoma Curcumae longae	*Jiang Huang*	belebt Blut-Stasen und hat Bezug zur Schulter
Radix Angelicae sinensis	*Dang Gui*	bewegt das Blut
Radix Paeoniae rubrae	*Chi Shao*	kühlt Blut-Hitze
Radix Astragali	*Huang Qi*	stärkt die Milz, belebt das Qi und hebt es nach oben in den Qi-Bereich
Radix Glycyrrhizae	*Gan Cao*	harmonisiert

Modifikationen

Um eine stärkere Wirkung auf die unteren Extremitäten zu erzielen:

+ Radix Achyrhanthis *Niu Xi*
+ Ramulus Loranthi *Sang Ji Sheng*

Entsprechungen der Diätetik

Milz-Qi und -Yang stärkend:
gekochtes Getreide: bes. Hirse, Buchweizen, Gerste, Reis (und entwässernd), Karotte, Hülsenfrüchte incl. Tofu (nur erwärmt), leicht verdauliches, mageres Fleisch, Huhn
Nässe eliminierend:
Sojabohnen, Reis, Bohnen, Fisch
Kälte vertreibend:
Pfirsich, Kirsche, Fenchel, Anis, Pfeffer, Knoblauch, Ingwer, Paprika, Chili, Wild, Rindfleisch
Qi und Blut bewegend: chinesischer Lauch
Meide:
Süßes, Milchprodukte und Alkoholika, da viel Nässe produziert wird. Kalte Nahrung, die das Milz-Qi und -Yang schädigen und somit die Milz in ihrer Nässe transformierenden Funktion schwächen kann.
Ein Übermaß an roher Nahrung schwächt ebenfalls die Milz.
Fette Speisen, besonders fettes Fleisch, können pathogene Faktoren im Körper halten.

Anmerkung

Diese Rezeptur wendet sich deutlicher auf die obere Körperhälfte als das Dekokt, das schmerzhafte Blockaden beseitigt aus *Medical Revelations*. Die letztere ist weniger deutlich auf eine bestimmte Körperhälfte ausgerichtet und hat deutlich mehr Bezüge auch auf die unteren Extremitäten. Das *Juan Bi Tang* aus *Selected Formulas* hat durch seine Arzneien einen besonderen Bezug zur Schulter – Rhizoma Curcumae – und zum Nacken – Rhizoma Notopterygii – und eignet sich deshalb besonders für Gelenkbeschwerden in diesem Bereich.

Korrespondierende Akupunktur

Wichtig sind vor allem auch Lokalpunkte der betroffenen Gelenke.
Bei Kälte-Bi ist lokale Moxa-Behandlung, auch direkte Moxibustion, z. B. sogenanntes „Reiskornmoxen", sehr wichtig.
Ba Xie Punkte
Ba Feng Punkte

Gb 34	Meisterpunkt Muskeln, Sehnen
bei Nässe:	MP 9, Ma 40
bei Kälte:	Bl 20, 23 Moxa
Bl 11	Meisterpunkt Knochen
Di 4	pathogene Faktoren ausleitend
3E 5, Gb 20 und 31	Wind ausleitende Punkte
Bl 11	Meisterpunkt Knochen

Fertigarznei

Chiang Huo and Tumeric Combination – als Granulat und 600 mg Tabletten

Literatur

Bensky englisch ► S.204
deutsch ► S.223

Eigene Eintragungen

桂枝芍药知母汤

Ramulus Cinnamomi, Paeonia und Anemarrhena Dekokt

Chinesischer Name:	Gui Zhi Shao Yao Zhi Mu Tang
Japanischer Name:	keishi shakuyaku chimo to
Englischer Name:	Cinnamon Twig, Peony und Anemarrhena Decoction
Lateinischer Name:	Decoctum Cinnamomi, Paeoniae et Amenarrhenae

Konstitution

normal

Gruppenklassifikation

Nässe eliminierende Rezepturen (Wind-Nässe)

Temperaturverhalten

kalt	kühl	neutral	warm	heiß

Indikation bei Energiezustand des Patienten

Fülle	leichte Fülle	neutral	leichter Mangel	Mangel

Zusammensetzung

Ramulus Cinnamomi	6-9g	(1a)	schweißtreibend, macht Meridiane durchgängig, Myalgie bei Grippe	► S.500
Radix Paeoniae lactiflorae	6-9g	(12b)	Blut nährend, Leber harmonisierend, regulierend	► S.681
Rhizoma Anemarrhenae	6-9g	(2a)	klärt Hitze und leitet Feuer ab, bei hohem Fieber mit Durst, befeuchtend	► S.526
Herba Ephedrae	6-9g	(1a)	öffnet Oberfläche und Poren, schweißtreibend, löst Qi-Stagn. im Thorax	► S.499
Radix Ledebouriellae	6-9g	(1a)	Oberfläche von pathog. Faktoren befreiend, insbesondere Wind-Kälte	► S.503
Rhizoma Atractylodis mac.	6-9g	(12a)	Milz-Qi tonisierend, Nässe eliminierend, *Wei Qi* stützend	► S.671
Radix Aconiti	1-6g	(11)	Nieren- und Milz-Yang wärmend, Kälte aus dem Innen vertreibend	► S.656
Rhizoma Zingiberis recens	3g	(1a)	Schleim und Übelkeit behandelnd	► S.507
Radix Glycyrrhizae	3g	(12a)	Mitte stärkend, harmonisierend, Eiter ausleitend, Toxizität anderer Drogen mildernd	► S.674

Hauptsymptome

Schwindelgefühle,

Kopfschmerzen,

Frösteln,

Schweißlosigkeit,

Gewichtsverlust,

Gelenkschmerzen,

Gelenke warm, nachts schlechter, besonders untere Extremitäten

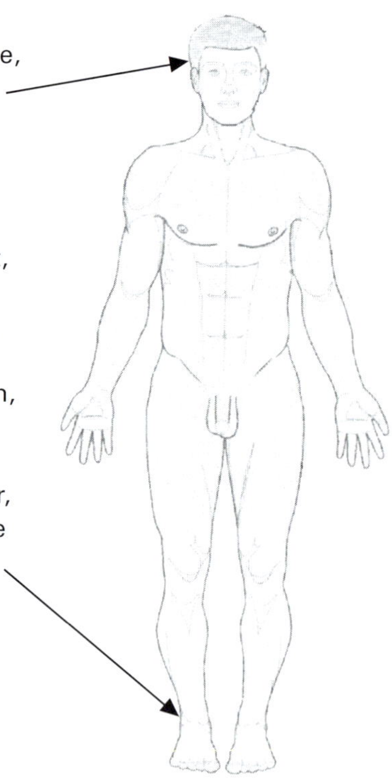

Wirkung

1. Beseitigt Blockaden des Flusses von Yang und Qi, fördert den Energiefluß
2. Leitet Wind aus, beseitigt Nässe

Symptome

Schwellungen und Schmerzen der Gelenke, die sich warm anfühlen, Verschlimmerung nachts, besonders betroffen die unteren Extremitäten, Bewegungseinschränkung der betroffenen Gelenke, Frösteln, Schweißlosigkeit, Schwindelgefühle, Kopfschmerzen, Gewichtsverlust

TCM-Indikation

Invasion von Wind, Kälte und Nässe, Bi-Syndrom mit lokalisierter Hitze in den betroffenen Gebieten

ZK: relativ unauffällig; **ZB:** weiß bis gelb, gel. klebrig;

Pu: drahtig, schlüpfrig

Anwendungsbeispiel

Rheumatische Gelenkbeschwerden, besonders der unteren Körperhälfte, rheumatoide Arthritis, Lumbalgien und Ischialgien mit entzündlicher Aktivität, Arthritis im Rahmen eines Gichtleidens, Weichteilrheumatismus

Abgeleitete Rezepturen

Ramulus Cinnamomi Dekokt *Gui Zhi Tang* ► S.184

Funktionskreise

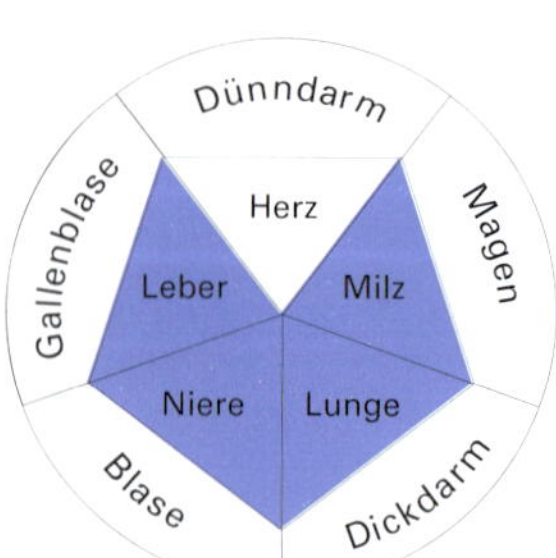

Sechs Stadien *Shang Han Lun*

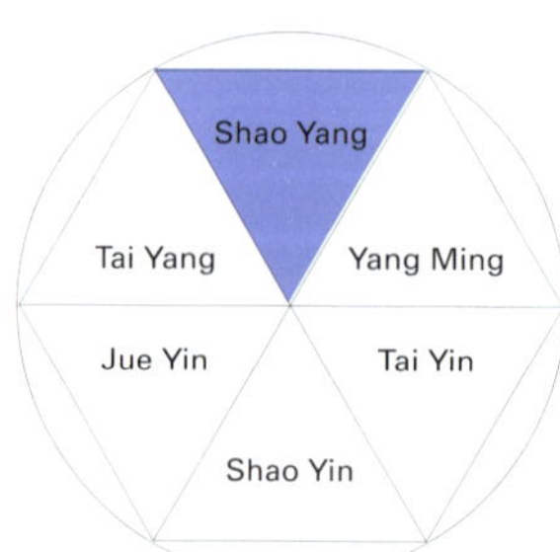

Außen ◄► Innen

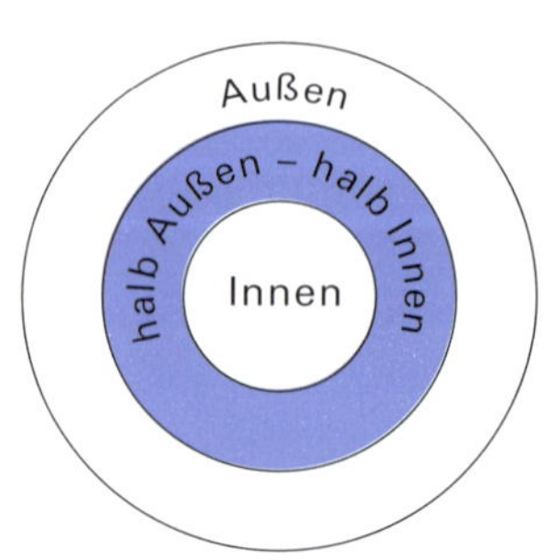

Analyse der Rezeptur

Herba Ephedrae	*Ma Huang*	Oberfläche von Kälte und Wind befreiend, die Leitbahnen befreiend und wärmend, den Energiefluß anregend
Radix Ledebouriellae	*Fang Feng*	
Ramulus Cinnamomi	*Gui Zhi*	
Radix Paeoniae lact.	*Bai Shao*	die Funktionen von *Wei* und *Ying* (Wehr- und Bau-Energie) harmonisierend
Rhizoma Anemarrhenae	*Zhi Mu*	Hitze klärend
Radix Aconiti	*Fu Zi*	Kälte vertreibend, schmerzlindernd
Rhizoma Atractylodis macroc.	*Bai Zhu*	Nässe eliminierend, die Transformationsfähigkeit der Milz verbessernd
Rhizoma Zingiberis recens	*Sheng Jiang*	
Radix Glycyrrhizae	*Gan Cao*	die Mitte stützend

Modifikationen

Bei ausgeprägter Hitze in den Gelenken:
+ Ramulus Mori *Sang Zhi*
+ erhöhe die Dosis von Radix Paeoniae und Rhizoma Anemarrhenae

Entsprechungen der Diätetik

Milz stärkend:
Buchweizen, Hirse, Reis (und entwässernd)
Nässe eliminierend:
Sojabohnen, Reis, Bohnen, Fisch
Kälte vertreibend:
Fenchel und Ingwer (wärmt die Mitte); Chili, Knoblauch
Qi und Blut bewegend: chinesischer Lauch
Meide:
Süßes und Alkoholika, da viel Nässe produziert wird, und kalte Nahrung, die die Milz in ihrer Nässe transformierenden Funktion schwächt.
Ein Übermaß an kalter oder roher Nahrung schwächt ebenfalls die Milz.

Fertigarznei

Cinnamomi & Amenarrhena Combination – als Granulat

Anmerkungen

Die lokalen Hitze-Zeichen, die aus der Obstruktion des Energieflusses im Rahmen des Bi-Syndroms entstehen, sind lokalisiert und erzeugen nicht notwendigerweise systemische Hitze-Zeichen, die sich dementsprechend auch nicht notwendigerweise an Zunge und Puls bemerkbar machen. Durch die Nässe-Ansammlung in der Milz und dem behinderten Energiefluß von Yang und Qi kann das klare Yang nicht richtig zum Kopf aufsteigen (Symptome Schwindel und Kopfschmerz).

Korrespondierende Akupunktur

Wichtig sind vor allem auch Lokalpunkte der betroffenen Gelenke.
Bei Kälte-Bi ist lokale Moxa-Behandlung sehr wichtig
Ba Xie Punkte
Ba Feng Punkte

Gb 34	Meisterpunkt Muskeln, Sehnen
bei Nässe:	MP 9, Ma 40
bei Kälte:	Bl 20, 23 Moxa
Bl 11	Meisterpunkt Knochen
Di 4	pathogene Faktoren ausleitend
3E 5 und Gb 20 und 31	Wind ausleitende Punkte

Literatur

Bensky	englisch	► S.205
	deutsch	► S.223

Eigene Eintragungen

薏苡仁汤

Semen Coicis Dekokt

Chinesischer Name:	Yi Yi Ren Tang
Japanischer Name:	yokuinin to
Englischer Name:	Coicis Decoction from the Enlightened Physicians
Lateinischer Name:	Decoctum Semen Coicis

Konstitution
eher kräftig

Gruppenklassifikation
Nässe eliminierende Rezepturen (Wind-Nässe)

Temperaturverhalten

kalt	kühl	neutral	warm	heiß

Indikation bei Energiezustand des Patienten

Fülle	leichte Fülle	neutral	leichter Mangel	Mangel

Zusammensetzung

Semen Coicis	12-24g	(4)	Diurese fördernd, Milz stärkend, Nässe-Hitze und Eiter ableitend	► S.568
Radix Angelicae sinensis	6-9g	(12b)	Blut nährend und dynamisierend, Mens regulierend, schmerzstillend	► S.680
Rhizoma Atractylodis	6-9g	(7)	Nässe umwandelnd, schmerzstillend	► S.671
Radix Paeoniae lactiflorae	6-9g	(12b)	Blut nährend, Leber harmonisierend, regulierend	► S.681
Herba Ephedrae	6g	(1a)	öffnet Oberfläche, schweißtreibend, löst Qi-Stagn. im Thorax	► S.499
Ramulus Cinnamomi	6g	(1a)	schweißtreibend, macht Meridiane durchgängig, bei Myalgie	► S.500
Radix Glycyrrhizae	3g	(12a)	Mitte stärkend, harmonisiert, mildert Toxizität anderer Drogen	► S.674

Hauptsymptome

Schwellungen und Schmerzen in den Gelenken, besonders Hände und Füße,

Ödeme,

Bewegungseinschränkung,

Hitzegefühl in den betroffenen Gelenken,

kein Durst

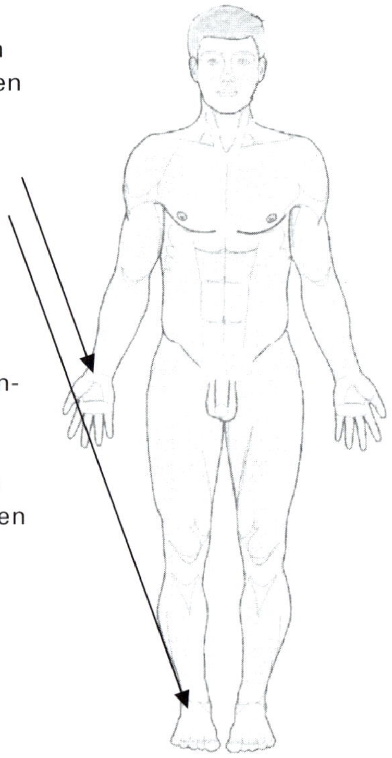

Wirkung
1. Schwellungen im Äußeren zerteilend
2. Nässe eliminierend, Blut nährend

Symptome
Schwellungen und Schmerzen in den Gelenken, besonders betroffen sind die Gelenke von Händen und Füßen, Ödemneigung, Bewegungseinschränkung, Taubheitsgefühl, Hitzegefühl, auch Hitzegefühl in den betroffenen Gelenken, fehlendes Durstgefühl, gelegentlich kommen auch Hautsymptome vor

TCM-Indikation
Bi-Syndrom (Kälte-, Wind-, Nässe-Invasion) leichter Blut-Mangel, die Erkrankung ist im Begriff vom Großen Yang ins Kleine Yang überzugehen, d.h. bei Beschwerden, die sich nicht durch Behandlung oder spontan besserten oder fehlbehandelt wurden, und anfangen, chronisch zu werden

ZK: blaß, gel. mit leichten Rötungen, gedunsen, evtl. Zahneindrücke; **ZB**: feucht; **Pu**: schlüpfrig oder drahtig

Anwendungsbeispiel
Rheumatische Gelenkbeschwerden, Arthralgien, Myalgien, rheumatoide Arthritis

Funktionskreise

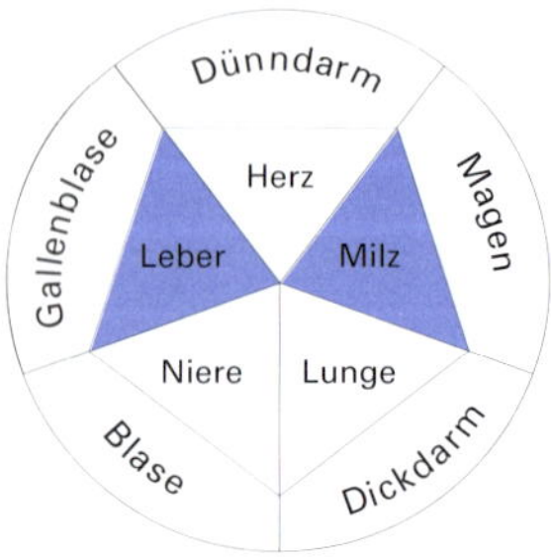

Sechs Stadien *Shang Han Lun*

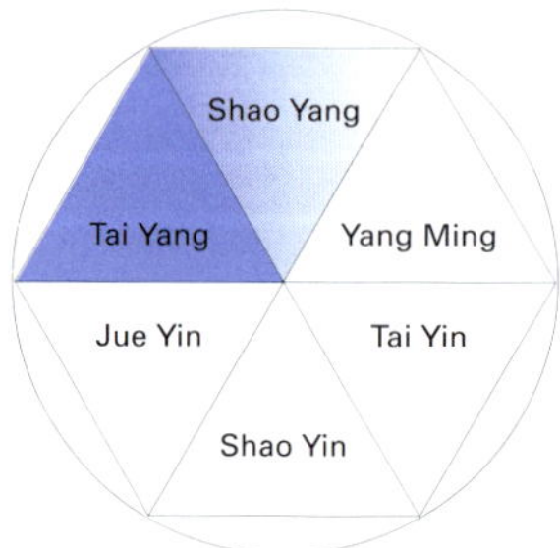

Außen ◄► Innen

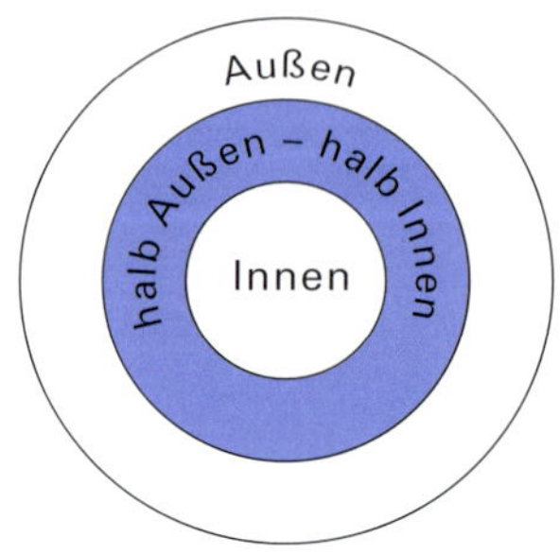

Analyse der Rezeptur

Semen Coicis	*Yi Yi Ren*	Hitze klärend, Eiter ausleitend
Rhizoma Atractylodis	*Cang Zhu*	Nässe eliminierend, schmerzlindernd
Herba Ephedrae	*Ma Huang*	Wind-Kälte eliminierend, pathogene Faktoren
Ramulus Cinnamomi	*Gui Zhi*	aus dem Außen befreiend
Radix Angelicae sin.	*Dang Gui*	Blut nährend, dadurch Wind-Nässe-Ausleitung begünstigend
Radix Paeoniae lactifl.	*Bai Shao*	
Radix Glycyrrhizae	*Gan Cao*	harmonisiert

Entsprechungen der Diätetik

Wind-Kälte eliminierend:
Frühlingszwiebel, Paprika, Ingwer, Knoblauch, Chilischote, Koriander
Milz-Qi und -Yang stärkend:
gekochtes Getreide: bes. Hirse, Buchweizen, Gerste, Reis (und entwässernd), Karotte, Hülsenfrüchte incl. Tofu (nur erwärmt), leicht verdauliches, mageres Fleisch, Huhn
Nässe eliminierend:
Sojabohnen, Reis, Bohnen, Fisch
Kälte vertreibend:
Pfirsich, Kirsche, Fenchel, Anis, Pfeffer, Knoblauch, Ingwer, Paprika, Chili, Wild, Rindfleisch
Qi und Blut bewegend: chinesischer Lauch
Meide:
Süßes, Milchprodukte und Alkoholika, da viel Nässe produziert wird. Kalte Nahrung, die das Milz-Qi und -Yang schädigen und somit die Milz in ihrer Nässe transformierenden Funktion schwächen kann.
Übermaß an roher Nahrung schwächt ebenfalls die Milz.
Fette Speisen, besonders fettes Fleisch, können pathogene Faktoren im Körper halten.

Anmerkung

1. Diese hervorragende Rezeptur ist besonders bei Bi-Syndrom mit Gelenkbeschwerden geeignet, wenn in den betroffenen Gelenken ein Hitzegefühl besteht.
2. Auch hier sehen wir wieder, daß die Rezeptur Oberflächenbefreier enthält, Nässe ausleitende Drogen – in diesem Fall Semen Coicis und Rhizoma Atractxlodis, die gleichzeitig noch eine Milz stärkende Funktion haben – und Blut nährende Arzneien. Letztere erleichtern eine Eliminierung von Wind-Nässe.

Korrespondierende Akupunktur

Wichtig sind vor allem auch Lokalpunkte der betroffenen Gelenke.
Bei Kälte-Bi ist lokale Moxa-Behandlung, auch direkte Moxibustion, z. B. sogenanntes „Reiskornmoxen", sehr effektiv.
Ba Xie Punkte
Ba Feng Punkte

Gb 34	Meisterpunkt Muskeln, Sehnen
bei Nässe:	MP 9, Ma 40
bei Kälte:	Bl 20, 23 Moxa
Bl 11	Meisterpunkt Knochen
Di 4	pathogene Faktoren ausleitend

3E 5, Gb 20 und 31 Wind ausleitende Punkte

Fertigarznei

Coix Combination – als Granulat und 300 mg Tabletten

Literatur

Bensky	englisch	► S.206
	deutsch	► S.224

Eigene Eintragungen

独活寄生汤

Radix Angelicae pubescentis und Ramulus Loranthii Dekokt

Chinesischer Name:	Du Huo Ji Sheng Tang
Japanischer Name:	dokkatsu sokisei to
Englischer Name:	Angelica Pubescens and Sangjisheng Decoction
Lateinischer Name:	Decoctum Angelicae pubescentis et Loranthii

Konstitution
relativ normal bis leicht geschwächt

Gruppenklassifikation
Nässe eliminierende Rezepturen (Wind-Nässe)

Temperaturverhalten

kalt	kühl	neutral	warm	heiß

Indikation bei Energiezustand des Patienten

Fülle	leichte Fülle	neutral	leichter Mangel	Mangel

Zusammensetzung

Radix Angelicae pubes.	6-9g	(5)	vertreibt Wind-Nässe, schmerzlindernd, Bi-Syndrom untere Körperhälfte	► S.576
Radix Gentianae macro.	3-6g	(5)	eliminiert Wind-Nässe bei Gelenkschmerzen: akut, chronisch, heiß, kalt	► S.577
Radix Ledebouriellae	6g	(1a)	Oberfläche von pathog. Faktoren befreiend, insbesondere Wind-Kälte	► S.503
Herba Asari	6g	(1a)	Wind-Kälte ausleitend, schweißtreibend, schmerzstillend	► S.506
Ramulus Loranthi	6g	(12d)	Nieren-Yin nährend, Wind-Nässe austreibend	► S.703
Radix Achyranthis	3-6g	(10)	Blut bewegend, bes. in unterer Körperhälfte, Niere stärkend	► S.644
Cortex Cinnamomi	3-6g	(11)	Nieren-Yang wärmend	► S.658
Cortex Eucommiae	3-6g	(12c)	Nieren-Yang stärkend	► S.692
Radix Rehmanniae praep.	6g	(12b)	Blut und Yin nährend, befeuchtend	► S.678
Radix Angelicae sinensis	6g	(12b)	Blut nährend und dynamisierend, Mens regulierend, schmerzstillend	► S.680
Radix Paeoniae lact.	6g	(12b)	Blut nährend, Leber harmonisierend, regulierend	► S.681
Rhizoma Ligustici	4-6g	(10)	Blut belebend, auch Qi regulierend, Wind austreibend, schmerzlindernd	► S.634
Radix Ginseng	3g	(12a)	Qi der Mitte und Lunge tonisierend (oder: Radix Codonopsitis 6g)	► S.668
Poria	6g	(4)	Nässe eliminierend, Milz stärkend, Mitte harmonisierend, sedierend	► S.565
Radix Glycyrrhizae	3g	(12a)	Mitte stärkend, Eiter ausleitend, Toxizität anderer Drogen mildernd	► S.674

TCM-Indikation
Kälte-Bi-Syndrom mit Nieren-Leber-Mangel
ZK: blaß; **ZB:** weißer Belag; **Pu:** dünn, kraftlos, langsam

Hauptsymptome
Schmerz, Schweregefühl, Schwäche und Steifheit besonders der unteren Extremitäten und im LWS-Bereich,

Parästhesien untere Körperhälfte, Kälte-Abneigung

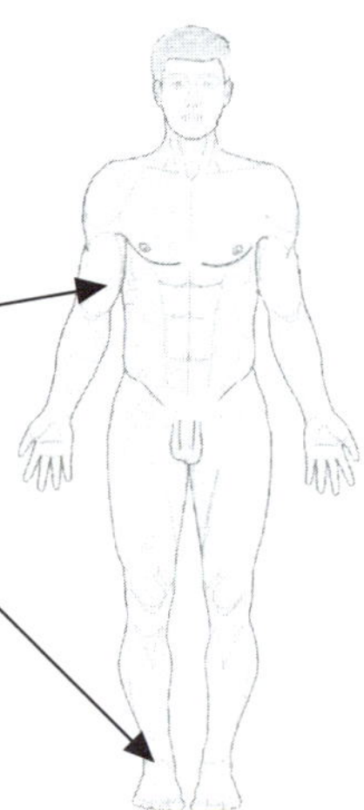

Symptome
Ortsfeste Beschwerden mit Schmerz und Schweregefühl sowie Schwäche und Steifheit besonders der unteren Extremitäten und im LWS-Bereich, Schwere, Schmerz und Schwäche im unteren Rücken sowie Knie, auch Parästhesien oder sensible Störungen der unteren Körperhälfte, Kälte-Abneigung und Bedürfnis nach Wärme, Kurzatmigkeit, Palpitationen

Anwendungsbeispiel
Lumbalgien, Lumboischialgien, rheumatische Beschwerden der unteren Körperhälfte, Beschwerden im Rahmen einer Poliomyelitis, Osteoarthritis

Abgeleitete Rezepturen
Rezept enthält Vier Arzneien Dekokt *Si Wu Tang*
Rezept enthält Substanzen vom Vier Gentlemen Dekokt *Si Jun Zi Tang*, die beiden zusammen ergeben
Ba Zheng Tang – das Acht Schätze Dekokt ► S.358

Wirkung
1. Wind-Nässe ausleitend, schmerzhafte Obstruktion (Bi) zerteilend
2. Qi und Blut tonisierend

Funktionskreise

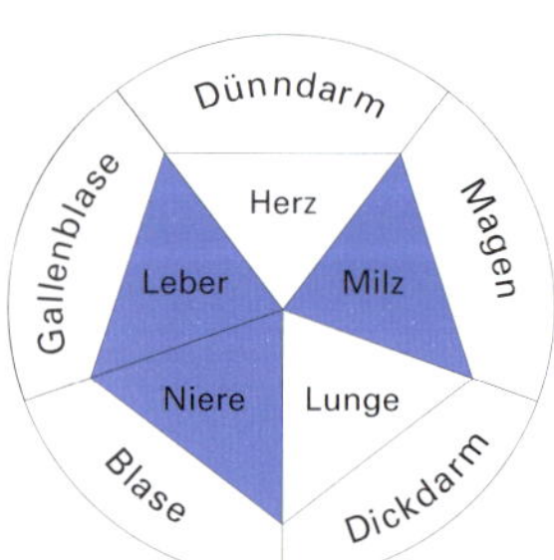

Sechs Stadien *Shang Han Lun*

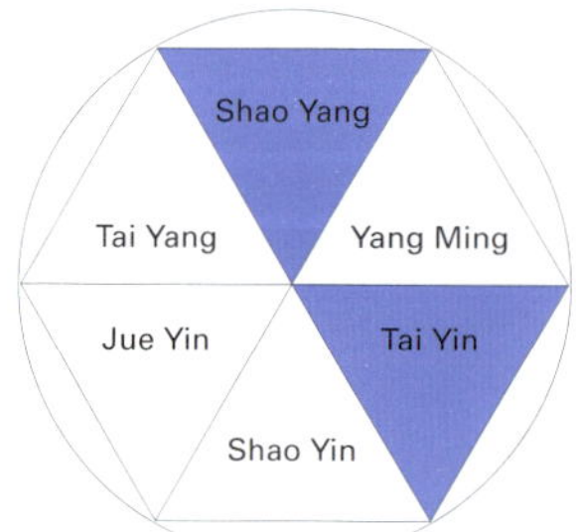

Außen ◄► Innen

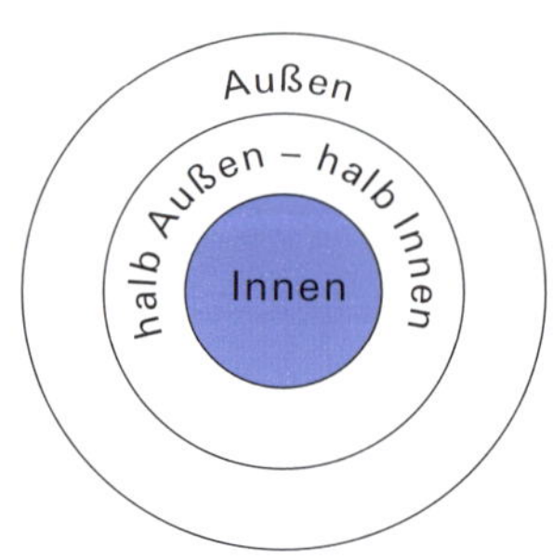

Analyse der Rezeptur

Radix Angelicae pubescentis	*Du Huo*	Wind-Nässe ausleitend	→ **pathogene Faktoren eliminierend**
Radix Gentianae macrophyllae	*Qin Jiao*		
Radix Ledebouriellae	*Fang Feng*	Wind-Nässe eliminierend Oberflächenbefreier	
Herba Asari	*Xi Xin*	Wind-Kälte eliminierend	
Ramulus Loranthi	*Sang Ji Sheng*	Nieren-Yin nährend	→ **Niere und Leber stärkend:** Beinen und LWS, Knochen und Sehnen Energie zuführend
Radix Achyranthis	*Niu Xi*	Blut bewegend	
Cortex Cinnamomi	*Rou Gui*		
Cortex Eucommiae	*Du Zhong*	Nieren-Yang wärmend	
Radix Rehmanniae praep.	*Shu Di Huang*		→ **Blut nährend**
Radix Angelicae sinensis	*Dang Gui*		
Radix Paeoniae lactiflorae	*Bai Shao*		
Rhizoma Ligustici	*Chuan Xiong*		
Radix Ginseng	*Dang Shen*		→ **Milz stärkend:** Umwandlung von Nässe fördernd
Poria	*Fu Ling*		
Radix Glycyrrhizae	*Gan Cao*		

Modifikationen

Bei starkem Kältegefühl und sehr blasser Zunge:
+ Radix Aconiti *Fu Zi*
+ Rhizoma Zingiberis exsiccatus *Gan Jiang*

Entsprechungen der Diätetik

Milz stärkend:
Buchweizen, Hirse, Reis (und entwässernd)
Nässe eliminierend:
Sojabohnen, Reis, Bohnen, Fisch
Kälte vertreibend:
Fenchel und Ingwer (wärmt die Mitte), Chili, Knoblauch
Qi und Blut bewegend: chinesischer Lauch
Meide:
Süßes und Alkoholika, da viel Nässe produziert wird und kalte Nahrung, die die Milz in ihrer Nässe transformierenden Funktion schwächt.
Ein Übermaß an kalter oder roher Nahrung schwächt ebenfalls die Milz.
Fette Speisen, besonders fettes Fleisch können pathogene Faktoren im Körper halten.

Fertigarznei

Tu Huo & Vaeicum Combination – Tabletten

Literatur

Bensky englisch ► S.207
deutsch ► S.226

Anmerkungen

Bei bestehendem Blut-Mangel können pathogene Faktoren, besonders Wind und Kälte, leicht in den Körper eindringen. Deshalb sollen ja auch Frauen in China direkt nach der Entbindung, in einer Zeit, in der sie sicherlich einen vorübergehenden Blut-Mangel durchlaufen, sich nicht draußen aufhalten (Wind) oder Wäsche waschen (kaltes Wasser: Nässe-Kälte). Denn in dieser Zeit ist der Organismus besonders empfänglich für die Invasion dieser pathogenen Faktoren.
Deshalb ist es bei der Therapie von Wind-Nässe-Störungen, wie z. B. beim Bi-Syndrom, wichtig, einen gleichzeitigen Blut-Mangel zu erkennen und mitzubehandeln. Daher gilt die alte Regel: „Um Wind zu eliminieren, tonisiere das Blut."
Siehe auch: Befreie die Leitbahnen und nähre das Blut Dekokt *Shu Jing Huo Xue Tang* ► S.424
und unter verschiedenen Hautrezepturen, z. B. Komposition mit Radix Angelicae sinensis *Toki Inshi* ► S.464,
wo ja auch häufig der Wind-Invasion ein Blut-Mangel begünstigend vorausgeht.

Korrespondierende Akupunktur

Wichtig sind vor allem auch Lokalpunkte der betroffenen Gelenke.
Bei Kälte-Bi ist lokale Moxa-Behandlung, auch direkte Moxibustion, z. B. sogenanntes „Reiskornmoxen", sehr wichtig.
Ba Xie Punkte
Ba Feng Punkte

Gb 34	Meisterpunkt Muskeln, Sehnen
bei Nässe:	MP 9, Ma 40
bei Kälte:	Bl 20, 23 Moxa
Bl 11	Meisterpunkt Knochen
Di 4	pathogene Faktoren ausleitend

3E 5, Gb 20 und 31 Wind ausleitende Punkte

Großes Ledebouriella Dekokt

大防风汤

Chinesischer Name:	Da Fang Feng Tang
Japanischer Name:	daibofu to
Englischer Name:	Major Ledebouriella Decoction
Lateinischer Name:	Decoctum Ledebouriellae

Konstitution
eher geschwächt

Gruppenklassifikation
Nässe eliminierende Rezepturen (Wind-Nässe)

Temperaturverhalten

kalt	kühl	neutral	warm	heiß

Indikation bei Energiezustand des Patienten

Fülle	leichte Leere	neutral	leichter Mangel	Mangel

Zusammensetzung

Radix Ledebouriellae	6g	(1a)	über die Oberfläche Wind-Kälte ausleitend	► S.503
Radix Astragali	6g	(12a)	stärkt die Milz, vermehrt das Qi, stärkt das *Wei Qi*	► S.670
Radix Ginseng	3g	(12a)	Qi der Mitte und Lungen-Funktionskreis tonisierend, sedativ	► S.668
Rhizoma Atractylodis	6g	(7)	Nässe umwandelnd, schmerzstillend	► S.671
Radix Rehmanniae praep.	10g	(12b)	Blut und Yin nährend, befeuchtend	► S.678
Radix Angelicae sinensis	6g	(12b)	Blut nährend und dynamisierend, schmerzstillend	► S.680
Radix Paeoniae lactiflorae	6g	(12b)	Blut nährend, Leber harmonisierend, regulierend	► S.681
Cortex Eucommiae	6g	(12c)	tonisiert Niere und Leber, stärkt die Knochen, beruhigt Leibesfrucht	► S.692
Rhizoma Ligustici	4g	(10)	Blut belebend, auch Qi regulierend, Wind austreibend	► S.634
Rhizoma Notopterygii	3g	(1a)	Wind-Kälte aus der Oberfläche ausleitend, bei Gelenkschmerzen	► S.504
Radix Achyranthis	3g	(10)	Blut belebend, stärkt Niere und Leber, bei Schmerz/Schwäche der LWS	► S.644
Radix Glycyrrhizae	3g	(12a)	Mitte stärkend, Lunge befeuchtend, mildert Toxizität anderer Drogen	► S.674
Radix Aconiti	2g	(11)	Nieren- und Milz-Yang wärmend, Kälte aus dem Innen vertreibend	► S.656
– meist wird noch hinzugegeben –				
Fructus Jujubae	2g	12a)	Mitte mild stützend, nährt Blut, sedativ	► S.673
Rhizoma Zingiberis recens	2g	(1a)	Mitte wärmend, Verdauung stärkend, Übelkeit lindernd	► S.507

Symptome
Blasses Gesicht, eher geschwächte Konstitution, akute oder chronische Gelenkbeschwerden, geschwollene, schmerzhafte Gelenke, z.T. mit Taubheitsgefühl, Parästhesien, besonders der unteren Körperhälfte

Wirkung
1. Stärkt die Milz
2. Nässe ausleitend und umwandelnd, Wind und Kälte vertreibend, schmerzstillend
3. Blut und Säfte nährend

Hauptsymptome
Gelenkschmerzen, bes. der unteren Körperhälfte

Anwendungsbeispiel
Rheumatische Beschwerden, akute oder chronische Arthritis, Gicht

TCM-Indikation
1. Bi-Syndrom mit Wind-Kälte und Nässe
2. durch Chronizität und Hitze geschmälerte Säfte
3. Qi-Mangel der Mitte

ZK: gedunsen; **ZB**: feucht, dick, klebrig; **Pu**: schlüpfrig

Abgeleitete Rezepturen
Im Ledebouriella Dekokt sind als Grundrezepturen enthalten: Vier Arzneien Dekokt *Si Wu Tang*, ► S.348 eine Abwandlung von Pille, die die Mitte reguliert *Li Zhong Wan* ► S.322 bzw. ebenfalls Radix Aconiti Pille zur Regulierung der Mitte *Fu Zi Li Zhong Wan* ► S.324

Fertigarznei
Major Siler Combination – als Granulat

Literatur
Bensky englisch ► S.209
deutsch ► S.228

Funktionskreise

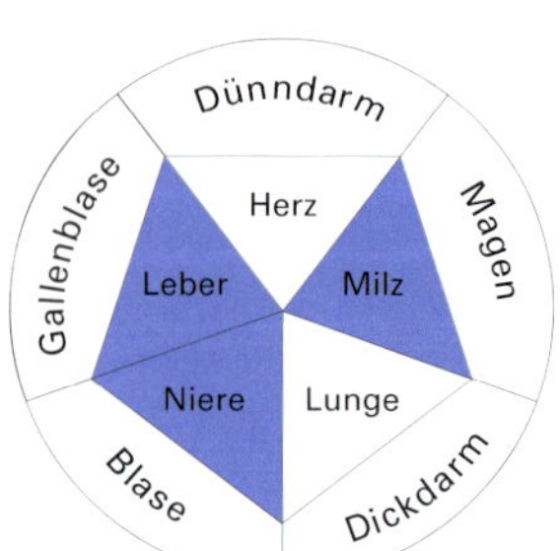

Sechs Stadien ***Shang Han Lun***

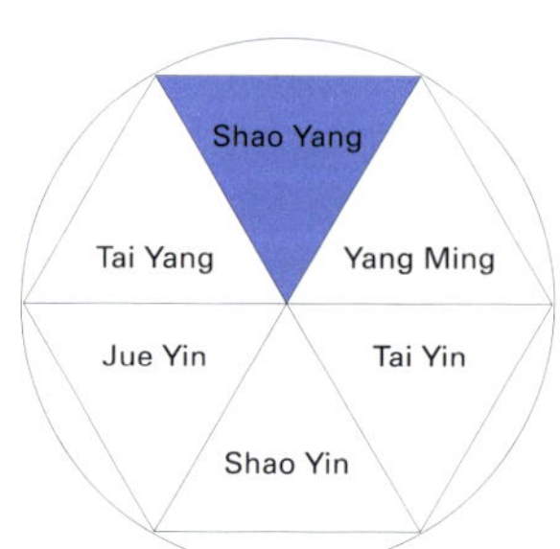

Außen ◄► Innen

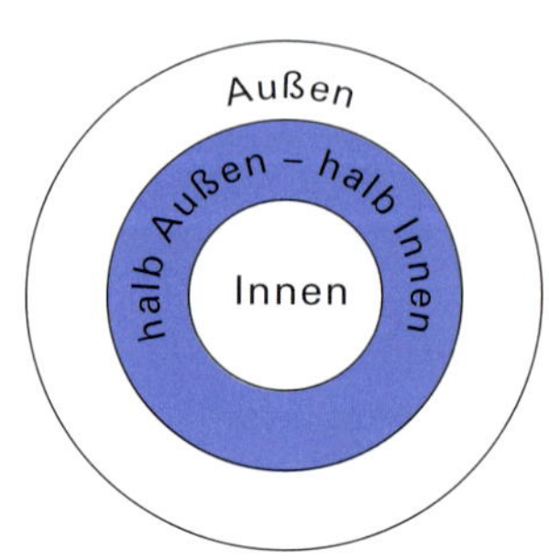

Analyse der Rezeptur

Radix Rehmanniae praep.	*Shu Di Huang*	Vier Arzneien Dekokt *Si Wu Tang* Blut und Yin nährend, entstandenen Säfteverluste ausgleichend und das Yin schützend wegen des Gebrauchs heißer, scharfer und Nässe ausleitender Arzneien
Radix Angelicae sinensis	*Dang Gui*	
Radix Paeoniae lact.	*Bai Shao*	
Rhizoma Ligustici	*Chuan Xiong*	
Radix Astragali	*Huang Qi*	Eine Modifikation der Radix Aconiti Pille zur Regulierung der Mitte *Fu Zi Li Zhong Tang*: wärmt und stärkt das Milz- und Nieren-Yang, stärkt so die transformierende und Nässe eliminierende Kraft von Milz und Niere, vertreibt Kälte und lindert dadurch Schmerz
Radix Ginseng	*Dang Shen*	
Rhizoma Atractylodis	*Cang Zhu*	
Radix Glycyrrhizae	*Gan Cao*	
Radix Aconiti	*Fu Zi*	
Cortex Eucommiae	*Du Zhong*	der Niere Kraft zuführend: Nieren-Yin und -Yang stärkend
Radix Achyranthis	*Niu Xi*	
Radix Ledebouriellae	*Fang Feng*	Wind-Kälte und Nässe aus der Oberfläche befreiend, pathogene Faktoren aus der Oberfläche ausleitend
Rhizoma Notopterygii	*Qiang Huo*	
Fructus Jujubae	*Da Cao*	die Mitte stützend und wärmend
Rhizoma Zingiberis exs.	*Gan Jiang*	

Modifikationen

Bei ausgeprägten Schmerzen im HWS-Bereich:
+ Radix Puerariae *Ge Gen*
+ Ramulus Mori *Sang Zhi*
+ Radix Clematidis (für Oberen und unteren Rücken) *Wei Ling Xian*

Bei ausgeprägten Schulterbeschwerden:
+ Rhizoma Curcumae *Jiang Huang*

Entsprechungen der Diätetik

Milz-Qi und -Yang stärkend:
gekochtes Getreide: bes. Hirse, Buchweizen, Gerste, Weizen, Reis (und entwässernd), Karotte, Hülsenfrüchte incl. Tofu (nur erwärmt), leicht verdauliches, mageres Fleisch, Huhn
Nässe eliminierend:
Sojabohnen, Reis, Bohnen, Fisch
Kälte vertreibend:
Pfirsich, Kirsche, Fenchel, Anis, Pfeffer, Knoblauch, Ingwer, Paprika, Chili, Wild, Rindfleisch
Qi und Blut bewegend: chinesischer Lauch
Meide:
Süßes, Milchprodukte und Alkoholika, da viel Nässe produziert wird. Kalte Nahrung, die das Milz-Qi und -Yang schädigen und somit die Milz in ihrer Nässe transformierenden Funktion schwächen kann.
Ein Übermaß an roher Nahrung schwächt ebenfalls die Milz.
Fette Speisen, besonders fettes Fleisch, können pathogene Faktoren im Körper halten.

Anmerkungen

1. Diese Rezeptur ist ohne Modifikationen eher für Gelenk- und Wirbelsäulenbeschwerden der unteren Körperhälfte geeignet. Um die Wirkung auf die obere Körperhälfte zu richten, bedarf es einer entsprechenden Modifikation (siehe dort).
2. Bei bestehendem Blut-Mangel können pathogene Faktoren, besonders Wind-Erkrankungen, leicht in den Körper eindringen. Deshalb sollen ja auch Frauen in China direkt nach der Entbindung, in einer Zeit, in der sie sicherlich einen vorübergehenden Blut-Mangel durchlaufen, sich nicht draußen aufhalten (Wind) oder Wäsche waschen (kaltes Wasser: Nässe-Kälte). Denn in dieser Zeit ist der Organismus besonders empfänglich für die Invasion dieser pathogenen Faktoren.
Deshalb ist bei der Therapie von Wind-Störungen wichtig, einen gleichzeitigen Blut-Mangel zu erkennen und mitzubehandeln. Daher gilt die alte Regel: „Um Wind zu eliminieren, tonisiere das Blut". Dieses Prinzip wird auch in dieser Rezeptur verfolgt.
3. Das Prinzip – Blut nähren, um Wind auszuleiten – gilt nicht nur für viele chronische rheumatische Erkrankungen mit Blut-Mangel, sondern kommt auch häufig bei Patienten mit Hauterkrankungen vor. Beispiele hierfür sind: Radix Ledebouriellae Pulver, das Blockaden weise auflöst *Fang Feng Tong Sheng San* Radix Angelicae sinensis *Toki Inshi* Herba Schizonopetae und Fructus Forsythiae Dekokt *Keigai Rengyo To*

Korrespondierende Akupunktur

Wichtig sind vor allem auch Lokalpunkte der betroffenen Gelenke.
Bei Kälte-Bi ist lokale Moxa-Behandlung sehr wichtig.
Ba Xie Punkte
Ba Feng Punkte

Gb 34	Meisterpunkt Muskeln, Sehnen
bei Nässe:	MP 9, Ma 40
bei Kälte:	Bl 20, 23 Moxa
Bl 11	Meisterpunkt Knochen
Di 4	pathogene Faktoren ausleitend

3E 5, Gb 20 und 31 Wind ausleitende Punkte

二术湯

Dekokt mit den beiden Atractylodis

Chinesischer Name:	**Er Zhu Tang**
Japanischer Name:	**nijutsu to**
Englischer Name:	**Atractylodis Decoction**
Lateinischer Name:	**Formula bi-atractylodis**

Konstitution
relativ normal bis adipös

Gruppenklassifikation
Nässe eliminierende Rezepturen (Wind-Nässe)

Temperaturverhalten

kalt	kühl	neutral	warm	heiß

Indikation bei Energiezustand des Patienten

Fülle	leichte Fülle	neutral	leichter Mangel	Mangel

Zusammensetzung

Rhizoma Pinelliae	8g	(6a)	Schleim transformierend, Mitte harmonisierend, Übelkeit lindernd	► S.588
Rhiz. Atractylodis mac.	5g	(12a)	Milz-Qi tonisierend, Nässe eliminierend, *Wei Qi* stützend	► S.671
Rhizoma Atractylodis	6g	(7)	Nässe umwandelnd, schmerzstillend	► S.607
Rhizoma Arisaematis	5g	(6)	Nässe und Schleim transformierend, Wind eliminierend, Krämpfe lösend	► S.589
Pericarpium Aurantii	5g	(9)	Qi regulierend, Schleim transformierend, die Milz stärkend	► S.620
Poria	5g	(4)	Nässe eliminierend, Milz stärkend, Mitte harmonisierend, sedierend	► S.565
Rhizoma Cyperi	5g	(9)	Leber-Qi regulierend, die Mens regulierend und schmerzlindernd	► S.624
Radix Scutellariae	5g	(2c)	Nässe-Hitze kühlend und ableitend, bes. im Oberen und Mittl. Erwärmer	► S.540
Radix Clematidis	5g	(5)	vertreibt Wind-Nässe, befreit die Leitbahnen, lindert Schmerz	► S.578
Rhizoma Notopterygii	5g	(1a)	Wind-Kälte aus der Oberfläche ausleitend, Gelenkschmerzen lindernd	► S.504
Radix Glycyrrhizae	2g	(12a)	Mitte stärkend, mildert Toxizität anderer Drogen	► S.674
Rhizoma Zingiberis rec.	2g	(1a)	Schleim und Übelkeit behandelnd	► S.507

Hauptsymptome

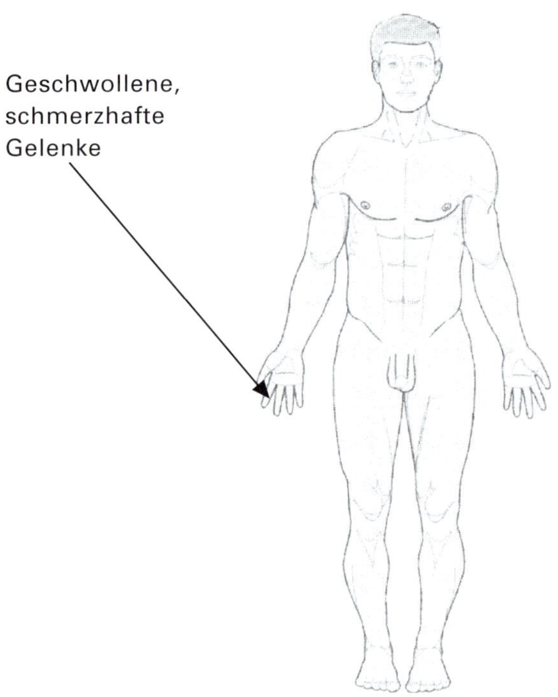

Wirkung
1. Stärkt die Milz
2. Nässe und Schleim ausleitetend und umwandelnd, Wind und Kälte vertreibend
3. schmerzstillend, die Leitbahnen durchgängig machend

Symptome
Geschwollene, schmerzhafte Gelenke, Verschlechterung durch Kälte, keine Überwärmung der Gelenke, Nacken-schmerzen

TCM-Indikation
1. Bi-Syndrom mit Wind-Kälte und Nässe, Stagnation in den Leitbahnen
2. Qi-Schwäche der Mitte

ZK: gedunsen; **ZB**: feucht, dick, klebrig; **Pu**: schlüpfrig

Anwendungsbeispiel
Rheumatische Beschwerden, Cervicobrachial-Syndrom, Periarthritis humeroscapularis, Arthralgie, Arthrose, Neuralgien, Plexus brachialis Syndrom

Abgeleitete Rezepturen
Zweifach behandeltes Dekokt *Er Chen Tang* ► S.472

Funktionskreise

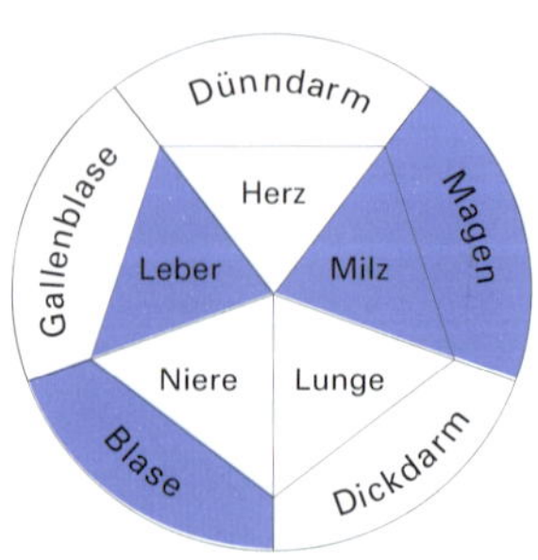

Sechs Stadien *Shang Han Lun*

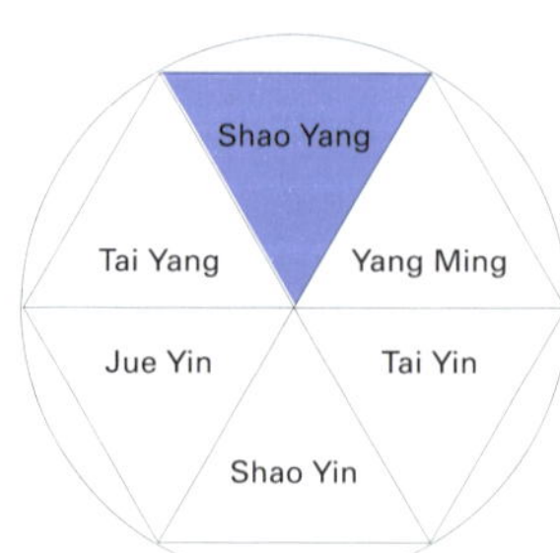

Außen ◄► Innen

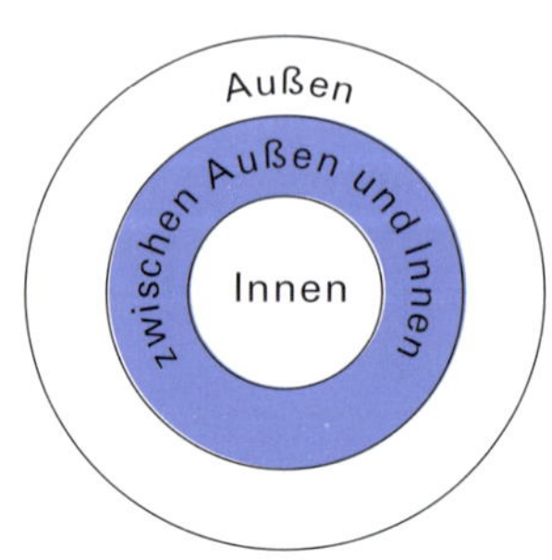

Analyse der Rezeptur

Rhizoma Cyperi	*Xiang Fu*	Qi regulierend, bes. in Leber-Gallenblasen-Leitbahnen
Pericarpium Aurantii	*Chen Pi*	Qi-Regulation der Mitte
Rhizoma Pinelliae	*Ban Xia*	Schleim transformierend
Poria Rhiz. Atractylodis macroc.	*Fu Ling* *Bai Zhu*	Nässe ausleitend, Mitte stärkend
Rhizoma Atractylodis Rhizoma Arisaematis Radix Clematidis Rhizoma Notopterygii	*Cang Zhu* *Tian Nan Xing* *Wei Ling Xian* *Qiang Huo*	Nässe und Wind-Nässe umwandelnd und schmerzlindernd
Radix Scutellariae	*Huang Qin*	Nässe-Hitze ausleitend
Radix Glycyrrhizae Rhizoma Zingiberis recens	*Gan Cao* *Sheng Jiang*	Mitte stützend

Modifikationen

Bei Kälte-Bi-Syndrom mit großen Schmerzen und blassem ZK:
+ Radix Aconiti *Fu Zi*

Bei ausgeprägten Schmerzen und Kälte im LWS-Bereich:
+ Cortex Cinnamomi *Rou Gui*
+ Cortex Eucommiae *Du Zhong*
+ Radix Achyranthis *Niu Xi*

Entsprechungen der Diätetik

Milz-Qi und -Yang stärkend:
gekochtes Getreide: bes. Hirse, Buchweizen, Gerste, Weizen, Reis (und entwässernd), Karotte, Hülsenfrüchte incl. Tofu (nur erwärmt), leicht verdauliches, mageres Fleisch, Huhn
Nässe eliminierend:
Sojabohnen, Reis, Bohnen, Fisch
Kälte vertreibend:
Pfirsich, Kirsche, Fenchel, Anis, Pfeffer, Knoblauch, Ingwer, Paprika, Chili, Wild, Rindfleisch
Qi und Blut bewegend: chinesischer Lauch
Meide:
Süßes, Milchprodukte und Alkoholika, da viel Nässe produziert wird. Kalte Nahrung, die das Milz-Qi und -Yang schädigen und somit die Milz in ihrer Nässe transformierenden Funktion schwächen kann.
Ein Übermaß an roher Nahrung schwächt ebenfalls die Milz.
Fette Speisen, besonders fettes Fleisch, können pathogene Faktoren im Körper halten.

Anmerkungen

Diese Rezeptur ist ohne Modifikationen eher für Gelenke und Wirbelsäulenbeschwerden der oberen Körperhälfte geeignet. Um die Wirkung auf die untere Körperhälfte zu richten, bedarf es einer leichten Modifikation (siehe dort).

Korrespondierende Akupunktur

Wichtig sind vor allem auch Lokalpunkte der betroffenen Gelenke.
Bei Kälte-Bi ist lokale Moxa-Behandlung, auch direkte Moxibustion, z. B. sogenanntes „Reiskornmoxen", sehr wichtig.
Ba Xie Punkte
Ba Feng Punkte

Gb 34	Meisterpunkt Muskeln, Sehnen
bei Nässe:	MP 9, Ma 40
bei Kälte:	Bl 20, 23 Moxa
Bl 11	Meisterpunkt Knochen
Di 4	pathogene Faktoren ausleitend

3E 5, Gb 20 und 31 Wind ausleitende Punkte

Literatur

nicht im Bensky

7. INNEN WÄRMENDE, KÄLTE VERTREIBENDE REZEPTUREN

7.a Rezepturen, die die Mitte wärmen und Kälte zerstreuen

理中丸

Pille, die die Mitte reguliert

Chinesischer Name:	Li Zhong Wan (Ren Shen Wan)
Japanischer Name:	ninjin to
Englischer Name:	Pill to Regulate the Middle
Lateinischer Name:	Decoctum regulans centrum

Konstitution
geschwächt

Gruppenklassifikation
Innen wärmende, Kälte vertreibende Rezepturen

Temperaturverhalten

kalt	kühl	neutral	warm	heiß

Indikation bei Energiezustand des Patienten

Fülle	leichte Fülle	neutral	leichter Mangel	Mangel

Zusammensetzung

Radix Ginseng	3-6g	(12a)	Qi der Mitte und der Lunge tonisierend, sedierend	► S.668
(oder Radix Codonopsitis)	9g	(12a)	Qi der Mitte und des Lungen-Funktionskreises tonisierend	► S.669
Rhizoma Atractylodis macroc.	9g	(12a)	Milz-Qi tonisierend, Nässe eliminierend, *Wei Qi* stützend	► S.671
Rhizoma Zingiberis exsiccat.	6-9g	(11)	Kälte aus dem Innen vertreibend, bes. die Mitte wärmend	► S.657
Radix Glycyrrhizae	4g	(12a)	Mitte stärkend, Toxizität anderer Drogen mildernd	► S.674

Hauptsymptome

Erschöpfbarkeit,

Kältegefühl,

Bauchschmerzen,

Diarrhö,

Infektanfälligkeit

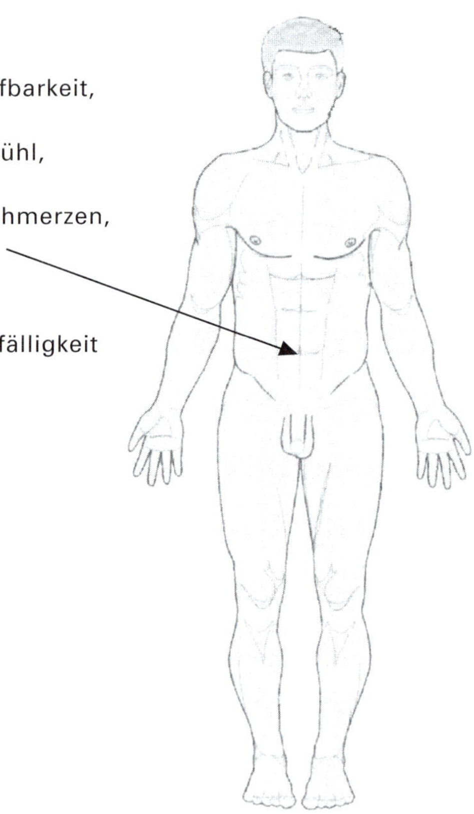

Wirkung
1. Stärkt Milz-Qi
2. Wärmt Milz- und Magen-Yang
3. Eliminiert Nässe

Symptome
Abdominalbeschwerden, Schmerzen und Kälte im Bauch, Appetitlosigkeit, kein Durst, Übelkeit, Erbrechen, Diarrhö, allgemeines Kältegefühl, mangelnde Lebenswärme, Antriebsschwäche, große Müdigkeit, rasche Erschöpfbarkeit, Infektanfälligkeit

TCM-Indikation
Milz-Yang-Qi-Mangel

ZK: blaß, gedunsen; **ZB:** weißlich, feucht; **Pu:** tief, langsam, kraftlos

Anwendungsbeispiel
Hypotonie, Reizdarmsyndrom, akute und chronische Gastroenteritis, Magen-Duodenalulkus, chronische Bronchitis, Herpes labialis, Erschöpfungssyndrom mit innerem Frieren

Abgeleitete Rezepturen
Vier Gentleman Dekokt *Si Jun Zi Tang* ► S.338

Radix Aconiti Pille zur Regulierung der Mitte *Fu Zi Li Zong Tang* ► S.322

Funktionskreise

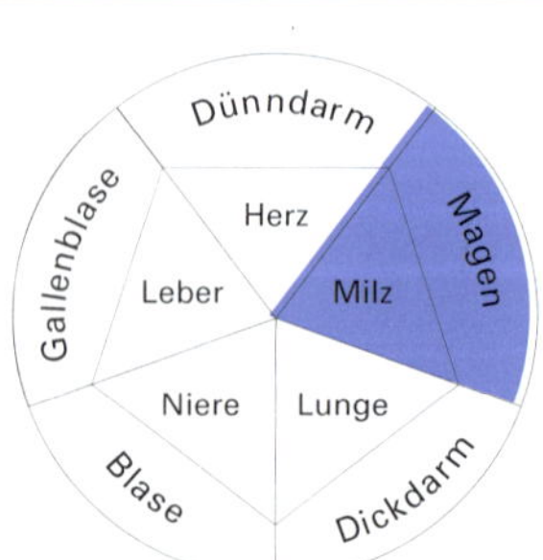

Sechs Stadien *Shang Han Lun*

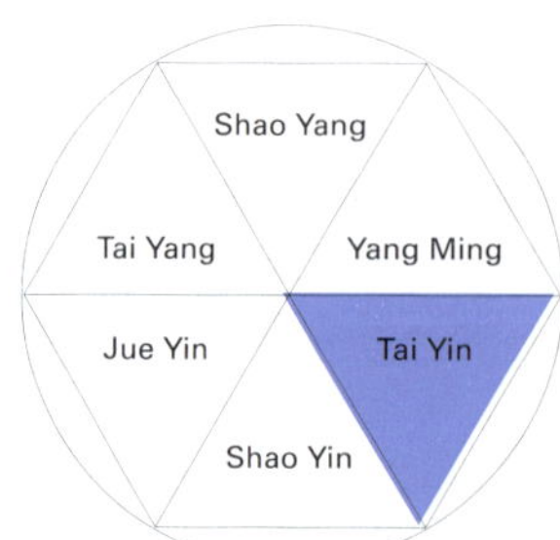

Außen ◄► Innen

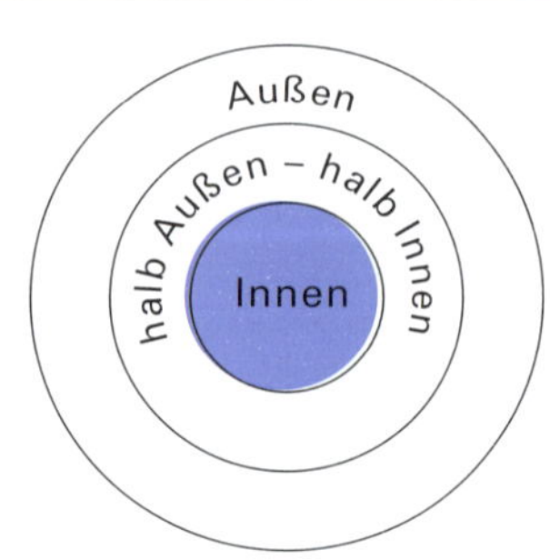

Analyse der Rezeptur

Rhizoma Zingiberis exsiccatus	*Gan Jiang*	Milz- und Magen-Yang wärmend, Kälte vertreibend
Radix Ginseng	*Ren Shen*	Milz-Qi tonisierend (zusammen so die auf- und abwärts gerichteten Funktionen der Mitte wieder korrigierend)
Rhizoma Atractyl. macroc.	*Bai Zhu*	Milz stärkend und Nässe eliminierend
Radix Glycyrrhizae	*Gan Cao*	puffernd

Modifikationen

bei ausgeprägter Kälte:
+ Radix Aconiti *Fu Zi*

(dann Radix Aconiti Pille zur Regulierung der Mitte *Fu Zi Li Zong Tang)*

Entsprechungen der Diätetik

Milz-Qi und -Yang stärkend:
gekochtes Getreide: bes. Hirse, Buchweizen, Gerste, Weizen, Karotte, Hülsenfrüchte incl. Tofu (nur erwärmt), leicht verdauliches, mageres Fleisch, Huhn
Mitte wärmend:
Pfirsich, Kirsche, Fenchel, Anis, Pfeffer, Knoblauch, Ingwer, Paprika, Chili, Wild, Rindfleisch
Niere wärmend:
Zimt, Hirsch, Lamm, Wild, Krabben
Meide:
Rohe, kalte und Nässe produzierende Nahrung: Zuviel Süßes, viel Milchprodukte, fettes Fleisch, Rohkost im Übermaß

Anmerkungen

Nur bei blasser Zunge, da deutlich erwärmend

Korrespondierende Akupunktur

Bl 20	Shu-Punkt der Milz, Moxa
Bl 23	Shu-Punkt der Niere, Moxa
Ren 6	*Qi Hai* = Meer der Energie, Moxa
Ma 36	Ben-Element Punkt
MP 6	*San Yin Jiao* – Treffen der drei Yin
Ren 12	Mu-Punkt Magen, Moxa

Fertigarznei

Ginseng & Ginger Formula – als Granulat

Literatur

Bensky	englisch	► S.219
	deutsch	► S.239
Shang Han Lun		► § 386

Eigene Eintragungen

桂附理中汤

Radix Aconiti Pille zur Regulierung der Mitte

Chinesischer Name:	**Fu Zi Li Zhong Wan**
Japanischer Name:	**bushi ninjin to**
Englischer Name:	**Prepared Aconite Pill to Regulate the Middle**
Lateinischer Name:	**Pilula regulans centrum cum Aconito**

Konstitution
geschwächt

Gruppenklassifikation
Innen wärmende, Kälte vertreibende Rezepturen

Temperaturverhalten

kalt	kühl	neutral	warm	heiß

Indikation bei Energiezustand des Patienten

Fülle	leichte Fülle	neutral	leichter Mangel	Mangel

Zusammensetzung

Radix Aconiti	1-6g	(11)	Nieren- und Milz-Yang wärmend, Kälte aus dem Innen vertreibend	► S.656
Radix Ginseng	3-6g	(12a)	Qi der Mitte und der Lunge tonisierend, sedierend	► S.668
(oder Radix Codonopsitis)	6-9g	(12a)	Qi der Mitte und des Lungen-Funktionskreises tonisierend	► S.669
Rhizoma Atractylodis macroc.	9g	(12a)	Milz-Qi tonisierend, Nässe eliminierend, *Wei Qi* stützend	► S.671
Rhizoma Zingiberis exsic.	6-9g	(11)	Kälte aus dem Innen vertreibend, bes. die Mitte wärmend	► S.657
Radix Glycyrrhizae	4g	(12a)	Mitte stärkend, Lunge befeuchtend, Eiter ausleitend, Toxizität anderer Drogen mildernd	► S.674

Hauptsymptome

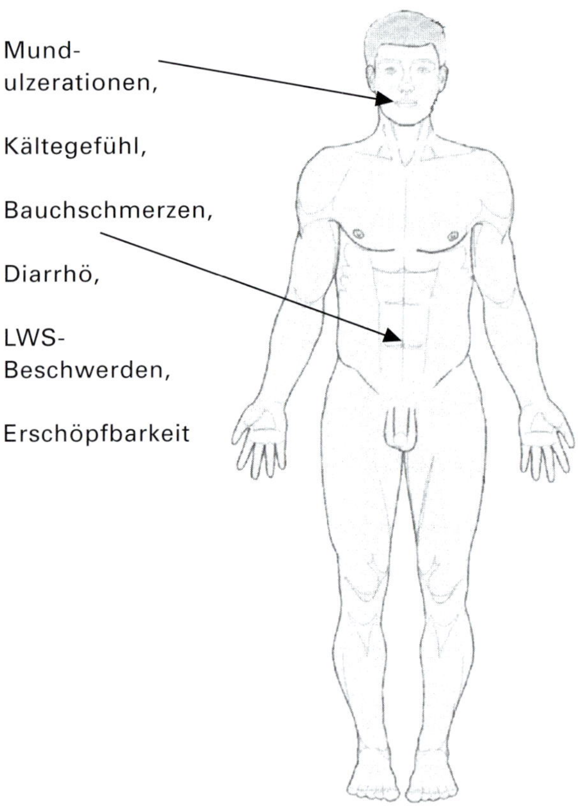

Wirkung
1. Stärkt Milz-Qi
2. Wärmt Milz- und Nieren-Yang

Symptome
Abdominalbeschwerden, Schmerzen im Bauch, epigastrische Schmerzen, Erbrechen, Diarrhö, z.T. direkt beim Aufstehen, allgemeines Kältegefühl, mangelnde Lebenswärme, kalte Extremitäten, leichtes Schwitzen, Antriebsschwäche, große Müdigkeit, rasche Erschöpfbarkeit, Kälte- oder Schwächegefühl im LWS-Bereich, Pollakisurie, Mundgeschwüre

TCM-Indikation
Milz- und Nieren-Yang-Mangel
ZK: sehr blaß, gedunsen; **ZB**: weißlich, feucht;
Pu: tief, langsam, kraftlos

Anwendungsbeispiel
Hypotonie, Reizdarmsyndrom, Abdominalschmerzen, Lumbago, Erschöpfungssyndrom mit innerem Frieren

Abgeleitete Rezepturen
Besteht aus Pille, die die Mitte reguliert
Li Zhong Wan + Radix Aconiti *Fu Zi*
Abgeleitet vom Grundrezept: Vier Gentleman Dekokt
Si Jun Zi Tang ► S.338

Funktionskreise

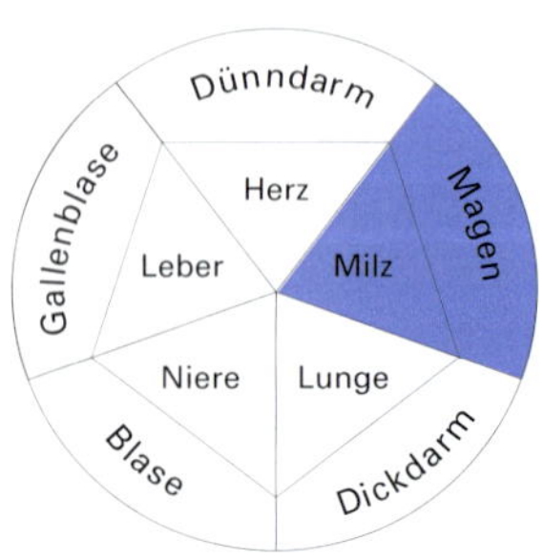

Sechs Stadien *Shang Han Lun*

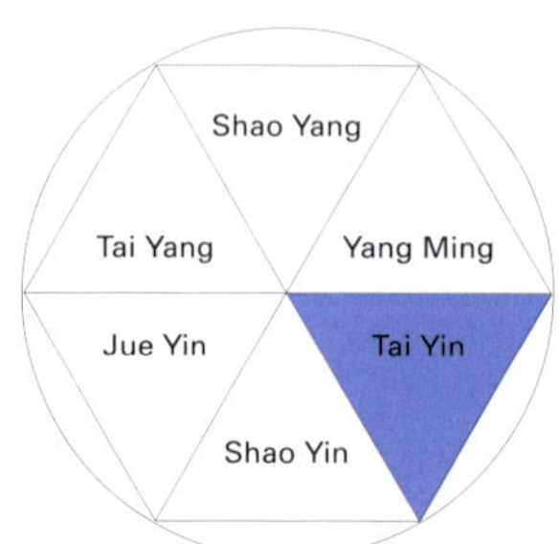

Außen ◄► Innen

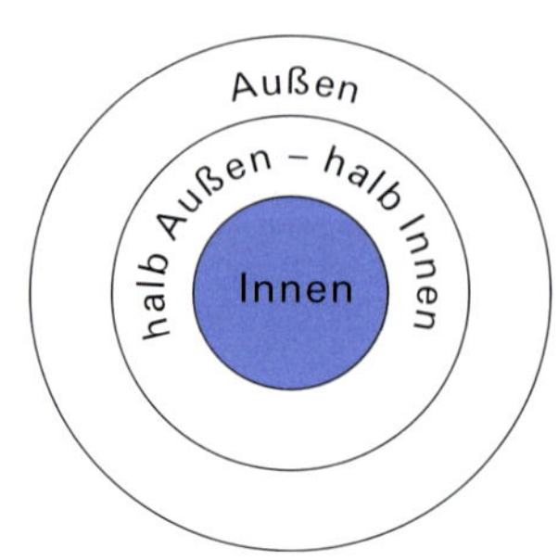

Analyse der Rezeptur

Radix Aconiti	*Fu Zi*	Nieren- und Milz-Yang wärmend
		wärmend
Rhizoma Zingiberis exs.	*Gan Jiang*	Milz-Yang wärmend, Kälte vertreibend
Radix Ginseng	*Ren Shen*	Milz-Qi tonisierend
Rhizoma Atractylodis macroc.	*Bai Zhu*	und Nässe eliminierend
Radix Glycyrrhizae	*Gan Cao*	puffernd

Modifikationen

Bei ausgeprägter Kälte:
+ Cortex Cinnamomi *Rou Gui*

Wird dann zu:
Pille zur Regulierung der Mitte mit Akonit und Zimt *Gui Fu Li Zhong Wan*

Entsprechungen der Diätetik

Milz-Qi und -Yang stärkend:
gekochtes Getreide: bes. Hirse, Buchweizen, Gerste, Weizen, Karotte, Hülsenfrüchte incl. Tofu (nur erwärmt), leicht verdauliches, mageres Fleisch, Huhn
Mitte wärmend:
Pfirsich, Kirsche, Fenchel, Anis, Pfeffer, Knoblauch, Ingwer, Paprika, Chili, Wild, Rindfleisch
Niere wärmend:
Zimt, Hirsch, Lamm, Wild, Krabben
Meide:
Rohe, kalte und Nässe produzierende Nahrung: Zuviel Süßes, viel Milchprodukte, fettes Fleisch, Rohkost im Übermaß

Korrespondierende Akupunktur

Bl 20	Shu-Punkt der Milz, Moxa
Bl 23	Shu-Punkt der Niere, Moxa
Ren 6	*Qi Hai* = Meer der Energie, Moxa
Ma 36	Ben-Element Punkt
MP 6	*San Yin Jiao* – Treffen der drei Yin
Ni 3	tonisiert Nieren-Yang

Anmerkungen

Nur bei blasser Zunge, da stark erwärmend

Fallbeispiel

30 jährige blasse Patientin, klagt über länger andauernde Erschöpfung, Müdigkeit trotz ausreichender Nachtruhe, inneres Frieren. Auf Befragen gibt sie an: Tendenz zu weichen Stühlen, Schwäche der LWS, Antriebslosigkeit, häufiges Wasserlassen klaren Urins.
ZK: blaß, ZE; **ZB:** feucht, Belag normal; **Pu:** kraftlos.
Nach einer Woche der Rezeptur bereits deutliche Besserung der Beschwerden, mehr Energie. Nach einer weiteren Woche beginnende Unruhe, schläft schlechter. Dies zeigt, daß bereits zu sehr gewärmt wurde und Hitze-Zeichen entstehen. Die Rezeptur wurde pausiert und nach einigen Tagen in halbierter Dosis und weniger Akonit noch für 2 Wochen in leicht veränderter Form fortgesetzt. Danach deutliche Besserung ohne erneute Nebenwirkungen.

Fertigarznei

Akonit, Ginseng & Ginger Combination – als Granulat

Literatur

Bensky	englisch	► S.220
	deutsch	► S.241

Eigene Eintragungen

吴茱萸汤

Fructus Evodiae Dekokt

Chinesischer Name:	Wu Zhu Yu Tang
Japanischer Name:	goshuyu to
Englischer Name:	Evodia Decoction
Lateinischer Name:	Decoctum Evodiae

Konstitution
geschwächt

Gruppenklassifikation
Innen wärmende, Kälte vertreibende Rezepturen

Temperaturverhalten

kalt	kühl	neutral	warm	heiß

Indikation bei Energiezustand des Patienten

Fülle	leichte Fülle	neutral	leichter Mangel	Mangel

Zusammensetzung

Fructus Evodiae	6g	(11)	wärmt Magen, beruhigt Leber, leitet rebellisches Qi hinab	► S.659
Radix Ginseng	3-6g	(12a)	Qi der Mitte und der Lunge tonisierend, sedierend	► S.668
(oder: Radix Codonopsitis)	9g	(12a)	Qi der Mitte und des Lungen-Funktionskreises tonisierend	► S.669
Rhizoma Zingiberis recens	5g	(1a)	Oberfläche öffnend, Übelkeit stillend, Mitte wärmend	► S.507
Fructus Jujubae	5g	12a)	Mitte mild stützend, nährt Blut, sedativ	► S.673

Hauptsymptome

Kopfschmerzen,

Kälte,

Übelkeit,

Erbrechen

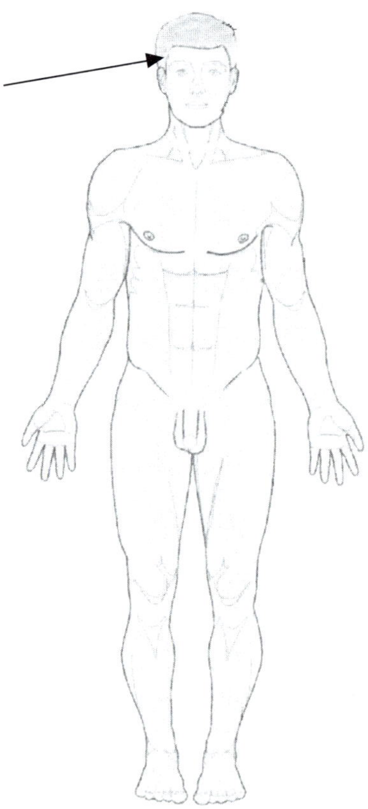

Wirkung
1. Stärkt und wärmt Leber und Magen
2. Übelkeit und Erbrechen lindernd, gegenläufiges Magen-Qi hinabführend

Symptome
Klassische Trias: Kälte-Übelkeit-Kopfschmerz
Abdominalbeschwerden durch innere Kälte: Völlegefühl im Oberbauch, Übelkeit, saures Aufstoßen, Regurgitation, Erbrechen, Kopfschmerzen, besonders entlang des Scheitels

TCM-Indikation
Kälte im Magen, gegenläufiges Magen-Qi, Disharmonie von Leber und Magen
ZK: blaß; **ZB:** weißlich, feucht;
Pu: dünn, langsam oder drahtig

Anwendungsbeispiel
Bauchschmerzen, akute und chronische Gastritis, Migräne-Syndrom, besonders im akuten Anfall, morgendliches Erbrechen, Trigeminusneuralgie, Morbus Menière, Hypertonie, Cholecystitis.

Funktionskreise

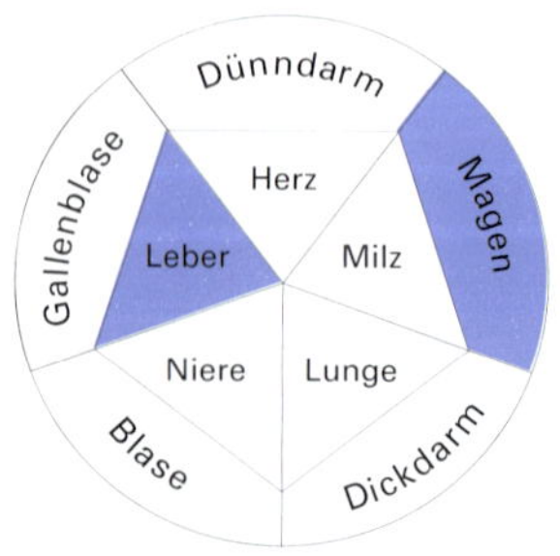

Sechs Stadien ***Shang Han Lun***

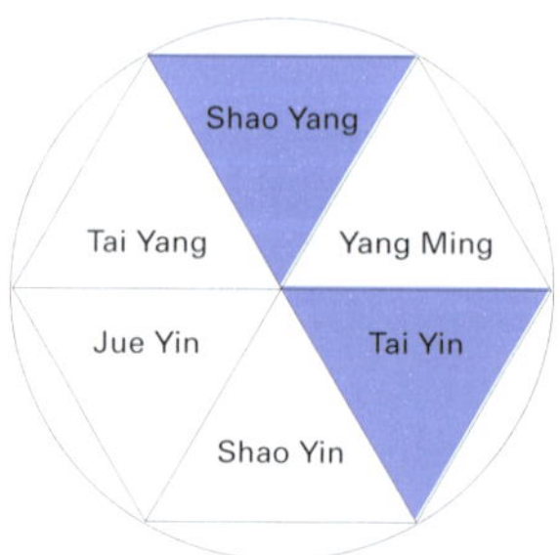

Außen ◄► Innen

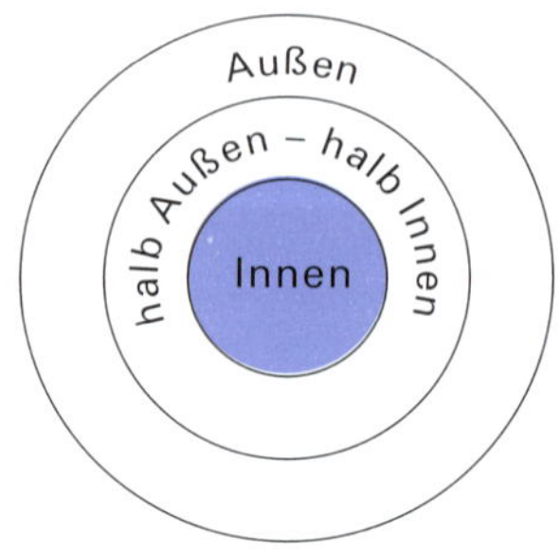

Analyse der Rezeptur

Fructus Evodiae	*Wu Zhu Yu*	beruhigt Leber; wärmt Magen, senkt rebellisches Qi nach unten ab, stoppt somit Übelkeit und Erbrechen
Rhizoma Zingiberis recens	*Sheng Jiang*	wärmt Magen, senkt rebellisches Qi nach unten ab, stoppt somit Übelkeit und Erbrechen
Radix Ginseng	*Ren Shen*	Milz tonisierend, sediert den Geist *Shen*
Fructus Jujubae	*Da Cao*	Milz tonisierend, sediert den Geist *Shen*

Modifikationen

Bei ausgeprägter Nässe- und Schleim-Belastung, ersichtlich an einem klebrigen und schleimigen ZB:
Weglassen von Radix Ginseng *Ren Shen*
+ Pericarpium Aurantii *Chen Pi*
+ Rhizoma Pinelliae *Ban Xia*

Bei ausgeprägtem Erbrechen und Übelkeit:
+ Rhizoma Pinelliae *Ban Xia*
+ Fructus Amomi *Sha Ren*

Bei starken Kopfschmerzen:
+ Rhizoma Ligustici *Chuan Xiong*
+ Radix Angelicae sinensis *Dang Gui*

Bei Palpitationen und Schlaflosigkeit:
+ Radix Angelicae sinensis *Dang Gui*
+ Poria *Fu Ling*

Entsprechungen der Diätetik

Ingwer, Fenchel, Zimt, Lamm, gekochtes Getreide: bes. Hirse, Buchweizen

Meide:
Rohe, kalte und Nässe produzierende Nahrung wie zuviel Süßes, viel Milchprodukte, fettes Fleisch, Rohkost im Übermaß
Alkohol, da Nässe in der Milz und Hitze in der Leber erzeugt wird.

Anmerkungen

Fructus Evodiae kann bei einem akuten Migräneanfall ein wichtiges Mittel sein, ist aber auch sehr bitter. Da dann häufig große Übelkeit besteht, sollte man dieses Evodia Dekokt evtl. kalt trinken lassen, da dann der bittere Geschmack weniger spürbar ist, und es in kleinen Gaben verabreichen, um die Übelkeit nicht zu verstärken.

Korrespondierende Akupunktur

Ren 12	Mu-Punkt Magen, Moxa
Ma 36	Ben-Element Punkt
Le 2	Sedierungs-Punkt
Pe 6	Luo- und Arealfernpunkt Oberbauch
Ma 44	Fernpunkt bei Kopfschmerz im Verlauf des Magen Meridians
Gb 41	senkt aufsteigendes Leber-Yang ab

Fertigarznei

Evodia Combination – als Granulat

Literatur

Bensky	englisch	► S. 221
	deutsch	► S. 242
Shang Han Lun		► § 243

Eigene Eintragungen

小建中汤

Kleineres Dekokt, das die Mitte aufbaut

Chinesischer Name:	**Xiao Jian Zhong Tang (Liang Li Tang)**
Japanischer Name:	**sho kenchu to**
Englischer Name:	**Minor Construct the Middle Decoction**
Lateinischer Name:	**Decoctum parvum centrum aedificans**

Konstitution
geschwächt

Gruppenklassifikation
Innen wärmende, Kälte vertreibende Rezepturen

Temperaturverhalten

kalt	kühl	neutral	warm	heiß

Indikation bei Energiezustand des Patienten

Fülle	leichte Fülle	neutral	leichter Mangel	Mangel

Zusammensetzung

Radix Paeoniae lactiflorae	6-12g	(12b)	Blut nährend, Leber harmonisierend, regulierend	► S.681
Ramulus Cinnamomi	6-9g	(1a)	schweißtreibend, macht Meridiane durchgängig, Myalgie bei Grippe	► S.500
Fructus Jujubae	5g	12a)	Mitte mild stützend, nährt Blut, sedativ	► S.673
Radix Glycyrrhizae	3g	(12a)	Mitte stärkend, Lunge befeuchtend, Toxizität anderer Drogen mildernd	► S.674
Rhizoma Zingiberis recens	2g	(1a)	Oberfläche öffnend, Übelkeit stillend, Schleim ableitend, Mitte wärmend	► S.507
Sacharum Granorum (Maltosewürfel)	10-20g	(12a)	tonisiert und lindert krampfartige Bauchschmerzen (nachträglich dem Dekokt hinzufügen)	► S.675

Hauptsymptome

Erschöpfbarkeit,

Kältegefühl,

Bauchschmerzen,

Spasmen,

Unruhe,

Ängste

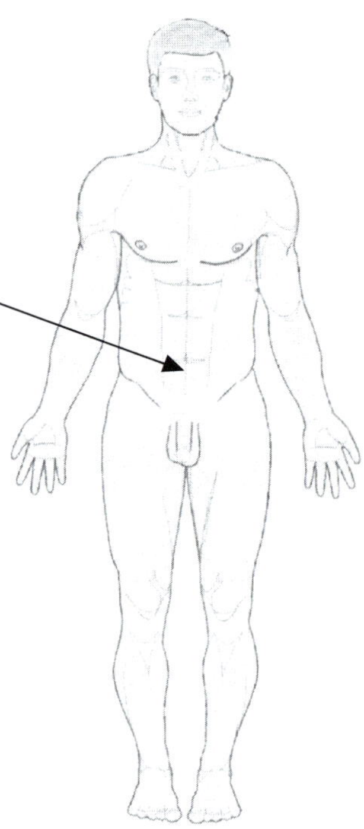

Wirkung
1. Stärkt und wärmt Milz und Magen
2. Krämpfe lösend

Symptome
1. Abdominalbeschwerden im Ober- oder Mittelbauch und krampfartige Bauchschmerzen, Spasmen
2. Glanzloses Gesicht, Appetitlosigkeit, kalte Extremitäten, Unruhe, Ängste, Palpitationen, Schlafschwierigkeiten

TCM-Indikation
1. Qi-Mangel der Milz und Kälte in der Mitte (Milz und Magen)
2. Erschöpfung von Yin und Yang
ZK: blaß; **ZB:** weißlich, feucht; **Pu:** schwach, langsam

Anwendungsbeispiel
Bauchkrämpfe und -schmerzen, Gastritis, Magenulkus, Ängstlichkeit, Unruhezustände, Enuresis nocturna, chronische Hepatitis, chronische Nephritis, Leukämie, perniziöse Anämie, Neurasthenie, entzündliche Darmerkrankungen

Abgeleitete Rezepturen
besteht aus Ramulus Cinnamomi Dekokt plus Maltose *Yi Tang* — *Gui Zhi Tang* ► S.184; S.675

Funktionskreise

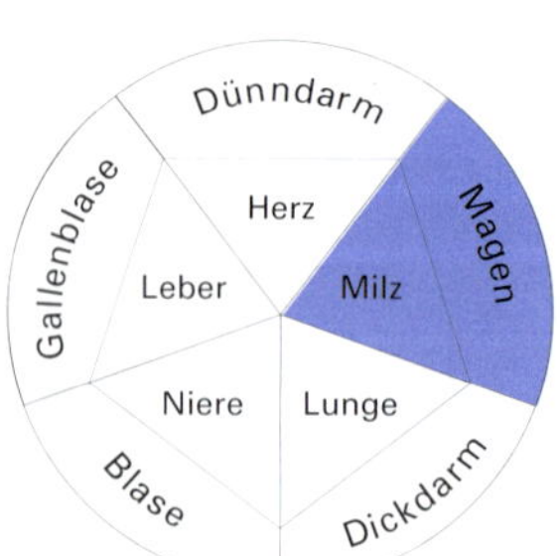

Sechs Stadien ***Shang Han Lun***

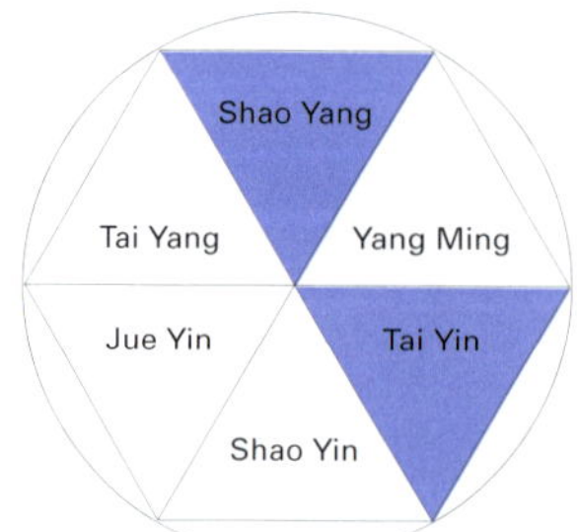

Außen ◄► Innen

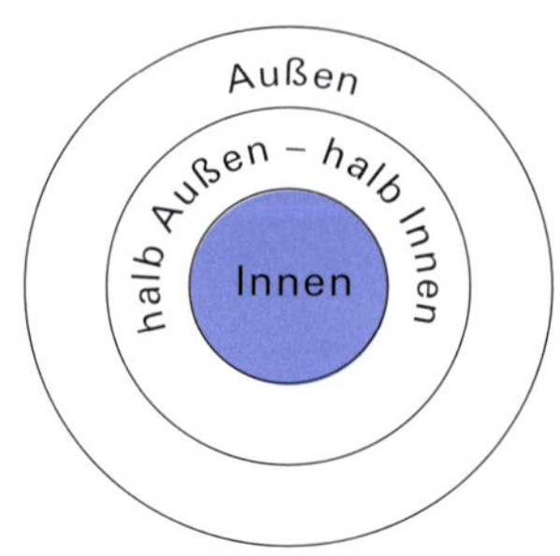

Analyse der Rezeptur

Sacharum Granorum	*Yi Tang*
Ramulus Cinnamomi	*Gui Zhi*
Radix Paeoniae lact.	*Bai Shao*
Radix Glycyrrhizae	*Gan Cao*
Fructus Jujubae	*Da Cao*
Rhizoma Zingiberis recens	*Sheng Jiang*

- wärmen Milz-Yang, vertreiben Kälte, tonisieren die Milz
- harmonisieren Außen (*Wei*) und Innen *(Ying)*
- in Kombination lindern abdominelle Krämpfe und Schmerz
- stärken Milz und Magen

Modifikationen

Bei ausgeprägter Erschöpfung durch Qi-Mangel:

+ Radix Astragali *Huang Qi*

→ heißt dann: **Astragalus Dekokt zur Erbauung der Mitte** ***Huang Qi Jian Zhong Tang***

+ Radix Angelicae sinensis *Dang Gui*

→ heißt dann:

Angelica Dekokt zur Erbauung der Mitte

Dang Gui Jian Zhong Tang

Symptome:

Schwäche, Kälte, Schmerzen und Krämpfe im Bauch, genitale Blutungen, schmerzhafte oder blutende Hämorrhoiden, Analprolaps, Nacken-Schultersteife- und -schmerz. Diese Rezeptur wird vor allem bei weiblichen Patienten gebraucht.

Korrespondierende Akupunktur

Bl 20	Shu-Punkt der Milz, Moxa
Ren 12	Mu-Punkt Magen, Moxa
Ren 6	*Qi Hai* = Meer der Energie, Moxa
Ma 36	Ben-Element Punkt
MP 6	*San Yin Jiao* – Treffen der drei Yin oder Nabelmoxen

Literatur

Bensky	englisch	► S.222
	deutsch	► S.244
Shang Han Lun		► § 100

Eigene Eintragungen

Anmerkungen

Diese Rezeptur wird häufig für Kinder mit schwächlicher Konstitution oder in ihrer Entwicklung etwas zurückgebliebene Kinder verwendet, wenn diese ängstlich sind. Die Dosierung wird bei Kindern von 6-12 Jahren halbiert; von 3-6 Jahren etwa ein Viertel bis ein Drittel der normalen Dosis.

Entsprechungen der Diätetik

Milz-Qi und -Yang stärkend:

gekochtes Getreide: bes. Hirse, Buchweizen, Gerste, Karotte, Hülsenfrüchte incl. Tofu (nur erwärmt), leicht verdauliches, mageres Fleisch, Huhn

Bei Kälte:

Mitte wärmend:

Pfirsich, Kirsche, Fenchel, Anis, Pfeffer, Knoblauch, Ingwer, Paprika, Chili, Wild, Rindfleisch

Niere wärmend:

Zimt, Hirsch, Lamm, Wild, Krabben

Meide:

Rohe, kalte und Nässe produzierende Nahrung:

zuviel Süßes, viel Milchprodukte, fettes Fleisch, Rohkost im Übermaß

Fertigarznei

Minor Cinnamon & Peony Combination – 300 mg Tabletten und als Granulat

安中散

Beruhige die Mitte Pulver

Chinesischer Name:	An Zhong San
Japanischer Name:	an chu san
Englischer Name:	Calm the Middle Powder
Lateinischer Name:	Pulvis pacationem centrum

Konstitution
asthenischer Typus

Gruppenklassifikation
Innen wärmende, Kälte vertreibende Rezepturen

Temperaturverhalten

kalt	kühl	neutral	warm	heiß

Indikation bei Energiezustand des Patienten

Fülle	leichte Fülle	neutral	leichter Mangel	Mangel

Zusammensetzung

Ramulus Cinnamomi	8g	(1a)	schweißtreibend, macht Meridiane durchgängig, Myalgie	► S.500
Rhizoma Corydalis	6g	(10)	belebt Blut, reguliert Qi, lindert Schmerz im Thorax, Bauch und bei der Mens	► S.636
Concha Ostrae	6g	(14a)	beruhigt das *Shen*, stützt das Yin und verankert das Yang, stoppt Schweiße	► S.724
Fructus Foeniculi	3g	(11)	Kälte vertreibend, schmerzlindernd, Magen harmonisierend	► S.660
Fructus Amomi	2g	(7)	Nässe umwandelnd, das Qi der Mitte regulierend	► S.608
Rhizoma Alpiniae offici.	1g	(11)	die Mitte wärmend, schmerzlindernd	► S.661
Radix Glycyrrhizae	2g	(12a)	Mitte stärkend, Lunge befeuchtend, mildert Toxizität anderer Drogen	► S.674

Hauptsymptome

Oberbauch-
schmerzen,

Übelkeit,

Erbrechen,

Appetitlosigkeit,

Aufstoßen

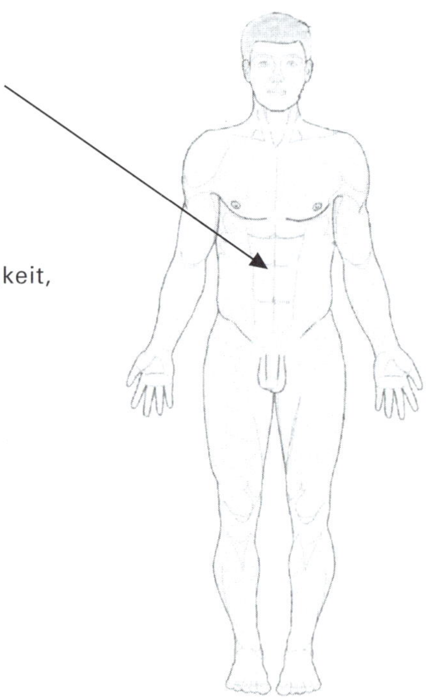

Wirkung
1. Wärmt und stärkt die Milz
2. Reguliert das Qi
3. Belebt das Blut

Symptome
Oberbauchschmerzen, besonders auch krampfartige Schmerzen durch Kälte, die vor allem bei leerem Magen auftreten, Übelkeit, Erbrechen, Appetitlosigkeit, Aufstoßen, Regurgitation, streßinduzierte Magenschmerzen, Magenptose

TCM-Indikation
Milz-Qi- und -Yang-Mangel, Qi-Stagnation und Blut-Stase
ZK: blaß, gedunsen; **ZB**: dünn, weißlich, feucht;
Pu: kraftlos

Anwendungsbeispiel
Akute und chronische Gastritis, chronische Abdominalbeschwerden, Magenptose, Reflux-Ösophagitis

Funktionskreise

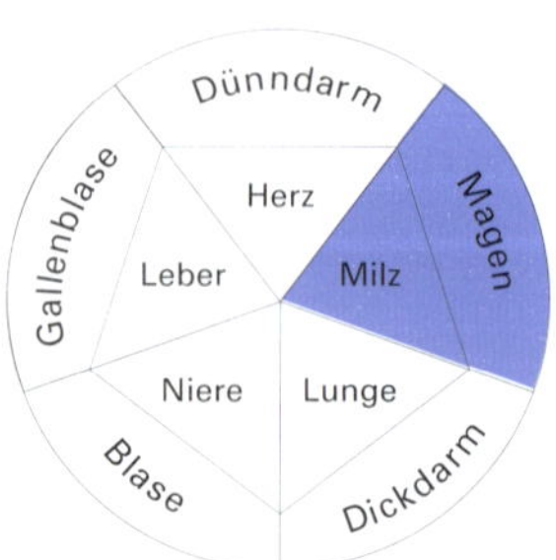

Sechs Stadien *Shang Han Lun*

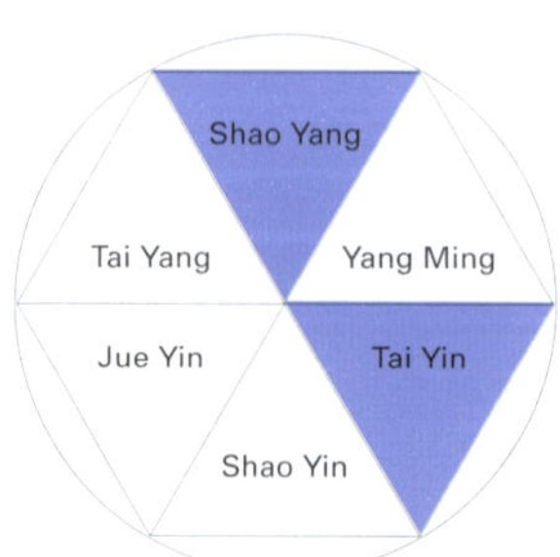

Außen ◄► Innen

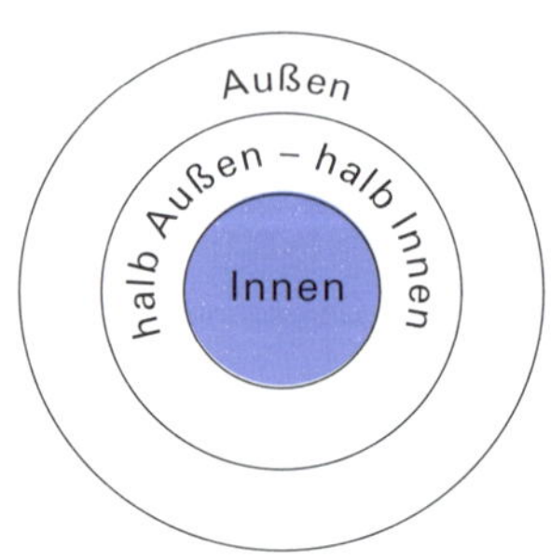

Analyse der Rezeptur

Ramulus Cinnamomi	*Gui Zhi*	wärmend, Kälte vertreibend, schmerzlindernd
Fructus Foeniculi	*Xiao Hui Xiang*	
Rhizoma Alpiniae off.	*Gao Liang Jiang*	
Rhizoma Corydalis	*Yan Hu Suo*	Qi und Blut regulierend, schmerzlindernd
Concha Ostrae	*Mu Li*	absenkend, antazidisch
		absenkend
Fructus Amomi	*Sha Ren*	Nässe umwandelnd, Energie nach unten leitend
Radix Glycyrrhizae	*Gan Cao*	harmonisiert, puffert

Entsprechungen der Diätetik

Milz-Qi und -Yang stärkend:
gekochtes Getreide: bes. Hirse, Buchweizen, Gerste, Karotte, Hülsenfrüchte incl. Tofu (nur erwärmt), leicht verdauliches, mageres Fleisch, Huhn
Bei Kälte:
Mitte wärmend:
Pfirsich, Kirsche, Fenchel, Anis, Pfeffer, Knoblauch, Ingwer, Paprika, Chili, Wild, Rindfleisch
Niere wärmend:
Zimt, Hirsch, Lamm, Wild, Krabben
Meide:
Rohe, kalte und Nässe produzierende Nahrung: zuviel Süßes, viel Milchprodukte, fettes Fleisch, Rohkost im Übermaß

Korrespondierende Akupunktur

Ren 12	Moxa: wärmt die Mitte
Ma 36	harmonisiert Magen
MP 6	stützt Milz
Bl 20	Moxa: wärmt die Milz
Bl 21	harmonisiert Oberbauch, lindert Übelkeit
Pe 6	harmonisiert und reguliert die Mitte

Fertigarznei

Cardamon & Fennel Formula – als Granulat

Literatur

Bensky	englisch	► S.224
	deutsch	► S.245

Eigene Eintragungen

7.b Rezepturen, die zerstörtes Yang retten

四逆散

Kalte Extremitäten Dekokt

Chinesischer Name: **Si Ni Tang**
Japanischer Name: **shi gyaku to**
Englischer Name: **Frigid Extremities Decoction**
Lateinischer Name: **Decoctum quattuor contravectionem**

Konstitution
geschwächt

Gruppenklassifikation
Innen wärmende, Kälte vertreibende Rezepturen

Temperaturverhalten
kalt	kühl	neutral	warm	heiß

Indikation bei Energiezustand des Patienten
Fülle	leichte Fülle	neutral	leichter Mangel	Mangel

Zusammensetzung
Radix Aconiti	1-6-9g	(11)	Nieren- und Milz-Yang wärmend, Kälte aus dem Innen vertreibend	► S.656
Rhizoma Zingiberis exsiccatus	3-9g	(11)	Kälte aus dem Innen vertreibend, bes. die Mitte wärmend	► S.657
Radix Glycyrrhizae	4-6g	(12a)	Mitte stärkend, harmonisierend, Toxizität anderer Drogen mildernd	► S.674

Hauptsymptome

Erschöpft,

inneres Kältegefühl,

Übelkeit,

Diarrhö mit unverdauter Nahrung,

eiskalte Extremitäten

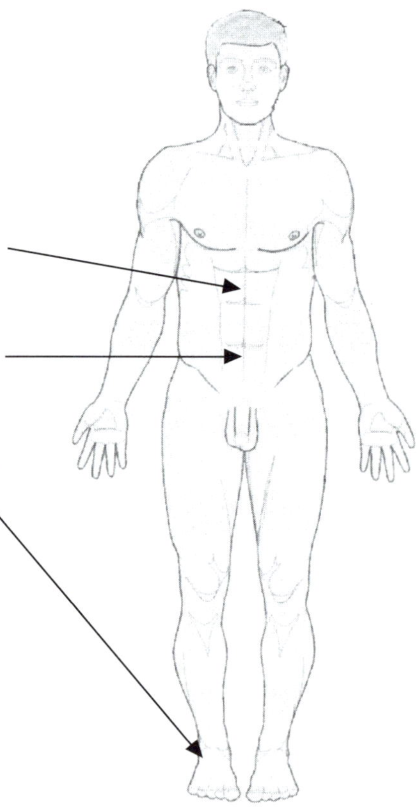

Wirkung
1. Stärkt und wärmt Milz- und Nieren-Yang-Qi
2. Stützt kollabierendes Yang, vertreibt Kälte aus dem Innen

Symptome
Sehr kalte Extremitäten, Kälte-Abneigung, Schlafen mit angezogenen Beinen, Lustlosigkeit, apathisch, großes Schlafbedürfnis, Übelkeit, Diarrhö mit unverdauter Nahrung, im Bauch Kältegefühl und Schmerz, kein Durst, Gelenkschmerzen

TCM-Indikation
Milz- und Nieren-Yang-Mangel, kollabierendes Yang
ZK: sehr blaß, gedunsen; **ZB**: weißlich, feucht;
Pu: tief, langsam, kraftlos

Anwendungsbeispiel
Hypotonie, drohender Kreislaufkollaps, auch bedingt durch chronische oder akute Gastroenteritis, Abdominalschmerzen, Erschöpfungssyndrom mit innerem Frieren, Hypothyreose, Herzinsuffizienz, Nebenniereninsuffizienz, Arthritis

Abgeleitete Rezepturen
Besteht aus den heißen Drogen der Radix Aconiti Pille zur Regulierung der Mitte *Fu Zi Li Zhong Tang* ohne die Qi-Tonika Radix Ginseng *Ren Shen* und Rhizoma Atractylodis macroc. *Bai zhu*

Funktionskreise

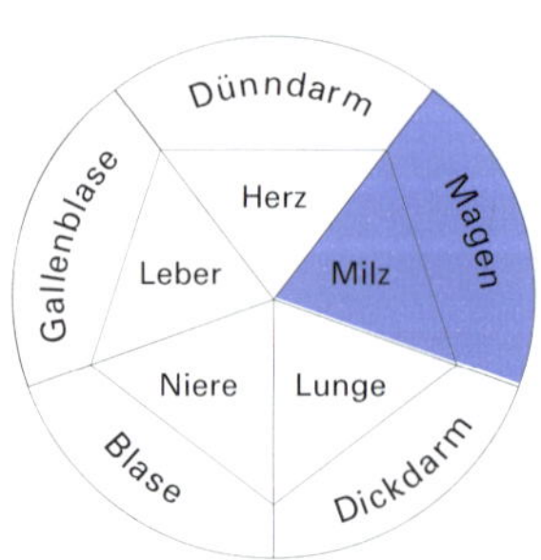

Sechs Stadien *Shang Han Lun*

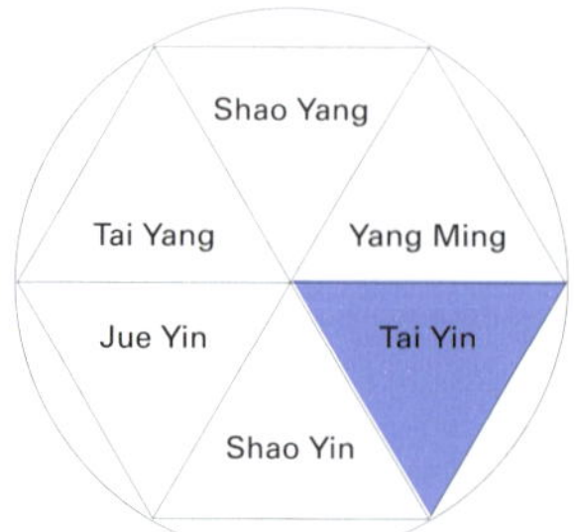

Außen ◄► Innen

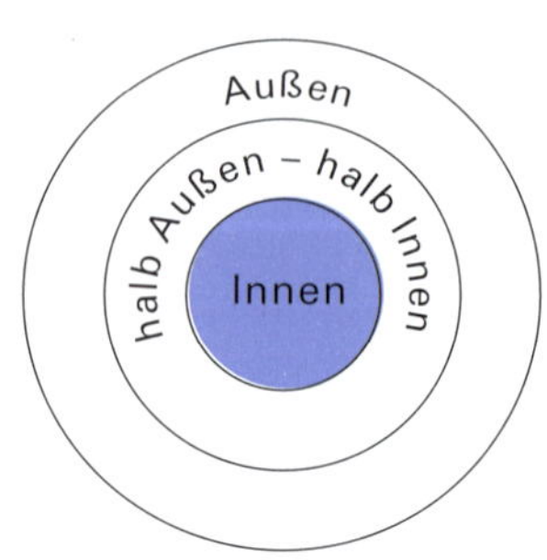

Analyse der Rezeptur

Radix Aconiti	*Fu Zi*	Nieren- und Milz-Yang wärmend
		heiße Arzneien
Rhizoma Zingiberis exs.	*Gan Jiang*	Milz-Yang wärmend, Kälte vertreibend
Radix Glycyrrhizae	*Gan Cao*	puffernd

Modifikationen

Bei Gelenkschmerzen durch Wind-Nässe:
+ Cortex Cinnamomi *Rou Gui*
+ Rhizoma Atractylodis macroc. *Bai Zhu*

Entsprechungen der Diätetik

Milz-Qi und -Yang stärkend:
Bei akutem Zustand:
Einen Schnaps oder etwas hochprozentiges zum Wärmen.
Gekochtes Getreide: bes. Hirse, Buchweizen, Gerste, Karotte, Hülsenfrüchte incl. Tofu (nur erwärmt), leicht verdauliches, mageres Fleisch, Huhn
Bei Kälte:
Mitte wärmend:
Pfirsich, Kirsche, Fenchel, Anis, Pfeffer, Knoblauch, Ingwer, Paprika, Chili, Wild, Rindfleisch
Niere wärmend:
Zimt, Hirsch, Lamm, Wild, Krabben
Meide:
Rohe, kalte und Nässe produzierende Nahrung:
zuviel Süßes, viel Milchprodukte, fettes Fleisch, Rohkost im Übermaß

Anmerkungen

Nur bei blasser Zunge, da stark erwärmend

Korrespondierende Akupunktur

Bl 20	Shu-Punkt der Milz, Moxa
Bl 23	Shu-Punkt der Niere, Moxa
Ren 6	*Qi Hai* = Meer der Energie, Moxa
Ma 36	Ben-Element Punkt
MP 6	*San Yin Jiao* – Treffen der drei Yin
Ni 3	stärkt Nieren-Yang

Bei akutem, drohendem Yang-Kollaps:

Ni 1	massieren oder nadeln
Du 24	*Ren Zhong*

Fertigarznei

Aconit & G.L. Combination – als Granulat

Literatur

Bensky	englisch	► S.226
	deutsch	► S.248
Shang Han Lun		► § 318

Eigene Eintragungen

8. TONISIERENDE REZEPTUREN

8.a Qi tonisierende Rezepturen

四君子汤

Vier Gentlemen Dekokt

Chinesischer Name:	**Si Jun Zi Tang**
Japanischer Name:	**shi kun shi to**
Englischer Name:	**Four Gentlemen Decoction**
Lateinischer Name:	**Decoctum quattuor nobilium**

Konstitution
geschwächt

Gruppenklassifikation
Tonisierende Rezepturen (Qi)

Temperaturverhalten

kalt	kühl	neutral	warm	heiß

Indikation bei Energiezustand des Patienten

Fülle	leichte Fülle	neutral	leichter Mangel	Mangel

Zusammensetzung

Radix Ginseng	3-6g	(12a)	Qi der Mitte und der Lunge tonisierend, sedierend	► S.668
(oder Radix Codonopsitis)	9g	(12a)	Qi der Mitte und des Lungen-Funktionskreises tonisierend	► S.669
Rhiz. Atractylodis macrocephalae	9g	(12a)	Milz-Qi tonisierend, Nässe eliminierend, *Wei Qi* stützend	► S.671
Poria	6g	(4)	Nässe ausleitend, die Mitte stützend	► S.565
Radix Glycyrrhizae	3g	(12a)	Mitte stützend, puffernd	► S.674
– meist werden traditionell hinzugefügt –				
+ Rhizoma Zingiberis recens	3g	(1a)	Schleim und Übelkeit behandelnd	► S.507
+ Fructus Jujubae	3g	(12a)	Mitte mild stützend	► S.673

Hauptsymptome

Erschöpfung,

appetitlos,

Völlegefühl im Epigastrium,

kein Durst,

Diarrhö

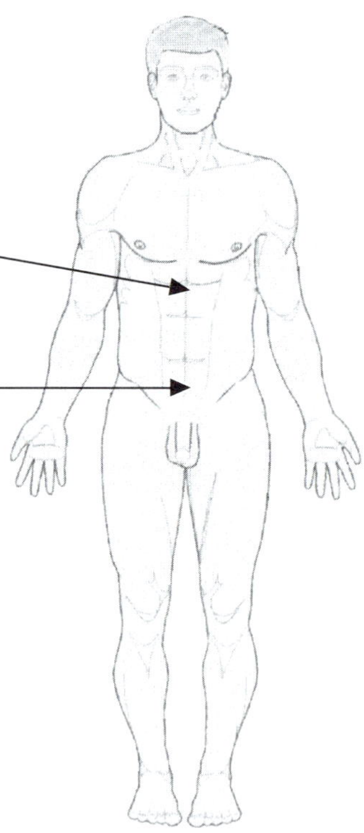

Wirkung
1. Kräftigt und tonisiert das Milz- und Lungen-Qi
2. Leitet Nässe aus

Symptome
Allgemeine Erschöpfung, Vitalitätsverlust, Antriebslosigkeit, lustlos, Grübeleien, fehlende Entscheidungsfähigkeit, rasche Ermüdbarkeit, Gesichtblässe, schwache Stimme, im Kopf wie benommen, benebelt, Schweregefühl im Kopf und Körper, abdominelle Beschwerden wie Völlegefühl im Epigastrium, Übelkeit, kein Appetit, fehlender Durst, Tendenz zu weichem Stuhlgang, Diarrhö

TCM-Indikation
1. Milz-Qi-Mangel oder allgemeiner Qi-Mangel
2. Nässe

ZK: blaß, gedunsen; **ZB:** weißlich, feucht;
Pu: kraftlos, schlüpfrig

Anwendungsbeispiel
Erschöpfungssyndrom, gastrointestinaler Beschwerdekomplex, Colon irritabile, Neurasthenie, postoperative Schwäche

Abgeleitete Rezepturen
Sechs Gentlemen Dekokt *Liu Jun Zi Tang* ► S.340
Pille, die die Mitte reguliert *Li Zhong Wan* ► S.322
Dekokt, das die Mitte tonisiert und das Qi vermehrt
Bu Zhong Yi Qi Tang ► S.342

Funktionskreise

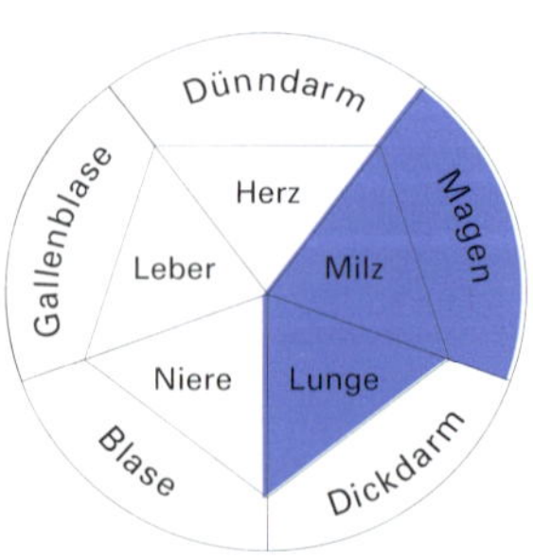

Sechs Stadien *Shang Han Lun*

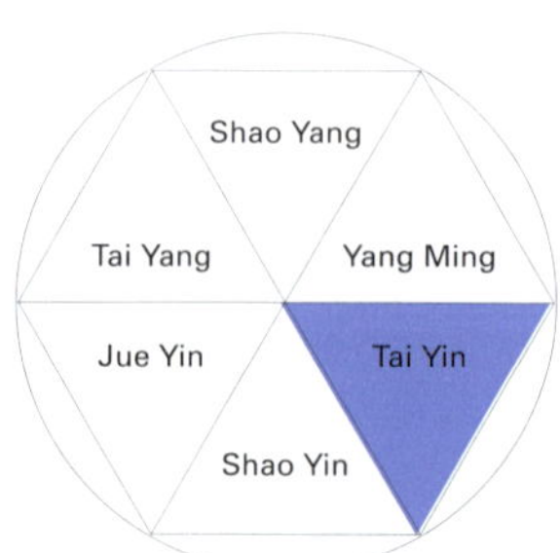

Außen ◄► Innen

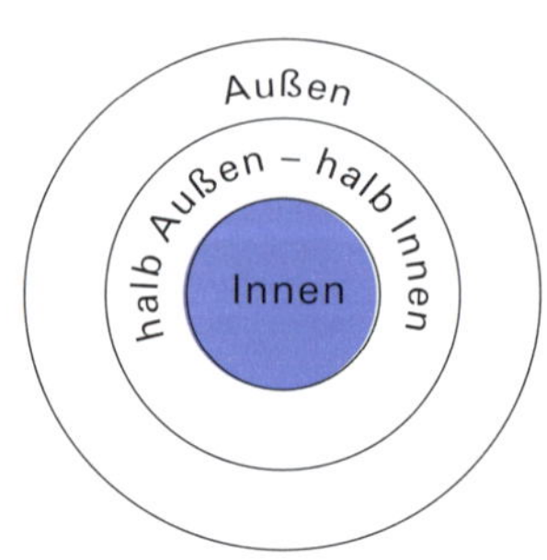

Analyse der Rezeptur

Radix Ginseng (oder Radix Codonopsitis)	*Ren Shen* (*Dang Shen)*	Milz-Qi stärkend
Rhizoma Atractylodis macrocephalae	*Bai Zhu*	Milz-Qi stärkend, Nässe ausleitend
Poria	*Fu Ling*	Nässe ausleitend
Radix Glycyrrhizae	*Gan Cao*	Mitte harmonisierend

Modifikationen

Bei ausgeprägtem Appetitlosigkeit, Völle- und Druckgefühl im Epigastrium und klebrigem ZB (Schleim):

+ Rhizoma Pinelliae *Ban Xia*
+ Pericarpium Aurantii *Chen Pi*

diese Rezeptur nennt man dann:
Sechs Gentlemen Dekokt *Liu Jun Zi Tang*

Entsprechungen der Diätetik

Milz tonisierend:
Hirse, Langkornreis, Mandel, Weißkohl, Kartoffel, Feige, Huhn, Schinken, Hering, Pfeffer
Nässe eliminierend:
Bohnen, Sojabohnen, Erbsen, Fenchel, Pfeffer, Kardamom, Gerste, Fisch
Schleim und Nässe transformierend:
schwarze und gelbe Sojabohnen, Sojasprossen, Sojamilch, Mungbohnen, Rundkornreis, Knoblauch, Ingwer, Rettich, Weintraube, Birne, Fisch, Kardamom
Meide:
Raffinadezucker, Milchprodukte, fettes Fleisch, Kaffee, Alkoholika
Ein Übermaß an Süßem belastet die Milz, da leicht zuviel Nässe produziert wird, übermäßig viel Kaltes und Rohkost kann ebenfalls die Milz belasten.

Literatur

Bensky englisch ► S.236
deutsch ► S.260

Anmerkungen

Diese Rezeptur ist die Basisrezeptur zur Behandlung der Milz bzw. der Mitte, denn sie behandelt die beiden Aspekte des Grundthemas der Milz: Transformation und Transport (d.h. genügende Umwandlung und Bereitstellung von Energie – Qi – aus der Nahrung und damit Klärung und Kanalisation der Säfte). Die Umwandlungsfähigkeit und Qi-Bereitstellung wird durch tonisierende Drogen – Radix Codonopsitis, Rhizoma Atractylodis macrocephalae – bewerkstelligt, belastende Nässe durch Poria und ebenfalls Rhizoma Atractylodis macrocephalae ausgeleitet und so von der anderen Seite die Milz wieder funktionstüchtiger gemacht.
Häufig jedoch kommen die Patienten erst in die Sprechstunde, wenn sich über die Zeit zusätzliche Disharmonien hinzugesellt haben. Entweder kommt eine komplizierende Schleimbelastung hinzu, sichtbar an dem nunmehr klebrigen ZB, dann Indikation für:
Sechs Gentlemen Dekokt *Liu Jun Zi Tang* ► S.340
Oder es kommt zu einem zunehmenden Milz-Yang-Mangel, dann ist die Indikation gegeben für:
Pille, die die Mitte reguliert *Li Zhong Wan* ► S.322
oder bei einem Nieren-Milz-Yang-Mangel mit mehr Schmerz und Kältegefühl:
Radix Aconiti Pille zur Regulierung der Mitte
Fu Zi Li Zhong Wan ► S.324

Korrespondierende Akupunktur

Ren 12	Mu-Punkt Magen
Ma 36	stützt das Qi der Mitte, Arealfernpunkt Abdomen
Ma 40	Nässe ausleitend
MP 9	stützt die Mitte, wandelt Schleim um
Bl 20	Shu-Punkt Milz, Moxa
Ren 6	*Qi Hai* = Meer der Energie: stützt über Nieren-Energie auch indirekt die Milz

Fertigarznei

Major four herb Combination – 300 mg Tabletten

Eigene Eintragungen

六君子汤

Sechs Gentlemen Dekokt

Chinesischer Name:	**Liu Jun Zi Tang**
Japanischer Name:	**rikkun shi to**
Englischer Name:	**Six Gentlemen Decoction**
Lateinischer Name:	**Decoctum sex nobilium**

Konstitution
leicht geschwächt

Gruppenklassifikation
Tonisierende Rezepturen (Qi)

Temperaturverhalten

kalt	kühl	neutral	warm	heiß

Indikation bei Energiezustand des Patienten

Fülle	leichte Fülle	neutral	leichter Mangel	Mangel

Zusammensetzung

Radix Ginseng	3-6g	(12a)	Qi der Mitte und der Lunge tonisierend, sedierend	► S.668
(oder: Radix Codonopsitis)	9g	(12a)	Qi der Mitte und des Lungen-Funktionskreises tonisierend	► S.669
Rhiz. Atractylodis macroc.	9g	(12a)	Milz-Qi tonisierend, Nässe eliminierend, *Wei Qi* stützend	► S.671
Poria	6g	(4)	Nässe ausleitend, die Mitte stützend	► S.565
Radix Glycyrrhizae	3g	(12a)	Mitte stützend, puffernd	► S.674
Rhizoma Pinelliae	6g	(6a)	Schleim ausleitend	► S.588
Pericarpium Aurantii	6g	(9)	Qi bewegend, Schleim umwandelnd	► S.620
– meist werden traditionell hinzugefügt –				
+ Rhizoma Zingiberis recens	3g	(1a)	Schleim und Übelkeit behandelnd	► S.507
+ Fructus Jujubae	3g	(12a)	Mitte mild stützend	► S.673

Hauptsymptome

Erschöpfung,

abdominelle Beschwerden wie Völlegefühl im Epigastrium,

fehlender Durst,

Tendenz zu weichem Stuhlgang

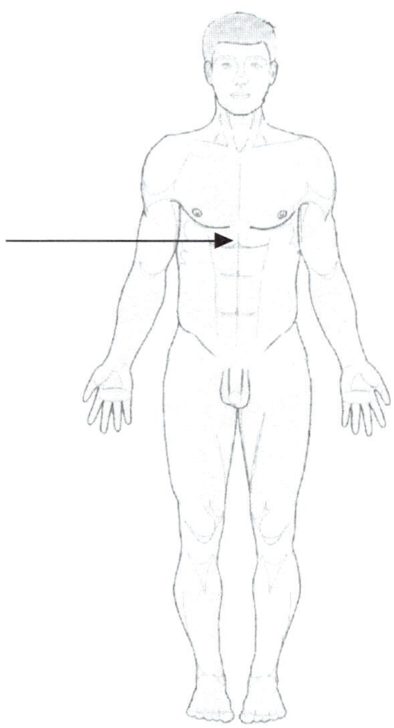

Wirkung
1. Kräftigt und tonisiert das Milz- und Lungen-Qi
2. Leitet Nässe aus und transformiert Schleim

Symptome
Allgemeine Erschöpfung, Vitalitätsverlust, rasche Ermüdbarkeit, abdominelle Beschwerden wie Völlegefühl im Epigastrium, fehlender Durst, Übelkeit, Tendenz zu weichem Stuhlgang mit Nässe und Schleim, Grübeleien

TCM-Indikation
1. Milz-Qi-Mangel oder allgemeiner Qi-Mangel
2. Nässe- und Schleim-Ansammlung

ZK: blaß, gedunsen; **ZB**: feucht, dick, klebrig; **Pu**: schlüpfrig

Anwendungsbeispiel
Erschöpfungssyndrom, gastrointestinaler Beschwerdekomplex, Colon irritabile

Abgeleitete Rezepturen
Vier Gentlemen Dekokt *Si Jun Zi Tang* ► S.338
Dekokt, das die Mitte tonisiert und das Qi vermehrt *Bu Zhong Yi Qi Tang* ► S.342
Zweifach behandeltes Dekokt *Er Chen Tang* ► S.472

Funktionskreise

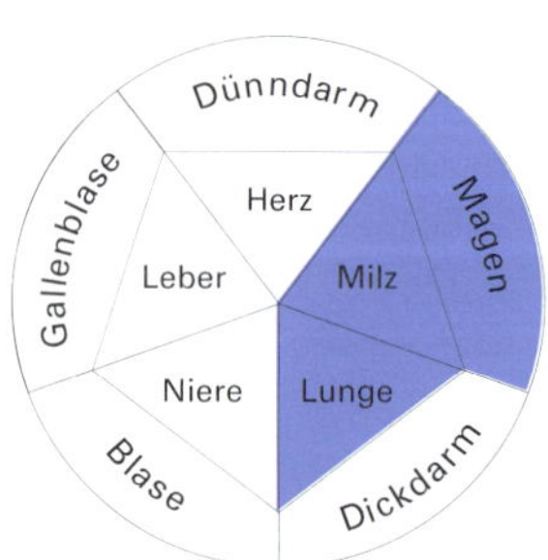

Sechs Stadien ***Shang Han Lun***

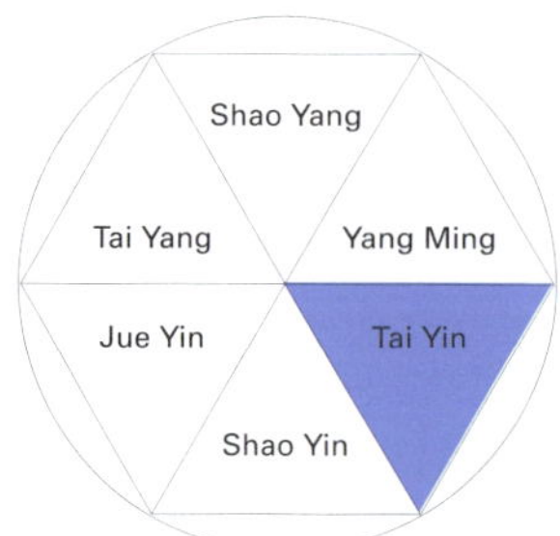

Außen ◄► Innen

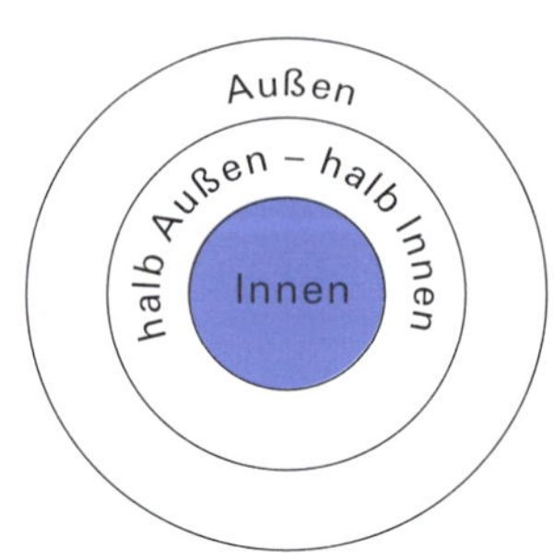

Analyse der Rezeptur

Radix Glycyrrhizae	*Gan Cao*	Mitte harmonisierend	
Fructus Jujubae	*Da Zao*		
Radix Ginseng	*Ren Shen*	Milz-Qi stärkend	**→ Milz-Qi**
(Radix Codonopsitis)	*Dang Shen*		
Rhiz. Atractylodis macroc.	*Bai Zhu*	Nässe eliminierend	**→ Nässe**
Poria	*Fu Ling*		
Pericarpium Aurantii	*Cheng Pi*	Qi-Fluß regulierend	**→ Qi-Stagnation**
Rhizoma Pinelliae	*Ban Xia*	Schleim umwandelnd, Mitte stützend	**→ Schleim**
Rhizoma Zingiberis recens	*Sheng Jiang*	Übelkeit lindernd	

Modifikationen

Bei ausgeprägtem Appetitlosigkeit, Völlegefühl im Thorax:
+ Fructus Amomi *Sha Ren*
+ Radix Saussureae *Mu Xiang*

Diese Rezeptur nennt man dann:
Aucklandia und Amomi Dekokt
Xiang Sha Liu Jun Zi Tang

Entsprechungen der Diätetik

Magen- und Lungen-Qi absenkend:
Gerste, Buchweizen, Hafer, Mandeln, Tofu, Erbsen, Kardamom, Ingwer, schwarze und gelbe Sojabohnen, Rettich, Zwiebeln
Milz tonisierend:
Hirse, Langkornreis, Mandel, Weißkohl, Kartoffeln, Feigen, Huhn, Schinken, Hering, Pfeffer
Nässe eliminierend:
Bohnen, Sojabohnen, Erbsen, Fenchel, Pfeffer, Kardamom, Gerste, Fisch
Schleim und Nässe transformierend:
Schwarze und gelbe Sojabohnen, Sojasprossen, Sojamilch, Mungbohnen, Rundkornreis, Knoblauch, Ingwer, Rettich, Weintrauben, Birnen, Fisch, Kardamom
Meide:
Raffinadezucker, Milchprodukte, fettes Fleisch, Kaffee, Alkoholika
Ein Übermaß an Süßem belastet die Milz, da leicht zuviel Nässe produziert wird, übermäßig viel Kaltes und Rohkost kann die Milz belasten.

Anmerkungen

Diese Rezeptur wird in der Praxis wesentlich häufiger benötigt als Vier Gentlemen Dekokt *Si Jun Zi Tang,* welches für den einfachen Milz-Qi-Mangel mit Nässeansammlung angezeigt ist. Häufiger kommen die Patienten, wenn komplizierend eine Schleim-Belastung hinzugekommen ist. Denn diese macht deutlich mehr Beschwerden wie Druckgefühl oder Schmerz, da Schleim den Energiefluß blockiert und zur Qi-Stagnation führt. Dann ist die Indikation gegeben für das Sechs Gentlemen Dekokt.
Ist ein zunehmender Milz- oder gar Nieren-Milz-Yang-Mangel mit noch mehr Schmerz und Kältegefühl hinzugekommen, dann besteht die Indikation für die Pille, die die Mitte reguliert *Li Zhong Wan* oder im zweiten Fall Radix Aconiti Pille, die die Mitte reguliert *Fu Zi Li Zhong Wan* ► S.324

Korrespondierende Akupunktur

Ren 12	Mu-Punkt Magen
Lu 7	Luo-Punkt, senkt Lungen-Qi ab
Ren 17	Meisterpunkt Respirationstrakt, löst thorakale Qi-Stagnation
Pe 6	Luo-Punkt, Arealfernpunkt Thorax, auch sedativ
Ma 36	stützt das Qi der Mitte, Arealfernpunkt Abdomen
Ma 40	Nässe ausleitend
MP 5	stützt die Mitte, wandelt Schleim um
Bl 20	Shu-Punkt der Milz

Fertigarznei

Major Six Herb Combination – 300 mg Tabletten und als Granulat

Literatur

Bensky	englisch	► S.231
	deutsch	► S.262

Eigene Eintragungen

补中益气汤

Dekokt, das die Mitte tonisiert und das Qi vermehrt

Chinesischer Name:	Bu Zhong Yi Qi Tang
Japanischer Name:	hochu ekki to
Englischer Name:	Tonify the Middle Augment the Qi
Lateinischer Name:	Decoctum supplemens centrum Augmentans qi

Konstitution

sehr geschwächt

Gruppenklassifikation

Tonisierende Rezepturen (Qi)

Temperaturverhalten

kalt	kühl	neutral	warm	heiß

Indikation bei Energiezustand des Patienten

Fülle	leichte Fülle	neutral	leichter Mangel	Mangel

Zusammensetzung

Radix Ginseng	3-6g	(12a)	Qi der Mitte und der Lunge tonisierend, sedierend	► S.668
(oder: Radix Codonopsitis)	9g	(12a)	Qi der Mitte und des Lungen-Funktionskreises tonisierend	► S.669
Radix Astragali	8g	(12a)	tonisiert Qi der Milz und Lunge, stärkt *Wei Qi*, Schweiß haltend	► S.670
Rhiz. Atractylodis macroc.	9g	(12a)	Milz-Qi tonisierend, Nässe eliminierend, *Wei Qi* stützend	► S.671
Radix Angelicae sinensis	6g	(12b)	Blut nährend und bewegend, schmerzstillend	► S.680
Pericarpium Aurantii	6g	(9)	Qi bewegend, Schleim umwandeld	► S.620
Radix Glycyrrhizae	3g	(12a)	Mitte stützend, puffernd	► S.674
Radix Bupleuri	2g	(1b)	anhebend, den Leber-Qi-Fluß regulierend	► S.519
Rhizoma Cimicifugae	2g	(1b)	anhebend, ausleitend, entgiftend	► S.520

Hauptsymptome

Erschöpfung,

appetitlos,

kein Durst,

Ptosen,

Hämorrhoiden,

Diarrhö

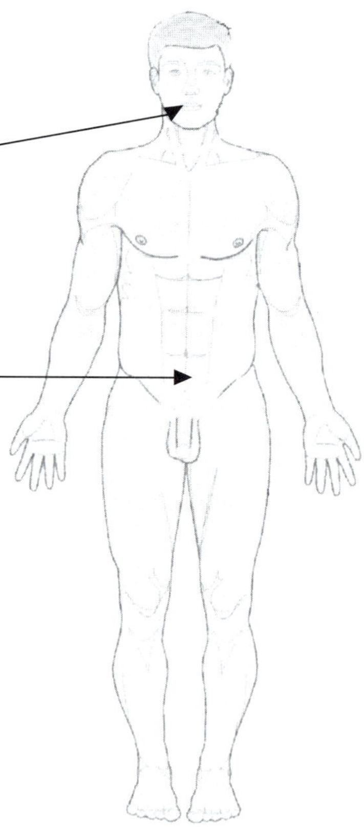

Wirkung

1. Stark kräftigend und tonisierend, Milz- und Lungen-Qi ergänzend, Blut nährend
2. Qi emporhebend

Symptome

Große Erschöpfung, rasche Ermüdbarkeit, Blässe, Kurzatmigkeit, leichtes Fieber unklarer Genese, Husten, Schwindel, Redeunlust, schwache Stimme, verwaschene Sprache, leichte Sehstörung, spontane Schweiße tags oder auch nachts, Infektneigung

Abdominelle Beschwerden, Diarrhö, Neigung zu Ptosen bei Bindegewebsschwäche, Uterus-, Rektumprolaps, Magenptose, Wanderniere, Hämorrhoiden, Blutungsneigung, Varikosis

TCM-Indikation

Absinkendes Milz-Qi, ausgeprägter Qi-Mangel mit beginnendem Blut-Mangel

ZK: blaß, gedunsen; **ZB:** weißlich, dünn, feucht;

Pu: kraftlos, leer

Anwendungsbeispiel

Erschöpfungssyndrom, Colon irritabile

Rekonvaleszenz – nach langer erschöpfender Krankheit oder nach Geburten, postoperativ, Tumorpatienten, Bindegewebsschwäche, Tuberkulose, Myasthenia gravis, Anämie, Hyperhidrosis, Infektanfälligkeit, AIDS, Thrombozythämia vera

Abgeleitete Rezepturen oder häufige Modifikationen

Vier Gentlemen Dekokt	*Si Jun Zi Tang*	► S.338
Sechs Gentlemen Dekokt	*Liu Jun Zi Tang*	► S.340

Funktionskreise

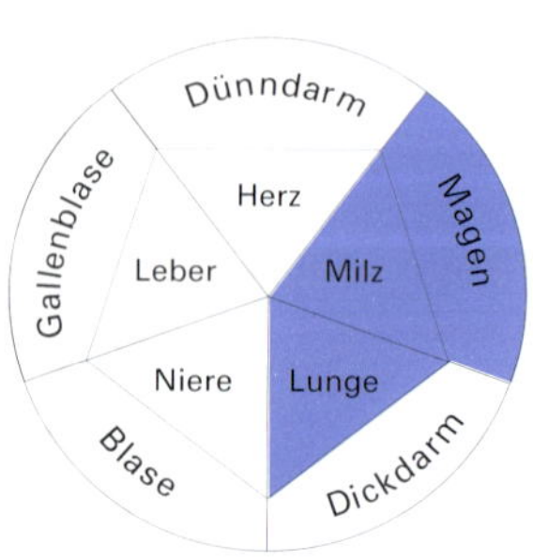

Sechs Stadien *Shang Han Lun*

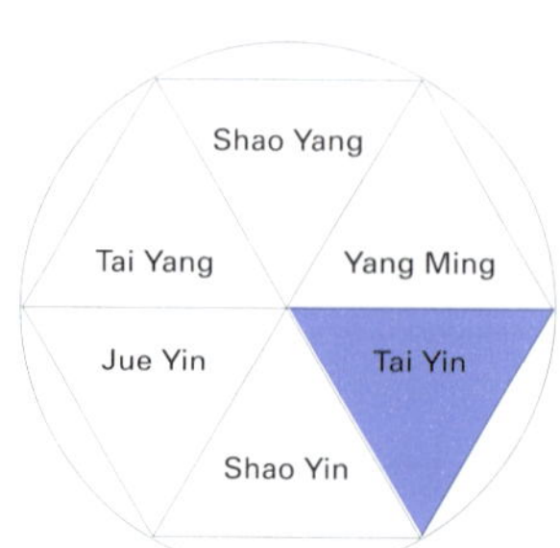

Außen ◄► Innen

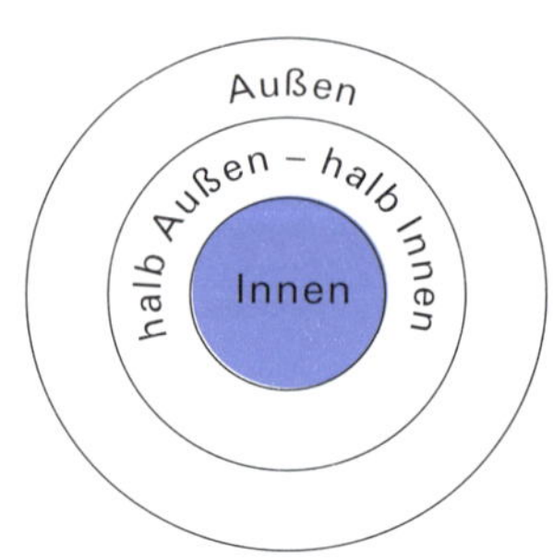

Analyse der Rezeptur

Radix Bupleuri	*Chai Hu*	Qi nach oben hebend
Rhizoma Cimicifugae	*Sheng Ma*	Qi nach oben hebend
Radix Astragali	*Huang Qi*	Qi nach oben hebend / Milz-Qi stärkend
Radix Ginseng	*Ren Shen*	Milz-Qi stärkend
Rhizoma Atractylodis macroc.	*Bai Zhu*	Milz-Qi stärkend
Pericarpium Aurantii	*Chen Pi*	Qi regulierend
Radix Angelicae sinensis	*Dang Gui*	Blut nährend
Radix Glycyrrhizae	*Gan Cao*	puffernd, harmonsierend

Modifikationen

Bei ausgeprägter Ptosis oder Prolapsneigung:
\+ Fructus Citri Aurantii *Zhi Ke*

Entsprechungen der Diätetik

Milz tonisierend:
Hirse, Langkornreis, Mandel, Weißkohl, Kartoffel, Feige, Huhn, Schinken, Hering, Pfeffer
Nässe eliminierend:
Bohnen, Sojabohnen, Erbsen, Fenchel, Pfeffer, Kardamom, Gerste, Fisch
Meide:
Raffinadezucker, Milchprodukte, fettes Fleisch, Kaffee, Alkoholika
Ein Übermaß an Süßem belastet die Milz, da leicht zuviel Nässe produziert wird, übermäßig viel Kaltes und Rohkost kann die Milz belasten.

Korrespondierende Akupunktur

Ren 12	Mu-Punkt Magen
Ma 36	stützt das *Qi* der Mitte Arealfernpunkt Abdomen
MP 6	stützt die Milz
Bl 20	Shu-Punkt der Milz, Moxa
Ren 6	*Qi Hai* = Meer der Energie: stützt über Nieren-Energie auch indirekt die Milz
Lu 9	Tonisierungspunkt Lunge

Anmerkungen

Diese Rezeptur ist, wenn indiziert, ein großartiges Tonikum. Sie wird vor allem bei langwährenden, auch zehrenden Krankheiten oder in deren Rekonvaleszenz eingesetzt.
Sie wirkt besonders auf das Qi der Milz und hebt dieses wieder nach oben, so daß es ein sehr wichtiges Mittel bei dem Krankheitsmuster „absinkendes Qi der Milz" mit Ptosen usw. darstellt. Die Milz hält nicht nur die Organe an ihrem Platz, sondern auch das Blut im Gefäßsystem. Somit wird auch bei Thrombozytopathien mit sonst passendem Bild auf diese Rezeptur zurückgegriffen.
In der Onkologie wird sie oft als Adjuvans zur Roborierung eingesetzt, macht eine Radio- oder Chemotherapie besser verträglich und gleicht deren Nebenwirkungen wie Infektanfälligkeit, Schwitzen, Übelkeit aus.
Nicht zuletzt hat die Rezeptur auch eine Immunsystem stärkende Wirkung bei schwachem *Wei Qi* mit Schweißen und Infektanfälligkeit: durch Astragalus und Atractylodis in Verbindung mit den anhebenden Oberflächenbefreiern Bupleurum und Cimicifuga. Man kann die beiden letzteren auch im Sinne von Botenarzneien sehen, die die Energie der tonisierenden Drogen in einen Aufwärtsvektor leiten und in die Oberfläche (Ebene des *Wei Qi)* einfließen lassen. Zusätzlich stärken Astragalus und Atractylodis neben dem Qi von Milz und Lunge auch speziell das *Wei Qi* als äußeren Teilaspekt des Lungen-Qi.

Fertigarznei

Ginseng & Astragalus Combination – 300 mg Tabletten

Literatur

Bensky englisch ► S.241
deutsch ► S.266

Eigene Eintragungen

生脈散

Pulver, das den Puls erzeugt

Chinesischer Name:	**Sheng Mai San**
Japanischer Name:	**sho myaku san**
Englischer Name:	**Generate the Pulse Powder**
Lateinischer Name:	**Pulvis producens pulsus**

Konstitution
sehr geschwächt

Gruppenklassifikation
Tonisierende Rezepturen (Qi und Yin)

Temperaturverhalten

kalt	kühl	neutral	warm	heiß

Indikation bei Energiezustand des Patienten

Fülle	leichte Fülle	neutral	leichter Mangel	Mangel

Zusammensetzung

Radix Ginseng	2-4g	(12a)	Qi der Mitte und der Lunge tonisierend, sedierend	► S.668
(oder Radix Codonopsitis)	6-9g	(12a)	Qi der Mitte und des Lungen-Funktionskreises tonisierend	► S.669
Radix Ophiopogonis	6-12g	(12d)	Lungen- und Magen-Yin nährend, Husten stillend, sedativ	► S.700
Fructus Schisandrae	6-9g	(13)	stärkt die Essenz, stoppt Schweiße, erzeugt Säfte, stoppt Husten	► S.713

Hauptsymptome

Erschöpfung,

Kurzatmigkeit,

trockener Mund,

Durst,

spontane Schweiße,

chronischer Reizhusten,

chronischer Husten mit schwer abhustbarem Sputum,

Obstipation

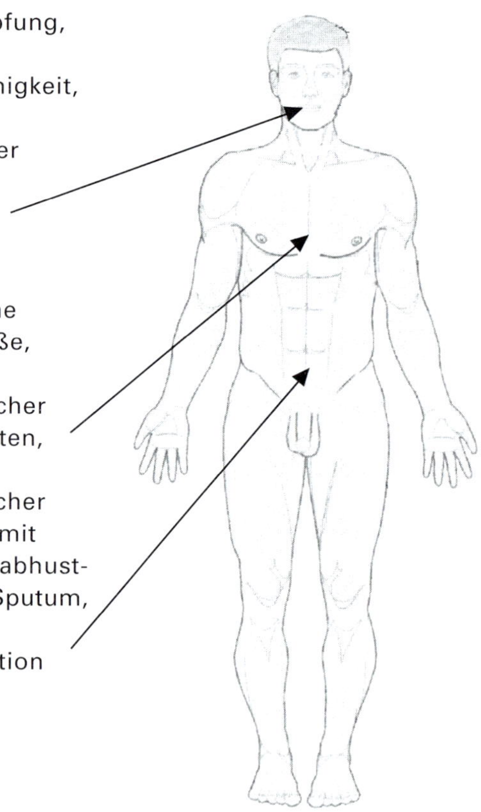

Wirkung
1. Kräftigt das Qi
2. Nährt und hält das Yin, regt die Säftebildung an
3. Schweiße hemmend

Symptome
Müdigkeit, Erschöpfung, Kurzatmigkeit, trockener Mund, Durst, Obstipation, profuse, schwächende Schweiße, chronischer Reizhusten mit dünnem Sputum

TCM-Indikation
Qi- und Yin-Mangel
ZK: blaß-rot, trocken; **ZB**: trockener, dünner Belag;
Pu: dünn, schwach, tief, evtl. beschleunigt

Anwendungsbeispiel
Chronische Bronchitis, Tuberkulose, Links- oder Rechtsherzinsuffizienz, koronare Herzerkrankung, Angina pectoris, akuter Kollaps

Funktionskreise

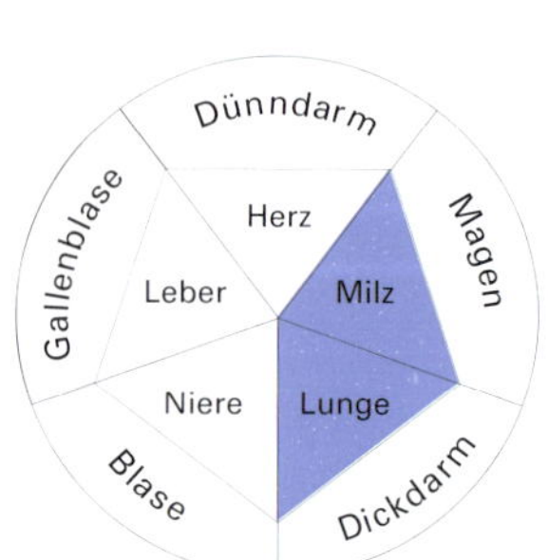

Sechs Stadien ***Shang Han Lun***

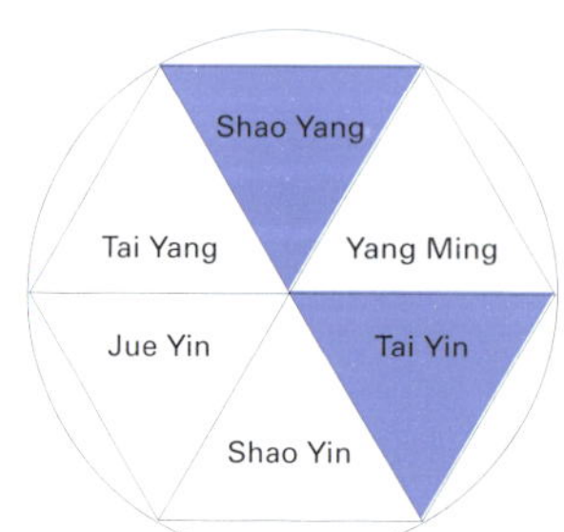

Außen ◄► Innen

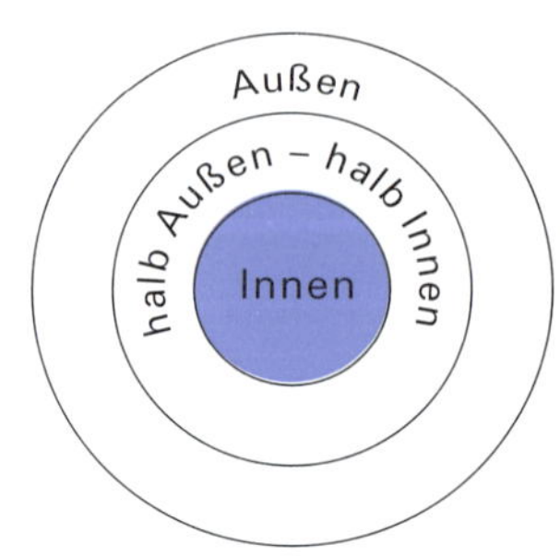

Analyse der Rezeptur

Radix Ginseng	*Ren Shen*	tonisiert stark das Qi, regt die Blutproduktion an, sedativ, sehr effektiv Säfte erzeugend, beruhigend
Radix Ophiopogonis	*Mai Men Dong*	Lunge stützend, Yin nährend und haltend
Fructus Schisandrae	*Wu Wei Zi*	

Modifikationen

Bei ausgeprägtem Schwitzen:

Radix Astragali	*Huang Qi*
Radix Angelicae sinensis	*Dang Gui*

Bei starken Palpitationen:

Ramulus Cinnamomi	*Gui Zhi*
Concha Ostrae	*Mu Li*
Os Draconis	*Long Gu*

Bei Herzkranzgefäßerkrankungen:

Radix Glycyrrhizae praep.	*Zhi Gan Cao*
Radix Salviae miltiorrhizae	*Dan Shen*
Flos Carthami	*Hong Hua*
Radix Paeoniae rubrae	*Chi Shao*

Entsprechungen der Diätetik

Milz tonisierend:
Buchweizen, Gerste, Sojabohne, Fenchel, Hirse, Langkornreis, Mandel, Weißkohl, Kartoffel, Feige, Huhn, Schinken, Hering, Pfeffer
Yin nährend:
Weintraube, Maulbeerfrucht, Ziegenmilch, Sahne, Ei, Sesamöl, Butter
Meide:
Schweißtreibende, scharfe Nahrung:
Zwiebel, Knoblauch, Lauch, sehr scharfe Speisen

Literatur

Bensky	englisch	► S.245
	deutsch	► S.270

Anmerkungen

1. Ein schönes Beispiel, wie eine einfache Rezeptur überaus effektiv und ausgewogen ist: Ginseng stärkt das Qi und regt die Produktion von Säften an, die zudem von Ophiopogonis genährt und zugeführt werden, wobei Schisandra neben seiner stützenden Funktion weitere Verluste verhindert durch seine saure, adstringierende Eigenschaft.
2. Im akuten Fall kann dieses Krankheitsbild auch vorkommen als Sonnenstich oder Hitzschlag, wo Hitze und übermäßiges Schwitzen das Lungen-Qi und das Körper-Yin geschwächt haben und eine rasche Auffüllung der Energien sowie das Verhindern weiterer Verluste wünschenswert ist. Somit kann dieses Rezept bei präkollaptischen Zuständen in Frage kommen. Alternativ steht dazu auch das Kalte Extremitäten Dekokt *Si Ni Tang* zur Verfügung, das jedoch bei drohendem Yang-Kollaps mit Aufsteigen von Yin und Kälte angezeigt ist.
3. Nicht zu verwenden bei akuten Zuständen oder leichten Formen einer Bronchitis, die auf Wind-Kälte basieren. Denn wenn der pathogene Faktor noch im Organismus ist, würde durch diese tonisierende und adstringierende Rezeptur die Erkrankung verlängert.

Korrespondierende Akupunktur

Ni 1	behutsam genadelt, d.h. tonisierend oder 1 Minute massiert
Ma 36	Arealfernpunkt Abdomen, Element Punkt
MP 6	stützt die Mitte, Arealfernpunkt Unterbauch
Ren 6	*Qi Hai* = Meer der Energie, Tonisierung Nieren-Energie
Bl 20	Shu-Punkt Milz
Bl 23	Shu-Punkt Niere
Ni 7	Nieren Tonisierungspunkt → Yin stärkend
Lu 9	Yuan- und Tonisierungspunkt Lunge

Eigene Eintragungen

8.b Blut nährende Rezepturen

四物汤

Vier Arzneien Dekokt

Chinesischer Name:	**Si Wu Tang**
Japanischer Name:	**shi motsu to**
Englischer Name:	**Four Substance Decoction**
Lateinischer Name:	**Decoctum quattuor medicamentorum**

Konstitution
geschwächt

Gruppenklassifikation
Tonisierende Rezepturen (Blut)

Temperaturverhalten

kalt	kühl	neutral	warm	heiß

Indikation bei Energiezustand des Patienten

Fülle	leichte Fülle	neutral	leichter Mangel	Mangel

Zusammensetzung

Radix Rehmanniae praep.	6-12g	(12b)	Blut und Yin nährend, befeuchtend	► S.678
Radix Paeoniae lactiflorae	6-9g	(12b)	bes. Leber-Blut nährend, Leber-Qi „erweichend"	► S.681
Radix Angelicae sinensis	6-9g	(12b)	Blut nährend und bewegend, schmerzstillend	► S.680
Rhizoma Ligustici	4-6g	(10a)	Blut bewegend, schmerzstillend	► S.634

Hauptsymptome

Große Erschöpfung,

Blässe,

Belastungs-dyspnoe,

Schwindel,

Palpitationen,

Anämie,

Amenorrhö,

Dysmenorrhö

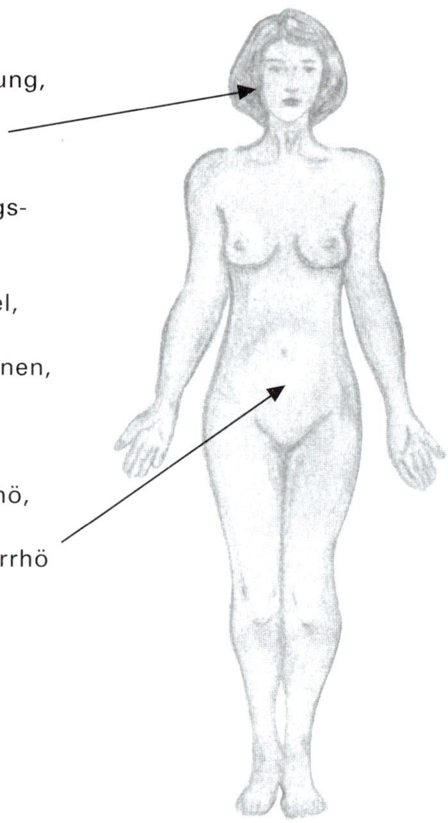

Wirkung
1. Blut nährend
2. Blut-Fluß und die Leber regulierend

Symptome
Müdigkeit, allgemeine Erschöpfung, Gesichtsblässe, fahles, gelbliches Aussehen, Kurzatmigkeit, Appetitlosigkeit, Ermüdbarkeit der Augen, trockene Augen, evtl. Sehstörungen, Schwindel, Palpitationen, Unruhe, Nervosität, vermindertes Selbstbewußtsein, trockene Haut, brüchige, blasse Nägel
Taubheitsgefühl und Kribbeln der Extremitäten, Muskelzukkungen, Krämpfe, Menses schwach, wenig Blut, oder auch zu starke Blutung, ausbleibende oder unregelmäßige Mens, schmerzhafte Regelblutung

TCM-Indikation
Blut-Mangel, Tendenz zu Blut-Stase,
ZK: blaß, leicht geschrumpft; **ZB:** dünner weißlicher Belag;
Pu: dünn, schwach, tief

Anwendungsbeispiel
Erschöpfungssyndrom, Anämien verschiedener Genese, Erschöpfungszustände nach chronischen Erkrankungen und in der Rekonvaleszenz, Schwäche nach Geburten, unzureichende Milchproduktion, Amenorrhö, Dysmenorrhö, uterine Blutungen, Ekzeme, Pruritus (mit Modifikationen)

Abgeleitete Rezepturen oder häufige Modifikationen

Acht Schätze Dekokt *Ba Zheng Tang*	► S.358
Dekokt, das die Milz wiederherstellt *Gui Pi Tang*	► S.362
Dekokt, das Wärme klärt *Wen Qing Yin*	► S.354
Gelatina und Artemisia Dekokt *Jiao Ai Tang*	► S.434

Funktionskreise

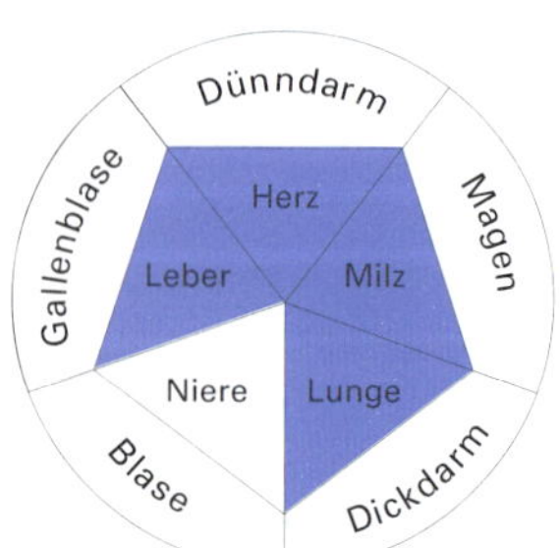

Sechs Stadien *Shang Han Lun*

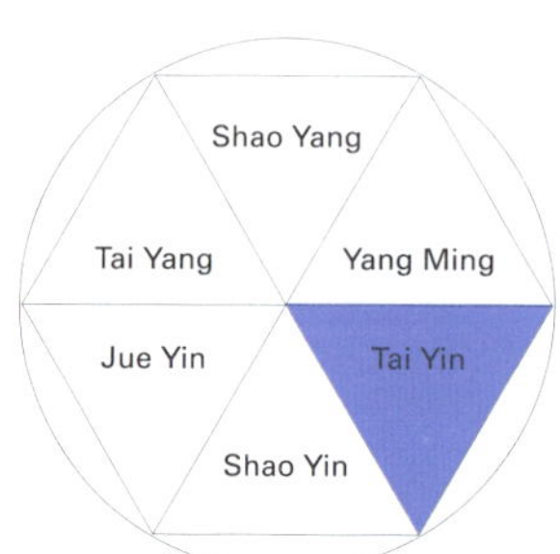

Außen ◄► Innen

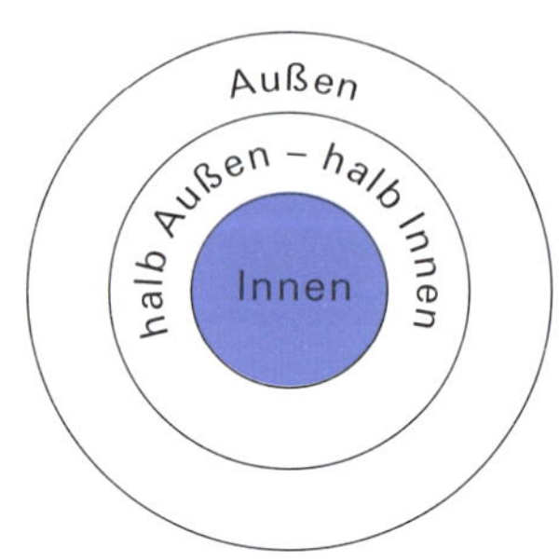

Analyse der Rezeptur

Radix Rehmanniae praep.	*Shu Di Huang*	Blut und Yin nährend, befeuchtend, stabilisierend	→ **nährend**
Radix Paeoniae lactiflorae	*Bai Shao*		
Radix Angelicae sinensis	*Dang Gui*	Blut nährend und bewegend und schmerzstillend	→ **dynamisierend**
Rhizoma Ligustici	*Chuan Xiong*		

Modifikationen

Bei schmerzhafter Regelblutung:
+ Flos Carthami *Hong hua*
+ Semen Persicae *Tao ren*

Diese Rezeptur heißt dann: **Vier Arzneien Dekokt mit Carthami und Persicum** ***Tao Hong Si Wu Tang***

Bei Pruritus mit trockener Haut:
+ Radix Sophorae *Ku Shen*
+ Periostracum Cicadae *Chan Tui*
+ Fructus Tribuli *Bai Ji Li*

Falls Zeichen einer Blut-Hitze präsent sind, werden die kälteren Drogenformen aus der Gruppe 2b gegeben: statt Radix Rehmanniae praep. dann Rehmannia glutinosae, und statt Radix Paeoniae lactiflorae die kühlere Paeonia rubra. Diese sind etwas weniger nährend, dafür mehr Blut kühlend.

Entsprechungen der Diätetik

Milz stärkend:
Hirse, Buchweizen, Reis

Milz wärmend:
Fenchel, Ingwer, warmer Reiswein in kleinen Mengen

Blut- und Säftebildung fördernd:
Leber verschiedener Tiere, Fleisch, Milchprodukte, Fisch

Meide:
Im Übermaß Süßes und Alkoholika, da leicht zuviel Nässe produziert wird, übermäßige Rohkost kann die Milz belasten und das Yang schwächen.

Fertigarznei

Tang Kuci four Combination – 300 mg Tabletten

Anmerkungen

Cave: bei Milz-Mangel mit Durchfallneigung

1. Dies ist die Basisrezeptur zur Ergänzung des Blutes bei Blut-Mangel, sie wird meistens modifiziert eingesetzt (siehe dort).
2. Der Blut-Mangel führt zu „trophischen" Störungen, da dem Blut die nährende Funktion im Organismus zukommt. Typische Zeichen sind daher: trockene Haut, brüchige Nägel. Auch die Sinnesorgane (bes. die Augen) bedürfen der ausreichenden Versorgung mit Blut, um ihre Aufgaben richtig wahrzunehmen: Daher treten bes. Augenprobleme und Sehstörungen auf (besonders am Abend) und Parästhesien (auch die Nerven brauchen Blut).
3. Der Blut-Mangel führt leicht zu Blut-Stasen, in einem Fluß mit vermindertem Wasserlauf kommt es analog auch eher zu Stauungen. Daher wirken Rhizoma Ligustici Blut belebend, bewegend, auch Radix Angelicae sinensis hat eine das Blut dynamisierende Wirkung. Blut-Mangel kann einerseits zu einer abgeschwächten, spärlichen Mens führen, andererseits kann auch eine Hypermenorrhö zu einem Blut-Mangel führen, der über einen ausgeprägten Qi-Mangel zu einer Schwäche des Haltens führt und so zu weiteren übermäßigen Blutungen Anlaß geben kann. Hier muß Qi und Blut ergänzt werden (siehe zu Pathologien des Blutes, Grundlagen ► S.6).

Korrespondierende Akupunktur

Le 8	Tonisierungspunkt Leber
MP 10	*Xue Hai* = Meer des Blutes
Ni 7	Tonisierungspunkt Niere
Bl 17	Meisterpunkt Blut
Ma 36	stützt das Qi der Mitte
Ren 6	*Qi Hai* = Meer der Energie
Bl 20 und 23	Shu-Punkte Milz und Niere
MP 6	stützt Yin

Literatur

Bensky	englisch	► S.248
	deutsch	► S.274

Eigene Eintragungen

当归芍药散

Radix Angelicae sinensis und Radix Paeoniae Pulver

Chinesischer Name:	**Dang Gui Shao Yao San**
Japanischer Name:	**toki shakuyaku san**
Englischer Name:	**Tangkuei and Peony Powder**
Lateinischer Name:	**Pulvis Angelicae et Paeoniae**

Konstitution
asthenischer Typus

Gruppenklassifikation
Tonsierende Rezepturen (Blut)

Temperaturverhalten

kalt	kühl	neutral	warm	heiß

Indikation bei Energiezustand des Patienten

Fülle	leichte Fülle	neutral	leichter Mangel	Mangel

Zusammensetzung

Radix Angelicae sinensis	6g	(12b)	Blut nährend und dynamisierend, Mens regulierend, schmerzstillend	► S.680
Radix Paeoniae lactiflorae	8g	(12b)	Blut nährend, Leber harmonisierend, regulierend	► S.681
Rhiz. Atractylodis macroc.	8g	(12a)	Milz-Qi tonisierend, Nässe eliminierend, *Wei Qi* stützend	► S.671
Poria	8g	(4)	Nässe eliminierend, Milz stärkend, Mitte harmonisierend, sedierend	► S.565
Rhizoma Alismatis	8g	(4)	Diurese fördernd, ausleitend, Hitze kühlend	► S.571
Rhizoma Ligustici	6g	(10)	Blut belebend, auch Qi regulierend, Wind austreibend, Schmerz lindernd	► S.634

Wirkung
1. Nährt Leber-Blut
2. Reguliert und unterstützt den freien Fluß von Leber-Qi und -Blut und lindert so Schmerz
3. Stärkt die Milz und wandelt Nässe um

Hauptsymptome
Erschöpft, blaß, kalte Extremitäten, Bauchschmerzen, Ödeme,
Amenorrhö oder Dysmenorrhö, depressive Verstimmung, Schwindel, Tinnitus, trockene Haut, Lumbalgien, Gelenkbeschwerden, Kopf- und Nackenschmerzen

TCM-Indikation
1. Leber-Blut-Mangel, leichte Leber-Qi-Stagnation und leichte Blut-Stase
2. Milz-Qi-Mangel mit Nässe Ansammlung
3. Disharmonie von Leber und Milz

ZK: blaß, evtl. gedunsen (siehe Anmerkung 1);
ZB: dünner weißer oder verminderter Belag;
Pu: leer, tief, drahtig

Symptome
Erschöpft, blasse, meist weibliche Patientinnen mit kalten Extremitäten und Kälteempfindlichkeit
ständige, von der Schmerzintensität leichtere krampfartige Abdominalschmerzen, Ödeme, Gedunsenheit (besonders der unteren Körperpartien), Oligurie, gynäkologische Beschwerden, A- oder Dysmenorrhö, Infertilität, Menopause, Schwangerschaftsbeschwerden: krampfartige Bauchschmerzen in der Schwangerschaft mit Schwäche oder Taubheit im unteren Rücken oder Beinen, Stimmungsschwankungen, depressive Verstimmung, Schwindel, Tinnitus
Haut trocken, mit Effloreszenzen
Lumbalgien, Ischialgien, Arthralgien, rheumatische Beschwerden der Gelenke, Kopf- und Nackenschmerzen, Neuralgien, Trigeminusneuralgie

Anwendungsbeispiel
Chronisches Reizdarmsyndrom, Abdominalbeschwerden, Meteorismus, chronische Pankreatitis, chronische Hepatitis, Anämie, Dysmenorrhö, Prämenstruelles Syndrom, Infertilität, Beschwerden in der Schwangerschaft, Trigeminusneuralgie, Hypertonus, Tinnitus, Depression

Abgeleitete Rezepturen
Kalte Extremitäten Pulver *Si Ni San* ► S.256
Pulver der heiteren Ungebundenheit *Xiao Yao San* ► S.260

Funktionskreise

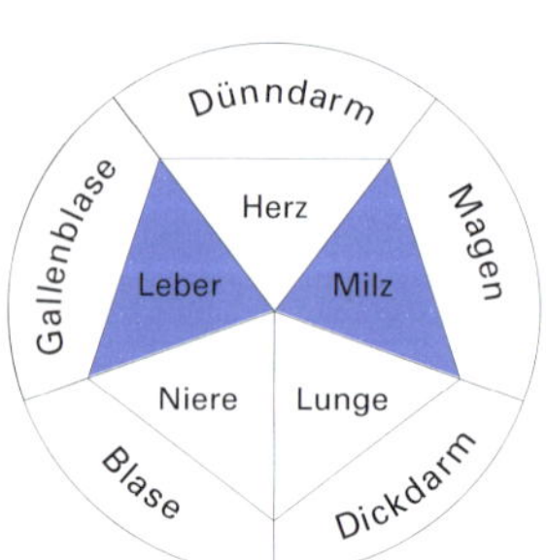

Sechs Stadien *Shang Han Lun*

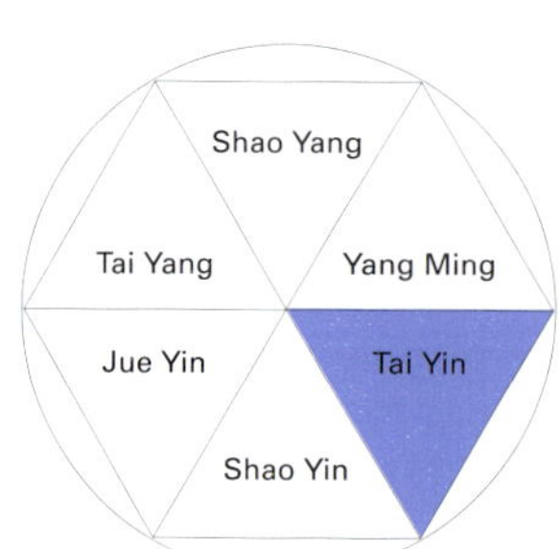

Außen ◄► Innen

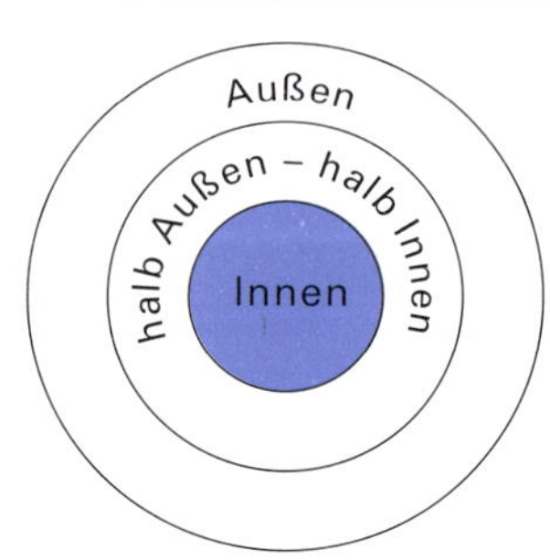

Analyse der Rezeptur

Radix Paeoniae lact.	*Bai Shao*	Blut und Yin nährend, Leber-Qi sanft bewegend, Blut belebend	➔ **Blut – Leber**
Radix Angelicae sinensis	*Dang Gui*		
Rhizoma Ligustici	*Chuan Xiong*		
Rhiz. Atractylodis macroc.	*Bai Zhu*	Milz stärkend, Nässe ausleitend, Ödeme lindernd	➔ **Nässe – Milz**
Poria	*Fu Ling*		
Rhizoma Alismatis	*Ze Xie*		

Modifikationen

Bei drohender Frühgeburt oder habituellem Abort:

+ Radix Scutellariae *Huang Qin*
+ Radix Dipsaci *Xu Duan*
+ Cortex Eucommiae *Du Zhong*
+ Fructus Amomi *Sha Ren*

Bei ausgeprägter Kälte:

+ Ramulus Cinnamomi *Gui Zhi*
+ Fructus Evodiae *Wu Zhu Yu*

Entsprechungen der Diätetik

Milz tonisierend:
Langkornreis, Hirse, Buchweizen, Gerste, Mandel, Weißkohl, Kartoffel, Feige, Huhn, Schinken, Hering, Pfeffer, Sojabohnen, Fenchel

Nässe eliminierend:
Mais, Sojamilch, Rindsbouillon

Milz wärmend:
Fenchel, Ingwer, warmer Reiswein in kleinen Mengen

Leber-Blut nährend:
Stangensellerie, Pfeffer, Kardamom, Paprika

Blut bewegend:
Erdnuß, schwarze Sojabohne, Eßkastanie, Pfirsich, Essig, Aubergine, chinesischer Lauch (Qi- und Blut bewegend)

Meide:
Süßes und Alkoholika, da viel Nässe produziert wird, übermäßige Rohkost kann die Milz belasten und das Yang schwächen

Anmerkungen

1. Je nachdem, ob der Blut-Mangel oder der Milz-Qi-Mangel mit Nässe-Ansammlung überwiegt, ist der Zungenkörper eher gedunsen oder tendenziell eher geschrumpft oder aber relativ normal bezüglich seiner Form.
2. Diese stark auf das Blut ausgerichtete Rezeptur ist eine zentrale Rezeptur für verschiedene Schmerzzustände bei Frauen, da die weibliche Physiologie „eine Physiologie des Blutes“ darstellt.
Diese Rezeptur berücksichtigt den Blut-Aspekt der Leber und den Nässe-Aspekt der Milz (also die zentralen Themenbereiche der Milz-Leber-Disharmonie) und wird deshalb auch alternativ zu Kalte Extremitäten Pulver *Si Ni San* und Pulver der heiteren Ungebundenheit *Xiao Yao San* eingesetzt.

Korrespondierende Akupunktur

Le 3	reguliert Leber
MP 9	leitet Nässe ab
Ni 6	stützt Niere
Bl 17	Meisterpunkt Blut
Ma 36	stärkt die Mitte
Ma 40	eliminiert Nässe
Ren 4	stützt Energie im Unteren Erwärmer
Ren 6	Moxa oder Nabelmoxen
Bl 20 und 23	Moxa

Fertigarznei

Tangkuei and Peony Formula – als Granulat und 300 mg Tabletten

Literatur

Bensky	englisch	► S.251
	deutsch	► S.278

Eigene Eintragungen

当归补血汤 Blut Tonikum mit Radix Angelicae sinensis

Chinesischer Name: **Dang Gui Bu Xue Tang**
Japanischer Name: **toki ho ketsu to**
Englischer Name: **Tangkuei Decoction to Tonify the Blood**
Lateinischer Name: **Decoctum supplemens Xue cum Angelica sinensis**

Konstitution
geschwächt

Gruppenklassifikation
Tonisierende Rezepturen (Blut)

Temperaturverhalten

kalt	kühl	neutral	warm	heiß

Indikation bei Energiezustand des Patienten

Fülle	leichte Fülle	neutral	leichter Mangel	Mangel

Zusammensetzung

Radix Astragali	9-20g	(12a)	stärkt die Milz, vermehrt das Qi, hebt das Yang-Qi nach oben, stärkt das *Wei Qi*	► S.670
Radix Angelicae sinensis	2-6g	(12b)	Blut nährend und dynamisierend, Mens regulierend, schmerzstillend	► S.680

Hauptsymptome

Große Erschöfung,

fahles Aussehen,

Belastungs-dyspnoe,

Schwindel,

Palpitationen,

kein Appetit

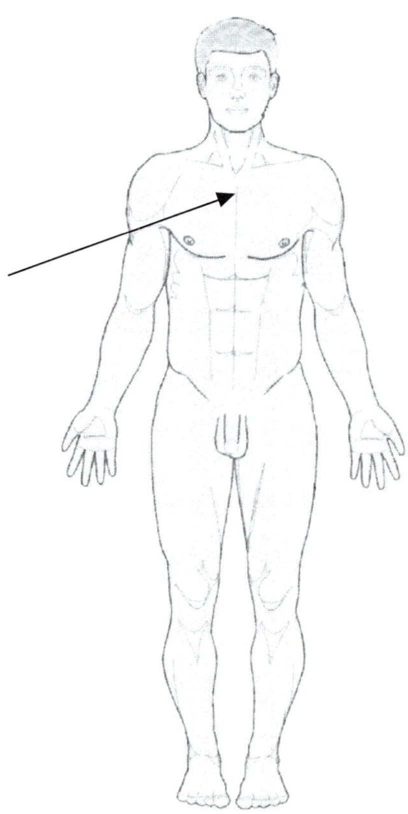

Wirkung
Ergänzt Qi und Blut

Symptome
Müdigkeit, allgemeine Erschöfung, Gesichtsblässe, fahles Aussehen, Kurzatmigkeit, Anämie, Schwindel, Palpitationen, Appetitlosigkeit
Verlangen nach warmen Getränken

TCM-Indikation
Qi- und Blut-Mangel
ZK: blaß; **ZB**: dünner, weißlicher Belag;
Pu: dünn, schwach, tief

Anwendungsbeispiel
Erschöpfungssyndrom, Anämie, uterine Blutungen, chronische Erkrankungen und Rekonvaleszenz

Abgeleitete Rezepturen
Ist in folgenden Rezepturen enthalten:
Dekokt, das die Mitte tonisiert und das Qi vermehrt *Bu Zhong Yi Qi Tang* ► S.342
Dekokt, das die Milz wieder herstellt *Gui Pi Tang* ► S.362
Allumfassendes großes Tonisierungsdekokt *Shi Quan Da Bu Tang* ► S.360

Funktionskreise

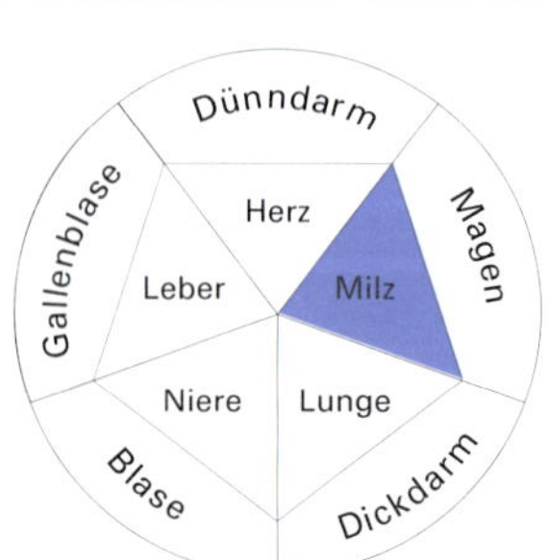

Sechs Stadien *Shang Han Lun*

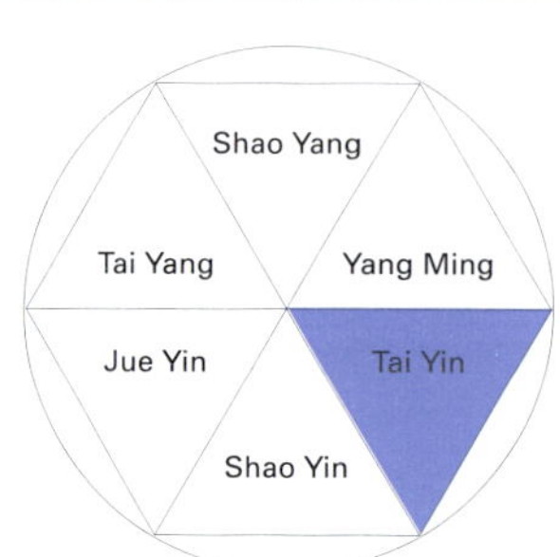

Außen ◄► Innen

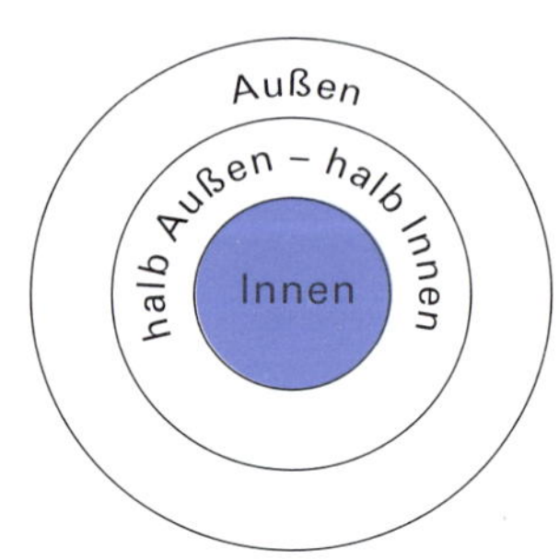

Analyse der Rezeptur

Radix Astragali	Milz stärkend, Qi bereitstellend, so die Voraussetzung zur Blut-Bildung schaffend („Qi ist der Herrscher des Blutes...“; siehe Grundlagen über Qi und Blut)
Radix Angelicae sinensis	Blut nährend, leitet die Energie des Astragalus in die Blutbildung

Modifikationen

Bei entzündeten Wunden und Geschwüren:
+ Flos Lonicerae *Jin Yin Hua*
+ Radix Glycyrrhizae *Gan Cao*

Bei allergischer Purpura:
+ Periostracum Cicadae *Chan Tui*
+ Fructus Tribuli *Bai Ji Li*
+ Radix Achyranthis *Nin Xie*

Entsprechungen der Diätetik

Milz stärkend:
Hirse, Buchweizen, Reis
Milz wärmend:
Fenchel, Ingwer, warmer Reiswein in kleinen Mengen
Blut- und Säfte-Bildung fördernd:
Leber verschiedener Tiere, Fleisch, Milchprodukte, Fisch
Meide:
Im Übermaß Süßes und Alkoholika, da leicht zuviel Nässe produziert wird; übermäßige Rohkost kann die Milz belasten und das Yang schwächen.

Literatur

Bensky englisch ► S.254
deutsch ► S.281

Anmerkungen

1. Ein sehr einfaches und schönes Beispiel des Prinzips der „Botenarznei“ (siehe auch Grundlagen) ► S.108;
Das Prinzip der Botenarznei kommt auch bei anderen Rezepturen vor:
Jade Windschutz Pulver *Yu Ping Feng San* ► S.438
Dekokt, das die Mitte tonisiert und das Qi vermehrt *Bu Zhong Yi Qi Tang.* ► S.342
2. Der energetische Hauptvektor liegt in der Qi-Tonisierung (hohe Dosierung von Astragalus); diese wird aber genutzt und gelenkt, um Blut zu bilden und zu nähren (Angelica als Bote für den Blut-Bereich).
Zudem wird aus Qi Blut produziert, so daß reichliches Qi – besonders der Mitte – notwendig ist, um Blut in ausreichendem Maße herstellen zu können.

Korrespondierende Akupunktur

Le 8	Tonisierungspunkt Leber
MP 10	*Xue Hai* = Meer des Blutes
Ni 7	Tonisierungspunkt Niere
Bl 17	Meisterpunkt Blut
Ma 36	stützt das Qi der Mitte
Ren 6	Moxa oder Nabelmoxen
Bl 20	Shu-Punkt Milz
Bl 23	Shu-Punkt Niere

Fertigarznei

Tang-Kuei Astragalus Combination – als Granulat

Eigene Eintragungen

温清飲

Dekokt, das Wärme klärt

Chinesischer Name:	**Wen Qing Tang**
Japanischer Name:	**unsei in**
Englischer Name:	**Warming and Clearing Decoction**
Lateinischer Name:	**Decoctum tepefactum dispellens**

Konstitution
relativ kräftig

Gruppenklassifikation
Tonisierende Rezepturen (Blut)

Temperaturverhalten

kalt	kühl	neutral	warm	heiß

Indikation bei Energiezustand des Patienten

Fülle	Kombiniertes Fülle - Mangel Muster	Mangel

Zusammensetzung

Radix Rehmanniae praep.	8g	(12b)	Blut und Yin nährend, befeuchtend	► S.678
Radix Paeoniae lactiflorae	6g	(12b)	bes. Leber-Blut nährend, Leber-Qi „erweichend"	► S.681
Radix Angelicae sinensis	6g	(12b)	Blut nährend und bewegend, schmerzstillend	► S.680
Rhizoma Ligustici	5g	(10a)	Blut bewegend, schmerzstillend	► S.634
Radix Scutellariae	4g	(2c)	Nässe-Hitze kühlend und ableitend, Toxin eliminierend	► S.540
Rhizoma Coptidis	3g	(2c)	Nässe-Hitze kühlend und ableitend, Toxin eliminierend	► S.541
Cortex Phellodendri	5g	(2c)	Nässe-Hitze aus- und ableitend, bes. im Unteren Erwärmer	► S.542
Fructus Gardeniae	4g	(2a)	Hitze kühlend, Toxin eliminierend, Herz, Leber und Magen	► S.527

Hauptsymptome

Gesichtsblässe, trockene Augen, trockene Haut,

Ekzeme, Pruritus,

aufsteigende Hitze, allgemeine Erschöpfung,

Unruhe, Nervosität,

schmerzhafte Regel, zu starke Blutung

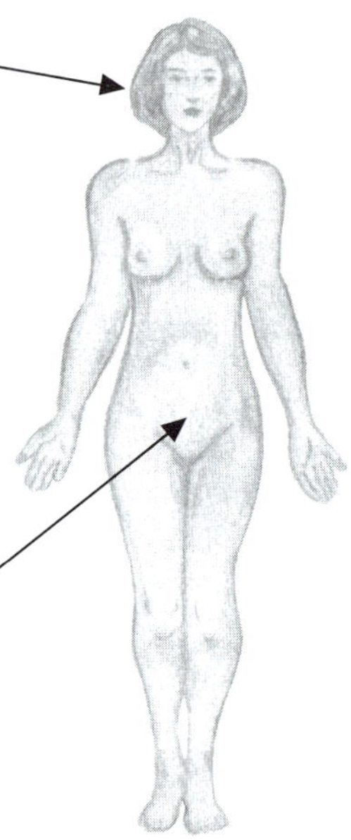

Symptome
Trockene Haut, rote Haut, Ekzeme, starker Juckreiz, Psoriasis, Pigmente, Urtikaria, blasse, brüchige Nägel, aufsteigende Hitze, heiße Extremitäten, menopausale Beschwerden, Dysmenorrhö, allgemeine Erschöpfung, Kurzatmigkeit, Appetitlosigkeit, Ermüdbarkeit der Augen, trockene Augen, evtl. Sehstörungen, Schwindel, Palpitationen, Unruhe, Nervosität
Neigung zu Blutungen, Blutungen an den Genitalien oder aus Hämorrhoiden, Entzündungen der Mundhöhle

TCM-Indikation
1. Nässe-Hitze in den drei Erwärmern, Toxine
2. Blut-Mangel mit Zeichen der Blut-Hitze

ZK: rot, leicht geschrumpft; **ZB**: dünner gelblicher Belag;
Pu: dünn, schwach, tief, beschleunigt

Anwendungsbeispiel
Trockene oder leicht putride Ekzeme bei Blut-Mangel, auch mit Juckreiz, z. B. Neurodermitis, Ekzeme, Pruritus, Urtikaria, klimakterisches Syndrom, uterine Blutungen, Stomatitis

Wirkung
1. Hitze kühlend, Nässe ausleitend, Blut-Hitze kühlend, Toxine eliminierend
2. Blut und Yin nährend, befeuchtend, Blut-Stasen belebend

Abgeleitete Rezepturen oder häufige Modifikationen
Rezeptur besteht aus:
Vier Arzneien Dekokt *Si Wu Tang* ► S.348
und Coptis Dekot, das toxische Wirkungen lindert *Huang Lian Jie Du Tang* ► S.218

Funktionskreise

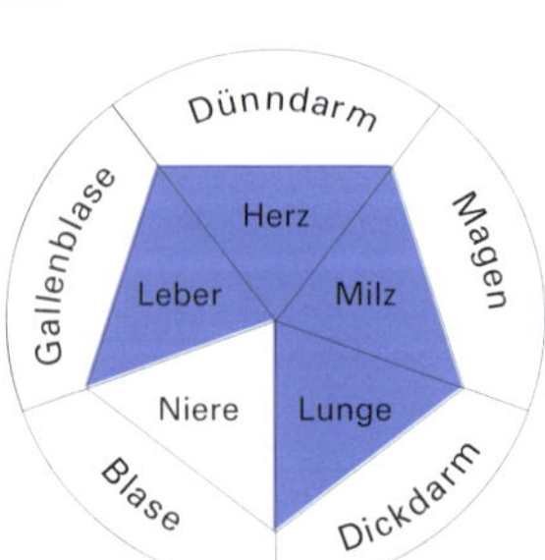

Sechs Stadien ***Shang Han Lun***

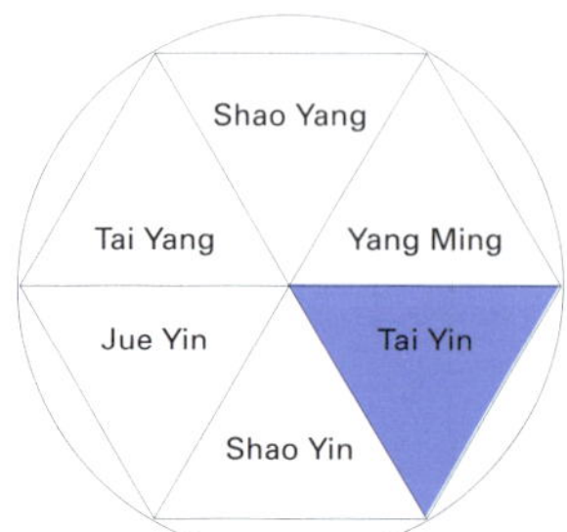

Außen ◄► Innen

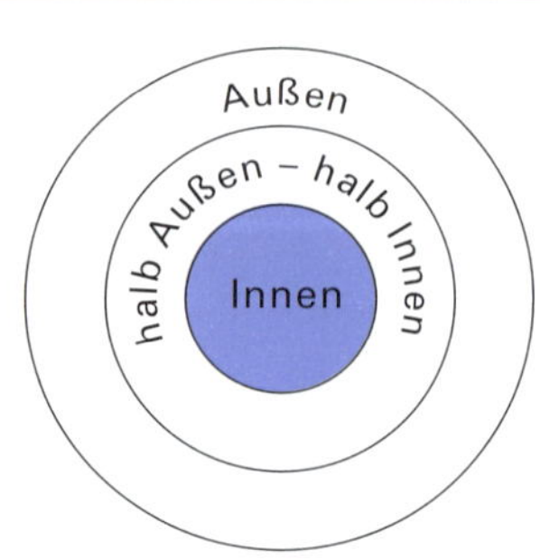

Analyse der Rezeptur

Radix Rehmanniae praep.	*Shu Di Huang*	Blut und Yin nährend, befeuchtend, stabilisierend	**Vier Arzneien Dekokt** **_Si Wu Tang_**
Radix Paeoniae lactiflorae	*Bai Shao*		
Radix Angelicae sinensis	*Dang Gui*	Blut nährend und mehr bewegend und schmerzstillend	
Rhizoma Ligustici	*Chuan Xiong*		
Rhizoma Coptidis	*Huang Lian*	kühlend und Nässe-Hitze eliminierend	**Coptis Dekokt, das toxische Wirkungen lindert** **_Huang Lian Jie Du Tang_**
Radix Scutellariae	*Huang Qin*		
Cortex Phellodendri	*Huang Bai*		
Fructus Gardeniae	*Zhi Zi*	kühlt Hitze und beruhigt den Geist *Shen*	

Modifikationen

Bei schmerzhafter Regelblutung:
+ Flos Carthami *Hong Hua*
+ Semen Persicae *Tao Ren*

Bei Pruritus mit trockener Haut:
+ Radix Sophorae *Ku Shen*
+ Periostracum Cicadae *Chan Tui*
+ Fructus Tribuli *Bai Ji Li*

falls ausgeprägte Blut-Hitze Zeichen vorliegen, die kühlenderen Drogen einsetzen:
statt Radix Rehmanniae praeparata *Shu Di Huang*
dann Radix Rehmanniae glutinosae *Sheng Di Huang*
und statt Radix Paeoniae lactiflorae *Bai Shao*
Radix Paeoniae rubrae *Chi Shao*

Entsprechungen der Diätetik

Nässe-Hitze eliminierend:
Buchweizen, Mungbohnen, Rettich, Preiselbeeren, Sojabohnen und Tofu (kühlend, diuretisch), Reis, Leber
Meide:
Hitze erzeugende Nahrung: Bes. Alkohol kann auf längere Zeit Hitze produzieren.
Energetisch heiße Nahrung:
Chili, scharfe Gerichte, Lamm, Hammel, Meeresfrüchte (evtl. Verschlechterung von Nässe-Hitze-Ekzemen)

Anmerkungen

1. Cave: Bei Milz Mangel mit Durchfallneigung
2. Da der Geschmack sehr bitter ist, ist es ratsam die Patienten darüber vorher zu informieren.

Korrespondierende Akupunktur

Le 8	Tonisierungspunkt Leber
MP 10	*Xue Hai* = Meer des Blutes
Ni 7	Tonisierungspunkt Niere
Bl 17	Meisterpunkt Blut
Ma 36	stützt das Qi der Mitte
Le 2	Sedierungspunkt der Leber
Di 11	eliminiert Hitze
Lu 11	bluten lassen
Ma 44	*Nei Ting*, kühlt Hitze
3E 1	bluten lassen
Pe 7	Sedierungspunkt Perikard
Gb 36	eliminiert Nässe-Hitze

Fertigarznei

Tang-Kuei & Gardenia Combination – als Granulat

Literatur

Bensky	englisch	► S.248
	deutsch	► S.275

Eigene Eintragungen

8.c Qi und Blut tonisierende Rezepturen

八珍汤

Acht Schätze Dekokt

Chinesischer Name:	**Ba Zhen Tang**
Japanischer Name:	**hachin to**
Englischer Name:	**Eight Treasure Decoction**
Lateinischer Name:	**Decoctum octo Gemmarum**

Konstitution
geschwächt

Gruppenklassifikation
Tonisierende Rezepturen (Qi und Blut)

Temperaturverhalten

kalt	kühl	neutral	warm	heiß

Indikation bei Energiezustand des Patienten

Fülle	leichte Fülle	neutral	leichter Mangel	Mangel

Zusammensetzung

Radix Ginseng	3-6g	(12a)	Qi der Mitte und der Lunge tonisierend, sedierend	► S.668
(oder: Radix Codonopsitis)	9-12g	(12a)	Qi der Mitte und des Lungen-Funktionskreises tonisierend	► S.669
Rhizoma Atractylodis macroc.	9g	(12a)	Milz-Qi tonisierend, Nässe eliminierend, *Wei Qi* stützend	► S.671
Poria	9g	(4)	Nässe eliminierend, Milz stärkend, Mitte harmonisierend, sedierend	► S.565
Radix Glycyrrhizae	4g	(12a)	Mitte stärkend, Toxizität anderer Drogen mildernd	► S.674
Radix Rehmanniae praep.	10g	(12b)	Blut und Yin nährend, befeuchtend	► S.678
Radix Angelicae sinensis	6g	(12b)	Blut nährend und dynamisierend, Mens regulierend	► S.680
Radix Paeoniae lactiflorae	6g	(12b)	Blut nährend, Leber harmonisierend, regulierend	► S.681
Rhizoma Ligustici	4g	(10)	Blut belebend, auch Qi regulierend, Wind austreibend	► S.634

Hauptsymptome

Erschöpfung,

Blässe,

Schwindel,

Appetitslosigkeit

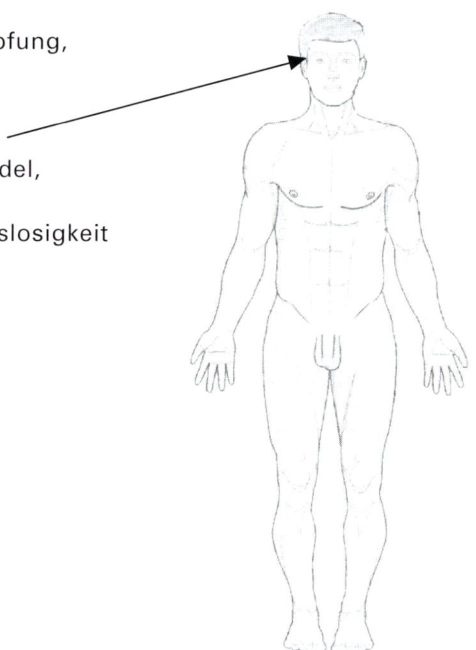

Wirkung
Ergänzt Qi und Blut

Symptome
Müdigkeit, ausgeprägte allgemeine Erschöpfung, Gesichtsblässe, fahles Aussehen, Kurzatmigkeit, Anämie, Schwindel, Palpitationen, Ängstlichkeit, Appetitlosigkeit

TCM-Indikation
Qi- und Blut-Mangel
ZK: blaß; **ZB**: dünner weißlicher Belag;
Pu: dünn, schwach, tief

Anwendungsbeispiel
Erschöpfungssyndrom, Anämie, uterine Blutungen, chronische Erkrankungen und Rekonvaleszenz

Abgeleitete Rezepturen
ist zusammengesetzt aus
Vier Gentlemen Dekokt *Si Jun Zi Tang* ► S.339
und Vier Arzneien Dekokt *Si Wu Tang* ► S.348

Funktionskreise

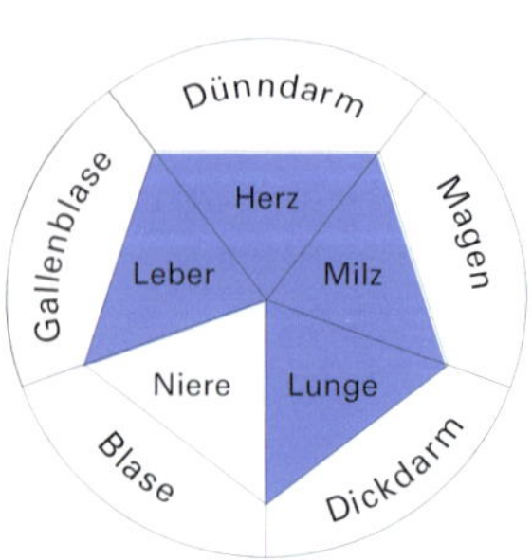

Sechs Stadien *Shang Han Lun*

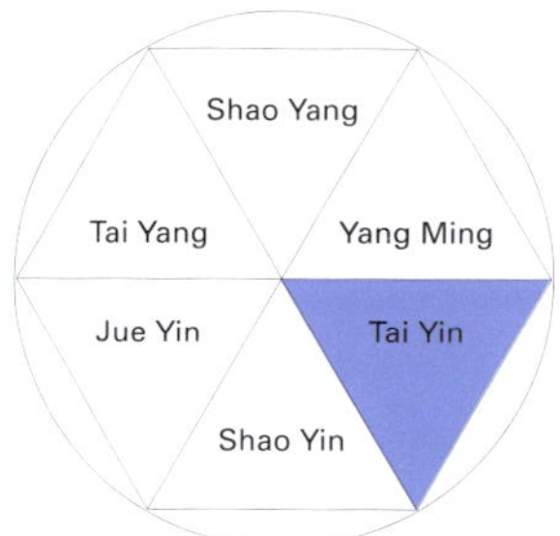

Außen ◄► Innen

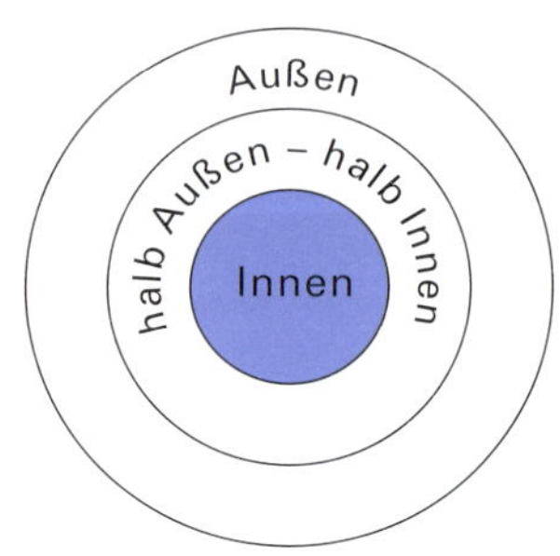

Analyse der Rezeptur

Radix Ginseng	*Ren Shen*	stärkt das Qi von Milz und Lunge	**Vier Gentlemen Dekokt**
Rhizoma Atractylodis macroc.	*Bai Zhu*		***Si Jun Zi Tang***
Poria	*Fu Ling*		
Radix Glycyrrhizae	*Gan Cao*		

Radix Rehmanniae praeparata	*Shu Di Huang*	Blut und Yin nährend	**Vier Arzneien Dekokt**
Radix Angelicae sinensis	*Dang Gui*		***Si Wu Tang***
Radix Paeoniae lactfl.	*Bai Shao*		
Rhizoma Ligustici	*Chuan Xiong*		

Modifikationen

Bei drohendem Abort aufgrund des Qi- und Blut-Mangels:

+ Radix Scutellariae *Huang Qin*
+ Radix Astragali statt Poria *Huang Qi*
+ Radix Dipsaci *Xu Duan*
+ Ramulus Loranthi *Sang Ji Sheng*

Bei ausgeprägter Schwäche:
Allumfassendes großes Tonisierungsdekokt *Shi Quan Da Bu Tang:*
Acht Schätze Dekokt *Ba Zhen Tang*
+ Cortex Cinnamomi *Rou Gui*
+ Radix Astragali *Huang Qi*

Entsprechungen der Diätetik

Milz stärkend:
Hirse, Buchweizen, Reis
Milz wärmend:
Fenchel, Ingwer, warmer Reiswein in kleinen Mengen
Blut- und Säfte-Bildung fördernd:
Leber verschiedener Tiere, Fleisch, Milchprodukte, Fisch
Meide:
Ein Übermaß an Süßem belastet die Milz, da leicht zuviel Nässe produziert wird, übermäßige Rohkost kann die Milz ebenfalls belasten.

Anmerkungen

Ein Beispiel, wie aus zwei einfachen Basisrezepturen – Vier Gentlemen Dekokt und Vier Arzneien Dekokt – ein komplexeres Rezept wird, das für weiter fortgeschrittene Krankheitsbilder mit kombiniertem Qi- und Blut-Mangel eingesetzt wird.

Korrespondierende Akupunktur

Ma 36	stützt das Qi der Mitte
MP 6	stützt die Mitte
Ren 6	*Qi Hai* = Meer der Energie, allgemeine Tonisierung
MP 10	*Xue Hai* = Meer des Blutes
Bl 17	Meisterpunkt Blut
Le 8	Tonisierungspunkt Leber
Bl 20	Shu-Punkt Milz
Ni 7	Tonisierungspunkt Niere

Fertigarznei

Tang-Kuei & Ginseng Eight Combination – 600 mg Tabletten

Literatur

Bensky	englisch	► S.259
	deutsch	► S.287

Eigene Eintragungen

十全大补汤

Allumfassendes Großes Tonisierungsdekokt

Chinesischer Name: **Shi Quan Da Bu Tang**
Japanischer Name: **ju zen tai ho to**
Englischer Name: **Tonification Decoction with Ten Ingredients**
Lateinischer Name: **Decoctum Completum magnum supplemens**

Konstitution
geschwächt

Gruppenklassifikation
Tonisierende Rezepturen (Qi und Blut)

Temperaturverhalten

kalt	kühl	neutral	leicht warm	heiß

Indikation bei Energiezustand des Patienten

Fülle	leichte Fülle	neutral	leichter Mangel	ausgeprägter Mangel

Zusammensetzung

Radix Ginseng	3-6g	(12a)	Qi der Mitte und der Lunge tonisierend, sedativ	► S.668
(oder: Radix Codonopsitis)	9-12g	(12a)	Qi der Mitte und des Lungen-Funktionskreises tonisierend	► S.669
Rhiz. Atractylodis macroc.	9g	(12a)	Milz-Qi tonisierend, Nässe eliminierend, *Wei Qi* stützend	► S.671
Poria	9g	(4)	Nässe eliminierend, Milz stärkend, Mitte harmonisierend, sedierend	► S.565
Radix Glycyrrhizae	4g	(12a)	Mitte stärkend, Lunge befeuchtend, Toxizität anderer Drogen mildernd	► S.674
Radix Rehmanniae praep.	10g	(12b)	Blut und Yin nährend, befeuchtend	► S.678
Radix Angelicae sinensis	6g	(12b)	Blut nährend und dynamisierend, Mens regulierend, schmerzstillend	► S.680
Radix Paeoniae lactiflorae	6g	(12b)	Blut nährend, Leber harmonisierend, regulierend	► S.681
Rhizoma Ligustici	4g	(10)	Blut belebend, auch Qi regulierend, Wind austreibend, schmerzlindernd	► S.634
Cortex Cinnamomi	4-6g	(11)	Kälte aus dem Innen vertreibend, Nieren-Yang wärmend	► S.658
Radix Astragali	6g	(12a)	stärkt die Milz, hebt das Yang-Qi nach oben, stärkt das *Wei-Qi*	► S.670

Hauptsymptome

Erschöpfung,
Blässe,
Kurzatmigkeit,
Anämie,
Schwindel,
Palpitationen,
Appetitlosigkeit

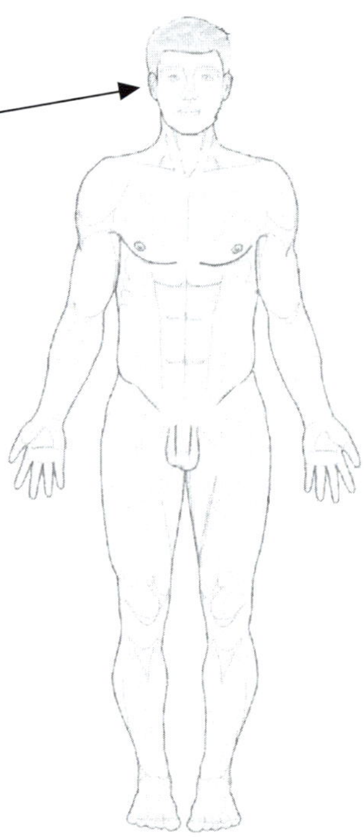

Wirkung
Ergänzt Qi und Blut, wärmt und stärkt Nieren-Yang

Symptome
Müdigkeit, allgemeine Erschöpfung, Gesichtsblässe, Kurzatmigkeit, Schwindsucht, Husten, Anämie, Schwindel, Palpitationen, Appetitlosigkeit, Schwäche der unteren Extremitäten, kalte Extremitäten, Spermatorrhö, schlechte Wundheilung, trockene Haut, leichte kontinuierliche uterine Blutungen

TCM-Indikation
Qi- und Blut-Mangel; Milz- und Nieren-Yang-Mangel
ZK: blaß; **ZB:** dünner weißlicher Belag;
Pu: dünn, schwach, tief

Anwendungsbeispiel
Erschöpfungssyndrom, Anämie, uterine Blutungen, chronische Erkrankungen, nach Operationen und in der Rekonvaleszenz

Abgeleitete Rezepturen
ist zusammengesetzt aus
Vier Gentlemen Dekokt *Si Jun Zi Tang* ► S.338
und Vier Arzneien Dekokt *Si Wu Tang* ► S.348
und Zimtbaumrinde sowie Astragalus

Funktionskreise

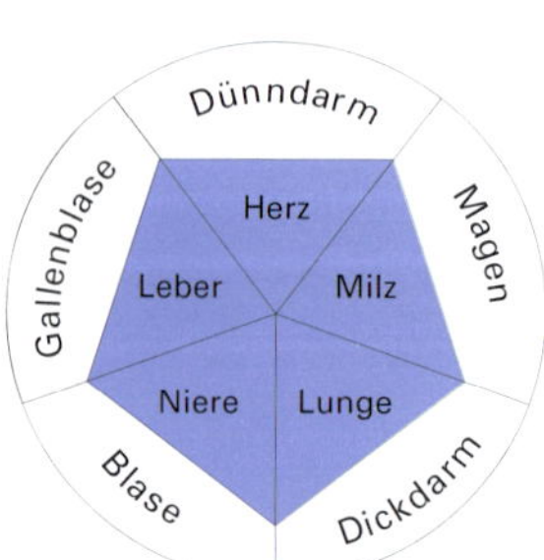

Sechs Stadien ***Shang Han Lun***

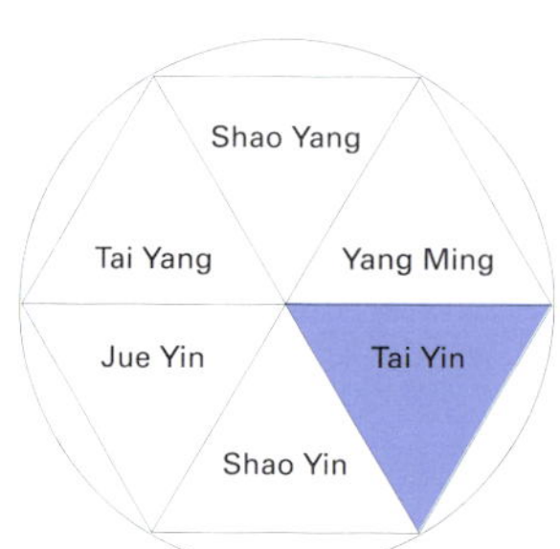

Außen ◄► Innen

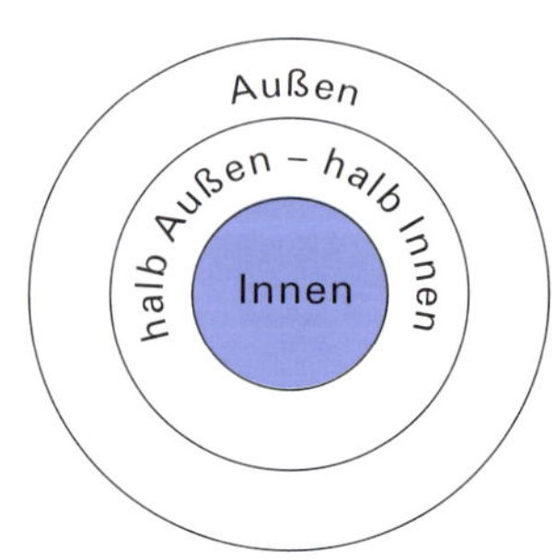

Analyse der Rezeptur

Pharmazeutischer Name	Chinesischer Name	Wirkung
Radix Ginseng	*Ren Shen*	Milz und Lunge kräftigend, Qi stärkend fördert Blutproduktion
Radix Astragali	*Huang Qi*	
Rhiz. Atractylodis macroc.	*Bai Zhu*	
Poria	*Fu Ling*	
Radix Glycyrrhizae	*Gan Cao*	
Cortex Cinnamomi	*Rou Gui*	Nieren-Yang, die Quelle des Milz-Yang, stärkend und wärmend
Radix Rehmanniae praep.	*Shu Di Huang*	Blut und Yin nährend
Radix Angelicae sinensis	*Dang Gui*	
Radix Paeoniae lactifl.	*Bai Shao*	
Rhizoma Ligustici	*Chuan Xiong*	

Modifikationen

1. Je nach Ausprägung und Grad des Qi- oder Blut-Mangels können die entsprechenden Kräuter in ihrer Dosis modifiziert werden.
2. Eine bekannte Erweiterung heißt:
Dekokt mit Ginseng zum Nähren und Erblühen lassen (Chinesisch: *Ren Shen Yang Ying Tang* und japanisch: ninjin yoei to)
Zusammensetzung:
Allumfassendes Großes Tonisierungsdekokt

+ Fructus Schisandrae	*Wu Wei Zi*	4-6g
+ Radix Polygalae	*Yuan Zhi*	4-6g
+ Pericarpium Aurantii	*Chen Pi*	4-6g

Bei Anwendung dieser Rezeptur hat der Patient neben den oben aufgeführten Beschwerden wie großer Erschöpfung noch Nachtschweiß, Palpitationen, Husten, gelegentlich auch subfebrile Temperaturen, Vergeßlichkeit, die eine noch deutlichere Schwäche im Herz- und Lungen-Funktionskreis darstellen.

Fertigarznei

Ginseng and Tang-Kuei ten Combination – als Granulat

Literatur

Bensky englisch ► S.260
deutsch ► S.288

Anmerkungen

Sehr häufig gebrauchte Rezeptur zur allgemeinen Tonisierung bei Qi- und Blut-Mangel mit leichten Kälte-Symptomen.

Korrespondierende Akupunktur

Ma 36	Arealfernpunkt Abdomen, Element Punkt
MP 6	stützt die Mitte, Arealfernpunkt Unterbauch
Ren 6	*Qi Hai* = Meer der Energie, Tonisierung Nieren-Energie
Bl 23	Shu-Punkt Niere, Nieren-Yang stützend
Ni 7	Nieren-Tonisierungspunkt, Yin stärkend
Bl 17	Meisterpunkt Blut
MP 10	*Xue Hai* = Meer des Blutes

Entsprechungen der Diätetik

Milz stärkend:
Hirse, Buchweizen, Reis, Gerste, Sojabohnen, Fenchel, Langkornreis, Mandel, Weißkohl, Kartoffel, Feige, Huhn, Schinken, Hering
Milz wärmend:
Fenchel, Ingwer, warmer Reiswein in kleinen Mengen
Nieren-Yin nährend:
Weintraube, Maulbeerfrucht, Ziegenmilch, Sahne, Ei, Sesamöl, Butter
Nieren-Yang wärmend:
Hirsch, Garnelen, Zimt, Schaf, Fenchelgemüse, Pfeffer
Leber-Blut nährend:
Stangensellerie, Pfeffer, Kardamom, Paprika
Blut- und Säfte-Bildung fördernd:
Leber verschiedener Tiere, Fleisch, Milchprodukte, Fisch

Eigene Eintragungen

归脾汤

Dekokt, das die Milz wieder herstellt

Chinesischer Name:	**Gui Pi Tang**
Japanischer Name:	**kihi to**
Englischer Name:	**Restore the Spleen Decoction**
Lateinischer Name:	**Decoctum Rediens in Orbem lienalem**

Konstitution
sehr geschwächt

Gruppenklassifikation
Tonisierende Rezepturen (Qi und Blut)

Temperaturverhalten

kalt	kühl	neutral	warm	heiß

Indikation bei Energiezustand des Patienten

Fülle	leichte Fülle	neutral	leichter Mangel	Mangel

Zusammensetzung

Radix Ginseng	2-3g	(12a)	Qi der Mitte und der Lunge tonisierend, sedierend	► S.668
(oder Radix Codonopsitis)	6-9g	(12a)	Qi der Mitte und des Lungen-Funktionskreises tonisierend	► S.669
Radix Astragali	6-10g	(12a)	Milz-Qi tonisierend, *Wei Qi* stärkend, Schweiß haltend	► S.670
Rh. Atractylodis macroc.	6-9g	(12a)	Nässe umwandelnd, Milz stärkend, schmerzlindernd	► S.671
Poria	6-12g	(4)	Nässe ausleitend, Mitte stützend	► S.565
Radix Angelicae sinensis	6g	(12b)	Blut nährend, bewegend, schmerzstillend	► S.680
Arillus Longan	6g	(12b)	Herz und Milz stärkend, Blut haltend, sedativ	► S.683
Radix Aucklandiae	6g	(11)	Qi regulierend, schmerzstillend	► S.625
Radix Polygalae	6-10g	(14b)	sedierend, Schleim besonders im Herzen eliminierend	► S.730
Semen Zizyphi	8-12g	(14b)	*Shen* beruhigend, Herz-Yin nährend	► S.728
Radix Glycyrrhizae	3g	(12a)	Mitte stützend, puffernd	► S.674

Hauptsymptome

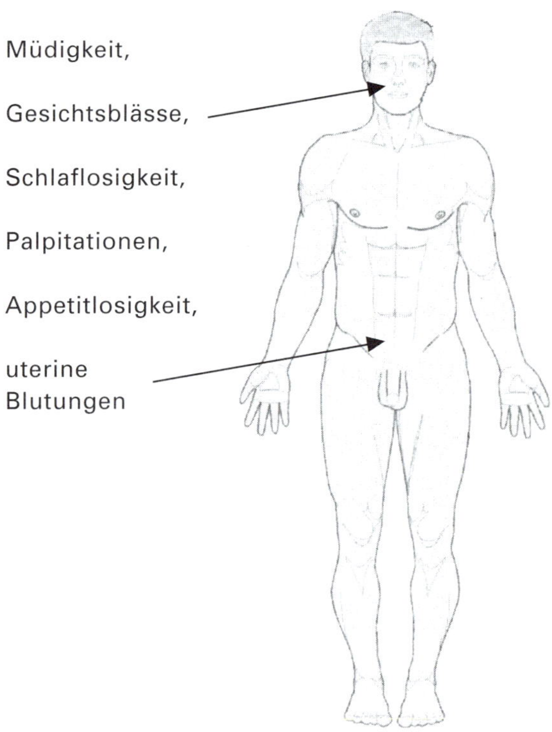

Wirkung
Ergänzt Qi und Blut, in den Funktionskreisen Milz und Herz

Symptome
Müdigkeit, Erschöpfung, Kurzatmigkeit, Unruhe, Schlaflosigkeit, Albträume, Palpitationen, Appetitlosigkeit, Gesichtsblässe, uterine Blutungen mit blassem Blut oder kontinuierliche Blutungen
viele Sorgen, zuviele Gedanken, Grübeleien, Gedanken kreisen und lassen den Patienten nicht mehr los, Ängstlichkeit, Phobien, Vergeßlichkeit

TCM-Indikation
Qi und Blut Mangel in den Funktionskreisen Milz und Herz
ZK: blaß, gedunsen; **ZB**: dünner weißlicher Belag;
Pu: dünn, schwach, tief

Anwendungsbeispiel
Allgemeines Erschöpfungssyndrom, Magen- oder Duodenalulkus, Anämie, aplastische Anämie, funktionelle Herzbeschwerden, Schlaflosigkeit, Meno- und Metrorrhagien
thrombozythämische Purpura, Prüfungsängste, Liebeskummer

Abgeleitete Rezepturen
Enthält: Vier Gentlemen Dekokt *Si Jun Zi Tang* als den Teil, der die Milz stärkt. Vergleiche mit Glycyrrhiza Dekokt
Zhi Gan Cao Tang und siehe Ableitungen dort ► S.364

Funktionskreise

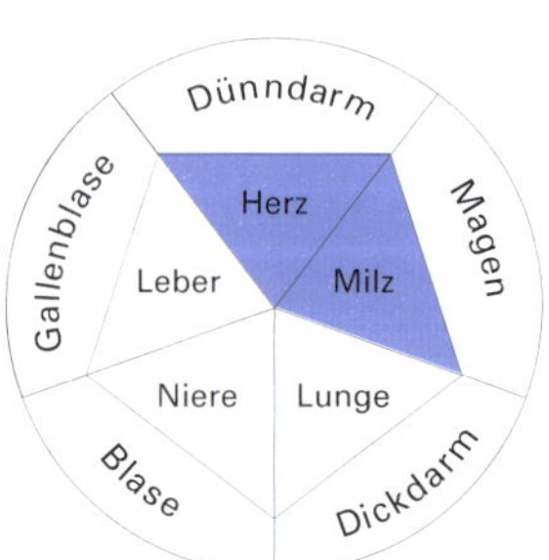

Sechs Stadien *Shang Han Lun*

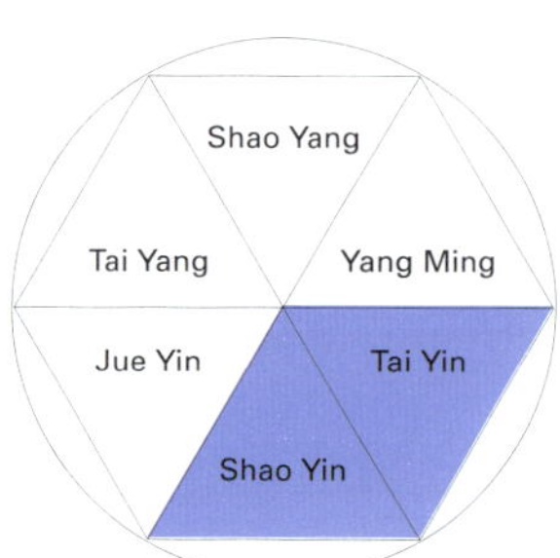

Außen ◄► Innen

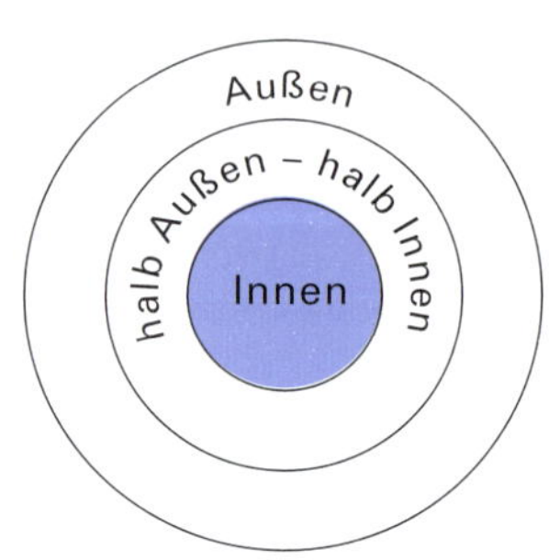

Analyse der Rezeptur

Radix Astragali	*Huang Qi*		
Radix Glycyrrhizae	*Gan Cao*		
Rhizoma Atractylodis macroc.	*Bai Zhu*	Milz stärkend, Mitte stützend	→ **Milz**
Poria	*Fu Ling*		
Radix Ginseng	*Ren Shen*		
Radix Polygalae	*Yuan Zhi*	sedierend, Herz stärkend, den Geist *Shen* beruhigend	
Semen Zizyphi	*Suan Zao Ren*		
Arillus Longan	*Long Yan Rou*	Schweiße zurückhaltend	→ **Herz**
Radix Angelicae sinensis	*Dang Gui*	Blut nährend	
Radix Aucklandiae = Radix Saussureae	*Mu Xiang*	Zirkulation des Qi-Flusses unterstützend	

Modifikationen

Bei Taubheit und/oder Schmerz der LWS oder unteren Extremitäten:

+ Radix Clematidis — *Wei Ling Xian*
+ Radix Angelicae pubescentis — *Du Huo*
+ Radix Achyranthis — *Niu Xi*

Bei kontinuierlicher Menstrualblutung:

+ Pollen Typhae — *Pu Huang*
+ Herba Agrimoniae — *Xian He Cao*
+ Fructus Corni — *Shan Zhu Yu*
+ Gelatina nigra — *E Jiao*

Entsprechungen der Diätetik

Milz stärkend:
Hirse, Buchweizen, Reis

Milz wärmend:
Fenchel, Ingwer, warmer Reiswein in kleinen Mengen

Blut- und Säfte-Bildung fördernd:
Leber verschiedener Tiere, Fleisch, Milchprodukte, Fisch

Herz stärkend und *Shen* beruhigend:
Herz verschiedener Tierarten, Longan Frucht (Drachenfrucht), Lotossamen

Meide:
Alle Stimulantien, besonders vor dem Schlafengehen: Kaffee, Tee, Matetee, Sekt, hochprozentige Alkoholika.
Ein Übermaß an Süßem belastet die Milz, da leicht zuviel Nässe produziert wird, übermäßige Rohkost kann die Milz belasten.

Literatur

Bensky	englisch	► S.255
	deutsch	► S.283

Anmerkungen

1. Diese Rezeptur ist indiziert bei Milz- und Herz-Qi- und Blut-Mangel. Dies kann bei vielen gynäkologischen Erkrankungen die Folge sein, die mit verlängerten oder verstärkten uterinen Blutungen einhergehen. Hier werden gleichzeitig die Ursache (übermäßige Blutverluste durch mangelhaftes Halten des Blutes: Aufgabe des Milz-Qi) und die Symptome (Blut-Mangel) behandelt. Es sollte natürlich in jedem Fall vorab eine maligne Tumorerkrankung als Blutungsursache ausgeschlossen sein.
2. Schlaflosigkeit kann durch Sorgen (Milz → Herz) bedingt sein, auch durch Ängste und Furcht (Niere → Herz).
3. Eine längere Prüfungsphase ist ein gutes Beispiel, sich das Bild von *Gui Pi Tang* vorzustellen. Zuviele Gedanken oder Sorgen sowie Nachdenken, intellektuelles Arbeiten und Auswendiglernen fordern die Milz und wirken über längere Zeit schwächend auf die Milz, zugleich tritt durch die nahende Prüfung eine Beunruhigung des *Shen* ein. Die Folge ist oft ein Zustand, der durch die Symptomatik von *Gui Pi Tang* treffend charakterisiert und gleichzeitig behandelt wird.
4. *Gui Pi Tang* ist besonders auch für Patienten um das 40. Lebensjahr herum angezeigt, in der Zeit, wo es herauszufinden gilt, wo man im Leben steht. Es hilft dabei, das innere Fundament zu bilden.

Korrespondierende Akupunktur

Ma 36	stützt das Qi der Mitte
MP 6	stützt die Mitte
Ren 6	*Qi Hai* = Meer der Energie; allgemeine Tonisierung
MP 10	*Xue Hai* = Meer des Blutes
Bl 17	Meisterpunkt Blut
Le 8	Tonisierungspunkt Leber
Bl 20	Shu-Punkt der Milz
Bl 15	Shu-Punkt des Herzens
He 7	Yuan-Punkt des Herzens
Pe 6	Luo-Punkt des Perikard: auch sedativ
Ni 6	stärkt Nieren-Yin, sediert
Du 20	gegen Meridianverlaufsrichtung nadeln

Fertigarznei

Ginseng & Longan Combination – 300 mg Tabletten

炙甘草湯

Gebratenes Glycyrrhiza Dekokt

Chinesischer Name:	**Zhi Gan Cao Tang**
Japanischer Name:	**sha kanzo to**
Englischer Name:	**Baked Licorice Decoction**
Lateinischer Name:	**Decoctum Glycyrrhizae tostae**

Konstitution
geschwächt

Gruppenklassifikation
Tonisierende Rezepturen (Qi und Blut)

Temperaturverhalten

kalt	kühl	neutral	warm	heiß

Indikation bei Energiezustand des Patienten

Fülle	leichte Fülle	neutral	leichter Mangel	Mangel

Zusammensetzung

Radix Glycyrrhizae praep.	4,5g	(12a)	Mitte stützend	► S.674
Radix Ginseng	2-3g	(12a)	Qi der Mitte und der Lunge tonisierend, sedierend	► S.668
(oder Radix Codonopsitis)	6-9g	(12a)	Qi der Mitte und des Lungen-Funktionskreises tonisierend	► S.669
Radix Rehmanniae praep.	6-8g	(12b)	Blut und Yin in Niere und Leber nährend	► S.678
Radix Ophiopogonis	6g	(12d)	Yin in Lunge, Herz und Magen nährend, befeuchtend	► S.700
Ramulus Cinnamomi	6g	(1a)	erwärmend, Leitbahnen befreiend, Herz regulierend	► S.500
Semen Cannabis	6g	(3b)	die Därme befeuchtend, laxierend	► S.559
Gelatina nigra	6g	(12b)	Blut nährend und haltend	► S.682
Rhizoma Zingiberis recens	3-6g	(1a)	Schleim und Übelkeit lindernd, Mitte wärmend	► S.507
Fructus Jujubae	5g	(12a)	Mitte stützend	► S.673

Hauptsymptome

Erschöpfung,

Blässe,

Kurzatmigkeit,

Schlaflosigkeit,

Ängste,

Palpitationen,

Obstipation

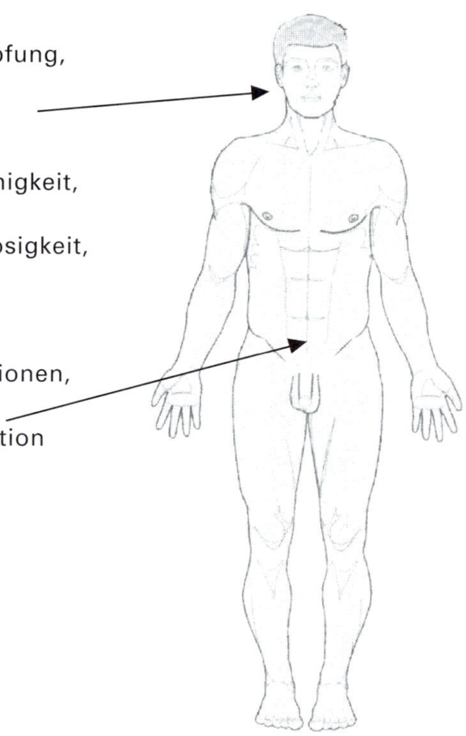

Wirkung
1. Ergänzt Qi und Blut
2. Nährt Yin, regt die Säfteproduktion an

Symptome
Müdigkeit, Erschöpfung, Gesichtsblässe, Abmagerung, Kurzatmigkeit, Unruhe, Ängstlichkeit, Reizbarkeit, Schlaflosigkeit, Alpträume, Palpitationen, unregelmäßiger Herzschlag, Herzrasen, trockener Mund und Rachen, harter, trockener Stuhl.

TCM-Indikation
Qi- und Blut-Mangel, besonders im Funktionskreis Herz
ZK: blaß, evtl. Spitze rot; **ZB:** dünner weißlicher Belag;
Pu: dünn, schwach, tief, unregelmäßig

Anwendungsbeispiel
Erschöpfungssyndrom, Herzrhythmusstörungen, Arrhythmien, funktionelle Herzbeschwerden, koronare Herzerkrankung, Hyperthyreose, Schlaflosigkeit

Abgeleitete Rezepturen
Vergleiche mit: Dekokt, das die Milz wieder herstellt
Gui Pi Tang ► S.362

Funktionskreise

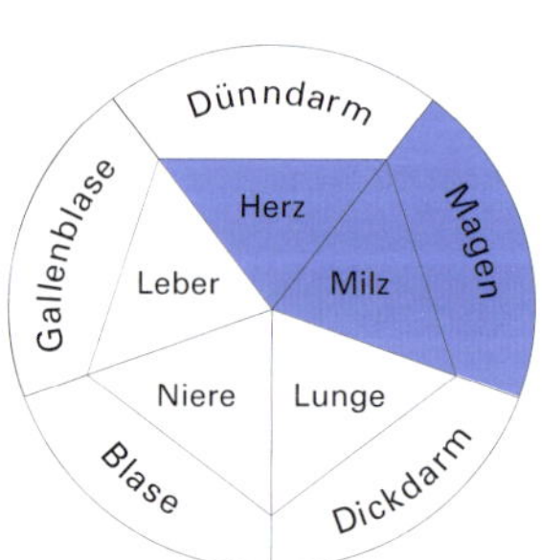

Sechs Stadien ***Shang Han Lun***

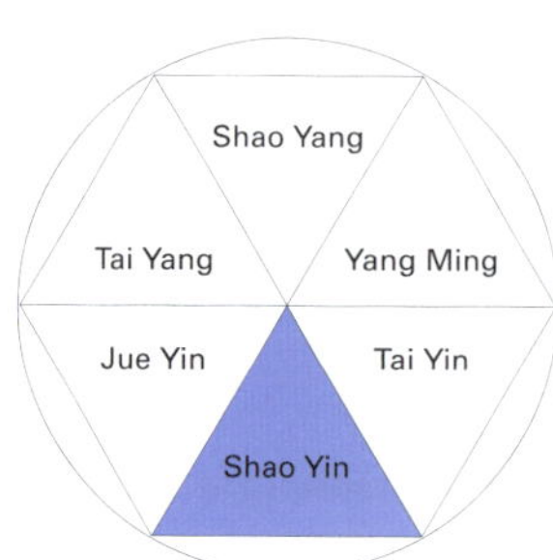

Außen ◄► Innen

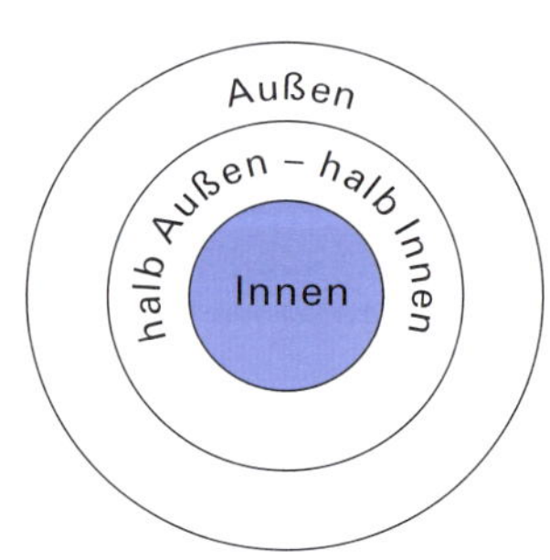

Analyse der Rezeptur

Rhizoma Zingiberis recens	*Sheng Jiang*	stützen den Magen, erleichtern die Aufnahme
Fructus Jujubae	*Da Zao*	
Radix Glycyrrhizae praeparata	*Zhi Gan Cao*	stärkt Milz und Magen, fördert Qi- und Blut-Produktion
Radix Ginseng	*Ren Shen*	in Kombination löst Herz-Qi-Stagnationen
Ramulus Cinnamomi	*Gui Zhi*	
Radix Rehmanniae praeparata	*Shu Di Huang*	Blut und Yin nährend
Radix Ophiopogonis	*Mai Men Dong*	
Gelatina nigra	*E Jiao*	
Semen Cannabis	*Huo Ma Ren*	

Modifikationen

Bei ausgeprägten Schmerzen im Brustkorb:
+ Radix Salviae miltiorrhizae *Dan Shen*
+ Semen Persicae *Tao Ren*

Bei Schlaflosigkeit:
+ Semen Zizyphi *Suan Zao Ren*
+ Semen Biotae *Bai Zi Ren*

Bei Nasenbluten durch Yin-Mangel:
+ Radix Scutellariae *Huang Qin*
+ Rhizoma Coptidis *Huang Lian*
und erhöhe die Dosis von Radix Rehmanniae und Radix Ophiopogonis

Korrespondierende Akupunktur

Pe 6	Arealfernpunkt Thorax, Luo-Punkt
He 7	Yuan-Punkt Herz, Sedierungspunkt
Du 20	gegen Verlaufsrichtung
MP 6	stützt die Mitte, Arealfernpunkt Unterbauch
Ren 6	*Qi Hai* = Meer der Energie, Tonisierung Nieren-Energie
Bl 15	Shu-Punkt Herz
Bl 23	Shu-Punkt Niere
Ni 6	Nieren-Yin stärkend, sedierend
Bl 17	Meisterpunkt Blut

Literatur

Bensky	englisch	► S.257
	deutsch	► S.285
Shang Han Lun		► § 177

Eigene Eintragungen

Anmerkungen

Vergleiche mit: Dekokt, das die Milz wieder herstellt
Gui Pi Tang ► S.362
Ähnlichkeiten: beide tonisieren Qi und Blut und behandeln Palpitationen und Unruhezustände bis zur Schlaflosigkeit.
Unterschiede: das Glycyrrhiza Dekokt nährt stärker das Blut und stellt den regelmäßigen Puls wieder her.
Das Dekokt, das die Milz wieder herstellt *Gui Pi Tang,* ist potenter in der Qi und Milz kräftigenden Wirkung und beruhigt stärker den Geist *Shen.*

Entsprechungen der Diätetik

Milz stärkend:
Hirse, Buchweizen, Reis
Milz wärmend:
Fenchel, Ingwer, warmer Reiswein in kleinen Mengen
Blut- und Säfte-Bildung fördernd:
Leber verschiedener Tiere, Fleisch, Milchprodukte, Fisch
Herz stärkend und *Shen* beruhigend:
Herz verschiedener Tierarten, Longan Frucht (Drachenfrucht), Lotossamen
Herz- und Nieren-Yin nährend:
Weizen, gekeimter Weizen, Hafer, Milch, Eigelb, Kirsche, Birne, Mungbohnen, Walnuß, Austern, Sesam
Meide:
Alle Stimulantien, besonders vor dem Schlafengehen: Kaffee, Tee, Matetee, Sekt, hochprozentige Alkoholika
Ein Übermaß an Süßem und übermäßige Rohkost belasten dio Milz, da leicht zuviel Nässe produziert wird.

Fertigarznei

Baked Licorice Combination – als Granulat

8.d Yang stärkende Rezepturen

金匮肾气丸

Nieren-Qi-Pille aus Goldenen Cabinet (Rehmannia 8)

Chinesischer Name:	Jin Gui Shen Qi Wan
Japanischer Name:	hachi mi jio gan
Englischer Name:	Golden Chest Kidney Pill
Lateinischer Name:	Pilula pro qi renale de arca aurea

Konstitution
geschwächt

Gruppenklassifikation
Tonisierende Rezepturen (Yang)

Temperaturverhalten

kalt	kühl	neutral	warm	heiß

Indikation bei Energiezustand des Patienten

Fülle	leichte Fülle	neutral	leichter Mangel	Mangel

Zusammensetzung

Radix Rehmanniae praep.	12g	(12b)	Blut und Yin nährend, befeuchtend	► S.678
Fructus Corni	6g	(13)	Niere und Leber tonisierend, hält Essenz zurück, Schweiß haltend	► S.712
Cortex Moutan	6g	(2b)	klärt Hitze, kühlt Blut-Hitze, lindert Blutungen, belebt Blut	► S.536
Rhizoma Dioscoreae	6g	(12a)	tonisiert Milz und Magen, stärkt Lunge und Niere, hält und stabilisiert Essenz	► S.672
Rhizoma Alismatis	6g	(4)	Diurese fördernd, Nässe-Hitze ausleitend, kühlt Leere-Hitze	► S.571
Poria	6g	(4)	Nässe eliminierend, Milz stärkend, Mitte harmonisierend, sedierend	► S.565
Radix Aconiti	1-4g	(11)	das Innen wärmend, Milz- und Nieren-Yang stärkend	► S.656
Cortex Cinnamomi	2-6g	(11)	Innen wärmend, Nieren-Yang wärmend	► S.658

Wirkung
1. Nieren-Yang stärkend und wärmend
2. Blut und Yin nährend, den Nieren-Funktionskreis ergänzend

Hauptsymptome

Erschöpfung,

Blässe,

Kälte-Empfindlichkeit,

LWS-Schmerzen,

Impotenz,
Pollakisurie,

Ödeme,

Parästhesien

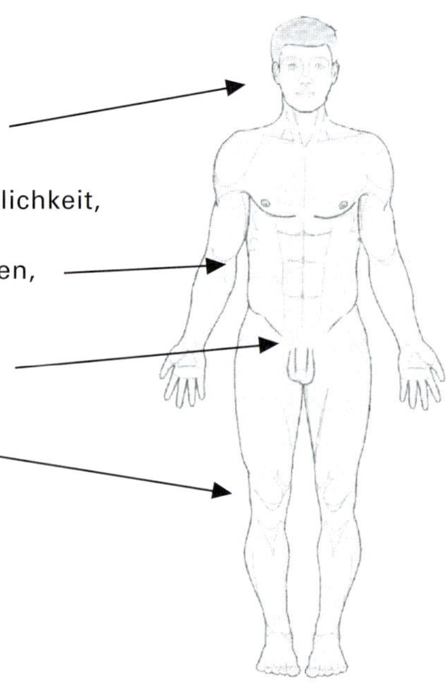

Symptome
Müdigkeit, allgemeine Erschöpfung, Gesichtsblässe, Kälte-Empfindlichkeit, innere Kälte, häufiges Wasserlassen, Harnträufeln, Pollakisurie, Nykturie, aber auch Oligurie, Ödemneigung
LWS-Beschwerden, Par- oder Hypästhesien, Impotenz, Prostatahypertrophie, Ischialgien, Kälte- oder Schwächegefühl der LWS oder Beine, kalte Extremitäten, Gangunsicherheit, Ohrensausen, Schwindel

Anwendungsbeispiel
LWS-Syndrom, Ischialgien mit Parästhesien, Neuropathien, chronische Nephritis, Glomerulonephritis, Prostatahypertrophie, Harnverhalt, Ödeme, Rechtsherzinsuffizienz
Erschöpfungssyndrom mit Kältegefühl, Schwindel, Tinnitus, orthostatische Disregulation, chronisches Asthma bronchiale oder cardiale, Diabetes mellitus

TCM-Indikation
Nieren-Mangel mit führendem Nieren-Yang-Mangel **ZK:** blaß, gedunsen; **ZB:** feucht, weißlich; **Pu:** leer, tief

Abgeleitete Rezepturen
Rehmannia 8 ergibt sich aus Rehmannia 6
Liu Wei Di Huang Wan durch Zugabe von Cortex Cinnamomi und Radix Aconiti.
Ableitungen von Rehmannia 8:
Rehmannia Pille mit Plantago und Achyranthis
Ji Sheng Shen Qi Wan ► S.370

Funktionskreise

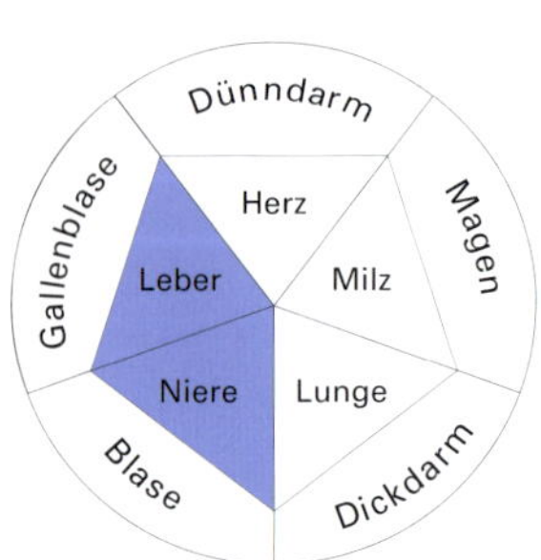

Sechs Stadien *Shang Han Lun*

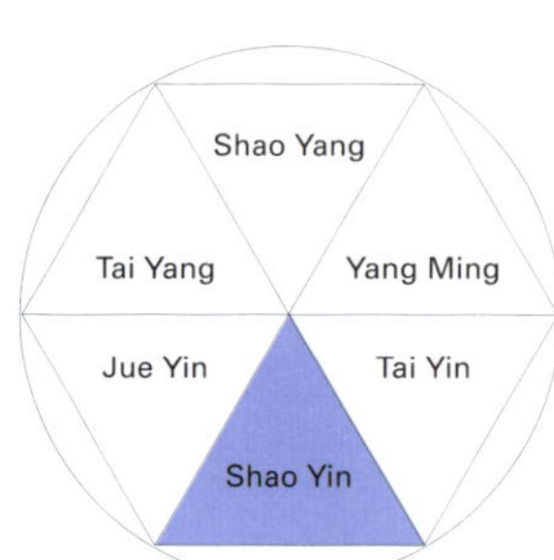

Außen ◄► Innen

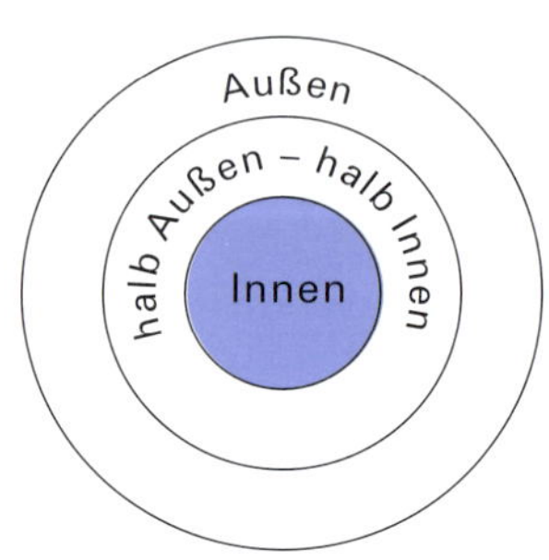

Analyse der Rezeptur

Radix Rehmanniae praep.	*Shu Di Huang*	Niere und Leber stärkend, Blut und Yin nährend, *Jing* zurückhaltend
Fructus Corni	*Shan Zhu Yu*	
Cortex Moutan	*Mu Dan Pi*	
Rhizoma Dioscoreae	*Shan Yao*	Mitte stützend, Nässe ausleitend
Rhizoma Alismatis	*Ze Xie*	
Poria	*Fu Ling*	
Cortex Cinnamomi	*Rou Gui*	Nieren-Yang wärmend
Radix Aconiti	*Fu Zi*	

Modifikationen

Bei ausgeprägten LWS-Beschwerden:

+ Radix Achyranthis	*Niu Xi*	6-8g
+ Semen Plantaginis	*Che Qian Zi*	6-8g

Heißt dann:

Rehmannia Pille mit Plantago und Achyranthis
Ji Sheng Shen Qi Wan ►S.370

noch zusätzlich auf den LWS-Bereich wirkend:

+ Rhizoma Ligustici	*Chuan Xiong*
+ Semen Cuscutae	*Tu Si Zi*

Entsprechungen der Diätetik

Nieren-Yang stärkend:
Hirsch, Garnelen, Nieren verschiedener Tiere, Zimt, Sternanis
Nieren-Yin nährend:
Walnuß, Austern, Sesam
Wärmend:
Pfeffer, Zimt, Feige und Fenchel
Allgemein Nieren stärkend:
Kirsche, Sesam, Walnuß, Weintrauben, Wachteln (bei Hüft- und Knieschmerz), Hirschfleisch, Rinderniere, Schweineniere, schwarze Sojabohnen

Literatur

Bensky	englisch	► S.275
	deutsch	► S.306

Fertigarznei

Rehmannia Eight Formula 300 mg Tabletten

Anmerkungen

1. In der Niere kommt es fast immer zu einer gleichzeitigen Schwächung des Nieren-Yin und Nieren-Yang. Welche der beiden Seite mehr geschwächt ist entscheidet letztlich darüber, welche Symptome in ihrer Ausprägung deutlicher ins Auge fallen. Deshalb berücksichtigen die klassischen Basis-Rezepturen zur Stützung der Nieren-Energie immer beide Aspekte. Hier sehen wir, daß das Basisrezept zur Stärkung des Nieren-Yang eine deutliche Nieren-Yin Komponente – nämlich Rehmannia 6 – enthält. So wird trotz der heißen und scharfen Drogen (Akonit und Cinamomum) keine Gefahr für das Yin entstehen.
Diese klassische Rezeptur zur Ergänzung des Nieren-Yang nährt gleichzeitig in ausgewogener Weise das Yin.
2. Rehmannia 8 ergibt sich jedoch aus Rehmannia 6 *Liu Wei Di Huang Wan* mit Cortex Cinnamomi und Radix Aconiti. Historisch jedoch wurde Rehmannia 6 durch Weglassen der beiden heißen Drogen aus Rehmannia 8 entwickelt, das die „ältere" Rezeptur von beiden ist.
Es gibt einen Reihe von Modifikationen dieser beiden Basis-Rezepturen:
Von Rehmannia 6, die mehr das Yin nähren:
Rehmannia Pille mit Amenarrhena und Phellodendron *Zhi Bai Di Huang Wan* ► S.382 oder Rehmannia mit Fructus Lycii und Flos Chrysanthemi *Qi Ju Di Huang Wan* ► S.384
Ableitungen von Rehmannia 8, die mehr das Nieren-Yang wärmen:
Rehmannia Pille mit Plantago und Achyranthis *Ji Sheng Shen Qi Wan* (= Rehmannia 8 und Semen Plantaginis und Radix Achyranthis) ► S.370

Korrespondierende Akupunktur

Lokalpunkte im schmerzhaften Gebiet bei LWS-Problemen

Ren 6	*Qi Hai* = Meer der Energie, Tonisierung Nieren-Energie
Ren 4	
Bl 20	Shu-Punkt der Milz, Moxa
Bl 23	Shu-Punkt Niere, Moxa
Ni 3	Yuan-Punkt Niere, Yang stärkend
MP 9	Nässe eliminierend
Ma 40	Nässe eliminierend

Eigene Eintragungen

济生肾气丸

Rehmannia Pille mit Plantago und Achyranthis

Chinesischer Name:	Ji Sheng Shen Qi Wan
Japanischer Name:	gosha jinki gan
Englischer Name:	Kidney Qi Pill from Formulas to Aid the Living
Lateinischer Name:	Pilula Rehmanniae cum Plantago et Achyranthis

Konstitution
geschwächt

Gruppenklassifikation
Tonisierende Rezepturen (Yang)

Temperaturverhalten

kalt	kühl	neutral	warm	heiß

Indikation bei Energiezustand des Patienten

Fülle	leichte Fülle	neutral	leichter Mangel	Mangel

Zusammensetzung

Rx. Rehmanniae praep.	12g	(12b)	Blut und Yin nährend, befeuchtend	► S.678
Fructus Corni	6g	(13)	Niere und Leber tonisierend, hält Essenz zurück, Schweiß haltend	► S.712
Cortex Moutan	6g	(2b)	kühlt Blut-Hitze, belebt Blut, senkt aufsteigendes Leber-Yang ab	► S.536
Rhizoma Alismatis	6g	(4)	Diurese fördernd, Nässe-Hitze aus dem Unteren Erwärmer ausleitend	► S.571
Poria	6g	(4)	Nässe eliminierend, Milz stärkend, Mitte harmonisierend, sedierend	► S.565
Rhizoma Dioscoreae	6g	(12a)	tonisiert Milz und Magen, stärkt Lunge und Niere, stabilisiert Essenz	► S.672
Radix Achyranthis	6-8g	(10)	Blut belebend, stärkt Niere und Leber, bei Schmerz der LWS	► S.644
Semen Plantaginis	6-8g	(4)	Diurese fördernd, klärt Hitze, Diarrhö beendend, Augen klärend	► S.570
Cortex Cinnamomi	2-6g	(11)	Kälte aus dem Innen vertreibend, Nieren-Yang wärmend	► S.658
Radix Aconiti	1-5g	(11)	Nieren- und Milz-Yang wärmend, Kälte aus dem Innen vertreibend	► S.656

Hauptsymptome

Erschöpfung,

Blässe,

Kälte-Empfindlichkeit,

Oligurie,

Ödeme,

Gelenkschmerzen und -schwellungen,

LWS-Beschwerden,

Par- oder Hypästhesien

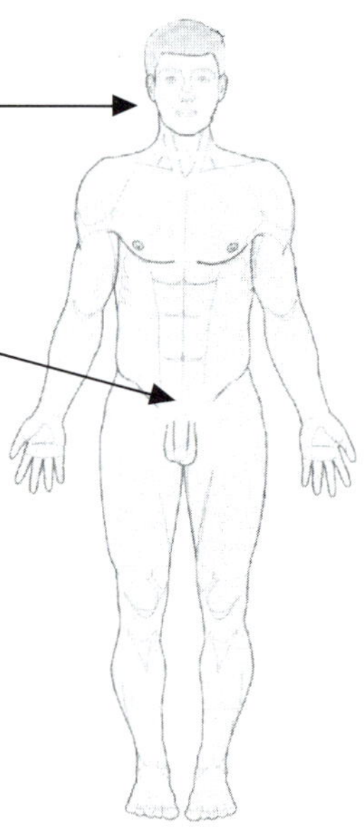

Wirkung
1 Ergänzt Nieren- und Leber-Blut und -Yin
2. Wärmt Nieren-Yang, leitet Nässe aus
3. Löst Stasen und lindert Schmerz

Symptome
Müdigkeit, allgemeine Erschöpfung, Gesichtsblässe, Kälte-Empfindlichkeit, vermindertes Wasserlassen, Harnverhalten, Oligurie, Ödemneigung, Gelenkschmerzen und -schwellungen, LWS-Beschwerden, Par- oder Hypästhesien

TCM-Indikation
Nieren-Leere mit Nieren-Yang-Leere und Blut-Yin-Leere, zusätzlich Nässe-Ansammlung mit Schmerzen
ZK: blaß, gedunsen, ZE; **ZB**: feucht;
Pu: dünn, schwach, tief

Anwendungsbeispiel
Lumbalgien, Ischialgien mit Parästhesien, Neuropathien, Arthralgien, Oligurie, Harnverhalt, Ödeme, Rechtsherzinsuffizienz, Erschöpfungssyndrom mit Kältegefühl

Abgeleitete Rezepturen
ist zusammengesetzt aus Rehmannia 8 und Semen Plantaginis und Radix Achyranthis
Rehmannia 8 wiederum besteht aus Rehmannia 6 und Cortex Cinnamomi und Radix Aconiti

Funktionskreise

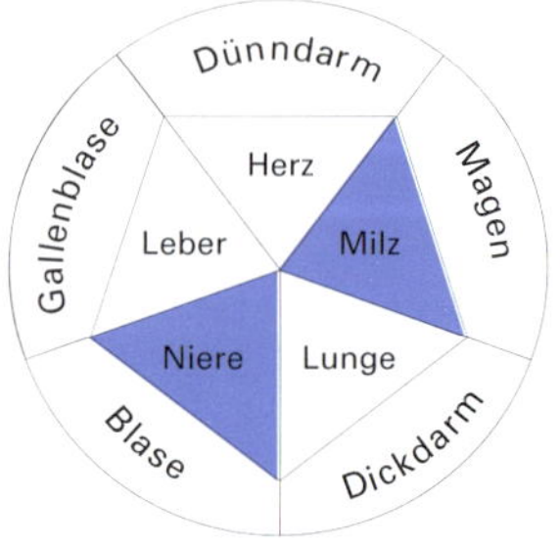

Sechs Stadien ***Shang Han Lun***

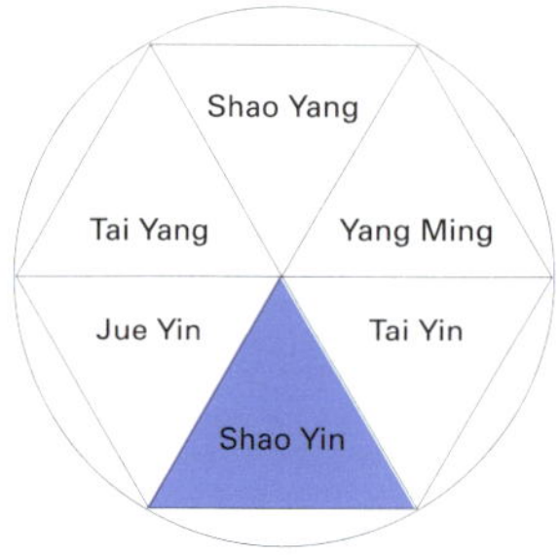

Außen ◄► Innen

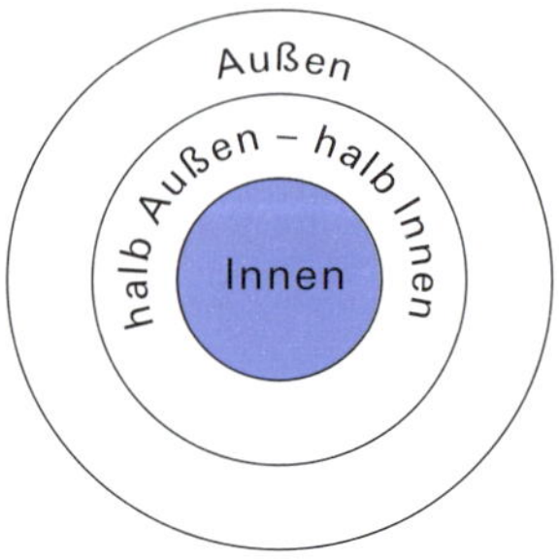

Analyse der Rezeptur

Fructus Corni	*Shan Zhu Yu*	*Jing* zurückhaltend
Rx. Rehmanniae praep.	*Shu Di Huang*	Niere und Leber stärkend, Blut und Yin nährend
Cortex Moutan	*Mu Dan Pi*	
Radix Achyranthis	*Niu Xi*	Niere und Leber stärkend, Blut-Stasen aufhebend
		gut in Kombination, um Blut zu bewegen, Nässe zu eliminieren und Hitze zu kühlen
Semen Plantaginis	*Che Qian Zi*	diuretisch
		in Kombination wärmen Nieren-Yang und eliminieren Nässe: sehr effektiv bei Ödemen durch Nieren-Yang-Mangel
Radix Aconiti	*Fu Zi*	
		Nieren-Yang wärmend
Cortex Cinnamomi	*Rou Gui*	
Rhizoma Dioscoreae	*Shan Yao*	
Rhizoma Alismatis	*Ze Xie*	Mitte stützend, Nässe ausleitend
Poria	*Fu Ling*	

Modifikationen

Bei ausgeprägten LWS-Beschwerden:
+ Rhizoma Ligustici *Chuan Xiong*
+ Semen Cuscutae *Tu Si Zi*

Entsprechungen der Diätetik

Stagnation von Qi und/oder Blut regulierend:
Aubergine, Eßkastanien, Krebse (nicht in der Schwangerschaft, da Blut bewegend)
Wärmend:
Pfeffer, Zimt, Feige und Fenchel
Nieren stärkend:
Kirsche, Sesam, Walnuß, Weintrauben, Wachtel (Hüft- und Knieschmerz), Hirschfleisch, Rinderniere, Schweineniere, schwarze Sojabohnen

Korrespondierende Akupunktur

Lokalpunkte im schmerzhaften Gebiet

MP 9	Nässe eliminierend
Ma 40	Nässe eliminierend
Ren 6	*Qi Hai* = Meer der Energie; Tonisierung Nieren-Energie
Bl 20	Shu-Punkt der Milz, Moxa
Bl 23	Shu-Punkt Niere, Moxa
Ni 3	Yuan-Punkt Niere, Yang stärkend

Fertigarznei

Achyranthes & Plantago Formula – als Granulat

Literatur

Bensky englisch ► S.278
deutsch ► S.309

Eigene Eintragungen

青娥丸

Dekokt, das die Rechte (Niere) wieder herstellt

Chinesischer Name: **You Gui Yin**
Japanischer Name: **uki in**
Englischer Name: **Restore the Right (Kidney-Yang) Decoction**
Lateinischer Name: **Potio dextre rediens**

Konstitution
geschwächt

Gruppenklassifikation
Tonisierende Rezepturen (Yang)

Temperaturverhalten
kalt | kühl | neutral | warm | heiß

Indikation bei Energiezustand des Patienten
Fülle | leichte Fülle | neutral | leichter Mangel | Mangel

Zusammensetzung

Radix Rehmanniae praep.	10-20g	(12b)	Blut und Yin nährend, befeuchtend	► S.678
Fructus Corni	6g	(13)	Niere und Leber tonisierend, hält Essenz zurück, Schweiß haltend	► S.712
Fructus Lycii	6-8g	(12b)	nährt Nieren- und Leber-Yin, nährt Blut, verbessert das Sehen	► S.706
Cortex Eucommiae	6g	(12c)	tonisiert Niere und Leber, stärkt die Knochen, beruhigt den Fetus	► S.692
Rhizoma Dioscoreae	6g	(4)	tonisiert die Mitte, stärkt Lunge und Niere, stabilisiert Essenz	► S.672
Cortex Cinnamomi	2-6g	(11)	Kälte aus dem Innen vertreibend, Nieren-Yang wärmend	► S.658
Radix Aconiti	1-5g	(11)	Nieren- und Milz-Yang wärmend, Kälte aus dem Innen vertreibend	► S.656
Radix Glycyrrhizae tostae	3g	(12a)	harmonisiert, puffert	► S.674

Hauptsymptome

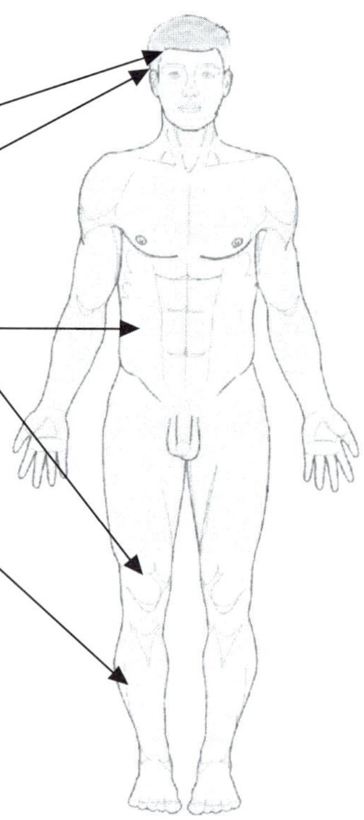

Wirkung
1. Ergänzt die Nieren-Energien, besonders das Yang
2. Tonisiert auch Blut und stärkt die Essenz-*Jing*

Symptome
Kältegefühl, kalte Extremitäten, Müdigkeit, allgemeine Erschöpfung, spontanes Schwitzen, Gesichtsblässe, abdominelle Schmerzen, häufiges Wasserlassen von hellem Urin, Impotenz, vorzeitiger Samenerguß, Samenverluste im Schlaf, Schwindelgefühl
Schmerzen, Schwäche und Kälte im unteren Rücken und/oder Kniebereich

TCM-Indikation
Nieren-Mangel mit betontem Nieren-Yang-Mangel
ZK: blaß; **ZB**: relativ unauffällig; **Pu**: dünn, schwach, tief

Anwendungsbeispiel
Lumbalgien, Ischialgien, Impotenz, Spermatorrhö, Erschöpfungssyndrom mit Kältegefühl, chronische Nephritis

Abgeleitete Rezepturen
abgeleitet von Rehmannia 8 *Jin Gui Shen Qi Wan* ► S.368
Ähnlich: Pille, die die Rechte wiederherstellt
You Gui Wan ► S.374

Funktionskreise

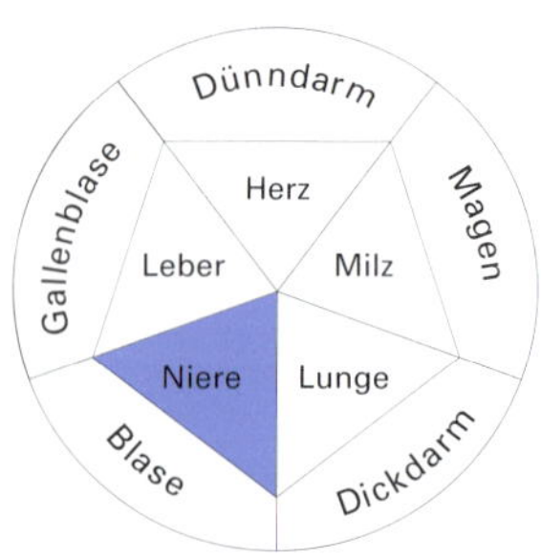

Sechs Stadien ***Shang Han Lun***

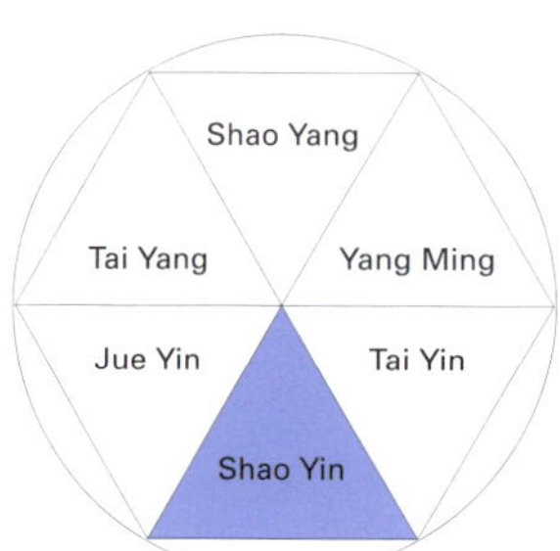

Außen ◄► Innen

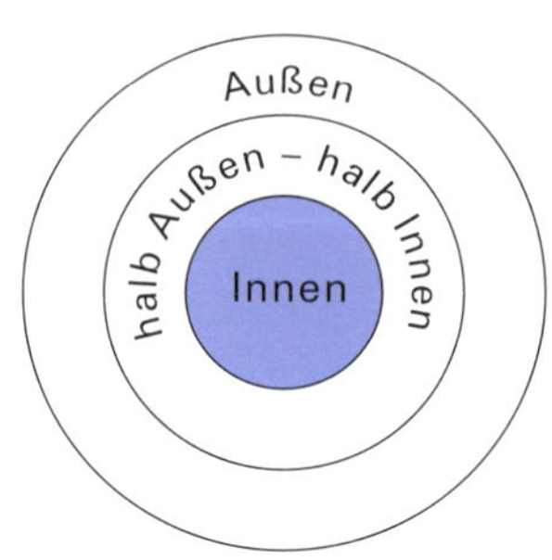

Analyse der Rezeptur

Radix Rehmanniae praep.	*Shu Di Huang*	Blut und Yin nährend	→ **nährt Blut-Yin**
Fructus Lycii	*Gou Qi Zi*		
Fructus Corni	*Shan Zhu yu*	*Jing* und Yin haltend; der Yin nährenden Rehmannia einen Halt, ein Gefäß bietend	
Cortex Eucommiae	*Du Zhong*	Nieren-Yang stärkend, nur leicht wärmend	→ **stärkt Nieren-Yang**
Rhizoma Dioscoreae	*Shan Yao*	Milz- und Nieren-Yang tonisierend	
Cortex Cinnamomi	*Rou Gui*	Nieren-Yang stärkend und stark wärmend	
Radix Aconiti	*Fu Zi*		
Radix Glycyrrhizae tostae	*Zhi Gan Cao*	Milz tonisierend (in Honig geröstet ist das Süßholz wärmer und tonisierender)	

Modifikationen

Bei ausgeprägten LWS-Beschwerden:
+ Radix Achyranthis *Niu Xi* 6-8g

Entsprechungen der Diätetik

Nieren-Yang stärkend:
Hirsch, Garnelen, Nieren verschiedener Tiere, Zimt, Sternanis
Nieren-Yin nährend:
Walnuß, Austern, Sesam
Wärmend:
Pfeffer, Zimt, Feige und Fenchel
Allgemein Nieren stärkend:
Kirsche, Sesam, Walnuß, Weintrauben, Wachtel (bei Hüft- und Knieschmerz), Hirschfleisch, Rinderniere, Schweineniere, schwarze Sojabohnen
Milz stärkend:
Hirse, Buchweizen, Reis
Milz wärmend:
Fenchel, Ingwer, warmer Reiswein in kleinen Mengen
Blut- und Säfte-Bildung fördernd:
Leber verschiedener Tiere, Fleisch, Milchprodukte, Fisch
Meide:
Ein Übermaß an Süßem belastet die Milz, da leicht zuviel Nässe produziert wird, übermäßige Rohkost kann die Milz belasten

Anmerkungen

Diese Rezeptur ist in Bezug auf die Nieren-Yang stärkende Wirkung etwas schwächer als die Pille, die die Rechte wiederherstellt *You Gui Wan* ► S.374

Korrespondierende Akupunktur

Ma 36	stützt das Qi der Mitte
MP 6	stützt die Mitte
Ren 6	*Qi Hai* = Meere der Energie; allgemeine Tonisierung
Le 3	Yuan-Punkt Leber
Bl 20	Shu-Punkt Milz
Bl 23	Shu-Punkt Niere
Ni 3	Yuan Punkt Niere

Literatur

Bensky	englisch	► S.280
	deutsch	► S.311

Eigene Eintragungen

右归丸

Pille, die die Rechte (Niere) wieder herstellt

Chinesischer Name:	**You Gui Wan**
Japanischer Name:	**uki gan**
Englischer Name:	**Restore the Right (Kidney-Yang) Pill**
Lateinischer Name:	**Pilula dextre rediens**

Konstitution
geschwächt

Gruppenklassifikation
Tonisierende Rezepturen (Yang)

Temperaturverhalten
kalt | kühl | neutral | warm | heiß

Indikation bei Energiezustand des Patienten
Fülle | leichte Fülle | neutral | leichter Mangel | Mangel

Zusammensetzung

Radix Rehmanniae praep.	10-20g	(12b)	Blut und Yin nährend, befeuchtend	► S.678
Fructus Corni	6g	(13)	Niere und Leber tonisierend, hält Essenz zurück, Schweiß haltend	► S.712
Colla Cornu Cervi	6-8g	(12c)	tonisiert Nieren-Yang, nährt Blut und Essenz, stoppt Blutungen	► S.688
Cortex Eucommiae	6g	(12c)	tonisiert Niere und Leber, stärkt die Knochen, beruhigt den Fetus	► S.692
Semen Cuscutae	6-8g	(12c)	tonisiert Niere und Leber, stärkt Essenz, verbessert das Sehen	► S.695
Rhizoma Dioscoreae	6g	(12a)	tonisiert die Mitte, stärkt Lunge und Niere, stabilisiert Essenz	► S.672
Radix Angelicae sinensis	6g	(12b)	Blut nährend und dynamisierend, Mens regulierend	► S.680
Fructus Lycii	6-8g	(12b)	nährt Nieren- und Leber-Yin, nährt Blut, verbessert das Sehen	► S.706
Cortex Cinnamomi	2-6g	(11)	Kälte aus dem Innen vertreibend, Nieren-Yang wärmend	► S.658
Radix Aconiti	1-5g	(11)	Nieren- und Milz-Yang wärmend, Kälte aus dem Innen vertreibend	► S.656

Hauptsymptome

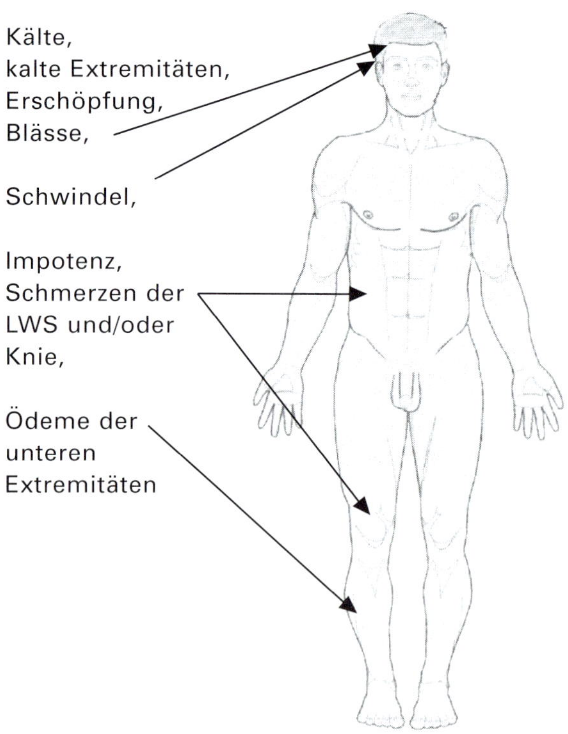

Wirkung
1. Ergänzt die Nieren-Energien, besonders das Yang
2. Tonisiert Blut und Essenz-*Jing*

Symptome
Kältegefühl, kalte Extremitäten, Müdigkeit, allgemeine Erschöpfung, nach langer Krankheit, spontanes Schwitzen, Gesichtsblässe
Impotenz, Samenverluste, Unfruchtbarkeit, Schwindelgefühl, gelegentlich auch ungeformter Stuhl, Schmerzen, Schwäche und Kälte im LWS-Bereich und/oder Knie, Ödeme der unteren Extremitäten

TCM-Indikation
Nieren-Mangel mit betontem Nieren-Yang-Mangel
ZK: blaß; **ZB**: relativ unauffällig; **Pu**: dünn, schwach, tief

Anwendungsbeispiel
Lumbalgien, Ischialgien, Impotenz, Spermatorrhö, Erschöpfungssyndrom mit Kältegefühl, chronische Nephritis

Abgeleitete Rezepturen
abgeleitet von Rehmannia 8 *Jin Gui Shen Qi Wan* ► S.368
Ähnlich: Dekokt, das die Rechte wiederherstellt
You Gui Yin ► S.372

Funktionskreise

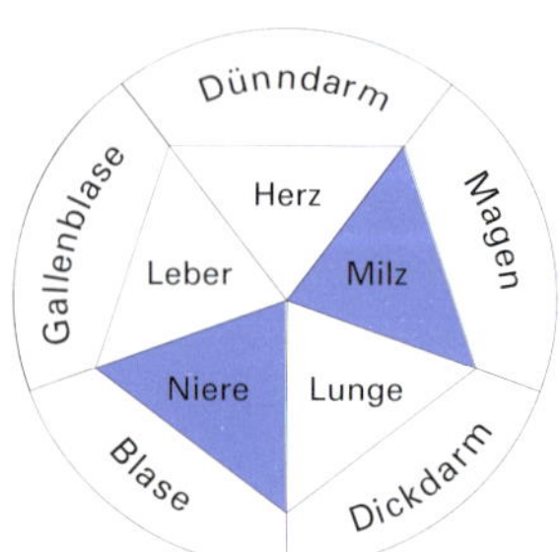

Sechs Stadien ***Shang Han Lun***

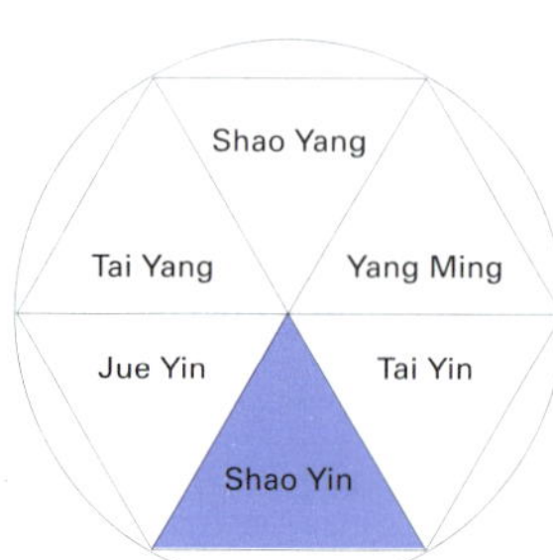

Außen ◄► Innen

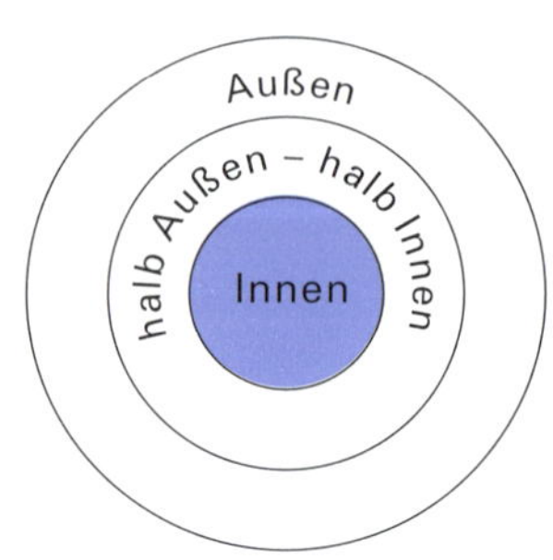

Analyse der Rezeptur

Radix Rehmannniae praep.	*Shu Di Huang*	Blut und Yin nährend	→ **nährt Blut-Yin**
Radix Angelicae sinensis	*Dang Gui*		
Fructus Lycii	*Gou Qi Zi*		
Fructus Corni	*Shan Zhu Yu*	*Jing* und Yin haltend, der Yin nährenden Rehmannia einen Halt, ein Gefäß bietend	→ **stabilisiert *Jing***
Rhizoma Dioscoreae	*Shan Yao*	Milz- und Nieren-Yang tonisierend	**stärkt Nieren-Yang**
Colla Cornu Cervi	*Lu Jiao Jiao*	Nieren-Yang stärkend, nur leicht wärmend	**stärkt Nieren-Yang**
Cortex Eucommiae	*Du Zhong*		
Semen Cuscutae	*Tu Si Zi*		
Cortex Cinnamomi	*Rou Gui*	Nieren-Yang stärkend und stark wärmend	**stärkt Nieren-Yang**
Radix Aconiti	*Fu Zi*		

Entsprechungen der Diätetik

Nieren-Yang stärkend:
Hirsch, Garnelen, Nieren verschiedener Tiere, Zimt, Sternanis
Nieren-Yin nährend:
Walnuß, Austern, Sesam
Wärmend:
Pfeffer, Zimt, Feige, Fenchel
Allgemein Nieren stärkend:
Kirsche, Sesam, Walnuß, Weintrauben, Wachtel (bei Hüft- und Knieschmerz), Hirschfleisch, Rinderniere, Schweineniere, schwarze Sojabohnen
Milz stärkend:
Hirse, Buchweizen, Reis
Milz wärmend:
Fenchel, Ingwer, warmer Reiswein in kleinen Mengen
Blut- und Säfte-Bildung fördernd:
Leber verschiedener Tiere, Fleisch, Milchprodukte, Fisch
Meide:
Ein Übermaß an Süßem belastet die Milz, da leicht zuviel Nässe produziert wird.
Meide auch körperliche und sexuelle Überbeanspruchungen, da sie in erster Linie das Nieren-Yang schwächen können.

Modifikationen

Bei ausgeprägten LWS-Beschwerden:
+ Radix Achyranthis *Niu Xi* 6-8g

Anmerkungen

Diese Rezeptur ist in Bezug auf die Nieren-Yang stärkende Wirkung etwas stärker als das Dekokt, das die Rechte wiederherstellt *You Gui Yin* ► S.372

Korrespondierende Akupunktur

Ma 36	stützt das Qi der Mitte
MP 6	stützt die Mitte
Ren 6	*Qi Hai* = Meer der Energie; allgemeine Tonisierung
Le 3	Yuan-Punkt Leber
Bl 20	Shu-Punkt Milz
Bl 23	Shu-Punkt Niere
Ni 3	Yuan-Punkt Niere

Literatur

Bensky englisch ► S.278
deutsch ► S.310

Eigene Eintragungen

二仙汤

Zwei Unsterbliche Dekokt

Chinesischer Name:	Er Xian Tang
Japanischer Name:	ni sen to
Englischer Name:	Two Immortal Decoction
Lateinischer Name:	Decoctum duorum immortalitis

Konstitution
geschwächt

Gruppenklassifikation
Tonisierende Rezepturen (Yang)

Temperaturverhalten
kalt | kühl | neutral | warm | heiß

Indikation bei Energiezustand des Patienten
Fülle | leichte Fülle | neutral | leichter Mangel | Mangel

Zusammensetzung

Rhizoma Curculingis	6-15g	(12c)	tonisiert Niere, stärkt Nieren-Yang, eliminiert Nässe-Kälte	
Herba Epimedii	9-15g	(12c)	tonisiert Niere, stärkt Nieren-Yang, vertreibt Wind-Kälte-Nässe	► S.689
Radix Morindae	9g	(12c)	tonisiert Niere, stärkt Nieren-Yang, stärkt Knochen, vertreibt Wind-Nässe	► S.690
Rhizoma Anemarrhenae	5-9g	(2a)	klärt Hitze und leitet Feuer ab, bei hohem Fieber mit Durst, befeuchtend	► S.526
Cortex Phellodendri	5-9g	(2c)	Nässe-Hitze aus- und ableitend, bes. im Unteren Erwärmer	► S.542
Radix Angelicae sinensis	9g	(12b)	Blut nährend und dynamisierend, Mens regulierend, schmerzstillend	► S.680

Hauptsymptome

Hitzewellen,
Schwindel,
Schwitzen,
Schlaflosigkeit,
Unruhe,
erschöpft,
Palpitationen,
ausbleibende Mens,
Bluthochdruck

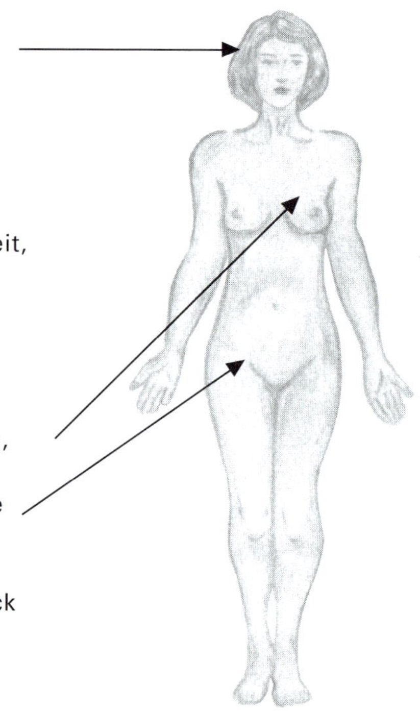

Symptome
Menopausale Beschwerden wie Hitzegefühl, Bluthochdruck, Menstruationsstörungen: Hitzewellen, aufsteigendes Hitzegefühl, sog. Nachmittagsfieber (Temperaturerhöhung nachmittags oder dann besonders ausgeprägte subjektive Hitzeempfindung)
Schwitzen, auch Nachtschweiß, Schlaflosigkeit, Unruhe, dabei erschöpft, Palpitationen
schwächer werdende Menstrualblutung, ausbleibende Mens, Ohrensausen, Tinnitus, Schwindelattacken

TCM-Indikation
Nieren-Schwäche mit Yang- und Yin-Mangel, dadurch bedingte Leere-Hitze. Mangel im *Ren-Mai* und *Chong-Mai*
ZK: Tendenz zu blaß, evtl. punktuelle Rötungen; **ZB**: relativ unauffälliger Belag; **Pu**: dünn, tief, beschleunigt

Anwendungsbeispiel
Menopause mit Hitzewellen, arterielle Hypertension in der Menopause, klimakterischer Beschwerdekomplex, chronische Pyelonephritis, chronische Glomerulonephritis, Cystennieren, renale Hypertonie, essentielle Hypertonie, Hypopituitarismus, Hyperthyreose, Tinnitus, Schwindel

Wirkung
1. Wärmt und stärkt Nieren-Yang
2. Tonisiert Nieren-Essenz
3. Leitet Leere-Hitze aus, reguliert *Ren-Mai* und *Chong-Mai*

Abgeleitete Rezepturen
Vergleiche mit Rehmannia Pille mit Anemarrhena und Phellodendron *Zhi Bai Di Huang Wan* ► S.382
ist zusammengesetzt aus Rehmannia 6 und Anemarrhena und Phellodendron

Funktionskreise

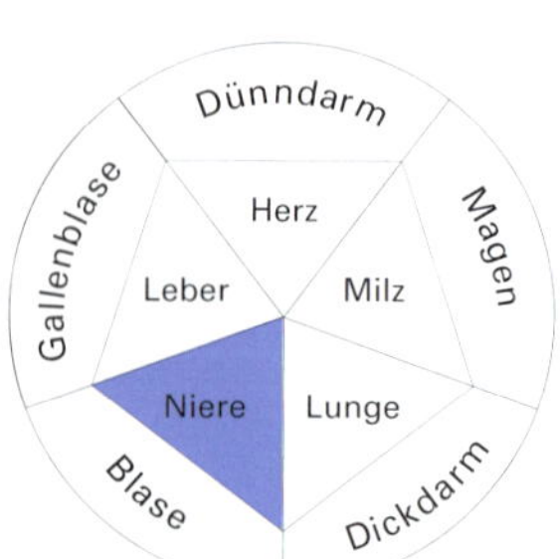

Sechs Stadien *Shang Han Lun*

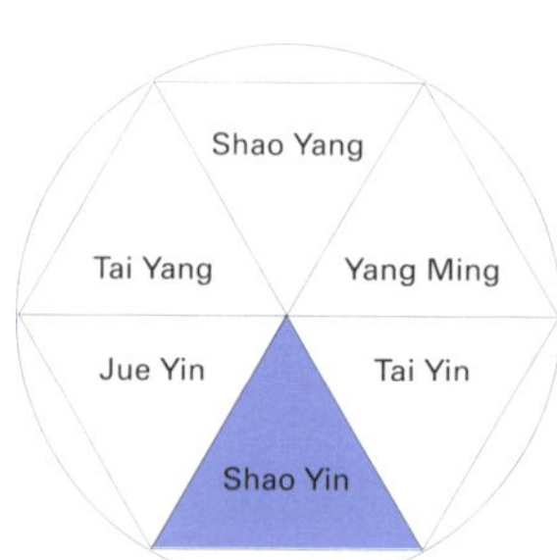

Außen ◄► Innen

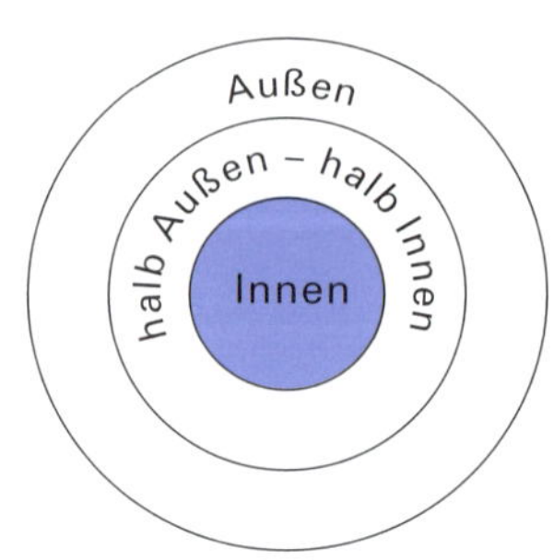

Analyse der Rezeptur

Rhizoma Curculingus	*Xian Mao*	Nieren-Yang stärkend, Nieren-Blut und -Yin nährend, Essenz *Jing* nährend, Nieren-Yang wärmend
Herba Epimedii	*Yin Yang Huo*	
Radix Morindae	*Ba Ji Tian*	
Radix Angeliae sinensis	*Dang Gui*	Leber-Blut nährend, reguliert *Chong Mai* und *Ren Mai*
Rhizoma Anemarrhenae	*Zhi Mu*	Hitze und Nässe-Hitze eliminierend, Leere-Hitze klärend
Cortex Phellodendri	*Huang Bai*	

Modifikationen

Bei sehr ausgeprägten Hitzewellen und Nachtschweißen:
+ Concha Ostrae *Mu Li*
+ Fructus Schisandrae *Wu Wei Zi*
+ Fructus Gardeniae *Zhi Zi*

Entsprechungen der Diätetik

Nieren-Yang stärkend:
Hirsch, Garnelen, Nieren verschiedener Tiere, Zimt, Sternanis
Nieren-Yin nährend:
Walnuß, Austern, Sesam
Blut und Yin nährend:
Weizen, gekeimter Weizen, Hafer, Milch, Eigelb, Kirsche, Birne, Mungbohnen, Sesam, schwarze Sojabohne, Niere (Rind, Schwein), Walnuß, Schaf-, Ziegenmilch, Butter, Sahne, Salz, Austern, Weintraube, Pinienkerne, Milchprodukte
Meide, da Hitze erzeugend:
Alkohol (Nässe-Hitze), Kaffee, Chili

Literatur

Bensky englisch ► S.282
deutsch ► S.314

Anmerkungen

Der Vergleich dieser Rezeptur mit der Rehmannia Pille mit Amenarrhena und Phellodendron *Zhi Bai Di Huang Wan* zeigt, daß beide Leere-Hitze klären ► S.382
Das Zwei Unsterbliche Dekokt *Er Xian Tang* ist insgesamt auf die Tonisierung von Nieren-Yang, Nieren-Yin und Essenz gerichtet.
Die Rehmannia Pille mit Anemarrhena und Phellodendron *Zhi Bai Di Huang Wan* ist stärker und ausschließlicher auf die Nährung des Nieren-Yin konzentriert. Deshalb sollte bei Nieren-Yin-Mangel mit dadurch bedingter Leere-Hitze dieser Letzteren der Vorzug gegeben werden.

Korrespondierende Akupunktur

MP 4	Einschaltpunkt des *Chong Mai*, bei Frauen: links
Lu 7	Einschaltpunkt des *Ren Mai*, bei Frauen: rechts
MP 6	stützt die Mitte, Arealfernpunkt Unterbauch
Bl 17	Meisterpunkt Blut
Ren 2	
Ni 11	Punkt des *Chong Mai*
Ni 16	stützt die Essenz-Jing
Ren 6	*Qi Hai* = Meer der Energie, Tonisierung Nieren-Energie
Le 3	Yuan-Punkt Leber
Bl 23	Shu-Punkt Niere, stärkt Nieren-Yang
Ni 6	Nieren-Yin stärkend, sedierend
Ni 7	Tonisierungspunkt der Niere
Ni 3	stärkt Nieren-Yang

Eigene Eintragungen

8.e Yin nährende Rezepturen

六味地黄丸

Rehmannia Pille der sechs Geschmacksrichtungen (Rehmannia 6)

Chinesischer Name:	**Liu Wei Di Huang Wan**
Japanischer Name:	**roku mi jio gan**
Englischer Name:	**Rehmannia Six Pill**
Lateinischer Name:	**Pilula Rehmanniae sex saporum**

Konstitution
geschwächt

Gruppenklassifikation
Tonisierende Rezepturen (Yin)

Temperaturverhalten

kalt	kühl	neutral	warm	heiß

Indikation bei Energiezustand des Patienten

Fülle	leichte Fülle	neutral	leichter Mangel	Mangel

Zusammensetzung

Radix Rehmanniae praep.	12g	(12b)	Blut und Yin der Niere und Leber nährend, befeuchtend	► S.678
Fructus Corni	6g	(13)	tonisiert Niere und Leber, hält Essenz zurück, hält Schweiß	► S.712
Cortex Moutan	6g	(2b)	Blut nährend und kühlend, dabei mild bewegend	► S.536
Rhizoma Dioscoreae	6g	(12a)	Milz- und Nieren-Qi mild stützend	► S.672
Poria	6g	(4)	leitet Nässe aus, stärkt die Mitte	► S.565
Rhizoma Alismatis	6g	(4)	Nässe ausleitend, ohne Yin zu gefährden	► S.571

Hauptsymptome

Tinnitus,

Schwindel,

schlaflos,

Nachtschweiß,

klimakterisches Syndrom,

LWS-Syndrom,

Parästhesien,

Gonalgie

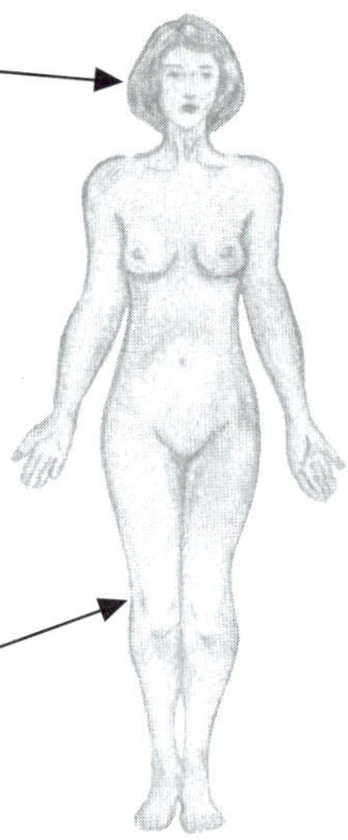

Wirkung
Blut und Yin nährend, befeuchtend, Nieren-Funktionskreis ergänzend

Symptome
Erschöpfbarkeit, LWS-Schmerzen oder - schwäche, Knieschwäche oder - schmerz, Parästhesien
trockene, evtl. juckende Haut, aufsteigende Hitze, heiße Extremitäten, Menopause
Unruhe, Nervosität, nächtliche Unruhe, schlaflos, Nachtschweiß, Trockenheit der Haut und Schleimhäute, trockener Rachen, Beschwerden beim Wasserlassen, wenig Urin, Gefühl einer unvollständigen Entleerung, Haarausfall, Hörminderung, Schwindelattacken, Ohrensausen

TCM-Indikation
Nieren-Mangel mit überwiegendem Nieren-Yin-Mangel, evtl. Zeichen der Leere-Hitze
ZK: rot; **ZB**: verminderter Belag; **Pu**: fadenförmig, beschleunigt

Abgeleitete Rezepturen
Es gibt eine Reihe von Modifikationen, die auf dieser Basis-Rezeptur Rehmannia 6 aufbauen:
Rehmannia Pille mit Lycium und Chrysanthemum *Qi Ju Di Huang Wan* ► S.384
Rehmannia Pille mit Anemarrhena und Phellodendron *Zhi Bai Di Huang Wan* ► S.382
Nieren-Qi-Pille aus Golden Cabinet (Rehmannia 8) *Jin Gui Shen Qi Wan* ► S.368

Anwendungsbeispiel
LWS-Syndrom, Gonalgie, Parästhesien, Tinnitus, Schwindel, Hypertonus, Hyperthyreose, Schlaflosigkeit (Rezeptur modifizieren)
Nephrotisches Syndrom, chronische Nephritiden, Ekzeme, Alterseksem, Psoriasis, Pruritus, Urtikaria (modifizieren), Sehstörungen, Neuritis und Atrophie des Nervus opticus (modifizieren)

Funktionskreise

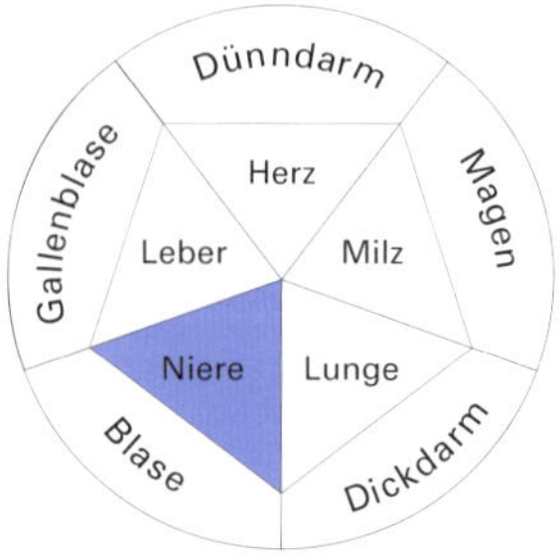

Sechs Stadien ***Shang Han Lun***

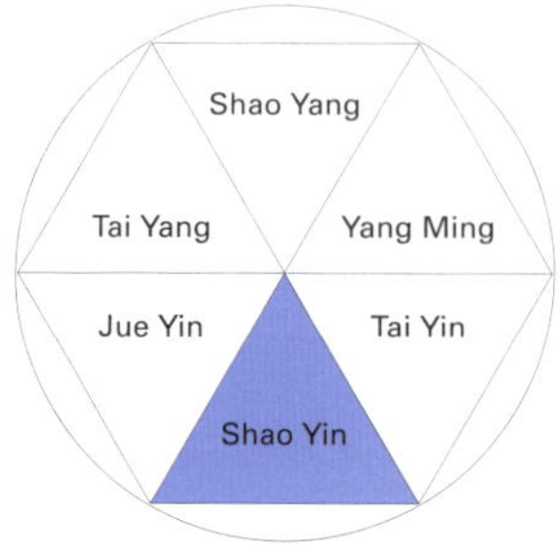

Außen ◄► Innen

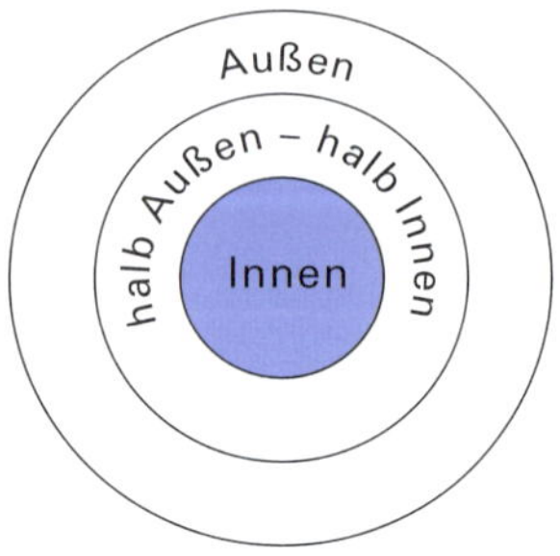

Analyse der Rezeptur

Radix Rehmanniae praep.	*Shu Di Huang*	Niere und Leber stärkend, Blut und Yin nährend, *Jing* zurückhaltend	→ **Niere – Yin**
Fructus Corni	*Shan Zhu Yu*		
Cortex Moutan	*Mu Dan Pi*		
Rhizoma Dioscoreae	*Shan Yao*	Mitte stützend, Nässe ausleitend	→ **Mitte – Nässe**
Rhizoma Alismatis	*Ze Xie*		
Poria	*Fu Ling*		

Modifikationen

Bei Augenbeschwerden:
+ Fructus Lycii *Gou Qi Zi*
+ Flos Chrysanthemi *Ju Hua*

Rezeptur heißt dann:
Rehmannia Pille mit Fructus Lycii und Flos Chrysanthemi *Qi Ju Di Huang Wan* ► S.384

Bei ausgeprägtem Bluthochdruck:
+ Rhizoma Gastrodiae *Tian Ma*
+ Concha Haliotidis *Shi Jue Ming*

Bei Tinnitus:
+ Ramulus Uncariae *Gou Teng*
+ Radix Bupleuri *Chai Hu*

Entsprechungen der Diätetik

Blut und Yin nährend:
Weizen, gekeimter Weizen, Hafer, Milch, Eigelb, Kirsche, Birne, Mungbohnen, Sesam, schwarze Sojabohne, Niere (Rind, Schwein), Walnuß, Schaf- und Ziegenmilch, Butter, Sahne, Salz, Austern, Weintraube, Pinienkerne, Milchprodukte
Meide, da Hitze erzeugend:
Alkohol (Nässe-Hitze), Kaffee, Chili und andere sehr scharfe oder öffnende Nahrungsmittel (wie rohe Zwiebeln)

Literatur

Bensky englisch ► S.263
deutsch ► S.291

Anmerkungen

Dies ist die Basisrezeptur zur Stützung der Niere.
Um das Nieren-Yin zu nähren und aufzufüllen werden schwere, kühlende Drogen verabreicht (Rehmannia usw.). Diese müssen aber von der Milz aufgenommen und transformiert werden. Daher enthält die Rezeptur Milz stützende Drogen, die gleichzeitig Nässe und Feuchtigkeit kanalisieren, so daß es nicht zu einer „Überschwemmung" der Milz kommen kann.
Insofern ist es eine äußerst ausgewogene Rezeptur.
Cave: Trotzdem kann es bei zu hoher Dosierung dieser sehr „nährenden" Arzneien zu Völlegefühl oder leichter Übelkeit kommen. Dann sollte die Dosis vermindert und angepaßt werden.
Bei schwacher Milz mit vorbestehender Diarrhö-Neigung sollte man erst mit anderen Rezepturen beginnen, die die Mitte stärken.
Ursprünglich ist Rehmannia 6 durch Weglassen der heißen, Nieren-Yang wärmenden Drogen aus der Nieren-Qi-Pille aus Golden Cabinet (Rehmannia 8) *Jin Gui Shen Qi Wan* entwikkelt worden. ► S.368

Korrespondierende Akupunktur

Ni 7	Tonisierungspunkt Niere
Le 8	Tonisierungspunkt Leber
Ren 6	*Qi Hai* = Meer der Energie; tonisiert Nieren-Energie
Bl 20	Shu-Punkt Milz
Bl 23	Shu-Punkt Niere
Ni 6	Nieren-Yin stärkend, sedierend
Ma 36	stützt das Qi der Mitte
MP 6	stützt die Mitte, Arealfernpunkt Unterbauch

Fertigarznei

Rehmannia Six Formula – 300 mg Tabletten und als Granulat

Eigene Eintragungen

知柏地黄丸

Rehmannia Pille mit Anemarrhena und Phellodendron

Chinesischer Name: **Zhi Bai Di Huang Wan**
Japanischer Name: **chi baku jio gan**
Englischer Name: **Anemarrhena, Phellodendron and Rehmannia Pill**
Lateinischer Name: **Pilula Rehmanniae cum Anemarrhena et Phellodendro**

Konstitution
geschwächt/eher ältere Patienten

Gruppenklassifikation
Tonisierende Rezepturen (Yin)

Temperaturverhalten

kalt	kühl	neutral	warm	heiß

Indikation bei Energiezustand des Patienten

Fülle	leichte Fülle	neutral	leichter Mangel	Mangel

Zusammensetzung

Radix Rehmanniae praep.	12g	(12b)	Blut und Yin nährend, befeuchtend	► S.678
Fructus Corni	6g	(13)	Niere und Leber tonisierend, hält Essenz zurück, Schweiß haltend	► S.712
Cortex Moutan	6g	(2b)	kühlt Blut-Hitze, belebt Blut, senkt aufsteigendes Leber-Yang ab	► S.536
Rhizoma Dioscoreae	6g	(12a)	tonisiert Milz und Magen, stärkt Lunge und Niere, stabilisiert Essenz	► S.672
Rhizoma Alismatis	6g	(4)	Diurese fördernd, Nässe-Hitze ausleitend, kühlt Leere-Hitze	► S.571
Poria	6g	(4)	Nässe eliminierend, Milz stärkend, Mitte harmonisierend, sedierend	► S.565
Rhizoma Anemarrhenae	6g	(2a)	klärt Hitze und leitet Feuer ab, bei hohem Fieber mit Durst, befeuchtend	► S.526
Cortex Phellodendri	6g	(2c)	Nässe-Hitze aus- und ableitend, bes. im Unteren Erwärmer	► S.542

Hauptsymptome

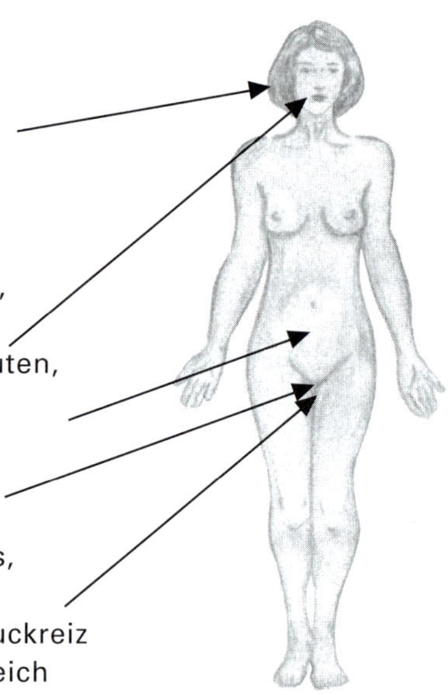

Symptome
Hitzewellen, aufsteigendes Hitzegefühl, sog. Nachmittagsfieber (Temperaturerhöhung nachmittags oder zu dieser Tageszeit besonders ausgeprägte subjektive Hitzeempfindung) Ohrensausen, Tinnitus, Schwindelattacken, Nachtschweiß, geschwollenes, gerötetes und schmerzhaftes Zahnfleisch schmerzhaftes Wasserlassen, trüber, dunkler Urin, Harnverhalten, Oligurie, Ödemneigung, gelblicher vaginaler Ausfluß mit lokaler Rötung und Juckreiz

TCM-Indikation
Nieren-Leere mit Blut-Yin-Mangel, dadurch bedingte Leere-Hitze, Nässe-Hitze im Unteren Erwärmer
ZK: rot; **ZB:** weißlich-gelber Belag;
Pu: dünn, tief, beschleunigt

Anwendungsbeispiel
Menopause mit Hitzewellen, Tinnitus, Schwindel, akute oder chronische Zystitis, Prostatitis, Nephrititiden, Adnexitiden, Leukorrhö, Gingivitis

Wirkung
1. Ergänzt Nieren-Blut und -Yin
2. Leitet Leere-Hitze und Nässe-Hitze aus – besonders aus dem Unteren Erwärmer

Abgeleitete Rezepturen oder häufige Modifikationen
ist zusammengesetzt aus Rehmannia 6 *Liu Wei Di Huang Wan* und Anemarrhena und Phellodendron.
Es gibt neben dieser eine Reihe von Modifikationen, die auf der Basis-Rezeptur Rehmannia 6 aufbauen, z. B. Rehmannia mit Lycium und Chrysanthemum *Qi Ju Di Huang Wan* ► S.384

Funktionskreise

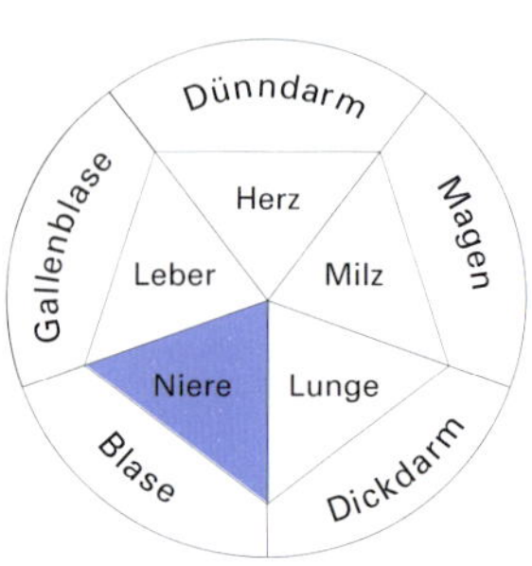

Sechs Stadien *Shang Han Lun*

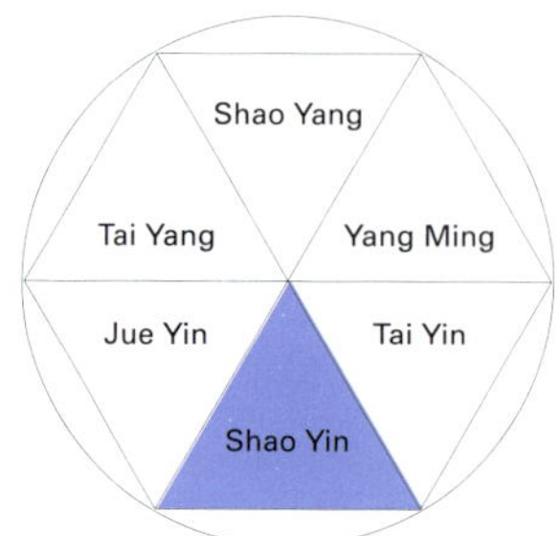

Außen ◄► Innen

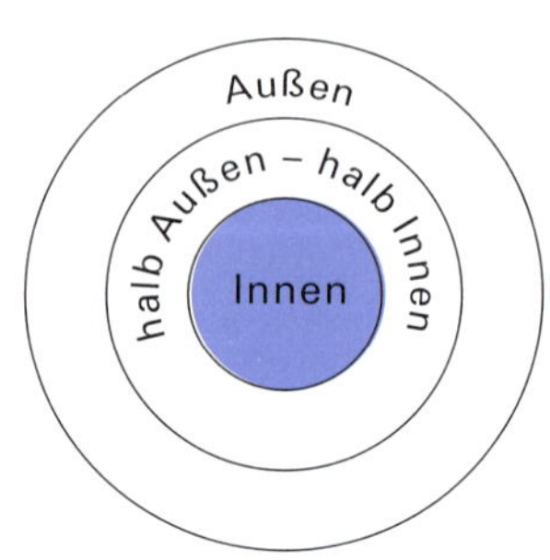

Analyse der Rezeptur

Radix Rehmanniae praep.	*Shu Di Huang*	Niere und Leber stärkend, Blut und Yin nährend, *Jing* zurückhaltend
Fructus Corni	*Shan Zhu Yu*	
Cortex Moutan	*Mu Dan Pi*	
Rhizoma Dioscoreae	*Shan Yao*	Mitte stützend, Nässe ausleitend
Rhizoma Alismatis	*Ze Xie*	
Poria	*Fu Ling*	
Rhizoma Anemarrhenae	*Zhi Mu*	auch Leere-Hitze ableitend
		Hitze klärend (Zhi Mu + Huang Bai)
Cortex Phellodendri	*Huang Bai*	Hitze Nässe eliminierend, bringt Bezug zum Unteren Erwärmer

Modifikationen

Bei sehr ausgeprägten Hitzewellen und Nachtschweißen:

+ Concha Ostrae — *Mu Li*
+ Fructus Schisandrae — *Wu Wei Zi*
+ Fructus Gardeniae — *Zhi Zi*

Bei ausgeprägtem genitalen Juckreiz durch Nässe-Hitze:

+ Radix Sophorae — *Ku Shen*
+ Cortex Dictamni — *Bai Xian Pi*

Zahnfleischerkrankungen:

+ Caulis Akebiae (= Hoquartiae) — *Mu Tong*
+ Folium Isatidis — *Da Qing Ye*

Entsprechungen der Diätetik

Blut und Yin nährend:
Weizen, gekeimter Weizen, Hafer, Milch, Eigelb, Kirsche, Birne, Mungbohnen, Sesam, schwarze Sojabohne, Niere (Rind, Schwein), Walnuß, Schaf- und Ziegenmilch, Butter, Sahne, Salz, Austern, Weintraube, Pinienkerne, Milchprodukte

Nässe-Hitze eliminierend:
Selleriesaft, Lotoswurzel, Buchweizen, Mungbohnen, Rettich, Preiselbeere, Weizen, Gerste, Hirse, Gurke, Essiggurke, Weintraube

Meide, da Hitze erzeugend:
Alkohol (Nässe-Hitze), Kaffee, Chili

Anmerkungen

Bei stärkeren Entzündungszeichen im Harnwegsbereich müssen andere Rezepturen (Polyporus Dekokt etc.) oder Anemarrhena und Phellodendri sehr viel höher dosiert werden, denn insgesamt ist die Rezeptur doch eher nährend, tonisierend ausgerichtet.

Korrespondierende Akupunktur

MP 6	stützt die Mitte, Arealfernpunkt Unterbauch
Ren 4	Mu-Punkt Dünndarm
Bl 28	Shu-Punkt Blase
Ren 2	nährt Yin und Blut
Ni 11	Bezug zum Chong Mai
Ren 6	*Qi Hai* = Meer der Energie, Tonisierung Nieren-Energie
Le 3	Yuan-Punkt Leber
Bl 23	Shu-Punkt Niere
Ni 6	Nieren-Yin stärkend, sedierend

Fertigarznei

Anemarrhena, Phellodendron & Rehmannia – als Granulat
Anemarrhena, Phellodendron & Rehmannia Combination – 300 mg Tabletten

Literatur

Bensky englisch ► S.265
deutsch ► S.293

Eigene Eintragungen

杞菊地黄丸

Rehmannia Pille mit Fructus Lycii und Flos Chrysanthemi

Chinesischer Name:	Qi Ju Di Huang Wan
Japanischer Name:	kogi kujio gan
Englischer Name:	Lycium Fruit, Chrysanthemum and Rehmannia Pill
Lateinischer Name:	Pilula Rehmanniae cum Lycio et Chrysanthemo

Konstitution
geschwächt/eher ältere Patienten

Gruppenklassifikation
Tonisierende Rezepturen (Yin)

Temperaturverhalten

kalt	kühl	neutral	warm	heiß

Indikation bei Energiezustand des Patienten

Fülle	leichte Fülle	neutral	leichter Mangel	Mangel

Zusammensetzung

Rx. Rehmanniae praep.	12g	(12b)	Blut und Yin nährend, befeuchtend	► S.678
Fructus Corni	6g	(13)	Niere und Leber tonisierend, hält Essenz zurück, Schweiß haltend	► S.712
Cortex Moutan	6g	(2b)	klärt Hitze, kühlt Blut-Hitze, lindert Blutungen, belebt Blut	► S.536
Rhizoma Dioscoreae	6g	(12a)	tonisiert Milz und Magen, stärkt Lunge und Niere, stabilisiert Essenz	► S.672
Rhizoma Alismatis	6g	(4)	Diurese fördernd, Nässe-Hitze ausleitend, kühlt Leere-Hitze	► S.571
Poria	6g	(4)	Nässe eliminierend, Milz stärkend, Mitte harmonisierend, sedierend	► S.565
Fructus Lycii	6g	(12b)	nährt Nieren- und Leber-Yin, nährt Blut, verbessert das Sehen	► S.706
Flos Chrysanthemi	6g	(1b)	Wind-Hitze ausleitend, desinfizierend, Augen klärend, Leber stabilisierend	► S.516

Hauptsymptome

Sehstörungen,

Augenschmerzen,

Ohrensausen,

Schwindel,

Nachtschweiß,

erhöhter Blutdruck

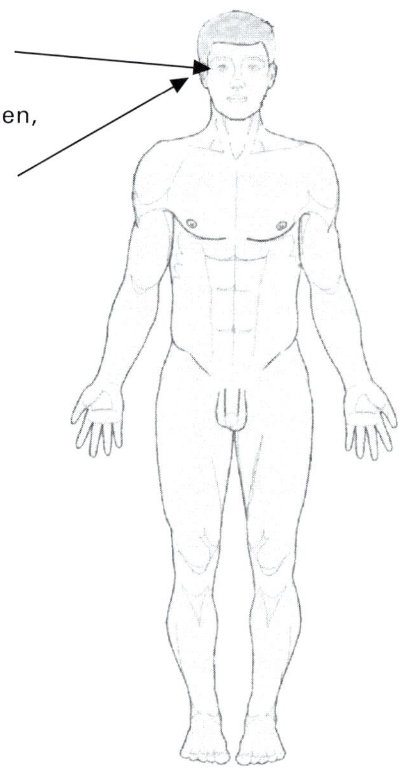

Wirkung
1. Ergänzt Nieren-Blut und -Yin
2. Nährt Leber-Blut, senkt Leber-Yang ab, klärt die Augen

Symptome
Sehstörungen, verschwommenes Sehen, gerötete und/oder schmerzende Augen, Ohrensausen, Tinnitus, Schwindelattacken, Nachtschweiß, erhöhter Blutdruck

TCM-Indikation
Nieren-Leere mit Blut-Yin-Mangel, dadurch bedingte Sehstörungen
ZK: rot; **ZB**: dünner weißer Belag;
Pu: fadenförmig, beschleunigt

Anwendungsbeispiel
Sehstörungen, chronische Konjunktivitis, Glaukom, Tinnitus, Schwindel, Hypertonus

Abgeleitete Rezepturen
ist zusammengesetzt aus Rehmannia 6 *Liu Wei Di Huang Wan* und Fructus Lycii und Flos Chrysanthemi

Es gibt neben dieser eine Reihe von Modifikationen, die auf der Basis-Rezeptur Rehmannia 6 aufbauen, z. B. Rehmannia Pille mit Anemarrhena und Phellodendron *Zhi Bai Di Huang Wan* ► S.382

Funktionskreise

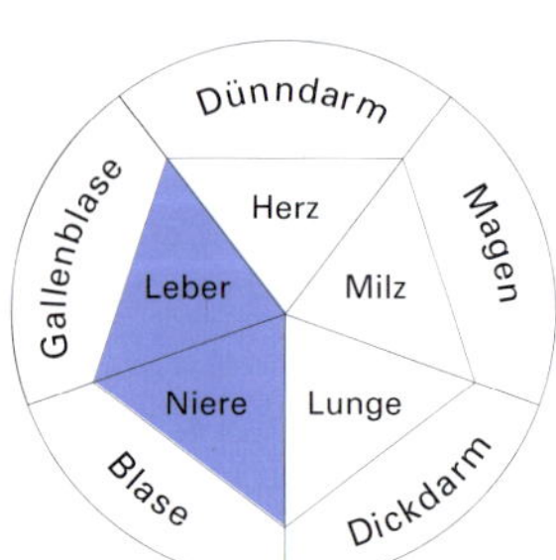

Sechs Stadien ***Shang Han Lun***

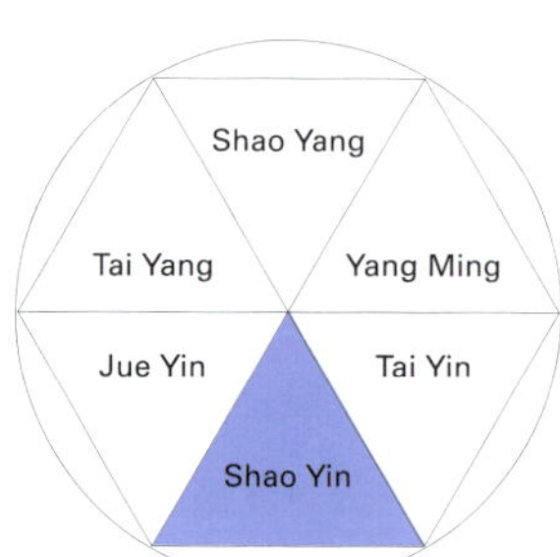

Außen ◄► Innen

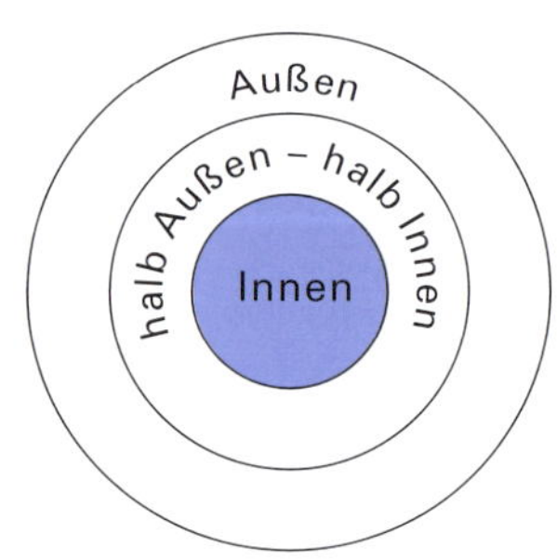

Analyse der Rezeptur

Radix Rehmanniae praep.	*Shu Di Huang*	Niere und Leber stärkend, Blut und Yin nährend, *Jing* zurückhaltend
Fructus Corni	*Shan Zhu Yu*	
Cortex Moutan	*Mu Dan Pi*	
Rhizoma Dioscoreae	*Shan Yao*	Mitte stützend, Nässe ausleitend
Rhizoma Alismatis	*Ze Xie*	
Poria	*Fu Ling*	
Fructus Lycii	*Gou Qi Zi*	effektive Kombination von einer nährenden Arznei (Lycium) und einer Droge, die die Oberfläche von pathogenen Faktoren – hier Wind-Hitze – befreit (Chrysanthemum)
Flos Chrysanthemi	*Ju Hua*	

Modifikationen

Bei sehr ausgeprägten Augenbeschwerden:
+ Semen Celosiae *Qing Xiang Zi*
+ Semen Cassiae torrae *Jue Ming Zi*

Bei ausgeprägtem Bluthochdruck:
+ Rhizoma Gastrodiae *Tian Ma*
+ Concha Haliotidis *Shi Jue Ming*

Bei Tinnitus:
+ Ramulus Uncariae *Gou Teng*
+ Radix Bupleuri *Chai Hu*

Fertigarznei

Lycium, Chrysanthemum & Rehmannia Formula – 300 mg Tabletten und als Granulat

Literatur

Bensky englisch ► S.264
deutsch ► S.293

Korrespondierende Akupunktur

Ma 36	stützt das Qi der Mitte
MP 6	stützt die Mitte; Arealfernpunkt Unterbauch
Ren 6	*Qi Hai* = Meer der Energie; Tonisierung Nieren-Energie
Le 2	Sedierungspunkt Leber
Bl 20	Shu-Punkt der Milz
Bl 23	Shu-Punkt Niere
Gb 38	Sedierungspunkt Gallenblase
Gb 37	Luo-Punkt: *Guang ming* = Glanz und Licht: bei Augenerkrankungen, Sehstörungen
Ni 6	Nieren-Yin stärkend, sedierend

Entsprechungen der Diätetik

Blut und Yin nährend:
Weizen, gekeimter Weizen, Hafer, Milch, Eigelb, Kirsche, Birne, Mungbohnen, Sesam, schwarze Sojabohne, Niere (Rind, Schwein), Walnuß, Schaf- und Ziegenmilch, Butter, Sahne, Salz, Austern, Weintraube, Pinienkerne, Milchprodukte
Nässe-Hitze eliminierend:
Selleriesaft, Lotoswurzel, Buchweizen, Mungbohnen, Rettich, Preiselbeere, Weizen, Gerste, Hirse, Gurke, Essiggurke, Weintraube
Meide, da Hitze erzeugend und Säfte verbrauchend:
Übermaß an heißen – hochprozentiger Alkohol, Chili – und trocknenden Nahrungsmitteln: Kaffee, sehr scharfe Nahrung

Eigene Eintragungen

明目地黃丸

Rehmannia Pille, die die Augen klärt

Chinesischer Name:	Ming Mu Di Huang Wan
Japanischer Name:	mei mo ku ji o in
Englischer Name:	Improve Vision Pill with Rehmannia
Lateinischer Name:	Pilula Rehmanniae clarificans oculos

Konstitution
geschwächt/eher ältere Patienten

Gruppenklassifikation
Tonisierende Rezepturen (Yin)

Temperaturverhalten

kalt	kühl	neutral	warm	heiß

Indikation bei Energiezustand des Patienten

Fülle	leichte Fülle	neutral	leichter Mangel	Mangel

Zusammensetzung

Radix Rehmanniae praep.	12g	(12b)	Blut und Yin der Niere und Leber nährend, befeuchtend	► S.678
Fructus Corni	6g	(13)	Niere und Leber tonisierend, hält Essenz zurück, Schweiß haltend	► S.712
Cortex Moutan	6g	(2b)	Blut nährend und kühlend, dabei mild bewegend	► S.536
Rhizoma Dioscoreae	6g	(12a)	Milz- und Nieren-Qi mild stützend	► S.672
Poria	6g	(4)	leitet Nässe aus, stärkt die Mitte	► S.565
Rhizoma Alismatis	6g	(4)	Nässe ausleitend ohne Yin zu gefährden	► S.571
Fructus Lycii	6g	(12b)	nährt Nieren- und Leber-Yin, nährt Blut, verbessert das Sehen	► S.706
Flos Chrysanthemi	6g	(1b)	Wind-Hitze ausleitend, Augen klärend, Leber stabilisierend	► S.516
Fructus Tribuli	6g	(16)	verankert Leber-Yang, vertreibt Wind-Hitze, klärt die Augen, stillt Juckreiz	► S.741
Concha Haliotidis	6g	(16)	leitet Hitze ab und verhindert hochschlagendes Leber-Yang	► S.738

Hauptsymptome

Sehstörungen,

verschwommenes Sehen,

vermindertes Sehvermögen,

gerötete und/oder schmerzende Augen

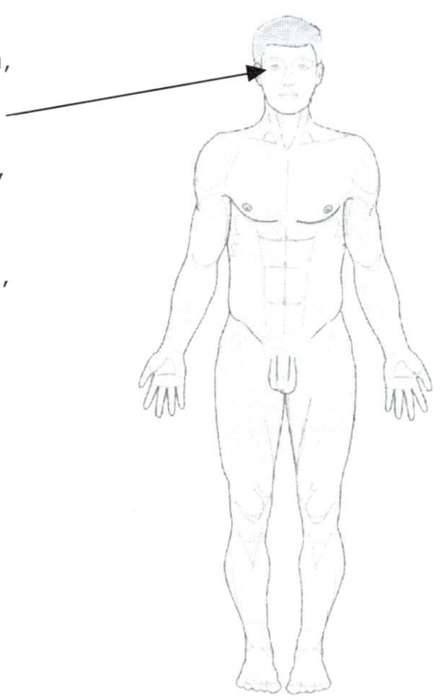

Wirkung
1. Ergänzt Nieren- und Leber-Blut und -Yin
2. Klärt die Augen

TCM-Indikation
Nieren- und Leber-Blut und -Yin-Mangel, dadurch bedingte Sehstörungen

ZK: rot; **ZB**: dünner weißer Belag;

Pu: fadenförmig, beschleunigt

Anwendungsbeispiel
Verschiedene Augenleiden, Sehstörungen, chronische Konjunktivitis, Glaukom

Abgeleitete Rezepturen
ist zusammengesetzt aus

Rehmannia 6 *Liu Wei Di Huang Wan* mit Fructus Lycii und Flos Chrysanthemi *Qi Ju Di Huang Wan* und dann zusätzlich Fructus Tribuli und Concha Haliototidis

Funktionskreise

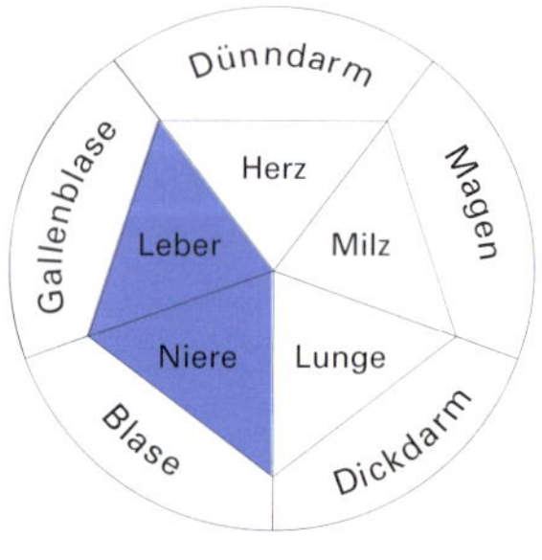

Sechs Stadien *Shang Han Lun*

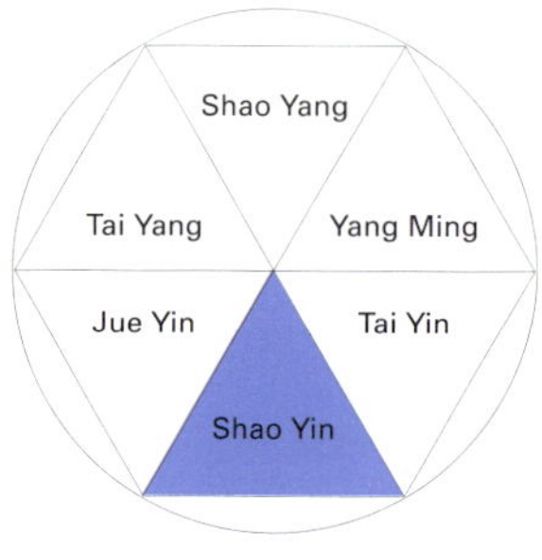

Außen ◄► Innen

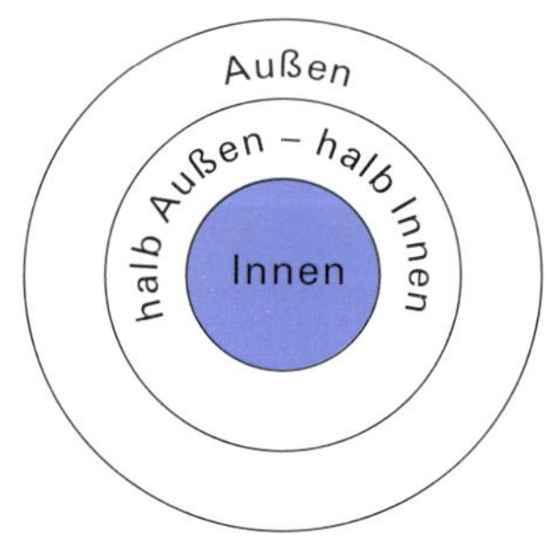

Analyse der Rezeptur

Radix Rehmanniae praep.	*Shu Di Huang*	Niere und Leber stärkend, Blut und Yin nährend, *Jing* zurückhaltend
Fructus Corni	*Shan Zhu Yu*	
Cortex Moutan	*Mu Dan Pi*	
Rhizoma Dioscoreae	*Shan Yao*	Mitte stützend, Nässe ausleitend
Rhizoma Alismatis	*Ze Xie*	
Poria	*Fu Ling*	
Fructus Lycii	*Gou Qi Zi*	auch Blut und Yin nährend
Fructus Tribuli	*Bai Ji Li*	Leber-Yang absenkend, Hitze kühlend, Augenbezug
Concha Haliototidis	*Shi Jue Ming*	
Flos Chrysanthemi	*Ju Hua*	und die Oberfläche von pathogener Wind-Hitze befreiend

Anmerkungen
Diese Rezeptur ist noch stärker auf die Augen ausgerichtet und effektiver als Rehmannia Pille mit Lycium u. Chrysanthemum *Qi Ju Di Huang Wan*

Entsprechungen der Diätetik
Leber-Blut nährend:
Stangensellerie, Pfeffer, Kardamom, Paprika
Blut bewegend:
Erdnuß, schwarze Sojabohne, Eßkastanie, Pfirsich, Essig, Aubergine, chinesischer Lauch (Qi und Blut bewegend)
Leber-Yang absenkend:
Stangensellerie, Selleriesaft, Spinat, Wasserkastanie, Chrysanthemenblütentee
Blut und Yin nährend:
Weizen, gekeimter Weizen, Hafer, Milch, Eigelb, Kirsche, Birne, Mungbohnen, Sesam, schwarze Sojabohne, Niere (Rind, Schwein), Walnuß, Schaf- und Ziegenmilch, Butter, Sahne, Salz, Austern, Weintraube, Pinienkerne, Milchprodukte
Meide:
Heiße oder Hitze erzeugende Nahrungsmittel:
Alkohol (Nässe-Hitze), Kaffee, Chili

Literatur
Bensky englisch ► S.265
deutsch ► S.294
dort ist die Zusammensetzung wie unter Modifikationen angegeben

Modifikationen
Bei ausgeprägten Augenbeschwerden:
+ Semen Celosiae *Qing Xiang Zi*
+ Semen Cassiae torrae *Jue Ming Zi*

Für die gleiche Rezeptur wird auch noch eine andere Zusammensetzung angegeben, die ebenfalls eine Erweiterung von Rehmannia 6 darstellt:

Radix Rehmannia praeparata	12g	(12b)
Radix Rehmannia glutinosa	6g	(2b)
Fructus Corni	6g	(13)
Cortex Moutan	6g	(2b)
Rhizoma Dioscoreae	6g	(12a)
Poria	6g	(4)
Rhizoma Alismatis	6g	(4)
Radix Angelicae sinensis	6g	(12b)
Radix Bupleuri	6g	(1b)
Fructus Schisandrae	6g	(13)

Korrespondierende Akupunktur
Lokalpunkte: Ma 1, Ex 3, Ex 2 (*Tai Yang)*, Bl 1 und 2, Gb 1, 3E 23
Gb 31
Le 3
Gb 38 als Sedierungspunkt der Gallenblase bei akuten Beschwerden
Le 2 als Sedierungspunkt Leber bei akuten Beschwerden
Ren 6 *Qi Hai* = Meer der Energie, Tonisierung der Niere
Bl 23 Shu-Punkt Niere, Moxa
Ni 7 Tonisierungspunkt Niere
Le 8 Tonisierungspunkt Leber

Eigene Eintragungen

耳聋左慈丸

Pille für Taubheit, die der Linken (Niere) gut tut

Chinesischer Name:	Er Long Zuo Ci Wan
Japanischer Name:	ji ro saji gan
Englischer Name:	Pill for Deafness that is kind to the Left (Kidney)
Lateinischer Name:	Pilula gratine sinistre sanans suoridatem

Konstitution
geschwächt

Gruppenklassifikation
Tonisierende Rezepturen (Yin)

Temperaturverhalten

kalt	kühl	neutral	warm	heiß

Indikation bei Energiezustand des Patienten

Fülle	leichte Fülle	neutral	leichter Mangel	Mangel

Zusammensetzung

Radix Rehmanniae praep.	12g	(12b)	Blut und Yin nährend, befeuchtend	► S.678
Fructus Corni	6g	(13)	Niere und Leber tonisierend, hält Essenz zurück, Schweiß haltend	► S.712
Cortex Moutan	6g	(2b)	kühlt Blut-Hitze, belebt Blut, senkt aufsteigendes Leber-Yang ab	► S.536
Rhizoma Dioscoreae	6g	(12a)	tonisiert Milz und Magen, stärkt Lunge und Niere, stabilisiert Essenz	► S.672
Rhizoma Alismatis	6g	(4)	Diurese fördernd, Nässe-Hitze aus dem Unteren Erwärmer ausleitend, kühlt Leere-Hitze	► S.571
Poria	6g	(4)	Nässe eliminierend, Milz stärkend, Mitte harmonisierend, sedierend	► S.565
Fructus Schisandrae	6g	(13)	stärkt die Essenz, stoppt Schweiße, erzeugt Säfte, stoppt Husten	► S.713
Rhizoma Acori graminei	6g	(15)	öffnet die Sinnesöffnungen, vertreibt Schleim, beruhigt den Geist	► S.734
Magnetitum	1-3g	(14a)	sediert, verankert den Geist, nährt Niere und Leber	► S.726

Hauptsymptome

Tinnitus,

Hörverlust,

Schwindel,

verschwommenes Sehen,

Nachtschweiß,

Irritierbarkeit,

Schlaflosigkeit

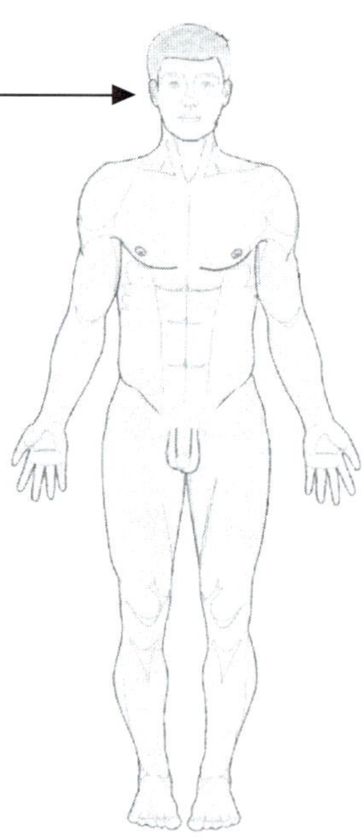

Wirkung
1. Ergänzt Nieren- und Leber-Blut und -Yin

Symptome
Tinnitus, Hörverlust, kontinuierliche, zikadenähnliche Ohrgeräusche, die nachts stärker werden, Schwindelattacken, Schwindel mit verschwommenem Sehen, Nachtschweiß, Irritierbarkeit, Schlaflosigkeit

TCM-Indikation
Nieren-Mangel mit Blut-Yin-Mangel, dadurch bedingte Hör- oder Sehstörungen
ZK: rot, evtl. rissig; **ZB**: dünner weißer Belag;
Pu: fadenförmig, beschleunigt

Anwendungsbeispiel
Tinnitus, Schwindel, Altersschwerhörigkeit, Sehstörungen

Abgeleitete Rezepturen
enthält Rehmannia 6 *Liu Wei Di Huang Wan*

Funktionskreise

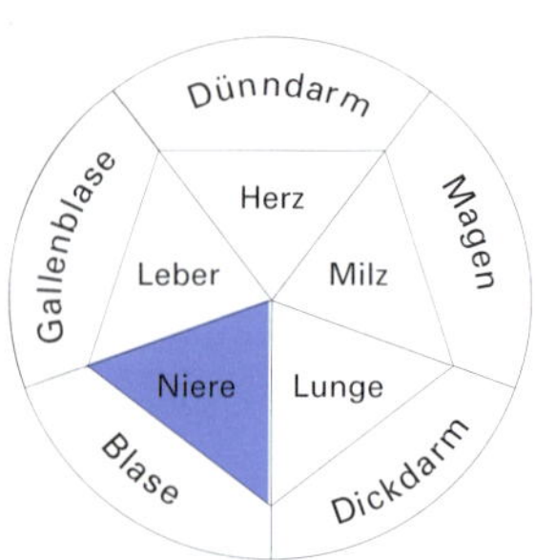

Sechs Stadien *Shang Han Lun*

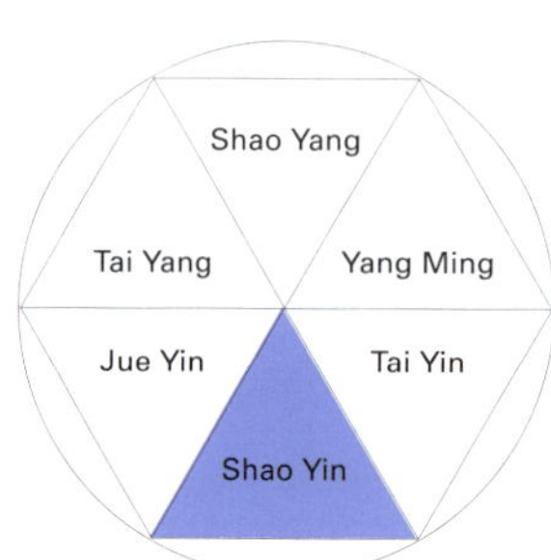

Außen ◄► Innen

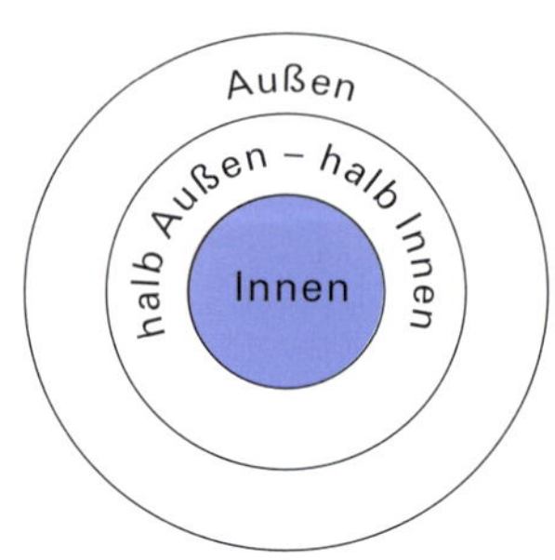

Analyse der Rezeptur

Radix Rehmanniae praep.	*Shu Di Huang*	Niere und Leber stärkend, Yin nährend
Magnetitum	*Ci Shi*	Niere und Leber stärkend, Yin nährend; sedativ; Leber-Yang dämpfend
Cortex Moutan	*Mu Dan Pi*	Leber-Yang dämpfend
Fructus Corni	*Shan Zhu Yu*	*Jing* zurückhaltend
Fructus Schisandrae	*Wu Wei Zi*	*Jing* zurückhaltend
Rhizoma Dioscoreae	*Shan Yao*	*Jing* zurückhaltend; Mitte stützend, Nässe ausleitend
Rhizoma Alismatis	*Ze Xie*	Mitte stützend, Nässe ausleitend
Poria	*Fu Ling*	Mitte stützend, Nässe ausleitend; sedativ
Rhizoma Acori graminei	*Shi Chang Pu*	vertreibt Schleim, Nässe, Wind, weckt das *Shen*, öffnet die Sinne

Entsprechungen der Diätetik

Yin nährend:
Weintraube, Maulbeerfrucht, Ziegenmilch, Sahne, Ei, Sesamöl, Butter
Milz tonisierend:
Buchweizen, Gerste, Sojabohnen, Fenchel, Hirse, Langkornreis, Mandel, Weißkohl, Kartoffel, Feige, Huhn, Schinken, Hering, Pfeffer

Literatur

Bensky	englisch	► S.265
	deutsch	► S.294

Anmerkungen

Diese Rezeptur wird oft bei Altersschwerhörigkeit eingesetzt.

Korrespondierende Akupunktur

3E 3	Tonisierungspunkt
3E 17	Lokalpunkt des Ohrs
3E 21	Lokalpunkt
Gb 2	Lokalpunkt
Dü 19	Lokalpunkt
Le 3	Yuan-Punkt
MP 6	stützt die Mitte, Arealfernpunkt Unterbauch
Ren 6	*Qi Hai* = Meer der Energie, Tonisierung der Nieren-Energie
Bl 23	Shu-Punkt Niere
Ni 7	Tonisierungspunkt Niere, Yin stärkend

Eigene Eintragungen

一贯煎

Verbindungsdekokt (Trank des festen Entschlusses)

Chinesischer Name:	**Yi Guan Jian**
Japanischer Name:	**ikkan sen**
Englischer Name:	**Linking Decoction (Liver Reinforcing Decoction)**
Lateinischer Name:	**Potio Sibi constans**

Konstitution
geschwächt

Gruppenklassifikation
Tonisierende Rezepturen (Yin)

Temperaturverhalten
kalt | kühl | neutral | warm | heiß

Indikation bei Energiezustand des Patienten
Fülle | leichte Fülle | neutral | leichter Mangel | Mangel

Zusammensetzung

Radix Rehmanniae glutinosae	8-12g	(2b)	klärt Hitze, kühlt Blut, Hitze in der Blut-Ebene, Blutungen stillend, Yin befeuchtend	► S.534
Radix Ophiopogonis	6-9g	(12d)	Lungen- und Magen-Yin nährend, hustenstillend, sedativ	► S.700
Radix Glehniae	6-9g	(12d)	befeuchtet die Lunge, stoppt Husten, nährt Magen-Yin	► S.698
Radix Angelicae sinensis	6-9g	(12b)	Blut nährend und dynamisierend, Mens regulierend, schmerzstillend	► S.680
Fructus Lycii	6-9g	(12b)	nährt Nieren- und Leber-Yin, nährt Blut, verbessert das Sehen	► S.706
Fructus Meliae Toosendan	3-6g	(9)	reguliert Leber- und Magen-Qi, lindert Schmerz in Flanken und Bauch	► S.628

Hauptsymptome

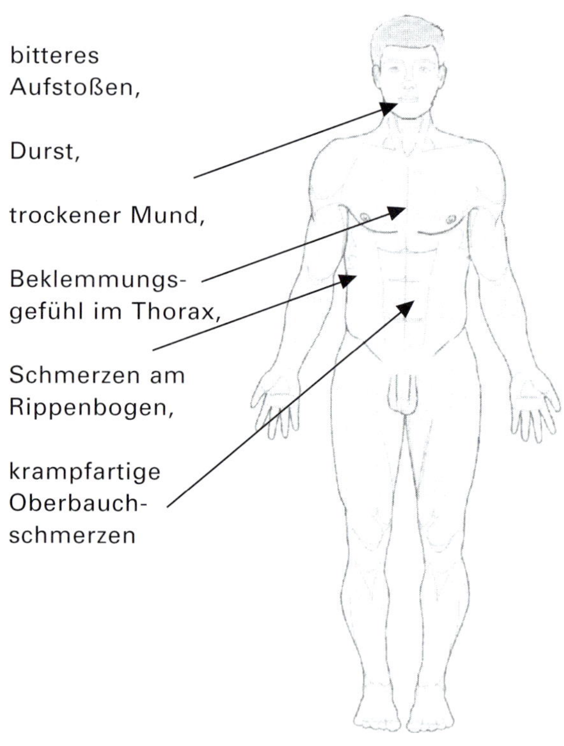

Wirkung
1. Yin nährend und erhaltend
2. Leber-Qi-Stagnation regulierend

Symptome
Saures oder bitteres Aufstoßen, Durst, trockener Mund, Beklemmungsgefühl im Thorax, Schmerzen am seitlichen Rippenbogen und Hypochondrium, krampfartige Oberbauchschmerzen

seelisch fühlen sich diese Patienten oft getrieben, wollen alles getan und erledigt haben

TCM-Indikation
Yin-Mangel, Yin-Mangel der Leber und Niere, Leber-Qi-Stagnation, Magen-Yin-Mangel

ZK: rot, trocken; **ZB**: verminderter oder fehlender Belag;

Pu: dünn, drahtig, evtl. beschleunigt

Anwendungsbeispiel
Chronische Gastritis, Magen- oder Duodenalulkus, chronische Hepatitis, Leberzirrhose, Oberbauchschmerzen, Schmerzen am Rippenbogen (Kostochondritis), Hypertonie, chronische Orchitis, Thrombozytopenie, Lungen-Tbc, Diabetes mellitus, Hypertonie während der Schwangerschaft

Funktionskreise

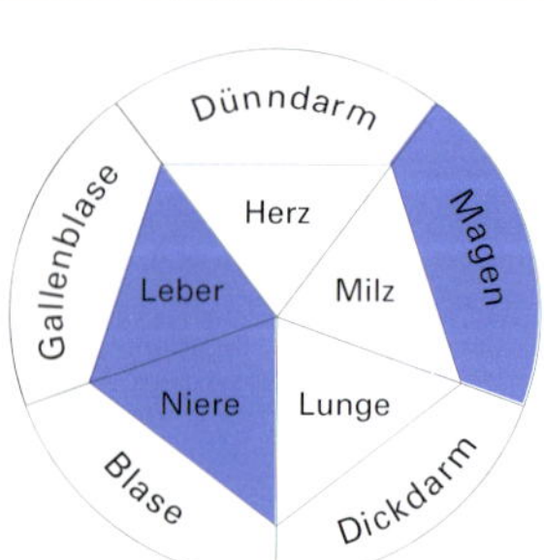

Sechs Stadien *Shang Han Lun*

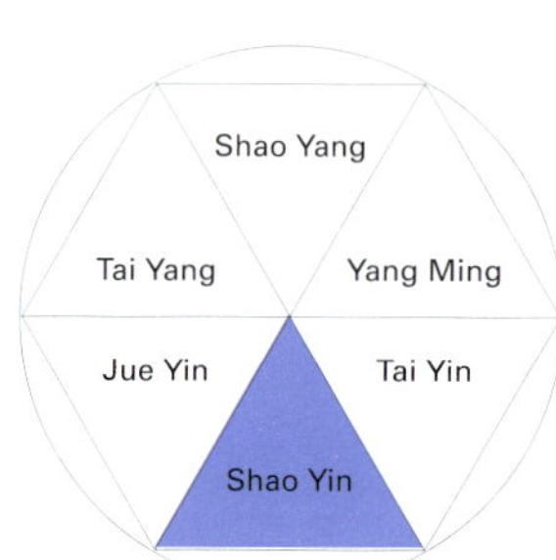

Außen ◄► Innen

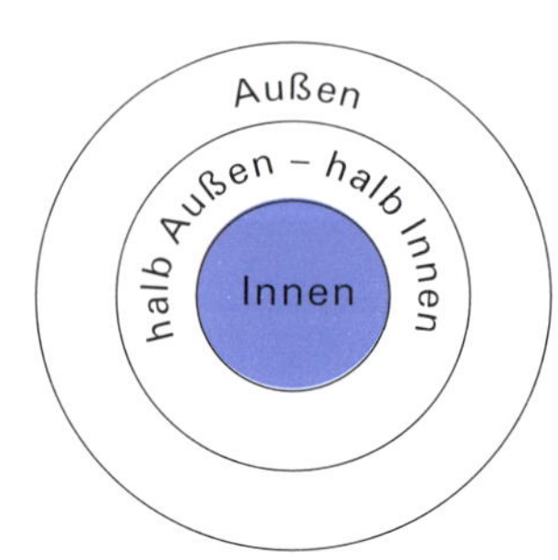

Analyse der Rezeptur

Fructus Lycii	*Gou Qi Zi*	Nieren- und Leber-Blut und -Yin nährend
Radix Rehmanniae glutinosae	*Sheng Di Huang*	kühlend
Radix Glehniae	*Sha Shen*	Lungen- und Magen-Yin nährend
Radix Ophiopogonis	*Mai Men Dong*	
Radix Angelicae sinensis	*Dang Gui*	Blut nährend und bewegend; dynamisierend
Fructus Meliae Toosendan	*Chuan Lian Zi*	die zugeführten Energien in Bewegung bringend, schmerzlindernd, Stagnationen aufhebend

Modifikationen

Bei Obstipation:
+ Semen Trichosanthis

Bei Leberzirrhose oder chronischer Hepatitis mit erhöhten Transaminasen:
+ Fructus Schisandrae (Beachte, daß Qu Zhong-Shan, ein moderner chinesischer TCM-Arzt, in diesem Falle Fructus Schisandrae nicht aus energetischer Sicht verordnet, sondern weil bekannt wurde, daß es die Eigenschaft besitzt, die Transaminasen zu senken.)

Bei ausgeprägten Abdominalschmerzen:
+ Radix Paeoniae lactiflorae *Bai Shao*
+ Radix Glycyrrhizae *Gan Cao*

Entsprechungen der Diätetik

Blut und Yin nährend:
Weizen, gekeimter Weizen, Hafer, Milch, Eigelb, Kirsche, Birne, Mungbohnen, Sesam, schwarze Sojabohne, Niere (Rind, Schwein), Walnuß, Schaf- und Ziegenmilch, Butter, Sahne, Salz, Austern, Weintraube, Pinienkerne, Milchprodukte
Blut- und Säfte-Bildung fördernd:
Fleisch, Fisch
Meide, da Hitze erzeugend:
Alkohol (Nässe-Hitze), Kaffee, Chili und andere sehr scharfe oder öffnende Nahrungsmittel (wie zuviel rohe Zwiebeln), da durch Schwitzen weitere Säfte verbraucht werden.

Literatur

Bensky englisch ► S.271
deutsch ► S.301

Anmerkungen

1. Yin-Mangel bewirkt Rigidität, „Enge" der Person.
2. Der zugrunde liegende Mechanismus dieser Disharmonie ist der Yin-Mangel der Leber und deren „Mutter", der Niere. Dadurch kann das Leber-Qi nicht mehr so leicht fließen und es kommt leicht zur Leber-Qi-Stagnation mit entsprechenden Schmerzen am Rippenbogen. Die „attackierende Leber" (nach dem Co-Zyklus) greift besonders das Magen- und Lungen-Yin an. Deshalb wird in dieser Rezeptur neben der Nieren- und Leber-Yin-Tonisierung (Radix Rehmanniae glutinosae und Fructus Lycii) mit dem zweiten Block das Yin von Magen und Lunge (Rx. Ophiopogonis und Rx. Glehniae) geschützt und genährt.
3. Kontraindikation: Bei Bauchbeschwerden oder Thoraxbeklemmung durch Milz-Qi-Mangel mit Nässe- oder Schleim-Belastung. Hierbei würden durch die stark befeuchtende Rezeptur die Symptome verschlechtert werden. Bei gedunsenem ZK mit schleimigem ZB sollte man eher denken an Zweifach behandeltes Dekokt *Er Chen Tang* (bei weißem, klebrigem ZB) oder Gallenblase wärmendes Dekokt *Wen Dan Tang* (bei ZB gelb, klebrig).

Korrespondierende Akupunktur

Ren 6	*Qi Hai* = Meer der Energie, allgemeine Tonisierung
Ren 12	Mu-Punkt Magen
Le 3	Yuan-Punkt Leber
Le 8	Tonisierungspunkt Leber
Le 14	Mu-Punkt Leber; reguliert Schmerz am Rippenbogen
Bl 23	Shu-Punkt Niere
Pe 6	reguliert Qi
Ni 7	Tonisierungspunkt der Niere

Eigene Eintragungen

9. QI REGULIERENDE REZEPTUREN

9.a Rezepturen, die den Qi-Fluß fördern

越鞠丸

Gardenia Ligusticum Pille (= Flucht aus der Einschnürung Pille)

Chinesischer Name: **Yue Ju Wan**
Japanischer Name: **etsu giku gan**
Englischer Name: **Escape Restraint Pill (Pills to Relieve Stagnancy of All Kinds)**
Lateinischer Name: **Pilula superans pilam**

Konstitution
eher kräftig

Gruppenklassifikation
Qi regulierende Rezepturen

Temperaturverhalten

kalt	kühl	neutral	warm	heiß

Indikation bei Energiezustand des Patienten

Fülle	leichte Fülle	neutral	leichter Mangel	Mangel

Zusammensetzung

Rhizoma Atractylodis	8-16g	(7)	Nässe umwandelnd, schmerzstillend	► S.607
Rhizoma Ligustici	8-16g	(10)	Blut belebend, auch Qi regulierend, Wind austreibend, schmerzlindernd	► S.634
Rhizoma Cyperi	8-16g	(9)	Leber-Qi regulierend, die Mens regulierend und schmerzlindernd	► S.624
Fructus Gardeniae	8-16g	(2a)	Hitze kühlend, Bezug zu Herz, Leber und Magen	► S.527
Massa fermentata	8-16g	(8)	reduziert Nahrungsstagnation, harmonisiert den Magen	► S.615

Hauptsymptome

Völle- und Druckgefühl im Epigastrium und Thorax,

Aufstoßen,

Übelkeit,

Erbrechen,

Appetitlosigkeit,

Erschöpfung

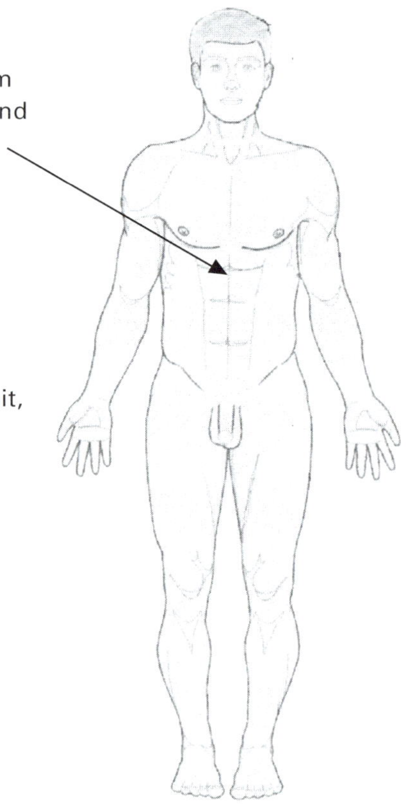

Wirkung
Den Qi-Fluß in Gang bringend, Qi-Stagnation regulierend

Symptome
Völle- und Druckgefühl im Epigastrium, saures Aufstoßen, Übelkeit, Erbrechen, Rülpsen, Appetitlosigkeit
Beklemmungsgefühl im Thorax und Oberbauch, Husten mit reichlichem Sputum
Erschöpfungsgefühl, besonders bei Männern
(siehe Anmerkung)

TCM-Indikation
Qi-Stagnation
Stagnationen aller Art: des Qi, des Blutes, durch Schleim, Nahrung, Nässe
oder auch Stagnationen durch psychische Faktoren wie Ängste, die den Energiefluß stören
ZK: relativ normal; **ZB**: dünner weißer oder klebriger, schleimiger Belag; **Pu**: drahtig, evtl. beschleunigt

Anwendungsbeispiel
Nervöser Reizmagen, peptisches Ulcus, akute und chronische Gastritis, chronische Hepatitis, Cholecystitis, Interkostalneuralgie

Funktionskreise

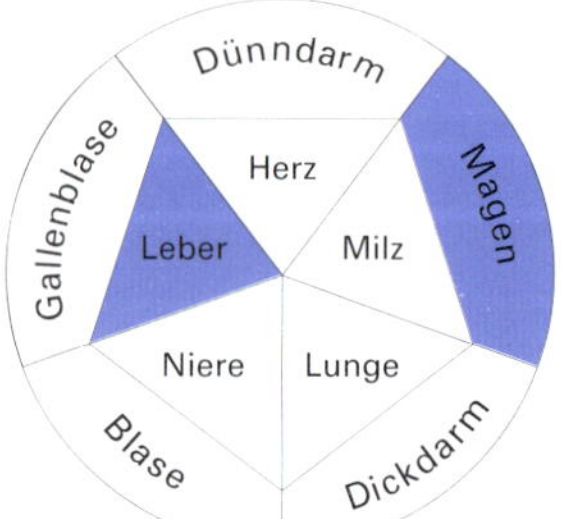

Sechs Stadien *Shang Han Lun*

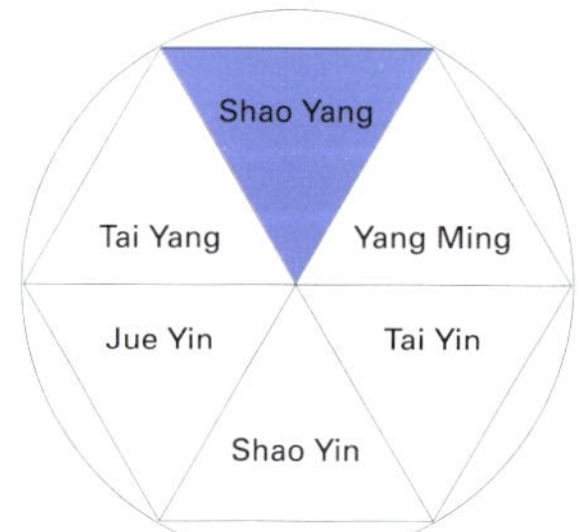

Außen ◄► Innen

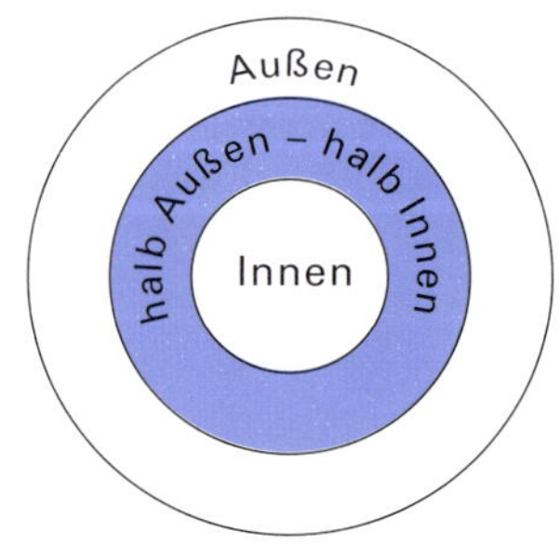

Analyse der Rezeptur

Rhizoma Atractylodis	*Cang Zhu*	trocknet Nässe, wandelt Schleim um, was zu Stagnation und Schmerz im Epigastrium geführt hat
Rhizoma Cyperi	*Xiang Fu*	reguliert Qi-Stagnation, besonders Leber-Qi-Stagnation
Rhizoma Ligustici	*Chuan Xiong*	löst Blut-Stase, die aus Qi-Stagnation entstand
Fructus Gardeniae	*Shan Zhi Zi*	klärt Hitze, die aus Qi-Stagnation entstand
Massa fermentata	*Shen Qu*	löst Nahrungs-Stagnation

Modifikationen

Bei Blähbauch und Aufgetriebensein:
+ Pericarpium Aurantii *Chen Pi*
+ Pericarpium Citri viride *Qing Pi*
+ Fructus immaturus Citri *Zhi Shi*

Bei ausgeprägter Nässe (ZK: Zahneindrücke):
+ Poria *Fu Ling*
+ Cortex Magnoliae *Hou Po*

Entsprechungen der Diätetik

Magen- und Lungen-Qi absenkend:
Gerste, Buchweizen, Hafer, Mandeln, Tofu, Erbsen, Kardamom, Ingwer, schwarze und gelbe Sojabohnen, Rettich, Zwiebeln
Nässe eliminierend:
Bohnen, Sojabohnen, Erbsen, Fenchel, Pfeffer, Kardamom, Gerste, Fisch
Schleim und Nässe transformierend:
Schwarze und gelbe Sojabohnen, Sojasprossen, Sojamilch, Mungbohnen, Rundkornreis, Knoblauch, Ingwer, Rettich, Weintrauben, Birnen, Fisch, Kardamom
Blut bewegend:
Erdnuß, schwarze Sojabohne, Essig, Aubergine, chinesischer Lauch
Meide:
Raffinadezucker, Milchprodukte, fettes Fleisch, Kaffee, Alkoholika
Ein Übermaß an Süßem belastet die Milz, da leicht zuviel Nässe produziert wird.
Übermäßig viel Kaltes und Rohkost kann die Milz belasten.

Literatur

Bensky englisch ► S.290
deutsch ► S.324

Fertigarznei

Cyperus, Atractylodis & Cnidium Formula – als Granulat

Anmerkungen

1. Ein anderer Name für diese Rezeptur lautet im Englischen „Pill to Relieve Stagnancy of All Kinds". Dies deutet die Wirkung dieser Rezeptur an, die in ihrer Einfachheit dennoch die verschiedensten Arten und Ursachen von Stagnationen therapeutisch angeht.
Bei der Gardenia Ligusticum Pille liegt die gesamte Wirkrichtung im Lösen von Stagnation. Die Stagnation kann durch viele Faktoren entstehen: hier werden Nässe, Schleim und Nahrungsmittel als Ursachen behandelt. Auch die bereits eingetretenen Folgen wie Hitze und Blut-Stase werden therapeutisch mitberücksichtigt.
2. Je nach Schule und Zeitgeist wurden verschiedene Patho-Mechanismen als zentrale Entstehungsursache von Entgleisungen angesehen. Der große Gelehrte und Mediziner Zhu Dan-Xi vertrat die Ansicht: „Wenn das Qi und Blut harmonisch fließt, können die 1000 Krankheiten nicht entstehen. Wenn aber erst einmal eine Stagnation vorliegt, kann sich jedwede Erkrankung entwickeln. Krankheit beim Menschen entsteht durch Stagnation."
3. Neben einem Milz-Qi-Mangel kann auch eine Qi-Stagnation eine ausgeprägte Erschöpfung und Energielosigkeit verursachen. Eine Qi-Stagnation tritt besonders leicht im Leber-Funktionskreis auf. Dann wäre eine tonisierende Behandlung sogar kontraindiziert. Hier besteht der richtige Ansatz in einer Regulation nach dem Leitsatz „Tonisierung durch Regulation" (siehe Indikation: Allgemeine Erschöpfung ► S.172).
4. Diese Rezeptur Pulver der heiteren Ungebundenheit *Jia Wei Xiao Yao San* hat gewisse Ähnlichkeiten mit dem erweiterten Pulver, wobei bei diesem der Wirkmechanismus in einer Leber-Milz-Harmonisierung liegt und kein Schleim vorliegt.

Korrespondierende Akupunktur

Gb 38	Sedierungspunkt
Ren 12	Mu-Punkt Magen
Le 3	alternativ Le 2
Ren 14	Mu-Punkt Herz
Pe 6	Luo-Punkt, Arealfernpunkt Thorax, auch sedativ
Ma 36	stützt das Qi der Mitte, Arealfernpunkt Abdomen
Ma 40	Nässe ausleitend
MP 5	stützt die Mitte, wandelt Schleim um
Bl 21	Shu-Punkt des Magens
Du 20	gegen Meridianverlauf stechen

夏厚朴汤

Pinellia und Cortex Magnoliae Dekokt

Chinesischer Name:	Ban Xia Hou Po Tang
Japanischer Name:	hange koboku to
Englischer Name:	Pinellia and Magnolia Decoction
Lateinischer Name:	Decoctum Pinelliae et Magnoliae

Konstitution
recht kräftig

Gruppenklassifikation
Qi regulierende Rezepturen

Temperaturverhalten

kalt	kühl	neutral	leicht warm	heiß

Indikation bei Energiezustand des Patienten

Fülle	leichte Fülle	neutral	leichter Mangel	Mangel

Zusammensetzung

Rhizoma Pinelliae	6-9g	(6)	Schleim umwandelnd	► S.588
Poria	6-12g	(4)	Nässe ausleitend, Mitte stützend	► S.565
Cortex Magnoliae	6-9g	(7)	Nässe umwandelnd	► S.606
Rhizoma Zingiberis recens	3-6g	(1a)	Schleim und Übelkeit lindernd, Mitte wärmend	► S.507
Folium Perillae	6-9g	(1a)	Übelkeit lindernd, Magen beruhigend	► S.501

Hauptsymptome

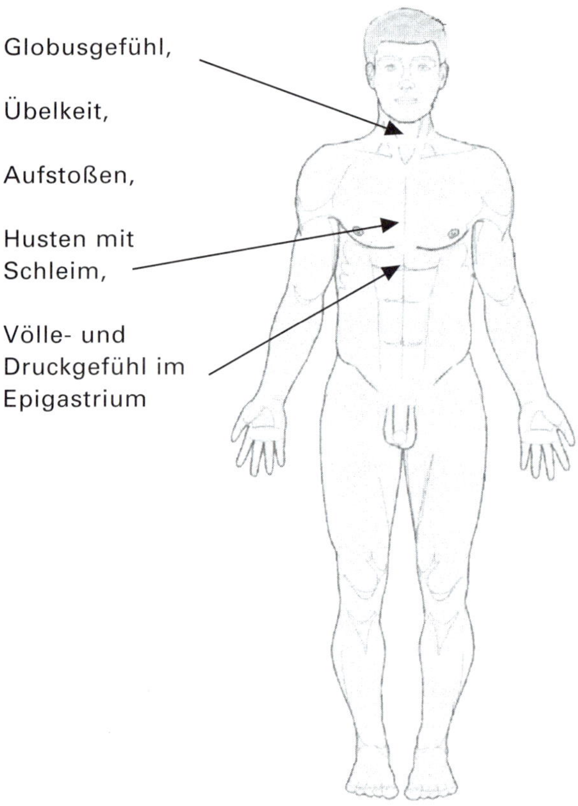

Wirkung
1. Reguliert den Qi-Fluß, führt rebellisches Qi von Lunge und Magen herab
2. Schleim und Knoten lösend

Symptome
Globusgefühl, Schluckschwierigkeiten, Atemnot, Völle- und Druckgefühl im Thorax und Epigastrium, Übelkeit, Aufstoßen, Husten mit Schleim und reichlichem Auswurf

TCM-Indikation
Schleim führt zu Qi-Blockaden in der Mitte und Lunge
ZK: gedunsen; **ZB:** feucht, dick, klebrig;
Pu: drahtig und schlüpfrig

Anwendungsbeispiel
Chronische Bronchitis, chronische Gastritis, Globussyndrom, Globus hystericus, Ösophagusspasmen, chronische Laryngitis und Tracheitis

Funktionskreise

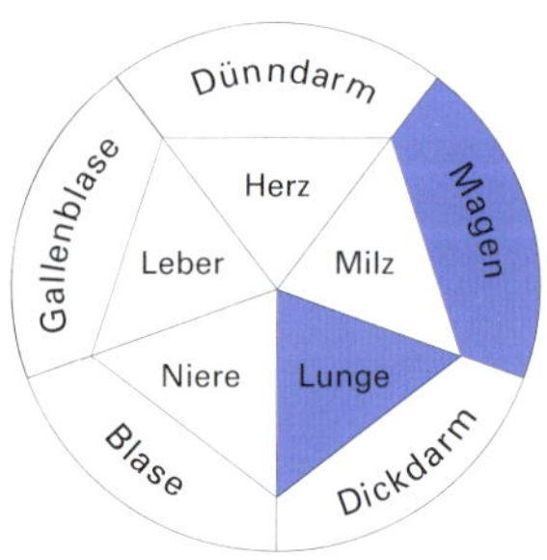

Sechs Stadien *Shang Han Lun*

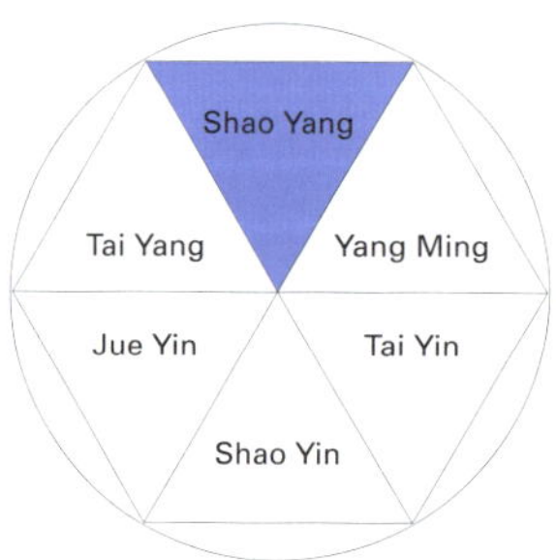

Außen ◄► Innen

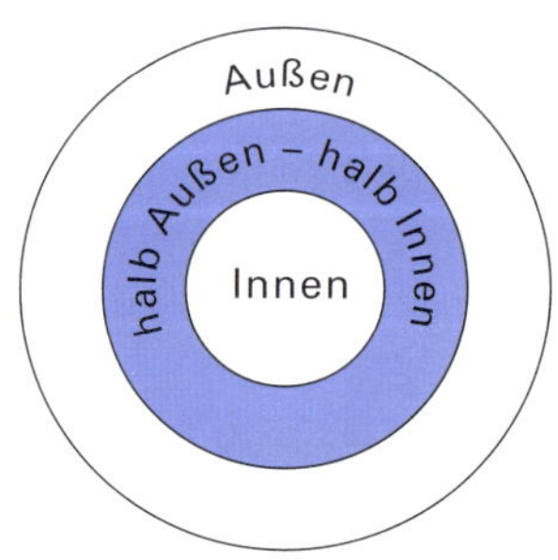

Analyse der Rezeptur

Rhizoma Zingiberis recens	*Sheng Jiang*	transformiert Schleim, harmonisiert Magen, stoppt Erbrechen (Sheng Jiang, Ban Xia)
Rhizoma Pinelliae	*Ban Xia*	transformiert Schleim, reguliert Qi-Stagnation, führt rebellisches Qi herab (Ban Xia, Hou Po)
Cortex Magnoliae	*Hou Po*	eliminiert Nässe, hilft Schleim transformieren (Hou Po, Fu Ling)
Poria	*Fu Ling*	
Folium Perillae	*Zi Su Ye*	Meldearznei für Lunge und Rachen, fokussiert die Rezeptur auf den Hals, zusätzlich milde Oberflächenbefreiung

Modifikationen

Bei ausgeprägter Stagnation:
+ Rhizoma Cyperi *Xiang Fu*
+ Pericarpium Citri viride *Qing Pi*
+ Radix Bupleuri *Chai Hu*

Bei ausgeprägter Thoraxschmerzbeklemmung:
+ Bulbus Allii *Xie Bai*
+ Fructus Trichosanthis *Gua Lou*

Entsprechungen der Diätetik

Magen- und Lungen-Qi absenkend:
Gerste, Buchweizen, Hafer, Mandeln, Tofu, Erbsen, Kardamom, Ingwer, schwarze und gelbe Sojabohnen, Rettich, Zwiebeln
Nässe eliminierend:
Bohnen, Sojabohnen, Erbsen, Fenchel, Pfeffer, Kardamom, Gerste, Fisch
Schleim und Nässe transformierend:
Schwarze und gelbe Sojabohnen, Sojasprossen, Sojamilch, Mungbohnen, Rundkornreis, Knoblauch, Ingwer, Rettich, Weintrauben, Birnen, Fisch, Kardamom
Meide:
Raffinadezucker, Milchprodukte, fettes Fleisch, Kaffee, Alkoholika.
Ein Übermaß an Süßem belastet die Milz, da leicht zuviel Nässe produziert wird.
Übermäßig viel Kaltes und Rohkost kann die Milz belasten.

Fertigarznei

Pinellia & Magnolia Combination – als Granulat und 300 mg Tabletten

Anmerkungen

Siehe auch die Anmerkung bei:
Gardenia Ligusticum Pille *Yue Ju Wan* ► S.394
Auch bei dem Pinellia und Cortex Magnoliae Dekokt ist der Patho-Mechanismus eine Stagnation. Ursachen der Qi-Stagnation sind hier häufig emotionale Faktoren. Dadurch entsteht eine Behinderung der physiologischerweise nach unten gerichteten Energiebewegung von Lunge und Magen. Es kommt zu rebellischem Qi in den beiden Funktionskreisen Magen und Lunge, d.h. die Energie fließt gegenläufig der physiologischen Richtung, nämlich aufwärts. Das führt zu den Leitsymptomen von rebellischem Magen-Qi, nämlich Aufstoßen und Erbrechen, und Lungen-Qi, was sich in Husten äußert. Ist der Qi-Fluß blockiert, kommt es leicht zu Schleim-Ansammlungen, in diesem Fall im Rachen und Thorax, was sich in dem Kloßgefühl und in Atemnot zeigt.

Korrespondierende Akupunktur

Ren 12	Mu-Punkt Magen
Lu 7	Luo-Punkt, senkt Lungen-Qi ab
Ren 17	Meisterpunkt Respirationstrakt, löst thorakale Qi-Stagnation
Ren 14	Mu-Punkt Herz
Pe 6	Luo-Punkt; Arealfernpunkt Thorax, auch sedativ
Ma 36	stützt das Qi der Mitte, Arealfernpunkt Abdomen
Ma 40	Nässe ausleitend
MP 5	stützt die Mitte, wandelt Schleim um
Bl 21	Shu-Punkt Magen
Du 20	gegen Meridianverlauf stechen

Bei Globusgefühl: Ma 9, Di 18, Di 17, Dü 16, Ren 23

Literatur

Bensky	englisch	► S.291
	deutsch	► S.325

Eigene Eintragungen

瓜蒌薤白白酒汤

Fructus Trichosanthis, Bulbus Allii und Weißwein Dekokt

Chinesischer Name:	Gua Lou Xie Bai Bai Jiu Tang
Japanischer Name:	karo gai hakuhaku shu to
Englischer Name:	Trichosanthis, Allii and White Wine Decoction
Lateinischer Name:	Decoctum Trichosanthis, Allii et Vini

Konstitution
eher kräftig

Gruppenklassifikation
Qi regulierende Rezepturen

Temperaturverhalten
kalt	kühl	neutral	warm	heiß

Indikation bei Energiezustand des Patienten
Fülle	kombinierte Fülle und Mangel	Mangel

Zusammensetzung
Fructus et Semen Trichosanthis	8-15g	(6b)	Hitze-Schleim umwandelnd, bei zähem Sputum, löst thorakale Qi-Stagnation	► S.596
Bulbus Allii	6-9g	(9)	Qi regulierend, schmerzstillend	► S.627
Reiswein oder Weißwein	25-50ml		aufsteigend, fördert den freien Fluß der Energie	

Der Wein kann zu gleichen Teilen mit dem Wasser zur Bereitung des Dekokts aufgesetzt werden oder zum Ende zugefügt werden, ist die Einnahme von Alkohol kontraindiziert, kann er auch weggelassen werden.

Hauptsymptome

Husten,

Auswurf,

Brustenge,

Kurzatmigkeit,

Asthma,

Schmerzen im Thorax,

Ausstrahlung zum Rücken

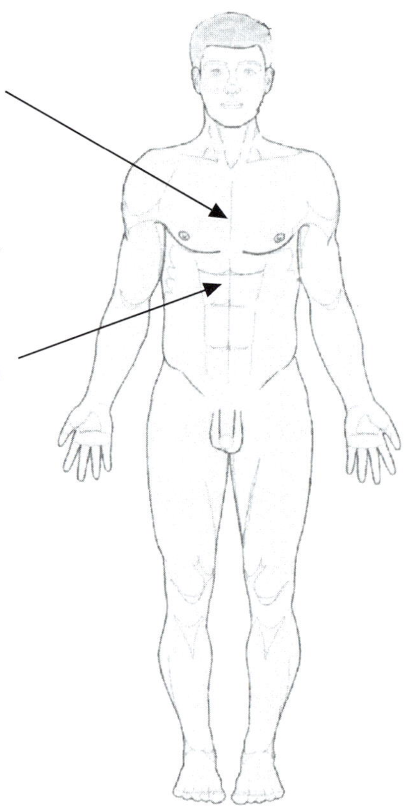

Wirkung
1. Reguliert den Qi-Fluß im Thorax, führt das Qi nach unten
2. Wandelt Schleim und Verhärtungen um

Symptome
Schmerzen im Thorax, auch zum oder vom Rücken ausstrahlend, Husten, Auswurf, Brustenge, Kurzatmigkeit, asthmatische Beschwerden

TCM-Indikation
Qi-Stagnation im Brustkorb durch Schleim und einen Mangel an freiem Fluß des Yang im Oberen Erwärmer
ZK: unauffällig bis rot, besonders das vordere Zungendrittel;
ZB: dicker, klebriger, weißlicher Belag; **Pu**: drahtig

Anwendungsbeispiel
Interkostalneuralgie, thorakales Oppressionsgefühl unklarer Genese, chronische Bronchitis, Angina pectoris, Asthma bronchiale, Ösophagusspasmen, Kostochondritis, Hyperventilation

Funktionskreise

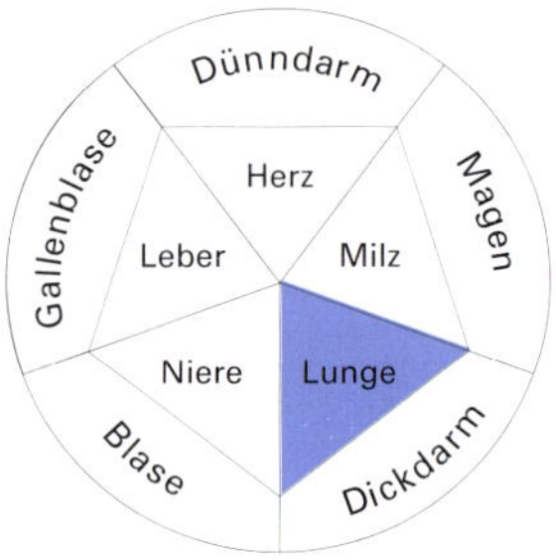

Sechs Stadien *Shang Han Lun*

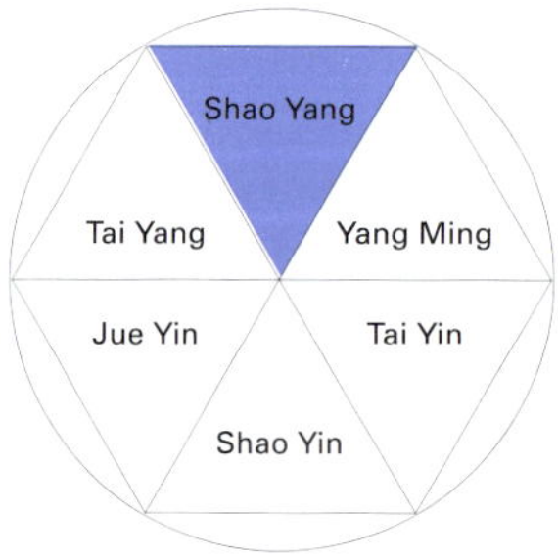

Außen ◄► Innen

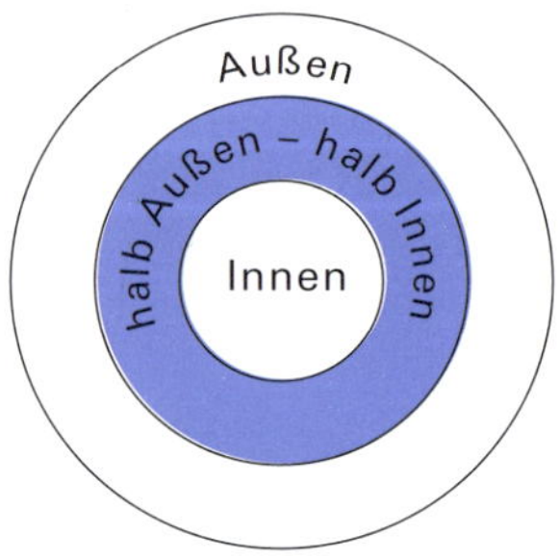

Analyse der Rezeptur

Fructus und Semen Trichosanthis	*Gua Lou*	Schleim umwandelnd – dadurch thorakale Blockaden lösend
		In Kombination: sehr effektiv bei schmerzhafter Stagnation im Thorax
Bulbus Allii	*Xie Bai*	Thorakalen Qi-Fluß regulierend – dadurch schmerzlindernd
		fördert freien Fluß des Yang im Thorax
Reiswein	*Bai Jiu*	aufsteigend

Modifikationen

Bei ausgeprägten Schmerzen, die in den Rücken einstrahlen und mit allgemeinem Kältegefühl verbunden sind:
+ Radix Aconiti *Fu Zi*
+ Rhizoma Zingiberis exsiccatus *Gan Jiang*

Bei Angina pectoris, bedingt durch Blut-Stase, evtl. sichtbar an lividem ZK oder gestauten Zungengrundvenen:
+ Radix Salviae miltiorrhizae *Dan Shen*
+ Radix Paeoniae lactiflorae *Bai Shao*
+ Rhizoma Ligustici *Chuan Xiong*
+ Flos Carthami *Hong Hua*

Bei Interkostalneuralgie zusätzlich das Kalte Extremitäten Pulver: *Si Ni San*
+ Radix Bupleuri *Chai Hu*
+ Radix Paeoniae lactfl. *Bai Shao*
+ Fructus Aurantii immaturi *Zhi Shi*
+ Radix Glycyrrhizae *Gan Cao*

Literatur

Bensky englisch ► S.292
deutsch ► S.327

Anmerkungen

1. Eine der wichtigsten und wirksamsten Rezepturen gegen das thorakale Oppressionsgefühl mit oder häufiger ohne organische Ursache. Der Patho-Mechanismus des thorakalen Schmerzes ist hier nicht eine Blut-Stase (die natürlich auch häufig Ursache ist), sondern eine Qi-Stagnation.
2. Der Wein kann mitgekocht werden oder dem fertigen Dekokt nachträglich zugefügt werden.
3. Siehe auch Anmerkung bei:
Gardenia Ligusticum Pille *Yue Ju Wan* ► S.394

Korrespondierende Akupunktur

Ren 12	Mu-Punkt Magen
Lu 7	Luo-Punkt, senkt Lungen-Qi ab
Ren 17	Meisterpunkt Respirationstrakt, löst thorakale Qi-Stagnation
Pe 6	Luo-Punkt, Arealfernpunkt Thorax, auch sedativ
Ma 36	stützt das Qi der Mitte, Arealfernpunkt Abdomen
Ma 40	Nässe ausleitend, Qi absenkend
MP 5	stützt die Mitte, wandelt Schleim um
Bl 21	Shu-Punkt Magen
Bl 13	Shu-Punkt Lunge

Entsprechungen der Diätetik

Magen- und Lungen-Qi absenkend:
Gerste, Buchweizen, Hafer, Mandeln, Tofu, Erbse, Kardamom, Ingwer, schwarze und gelbe Sojabohnen, Rettich, Zwiebeln
Nässe eliminierend:
Bohnen, Sojabohnen, Erbsen, Fenchel, Pfeffer, Kardamom, Gerste, Fisch
Schleim und Nässe transformierend:
Schwarze und gelbe Sojabohnen, Sojasprossen, Sojamilch, Mungbohnen, Rundkornreis, Knoblauch, Ingwer, Rettich, Weintrauben, Birnen, Fisch, Kardamom
Meide:
Raffinadezucker, Milchprodukte, fettes Fleisch, Kaffee, Alkoholika. Ein Übermaß an Süßem belastet die Milz, da leicht zuviel Nässe produziert wird.
Übermäßig viel Kaltes und Rohkost kann die Milz belasten.

Eigene Eintragungen

金铃子散

Fructus Meliae Toosendan Pulver

Chinesischer Name:	Chuan Lian Zi San
Japanischer Name:	sen renshi san
Englischer Name:	Melia-Toosendan Powder
Lateinischer Name:	Pulvis Toosendan (Pulvis Meliae)

Konstitution
eher kräftig

Gruppenklassifikation
Qi regulierende Rezepturen

Temperaturverhalten

kalt	kühl	neutral	warm	heiß

Indikation bei Energiezustand des Patienten

Fülle	leichte Fülle	neutral	leichter Mangel	Mangel

Zusammensetzung

Fructus Meliae Toosendan	6-12g	(9)	reguliert Leber- und Magen-Qi, lindert Schmerz in Flanken und Bauch	► S.628
Rhizoma Corydalis	6-12g	(10)	belebt Blut, reguliert Qi, lindert Schmerz besonders Thorax, Bauch und Mens	► S.636

Hauptsymptome

Schmerzen im Epigastrium,

Schmerzen im Abdomen,

Hernien mit Schmerzen,

Dysmenorrhö,

reizbar

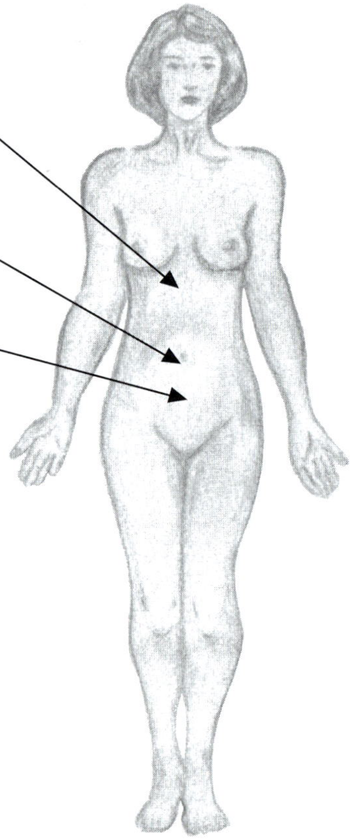

Wirkung
1. Stellt den Energiefluß des Leber-Qi wieder her
2. Leitet Hitze ab
3. Reguliert Qi und belebt das Blut, lindert Schmerz

Symptome
Epigastrische Schmerzen, Schmerzen im Abdomen, Hernien mit Schmerzen, Menstruationsschmerzen, schlechter durch heiße Speisen, reizbar

TCM-Indikation
Qi-Stagnation und Blut-Stase
ZK: rot; **ZB**: gelber Belag; **Pu**: drahtig, dünn, beschleunigt

Anwendungsbeispiel
Peptisches Ulkus, Gastritis, Hepatitis, Cholecystitis, Dysmenorrhö, Hernien

Funktionskreise

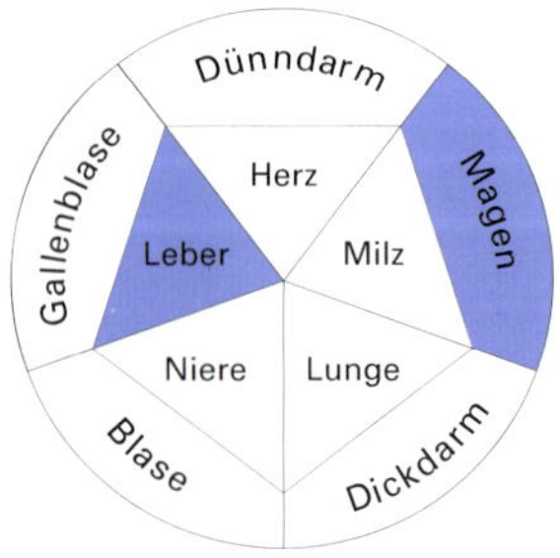

Sechs Stadien ***Shang Han Lun***

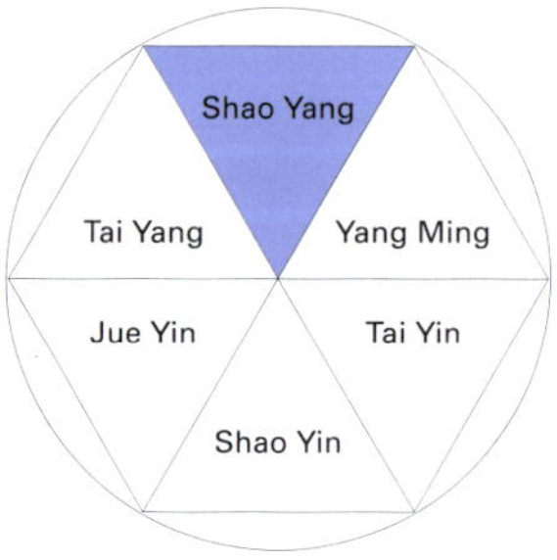

Außen ◄► Innen

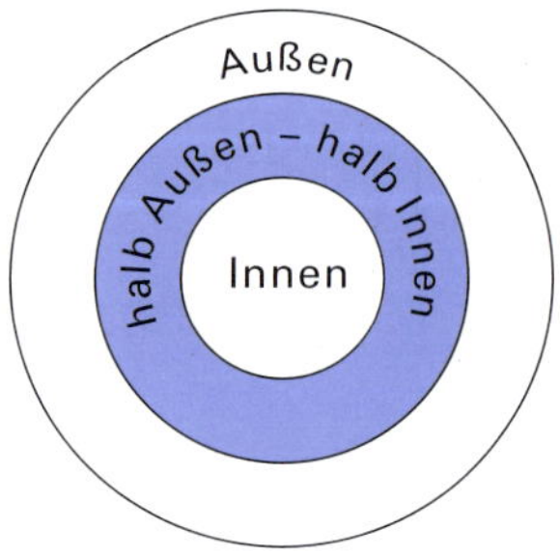

Analyse der Rezeptur

Fructus Meliae Toosendan	*Jin Ling Zi*	klärt Hitze
		reguliert Qi-Stagnation
Rhizoma Corydalis	*Yan Hu Suo*	löst Blut-Stase

Modifikationen

Bei ausgeprägten epigastrischen Schmerzen durch Hitze:

+ Radix Scutellariae — *Huang Qin*
+ Radix Paeoniae lactifl. — *Bai Shao*

Bei ausgeprägtem Menstruationsschmerz:

+ Rhizoma Cyperi — *Xiang Fu*
+ Radix Salviae miltiorrhizae — *Dan Shen*
+ Flos Carthami — *Hong Hua*

Entsprechungen der Diätetik

Magen- und Lungen-Qi absenkend:
Gerste, Buchweizen, Hafer, Mandeln, Tofu, Erbsen, Kardamom, Ingwer, schwarze und gelbe Sojabohnen, Rettich, Zwiebeln

Blut bewegend:
Erdnuß, schwarze Sojabohne, Eßkastanie, Pfirsich, Essig, Aubergine, chinesischer Lauch (Qi und Blut bewegend)

Meide:
1. Heiße oder Hitze erzeugende Nahrungsmittel: Alkohol (Nässe-Hitze), Kaffee, Chili
2. Raffinadezucker, Milchprodukte, fettes Fleisch, Kaffee, Alkoholika

Ein Übermaß an Süßem belastet die Milz, da leicht zuviel Nässe produziert wird. Übermäßig viel Kaltes und Rohkost kann die Milz belasten.

Anmerkungen

Siehe auch die Anmerkung bei:
Gardenia Ligusticum Pille *Yue Ju Wan* ► S.394

1. Auch bei dem Fructus Meliae Toosendan Pulver ist der Patho-Mechanismus eine Stagnation, insbesondere des Leber-Qi. Dadurch ensteht in diesem Fall Hitze und Schmerz.
2. Dies ist eine sehr effektive Rezeptur zur Schmerzlinderung durch Regulation des Qi und Beleben des Blutes.

Fallbeispiel

36jähriger Verwaltungsangestellter beim Landgericht. Viel Stress und Druck „von oben". Frißt den Ärger in sich hinein. Nimmt ohne Erfolg seit fünf Monaten Antacida. Gastroskopie zeigte eine Entzündung der Magenschleimhaut und eine Refluxösophagitis. Starker Mundgeruch, trockener Mund.
ZK: hochrot; **ZB**: dick weiß-gelblich, trocken, Ränder und Spitze rot mit Stagnationszeichen.
Rezeptur: Fructus Toosendan Pulver mit einer Modifikation unter Hinzufügen von Radix Glycyrrhizae. Nach vierwöchiger Einnahme beschwerdefrei.

Korrespondierende Akupunktur

Ren 12	Mu-Punkt Magen
Ren 14	Mu-Punkt Herz
Le 3	reguliert Leber-Qi und Blut-Fluß
Pe 6	Luo-Punkt, Arealfernpunkt Thorax, auch sedativ
Ma 36	stützt das Qi der Mitte, Arealfernpunkt Abdomen
Bl 21	Shu-Punkt Magen
Du 20	gegen Meridianverlauf nadeln

Literatur

Bensky englisch ► S.295
deutsch ► S.330

Eigene Eintragungen

排膿散及湯

Radix Platycodi Dekokt gegen eitrige Entzündungen

Japanischer Name: **haino sankyu to**

Konstitution
kräftiger Typus

Gruppenklassifikation
Qi regulierende Rezepturen

Temperaturverhalten

kalt	kühl	neutral	**leicht warm**	heiß

Indikation bei Energiezustand des Patienten

Fülle	**leichte Fülle**	neutral	leichter Mangel	Mangel

Zusammensetzung

Radix Platycodi	8g	(6a)	Lungen-Qi regulierend, bei Wind-Kälte und Wind-Hitze geeignet, Schleim ausleitend	► S.591
Radix Paeoniae lactiflorae	6g	(12b)	Blut nährend, Leber harmonisierend, regulierend	► S.681
Fructus immaturus Citri	6g	(9)	Qi-Fluß der Mitte und Lunge regulierend, Schleim transformierend	► S.622
Radix Glycyrrhizae	6g	(12a)	Mitte stärkend, Lunge befeuchtend, Eiter ausleitend	► S.674
Fructus Jujubae	6g	12a)	Mitte mild stützend, nährt Blut, sedativ	► S.673
Rhizoma Zingiberis recens	2g	(1a)	Oberfläche öffnend, Übelkeit stillend, Schleim ableitend, Mitte wärmend	► S.507

Hauptsymptome

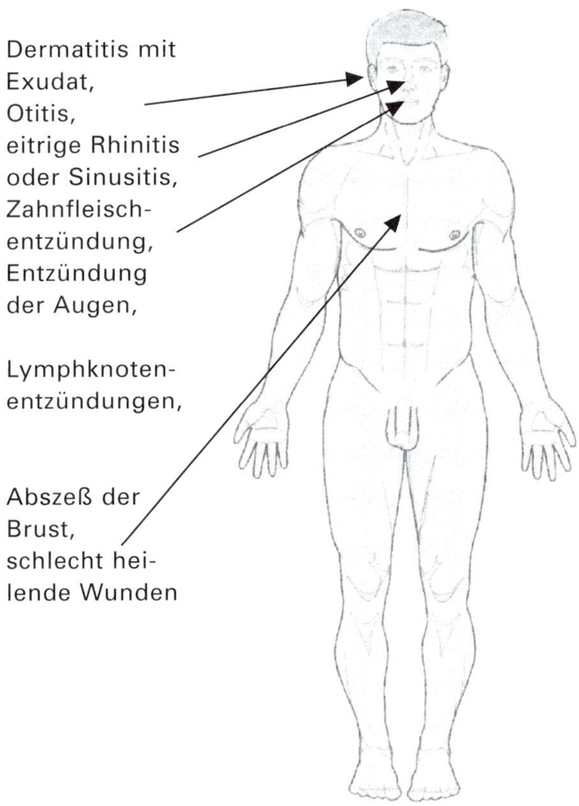

Wirkung
1. Schleim und Eiter ausleitend
2. Wind-Kälte und Wind-Hitze eliminierend
3. Energiefluß regulierend

Symptome
Relativ kräftige Patienten mit Neigung zu Übergewicht und Neigung zu eitrigen Entzündungen im Haut- und Schleimhautbereich: Dermatitis mit Exudat und auch eitrigen Effloreszenzen, eitrige Rhinitis oder Sinusitis, schmerzhafte Ohrentzündungen, eitrige Entzündungen im Zahnwurzelbereich, Zahnfleischentzündung, eitrige Entzündung der Augenanhangsgebilde, Lymphknotenentzündungen, Abszedierungen und Furunkel, Abszeßbildung im Bereich der Brust oder perianal, schlecht heilende superinfizierte Wunden

TCM-Indikation
Schleim, Eiter, Toxin-Ansammlung
ZK: o.B., evtl. rötliche Ränder oder rötliche Stippchen;
ZB: weißlich bis gelblich, dick; **Pu:** drahtig

Anwendungsbeispiel
Subakute, eitrige Sinusitis, Rhinitis, Otitis media, eitrige Dermatitis, Zahnwurzel- oder Zahnfleischentzündungen, Hordeulum, Abszeß, Furunkel, Mastitis, Perianalabszeß, Wundheilungsstörung

Funktionskreise

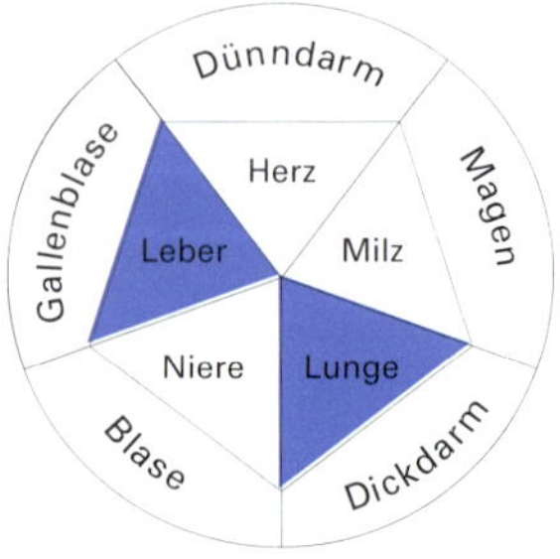

Sechs Stadien *Shang Han Lun*

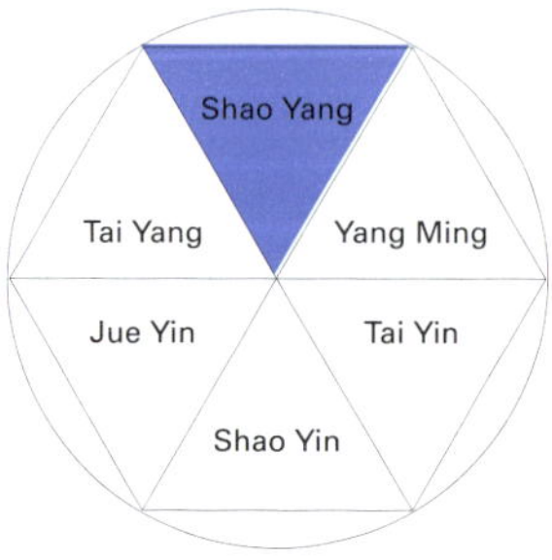

Außen ◄► Innen

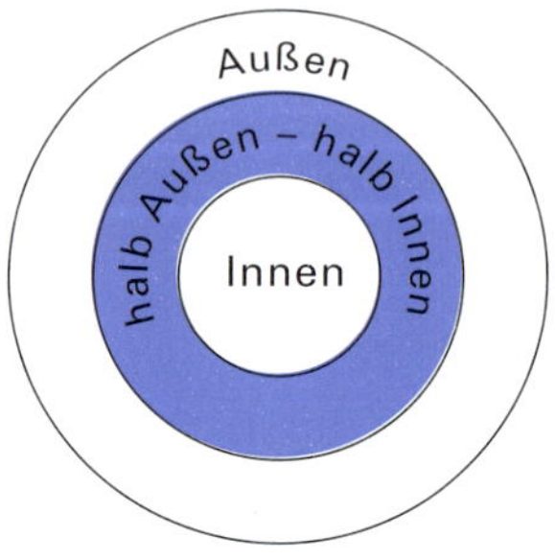

Analyse der Rezeptur

Radix Platycodi	*Jie Geng*	stark Schleim, Toxin, Eiter ausleitend, Wind-Hitze oder -Kälte eliminierend
Fructus Citri immat.	*Zhi Shi*	Energiefluß regulierend
Radix Paeoniae lact.	*Bai Shao*	Energiefluß regulierend
Radix Glycyrrhizae	*Gan Cao*	Eiter ableitend; Umwandlungsfunktion der Mitte stützend
Rhizoma Zingiberis recens	*Sheng Jiang*	Umwandlungsfunktion der Mitte stützend
Fructus Jujubae	*Da Zao*	Umwandlungsfunktion der Mitte stützend

Modifikationen

Bei ausgeprägter toxischer Hitze:

+ Fructus Forsythiae	6g	*Lian Qiao*
+ Flos Lonicerae	6g	*Jin Yin Hua*

Entsprechungen der Diätetik

Wind-Hitze eliminierend:
Chinakohl, Rettich, Tomate, grüner Tee, Wassermelone, Sternfrucht, Karotte, Löwenzahn

Toxine entgiftend:
Buchweizen, Mungbohnen, schwarze Sojabohnen, Tofu, Gurke, Sellerie, Löwenzahn

Meide:
Während eines Infektes schwere, kalte und rohe Nahrung meiden. Milchprodukte können noch mehr Schleim erzeugen. Raffinadezucker, Milchprodukte, fettes Fleisch, da leicht zuviel Nässe produziert wird und fettes Fleisch pathogene Faktoren im Organismus bindet.

Literatur

nicht im Bensky

Anmerkungen

1. Radix Platycodi ist hier die Hauptdroge (Herrscherdroge), die die Eiter ausleitende und entzündungshemmende Wirkung besondes stark in dieser Rezeptur verkörpert und zusätzlich die anderen Drogen auf das obere Körperdrittel richtet.
2. Diese japanische Rezeptur ist eine sehr klare und zugleich effektive Rezeptur für eine Vielzahl von Erkrankungen im HNO- und im dermatologischen Bereich.

Korrespondierende Akupunktur

je nach Befund Lokalpunkte: z.B. Di 18, Dü 17, Ma 1, 2, 3, 9, 12

Di 4	eliminiert pathogene Faktoren
Di 11	klärt Hitze
Ma 44	bei Magen-Hitze
Du 14	klärt Hitze
3E 5	vertreibt Wind
Lu 7	Luo-Punkt; senkt Lungen-Qi ab
Bl 13	bei akuten Halsschmerzen mit Rötung

Eigene Eintragungen

9.b Rezepturen, die rebellierendes Qi nach unten leiten

苏子降气汤

Fructus Perillae Dekokt, das das Qi nach unten leitet

Chinesischer Name:	Su Zi Jiang Qi Tang
Japanischer Name:	soshi koki to
Englischer Name:	Perilla Fruit Decoction for Directing Qi Downward
Lateinischer Name:	Decoctum demittens Qi cum fructu Perillae

Konstitution

relativ unauffällig

Gruppenklassifikation

Qi regulierende Rezepturen

Temperaturverhalten

kalt	kühl	neutral	**leicht warm**	heiß

Indikation bei Energiezustand des Patienten

Fülle	**leichte Fülle**	neutral	leichter Mangel	Mangel

Zusammensetzung

Fructus Perillae	6-12g	(6)	stoppt Husten und Giemen, leitet rebellisches Qi nach unten, laxiert	
Rhizoma Pinelliae	6 9g	(6a)	Schleim transformierend, Mitte harmonisierend, Übelkeit lindernd	► S.588
Radix Angelicae sin.	6-9g	(12b)	Blut nährend und dynamisierend, Mens regulierend, schmerzstillend	► S.680
Radix Glycyrrhizae	3-4g	(12a)	Mitte stärkend, Lunge befeuchtend, Eiter ausleitend	► S.674
Cortex Magnoliae	3-6g	(7)	Nässe umwandelnd, Lungen- und Magen-Qi absenkend	► S.606
Radix Peucedani	6-9g	(6b)	Lungen-Qi absenkend, Schleim umwandelnd	► S.594
Cortex Cinnamomi	1-3g	(11)	Kälte aus dem Innen vertreibend, Nieren-Yang wärmend	► S.658

Hauptsymptome

Bronchiale Enge,

Luftnot,

Husten mit serösem Schleim,

Druckgefühl im Thorax und Epigastrium,

Schwindel,

Schmerzen im LWS-Bereich und den Beinen,

Ödeme der unteren Extremitäten

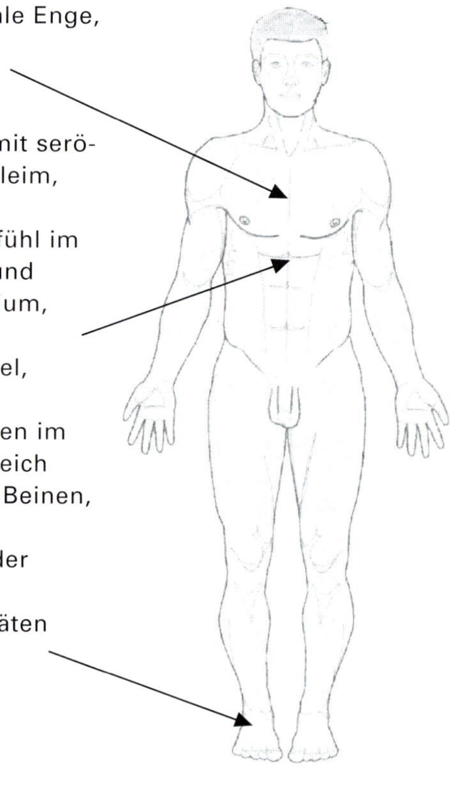

Wirkung

1. Leitet rebellisches Qi nach unten
2. Lindert bronchiale Enge, lindert Husten
3. Wandelt Schleim-Kälte um, wärmt

Symptome

Bronchiale Enge, Luftnot, Husten mit Auswurf von reichlichem, serösem Schleim, besonders auch die Inhalation ist erschwert, Fülle und Druckgefühl im Thorax und Epigastrium, Schwindelgefühle

Schwäche und Schmerzen im LWS-Bereich und den Beinen, Schwellungen oder Ödeme der unteren Extremitäten

TCM-Indikation

Kälte-Schleim blockiert die Lunge, Nieren-Schwäche, Niere ist nicht in der Lage das Lungen-Qi aufzunehmen, Nieren-Yang-Mangel

ZK: leichte Blässe; **ZB**: weiß, klebrig;

Pu: gespannt, schlüpfrig

Anwendungsbeispiel

Chronische Bronchitis, Bronchialasthma, Emphysem, Bronchitis, Asthma cardiale

Abgeleitete Rezepturen

Es besteht eine gewisse Ähnlichkeit zu Pinellia und Cortex Magnoliae Dekokt *Ban Xia Hou Po Tang* ► S.396

Funktionskreise

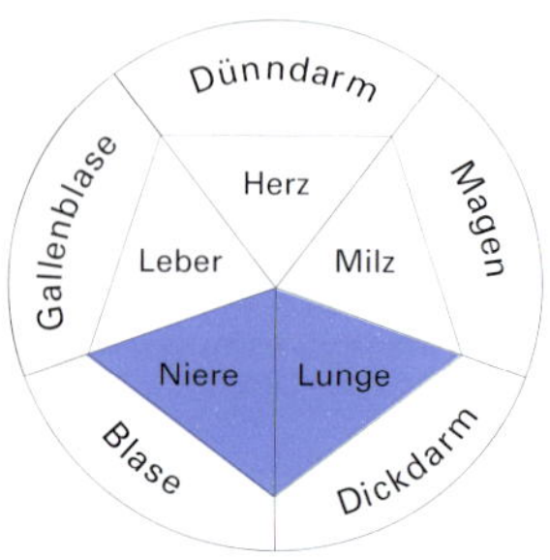

Sechs Stadien *Shang Han Lun*

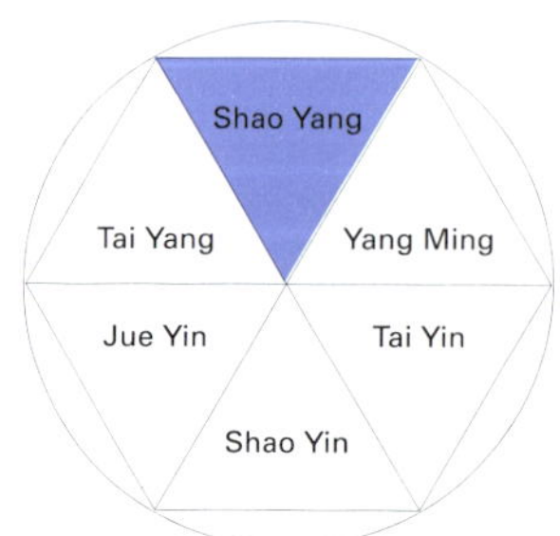

Außen ◄► Innen

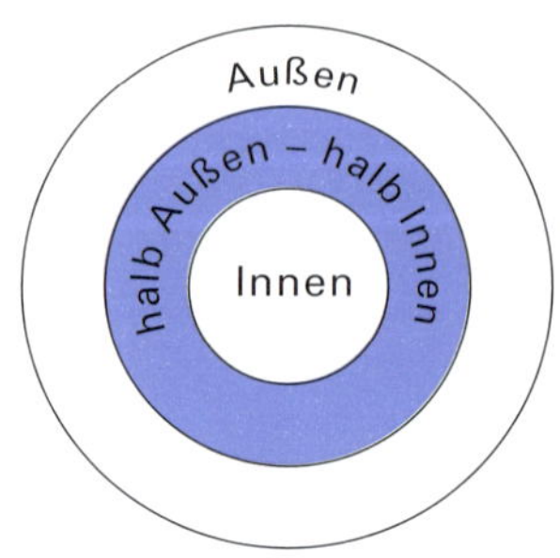

Analyse der Rezeptur

Fructus Perillae	*Su Zi*	rebellisches Lungen-Qi absenkend (Su Zi, Hou Po, Qian Hu)
Cortex Magnoliae	*Hou Po*	
Radix Peucedani	*Qian Hu*	Schleim umwandelnd, dadurch das Qi besser nach unten fließen lassend (Qian Hu, Ban Xia)
Rhizoma Pinelliae	*Ban Xia*	
Cortex Cinnamomi	*Rou Gui*	Nieren-Yang wärmend und damit Verbesserung der Aufnahme des Lungen-Qi
Radix Angelicae sin.	*Dang Gui*	schützt die Säfte vor scharfen, trocknenden Drogen und stabilisiert das Blut
Radix Glycyrrhizae	*Gan Cao*	harmonisiert

Entsprechungen der Diätetik

Magen- und Lungen-Qi absenkend:
Gerste, Buchweizen, Hafer, Mandeln, Tofu, Erbsen, Kardamom, Ingwer, schwarze und gelbe Sojabohnen, Rettich, Zwiebeln
Nässe eliminierend:
Bohnen, Sojabohnen, Erbsen, Fenchel, Pfeffer, Kardamom, Gerste, Fisch
Schleim und Nässe transformierend:
Schwarze und gelbe Sojabohnen, Sojasprossen, Sojamilch, Mungbohnen, Rundkornreis, Knoblauch, Ingwer, Rettich, Weintrauben, Birnen, Fisch, Kardamom
Meide:
Raffinadezucker, Milchprodukte, fettes Fleisch, Kaffee, Alkoholika.
Ein Übermaß an Süßem belastet die Milz, da leicht zuviel Nässe produziert wird.
Übermäßig viel Kaltes und Rohkost kann die Milz belasten.

Fertigarznei

Perilla Fruit Combination – als Granulat

Literatur

Bensky englisch ► S.229
deutsch ► S.335

Modifikationen

Bei zusätzlichem Frösteln mit Wind-Kälte-Abneigung:
+ Herba Ephedrae — *Ma Huang* und
+ Semen Armeniacae — *Qing Ren*

Bei ausgeprägtem Husten und reichlichem Schleim:
+ Pericarpium Aurantii — *Cheng Pi*

Bei ausgeprägtem Qi-Mangel mit Erschöpfung:
+ Radix Codonopsitis — *Dang Shen* und
+ Fructus Schisandrae — *Wu Wei Zi*

Korrespondierende Akupunktur

Lu 7	Luo-Punkt, senkt Lungen-Qi ab
Ren 17	Meisterpunkt Respirationstrakt, löst thorakale Qi-Stagnation
Pe 6	Luo-Punkt; Arealfernpunkt Thorax, auch sedativ
Ma 36	stützt das Qi der Mitte, Arealfernpunkt Abdomen
Ma 40	Nässe-Schleim ausleitend, Qi absenkend
MP 5	stützt die Mitte, wandelt Schleim um
Bl 21	Shu-Punkt des Magens
Bl 13	Shu-Punkt der Lunge
Ni 3	stützt das Nieren-Yang
Bl 23	stärkt das Nieren-Yang

Eigene Eintragungen

神秘汤

Göttliches Dekokt (= Mysteriöses Dekokt)

Chinesischer Name:	**Shen Mi Tang**
Japanischer Name:	**shin pi to**
Englischer Name:	**Mysterious Decoction**
Lateinischer Name:	**Decoctum divinitatis**

Konstitution
relativ kräftig

Gruppenklassifikation
Qi regulierende Rezepturen

Temperaturverhalten

kalt	kühl	neutral	leicht warm	heiß

Indikation bei Energiezustand des Patienten

Fülle	leichte Fülle	neutral	leichter Mangel	Mangel

Zusammensetzung

Herba Ephedrae	8-10g	(1a)	öffnet Oberfläche und Poren, schweißtreibend, löst Qi-Stagnation im Thorax	► S.499
Semen Armeniacae	6-8g	(6c)	Husten und bronchiale Enge lindernd, laxierend	► S.600
Pericarpium Aurantii	4-5g	(9)	Qi regulierend, Mitte stützend, Schleim umwandelnd	► S.620
Folium Perillae	2-4g	(1a)	Übelkeit lindernd, Magen beruhigend	► S.501
Cortex Magnoliae	6g	(7)	Nässe umwandelnd	► S.606
Radix Bupleuri	3-5g	(1b)	anhebend, reguliert den Leber-Qi-Fluß	► S.519
Radix Glycyrrhizae	4g	(12a)	Mitte stützend, puffernd	► S.674

Hauptsymptome

Husten mit Auswurf,

Völle- und Druckgefühl im Thorax,

Giemen

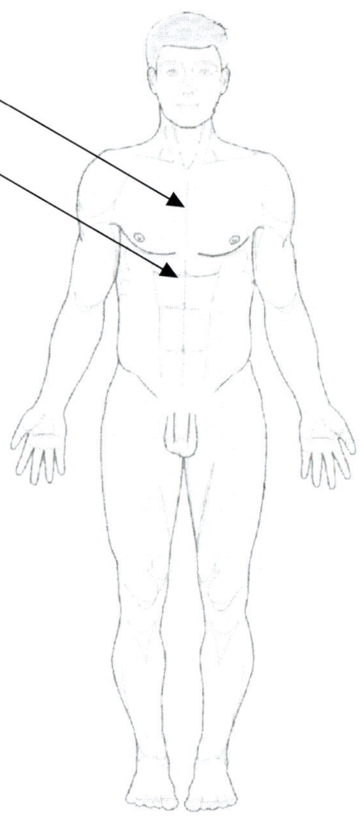

Wirkung
1. Leitet Wind-Kälte aus
2. Führt den Lungen-Qi-Fluß wieder hinab, behebt rebellierendes Lungen-Qi
3. Reguliert den Lungen-Qi-Fluß, lindert Druck im Thorax

Symptome
Völle- und Druckgefühl im Thorax, Giemen, schlechter im Liegen, Husten mit Schleim und reichlichem Auswurf

TCM-Indikation
1. Wind-Kälte
2. Blockiertes und rebellierendes Lungen-Qi

ZK: gedunsen; **ZB:** feucht, dick, klebrig; **Pu:** schlüpfrig

Anwendungsbeispiel
Chronische Bronchitis, chronisches Asthma bronchiale, Asthma bei Kindern (Dosis anpassen), Emphysembronchitis, Erkältungsinfekt

Abgeleitete Rezepturen
Stoppt Giemen Dekokt *Ding Chuan Tang*, Bensky ► S.300

Funktionskreise

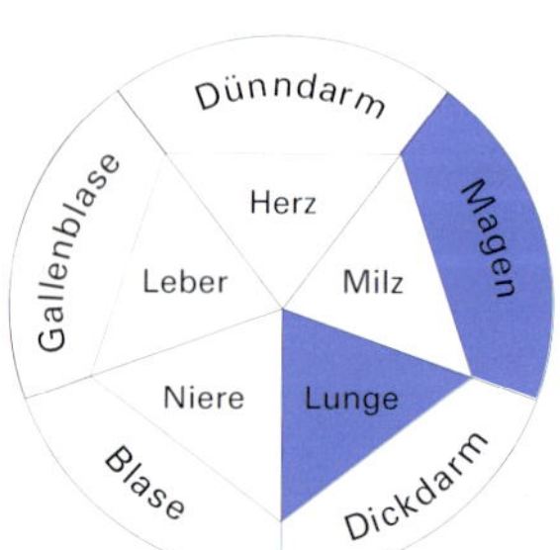

Sechs Stadien *Shang Han Lun*

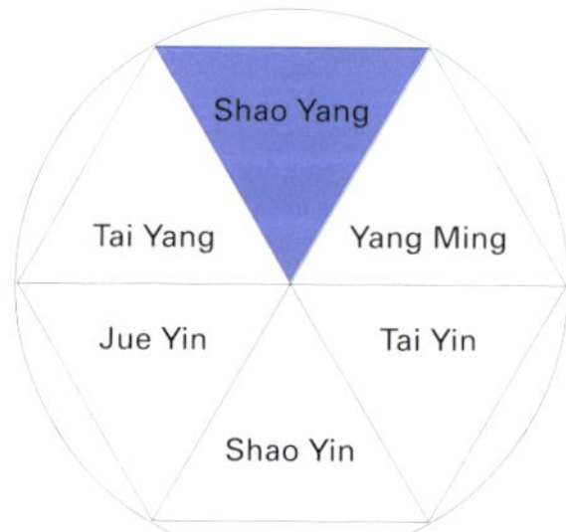

Außen ◄► Innen

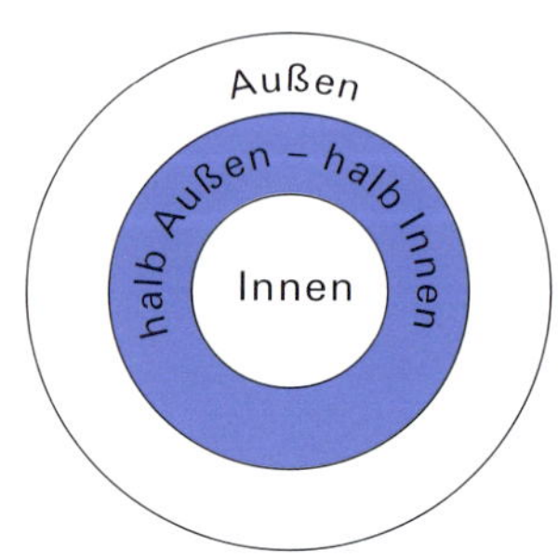

Analyse der Rezeptur

Radix Bupleuri	*Chai Hu*	Wind-Hitze ausleitend, Leber-Qi regulierend
Folium Perillae	*Zi Su Ye*	Oberfläche befreiend
Herba Ephedrae	*Ma Huang*	Wind-Kälte eliminierend, bronchiale Enge lösend
Cortex Magnoliae	*Hou Po*	Lungen-Qi regulierend
Pericarpium Aurantii	*Chen Pi*	Schleim umwandelnd
Semen Armeniacae	*Xing Ren*	bronchiale Enge lösend
Radix Glycyrrhizae	*Gan Cao*	puffernd

Modifikationen

Bei ausgeprägter Thoraxschmerzbeklemmung:
+ Bulbus Allii *Xie Bai*
+ Fructus Trichosanthis *Gua Lou*

Entsprechungen der Diätetik

Magen- und Lungen-Qi absenkend:
Gerste, Buchweizen, Hafer, Mandeln, Tofu, Erbsen, Kardamom, Ingwer, schwarze und gelbe Sojabohnen, Rettich, Zwiebeln
Nässe eliminierend:
Bohnen, Sojabohnen, Erbsen, Fenchel, Pfeffer, Kardamom, Gerste, Fisch
Schleim und Nässe transformierend:
Schwarze und gelbe Sojabohnen, Sojasprossen, Sojamilch, Mungbohnen, Rundkornreis, Knoblauch, Ingwer, Rettich, Weintrauben, Birnen, Fisch, Kardamom
Meide:
Raffinadezucker, Milchprodukte, fettes Fleisch, Kaffee, Alkoholika.
Ein Übermaß an Süßem belastet die Milz, da leicht zuviel Nässe produziert wird.
Übermäßig viel Kaltes und Rohkost kann die Milz belasten.

Anmerkungen

Siehe auch die Anmerkung bei:
Gardenia Ligusticum Pille *Yue Ju Wan* ► S.394

Korrespondierende Akupunktur

Ren 12	Mu-Punkt Magen
Lu 7	Luo-Punkt, senkt Lungen-Qi ab
Ren 17	Meisterpunkt Respirationstrakt, löst thorakale Qi-Stagnation
Pe 6	Luo-Punkt, Arealfernpunkt Thorax, auch sedativ
Ma 36	stützt das Qi der Mitte, Arealfernpunkt Abdomen
Ma 40	Nässe ausleitend, Qi absenkend
MP 5	stützt die Mitte, wandelt Schleim um
Bl 21	Shu-Punkt des Magens
Bl 13	Shu-Punkt der Lunge

Fertigarznei

Ma Huang & Magnolia Combination – als Granulat

Literatur

Bensky	englisch	► S.301
	deutsch	► S.337

Eigene Eintragungen

旋复代赭汤

Flos Inulae und Hämatitum (Ocherum rubrum) Dekokt

Chinesischer Name:	Xuan Fu Dai Zhe Tang
Japanischer Name:	senpuku taisha to
Englischer Name:	Inula and Hematite Decoction
Lateinischer Name:	Decoctum florum Inulae et Ocheri rubri

Konstitution
eher kräftig

Gruppenklassifikation
Qi regulierende Rezepturen

Temperaturverhalten

kalt	kühl	neutral	warm	heiß

Indikation bei Energiezustand des Patienten

Fülle	leichte Fülle	neutral	leichter Mangel	Mangel

Zusammensetzung

Hämatitum	6-12g	(16)	besänftigt hochschlagendes Leber-Yang, senkt rebellisches Magen-Qi ab = Ocherum rubrum	► S.742
Flos Inulae	6-9g	(6a)	senkt rebellierendes Lungen- und Magen-Qi ab, löst Schleim auf	► S.590
Rhizoma Pinelliae	6-9g	(6a)	Schleim umwandelnd, Nässe ausleitend, Übelkeit stillend	► S.588
Radix Codonopsitis	6-9g	(12a)	Qi der Mitte und des Lungen-Funktionskreises tonisierend	► S.669
Fructus Jujubae	5g	12a)	Mitte mild stützend, nährt Blut, sedativ	► S.673
Rhizoma Zingiberis recens	3g	(1a)	Schleim und Übelkeit behandelnd	► S.507
Radix Glycyrrhizae (tostae)	3g	(12a)	Mitte stärkend, Toxizität anderer Drogen mildernd, harmonisiert	► S.674

Hauptsymptome

Völle- und Druckgefühl im Epigastrium,

Übelkeit,

Aufstoßen,

Schluckauf,

Erbrechen

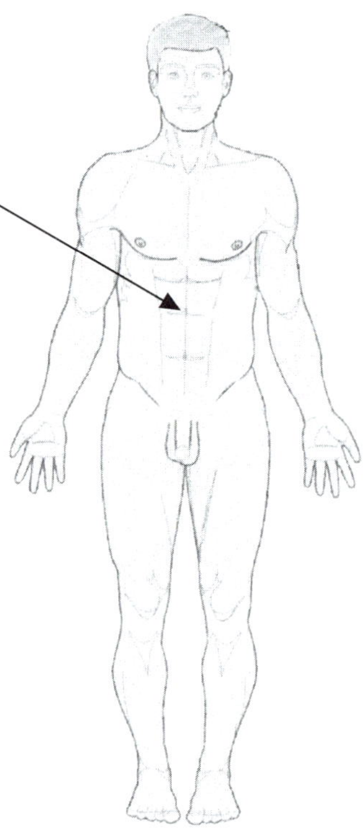

Wirkung
1. Reguliert den Qi-Fluß, führt rebellisches Lungen- und/oder Magen-Qi herab
2. Wandelt Schleim um, beruhigt den Magen.

Symptome
Völle- und Druckgefühl im Epigastrium, Übelkeit, Aufstoßen, Schluckauf, Erbrechen, harte Schwellung im Epigastrium palpabel

TCM-Indikation
Qi-Blockaden durch Schleim in der Mitte und Lunge mit gegenläufigem Qi-Fluß
ZK: gedunsen; **ZB:** weiß-gelblich, klebrig;
Pu: drahtig, schlüpfrig

Anwendungsbeispiel
Chronische Gastritis, Abdominalbeschwerden, gastroösophagealer Reflux, Ulkusleiden, nervöser Reizmagen, Gastroptose

Abgeleitete Rezepturen
Pinellia und Cortex Magnoliae Dekokt
Ban Xia Hou Po Tang ► S.396
Rhizoma Coptidis Dekokt *Huang Lian Tang* ► S.268

Funktionskreise

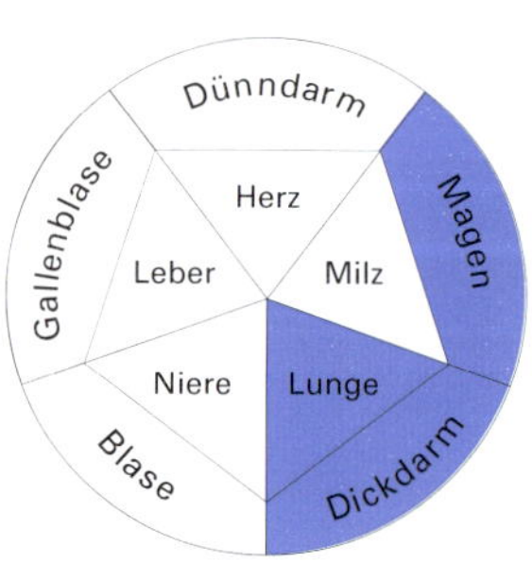

Sechs Stadien ***Shang Han Lun***

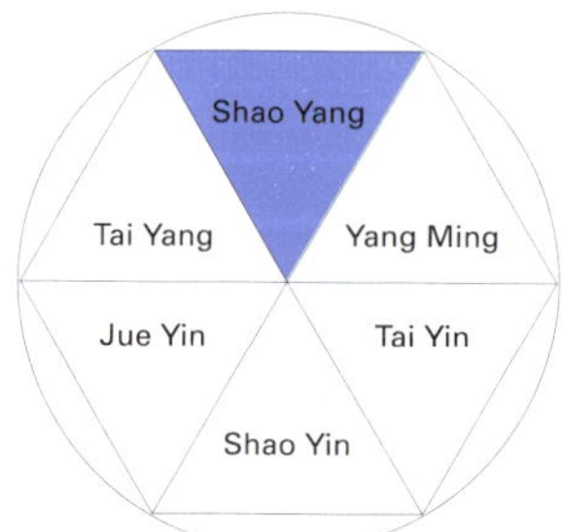

Außen ◄► Innen

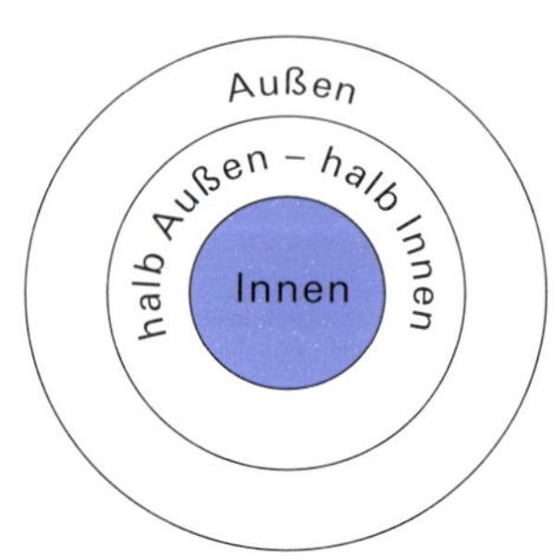

Analyse der Rezeptur

Ocherum rubrum	*Dai Zhe Shi*	rebellisches Magen- (oder Lungen-) Qi herabführend
Flos Inulae	*Xuan Fu Hua*	
Rhizoma Pinelliae	*Ban Xia*	schleimlösend, dadurch das Absenken des Qi begünstigend
Rhizoma Zingiberis recens	*Sheng Jiang*	
Fructus Jujubae	*Da Zao*	stützen und stärken Magen und Milz
Radix Codonopsitis	*Dang Shen*	
Radix Glycyrrhizae tostae	*Gan Cao*	

Modifikationen

Bei viel schleimigem Auswurf, klebrigem ZB, Zahneindrücken:
+ Pericarpium Aurantii *Chen Pi*
+ Cortex Magnoliae *Hou Po*
+ Poria *Fu Ling*

Bei Magen-Hitze:
+ Radix Scutellariae *Huang Qin*
+ Rhizoma Coptidis *Huang Lian*
+ Caulis Bambusae in taeniam *Zhu Ru*

Entsprechungen der Diätetik

Milz stärkend:
Hirse, Buchweizen, Reis
Mitte wärmend:
Pfirsich, Kirsche, Fenchel, Anis, Pfeffer, Knoblauch, Ingwer, Paprika, Chili, warmer Reiswein in kleinen Mengen
Nässe eliminierend:
Bohnen, Sojabohnen, Erbsen, Fenchel, Pfeffer, Kardamom, Gerste, Fisch
Schleim und Nässe transformierend:
Schwarze und gelbe Sojabohnen, Sojasprossen, Sojamilch, Mungbohnen, Rundkornreis, Knoblauch, Ingwer, Rettich, Weintrauben, Birnen, Fisch, Kardamom
Bei heißem Schleim:
Artischocke, Löwenzahn, grüner Tee, Buchweizen, Sellerie
Meide:
Raffinadezucker, Milchprodukte, fettes Fleisch, Kaffee, Alkoholika.
Ein Ubermaß an Süßem belastet die Milz , da leicht zuviel Nässe produziert wird, übermäßig viel Kaltes und Rohkost kann die Milz belasten.

Fallbeispiel

Patient, kräftig, 35 Jahre seit vielen Wochen Druck und Schmerz im Epigastrium, Aufstoßen, gelegentlich Sodbrennen, vermehrt erschöpft.
ZK: gedunsen, Farbe leicht rot, **ZB**: klebrig, weiß-gelb;
Pu: schlüpfrig, leicht drahtig
Nach bereits 14 Tagen mit diesem Dekokt deutliche Bessserung, nach 3 Wochen beschwerdefrei. Nach einem Jahr kommt der Patient wegen anderer Beschwerden und gibt an, keine erneuten Magenbeschwerden verspürt zu haben.

Korrespondierende Akupunktur

Ren 12	Mu-Punkt Magen
Le 3	
Ren 14	Mu-Punkt Herz
Pe 6	Luo-Punkt, Arealfernpunkt Thorax, auch sedativ
Ma 36	stützt das Qi der Mitte
Ma 40	Nässe ausleitend
MP 5	stützt die Mitte, wandelt Schleim um
Ren 6	*Qi Hai* = Meer der Energie, allgemeine Tonisierung
Bl 21	Shu-Punkt des Magens
Du 20	gegen Meridianverlauf nadeln

Fertigarznei

Inula & Hematite Combination – als Granulat

Literatur

Bensky	englisch	► S.302
	deutsch	► S.338
Shang Han Lun		► § 161

Eigene Eintragungen

10. BLUT BEHANDELNDE REZEPTUREN

10.a Blut belebende Rezepturen

桃核承气汤

Semen Persicae Dekokt, das das Qi ordnet

Chinesischer Name: **Tao He Cheng Qi Tang**
Japanischer Name: **tokaku joki to**
Englischer Name: **Peach Pit Decoction to Order the Qi**
Lateinischer Name: **Decoctum Persicae pro continuatione Qi**

Konstitution
kräftiger Typus

Gruppenklassifikation
Blut behandelnde Rezepturen

Temperaturverhalten
kalt	kühl	neutral	warm	heiß

Indikation bei Energiezustand des Patienten
Fülle	leichte Fülle	neutral	leichter Mangel	Mangel

Zusammensetzung
Semen Persicae	6-12g	(10)	bricht Blut-Stasen auf, befeuchtet den Darm und fördert Stuhlgang	► S.639
Rhizoma Rhei	2-8g	(3a)	leitet Hitze ab, führt Akkumulationen ab, auch Blut-Hitze sowie Nässe-Hitze, belebt Blut und zerteilt Blut-Stasen	► S.556
Ramulus Cinnamomi	6-8g	(1a)	macht Meridiane durchgängig, vertreibt Kälte, fördert Fluß von Yang-Qi	► S.500
Natrium Sulfuricum	1-4g	(3a)	führt Akkumulationen und Stagnationen ab, klärt Hitze, mindert Schwellungen (nicht abkochen, einfach dem fertigen Dekokt hinzufügen)	► S.557
Radix Glycyrrhizae	4g	(12a)	Mitte stärkend, Eiter ausleitend, Toxizität anderer Drogen mildernd	► S.674

Hauptsymptome

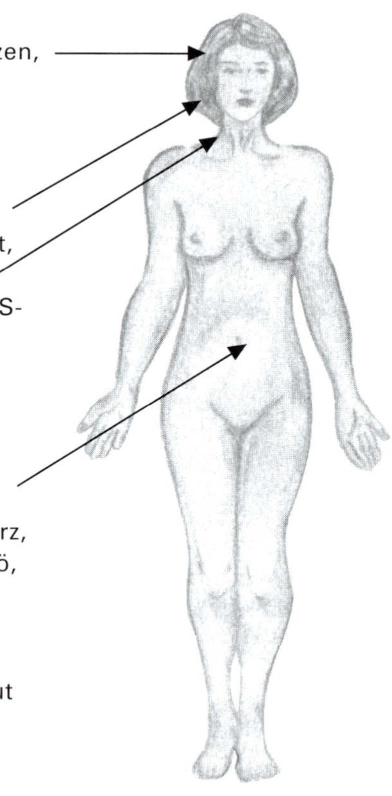

Wirkung
1. Leitet Hitze aus
2. Bewegt das Blut, zerteilt Blut-Stasen

Symptome
Kopfschmerzen, Hitzegefühl, Unruhe, manisches Verhalten, rotes Gesicht, Blutandrang zum Kopf, ausgeprägte Schulter-Nacken-Verspannungen mit Myogelosen
Schwindel, ausgeprägte Verstopfungsneigung
Menstruationsbeschwerden, Dysmenorrhö, dunkles, klumpiges Menstrualblut, unregelmäßige Mens
akute Schmerzen im Abdomen, die sich auf Druck verschlimmern, nächtliches Fieber

TCM-Indikation
1. Hitze
2. Blut-Stase, besonders im Unteren Erwärmer

ZK: rot-livide, evtl. Stauung der Zungengrundvenen;
ZB: trockener, gelblicher Belag; **Pu**: voll, drahtig

Anwendungsbeispiel
Kopfschmerzsyndrom (bei gegebener konstitutioneller Diagnose), Obstipation, Dysmenorrhö, Amenorrhö, haftende Placenta, Endometriose, akute Entzündungen im kleinen Becken, postraumatische oder postoperative Unterleibsbeschwerden

Abgeleitete oder verwandte Rezepturen
Größeres Dekokt, das das Qi ordnet *Da Cheng Qi Tang* ► S.234

Funktionskreise

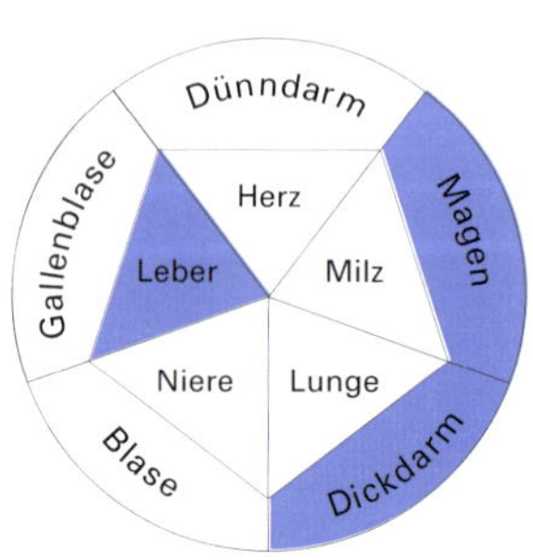

Sechs Stadien *Shang Han Lun*

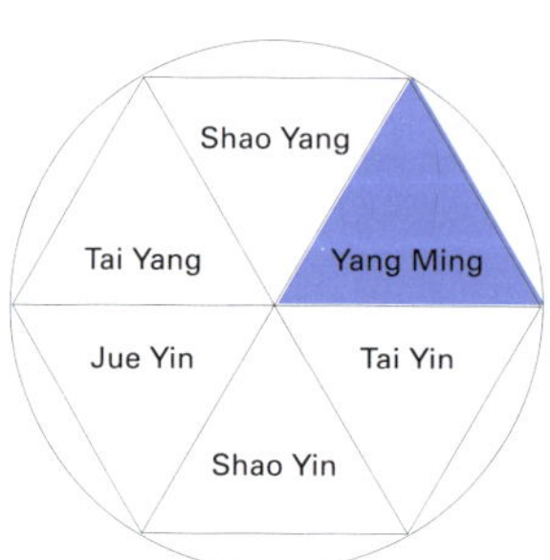

Außen ◄► Innen

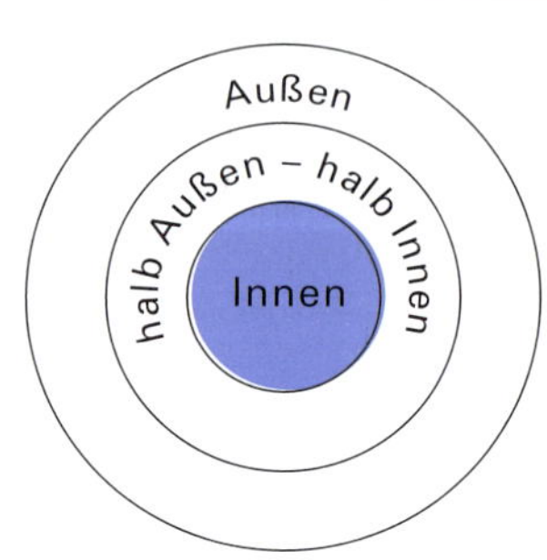

Analyse der Rezeptur

Ramulus Cinnamomi	*Gui Zhi*	belebt das Yang, unterstützt so die Regulation des Blutes
Semen Persicae	*Tao Ren*	Blut-Zirkulation belebend, Blut-Stase lösend
Rhizoma Rhei	*Da Huang*	Hitze klärend, nach unten ableitend
Natrium sulfuricum	*Mang Xiao*	
Radix Glycyrrhizae	*Gan Cao*	lindert Toxine, harmonisiert die Rezeptur

Modifikationen

Bei unregelmäßiger Mens oder Dysmenorrhö:
+ Radix Angelicae sinensis *Dang Gui*
+ Flos Carthami *Hong Hua*

Entsprechungen der Diätetik

Blut bewegend:
Erdnuß, schwarze Sojabohne, Eßkastanie, Pfirsich, Essig, Aubergine, chinesischer Lauch (Qi und Blut bewegend)
Blut kühlend bei starker Blutung:
Stangensellerie, Selleriesaft, Huhn
Leicht abführend:
Pfirsich, Pflaume, Apfel, Walnuß, Sesam
Allgemein:
Rohe, ungekochte Vollkornprodukte, Frischkornbreie, Gemüse als Salatzubereitung wirken eher kühlend und Stuhlgang fördernd. Öle und Fette wirken befeuchtend und laxierend.
Meide:
Warme Nahrungsmittel: Pfirsich, Kirsche. Zucker erzeugt Hitze im Magen
Heiße Nahrungsmittel: Chili, Alkohol

Fertigarznei

Persica & Rhubarb Combination – 300 mg Tabletten und als Granulat

Korrespondierende Akupunktur

He 7	Sedierungspunkt Herz
Ma 25	Alarmpunkt Dickdarm
Ni 5	Xi-Punkt Niere
Le 2	Sedierungspunkt Leber
Ren 4	bewegt Qi und Blut
3E 6	bewegt Qi
Ma 36	stützt das Qi der Mitte Arealfernpunkt Abdomen
MP 6	Treffpunkt der drei Yin-Meridiane

Anmerkungen

1. Eine Ähnlichkeit besteht mit Größeres Dekokt, das das Qi ordnet *Da Cheng Qi Tang,* ► S.234
bei diesem geht es auch um Hitze-Akkumulation im Unteren Erwärmer.
Der Unterschied zum Semen Pesicae Dekokt, das das Qi ordnet *Tao He Cheg Qi Tang* besteht darin, daß letzteres eine Blut-Stasen zerteilende Wirkung – besonders im Unteren Erwärmer – aufweist.
2. Diese Rezeptur ist ein sehr interessantes Beispiel für das breite Wirkungsspektrum von Ramulus Cinnamomi *Gui Zhi.* Neben seiner Oberfläche öffnenden Wirkung sind die warmen Zimtbaumzweige belebend auf den Yang-Qi-Mechanismus. Sie unterstützen dadurch indirekt auch die Regulation des Blut-Flusses. Denn „Qi ist der Herrscher des Blutes", wie es in den Klassikern heißt (*Huang Di Nei Jing*).
Siehe auch weitere Beispiele dafür:
Ramulus Cinnamomi und Poria Pille *Gui Zhi Fu Ling Wan* ► S.428
und Wärme die Menses Dekokt *Wen Jing Tang* ► S.430

Fallbeispiel

30jährige Patientin mit seit Jahren bestehender Endometriose, ständige starke Unterleibsschmerzen und gynäkologische Dauerblutung, Zustand nach Dickdarmteilresektion wegen Befall des Colon descendens. Erhält vom Gynäkologen seit Monaten Clinofem.
ZK: hochrot mit gestauten Zungengrundvenen
ZB: im hinteren Bereich gelblicher schleimiger Belag
Während der Behandlung mit Semen Persisae Dekokt und später Persica & Rhubarb Combination 3x3 Tabletten kontinuierliche Schmerzreduktion. Nach viermonatiger Behandlung ist die Periode regularisiert. Patientin entbindet 1 Jahr nach Beginn der Therapie ein gesundes Kind. Follow up nach zwei Jahren: Patientin ist beschwerdefrei ohne Medikation.

Literatur

Bensky englisch ► S. 312
deutsch ► S. 348
Shang Han Lun ► § 106

血府逐瘀汤

Dekokt, das Stasen aus dem Haus des Blutes treibt

Chinesischer Name: **Xue Fu Zhu Yu Tang**
Englischer Name: **Drive Out Stasis in the Mansion of Blood Decoction**

Konstitution
eher leicht geschwächt

Gruppenklassifikation
Blut behandelnde Rezepturen

Temperaturverhalten

kalt	leicht kühl	neutral	warm	heiß

Indikation bei Energiezustand des Patienten

Fülle	leichte Fülle	neutral	leichter Mangel	Mangel

Zusammensetzung

Semen Persicae	3-9g	(10)	bricht Blut-Stasen auf, befeuchtet den Darm und fördert Stuhlgang	► S.639
Flos Carthami	6-9g	(10a)	Blut bewegend, Stasen aufbrechend, schmerzstillend	► S.640
Radix Angelicae sin.	6-9g	(12b)	Blut nährend und bewegend, schmerzstillend	► S.680
Radix Paeoniae rubrae	6g	(2b)	bewegt Blut, bei Blut-Hitze, bei Haut- und gynäkologischen Beschwerden	► S.537
Rhizoma Ligustici	3-6g	(10a)	Blut und Qi bewegend, schmerzstillend	► S.634
Radix Achyranthis	6-9g	(10a)	Blut bewegend, bes. im LWS-Bereich, schmerzstillend	► S.644
Radix Bupleuri	3g	(1b)	anhebend, reguliert den Leber-Qi-Fluß	► S.519
Fructus Citri Aurantii	6g	(9)	kühl, mild den Qi-Fluß der Mitte regulierend, eher bei Mangel	► S.623
Radix Platycodi	6g	(6a)	Lungen-Qi regulierend, bei Kälte und Hitze geeignet	► S.591
Radix Rehmanniae glut.	6g	(2b)	klärt Hitze, kühlt Blut, bei Blutungen, Yin befeuchtend	► S.534
Radix Glycyrrhizae	3g	(12a)	Mitte stärkend, Toxizität anderer Drogen mildernd	► S.674

Hauptsymptome

Kopfschmerzen,

Schmerzen im Brustkorb und unteren Rippenbogen,

Aufstoßen,

thorakale Beklemmung,

Palpitation, reizbar, Stimmungsschwankungen, Unruhe, schlaflos, Depression

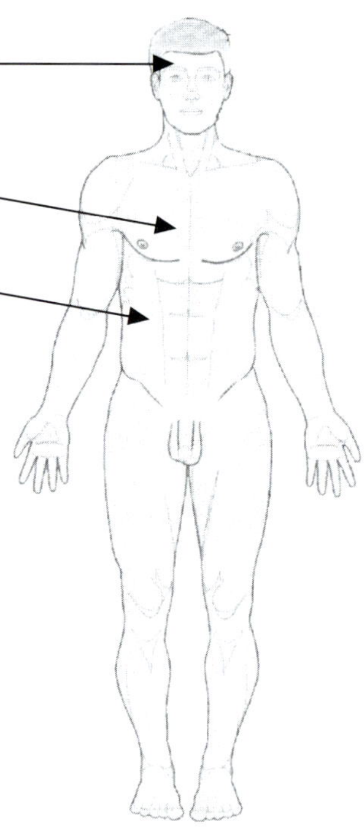

Wirkung
1. Belebt das Blut, zerstreut Blut-Stasen
2. Bringt das Leber-Qi in Fluß, beseitigt Blockaden der Leitbahnen

Symptome
Chronische, lokalisierte, bohrende Schmerzen im Brustkorb und an den Rippenbögen, Aufstoßen, thorakale Beklemmung, Palpitation, chronische, massive, bohrende Kopfschmerzen, emotional sehr unausgeglichen, reizbar, Stimmungsschwankungen, Unruhe, Schlaflosigkeit, gedrückte Stimmung, Depression

Anwendungsbeispiel
Koronare Herzerkrankung, andere Formen von Herzerkrankungen (Herzklappenerkrankungen, Cor pulmonale), arterielle Hypertonie, Interkostalneuralgie, chronisches Kopfschmerzsyndrom, Migräne, Trigeminusneuralgie, Menopausen-Syndrom und Dysmenorrhö (siehe auch Dekokt, das Blut-Stasen im unteren Abdomen eliminiert *Shao Fu Zhu Yu Tang*), äußerliche Thoraxprellung mit Schmerz

Funktionskreise

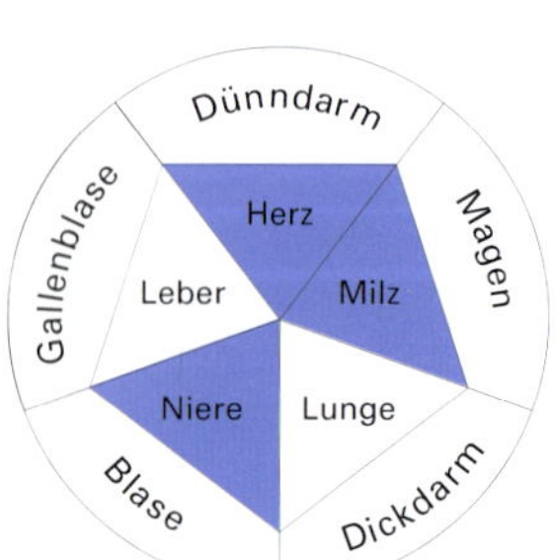

Sechs Stadien *Shang Han Lun*

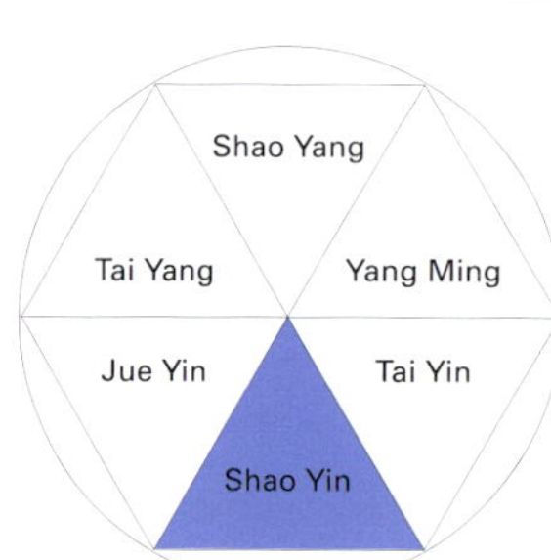

Außen ◄► Innen

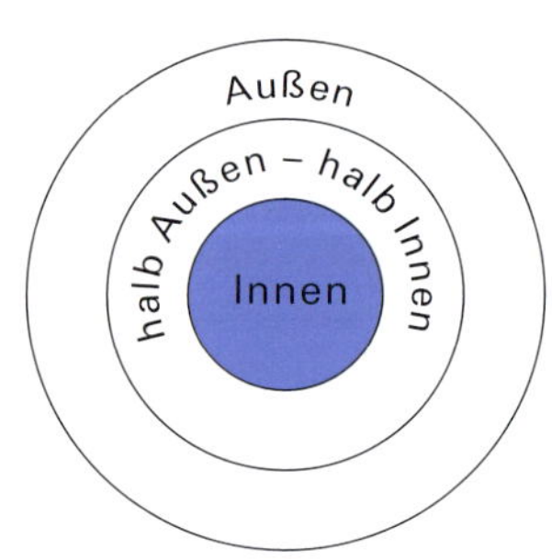

Analyse der Rezeptur

Flos Carthami	*Hong Hua*	belebt das Blut, löst Blut-Stasen, lindert Schmerz	
Semen Persicae	*Tao Ren*		
Radix Achyranthis	*Niu Xi*		
Rhizoma Ligustici	*Chuan Xiong*		**Vier Arzneien Dekokt *Si Wu Tang***
Radix Angelicae sinensis	*Dang Gui*		
Rhizoma Rehmanniae glut.	*Shu Di Huang*	Blut nährend und kühlend	
Radix Paeoniae rubrae	*Chi Shao*		
Radix Bupleuri	*Chai Hu*	löst Qi-Stagnationen, reguliert – lindert Schmerz	Teile des **Kalte Extremitäten Pulver *Si Ni San***
Fructus Citri Aurantii	*Zhi Ke*		
Radix Glycyrrhizae	*Gan Cao*		
Radix Platycodi	*Jie Geng*	richtet die Rezeptur besonders auf den thorakalen Bereich, Meldearznei	

Korrespondierende Akupunktur

Le 3 reguliert Leber-Qi und Blut
MP 6 Treffpunkt der drei Yin-Meridiane
MP 10 *Xue Hai* = Meer des Blutes; bewegt das Blut
Bl 17 Meisterpunkt des Blutes
Ren 4 bewegt Qi und Blut
Ren 17 löst Stagnation im Thorax
Pe 6 Luo-Punkt, reguliert
3E 6 Qi bewegend
Ma 36 stützt das Qi der Mitte, Arealfernpunkt Abdomen

Entsprechungen der Diätetik

Blut bewegend:
Erdnuß, schwarze Sojabohne, Eßkastanie, Pfirsich, Essig, Aubergine, chinesischer Lauch (Qi und Blut bewegend)
Blut nährend:
Pinienkerne, Sesam, Tintenfisch, Taube, Leber verschiedener Tiere, schwarze Sojabohnen, Essig, Milch, Sahne, Butter, Frischkäse
Blut kühlend bei starker Blutung:
Stangensellerie, Selleriesaft, Huhn
Meide:
Nässe erzeugende Nahrung: Süßes im Übermaß, Alkohol im Übermaß, Übermaß an kalter oder roher Nahrung

Anmerkungen

Die Basisrezeptur ist das Dekokt, das Stasen aus dem Haus des Blutes treibt *Xue Fu Zhu Yu Tang*, welche hauptsächlich Blut-Stasen im Bereich des Thorax behandelt. Die vier genannten Modifikationen behandeln Blut-Stasen im Bereich des mittleren Abdomens *Ge Xia Zhu Yu Tang*, Blut-Stasen im Unterbauch *Shao Fu Zhu Yu Tang*, Blut-Stasen im Kopfbereich *Tong Qiao Huo Xue Tang* und Gelenkschmerzen und Bi-Syndrom durch Blut-Stasen in den Leitbahnen *Shen Tong Zhu Yu Tang*.

Literatur

Bensky englisch ► S. 316
deutsch ► S. 350

Abgeleitete Rezepturen

Diese Rezeptur enthält eine Variation von Vier Arzneien Dekokt *Si Wu Tang* mit Semen Persicae und Flos Carthami und Teile des Kalte Extremitäten Pulver *Si Ni San*.

TCM-Indikation

Leber Qi-Stagnation und Blut-Stase, Blut-Stase besonders im Thoraxbereich **ZK:** livide, evtl. livide Flecken an den Zungen-Rändern, evtl. gestaute Zungengrundvenen; **ZB:** relativ unauffällig; **Pu:** drahtig

Modifikation

siehe nächste Seite

Eigene Eintragungen

血府逐瘀汤

Dekokt, das Stasen aus dem Haus des Blutes treibt

Chinesischer Name: **Xue Fu Zhu Yu Tang**
Englischer Name: **Drive Out Stasis in the Mansion of Blood Decoction**

Zusammenfassung der wichtigsten Modifikationen

Modifikation
Dekokt, das Blut-Stase unterhalb des Diaphragmas eliminert *Ge Xia Zhu Yu Tang*

Indikation
Bei Leber-Qi-Stagnation und Blut-Stasen unterhalb des Diaphragmas mit tastbaren abdominellen Verhärtungen und ortsgebundenen Schmerzen im Abdomen

Zusammensetzung

Radix Paeoniae rubrae	*Chi Shao*
Radix Angelicae sinensis	*Dang Gui*
Rhizoma Ligustici	*Chuan Xiong*
Flos Carthami	*Hong Hua*
Semen Persicae	*Tao Ren*
Rhizoma Corydalis	*Yan Hu Suo*
Rhizoma Cyperi	*Xiang Fu*
Fructus Citri Aurantii	*Zhi Ke*
Radix Linderae	*Wu Yao*
Cortex Moutan	*Mu Dan Pi*
Excrementum Trogopteri	*Wu Ling Zhi*
Radix Glycyrrhizae	*Gan Cao*

Hauptsymptome

Depression,

reizbar,

Schmerzen im Abdomen, unterhalb des Zwerchfells und am Rippenbogen

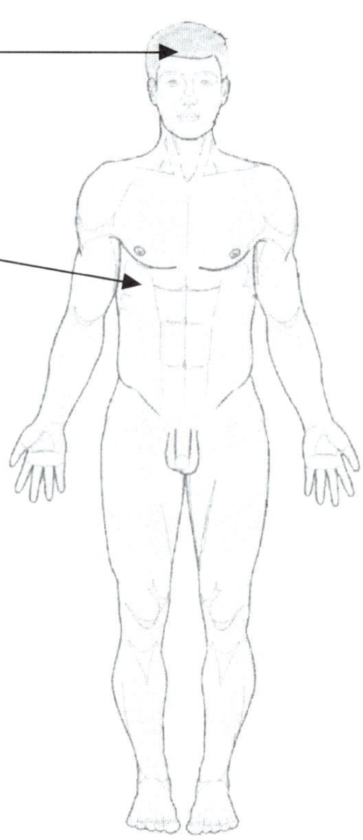

Modifikation
Dekokt, das Blut-Stase im unteren Abdomen eliminiert *Shao Fu Zhu Yu Tang*

Indikation
1. Blut-Stase durch Kälte – besonders im Bereich des kleinen Beckens
2. Bei palpablen Knoten und Verhärtungen im Unterbauch, die schmerzhaft sein können

Zusammensetzung

Radix Paeoniae rubrae	*Chi Shao*
Cortex Cinnamomi	*Rou Gui*
Radix Angelicae sinensis	*Dang Gui*
Fructus Foeniculi	*Xiao Hui Xiang*
Rhizoma Ligustici	*Chuan Xiong*
Rhizoma Zingiberis exs.	gan jiang
Excrementum Trogopteri	*Wu Ling Zhi*
Myrrhae	*Mo Yao*
Rhizoma Corydalis	*Yan Hu Suo*
Pollen Typhae	*Pu Huang*

Hauptsymptome

Dysmenorrhö,

Unterbauchschmerz während der Menstruation,

verkürzte Zyklusdauer mit häufigen Menstruationsblutungen,

uterine Blutungen mit Unterbauchschmerzen,

Lumbago, LWS-Beschwerden während der Menstruation

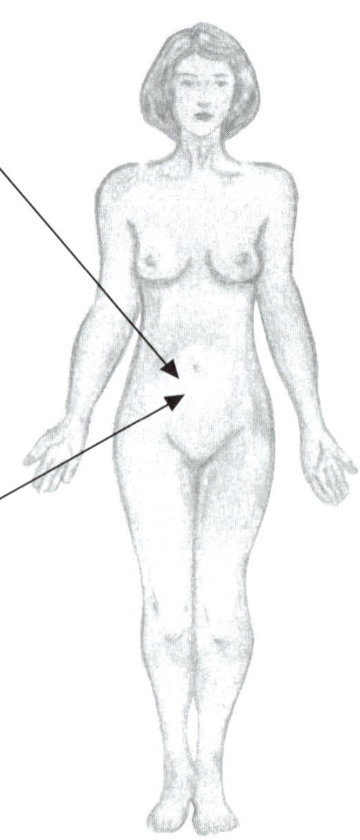

Modifikation
Dekokt, das Blockaden in den Sinnesöffnungen auflöst und das Blut belebt *Tong Qiao Huo Xue Tang*

Indikation
Bei Blut-Stasen im Kopfbereich und Oberkörper

Zusammensetzung

Radix Paeoniae rubrae	*Chi Shao*
Bulbus Allii	*Cong Bai*
Rhizoma Ligustici	*Chuan Xiong*
Fructus Jujubae	*Da Zao*
Flos Carthami	*Hong Hua*
Rhizoma Zingiberis recens	*Shen Jiang*
Semen Persicae	*Tao Ren*

Im Originalrezept: Moschus *She Xiang* 0.1g
(Cave: sehr teuer, weglassen und statt dessen durch Rhizoma Acori graminei ersetzen)

Hauptsymptome

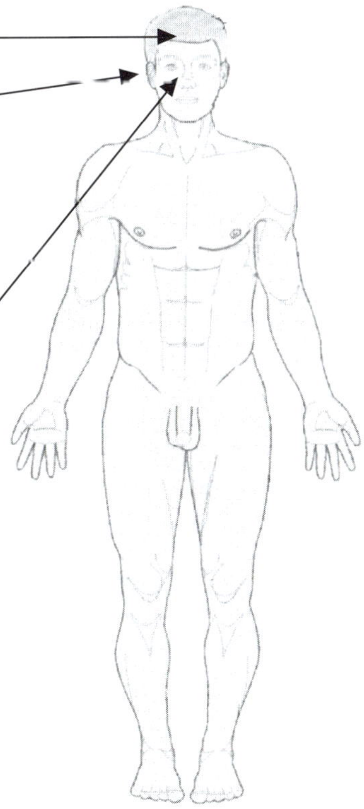

Modifikation
Dekokt, das Blut-Stasen aus dem schmerzenden Körper treibt *Shen Tong Zhu Yu Tang*

Indikation
Bei Qi-Stagnation und Blut-Stasen in den Leitbahnen und Kollateralen als schmerzhafte Obstruktion (Bi-Syndrom)

Zusammensetzung

Radix Angelicae sinensis	*Dang Gui*
Radix Achyranthis	*Niu Xi*
Rhizoma Ligustici	*Chuan Xiong*
Radix Gentianae Qinjiao	*Qin Jiao*
Excrementum Trogopteri	*Wu Ling Zhi*
Radix Glycyrrhizae	*Gan Cao*
Myrrhae	*Mo Yao*
Rhizoma Notopterygii	*Qiang Huo*
Flos Carthami	*Hong Hua*
Lumbricus	*Di Long*
Semen Persicae	*Tao Ren*
Rhizoma Cyperi	*Xiang Fu*

Hauptsymptome

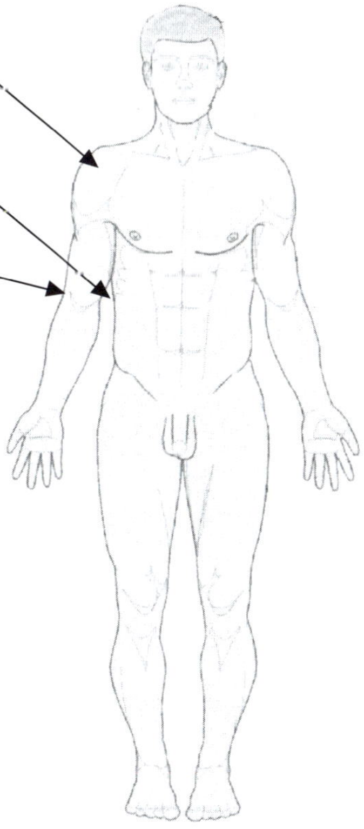

Eigene Eintragungen

少腹逐瘀汤

Dekokt, das Blut-Stasen im unteren Abdomen eliminiert

Chinesischer Name: **Shao Fu Zhu Yu Tang**
Englischer Name: **Drive Out Blood Stasis in the Lower Abdomen Decoction**

Konstitution
eher leicht geschwächt

Gruppenklassifikation
Blut behandelnde Rezepturen

Temperaturverhalten

kalt	kühl	neutral	leicht warm	heiß

Indikation bei Energiezustand des Patienten

Fülle	leichte Fülle	neutral	leichter Mangel	Mangel

Zusammensetzung

Fructus Foeniculi	3-6g	(11)	reguliert Leber-Qi, wärmt Niere, vertreibt Kälte, harmonisiert Magen	► S.660
Cortex Cinnamomi	2-6g	(11)	Kälte aus dem Innen vertreibend, Nieren-Yang wärmend	► S.658
Rhizoma Zingiberis exs.	2-6g	(11)	Kälte aus dem Innen vertreibend, besonders die Mitte wärmend	► S.657
Radix Angelicae sinensis	6-9g	(12b)	Blut nährend und bewegend, schmerzstillend	► S.680
Rhizoma Ligustici	3-6g	(10a)	Blut und Qi bewegend, schmerzstillend	► S.634
Myrrha	3g	(10a)	zerschlägt Blut-Stasen, lindert Schmerzen, unterstützt Wundheilung	► S.643
Excrementum Trogopteri	3-9g	(10a)	Blut bewegend, Stasen aufbrechend, schmerzstillend	► S.645
Rhizoma Corydalis	3-6g	(10a)	bewegt Blut, reguliert Qi, schmerzlindernd im Thorax, Abdomen	► S.636
Radix Paeoniae rubrae	6g	(2b)	bewegt Blut, bei Blut-Hitze, bei Haut- und gynäkologischen Beschwerden	► S.537
Pollen Typhae	3-9g	(10b)	Blutung stillend, eliminiert Hitze, belebt Blut-Zirkulation, löst Blut-Stasen	► S.648

Hauptsymptome

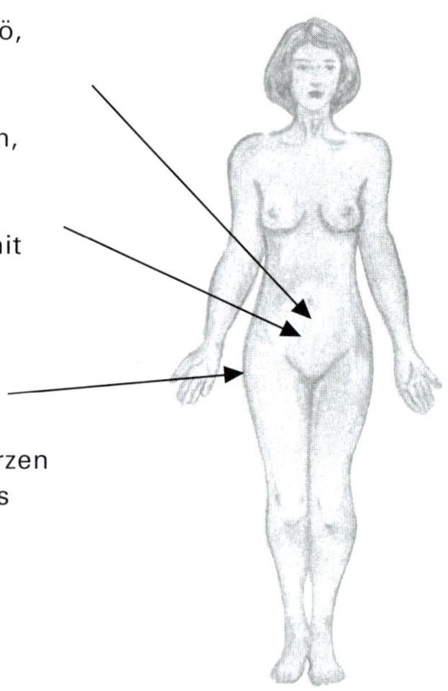

Symptome
Dysmenorrhö, Unterbauchschmerzen während der Menstruation, verkürzte Zyklusdauer mit häufigen Menstruationsblutungen, uterine Blutungen mit Unterbauchschmerzen, Lumbago, LWS-Beschwerden während der Menstruation

TCM-Indikation
1. Blut-Stasen – besonders im Bereich des kleinen Beckens und Unterbauchs
2. Blut-Stase durch Kälte
3. Bei palpablen Knoten und Verhärtungen im Unterbauch, die schmerzhaft sein können

ZK: blaß, livide, evtl. livide Flecken an den Zungen-Rändern, evtl. gestaute Zungengrundvenen; **ZB:** relativ unauffällig; **Pu:** drahtig

Anwendungsbeispiel
Dysmenorrhö, uterine Blutungen, Menopausen-Syndrom, LWS-Syndrom, Lumbalgien während der Menstruation, Leberzirrhose (siehe Modifikation)

Wirkung
1. Belebt das Blut, zerstreut Blut-Stasen
2. Eliminiert Kälte, wärmt die Menses, lindert Schmerz

Abgeleitete Rezepturen
Dies ist eine Ableitung der Basisrezeptur:
Dekokt, das Stasen aus dem Haus des Blutes treibt
Xue Fu Zhu Yu Tang ► S.416

Funktionskreise

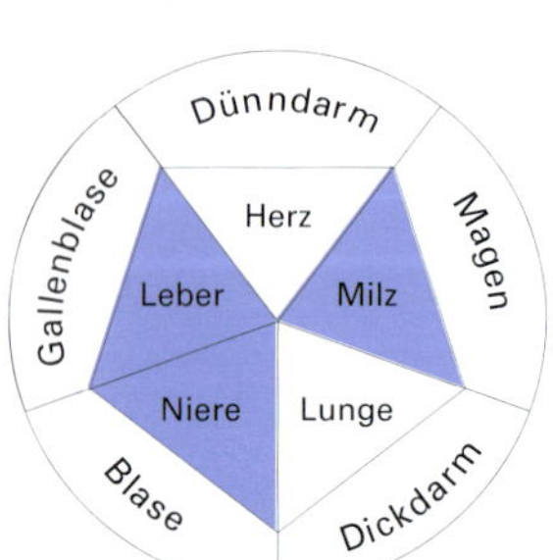

Sechs Stadien *Shang Han Lun*

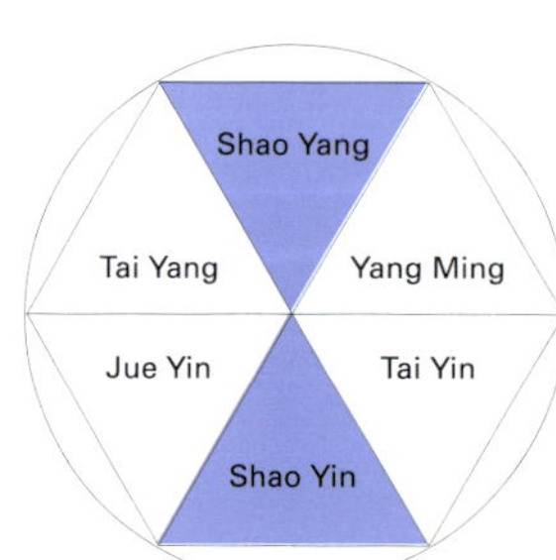

Außen ◄► Innen

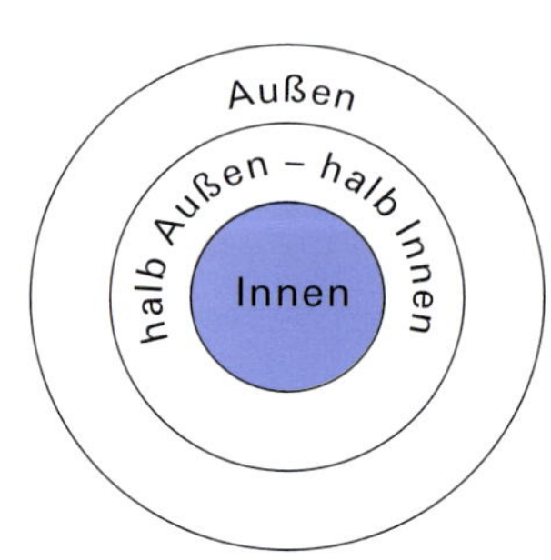

Analyse der Rezeptur

Fructus Foeniculi	*Xiao Hui Xiang*	wärmt, vertreibt Kälte, unterstützt dadurch den freien Energiefluß
Cortex Cinnamomi	*Rou Gui*	
Rhizoma Zingiberis exs.	*Gan Jiang*	
Pollen Typhae	*Pu Huang*	hält Blut und stoppt Blutungen, bewegt Blut, lindert Schmerz
Rhizoma Ligustici	*Chuan Xiong*	bewegt Blut, zerteilt Blut-Stasen, lindert Schmerz
Excrementum Trogopteri	*Wu Ling Zhi*	
Rhizoma Corydalis	*Yan Hu Suo*	
Myrrha	*Mo Yao*	
Radix Paeoniae rubrae	*Chi Shao*	
Radix Angelicae sinensis	*Dang Gui*	Blut nährend

Korrespondierende Akupunktur

Le 3	reguliert Leber-Qi und Blut
MP 6	Treffpunkt der drei Yin-Meridiane
MP 10	*Xue Hai* = Meer des Blutes; bewegt das Blut
Bl 17	Meisterpunkt des Blutes
Ren 4	bewegt Qi und Blut
Ren 17	löst Stagnation im Thorax
Pe 6	Luo-Punkt, reguliert
3E 6	Qi bewegend
Ma 36	stützt das Qi der Mitte, Arealfernpunkt Abdomen

Entsprechungen der Diätetik

Blut bewegend:
Erdnuß, schwarze Sojabohne, Eßkastanie, Pfirsich, Essig, Aubergine, chinesischer Lauch (Qi und Blut bewegend)
Blut nährend:
Pinienkerne, Sesam, Tintenfisch, Taube, Leber verschiedener Tiere, schwarze Sojabohnen, Essig, Milch, Sahne, Butter, Frischkäse
Blut kühlend bei starker Blutung:
Stangensellerie, Selleriesaft, Huhn
Meide:
Nässe erzeugende Nahrung: Süßes im Übermaß, Alkohol im Übermaß, Übermaß an kalter oder roher Nahrung

Modifikation

Wird in China bei Leberzirrhose eingesetzt und dann ergänzt durch:

+ Rhizoma Rehmannia glut.	*Sheng Di Huang*
+ Radix Linderae	*Wu Yao*
+ Rhizoma Cyperi	*Xiang Fu*

Anmerkungen

1. Die Basisrezeptur ist das Dekokt, das Stasen aus dem Haus des Blutes treibt *Xue Fu Zhu Yu Tang*, die hauptsächlich Blut-Stasen im Bereich des Thorax behandelt. Die vier genannten Modifikationen behandeln Blut-Stasen im Bereich des mittleren Abdomen *Ge Xia Zhu Yu Tang*, Blut-Stasen im Unterbauch *Shao Fu Zhu Yu Tang*, Blut-Stasen im Kopfbereich *Tong Qiao Huo Xue Tang* und Gelenkschmerzen und Bi-Syndrom durch Blut-Stasen in den Leitbahnen *Shen Tong Zhu Yu Tang*.
2. Siehe auch Wärme die Menses Dekokt *Wen Jin Tang*, das ebenfalls Blut-Stasen im Zusammenhang mit Kälte behandelt

Literatur

Bensky englisch ► S.316
deutsch ► S.352

Eigene Eintragungen

膈下逐瘀汤

Dekokt, das Blut-Stasen unterhalb des Diaphragmas eliminiert

Chinesischer Name: **Ge Xia Zhu Yu Tang**
Englischer Name: **Drive Out Blood Stasis below the Diaphragm Decoction**

Konstitution
eher leicht geschwächt

Gruppenklassifikation
Blut behandelnde Rezepturen

Temperaturverhalten
kalt | leicht kühl | neutral | warm | heiß

Indikation bei Energiezustand des Patienten
Fülle | leichte Fülle | neutral | leichter Mangel | Mangel

Zusammensetzung

Excrementum Trogopteri	3-9g	(10a)	Blut bewegend, Stasen aufbrechend, schmerzstillend	► S.645
Radix Angelicae sinensis	6-9g	(12b)	Blut nährend und bewegend, schmerzstillend	► S.680
Rhizoma Ligustici	3-6g	(10a)	Blut und Qi bewegend, schmerzstillend	► S.634
Semen Persicae	3-9g	(10)	bricht Blut-Stasen auf, befeuchtet den Darm und fördert Stuhlgang	► S.639
Flos Carthami	6-9g	(10a)	Blut bewegend, Stasen aufbrechend, schmerzstillend	► S.640
Rhizoma Corydalis	3-6g	(10a)	bewegt Blut, reguliert Qi, schmerzlindernd	► S.636
Radix Linderae	6-9g	(9)	Qi regulierend, schmerzstillend im Thorax, Abdomen und Unterbauch	► S.626
Rhizoma Cyperi	3-6g	(9)	Leber-Qi regulierend, die Mens regulierend und schmerzlindernd	► S.624
Cortex Moutan	6g	(2b)	klärt Hitze, kühlt Blut-Hitze, bei Haut- und gyn. Beschwerden	► S.536
Radix Paeoniae rubrae	6g	(2b)	bewegt Blut, bei Blut-Hitze, bei Haut- und gyn. Beschwerden	► S.537
Fructus Citri Aurantii	6g	(9)	kühl, mild den Qi-Fluß der Mitte regulierend, eher bei Mangel	► S.623
Radix Glycyrrhizae	3g	(12a)	Mitte stärkend, mildert Toxizität anderer Drogen	► S.674

Hauptsymptome

Schmerzen im Abdomen unterhalb des Diaphragmas am Rippenbogen,

reizbar,

Depression

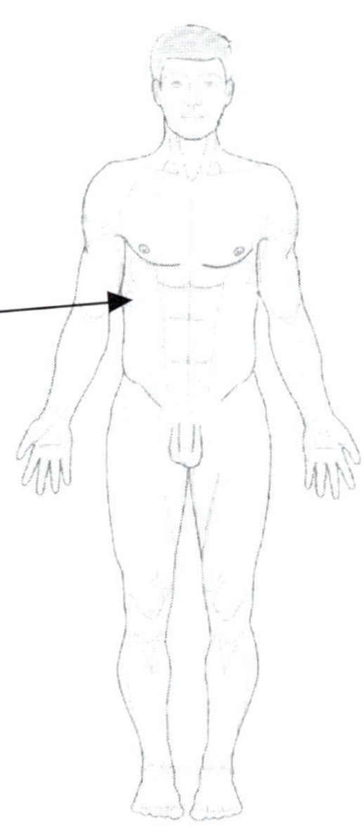

Symptome
Im Bereich unterhalb des Zwerchfells, am Rippenbogen und im Bauchraum ortsgebundene Schmerzen mit tastbaren abdominellen Verhärtungen, chronische lokalisierte, bohrende Schmerzen im Abdomen und unter dem Rippenbogen, gedrückte Stimmung, Depression

TCM-Indikation
Leber-Qi-Stagnation und Blut-Stasen – besonders im Bereich unterhalb des Zwerchfells mit tastbaren abdominellen Verhärtungen und ortsgebundenen Schmerzen im Abdomen
ZK: blaß, livide, evtl. livide Flecken an den Zungen-Rändern, evtl. gestaute Zungengrundvenen; **ZB**: relativ unauffällig; **Pu**: drahtig

Anwendungsbeispiel
Abdominalbeschwerden, Reizdarmsyndrom, Schmerzsyndrome unklarer Genese unterhalb des Zwerchfells

Wirkung
1. Belebt das Blut, zerstreut Blut-Stasen
2. Beseitigt Leber-Stagnation

Abgeleitete Rezepturen
Dies ist eine Ableitung der Basisrezeptur:
Dekokt, das Stasen aus dem Haus des Blutes leitet
Xue Fu Zhu Yu Tang ► S.416

Funktionskreise

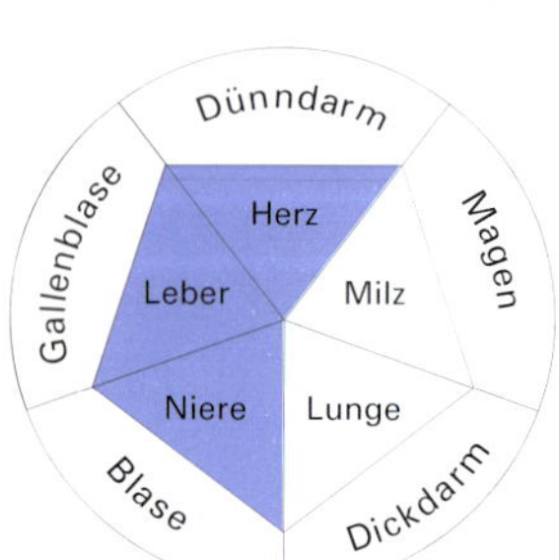

Sechs Stadien ***Shang Han Lun***

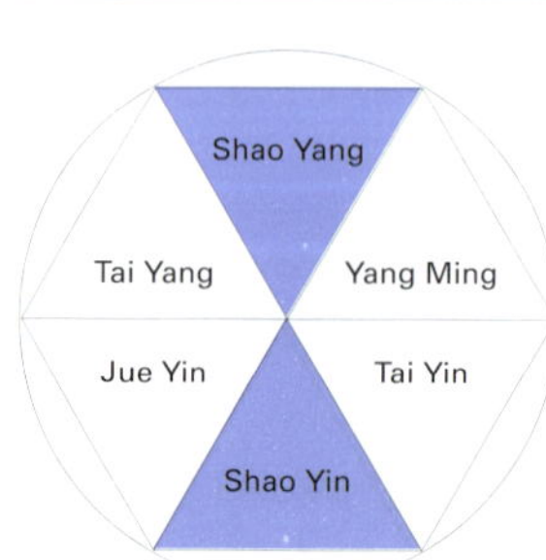

Außen ◄► Innen

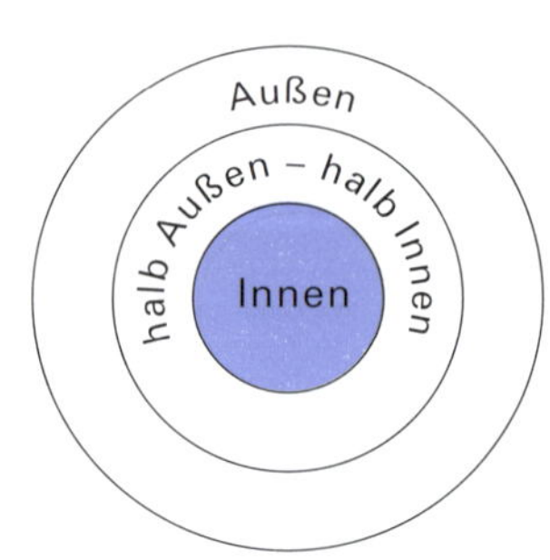

Analyse der Rezeptur

Rhizoma Ligustici	*Chuan Xiong*	Blut-Stasen zerteilend, schmerzlindernd
Flos Carthami	*Hong Hua*	
Semen Persicae	*Tao Ren*	
Excrementum Trogopteri	*Wu Ling Zhi*	
Rhizoma Corydalis	*Yan Hu Sun*	bewegt Qi und Blut
Radix Angelicae sinensis	*Dang Gui*	Blut nährend und kühlend
Radix Paeoniae rubrae	*Chi Shao*	
Cortex Moutan	*Mu Dan Pi*	
Radix Linderae	*Wu Yao*	löst Qi-Stagnation, reguliert und bringt Energiefluß wieder in Gang
Rhizoma Cyperi	*Xiang Fu*	
Fructus Citri Aurantii	*Zhi Ke*	
Radix Glycyrrhizae	*Gan Cao*	harmonisiert

Korrespondierende Akupunktur

Le 3	reguliert Leber-Qi und Blut
MP 6	Treffpunkt der drei Yin-Meridiane
MP 10	*Xue Hai* = Meer des Blutes; bewegt das Blut
Bl 17	Meisterpunkt des Blutes
Ren 4	bewegt Qi und Blut
Ren 17	löst Stagnation im Thorax
Pe 6	Luo-Punkt, reguliert
3E 6	Qi bewegend
Ma 36	stützt das Qi der Mitte, Arealfernpunkt Abdomen

Entsprechungen der Diätetik

Blut bewegend:
Erdnuß, schwarze Sojabohne, Eßkastanie, Pfirsich, Essig, Aubergine, chinesischer Lauch (Qi und Blut bewegend)
Blut nährend:
Pinienkerne, Sesam, Tintenfisch, Taube, Leber verschiedener Tiere, schwarze Sojabohnen, Essig, Milch, Sahne, Butter, Frischkäse
Blut kühlend bei starker Blutung:
Stangensellerie, Selleriesaft, Huhn
Meide:
Nässe erzeugende Nahrung: Süßes im Übermaß, Alkohol im Übermaß, Übermaß an kalter oder roher Nahrung

Literatur

Bensky	englisch	► S. 316
	deutsch	► S. 350

Modifikation

Dekokt, das Blut-Stasen aus einem schmerzenden Körper treibt *Shen Tong Zhu Yu Tang*
Indikation:
Bei Qi-Satgnation und Blut-Stasen in den Leitbahnen und Kollateralen als schmerzhafte Obstruktion (Bi-Syndrom)
Symptome: Schulter-, Arm-, Beinschmerzen, LWS- und HWS-Beschwerden, chronische Gelenkschmerzen, andere Schmerzen im Körper

Radix Angelicae sinensis	*Dang Gui*
Radix Achyranthis	*Niu Xi*
Rhizoma Ligustici	*Chuan Xiong*
Radix Gentianae	*Qin Jiao*
Excrementum Trogopteri	*Wu Ling Zhi*
Radix Glycyrrhizae	*Gan Cao*
Myrrhae	*Mo Yao*
Rhizoma Notopterygii	*Qiang Huo*
Flos Carthami	*Hong Hua*
Lumbricus	*Di Long*
Semen Persicae	*Tao Ren*
Rhizoma Cyperi	*Xiang Fu*

Anmerkungen

1. Die Basisrezeptur ist das Dekokt, das Stasen aus dem Haus des Blutes treibt *Xue Fu Zhu Yu Tang*, welche hauptsächlich Blut-Stasen im Bereich des Thorax behandelt. Die vier genannten Modifikationen behandeln Blut-Stasen im Bereich des mittleren Abdomens *Ge Xia Zhu Yu Tang*, Blut-Stasen im Unterbauch *Shao Fu Zhu Yu Tang*, Blut-Stasen im Kopfbereich *Tong Qiao Huo Xue Tang* und Gelenkschmerzen und Bi-Syndrom durch Blut-Stasen in den Leitbahnen *Shen Tong Zhu Yu Tang*.
2. Im Originalrezept wird die Gentiana Longdancao der Gruppe 2c angegeben, die Nässe-Hitze eliminiert. Der Autor verwendet statt dessen oft die Radix Gentianae Qinjiao *Qin Jiao*, die mehr die pathogenen Faktoren Wind-Nässe ausleitet, was bei Beschwerden des Bi-Syndroms wichtig ist.

Eigene Eintragungen

疏经活血汤

Dekokt, das die Meridiane entspannt und das Blut belebt

Chinesischer Name:	Shu Jing Huo Xue Tang
Japanischer Name:	sokkei kakketsu to
Englischer Name:	Relax the Channels and Invigorate the Blood Decoction
Lateinischer Name:	Decoctum cruruom dissolvans et animationis xue

Konstitution
eher kräftig

Gruppenklassifikation
Blut behandelnde Rezepturen

Temperaturverhalten
kalt | kühl | neutral | leicht warm | heiß

Indikation bei Energiezustand des Patienten
Fülle | leichte Fülle | neutral | leichter Mangel | Mangel

Zusammensetzung

Radix Rehmanniae praep.	6g	(12b)	Blut und Yin nährend, befeuchtend	► S.678
Radix Angelicae sinensis	6g	(12b)	Blut nährend, dynamisierend, Mens regulierend, schmerzstillend	► S.680
Radix Paeoniae lactiflorae	6g	(12b)	Blut nährend, Leber harmonisierend, regulierend	► S.681
Rhizoma Ligustici	4g	(10a)	Blut belebend, auch Qi regulierend, Wind austreibend, schmerzlindernd	► S.634
Radix Achyranthis	3g	(10a)	Blut belebend, stärkt Niere und Leber, Schmerz und Schwäche der LWS	► S.644
Semen Persicae	4g	(10a)	bricht Blut-Stasen auf, befeuchtet den Darm und fördert Stuhlgang	► S.639
Rhizoma Atractylodis	6g	(7)	Nässe umwandelnd, schmerzstillend	► S.607
Poria	6g	(4)	Nässe eliminierend, Milz stärkend, Mitte harmonisierend, sedierend	► S.565
Radix Clematidis	3g	(2)	vertreibt Wind-Nässe, befreit die Leitbahnen, lindert Schmerz	► S.578
Radix Stephaniae	3g	(4)	Nässe und Wind-Nässe eliminierend, schmerzlindernd bes. untere Extrem.	
Radix Gentianae	3g	(2c)	Nässe-Hitze aus Leber- und Gallenblasen-Leitbahnen ausleitend	► S.543
Radix Ledebouriella	6g	(1a)	Oberfläche von pathogenen Faktoren befreiend, insbesondere Wind-Kälte	► S.503
Rhizoma Notopterygii	3g	(1a)	Wind-Kälte aus der Oberfläche ausleitend, Gelenkschmerzen lindernd	► S.504
Radix Angelicae dah.	3g	(1a)	große ausleitende Kraft, besonders Nase und Nebenhöhlen	► S.505
Pericarpium Aurantii	3g	(9)	Qi regulierend, Schleim transformierend, Milz stärkend	► S.620
Radix Glycyrrhizae	3g	(9)	Mitte stärkend, Lunge befeuchtend, Toxizität anderer Drogen mildernd	► S.674

Hauptsymptome

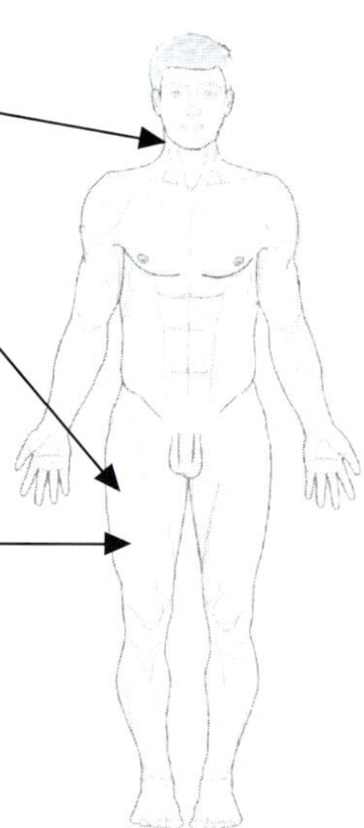

Wirkung
1. Die Leitbahnen entspannend und Blockierungen lösend
2. Blut belebend, Blut nährend
3. Wind-Nässe eliminierend

Symptome
Schmerzen der Gelenke und der Muskeln, besonders untere Extremitäten, kalte Gliedmaßen, Knöchelödeme, Taubheitsgefühl der Beine, LWS-Hüft-Knieschmerzen, schmerzhafte Stauungen und Entzündungen im Bereich der Venen des Beines, Hautareale mit Pigmentvermehrung

Anwendungsbeispiel
Lumbalgien, Lumboischialgien, Myalgien, HWS-Syndrom mit Nervenkompression, Neuralgien, chronische rheumathoide Arthritis, Gichtleiden, Beschwerden im Rahmen nach apoplektischem Insult, Thrombophlebitis, Polyneuropathien

Funktionskreise

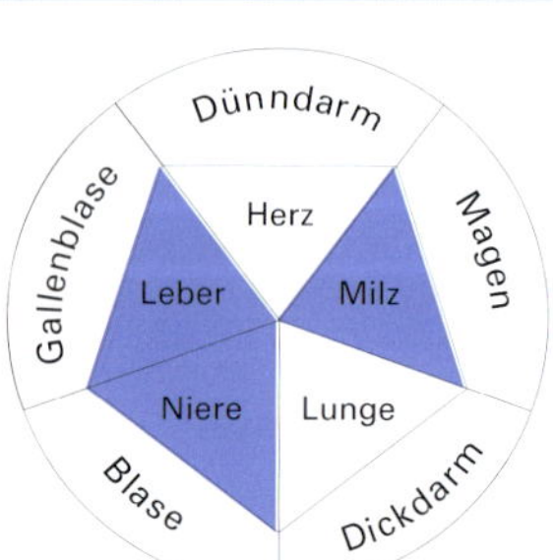

Sechs Stadien *Shang Han Lun*

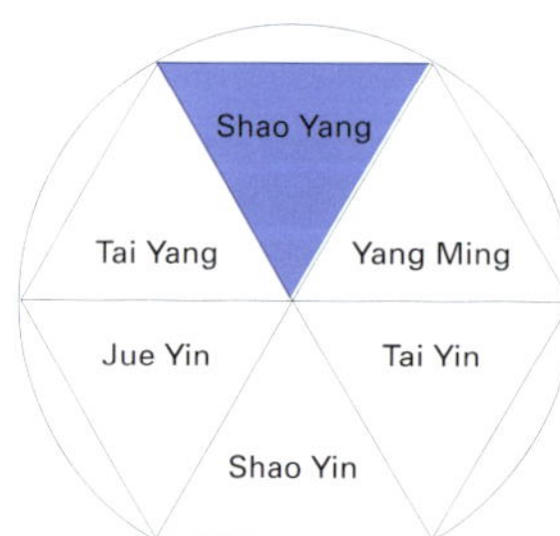

Außen ◄► Innen

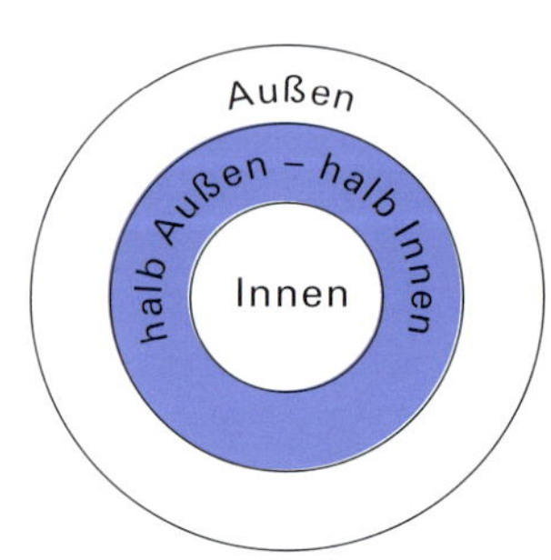

Analyse der Rezeptur

Droge	Pinyin	Wirkung	
Radix Rehmanniae praep.	*Shu Di Huang*	Blut nährend und dynamisierend	**Vier Arzneien Dekokt** ***Si Wu Tang***
Radix Paeoniae lactiflorae	*Bai Shao*		
Radix Angelicae sinensis	*Dang Gui*		
Rhizoma Ligustici	*Chuan Xiong*		
Semen Persicae	*Tao Ren*	Blut bewegend, Blut-Stasen aufhebend	
Radix Achyranthis	*Niu Xie*	Niere und Lenden stärkend	
Radix Angelicae dahuricae	*Bai Zhi*	Wind-Kälte und Nässe ausleitend, die Oberfläche befreiend	
Rhizoma Notopterygii	*Qiang Huo*		
Radix Ledebouriellae	*Fang Feng*	Wind-Kälte und Nässe ausleitend, die Oberfläche befreiend; Wind-Nässe ausleitend	
Radix Clematidis	*Wei Ling Xiang*	Wind-Nässe ausleitend	
Radix Stephaniae	*Fang Qi*		
Rhizoma Atractylodis	*Cang Zhu*	Nässe eliminierend, Mitte stärkend; Qi bewegend	
Poria	*Fu Ling*	Qi bewegend	
Pericarpium Aurantii	*Chen Pi*		
Radix Glycyrrhizae	*Gan Cao*		
Radix Gentianae	*Long Dan Cao*	kalt, Nässe-Hitze eliminierend	

Korrespondierende Akupunktur

Lokalpunkte der betroffenen Gelenke
direkte Moxibustion
Ba Xie und *Ba Feng* Punkte

Gb 34	Meisterpunkt Sehnen, Muskeln
MP 9	Nässe eliminierend, Milz stützend
Ma 40	Nässe eliminierend, Milz stützend
Bl 11	Meisterpunkt Knochen
Ma 36	stützt das Qi der Mitte, Arealfernpunkt Abdomen
MP 6	Treffpunkt der drei Yin-Meridiane
MP 10	*Xue Hai* = Meer des Blutes; bewegt das Blut

Entsprechungen der Diätetik

Die Mitte stützende Speisen:
Getreide: Hirse, Reis, Buchweizen
Gemüse: Sojabohnen, Bohnen; Fisch
Blut bewegend:
Erdnuß, schwarze Sojabohne, Eßkastanie Pfirsich, Essig, Aubergine, chinesischer Lauch (Qi und Blut bewegend)
Blut nährend:
Pinienkerne, Sesam, Tintenfisch, Taube, Leber verschiedener Tiere, schwarze Sojabohnen, Essig, Milch, Sahne, Butter, Frischkäse
Blut kühlend bei starker Blutung:
Stangensellerie, Selleriesaft, Huhn
Meide:
Nässe erzeugende Nahrung: Süßes im Übermaß, Alkohol im Übermaß, Übermaß an kalter und roher Nahrung

Anmerkungen

Bei bestehendem Blut-Mangel können pathogene Faktoren, besonders Wind und Kälte, leicht in den Körper eindringen. Deshalb sollen ja auch Frauen in China direkt nach der Entbindung, in einer Zeit, in der sie sicherlich einen vorübergehenden Blut-Mangel durchlaufen, sich nicht draußen aufhalten (Wind) oder Wäsche waschen (kaltes Wasser: Nässe-Kälte). Denn in dieser Zeit ist der Organismus besonders empfänglich für die Invasion dieser pathogenen Faktoren. Deshalb ist es bei der Therapie von Wind-Nässe-Störungen, wie z. B. beim Bi-Syndrom, wichtig, einen gleichzeitigen Blut-Mangel zu erkennen und mitzubehandeln. Daher gilt die alte Regel: „Um Wind zu eliminieren, tonisiere das Blut." Genau dieses Prinzip verfolgt diese sehr wirksame Rezeptur.
Sie wird bei passendem Gesamtbild besonders häufig für chronifizierte HWS-Beschwerden eingesetzt.

Literatur

Bensky englisch ► S.321
deutsch ► S.358

Abgeleitete Rezepturen

Enthält: Vier Arzneien Dekokt *Si Wu Tang* ► S.348

Ferigarznei

Clematis & Stephania Combination – 300 mg Tablette und als Granulat

TCM-Indikation

1. Wind-Nässe blockiert die Leitbahnen und Kollateralen
2. Blut-Stase und Blut-Mangel

ZK: blaß, Zahneindrücke; **ZB:** dicklich weiß; **Pu:** drahtig, schlüpfrig

10.b Mens wärmende und Blut-Stasen eliminierende Rezepturen

桂枝茯苓丸

Ramulus Cinnamomi und Poria Pille

Chinesischer Name:	**Gui Zhi Fu Ling Wan**
Japanischer Name:	**keishi bukuryo gan**
Englischer Name:	**Cinnamon Twig Poria Pill**
Lateinischer Name:	**Pilula Cassiae et Poriae**

Konstitution
kräftiger Typus

Gruppenklassifikation
Blut behandelnde Rezepturen

Temperaturverhalten

kalt	leicht kühl	neutral	warm	heiß

Indikation bei Energiezustand des Patienten

Fülle	leichte Fülle	neutral	leichter Mangel	Mangel

Zusammensetzung

Ramulus Cinnamomi	6g	(1a)	hier: stärkt und dynamisiert Yang-Qi, damit indirekt Qi und Blut bewegend	► S.500
Poria	6g	(4)	leitet Nässe aus, stärkt die Mitte	► S.565
Radix Paeoniae lactiflorae	6g	(12b)	„Weichmacher" des Leber-Qi-Flusses	► S.681
Cortex Moutan	6g	(2b)	Blut nährend und kühlend, dabei mild bewegend	► S.536
Semen Persicae	6g	(10a)	Blut bewegend, leicht abführend	► S.639

Hauptsymptome

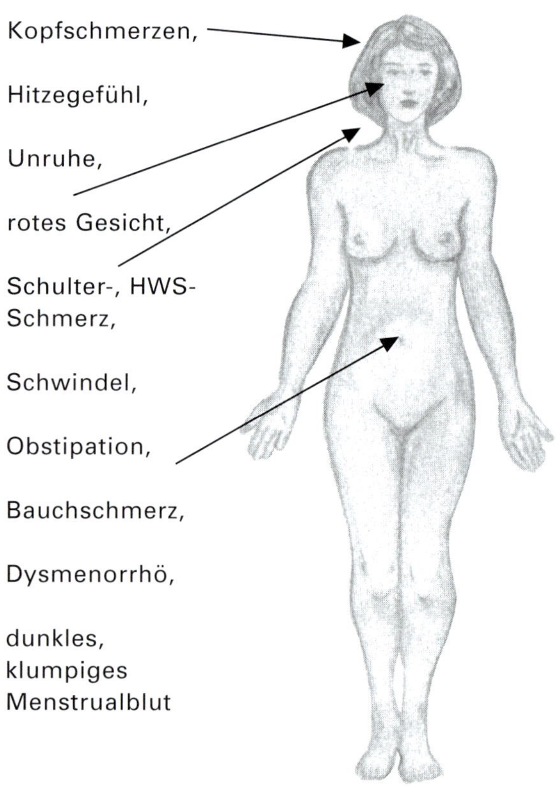

Wirkung
1. Bewegt Blut, behebt Blut-Stasen
2. Greift Zusammenballungen an

Symptome
Schmerzhafte Mens, dunkles, klumpiges Menstrualblut, Hämorrhoiden, Kopf-, Nackenschmerzen, Vertigo, aufsteigende Hitze, rotes Gesicht, menopausale Beschwerden, erhöhter Blutdruck

TCM-Indikation
Blut-Stasen im Unterleib mit Schmerzhaftigkeit und Druckempfindlichkeit, Blut-Stasen besonders im Unteren Erwärmer
ZK: rot-livide, evtl. Stauung der Zungengrundvenen;
ZB: dünner, weiß-gelblicher Belag; **Pu**: voll, drahtig

Anwendungsbeispiel
Dysmenorrhö, Myome (siehe Anmerkungen), Kopfschmerzsyndrom, Amenorrhö, Endometriose, akute Entzündungen im kleinen Becken, posttraumatische oder postoperative Unterleibsbeschwerden

Funktionskreise

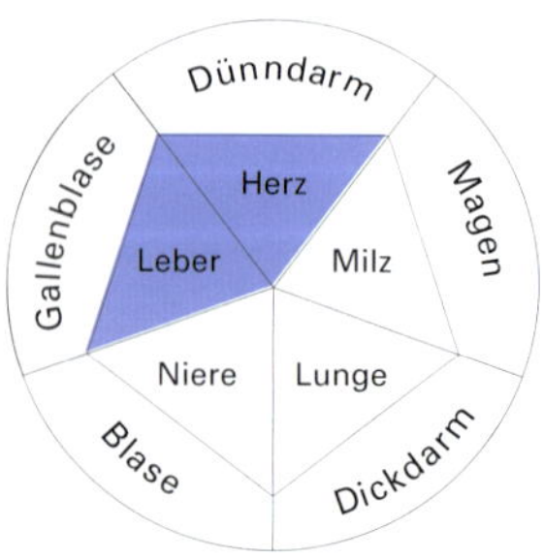

Sechs Stadien ***Shang Han Lun***

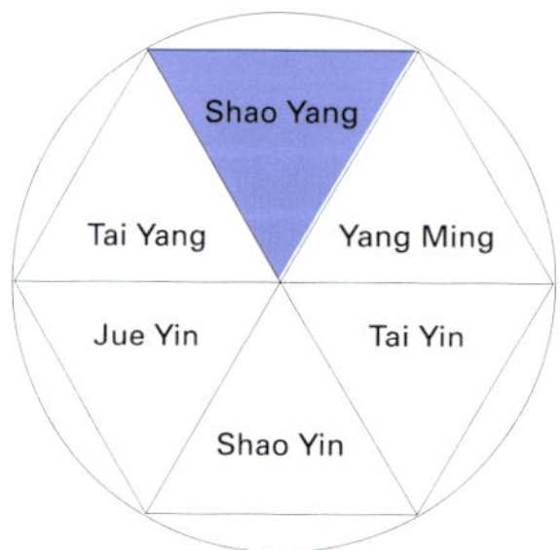

Außen ◄► Innen

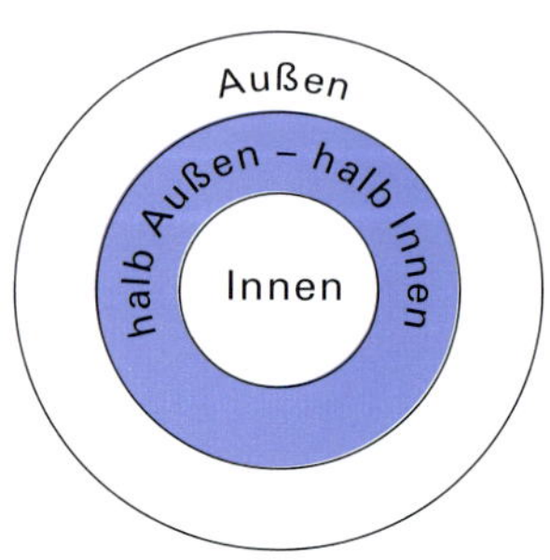

Analyse der Rezeptur

Poria	*Fu Ling*
Ramulus Cinnamomi	*Gui Zhi*
Radix Paeoniae lactiflorae	*Bai Shao*
Cortex Moutan	*Mu Dan Pi*
Semen Persicae	*Tao Ren*

- in Kombination leitet Nässe aus
- dynamisiert Qi und damit indirekt auch Blut
- harmonisiert Innen und Außen
- macht die Leber „weich", harmonisiert Energiefluß der Leber
- nährt Blut
- Blut-Zirkulation belebend, Blut-Stase lösend

Modifikationen

Bei unregelmäßiger Mens oder Dysmenorrhö:
+ Radix Angelicae sin. *Dang Gui*
+ Flos Carthami *Hong Hua*

Bei Hauterkrankungen:
+ Semen Coicis *Yi Yi Ren* 20g

Diese Rezeptur heißt:
Cinnamomi und Poria Pille mit Semen Coicis
(Japanisch: keishi bukuryo gan ka yokuinin)
Symptome: Zu den Symptomen der Grundrezeptur wie Blut-Stase und Neigung zu Kopf- und Nackenschmerzen, Dysmenorrhö, aufsteigender Hitze, kalten Füßen, insgesamt eher kräftiger Statur kommen folgende Symptome hinzu: trockene, schuppige Haut, Akne, Warzen, Hyperkeratose

Anmerkungen

1. In der Schwangerschaft sollte diese Rezeptur nur sehr zurückhaltend eingesetzt werden wegen der Blut bewegenden Wirkung.
2. Diese klassische Rezeptur wird meist (zu 85 %) bei Frauen verwendet.
Dies ist eine in Japan sehr oft verordnete Rezeptur, besonders für sogenannte „oketsu"-Zustände, d.h. Blut-Stauungen und -Stasen im kleinen Becken. Diese macht sich neben dem evtl. lividen ZK oder den gestauten Zungengrundvenen in einer spezifischen Druckempfindlichkeit im Unterbauch bemerkbar (siehe Bauch- oder Haradiagnose der Grundlagen ► S.97 ff).
3. Myome sind ebenfalls oft Ausdruck einer länger bestehenden Blut-Stase. Eine Behandlung ist in diesem Falle über Monate erforderlich und wird nicht immer zu einem Verschwinden der Myome, aber nicht selten zu einer Verbesserung der Beschwerden führen.

Entsprechungen der Diätetik

Blut bewegend:
Erdnuß, schwarze Sojabohne, Eßkastanie, Pfirsich, Essig, Aubergine, chinesischer Lauch (Qi und Blut bewegend)
Blut nährend:
Pinienkerne, Sesam, Tintenfisch, Taube, Leber verschiedener Tiere, schwarze Sojabohnen, Essig, Milch, Sahne, Butter, Frischkäse
Blut kühlend bei starker Blutung:
Stangensellerie, Selleriesaft, Huhn
Leicht abführend:
Pfirsich, Pflaume, Apfel, Walnuß, Sesam
Meide:
Heiße Nahrungsmittel: Chili, Alkohol

Korrespondierende Akupunktur

He 7	Yuan- und Sedierungspunkt
Ma 25	Mu-Punkt Dickdarm
Ni 11	liegt auf dem *Chong Mai*, lokale Wirkung auf den Unterbauch
Le 3	reguliert Leber-Qi und Blut
Ren 4	Mu-Punkt Blase, dynamisiert die Energie im Unteren Erwärmer
3E 6	Qi bewegend im Unteren Erwärmer
Ma 36	stützt das Qi der Mitte, Arealfernpunkt Abdomen
MP 6	Treffpunkt der drei Yin-Meridiane
MP 8	Uteruspunkt
MP 10	*Xue Hai* = Meer des Blutes; bewegt das Blut

Fertigarznei

Cinnamon & Poria Combination – 300 mg Tabletten

Literatur

Bensky	englisch	► S.322
	deutsch	► S.359

Eigene Eintragungen

温经汤

Wärme die Menses Dekokt

Chinesischer Name:	**Wen Jing Tang**
Japanischer Name:	**unkei to**
Englischer Name:	**Warm the Menses Soup**
Lateinischer Name:	**Decoctum tepeficiens sinarterias**

Konstitution
eher geschwächt

Gruppenklassifikation
Blut behandelnde Rezepturen

Temperaturverhalten
kalt | kühl | neutral | leicht warm | heiß

Indikation bei Energiezustand des Patienten
Fülle | leichte Fülle | neutral | leichter Mangel | Mangel

Zusammensetzung

Fructus Evodiae	6-9g	(11)	Mitte wärmend, Kopf-, Bauch- und Regelschmerz lindernd	► S.659
Ramulus Cinnamomi	6g	(1a)	schweißtreibend, macht Meridiane durchgängig, Myalgie bei Grippe	► S.500
Radix Angelicae sinensis	6g	(12b)	Blut nährend und bewegend, schmerzstillend	► S.680
Radix Paeoniae lactifl.	6g	(12b)	bes. Leber-Blut nährend, Leber-Qi „erweichend"	► S.681
Gelatina nigra	6g	(12b)	nährt Blut, stoppt Blutungen, befeuchtet Yin, nährt Lungen-Yin	► S.682
– nach dem Kochen in das warme Dekokt hineinrühren –				
Rhizoma Ligustici	6g	(10a)	Blut belebend, auch Qi regulierend, Wind austreibend, schmerzlindernd	► S.634
Radix Ophiopogonis	6-9g	(12d)	Lungen- und Magen-Yin nährend, hustenstillend, sedativ	► S.700
Cortex Moutan	6g	(2b)	Blut nährend und kühlend, dabei mild bewegend	► S.536
Radix Codonopsitis	6-9g	(12a)	Qi der Mitte und des Lungen-Funktionskreises tonisierend	► S.669
Rhizoma Pinelliae	6g	(6a)	Schleim transformierend, Mitte harmonisierend, Übelkeit lindernd	► S.588
Radix Glycyrrhizae	3g	(12a)	Mitte stützend, puffernd	► S.674
Rhizoma Zingiberis rec.	3g	(1a)	Schleim und Übelkeit behandelnd	► S.507

Hauptsymptome

Trockener Mund,

Gesichtsröte,

warme Hände und Füße, eventuell aufsteigendes Hitzegefühl,

uterine Blutung, unregelmäßige Menstruation Zwischenblutungen, Schmerz, Spannungs- und Kälte-Gefühl im Unterbauch, Unfruchtbarkeit,

Abdominal-beschwerden

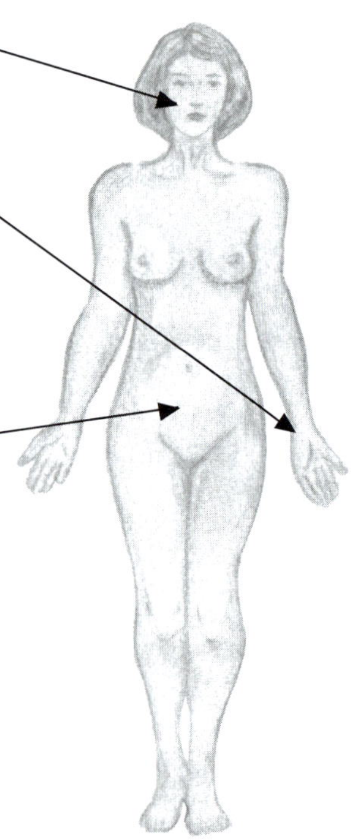

Wirkung
1. Kälte vertreibend, die Menstruation wärmend
2. Blut nährend, Blut-Stasen zerschlagend

TCM-Indikation
Blut-Stase zusammen mit Leere und Kälte im Gefäß des Empfangens und Durchdringens: *Ren Mai* und *Chong Mai*
ZK: leichte Blässe, livide, evtl. gestaute Zungengrundvenen;
ZB: o.B.; **Pu:** fadenförmig, drahtig

Anwendungsbeispiel
Dys- und Amenorrhö, Menopausensyndrom, Ekzeme, Pruritus, Wundheilungsstörung, Infertilität, Neigung zu spontanen Aborten, polyzystische Ovarien, chronische Entzündungen im kleinen Becken

Abgeleitete Rezepturen
Enthält Bestandteile von:
Vier Arzneien Dekokt *Si Wu Tang* ► S.348

Funktionskreise

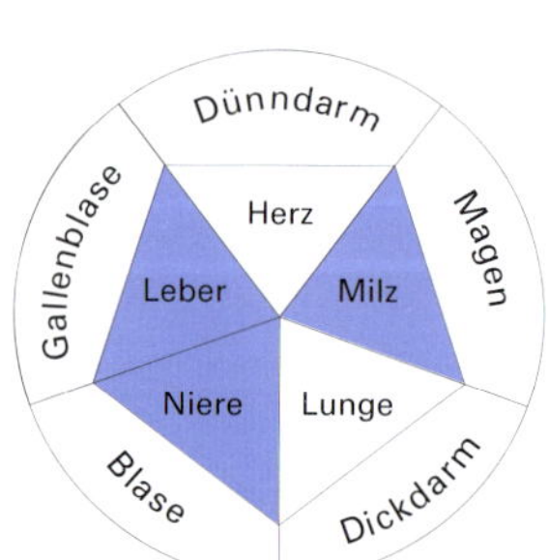

Sechs Stadien *Shang Han Lun*

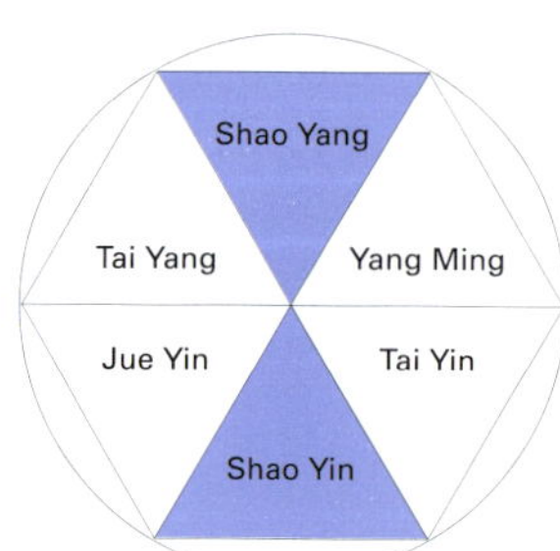

Außen ◄► Innen

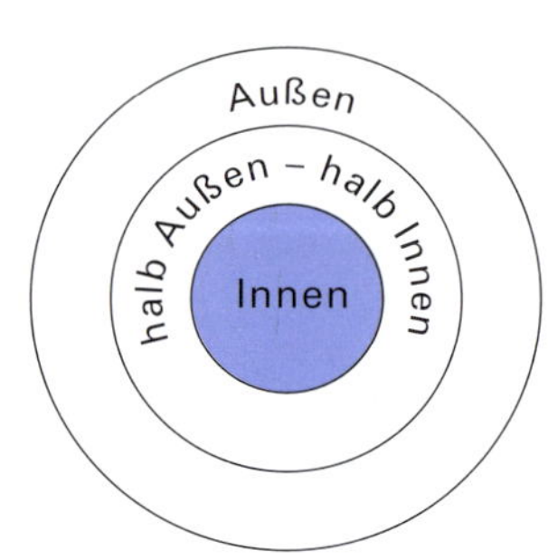

Analyse der Rezeptur

Radix Ophiopogonis	*Mai Men Dong*	Blut und Yin nährend	→ Blut
Gelatina nigra	*E Jiao*		
Radix Paeoniae lactiflorae	*Bai Shao*		
Radix Angelicae sinensis	*Dang Gui*	Blut und Yin nährend; Blut belebend	
Cortex Moutan	*Mu Dan Pi*	Blut belebend	
Rhizoma Ligustici	*Chuan Xiong*		
Fructus Evodiae	*Wu Zhu Yu*	Kälte vertreibend, den Qi-Fluß und damit die Blut-Zirkulation begünstigend	→ Kälte
Ramulus Cinnamomi	*Gui Zhi*		
Radix Codonopsitis	*Dang Shen*	Milz stützend	→ Mitte
Radix Glycyrrhizae	*Gan Cao*		
Rhizoma Pinelliae	*Ban Xia*	Schleim umwandelnd, damit die Energie besser nach unten dringen kann	
Rhizoma Zingiberis recens	*Sheng Jiang*		

Modifikationen

Bei stärkerer Qi-Stagnation:
+ Rhizoma Cyperi — *Xiang Fu*
+ Radix Linderae — *Wu Yao*

Bei ausgeprägten Abdominalschmerzen mit Kälte:
+ Folium Artemisiae — *Ai Ye*
+ Cortex Cinnamomi — *Rou Gui*

und Weglassen von
– Cortex Moutan — *Mu Dan Pi*
– Radix Ophiopogonis — *Mai Men Dong*
– Ramulus Cinnamomi — *Gui Zhi*

Bei ausgeprägten uterinen Blutungen:
+ Folium Artemisiae — *Ai Ye*
+ Radix Rehmanniae praeparata — *Shu Di Huang*

Entsprechungen der Diätetik

Blut bewegend:
Erdnuß, schwarze Sojabohne, Eßkastanie, Pfirsich, Essig, Auborgine, chinesischer Lauch (Qi und Blut bewegend)
Blut nährend:
Pinienkerne, Sesam, Tintenfisch, Taube, Leber verschiedener Tiere, schwarze Sojabohnen, Essig, Milch, Sahne, Butter, Frischkäse
Blut kühlend bei starker Blutung:
Stangensellerie, Selleriesaft, Huhn
Leicht abführend:
Pfirsich, Pflaume, Apfel, Walnuß, Sesam
Meide:
Heiße Nahrungsmittel: Chili, Alkohol

Anmerkungen

Hier ist ein Beispiel, wie durch Kälte eine Blut-Stase entsteht oder verschlechtert wird. Begünstigt wird diese Situation durch einen Blut-Mangel. Deshalb sollte man während der Menstruationsblutung mit kalten Arzneien sehr vorsichtig umgehen, da dann sowieso ein relativer vorübergehender Blut-Mangel besteht, der durch die kalten Agenzien dann leicht zu einer Blut-Stase führen kann. Hier wirkt Ramulus Cinnamomi mit seiner Wärme und dynamisierenden Eigenschaft zusammen mit Fructus Evodiae Kälte vertreibend und so den Qi-Fluß aktivierend, was letztlich auch wieder leichter den Blut-Fluß in Gang kommen läßt. Dies wird noch zusätzlich durch die Blut bewegenden Kräuter unterstützt. Auch die Blut und Yin nährenden Substanzen sind deutlich vertreten.

Korrespondierende Akupunktur

He 7	Yuan- und Sedierungspunkt Herz
Ma 25	Mu-Punkt Dickdarm
Ni 11	liegt auf dem *Chong Mai*; lokale Wirkung auf den Unterbauch
Le 3	
Ren 4	Mu-Punkt Blase: dynamisiert die Energie im Unteren Erwärmer
3E 6	
Ma 36	stützt das Qi der Mitte, Arealfernpunkt Abdomen
MP 6	Treffpunkt der drei Yin-Meridiane
MP 8	Uteruspunkt
MP 10	*Xue Hai* = Meer des Blutes, bewegt das Blut

Fertigarznei

Tangkuei & Evodia Combination – als Granulat

Literatur

Bensky englisch ► S.324
deutsch ► S.361

10.c Rezepturen, die tonisieren und Blutungen stoppen

胶艾汤

Gelatina nigra und Folium Artemisiae Dekokt

Chinesischer Name:	Jiao Ai Tang
Japanischer Name:	kyuki kyogai to
Englischer Name:	Ass Hide Gelatine and Mugwort Decoction
Lateinischer Name:	Decoctum Gelatinae et Artemisiae

Konstitution
eher leicht geschwächt

Gruppenklassifikation
Blut behandelnde Rezepturen

Temperaturverhalten

kalt	kühl	neutral	leicht warm	heiß

Indikation bei Energiezustand des Patienten

Fülle	leichte Fülle	neutral	leichter Mangel	Mangel

Zusammensetzung

Gelatina nigra	6g	(12b)	nährt Blut, stoppt Blutungen, befeuchtet Yin, nährt Lungen-Yin	► S.682
Folium Artemisiae	9g	(10)	Blutungen stoppend, Uterus wärmend, Fetus beruhigend	► S.651
Radix Rehmanniae glutinosae	12-18g	(2b)	kühlt Hitze in der Blut-Ebene, Blutungen, befeuchtet Yin	► S.534
Radix Paeoniae lactiflorae	6-12	(12b)	Blut nährend, Leber harmonisierend, regulierend	► S.681
Radix Angelicae sinensis	9g	(12b)	Blut nährend und dynamisierend, Mens regulierend, schmerzstillend	► S.680
Rhizoma Ligustici	6g	(10)	Blut belebend, auch Qi regulierend, Wind austreibend, schmerzlindernd	► S.634
Radix Glycyrrhizae	3-6g	(12a)	Mitte stärkend, Toxizität anderer Drogen mildernd	► S.674

Gelatina nigra – nach dem Kochen in das warme Dekokt hineinrühren

Hauptsymptome

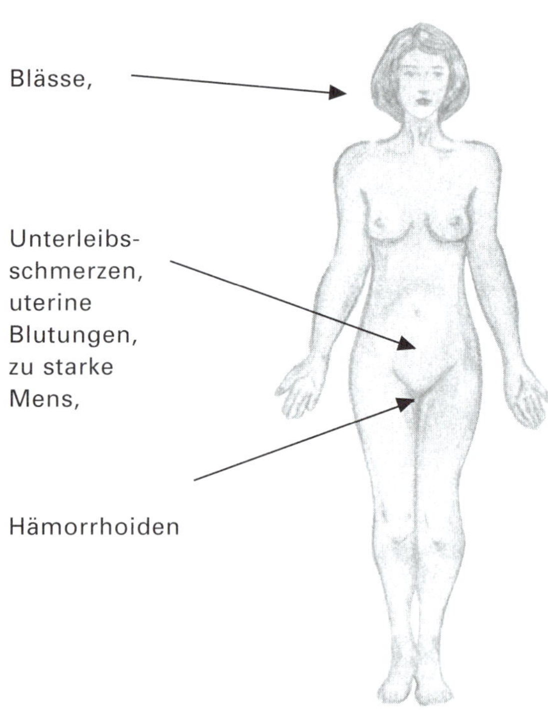

Wirkung
Blutungen durch eine Störung und Leere im *Ren Mai* und *Chong Mai* (Gefäß des Empfangens und des Durchdringens), wobei beide Extragefäße sehr enge Bezüge zu der Gebärmutter *Bao Gong* aufweisen

Symptome
Diese Rezeptur ist für abdominelle Schmerzen in Verbindung mit uterinen Blutungen, zu langen oder zu starken Menstruationsblutungen, Blutungen zwischen den Zyklen, Blutungen postpartum oder während der Schwangerschaft, drohende Fehlgeburt, das Menstrualblut ist hell, blaß und dünnflüssig ohne Klumpenbildung, häufig begleitet von Schwäche und Schmerzgefühl im Rückenbereich und blassem Gesichtsteint, zusätzlich allgemeine Erschöpfung, Müdigkeit, Schwindel

TCM-Indikation
Mangel im *Chong Mai* und im *Ren Mai,* die beide Bezüge zum Uterus aufweisen
ZK: blaß; **ZB**: dünn, weißlicher Belag; **Pu**: dünn, geschwächt

Abgeleitete Rezepturen
Enthält: Vier Arzneien Dekokt *Si Wu Tang* ► S.348

Funktionskreise

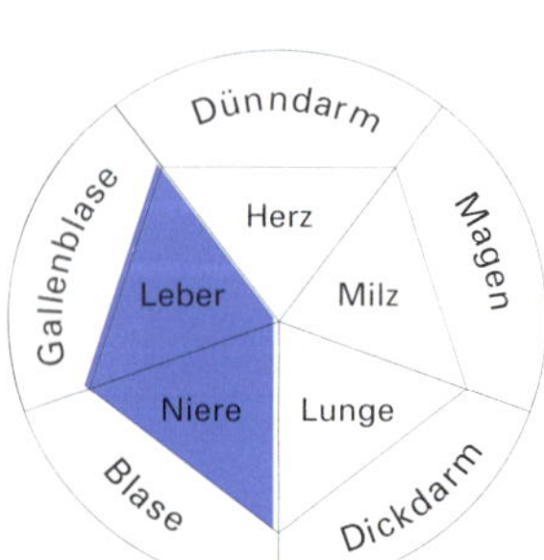

Sechs Stadien ***Shang Han Lun***

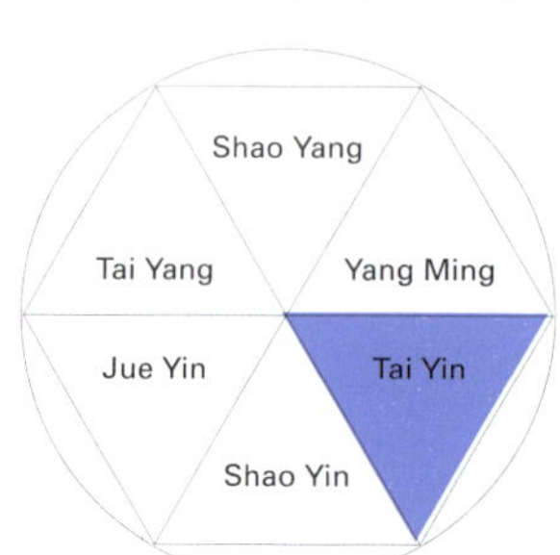

Außen ◄► Innen

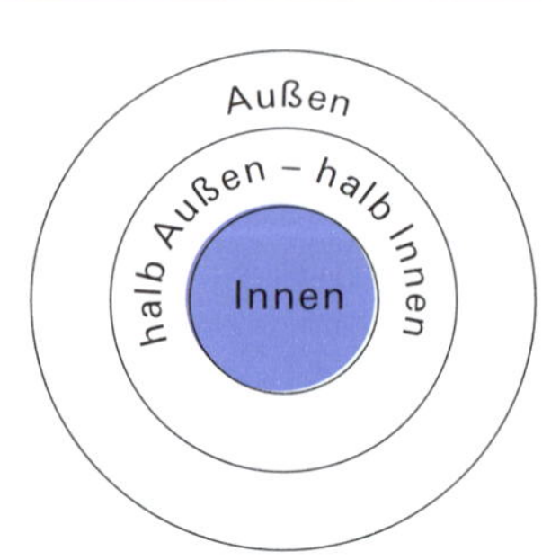

Analyse der Rezeptur

Gelatina nigra	*E Jiao*	Blut haltend
Folium Artemisiae	*Ai Ye*	Blut haltend
Radix Rehmanniae glutinosae	*Sheng Di Huang*	Hitze im Blut kühlend, Yin und Säfte nährend; Blut nährend
Radix Paeoniae lactiflorae	*Bai Shao*	Blut nährend
Radix Angelicae sinensis	*Dang Gui*	Blut nährend
Rhizoma Ligustici	*Chuan Xiong*	Blut nährend; Blut bewegend
Radix Glycyrrhizae	*Gan Cao*	puffernd

Modifikationen

Bei Blutungen in der Schwangerschaft mit LWS-Beschwerden:
Weglassen von
- Rhizoma Ligustici *Chuan Xiong*

Hinzufügen von:
+ Rhizoma Actradylodis macrocephalae *Bai Zhu*
+ Cortex Eucommiae *Du Zhong*
+ Ramulus Loranthi *Sang Ji Sheng*

Entsprechungen der Diätetik

Blut bewegend:
Erdnuß, schwarze Sojabohne, Eßkastanie, Pfirsich, Essig, Aubergine, chinesischer Lauch (Qi und Blut bewegend)
Blut nährend:
Pinienkerne, Sesam, Tintenfisch, Taube, Leber verschiedener Tiere, schwarze Sojabohnen, Essig, Milch, Sahne, Butter, Frischkäse
Blut kühlend bei starker Blutung:
Stangensellerie, Selleriesaft, Huhn
Leicht abführend:
Pfirsich, Pflaume, Apfel, Walnuß, Sesam
Meide:
Heiße Nahrungsmittel: Chili, Alkohol

Fertigarznei

Tang-Kuei & Gelatin Combination – 300 mg Tabletten und als Granulat

Literatur

Bensky englisch ► S.345
deutsch ► S.382

Anmerkungen

1. Die Hauptfunktion dieser Rezeptur ist das Stoppen von Blutungen der verschiedenen Arten und Ursachen. Diese haben zu einem Blut-Mangel geführt. Zeichen des Blut-Mangels sind: Das helle, blasse und dünnflüssige Menstrualblut ohne Klumpenbildung.
Als Allgemeinsymptome bei Blut-Mangel treten der fahle, glanzlose, gelbliche und blasse Gesichtsteint auf. Zusätzlich allgemeine Erschöpfung, Müdigkeit und Schwindel.
2. Gelatina nigra nährt das Blut und stoppt Blutungen, während Folium Artemisiae den Uterus wärmt, den Fetus beruhigt und Blutungen stoppt. Der Pathomechanismus der Blutungen ist hier eine Störung und energetischer Mangel im *Ren Mai* und *Chong Mai* (Gefäß des Empfangens und des Durchdringens), welche beide sehr enge Bezüge zu der Gebärmutter *Bao Gong* aufweisen.
Durch die anderen Drogen wird Blut und Yin ergänzt und genährt, durch die frische Rehmannia Hitze aus dem Bereich des Blutes eliminiert, denn auch Hitze im Blut ist eine häufige Ursache für Blutungen.

Korrespondierende Akupunktur

Lu 7 Einschaltpunkt für *Ren Mai*
MP 4 Einschaltpunkt für *Chong Mai*
Punkte auf dem *Chong Mai*: Ni 11; Ni 12; Ni 13 oder Ma 30
Punkte auf dem *Ren Mai*: Ren 2; Ren 4; Ren 6
Ma 36 stützt das Qi der Mitte, Arealfernpunkt Abdomen
MP 6 Treffpunkt der drei Yin-Meridiane
MP 8 Uteruspunkt
MP 10 *Xue Hai* = Meer des Blutes; bewegt das Blut
Lc 1 und MP 1 wirken zusammen Blutungen stoppend

Eigene Eintragungen

11. STABILISIERENDE UND HALTENDE REZEPTUREN – ADSTRINGENZIEN

11.a Rezepturen, die das Außen Wei-Qi und die Lunge stabilisieren

玉屏风散

Jade Windschutz Pulver

Chinesischer Name:	**Yu Ping Feng San**
Japanischer Name:	**gyoku heu fu san**
Englischer Name:	**Jade Windscreen Powder**
Lateinischer Name:	**pulvis paraventi jaspidis**

Konstitution
geschwächt

Gruppenklassifikation
Stabilisierende und haltende Rezepturen

Temperaturverhalten

kalt	kühl	neutral	leicht warm	heiß

Indikation bei Energiezustand des Patienten

Fülle	leichte Fülle	neutral	leichter Mangel	Mangel

Zusammensetzung

Radix Astragali	6-9g	(12a)	stärkt die Milz, vermehrt das Qi, hebt das Yang-Qi nach oben, stärkt das *Wei Qi*	► S.670
Rhizoma Atractylodis macroc.	9g	(12a)	Milz-Qi tonisierend, Nässe eliminierend, *Wei Qi* stützend	► S.671
Radix Ledebouriellae	3-5g	(1a)	Oberfläche von pathogenen Faktoren befreiend, insbesondere Wind-Kälte	► S.503

Hauptsymptome

Erkältlichkeit,

Schwitzen,

Abneigung gegen Wind,

Müdigkeit,

Blässe

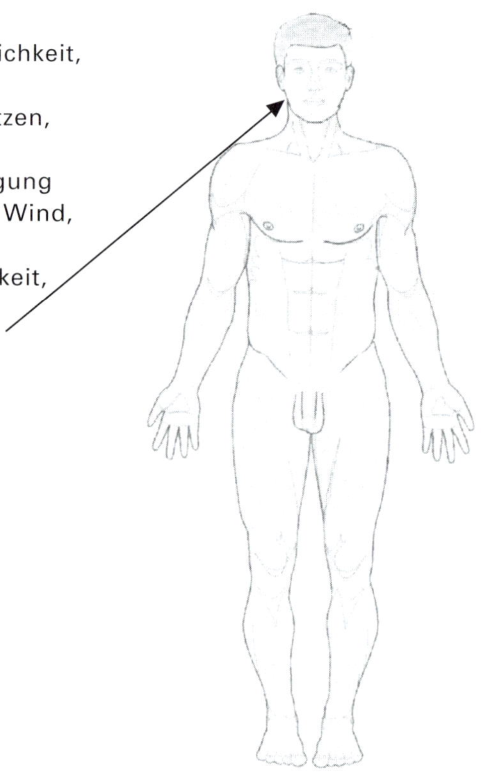

Wirkung
1. Stärkt das Qi und besonders das *Wei Qi*
2. Stärkt die Abwehr und hemmt Schweiß

Symptome
Leichte Erkältlichkeit, Infektanfälligkeit, spontanes Schwitzen, Abneigung gegen Wind und Zugluft, Müdigkeit, Blässe

TCM-Indikation
Milz- und Lungen-Qi-Mangel, wobei besonders der Teil des Lungen-Qi geschwächt ist, der das *Wei Qi* ausmacht.
ZK: blaß; **ZB**: dünner weißlicher Belag; **Pu**: dünn, schwach

Anwendungsbeispiel
Allgemeine Abwehrschwäche, häufige rezidivierende Infekte und Erkältungskrankheiten (für die Immunstärkung zwischen den einzelnen Infekten), Schweißneigung, bei Neurodermitis als Externa (siehe Modifikation)

Abgeleitete Rezepturen
Dekokt, das die Mitte tonisiert und das Qi vermehrt
Bu Zhong Yi Qi Tang

Funktionskreise

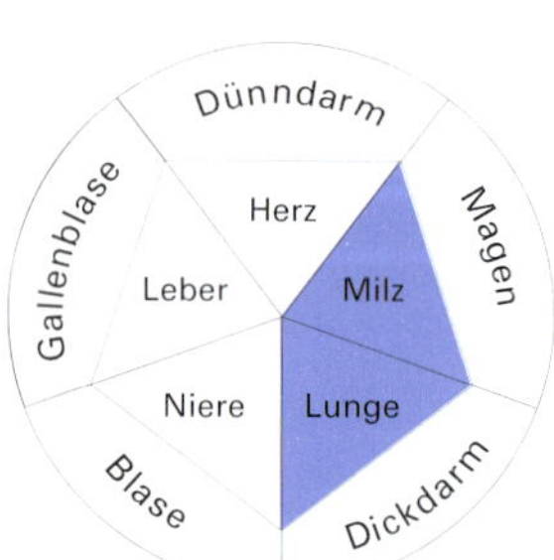

Sechs Stadien *Shang Han Lun*

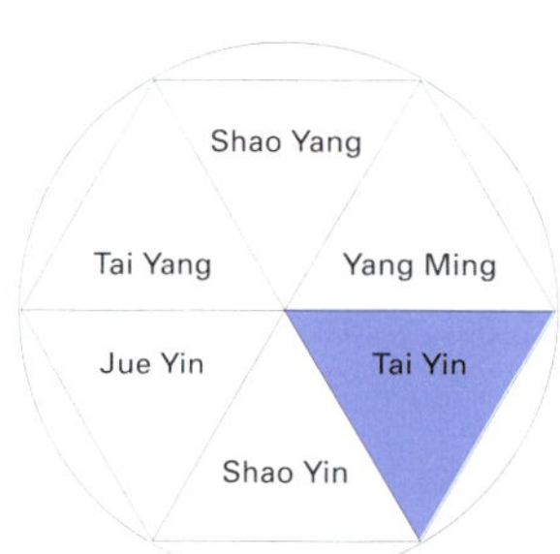

Außen ◄► Innen

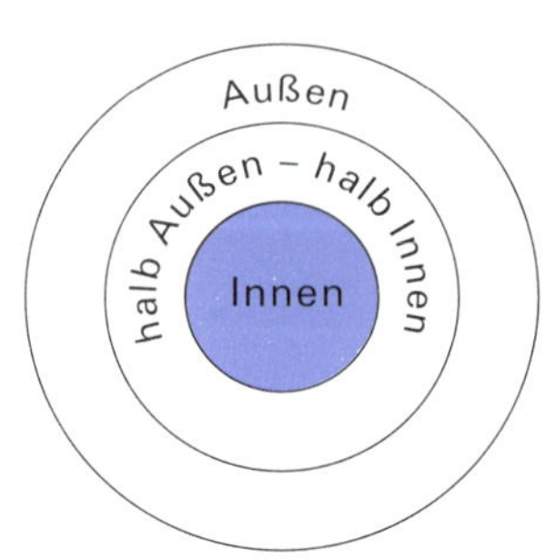

Analyse der Rezeptur

Rhizoma Atractylodis macroc. Radix Astragali	*Bai Zhu* *Huang Qi*	stärkt Milz- und Lungen-Qi, stabilisiert *Wei Qi*, hemmt Schweiße
Radix Ledebouriellae	*Fang Feng*	befreit die Oberfläche, leitet die Energie der anderen Drogen noch mehr in die Oberfläche – Meldearznei

Modifikationen

Für sehr starkes Schwitzen (siehe auch Indikationen Schwitzen):

+ Radix Ephedrae	*Ma Huang Gen*
+ Fructus Tritici	*Fu Xiao Mai*
+ Concha Ostrae	*Mu Li*
+ Fructus Schisandrae	*Wu Wei Zi*

Obwohl alle vier Drogen für alle Altersstufen gegeben werden können, wird man für Jüngere eher Radix Ephedrae, für Ältere eher Concha Ostreaeauswählen.

Bei chronischem Schnupfen oder allergischer Rhinitis:
+ Xanthium Pulver *Cang Er San*

Bei niedrigem Blutdruck (Hypotonie):
+ Pulver, das den Puls erzeugt *Sheng Mai San*

Bei Neurodermitis als Externa (Lotio):
+ Cortex Moutan *Mu Dan Pi*

Als Salbengrundlage Linola Fett verwenden, falls dieses verträglich. Dann die Arzneien in Form von hydrophilen Konzentraten in die Salbengrundlage einmischen lassen.

Entsprechungen der Diätetik

Milz stärkend und tonisierend:
Langkornreis, Hirse, Gerste, Hafer, Feige, Honig, Mandel, Haselnuß, Weißkohl, Kartoffel, Huhn, Schinken, Hering, Pfeffer
Meide:
Raffinadezucker, Milchprodukte, fettes Fleisch, Kaffee, Alkoholika
Ein Übermaß an Süßem belastet die Milz, da leicht zuviel Nässe produziert wird, übermäßig viel Kaltes und Rohkost kann die Milz schädigen.

Literatur

Bensky	englisch	► S.352
	deutsch	► S.388

Fallbeispiel

55jähriger Patient. Konstitution: schwächlich, kleine Statur, schlank. Seit Jahren bronchopulmonale Infekte bei Bronchiektasen. Immer wieder war in den vergangenen Jahren eine Antibiotikatherapie erforderlich gewesen.
ZK: normale Farbe (im infektfreien Intervall)
ZB: dünn, weißlich
Pu: dünn, schwach
Seit einer Behandlung mit Jade Windschutz Pulver Besserung. Dann unter Dauertherapie mit Jade-Screen Formula 3x1 Tabletten traten keine nennenswerten Bronchialinfekte mehr auf. Nie mehr mußte ein Antibiotikum eingesetzt werden. Follow up: 3 Jahre

Anmerkungen

1. Diese Rezeptur ist zur Stärkung der Oberfläche (des *Wei Qi*), was ein äußerer Aspekt der Lungen-Energie ist. Das *Wei Qi* hat die Kontrolle über das Öffnen und Schließen der Poren. Daher sind die Hauptsymptome eines *Wei Qi*-Mangels das Eindringen von pathogenen Faktoren in die Poren – Infektanfälligkeit – und das Austreten daraus in Form von wertvollen Körpersäften – übermäßiges Schwitzen.
2. Kommt es bei einem vorher bestehenden *Wei Qi*-Mangel zur Invasion von Wind-Kälte in Form von akuten Infekten mit Schwitzen, Wind-Abneigung und Fieber, sollte diese Rezeptur nicht gegeben werden, da sie keine ausleitende Funktion hat. Jade Windschutz ist nur für das Intervall zwischen einzelnen Infekten geeignet. Dann sollte man eher z. B. Cinnamomi Dekokt *Gui Zhi Tang* erwägen, das die Oberfläche mild öffnet und *Wei-Qi* und *Ying* – also Innen und Außen – wieder harmonisiert.
3. Die Energie der beiden Qi-Tonisierer (Astragalus und Atractylodis) wird durch den Oberflächen-Befreier Ledebouriella noch spezifischer in die Oberfläche – *Wei Qi*-Ebene – geleitet.
(Prinzip der „Botenarznei", siehe Grundlagen ► S.108)

Korrespondierende Akupunktur

Lu 9	Tonisierungspunkt
Di 11	Tonisierungspunkt, immunstimulierend
Bl 13	Moxa
Bl 20	Moxa
Ren 6	stärkt Qi
Ma 36	stützt das Qi der Mitte, Arealfernpunkt Abdomen
MP 6	Treffpunkt der drei Yin-Meridiane, tonisiert die Mitte (*Zheng*), wirkt daher insgesamt tonisierend

Fertigarznei

Jade Screen Formula – 600 mg Tabletten

11.b Rezepturen, die die Niere stabilisieren

桂枝加龙骨牡蛎汤

Ramulus Cinnamomi Dekokt mit Os Draconis und Concha Ostreae

Chinesischer Name: **Gui Zhi Jia Long Gu Mu Li Tang**
Japanischer Name: **keishi ka ryukotsu borei to**
Englischer Name: **Cinnamon Twig Soup with Oyster Shell and Dragon Bone**
Lateinischer Name: **Decoctum Ramulus Cinnamomi cum Concha Ostreae et Fossilia Mastodi**

Konstitution
geschwächt

Gruppenklassifikation
Stabilisierende und haltende Rezepturen

Temperaturverhalten
kalt | kühl | neutral | **leicht warm** | heiß

Indikation bei Energiezustand des Patienten
Fülle | leichte Fülle | neutral | **leichter Mangel** | Mangel

Zusammensetzung

Ramulus Cinnamomi	6-9g	(1a)	erwärmend, Leitbahnen befreiend, Herz regulierend	► S.500
Radix Paeoniae lactiflorae	9g	(12b)	Blut nährend, Leber erweichend, regulierend	► S.681
Concha Ostrae	8g	(14a)	hochschlagende Energie von Leber und Herz absenkend, sedativ	► S.724
Os Draconis	8g	(14a)	absenkend, sedativ	► S.725
Fructus Jujubae	5g	(12a)	Mitte stützend, Säfte erzeugend, sedativ	► S.673
Radix Glycyrrhizae	3g	(12a)	Mitte stützend	► S.674
Rhizoma Zingiberis recens	3-6g	(1a)	Schleim und Übelkeit lindernd, Mitte wärmend	► S.507

Hauptsymptome

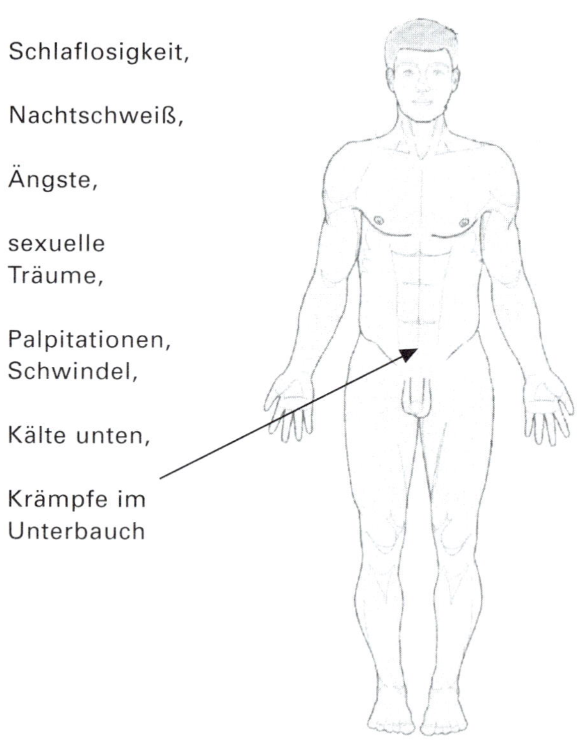

Wirkung
1. Reguliert *Ying* (Nähr-Bauenergie) und *Wei* (defensive Abwehrenergie)
2. Sediert das *Shen*, senkt Mangel-Hitze des Herzens ab

Symptome
Chronische Unruhezustände, Schlaflosigkeit, Nachtschweiß, Ängstlichkeit, viele Träume, oft sexuellen Inhalts, Alpträume, Palpitationen, Schwindel, Haarausfall, Kälte der unteren Körperhälfte, besonders auch am Genitale, Schmerz und Krämpfe im Unterbauch, Spermatorrhö

TCM-Indikation
Nieren-Herz-Mangel mit Hitzezeichen im Herzen (Mangel-Hitze)
ZK: blaß; **ZB:** unauffällig; **Pu:** kraftlos

Anwendungsbeispiel
Schlaflosigkeit, Nachtschweiß, Angstzustände, Neurasthenie, Hauterkrankungen, Varikozele, Neurosen

Abgeleitete Rezepturen
enthält Ramulus Cinnamomi Dekokt *Gui Zhi Tang* ► S.184

Funktionskreise

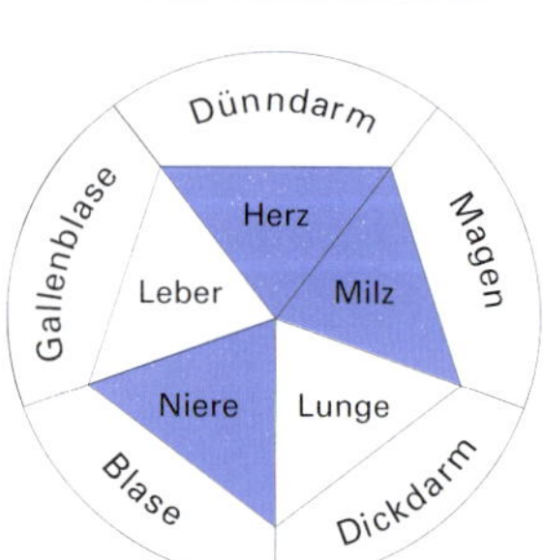

Sechs Stadien ***Shang Han Lun***

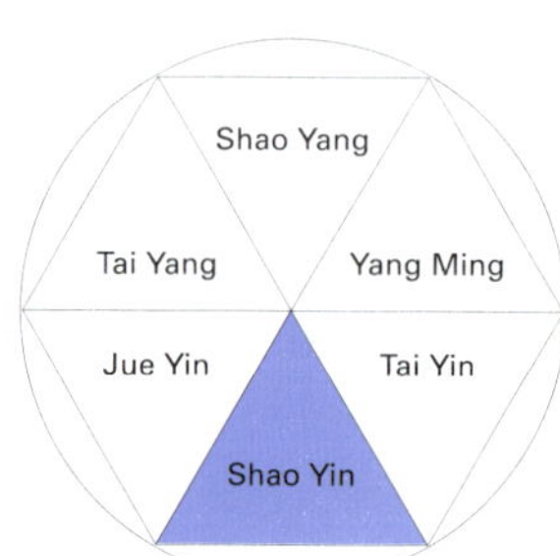

Außen ◄► Innen

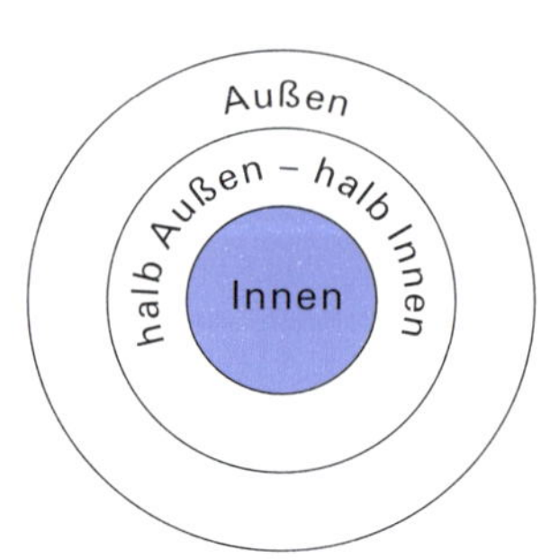

Analyse der Rezeptur

Fructus Jujubae	*Da Cao*	stärkt die Mitte (Da Cao, Gan Cao, Sheng Jiang)
Radix Glycyrrhizae	*Gan Cao*	
Rhizoma Zingiberis recens	*Sheng Jiang*	
Radix Paeoniae lactiflorae	*Bai Shao*	harmonisiert Nähr- und Abwehr-Energie – *Ying* und *Wei Qi* (Bai Shao, Gui Zhi)
Ramulus Cinnamomi	*Gui Zhi*	harmonisieren in Kombination Yin und Yang – Niere und Herz (Gui Zhi, Mu Li)
Concha Ostreae	*Mu Li*	absenkend, sedierend (Mu Li, Long Gu)
Os Draconis	*Long Gu*	

Modifikationen

Bei ausgeprägeter Hitze-Symptomatik mit Unruhe:

+ Cortex Phellodendri — *Huang Bai*
+ Rhizoma Anemarrhenae — *Zhi Mu*

Entsprechungen der Diätetik

Milz stärkend:
Hirse, Gerste, Hafer, Feige, Honig, Mandel, Haselnuß

Herz- und Nieren-Yin nährend:
Weizen, gekeimter Weizen, Hafer, Milch, Eigelb, Kirsche, Birne, Mungbohnen, Walnuß, Austern, Sesam

Meide:
Ein Übermaß an Süßem, zuviel Kaltes und Rohkost können die Milz belasten und das Milz-Yang-Qi schädigen.

Literatur

Bensky	englisch	► S.364
	deutsch	► S.401
Shang Han Lun: (modifiziert)		► § 118

Anmerkungen

Diese Rezeptur wird seltener bei akuten, sondern mehr bei chronisch geschwächten Patienten gegeben, die eine Disharmonie von *Wei* und *Ying* aufweisen und zusätzlich über psychische Beschwerden klagen.

Von der psychischen Seite werden Individuen angesprochen, die isoliert von anderen sind, es fällt ihnen schwer, Nähe, besonders auch im sexuellen Bereich, zuzulassen. Diese Rezeptur harmonisiert wieder Niere und Herz und hat damit eine „erdende" Wirkung.

(Siehe auch Cinnamomi Dekokt *Gui Zhi Tang* bezüglich *Wei* und *Ying* ► S.184 und im Anhang zu der Vier-Ebenen-Theorie ► S.746)

Korrespondierende Akupunktur

He 3 oder He 6	tonisiert das Herz-Yin
Ni 6	tonisiert das Nieren-Yin
Bl 23	Shu-Punkt der Niere
Ren 6	tonisiert das Qi
Ma 36	stützt das Qi der Mitte, Arealfernpunkt Abdomen
MP 4 und Pe 6 der Gegenseite in Kombination:	öffnet den *Chong Mai*
Ma 30	aktiviert den *Chong Mai*

Fertigarznei

Bupleurum & D. B. Combination – 300 mg Tabletten und als Granulat

D. B. ist die Abkürzung für Dragon Bone = Drachenknochen = Fossilia Mastodi oder Os Draconis

Eigene Eintragungen

12. GEIST SHEN BERUHIGENDE REZEPTUREN – SEDATIVA

12.a Rezepturen, die das Herz nähren und den Geist beruhigen

天王补心丹

Besondere Pille des Himmlischen Kaisers, die das Herz tonisiert

Chinesischer Name:	Tian Wang Bu Xin Dan
Japanischer Name:	ten no ho shin tan
Englischer Name:	Emperor of Heavens Special Pill to Tonify the Heart
Lateinischer Name:	Pilula suppetionis orbis cardialis regis caelestris

Konstitution
geschwächt

Gruppenklassifikation
Geist *Shen* beruhigende Rezepturen

Temperaturverhalten

kalt	leicht kühl	neutral	warm	heiß

Indikation bei Energiezustand des Patienten

Fülle	leichte Fülle	neutral	leichter Mangel	Mangel

Zusammensetzung

Radix Rehmanniae glut.	8-15g	(12b)	Blut-Hitze kühlend, befeuchtend	► S.678
Radix Ginseng	2-4g	(12a)	Qi der Mitte und Lunge tonisierend, sedativ, stärkt Intellekt	► S.668
Radix Asparagi	6-12g	(12d)	nährt Nieren- und Lungen-Yin, klärt Hitze, erzeugt Säfte	► S.699
Radix Ophiopogonis	6-12g	(12d)	Lungen- und Magen-Yin nährend, hustenstillend, sedativ	► S.700
Radix Scrophulariae	6-12g	(2b)	klärt Hitze, bei Blut-Hitze mit Blutungsneigung, befeuchtet	► S.535
Radix Angelicae sinensis	6-9g	(12b)	Blut nährend und bewegend, schmerzstillend	► S.680
Radix Salviae miltiorrhi.	6-12g	(10)	Blut bewegend, bei Schmerzen im Unterleib und Thorax, kühlend, sedativ	► S.635
Poria	6-9g	(4)	Nässe ausleitend, die Mitte stützend	► S.565
Semen Zizyphi	6-12g	(14b)	nährt Herz-Yin, nährt Leber-Blut, beruhigt den Geist, stoppt Schweiße	► S.728
Radix Polygalae	6-12g	(14b)	beruhigt den Geist und das Herz, vertreibt Schleim und öffnet die Sinne	► S.730
Semen Biotae	6-12g	(14b)	nährt das Herz und beruhigt den Geist, laxiert, bei Nachtschweißen	► S.729
Fructus Schisandrae	6-12g	(13)	stärkt die Essenz, stoppt Schweiße, erzeugt Säfte, stoppt Husten	► S.713
Radix Platycodi	6g	(6a)	Lungen-Qi regulierend, Schleim ausleitend	► S.591

Hauptsymptome

Unruhe,
Ängste,
Erschöpfung,
Schlaflosigkeit,
Konzentrationsschwäche,
Vergeßlichkeit,
Palpitationen,
trockener Stuhlgang,
leichte
Temperaturerhöhung,
Nachtschweiß

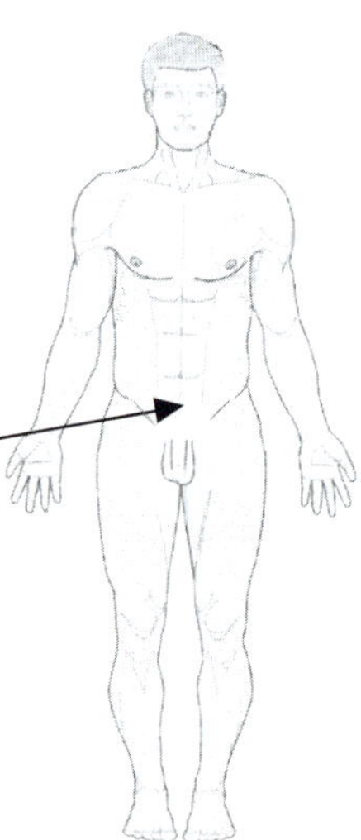

Symptome
Unruhe, Reizbarkeit, Ängste, Erschöpfung, Schlaflosigkeit mit sehr unruhigem Schlaf, Konzentrationsschwäche, Vergeßlichkeit, Palpitationen, nächtliche Samenverluste, trockener harter Stuhlgang, leichte Temperaturerhöhung, Nachtschweiß

TCM-Indikation
Herz- und Nieren-Schwäche, Blut- und Yin-Mangel, Mangel-Hitze steigt zum Herzen auf
ZK: rot; **ZB**: dünner, verminderter Belag;
Pu: fadenförmig, beschleunigt

Anwendungsbeispiel
Herzerkrankungen, Schlaflosigkeit, psychovegetatives Syndrom, klimakterischer Symptomenkomplex, Mundgeschwüre, verminderte geistige Leistungsfähigkeit

Wirkung
1. Nährt Blut, nährt das Yin
2. Tonisiert Herz, beruhigt den Geist

Abgeleitete Rezepturen
enthält Substanzen aus
Vier Gentlemen Dekokt *Si Jun Zi Tang* ► S.338

Funktionskreise

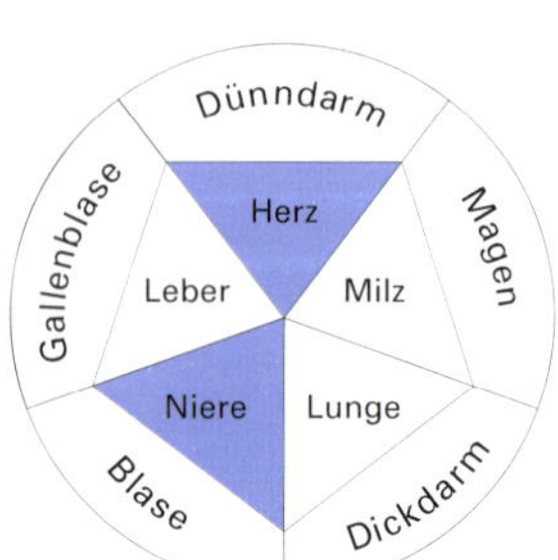

Sechs Stadien *Shang Han Lun*

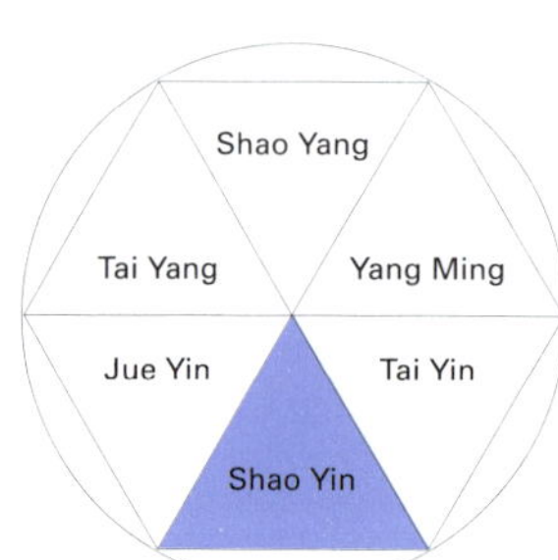

Außen ◄► Innen

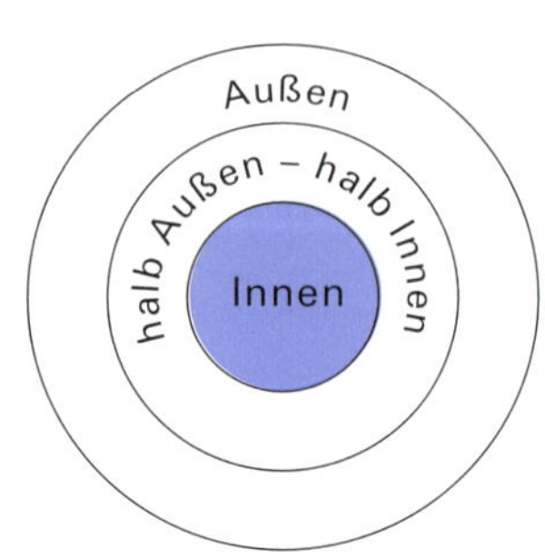

Analyse der Rezeptur

Semen Zizyphi	*Suan Zao Ren*	
Radix Polygalae	*Yuan Zhi*	Herz-Yin nährend, *Shen* beruhigend
Semen Biotae	*Bai Zi Ren*	
Radix Salviae miltiorrhizae	*Dan Shen*	Herz-Blut regulierend
Radix Asparagi	*Tian Men Dong*	Nieren- und Lungen-Yin nährend
Radix Ophiopogonis	*Mai Men Dong*	
Radix Ginseng	*Ren Shen*	sedativ
Poria	*Fu Ling*	
Radix Rehmanniae glutinosae	*Sheng Di Huang*	
Radix Scrophulariae	*Xuan Shen*	Mangel-Hitze kühlend
Radix Angelicae sinensis	*Dang Gui*	Leber-Blut nährend
Fructus Schisandrae	*Wu Wei Zi*	Yin haltend
Radix Platycodi	*Jie Geng*	die Wirkung der Drogen in den Oberen Erwärmer richtend – Meldearznei

Modifikationen

Bei ausgeprägten Palpitationen:

+ Arillus Longan *Long Yan Rou*
+ Caulis Polygoni Multiflori *Ye Jiao Teng*

für ausgeprägte Mundgeschwüre:

+ Caulis Akebiae *Mu Tong*
+ Folium Isatidis *Da Qing Ye*

Entsprechungen der Diätetik

Milz stärkend:
Hirse, Gerste, Hafer, Feige, Honig, Mandel, Haselnuß

Leber-Yang absenkend:
Stangensellerie, Wasserkastanie, Chrysanthemenblütentee

Herz- und Nieren-Yin nährend:
Weizen, gekeimter Weizen, Hafer, Milch, Eigelb, Kirsche, Birne, Mungbohnen, Walnuß, Austern, Sesam

Meide:
Alkohol (Nässe-Hitze), Kaffee, Schwarztee, Matetee (bes. vor dem Schlafengehen), Chili, fettes Fleisch, zu schweres oder reichhaltiges Essen am Abend kann zu rebellischem Magen-Qi führen und das *Shen* stören.
Ein Übermaß an Süßem belastet die Milz, da leicht zuviel Nässe produziert wird, übermäßig viel Kaltes und Rohkost kann die Milz belasten.

Literatur

Bensky	englisch	► S. 378
	deutsch	► S. 416

Anmerkungen

1. Im Originalrezept ist Cinnabaris *Zhu Sha* in der Rezeptur enthalten. Diese Droge ist toxisch und sollte nicht über längere Zeit gegeben werden. Bei vielfältigen, heutigen Fertigarzneianbietern wird das Tonikum des Himmelsherrschers ohne Cinnabaris hergestellt. Auch im Dekokt wird es meistens weggelassen.
2. Der bekannte Arzt Wang An empfiehlt diese Rezeptur für Menschen, die sehr viel geistige Arbeiten und Lesetätigkeiten vollbringen müssen. Geistiges Überarbeiten und sehr vieles Nachdenken kann zu einer Erschöpfung des Herz- und Nieren-Yin führen.
3. Der Autor verordnet in den allermeisten Fällen statt der kühleren, aber weniger nährenden Radix Rehmanniae glutinosae *Sheng Di Huang* die Rehmannia praeparata *Shi Di Huang*. Diese nährt und bereichert stärker Blut und Yin und füllt so die diesem Zustand zugrunde liegende Nieren-Energie wieder auf, was langfristig das wichtigste ist.

Korrespondierende Akupunktur

He 7	Sedierungspunkt Herz
Ren 6	stärkt Qi
Bl 23	Shu-Punkt Niere
Ni 6	sedierend
Le 2 oder 3	kühlt und reguliert Leber
Pe 6	Luo-Punkt, Arealfernpunkt Thorax, auch sedativ
Ma 36	stützt das Qi der Mitte, Arealfernpunkt Abdomen
Bl 62	sedierend
Du 20	gegen Meridianverlauf
Ex 6	*Si Shen Cong*

Fertigarznei

Ginseng Zizyphus Formula – als Granulat
Ginseng & Zizyphus Combination – 300 mg Tabletten

酸枣仁汤

Semen Zizyphi Dekokt

Chinesischer Name:	Suan Zao Ren Tang
Japanischer Name:	sansonin to
Englischer Name:	Zizyphi Decoction (Wild Jujube Seed Decoction)
Lateinischer Name:	Decoctum Zizyphi

Konstitution
sehr geschwächt

Gruppenklassifikation
Geist *Shen* beruhigende Rezepturen

Temperaturverhalten
kalt | kühl | neutral | warm | heiß

Indikation bei Energiezustand des Patienten
Fülle | leichte Fülle | neutral | leichter Mangel | Mangel

Zusammensetzung

Semen Zizyphi	10-15g	(14b)	Herz-Yin nährend, sedativ	► S.728
Poria	9-12g	(4)	Nässe ausleitend, Mitte stützend	► S.565
Rhizoma Anemarrhenae	6-9g	(2a)	Hitze kühlend, befeuchtend, stillt Durst	► S.526
Rhizoma Ligustici	6-9g	(10)	Blut bewegend, schmerzlindernd	► S.634
Radix Glycyrrhizae	3-5g	(12a)	Mitte stützend, puffernd	► S.674

Hauptsymptome

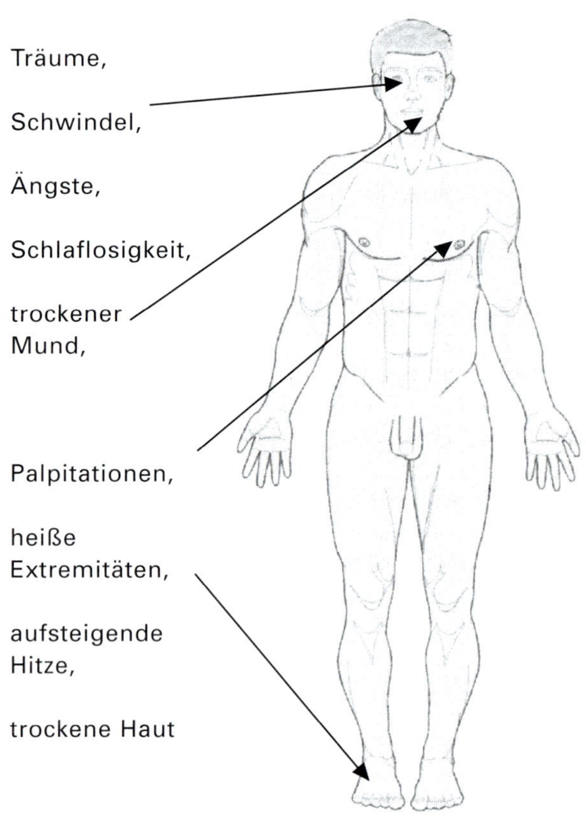

Wirkung
1. Leber und Herz stützend, Herz-Blut und -Yin nährend
2. Sedierend und Reizbarkeit lindernd
3. Schweiß hemmend

Symptome
Schlaflosigkeit, Reizbarkeit, Ängste, Unruhe, Zappeligkeit, Palpitationen, viele Träume, Alpträume,
Schwindel, heiße Extremitäten, aufsteigende Hitze, trockene Haut, trockener Mund und trockene Kehle

TCM-Indikation
Leber- und Herz-Blut und -Yin-Mangel
ZK: evtl. rot oder rote Spitze; **ZB:** trocken;
Pu: dünn, tief, beschleunigt

Anwendungsbeispiel
Schlaflosigkeit, Angstzustände, Reizbarkeit, Palpitationen, Herzneurose, Alpträume

Funktionskreise

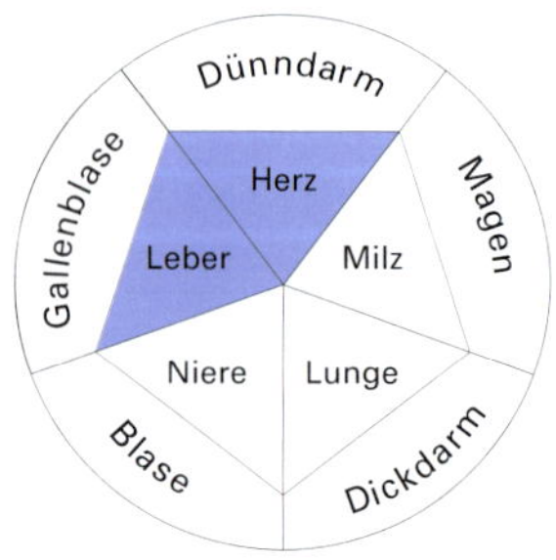

Sechs Stadien *Shang Han Lun*

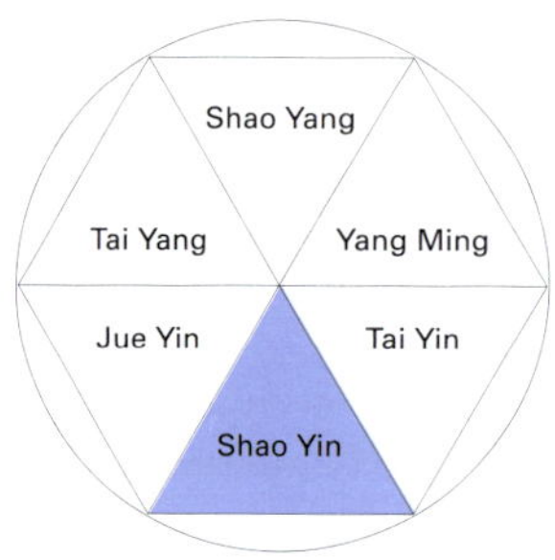

Außen ◄► Innen

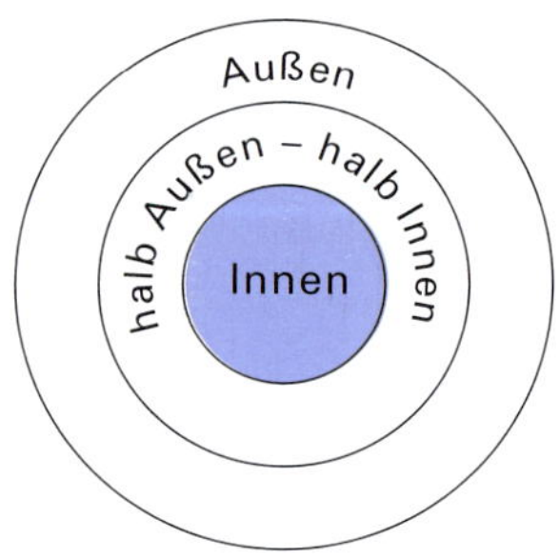

Analyse der Rezeptur

Rhizoma Ligustici	*Chuan Xiong*	unterstützt freien Fluß des Leber-Blutes
		in Kombination sehr effektiv im Nähren und Regulieren der Leber und beruhigen dabei den Geist
Semen Zizyphi	*Suan Zao Ren*	nährt Herz und Leber, beruhigt den Geist
Poria	*Fu Ling*	sediert und stärkt die Milz
Rhizoma Anemarrhenae	*Zhi Mu*	klärt Hitze, nährt die Säfte
Radix Glycyrrhizae	*Gan Cao*	harmonisiert die Mitte

Modifikationen

Bei Alpträumen mit Palpitationen und ZK: blaß, Pu: dünn, drahtig:
+ Os Draconis — *Long Gu*
+ Radix Codonopsitis — *Dang Shen*

Bei Nachtschweißen:
+ Concha Ostrae — *Mu Li*
+ Fructus Schisandrae — *Wu Wei Zi*

Entsprechungen der Diätetik

Milz stärkend:
Hirse, Gerste, Hafer, Feige, Honig, Mandel, Haselnuß

Leber-Yang absenkend:
Stangensellerie, Wasserkastanie, Chrysanthemenblütentee

Herz- und Nieren-Yin nährend:
Weizen, gekeimter Weizen, Hafer, Milch, Eigelb, Kirsche, Birne, Mungbohnen, Walnuß, Austern, Sesam

Meide:
Alkohol (Nässe-Hitze), Kaffee, Schwarztee, Matetee (bes. vor dem Schlafengehen), Chili, fettes Fleisch, zu schweres oder reichhaltiges Essen abends (kann zu rebellischem Magen-Qi führen und das *Shen* stören).
Ein Übermaß an Süßem belastet die Milz, da leicht zuviel Nässe produziert wird, übermäßig viel Kaltes und Rohkost kann die Milz belasten.

Fertigarznei

Zizyphus Combination – 300 mg Tabletten

Literatur

Bensky englisch ► S.379
deutsch ► S.418

Fallbeispiel

41jähriger Geschäftsmann, blaß, leicht erschöpft, innerlich unruhig. Beruf: Manager, derzeit viele Probleme. Seit einigen Monaten Schlafprobleme. Wacht häufig auf, vor allem in der zweiten Nachthälfte. Leichtes Ohrensausen. Bei Aufregung und Stress Nackenschmerzen.
ZK: hochrot (Mangel-Hitze); **ZB**: trocken; **Pu**: beschleunigt, drahtig, dünn
Nach dreiwöchiger Einnahme des Zizyphus Dekokt schläft der Patient durch.

Korrespondierende Akupunktur

He 7	Sedierungspunkt Herz
Ren 6	stärkt Qi
Bl 23	Shu-Punkt Niere
Ni 6	sedierend
Le 2 oder 3	kühlt und reguliert Leber
Pe 6	Luo-Punkt, Arealfernpunkt Thorax, auch sedativ
Ma 36	stützt das Qi der Mitte, Arealfernpunkt Abdomen
Bl 62	sedierend
Du 20	gegen Meridianverlauf
Ex 6	*Si Shen Cong*
Anmian I und II	Extrapunkte am Nacken, bei Schlaflosigkeit sehr effektiv

Anmerkungen

Das Zizyphus Dekokt ist ein klassisches und in seinem Aufbau sehr klares Dekokt, das bei geistiger Unruhe und Schlaflosigkeit sehr effektiv ist. Man kann das Semen Zizyphi auch so betrachten, daß es den Geist *Shen* und vor allem auch die Leber-Seele *Hun* durch seine sauren Eigenschaften wie ein Adstringens in den Körper zurückholt und dort mehr hält und verankert. *Shen* residiert im Herz-Blut und -Yin und das *Hun* im Leber-Blut und -Yin. Da Zizyphus genau diese Bereiche nährt und ergänzt, werden diese Seelen auch wieder leichter dort verweilen können. Dann werden die Träume und nächtlichen Ängste weniger, der Schlaf tiefer und insgesamt der Geist ruhiger. Eine chinesische Redensart sagt: „Ohne Yin kein Frieden."

甘麦大枣汤

Radix Glycyrrhizae, Fructus Tritici, Fructus Jujubae Dekokt

Chinesischer Name:	Gan Mai Da Zao Tang
Japanischer Name:	kan baku taiso to
Englischer Name:	Licorice, Wheat and Jujube Decoction
Lateinischer Name:	Decoctum Glycyrrhizae, Tritici et Jujubae

Konstitution
geschwächt

Gruppenklassifikation
Geist *Shen* beruhigende Rezepturen

Temperaturverhalten

kalt	kühl	neutral	leicht warm	heiß

Indikation bei Energiezustand des Patienten

Fülle	leichte Fülle	neutral	leichter Mangel	Mangel

Zusammensetzung

Fructus Tritici	20-40g	(13)	Herz nährend, sedativ, stoppt Schweiße durch Mangel	► S.714
Radix Glycyrrhizae	3-9g	(12a)	Mitte stützend, harmonisierend, puffernd	► S.674
Fructus Jujubae	2-8g	(12a)	Mitte mild stützend, sedativ, Säfte bildend	► S.673

Hauptsymptome

Nackenverspannungen,

Ängste,

Unruhe,

Desorientiertheit,

Kontrollverlust,

abnormales Verhalten,

Gähnen,

Nachtschweiß,

erhöhter Muskeltonus,

Krämpfe

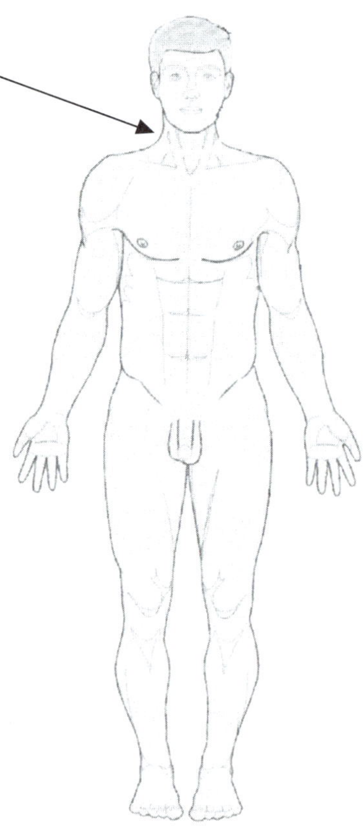

Wirkung
1. Herz nährend, den Geist *Shen* beruhigend
2. Den Mittleren Erwärmer harmonisierend

Symptome
Ängstliche, furchtsame Patienten, Unruhe, Desorientiertheit, phasenweise depressive Verstimmungen, auch im Wechsel mit manischen Phasen, große emotionale Unausgeglichenheit, Kontrollverlust, abnormales Verhalten, häufiges Gähnen, häufiges Stöhnen und Seufzen, Frustrationsgefühl, Schlaflosigkeit, Nachtschweiß, Nackenverspannungen oder generell erhöhter Muskeltonus, Neigung zu Krämpfen und Konvulsion

TCM-Indikation
Herz-Yin-Mangel mit relativem Yang-Exzeß, gestörtem Fluß der Leber-Energie und Milz-Qi-Mangel
ZK: rot; **ZB:** vermindert; **Pu:** dünn, beschleunigt

Anwendungsbeispiel
Hysterie, Neurose, Schlaflosigkeit, neuropsychische Erkrankungen, unruhige und ängstliche Kinder, nächtliche Schreianfälle, Hypochondrie, Bulimie und Anorexia nervosa

Funktionskreise

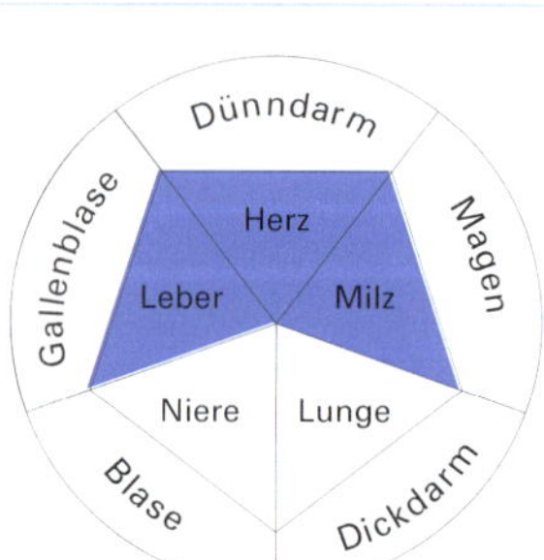

Sechs Stadien *Shang Han Lun*

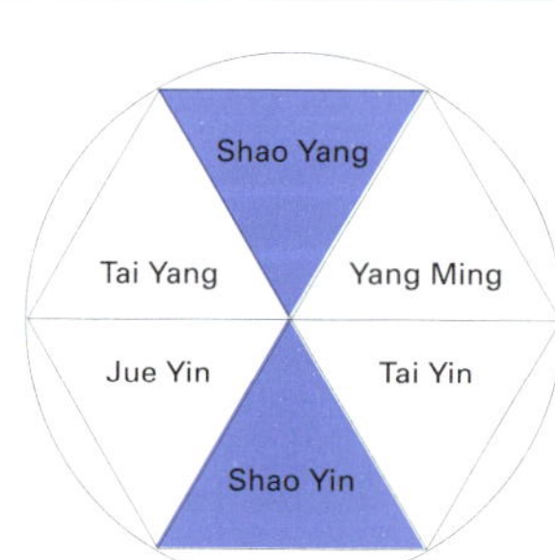

Außen ◄► Innen

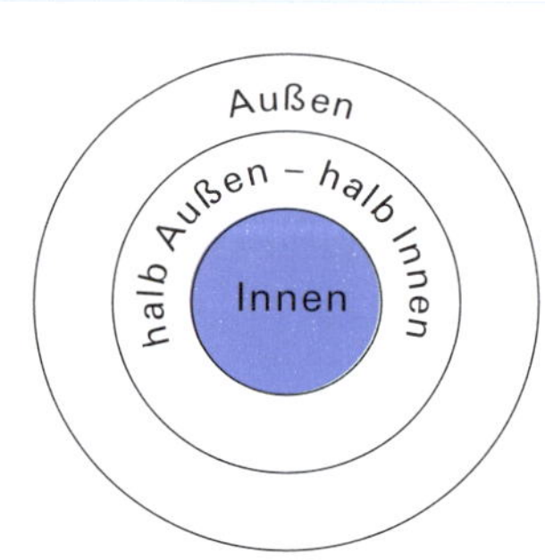

Analyse der Rezeptur

Fructus Tritici	*Fu Xiao Mai*	nährt Herz-Yin, reguliert Herz-Qi
		sedieren
Fructus Jujubae	*Da Zao*	stärkt das Qi, befeuchtet innere Trockenheit, stärkt mild Herz, Milz, Leber
Radix Glycyrrhizae	*Gan Cao*	nährt Herz und harmonisiert den Mittleren Erwärmer

Modifikationen

Bei Schlaflosigkeit und Leber-Blut-Mangel:
+ Semen Zizyphi *Suan Zao Ren*

Für Schizophrenie:
+ Ramulus Cinnamomi *Gui Zhi*
+ Os Draconis *Long Gu*
+ Concha Ostrae *Mu Li*

Entsprechungen der Diätetik

Milz stärkend:
Hirse, Gerste, Hafer, Feige, Honig, Mandel, Haselnuß

Leber-Yang absenkend:
Stangensellerie, Wasserkastanie, Chrysanthemenblütentee

Herz- und Nieren-Yin nährend:
Weizen, gekeimter Weizen, Hafer, Milch, Eigelb, Kirsche, Birne, Mungbohnen, Wal-nuß, Austern, Sesam

Meide:
Alkohol (Nässe-Hitze), Kaffee, Schwarztee, Matetee (bes. vor dem Schlafengehen), Chili, fettes Fleisch, zu schweres oder reichhaltiges Essen abends (kann zu rebellischem Magen-Qi führen und das *Shen* stören).
Ein Ubermaß an Süßem belastet die Milz, da leicht zuviel Nässe produziert wird, übermäßig viel Kaltes und Rohkost kann die Milz belasten.

Anmerkungen

1. Diese Rezeptur ist für Störungen, deren primäre Ursache im seelisch geistigen Bereich liegt. Ursächlich für diese Störung wird eine übermäßige seelische Belastung mit vielen Sorgen, Ängsten, Nachdenklichkeit angesehen, die Leber und Herz sowie die Milz stören und verletzen.
2. Besonders auch chronische Frustration kann das Leber-Blut und -Yin konsumieren, was auch dann das Herz-Yin nach dem Hervorbringungszyklus (oder Mutter-Sohn-Regel genannt) nicht mehr ausreichend nährt, so daß das *Shen* ruhelos wird und keinen Wohnort mehr hat. Charakteristisch für diese Rezeptur sind auch die sehr starken emotionalen Schwankungen, das häufige Gähnen oder Seufzen.

Korrespondierende Akupunktur

He 7	Sedierungspunkt Herz
Ren 6	stärkt Qi
Bl 23	Shu-Punkt Niere
Ni 6	sedierend
Le 2 oder 3	kühlt und reguliert Leber
Pe 6	Luo-Punkt, Arealfernpunkt Thorax, auch sedativ
Ma 36	stützt das Qi der Mitte, Arealfernpunkt Abdomen
Bl 62	sedierend
Du 20	gegen Meridianverlauf
Ex 6	*Si Shen Cong*

Fertigarznei

Licorice & Jujube Combination – 600 mg Tabletten und als Granulat

Literatur

Bensky englisch ► S.383
deutsch ► S.422

Eigene Eintragungen

12.b Rezepturen, die sedieren und den Geist beruhigen

柴胡加龙骨牡蛎汤

Radix Bupleuri Dekokt mit Concha Ostreae und Os Draconis

Chinesischer Name:	Chai Hu Jia Long Gu Mu Li Tang
Japanischer Name:	saiko ka ryukotsu borei to
Englischer Name:	Bupleurum Decoction
Lateinischer Name:	Decoctum Bupleuri cum Concha Ostreaeet Fossilia Mastodi

Konstitution
kräftiger Typus

Gruppenklassifikation
Geist *Shen* beruhigende Rezepturen

Temperaturverhalten
kalt | kühl | neutral | warm | heiß

Indikation bei Energiezustand des Patienten
Fülle | leichte Fülle | neutral | leichter Mangel | Mangel

Zusammensetzung

Radix Bupleuri	10g	(1b)	Leber-Qi regulierend, Oberfläche öffnend, Fieber senkend	► S.519
Radix Scutellariae	5g	(2c)	Nässe-Hitze ausleitend	► S.540
Rhizoma Pinelliae	8g	(6)	Schleim umwandelnd	► S.588
Radix Ginseng	5g	(12a)	Qi von Milz und Lunge tonisierend, sedativ	► S.668
Poria	6g	(4)	Nässe ausleitend, Mitte stützend	► S.565
Ramulus Cinnamomi	6g	(1a)	Oberfläche befreiend, Leitbahnen durchgängig machend	► S.500
Os Draconis	8g	(14a)	absenkend, sedativ	► S.725
Concha Ostreae	8g	(14a)	hochschlagende Energie von Leber und Herz absenkend	► S.724
Fructus Jujubae	5g	(12a)	Mitte stützend	► S.673
Rhizoma Zingiberis recens	2g	(1a)	Schleim und Übelkeit lindernd, Mitte wärmend	► S.507

Hauptsymptome

HWS- und Kopfschmerz,

schlaflos,

Ängste,

Reizbarkeit,

Tachykardie,

Palpitation,

Spannungsgefühl am Rippenbogen,

aufsteigendes Hitzegefühl,

Obstipations-neigung

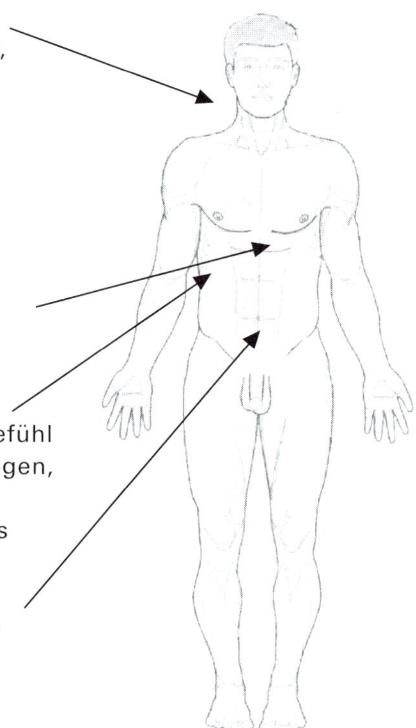

Wirkung
1. Harmonisiert Leber und Mitte, Innen und Außen (Kleines Yang – *Shao Yang*)
2. Stärkt die Milz, wandelt Schleim um, lindert Übelkeit
3. Sediert Herz und den Geist *Shen*, kühlt Hitze

Symptome
Unruhe, Schlafstörungen, Ängste, emotionale Instabilität, Reizbarkeit, Tachykardie, Palpitation, Druck- und Spannungsgefühl am Rippenbogen, Nackenverspannungen und Kopfschmerzen, aufsteigendes Hitzegefühl, Obstipationsneigung

TCM-Indikation
1. Milz-Qi-Mangel mit Nässe oder Schleim
2. Hochschlagendes Leber-Yang, Herz-Leber-Feuer
3. Harmonisiert die Ebene des *Shao Yang* – Kleines Yang

ZK: evtl. rot, oder rote Spitze; **ZB:** gelblicher, klebriger Belag; **Pu:** voll, drahtig

Anwendungsbeispiel
Kopfschmerzsyndrom, Hypertonus, Schlaflosigkeit, Nervosität, sogenannte „reizbare Schwäche", depressive Verstimmung, agitierte Depression

Abgeleitete Rezepturen
Kleineres Bupleurum Dekokt *Xiao Chai Hu Tang* ► S.248

Funktionskreise

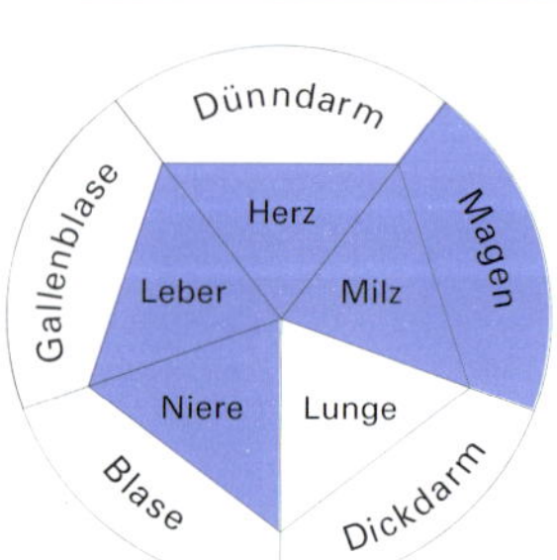

Sechs Stadien *Shang Han Lun*

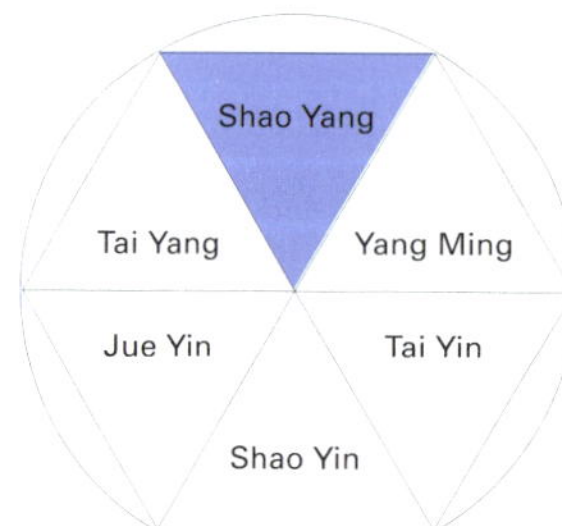

Außen ◄► Innen

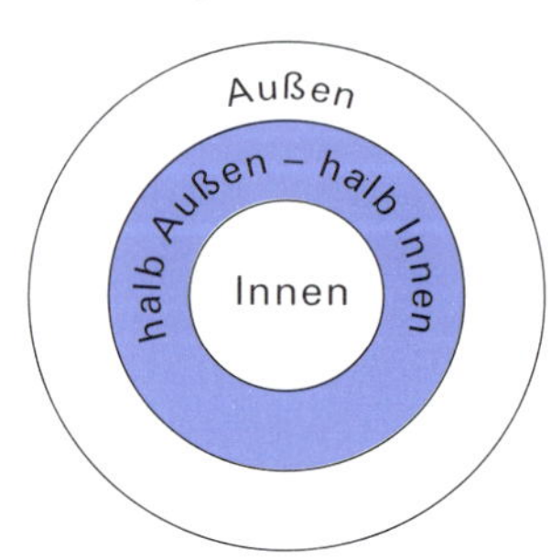

Analyse der Rezeptur

Radix Bupleuri	*Chai Hu*	Leber-Qi regulierend
		lösen in Kombination Störungen der *Shao Yang* Ebene
Radix Scutellariae	*Huang Qin*	Nässe-Hitze ausleitend
Rhizoma Pinelliae	*Ban Xia*	Schleim umwandelnd,
Rhizoma Zingiberis recens	*Sheng Jiang*	
		befreien die *Tai Yang* Ebene
Ramulus Cinnamomi	*Gui Zhi*	Qi dynamisierend, Herz-Qi stabilisierend
		in Kombination Nässe ausleitend
Poria	*Fu Ling*	
Radix Ginseng	*Ren Shen*	sedierend, Mitte stützend
(oder Radix Codonopsitis)	*Dang Shen*	
Fructus Jujubae	*Da Zao*	
Os Draconis	*Long Gu*	hochschlagende Energie von Leber und Herz absenkend, sedierend
Concha Ostreae	*Mu Li*	
(Rhizoma Rhei)	*Da Huang*	führt Hitze, und damit Unruhe, und delirantes Verhalten nach unten ab, behandelt die *Yang Ming* Ebene

Modifikationen

Bei ausgeprägter Schlaflosigkeit und Reizbarkeit :

+ Caulis Polygoni multifl. *Ye Jiao Teng*
+ Semen Zizyphi *Suan Zao Ren*

Bei Obstipation und manischem Verhalten:

+ Rhizoma Rhei *Da Huang*
– Weglassen von Radix Ginseng *Ren Shen* (Codonopsitis *Dang Shen*)

Entsprechungen der Diätetik

Milz stärkend:
Hirse, Gerste, Hafer, Feige, Honig, Mandel, Haselnuß

Leber-Yang absenkend:
Stangensellerie, Wasserkastanie, Chrysanthemenblütentee

Herz- und Nieren-Yin nährend:
Weizen, gekeimter Weizen, Hafer, Milch, Eigelb, Kirsche, Birne, Mungbohnen, Walnuß, Austern, Sesam

Meide:
Alkohol (Nässe-Hitze), Kaffee, Schwarztee, Mate Tee (bes. vor dem Schlafengehen), Chili, fettes Fleisch, zu schweres oder reichhaltiges Essen abends (kann zu rebellischem Magen-Qi führen und das *Shen* stören

Ein Übermaß an Süßem belastet die Milz, da leicht zuviel Nässe produziert wird, übermäßig viel Kaltes und Rohkost kann die Milz belasten.

Literatur

Bensky englisch ► S.387
deutsch ► S.427
Shang Han Lun ► § 107

Anmerkungen

Bei Obstipation, großer Unruhe und manischem Verhalten gibt man der Rezeptur meistens Rhizoma Rhei *Da Huang* hinzu. Das Rhizoma Rhei wird dabei nur für die letzten 10 Minuten mitgekocht, um die abführende und dadurch Hitze und Unruhe ableitende Wirkung zu nutzen. In diesem Falle kann man sich die Rezeptur auch so erklären, daß sie nun auf alle drei Yang Ebenen einwirkt: *Tai Yang, Shao Yang* und *Yang Ming* Die Grundrezeptur, das Kleineres Bupleurum Dekokt *Xiao Chai Hu Tang* selbst, ist eine klassische *Shao Yang* Rezeptur.

Siehe Anhang: die sechs Krankheitsstadien nach dem Shang Han Lun ► S.744

Korrespondierende Akupunktur

He 7 Sedierungspunkt Herz
Ren 6 stärkt Qi
Bl 23 Shu-Punkt Niere
Ni 6 sedierend
Le 2 oder 3 kühlt und reguliert Leber
Pe 6 Luo-Punkt, Arealfernpunkt Thorax, auch sedativ
Ma 36 stützt das Qi der Mitte, Arealfernpunkt Abdomen
Bl 62 sedierend
Du 20 gegen Meridianverlauf
Ex 6 *Si Shen Cong*

Fertigarznei

Bupleurum & D. B. Combination – 300 mg Tabletten und als Granulat

D. B. ist die Abkürzung für Dragon Bone = Drachenknochen = Fossilia Mastodi oder Os Draconis

13. WIND ELIMINIERENDE REZEPTUREN

13.a Rezepturen, die Wind aus der Haut und den Leitbahnen eliminieren

消风散

Pulver, das Wind eliminiert aus True Lineage

Chinesischer Name:	**Xiao Feng San**
Japanischer Name:	**shofu san**
Englischer Name:	**Eliminate Wind Powder from True Lineage**
Lateinischer Name:	**Pulvis dispellentis ventum**

Konstitution
eher kräftig

Gruppenklassifikation
Wind eliminierende Rezepturen (Haut und Leitbahnen)

Temperaturverhalten
kalt | leicht kühl | neutral | warm | heiß

Indikation bei Energiezustand des Patienten
Fülle | leichte Fülle | neutral | leichter Mangel | Mangel

Zusammensetzung

Herba Schizonepetae	4g	(1a)	bei Wind-Kälte und bei Wind-Hitze die Oberfläche befreiend	► S.502
Radix Ledebouriellae	4g	(1a)	Oberfläche von pathogenen Faktoren befreiend, insbesondere Wind-Kälte	► S.503
Fructus Arctii	4g	(1b)	Wind-Hitze lösend, besonders im Bereich des Halses	► S.513
Periostracum Cicadae	2g	(1b)	Wind-Hitze ausleitend, besonders bei Halsschmerzen, Haut- und Augenaffektion	► S.514
Rhizoma Atractylodis	4g	(7)	Nässe umwandelnd, schmerzstillend	► S.607
Radix Sophorae	2g	(2c)	klärt Hitze, trocknet Nässe, vertreibt Wind, Juckreiz stillend	► S.544
Caulis Akebiae	4g	(4)	Diurese fördernd, klärt Herz-Hitze: Mundgeschwüre, fördert Laktation	► S.569
Gypsum fibrosum	4g	(2a)	klärt Hitze-Fülle (helles Yang), bes. der Lunge, leitet Magen-Feuer ab	► S.525
Rhiz. Anemarrhenae	3g	(2a)	klärt Hitze und leitet Feuer ab, bei hohem Fieber mit Durst, befeuchtend	► S.526
Radix Glycyrrhizae	3g	(12a)	Mitte stärkend, Lunge befeuchtend, Eiter ausleitend	► S.674
Rx. Rehmanniae glut.	3g	(2b)	Blut kühlend, befeuchtend	► S.534
Radix Angelicae sin.	3g	(12b)	Blut nährend und dynamisierend, Mens regulierend, schmerzstillend	► S.680
Semen Sesami	3g	(12d)	nährt und stärkt Niere und Leber, nährt Blut, eliminiert Wind	

Symptome
Hauterkrankungen mit deutlichem Juckreiz und nässender Exsudation, gelegentlich auch bei zunehmender Chronizität trockener und schuppiger werdender Haut, rote Effloreszenzen, gelegentliches Auslösen durch Schwitzen, evtl. Bläschen bildend, Verschlechterung der Hautsymptome während des Sommers, trockener Mund, Durstgefühl, Hitzegefühl im gesamten Körper, Mykose der Nägel

Hauptsymptome
Hauterkrankungen, starker Juckreiz, nässende Exsudation, rote Effloreszenzen, Bläschen, Auslöser durch Schwitzen, Verschlechterung im Sommer, trockener Mund, Durst, Hitzegefühl im gesamten Körper

Wirkung
1. Wind vertreibend
2. Nässe eliminierend
3. Hitze klärend und Blut kühlend

TCM-Indikation
Wind-Hitze oder Wind-Nässe dringt von Außen ein, vorbestehende Nässe-Hitze
ZK: mitunter unauffällig, evtl. leicht gerötet oder rote Flecken, evtl. gedunsen; **ZB:** evtl. leicht weißlicher oder gelblicher Belag; **Pu:** kraftvoll, beschleunigt

Anwendungsbeispiel
Chronische exsudative Ekzeme, allergische Ekzeme, Ekzeme mit Verschlechterung bei Schwitzen und warmer Jahreszeit, Psoriasis, Kontaktekzem, akuter Schub einer chronisch rezidivierenden Neurodermitis

Abgeleitete Rezepturen
Enthält Bestandteile von:
Vier Arzneien Dekokt *Si Wu Tang* ► S.348
Weißer Tiger Dekokt *Bai Hu Tang* ► S.214

Funktionskreise

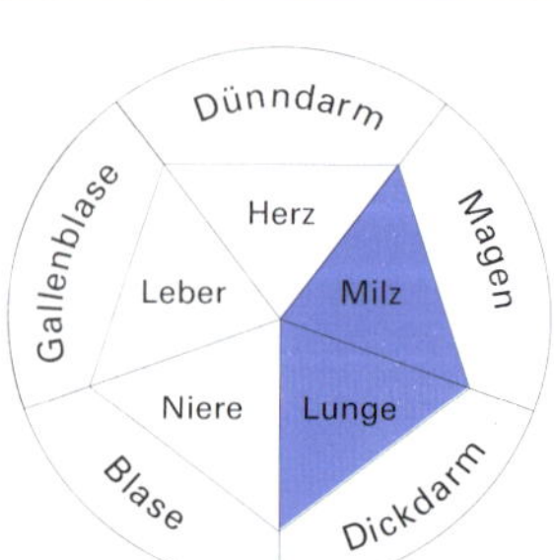

Sechs Stadien ***Shang Han Lun***

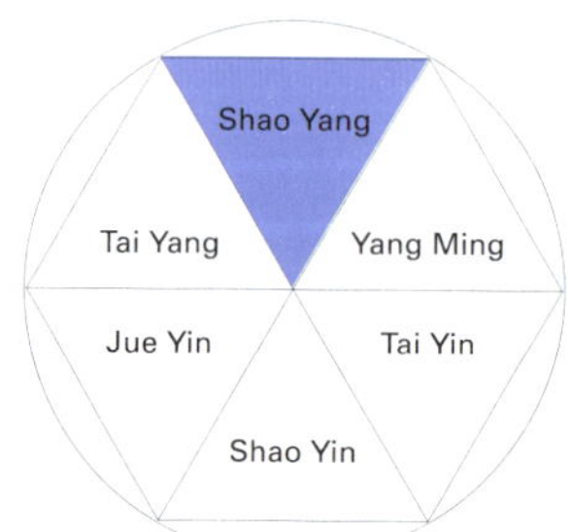

Außen ◄► Innen

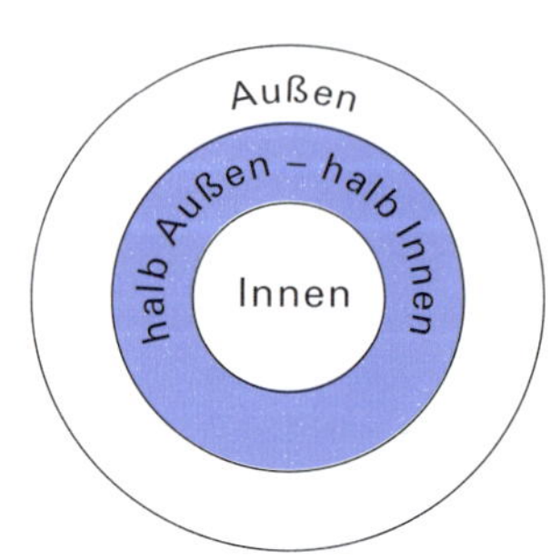

Analyse der Rezeptur

Radix Ledebouriellae	*Fang Feng*	pathogene Faktoren aus der Oberfläche befreiend	→ **Wind-Kälte**
Herba Schizonepetae	*Jing Jie*		
Periostracum Cicadae	*Chan Tui*		
Fructus Arctii (Bardanae)	*Niu Bang Zi*		→ **Wind-Hitze**
Semen Sesami	*Hei Zhi Ma*		
Gypsum fibrosum	*Shi Gao*	Hitze aus der Qi-Ebene klärend, befeuchtend	→ **Hitze im Qi-Bereich**
Rhizoma Anemarrhenae	*Zhi Mu*	Hitze klärend	
Radix Rehmanniae glut.	*Shu Di Huang*	Hitze aus der Blut-Ebene eliminierend, Blut nährend	→ **Blut-Hitze**
Radix Angelicae sinensis	*Dang Gui*		
Radix Sophorae	*Ku Shen*	Nässe-Hitze eliminierend	→ **Nässe-Hitze**
Caulis Akebiae	*Mu Tong*		
Rhizoma Atractylodis	*Cang Zhu*	Nässe eliminierend	→ **Nässe**
		Mitte stützend	
Radix Glycyrrhizae	*Gan Cao*	Eiter und Toxine eliminierend	→ **Toxine**

Entsprechungen der Diätetik

Alle rohen und gekeimten Nahrungsmittel sind tendenziell eher kühlend. Gut geeignet sind bei Hitze auch Frischkornbreie, insbesondere Weizen kühlt Hitze und stützt das Yin von Niere und Herz. Buchweizen eliminiert effektiv Wind-Hitze.

Wind-Hitze eliminierend: Rettich, Karotte, Chrysanthemenblüten, Minzblätter, Löwenzahn, Chinakohl

Hitze kühlend: Weizen, Gerste, Buchweizen, Rundkornreis, Hirse, Karotten, Chinakohl, Stangensellerie, Spinat, Banane, Wassermelone, Kaki, Kiwi, Birne, Apfel

Hitze kühlend, Nässe eliminierend:
Mungbohnen, Sojabohnen und Tofu, Gurken

Hitze kühlend, Säfte erzeugend:
roher Rettich und Rettichsaft

Wind-Kälte eliminierend: Frühlingszwiebeln, Paprika, Ingwer, Knoblauch, Chilischote, Koriander

Milz-Lungen-Qi stärkend:
Buchweizen, Gerste, Sojabohnen, Fenchel

Meide:
Hitze erzeugende Nahrung: Bes. Alkohol kann langfristig zu Hitze führen und Nässe erzeugen. Andere energetisch heiße Nahrung sind Chili, scharfe Speisen, Lamm, Hammel. Vorsicht besonders bei Tabak, da dieser heiß und Säfte austrocknend wirkt.

Während eines Infektes: Schwere, kalte und rohe Nahrung meiden. Milchprodukte können noch mehr Schleim erzeugen.

Meide Raffinadezucker, Milchprodukte, fettes Fleisch, da die Mitte belastet wird und leicht zuviel Nässe bzw. Schleim produziert wird. Fettes Fleisch kann pathogene Faktoren im Organismus binden. Ein Übermaß an Süßem belastet die Milz, ebenfalls zu viel kalte und rohe Nahrung.

Modifikationen

Bei stärkerer Hitze-Invasion und Toxin:

+ Flos Lonicerae	*Yin Jin Hua*
+ Fructus Forsythiae	*Lian Qiao*
+ Flos Chrysanthemi	*Ye Ju Hua*

Korrespondierende Akupunktur

Di 4, Di 11	eliminieren pathogene Faktoren
Lu 5, Lu 11	klären Hitze
MP 6	stützt die Milz
3E 5, Gb 20, Gb 31	eliminieren Wind

Ba Feng und *Ba Xie* Punkte

Anmerkungen

1. Das Symptom Verschlechterung während der warmen Jahreszeit bzw. im Sommer kann hier diagnostisch wegweisend sein, da viele Hauterkrankungen eher im Winter eine Verschlechterung aufweisen.
2. Hier sitzt eingedrungene Wind-Kälte und Wind-Hitze, die auf vorbestehende Nässe-Hitze trifft, zwischen dem Fleisch, Haut, Interstitium und Poren und nistet sich im Blut ein. Unfähig nach innen oder außen zu entweichen, verwandelt sie sich so in Wind und Toxin. Der Wind- und Hitze-Faktor manifestiert sich in dem ausgeprägtem Juckreiz. Die Neigung zu Blutungen der Effloreszenzen nach Aufkratzen indiziert Blut-Hitze.
3. Der Zungenkörper und Zungenbelag können stark variieren, je nachdem wie stark die Hitze in die Tiefe eingedrungen ist. Es ist durchaus möglich, daß ZK und ZB die genannten Faktoren nicht widerspiegeln, so daß man sich in diesem Falle auf die Hauterscheinungen selbst verlassen muß, was durchaus oft in der TCM-Dermatologie vorkommt.

Fertigarznei

Tang Kuei & Arctium Formula – 300 mg Tabletten und als Granulat

Literatur

Bensky englisch ► S.394
deutsch ► S.432

荆芥連翹

Herba Schizonepetae und Fructus Forsythiae Dekokt

Japanischer Name: keigai rengyo to
Englischer Name: Schizonopeta and Forsythia Decoction
Lateinischer Name: Decoctum Schizonopetae et Forsythiae

Konstitution
athletischer Typ

Gruppenklassifikation
Wind eliminierende Rezepturen (Haut und Leitbahnen)

Temperaturverhalten
kalt | **kühl** | neutral | warm | heiß

Indikation bei Energiezustand des Patienten
Fülle | **leichte Fülle** | neutral | leichter Mangel | Mangel

Zusammensetzung

Herba Schizonepetae	3g	(1a)	bei Wind-Kälte und bei Wind-Hitze die Oberfläche befreiend	► S.502
Fructus Forsythiae	3g	(2d)	Hitze kühlend, Toxine ausleitend, Geschwüre und Entzündungen lindernd	► S.547
Radix Ledebouriellae	3g	(1a)	Oberfläche von pathog. Faktoren befreiend, insbesondere Wind-Kälte	► S.503
Radix Angelicae dahuricae	3g	(1a)	große ausleitende Kraft, besonders Bezug zu Nase und Nebenhöhle	► S.505
Radix Bupleuri	3g	(1b	anhebend, reguliert den Leber-Qi-Fluß	► S.519
Herba Menthae	3g	(1b)	Wind-Hitze ausleitend, bes. Bezug zu Augen und Kopf	► S.512
Radix Platycodi	3g	(6a)	Lungen-Qi regulierend, bei Wind-Kälte und Wind-Hitze geeignet	► S.591
Fructus immaturus Citri	3g	(9)	Qi-Fluß der Mitte und Lunge regulierend, Schleim transformierend	► S.622
Radix Rehmanniae praep.	3g	(12b)	Blut und Yin nährend, befeuchtend	► S.678
Radix Paeoniae lactiflorae	3g	(12b)	Leber-Blut nährend, Leber-Qi „erweichend"	► S.681
Radix Angelicae sinensis	3g	(12b)	Blut nährend und bewegend, schmerzstillend	► S.680
Rhizoma Ligustici	3g	(10a)	Blut bewegend, schmerzstillend	► S.634
Rhizoma Coptidis	3g	(2c)	Nässe-Hitze kühlend und ableitend, bes. im Oberen und Mittl. Erwärmer	► S.541
Radix Scutellariae	3g	(2c)	Nässe-Hitze kühlend und ableitend, bes. im Oberen und Mittl. Erwärmer	► S.540
Cortex Phellodendri	3g	(2c)	Nässe-Hitze aus- und ableitend, bes. im Unteren Erwärmer	► S.542
Fructus Gardeniae	3g	(2a)	Hitze kühlend, Bezug zu Herz, Leber und Magen	► S.527
Radix Glycyrrhizae	2g	(12a)	Mitte stärkend, Lunge befeuchtend, Eiter ausleitend	► S.674

Hauptsymptome
Akne, Ekzem im Gesicht, Blässe, Rhinitis, Sinusitis, Atemwegsinfekt, Lymphknotenentzündung am Hals, angespannt, schwitzige Extremitäten

Symptome
Pubertätsakne, Ekzeme, Dermatitis bes. im Gesicht, Akne, Atemwegsinfekt, chronische Rhinitis, Sinusitis, Ohrenentzündungen, Lymphknotenentzündung am Hals
Typisch: angespannt, schwitzige Handteller und Fußsohlen, Blässe

Abgeleitete Rezepturen
enthält: Dekokt, das Wärme klärt
Wen Qing Tang
enthält: Giftlösendes Dekokt der Coptis
Huang Lian Jie Du Tang ► S.354
enthält: Vier Bestandteile Dekokt *Si Wu Tang*

Wirkung
Vertreibt pathogene Faktoren Wind-Kälte und Wind-Hitze aus der Oberfläche, nährt das Blut, kühlt das Blut, eliminiert Nässe-Hitze, leitet Toxine aus

TCM-Indikation
Bei leichter Blut-Leere mit Blut-Hitze und Nässe-Hitze, sowie persistierenden pathogenen Faktoren in der Oberfläche
ZK: blaß oder rot, evtl. gedunsen, evtl. rote Stippchen durch den ZB sichtbar; **ZB:** weiß-gelblicher Belag;
Pu: schwebend oder schlüpfrig, leicht beschleunigt

Anwendungsbeispiel
Hauterkrankungen: Pubertätsakne, Ekzeme, Dermatitis bes. im Gesicht, Akne, Erythema nodosum, Geschwüre im Haut- oder Schleimhautbereich, Phlebitiden
Chronische HNO-Prozesse: Rhinitis, Sinusitis, Otitis media, Tonsillitis, Lymphadenitis am Hals oder Submandibularregion, Atemwegsinfekt

Funktionskreise

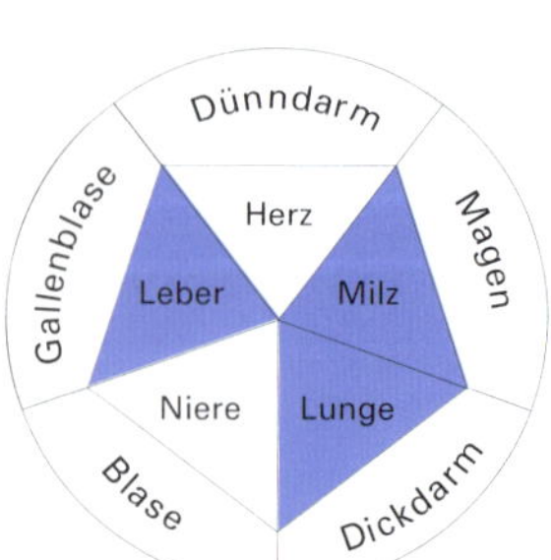

Sechs Stadien ***Shang Han Lun***

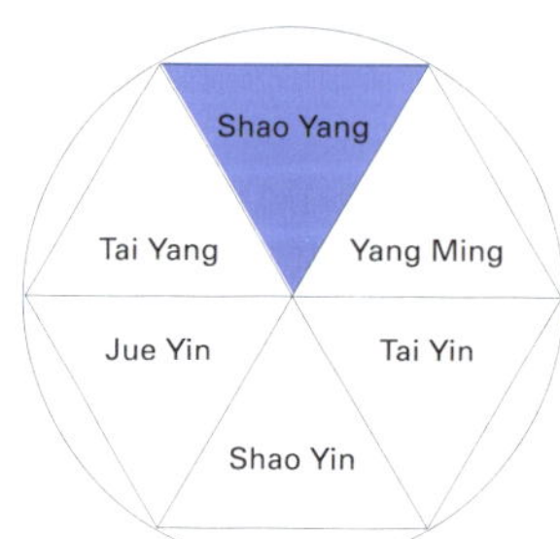

Außen ◄► Innen

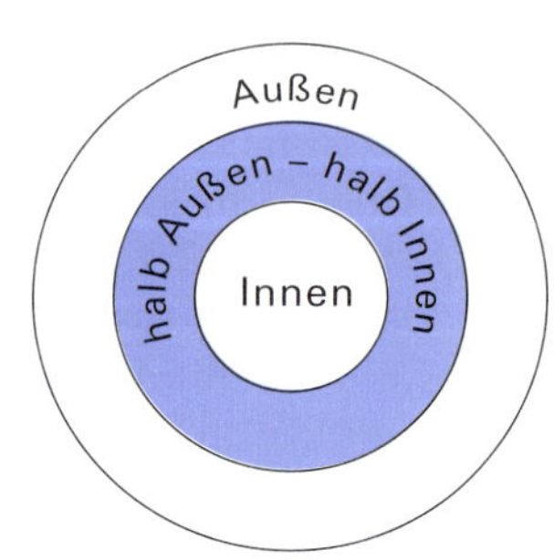

Analyse der Rezeptur

Radix Angelicae dah.	*Bai Zhi*	pathogene Faktoren aus der Oberfläche ausleitend	**→ Wind-Kälte, Wind-Hitze**
Radix Ledebouriellae	*Fang Feng*		
Herba Schizonepetae	*Jing Jie*		
Radix Bupleuri	*Chai Hu*		
Herba Menthae	*Bo He*		
Radix Rehmanniae praep.	*Shu Di Huang*	Blut nährend und regulierend	**→ Blut** **Vier Bestandteile Dekokt *Si Wu Tang***
Radix Paeoniae lactiflorae	*Bai Shao*		
Radix Angelicae sinensis	*Dang Gui*		
Rhizoma Ligustici	*Chuan Xiong*		
		Blut nährend und regulierend + Nässe-Hitze eliminierend, Toxine ableitend	**Dekokt, das Wärme klärt *Wen Qing Tang***
Radix Scutellariae	*Huang Qin*	Nässe-Hitze eliminierend, Toxine ableitend	**Rhiz. Coptidis Dek., das tox. Wirkung lindert *Huang Lian Jie Du Tang***
Rhizoma Coptidis	*Huang Lian*		
Fructus Gardeniae	*Zhi Zi*		
Cortex Phellodendri	*Huang Bai*		
Fructus Forsythiae	*Lian Qiao*	Toxine ausleitend	**→ Hitze-Toxine**
Radix Glycyrrhizae	*Gan Cao*		
Fructus immaturus Citri	*Zhi Shi*	reguliert Lungen-Qi, transformiert Schleim, begünstigt Energiefluß nach unten	**→ Schleim,** **→ Qi-Stagnation im Thorax**
Radix Platycodi	*Jie Geng*	leitet Schleim und Eiter aus, richtet die Rezeptur auf das obere Körperdrittel	**→ Prinzip der Meldearznei**

Anmerkungen

1. Diese Rezeptur gehört bei passender TCM-Diagnose zu den ersten der Wahl bei derartigen Prozessen im Kopf- und Halsbereich.
2. Diese Rezeptur ist eine Erweiterung von dem Dekokt, das Wärme klärt *Wen Qing Tang*, dem noch Oberflächen öffnende Mittel und Toxin eliminierende sowie Qi bewegende hinzu gesetzt sind.
3. Bei bestehendem Blut-Mangel können pathogene Faktoren, besonders Wind-Erkrankungen leicht in den Körper eindringen. Deshalb ist bei der Therapie von Wind-Störungen wichtig, einen gleichzeitigen Blut-Mangel zu erkennen und mitzubehandeln. Daher gilt die alte Regel: „Um Wind zu eliminieren, tonisiere das Blut." Dieses Prinzip ist auch in dieser Rezeptur enthalten.

Korrespondierende Akupunktur

Di 4, Di 11	eliminieren Hitze
Lu 11, Lu 5	klären Lungen-Hitze
MP 6	stärkt die Milz, nährt Blut und Yin
3E 5	leitet Wind aus
Gb 20	eliminiert Wind
MP 10	belebt das Blut
Ma 36	stützt die Mitte

Ba Xie und *Ba Feng* Punkte

Entsprechungen der Diätetik

Wind-Kälte eliminierend: Frühlingszwiebeln, Paprika, Ingwer, Knoblauch, Cilischote, Koriander
Wind-Hitze eliminierend: Rettich, Karotte, Chrysanthemenblüten, Minzblätter, Löwenzahn, Chinakohl
Hitze kühlend: Alle rohen oder gekeimten Nahrungsmittel sind tendenziell eher kühlend. Gut geeignet sind bei Hitze auch Frischkornbreie, insbesondere Weizen kühlt Hitze und stützt das Yin von Niere und Herz. Buchweizen eliminiert effektiv Nässe-Hitze. Gerste, Rundkornreis, Hirse, Karotten, Stangensellerie, Spinat, Banane, Wassermelone, Kaki, Kiwi, Birne, Apfel
Hitze kühlend, Nässe eliminierend:
Mungbohnen, Sojabohnen und Tofu, Gurke
Hitze kühlend, Säfte erzeugend: roher Rettich und Rettichsaft
Milz-Lungen-Qi stärkend: Buchweizen, Gerste, Sojabohnen, Fenchel
Meide: siehe unter ► S.459

Literatur

nicht im Bensky

Modifikationen

Bei ausgeprägter Blut-Hitze mit rotem ZK, evtl. beschleunigtem Puls:

statt: Radix Rehmanniae praep.	*Shu Di Huang*
→ Radix Rehmanniae glutinosae	*Sheng Di Huang*
und statt: Radix Paeoniae lactiflorae	*Bai Shao*
→ Radix Paeoniae rubrae	*Chi Shao*

治頭瘡一方

Dekokt bei Hauterkrankungen im Kopfbereich

Japanischer Name: **ji zuso ippo**

Konstitution
eher kräftig

Gruppenklassifikation
Wind eliminierende Rezepturen (Haut und Leitbahnen)

Temperaturverhalten

kalt	kühl	neutral	leicht warm	heiß

Indikation bei Energiezustand des Patienten

Fülle	leichte Fülle	neutral	leichter Mangel	Mangel

Zusammensetzung

Radix Ledebouriellae	4g	(1a)	Oberfläche von pathogenen Faktoren befreiend, insbesondere Wind-Kälte	► S.503
Herba Schizonepetae	2g	(1a)	bei Wind-Kälte und bei Wind-Hitze die Oberfläche befreiend	► S.502
Rhizoma Atractylodis	6g	(7)	Nässe umwandelnd, schmerzstillend	► S.607
Flos Lonicerae	2g	(2d)	klärt Hitze, Hitze-Toxine eliminierend, leitet äußere Wind-Hitze aus	► S.546
Fructus Forsythiae	3g	(2d)	Hitze kühlend, Toxine ausleitend, Geschwüre und Entzündungen lindernd	► S.547
Flos Carthami	2g	(10)	bei Hauterkrankungen mit lividen Veränderungen durch Blut-Stase	► S.640
Rhizoma Ligustici	6g	(10)	Blut belebend, auch Qi regulierend, Wind austreibend, schmerzlindernd	► S.634
Rhizoma Rhei	4g	(3a)	die ganze Zeit mitkochen, Hitze kühlend und über den Darm ausleitend	► S.556
Radix Glycyrrhizae	2g	(12a)	Mitte stärkend, Lunge befeuchtend, Eiter ausleitend	► S.674

Hauptsymptome

Hautveränderungen,

besonders im Kopfbereich,
Hautrötung,

Knoten- oder Bläschenbildung,

schuppige Haut,

Juckreiz, eitrige Haut, Akne

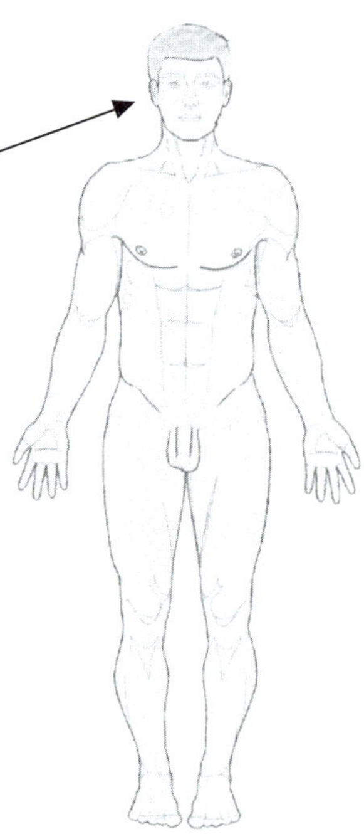

Wirkung
1. Wind eliminierend
2. Hitze klärend, Toxine lindernd, Nässe eliminierend
3. Blut-Stasen bewegend

Symptome
Kräftige Patienten mit Hautveränderungen, besonders im Kopfbereich, Hautrötung, Knoten- oder Bläschenbildung, schuppige Haut, Juckreiz, eitrige Hautveränderungen, Akne, keine Trockenheit der Haut

TCM-Indikation
Invasion von Wind, Hitze und Nässe, die sich zu Wind und Toxinen gewandelt haben, Tendenz zu lokaler Blut-Stase
ZK: evtl. normal oder Rötung oder rötliche Flecken bzw. Pünktchen im vorderen ZK-Drittel; **ZB:** normal oder weißlicher bis gelblicher Belag; **Pu:** evtl. schwebend, evtl. beschleunigt

Anwendungsbeispiel
Ekzeme bei Heranwachsenden, Hautekzeme mit Exsudation, Furunkulose, Akne

Funktionskreise

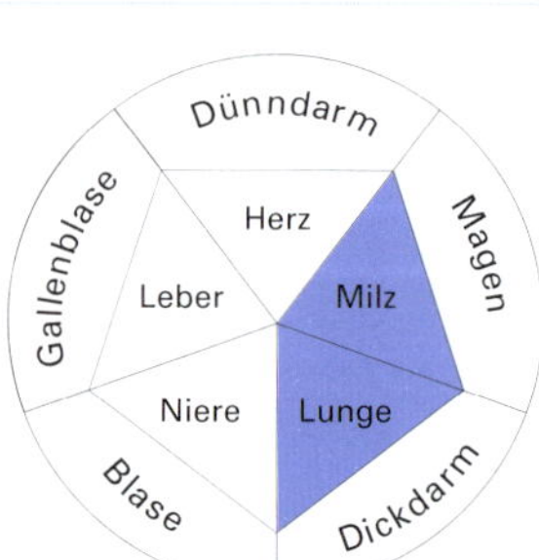

Sechs Stadien *Shang Han Lun*

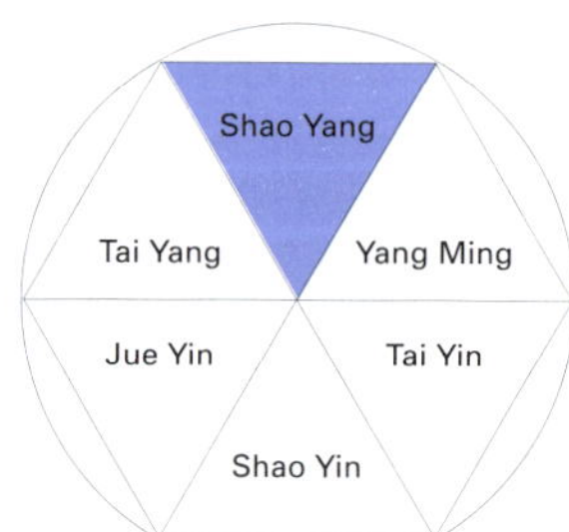

Außen ◄► Innen

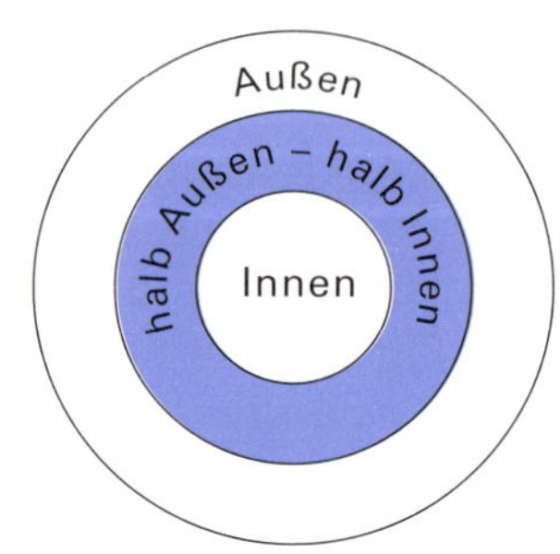

Analyse der Rezeptur

Radix Ledebouriellae	*Fang Feng*	Wind eliminierend, Oberfläche öffnend, von pathogenen Faktoren befreiend
Herba Schizonepetae	*Jing Jie*	
Rhizoma Atractylodis	*Cang Zhu*	Mitte stützend
Radix Glycyrrhizae	*Gan Cao*	Mitte stützend; Toxine eliminierend
Flos Lonicerae	*Yin Jin Hua*	Toxine eliminierend
Fructus Forsythiae	*Lian Qiao*	
Flos Carthami	*Hong Hua*	Blut-Stasen zerschlagend, Blut bewegend, Blut kühlend
Rhizoma Ligustici	*Chuan Xiong*	
Rhizoma Rhei	*Da Huang*	

Anmerkungen

1. Bei diesen Ekzemen ist die Haut nicht trocken. Es besteht Neigung zu Exsudation, eitrigen Hautveränderungen und Absedierungen, wie bei Furunkeln oder Akne. Dies zeigt einerseits die Anwesenheit von Toxinen, die aus eingedrungenen Faktoren wie Wind, Nässe und Hitze hervorgegangen sind, andererseits haben diese pathogenen Faktoren auch zu einer Blut-Stase geführt, die sich im Hautbereich als bräunliche oder dunkel-livide Verfärbung der Effloreszenzen bemerkbar macht.
2. Wie auch schon unter dem Pulver, das Wind eliminiert aus True Lineage *Xiao Feng San* gilt auch hier, daß sich diese pathologischen Zustände der Haut nicht notwendigerweise im gleichen Maße an Zunge und Puls manifestieren müssen.

Korrespondierende Akupunktur

Di 4, Di 11	eliminieren Hitze
Lu 11, Lu 5	klären Lungen-Hitze
MP 6	stärkt die Milz, nährt Blut und Yin
3E 5	leitet Wind aus
Gb 20	eliminiert Wind
MP 10	belebt das Blut
Ma 36	stützt die Mitte

Ba Xie und *Ba Feng* Punkte

Literatur

nicht im Bensky

Entsprechungen der Diätetik

Wind-Kälte eliminierend: Frühlingszwiebeln, Paprika, Ingwer, Knoblauch, Chilischote, Koriander
Wind-Hitze eliminierend: Rettich, Karotte, Chrysanthemenblüten, Minzblätter, Löwenzahn, Chinakohl
Hitze kühlend: Alle rohen und gekeimten Nahrungsmittel sind tendenziell eher kühlend. Gut geeignet sind bei Hitze auch Frischkornbreie, insbesondere Weizen kühlt Hitze und stützt das Yin von Niere und Herz. Buchweizen eliminiert effektiv Nässe-Hitze. Gerste, Rundkornreis, Hirse, Karotten, Chinakohl, Stangensellerie, Spinat, Banane, Wassermelone, Kaki, Kiwi, Birne, Apfel
Hitze kühlend, Toxine entgiftend: Buchweizen, Mungbohnen, schwarze Sojabohnen, Tofu, Gurke, Sellerie, Löwenzahn
Hitze kühlend, Nässe eliminierend:
Mungbohnen, Sojabohnen und Tofu, Gurke
Milz-Lungen-Qi stärkend:
Buchweizen, Gerste, Sojabohnen, Fenchel
Blut bewegend:
Erdnuß, schwarze Sojabohne, Eßkastanie, Pfirsich, Essig, Aubergine, chinesischer Lauch (Qi und Blut bewegend)
Blut kühlend bei Blutungen: Stangensellerie, Selleriesaft, Huhn
Leicht abführend: Pfirsich, Pflaume, Apfel, Walnuß, Sesam
Meide:
Hitze erzeugende Nahrung: Bes. Alkohol kann längerfristig Hitze produzieren und zu Nässebildung führen. Andere energetisch heiße Nahrung wie Chili, scharfe Gerichte, Lamm, Hammel, Meeresfrüchte können Hitze-Prozesse verstärken, Meeresfrüchte führen darüber hinaus evtl. zur Verschlechterung von Nässe-Hitze-Ekzemen. Vorsicht besonders bei Tabak, da dieser heiß und Säfte austrocknend wirkt.
Milchprodukte, Süßigkeiten und fettes Fleisch im Übermaß können Nässe- und Schleimbildung begünstigen.

Eigene Eintragungen

多汗

Komposition mit Radix Angelicae sinensis

Japanischer Name: **toki inshi**

Konstitution
geschwächt

Gruppenklassifikation
Wind eliminierende Rezepturen (Haut und Leitbahnen)

Temperaturverhalten

kalt	kühl	neutral	leicht warm	heiß

Indikation bei Energiezustand des Patienten

Fülle	leichte Fülle	neutral	leichter Mangel	Mangel

Zusammensetzung

Radix Angelicae sinensis	10g	(12b)	Blut nährend und dynamisierend, Mens regulierend, schmerzstillend	► S.680
Radix Rehmanniae prae.	8g	(12b)	Blut und Yin nährend, befeuchtend	► S.678
Radix Paeoniae lactifl.	6g	(12b)	Blut nährend, Leber harmonisierend, regulierend	► S.681
Rhizoma Ligustici	6g	(10)	Blut belebend, auch Qi regulierend, Wind austreibend, schmerzlindernd	► S.634
Radix Astragali	6g	(12a)	stärkt Milz-Qi, hebt das Yang-Qi nach oben, stärkt das *Wei Qi*	► S.670
Radix Ledebouriellae	6g	(1a)	Oberfläche von pathogenen Faktoren befreiend, insbesondere Wind-Kälte	► S.503
Fructus Tribuli	6g	(16)	verankert Leber-Yang, vertreibt Wind-Hitze, Juckreiz stillend	► S.741
Radix Polygoni multiflori	4g	(12b)	stärkt Niere und Leber, nährt Blut und stärkt die Essenz, laxiert	► S.679
Herba Schizonepetae	3g	(1a)	bei Wind-Kälte und bei Wind-Hitze die Oberfläche befreiend	► S.502
Radix Glycyrrhizae	2g	(12a)	Mitte stärkend, Eiter ausleitend, Toxizität anderer Drogen mildernd	► S.674

Hauptsymptome

Gesichtsblässe,

Hautveränderungen,

leichtes Erythem,

trockene Haut,

Hautjucken

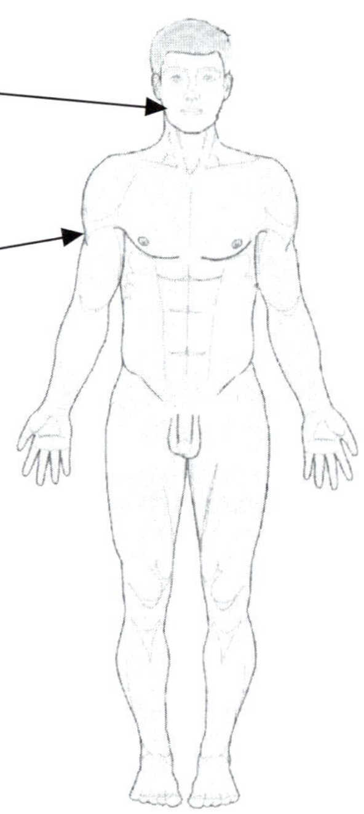

Wirkung
1. Qi stärkend, Blut nährend, Blut belebend
2. Wind eliminierend, Juckreiz stillend

Symptome
Relativ geschwächte Patienten mit Hautveränderungen, leichtes Erythem, Neigung zu trockener Haut, Hautjucken, leichte Gesichtsblässe

TCM-Indikation
Allgemeiner Qi- und Blut-Mangel, besonders in den äußeren Schichten des Körpers mit Invasion von exogenem Wind
ZK: leicht blaß, evtl. rote Pünktchen im vorderen Drittel;
ZB: o.B. bis leicht vermindert; **Pu:** kraftlos

Anwendungsbeispiel
Ekzeme mit trockener Haut, Psoriasis, Alterspruritus, Trichophytie

Abgeleitete Rezepturen
Rezeptur enthält Vier Arzneien Dekokt *Si Wu Tang* ► S.348

Funktionskreise

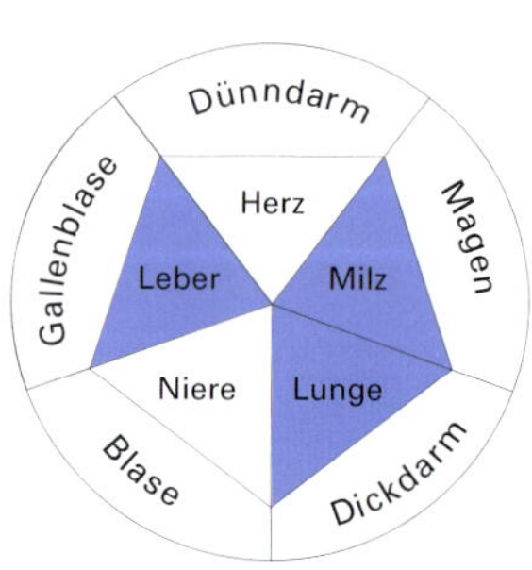

Sechs Stadien *Shang Han Lun*

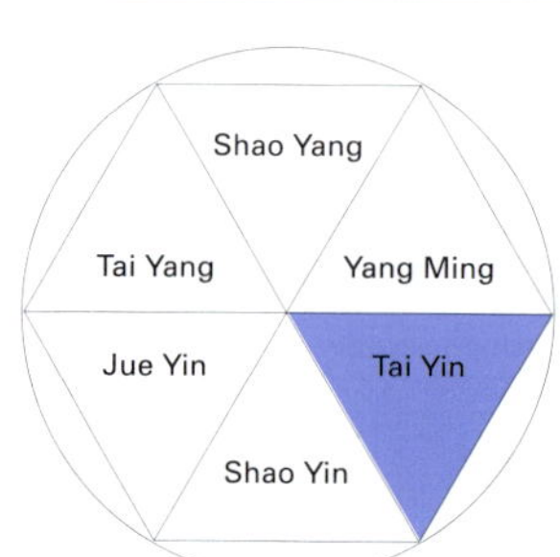

Außen ◄► Innen

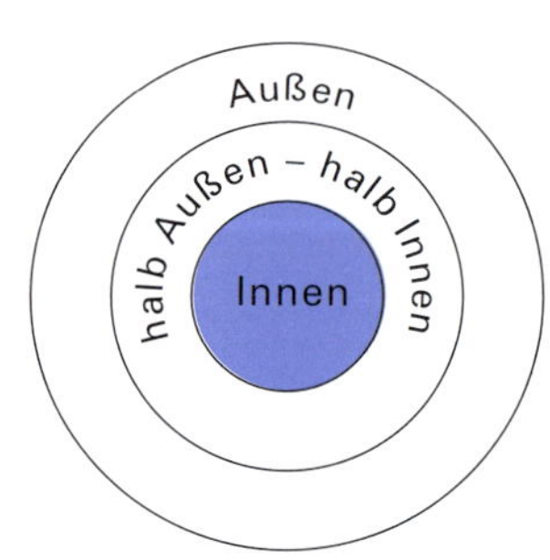

Analyse der Rezeptur

Radix Ledebouriellae	*Fang Feng*	Wind eliminierend und Juckreiz stillend	→ **Wind**
Herba Schizonepetae	*Jing Jie*		
Fructus Tribuli	*Bai Ji Li*		
Radix Polygoni multiflori	*He Shou Wu*	Blut und Yin nährend, Blut kühlend, Blut bewegend	→ **Blut**
Radix Rehmannniae p.	*Shu Di Huang*		
Radix Angelicae sinensis	*Dang Gui*		
Radix Paeoniae lact.	*Bai Shao*		
Rhizoma Ligustici	*Chuan Xiong*		
Radix Astragali	*Huang Qi*	Qi kräftigend	→ **Qi**
Radix Glycyrrhizae	*Gan Cao*	harmonisiert die Mitte	

Anmerkungen

1. Diese Rezeptur ist eher für Patienten mit trockener Haut oder ältere Patienten mit trockener Haut und Juckreiz.
Durch den bei diesen Patienten vorbestehenden Blut-Mangel wird das Eindringen von pathogenem Wind in den Organismus begünstigt. Um Wind auszuleiten, ist es erforderlich, das Blut zu nähren. Dies gilt nicht nur für viele chronische Hauterkrankungen mit Blut-Mangel, sondern auch häufig bei Patienten mit rheumatischen Erkrankungen.
2. Siehe auch Anmerkung unter Rezepturen des Bi-Syndroms, auch dort wird Wind besser ausleitbar durch das Nähren des Blutes: z. B. Angelica und Loranthi Dekokt *Du Huo Ji Sheng Tang* ► S.314 und Dekokt, das die Meridiane entspannt und das Blut belebt *Shu Jing Huo Xue Tang* ► S.424

Korrespondierende Akupunktur

Ma 36	stützt die Mitte
MP 6, MP 10	stärken die Milz, beleben Blut
Bl 17	belebt Blut, Meisterpunkt
3E 5	reguliert Qi, leitet Wind aus
Gb 20, Gb 31	Wind eliminierend
Di 4, Di 11	leiten pathogene Faktoren aus, besonders auch Hitze

Literatur

nicht im Bensky

Eigene Eintragungen

Modifikationen

Bei ausgeprägter Blut-Hitze mit rotem ZK und evtl. beschleunigtem Puls:

statt: Radix Rehmanniae praeparata	*Shu Di Huang*
→ Radix Rehmanniae glutinosae	*Sheng Di Huang*
und statt: Radix Paeoniae lactiflorae	*Bai Shao*
→ Radix Paeoniae rubrae	*Chi Shao*

Entsprechungen der Diätetik

Wind-Kälte eliminierend: Frühlingszwiebel, Paprika, Ingwer, Knoblauch, Chilischote, Koriander
Wind-Hitze eliminierend: Rettich, Karotte, Chrysanthemenblüten, Minzblätter, Löwenzahn, Chinakohl
Milz-Lungen-Qi stärkend:
Buchweizen, Gerste, Sojabohnen, Fenchel
Blut nährend: Pinienkerne, Sesam, Tintenfisch, Taube, Leber verschiedener Tiere, schwarze Sojabohnen, Essig, Milch, Sahne, Butter, Frischkäse
Blut kühlend bei Blutungen: Stangensellerie, Selleriesaft, Huhn
Meide:
Hitze erzeugende Nahrung: Bes. Alkohol kann langfristig zu Hitze führen und Nässe erzeugen. Andere energetisch heiße Nahrung sind Chili, scharfe Speisen, Lamm, Hammel. Vorsicht besonders bei Tabak, da dieser heiß und Säfte austrocknend wirkt.
Während eines Infektes: Schwere, kalte und rohe Nahrung meiden. Milchprodukte können noch mehr Schleim erzeugen. Meide Raffinadezucker, Milchprodukte, fettes Fleisch, da die Mitte belastet wird und leicht zuviel Nässe bzw. Schleim produziert wird. Fettes Fleisch kann pathogene Faktoren im Organismus binden. Ein Übermaß an Süßem belastet die Milz, ebenfalls zu viel kalte und rohe Nahrung.

13.b Rezepturen, die inneren Wind eliminieren

天麻钩藤饮

Rhizoma Gastrodiae und Ramulus Uncariae Trunk

Chinesischer Name:	Tian Ma Gou Teng Yin
Japanischer Name:	tenma koto in
Englischer Name:	Gastrodia and Uncaria Decoction
Lateinischer Name:	Potio Gastrodiae et Uncariae

Konstitution
mäßig kräftiger Patient

Gruppenklassifikation
Wind eliminierende Rezepturen (Leber-Wind)

Temperaturverhalten

kalt	kühl	neutral	warm	heiß

Indikation bei Energiezustand des Patienten

Fülle	leichte Fülle	neutral	leichter Mangel	Mangel

Zusammensetzung

Rhizoma Gastrodiae	3-9g	(16)	besänftigt die Leber, leitet Wind aus, kontrolliert Spasmen und Tremor	► S.739
Ramulus Uncariae	9-12g	(16)	leitet Wind aus, löst Krämpfe, leitet Leber-Hitze ab, beruhigt Leber-Yang	► S.740
Concha Haliotidis	9-15g	(16)	leitet Hitze ab und verhindert das Hochschlagen des Leber-Yang	► S.738
Fructus Gardeniae	6-9g	(2a)	Hitze kühlend, Bezug zu Herz, Leber und Magen	► S.527
Radix Scutellariae	6-9g	(2c)	Nässe-Hitze kühlend und ableitend, bes. im Oberen und Mittl. Erwärmer	► S.540
Herba Leonuri	9g	(10)	belebt Blut, harmonisiert die Mens, diuretisch, entgiftend	► S.638
Radix Achyranthis	6g	(10)	Blut belebend, stärkt die Energie von Niere und Leber	► S.644
Cortex Eucommiae	6g	(12c)	tonisiert Niere und Leber, stärkt die Knochen, beruhigt den Fetus	► S.692
Ramulus Loranthi	6g	(12d)	tonisiert Niere und Leber, stärkt Knochen, vertreibt Wind-Nässe	► S.703
Caulis Polygoni mult.	6g	(14b)	Herz stützend, sedierend, macht Leitbahnen durchgängig	
Poria	6g	(4)	Nässe eliminierend, Milz stärkend, Mitte harmonisierend, sedierend	► S.565

Hauptsymptome

Kopfschmerzen,

Zittern der Zunge,

Schwindel,

Krämpfe oder Zuckungen,

Zittern,

Schlaflosigkeit,

Hemiplegie

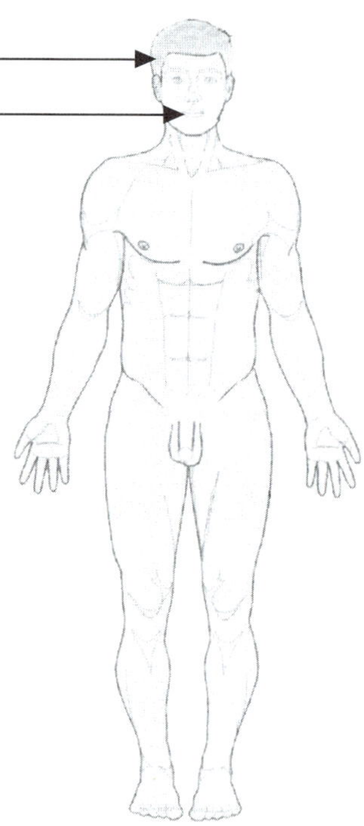

Wirkung
1. Besänftigt inneren Wind im Leber-Funktionskreis, harmonisiert die Leber
2. Hitze kühlend, Blut belebend, Nieren und Leber tonisierend

Symptome
Kopfschmerzen, Schwindel, Krämpfe oder Zuckungen. Diese Symptome sind in diesem Falle durch ein aufwärtssteigendes Leber-Yang bedingt.
Zittern, Schlaflosigkeit, Unruhe, Hemiplegie, Zittern der Zunge, Taubheitsgefühle in den Extremitäten

TCM-Indikation
Leber-Yang steigt auf mit innerem Leber-Wind
Oben besteht eine Fülle-Situation mit Überaktivität (Hitze), während jedoch unten ein energetischer Mangel zugrunde liegt.
ZK: rot; **ZB:** weißlich-gelblicher Belag;
Pu: drahtig, evtl. beschleunigt

Anwendungsbeispiel
Hypertonus, Kopfschmerzsyndrom, Migränesyndrom, Morbus Parkinson, Trigeminusneuralgie, TIA, Epilepsie, Aphasie, Apraxie, Apoplex, LWS-Syndrom

Funktionskreise

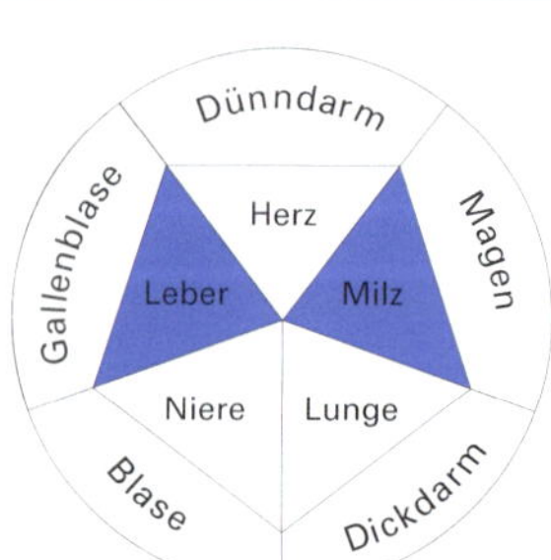

Sechs Stadien *Shang Han Lun*

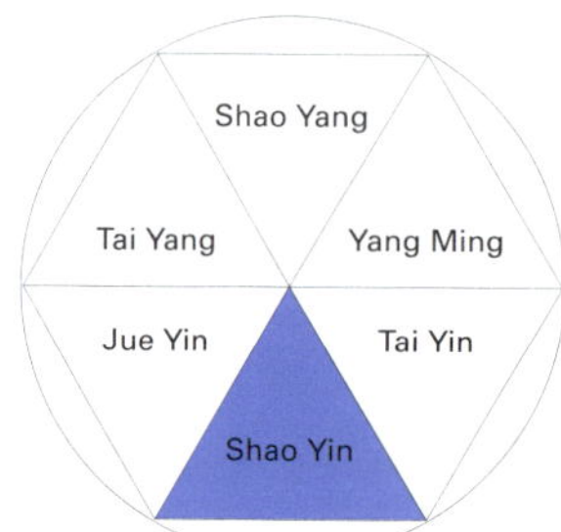

Außen ◄► Innen

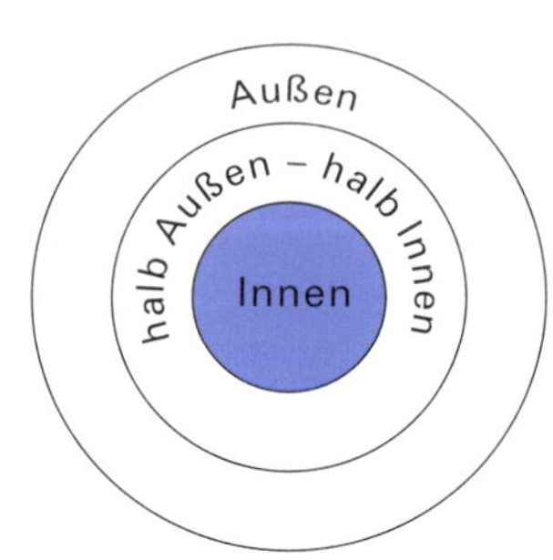

Analyse der Rezeptur

Rhizoma Gastrodiae	*Tian Ma*	eliminieren Leber-Wind, dämpfen hochschlagendes Leber-Yang	sedieren Fülle
Ramulus Uncariae	*Gou Teng*		
Concha Haliotidis	*Shi Jue Ming*		
Fructus Gardeniae	*Zhi Zi*	Leber-Feuer klärend	
Radix Scutellariae	*Huang Qin*		
Herba Leonuri	*Yi Mu Cao*	bewegt Blut	tonisieren Leere
Radix Achyranthis	*Niu Xi*	bewegt Blut; stärkt Nieren- und Leber-Energie	
Ramulus Loranthi	*Sang Ji Sheng*	stärkt Nieren- und Leber-Energie mehr auf Nieren-Yin gerichtet	
Cortex Eucommiae	*Du Zhong*	stärkt Nieren- und Leber-Energie mehr auf Nieren-Yang gerichtet	
Caulis Polygoni multifl.	*Ye Jiao Teng*	beruhigt Herz und *Shen*	
Poria	*Fu Ling*		

Modifikationen

Bei Kindern zum Absenken des Leber-Yang:
+ Concha Ostreae — *Mu Li*
+ Ocherum rubrum — *Dai Zhe Shi*

Bei ausgeprägter Epilepsie:
+ Buthus — *Quan Xie*

Entsprechungen der Diätetik

Blut bewegend:
Erdnuß, schwarze Sojabohne, Eßkastanie, Pfirsich, Essig, Aubergine, chinesischer Lauch (Qi und Blut bewegend)
Leber-Yang absenkend:
Stangensellerie, Selleriesaft, Spinat, Wasserkastanie, Chrysanthemenblütentee
Nieren-Yin nährend:
Walnuß, Austern, Sesam
Nieren-Yang stärkend:
Hirsch, Garnelen, Nieren, Zimt, Sternanis
Meide:
Alkohol (Nässe-Hitze), Kaffee, Chili, fettes Fleisch, Kaffee, Alkoholika
Besonders hochprozentiger Alkohol schädigt Magen- und Leber-Yin. Auch Tranquilizer vom Benzodiazepin-Typ trocknen das Leber-Yin und begünstigen so das Aufsteigen des Leber-Yang.

Fertigarznei

Gastrodia & Gambir Formula – 600 mg Tabletten und als Granulat

Literatur

Bensky englisch ► S.405
deutsch ► S.444

Fallbeispiel

52jähriger Mann, Geschäftsführer, seit 12. Lebensjahr Neigung zu Kopfschmerzen. In den letzten Jahren deutlich zunehmende Tendenz. Kann an mehreren Tagen im Monat wegen Migräne nicht zur Arbeit. Auslöser: Streß, Wetterumschwung, Alkohol am Abend, zu üppige abendliche Mahlzeiten. Lokalisation: temporal, mal links, mal rechts. Immer kalte Füsse
ZK: hochrot; **ZB**: gelblich-weiß; **Pu**: sehr drahtig
Nach fünfwöchiger Einnahme von Gastrodia u. Uncaria Trunk und Weglassen von Kaffee Reduktion der Intensität der Schmerzen und der Anfallshäufigkeit um etwa 50 %. In den darauffolgenden Wochen zunehmende Besserung. Follow up: 1 Jahr – unter „Erhaltungdosis" mit der entsprechenden Fertigarznei Gastrodia & Gambir 3x1 Tablette fast beschwerdefrei.

Anmerkungen

Das energetische Muster dieser Rezeptur könnte man auch treffend als „businessman syndrome" bezeichnen. Dabei ist oben eine Fülle-Situation mit Unruhe, Nervosität, rotem Kopf gegeben (allerdings Pseudo-Fülle oder Leere-Hitze).
Zugrunde liegt jedoch ein Mangel im Nieren- und Leber-Bereich z. B. durch angegriffenes Nieren-Yin durch Überarbeitung, Existenzängste etc.

Korrespondierende Akupunktur

Le 2, Gb 41	eliminieren Leber-Wind, dämpfen hochschlagendes Leber-Yang
Gb 38	Leber-Feuer klärend
Le 3	bewegt und reguliert Leber-Blut
He 7	beruhigt Herz und *Shen*
Ni 3, Bl 23	stärkt Nieren- und Leber-Energie, mehr auf Nieren-Yang gerichtet
Ni 7, Ren 6	stärkt Nieren- und Leber-Energie, mehr auf Nieren-Yin gerichtet
Pe 6	Luo-Punkt, Arealfernpunkt Thorax, auch sedativ
Ma 36	stützt das Qi der Mitte, Arealfernpunkt Abdomen
Du 20	gegen Meridianverlauf

Bei Zustand nach Apoplex: Dü 4 bei Parese am isolateralen Arm

14. SCHLEIM BEHANDELNDE REZEPTUREN

14.a Rezepturen, die Nässe trocknen und Schleim transformieren

二陈汤

Zweifach behandeltes Dekokt

Chinesischer Name:	Er Chen Tang
Japanischer Name:	ni chin to
Englischer Name:	Two Cured Decoction
Lateinischer Name:	Decoctum duorum veterum

Konstitution
Neigung zu Adipositas

Gruppenklassifikation
Schleim behandelnde Rezepturen (Schleim-Nässe)

Temperaturverhalten

kalt	kühl	neutral	warm	heiß

Indikation bei Energiezustand des Patienten

Fülle	leichte Fülle	neutral	leichter Mangel	Mangel

Zusammensetzung

Rhizoma Pinelliae	12g	(6)	Schleim umwandelnd, Nässe trocknend, Mitte harmonisierend	► S.588
Pericarpium Aurantii	12g	(9)	Qi regulierend, Mitte stützend, Schleim umwandelnd	► S.620
Poria	8g	(4)	Nässe ausleitend, Mitte stützend	► S.565
Radix Glycyrrhizae	4g	(12a)	Mitte stützend, puffernd	► S.674

Hauptsymptome

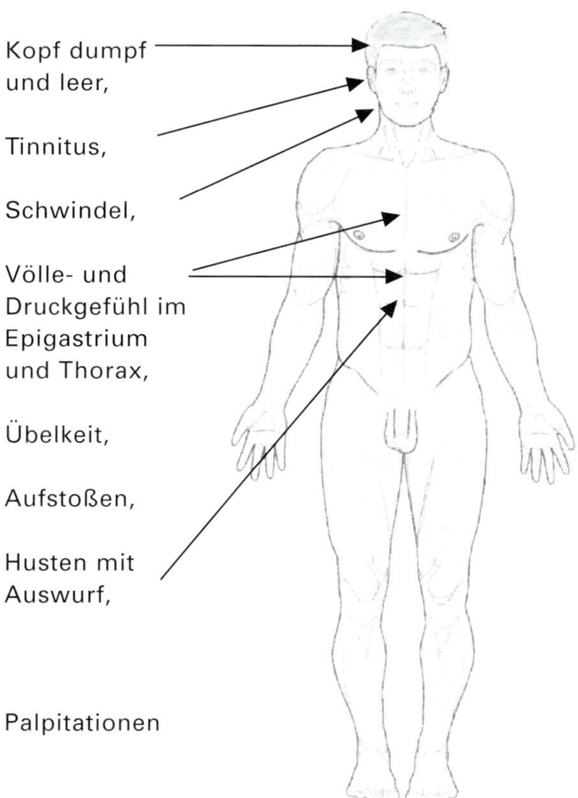

Wirkung
1. Trocknet Nässe und wandelt Schleim um
2. Reguliert den Qi-Fluß von Milz und Magen

Symptome
Völle- und Druckgefühl im Epigastrium, Übelkeit, Aufstoßen, Erbrechen, Husten mit Schleim und reichlichem Auswurf, Völle- und Druckgefühl im Thorax,
Schwindel, Tinnitus, Palpitationen, dumpfes Leeregefühl im Kopf

TCM-Indikation
Nässe-Schleim im Innen, Qi-Schwäche der Mitte
ZK: gedunsen; **ZB**: feucht, dick, klebrig; **Pu**: schlüpfrig

Anwendungsbeispiel
Chronische Bronchitis, chronische Gastritis, Roemheld'scher Symptomenkomplex, funktionelle Herzbeschwerden, Struma, Schwindel

Abgeleitete Rezepturen
Dekokt, das die Gallenblase wärmt *Wen Dan Tang* ► S.476
Rhizoma Coptidis *Huang Lian Tang* ► S.268
Sechs Gentlemen Dekokt *Liu Jun Zi Tang* ► S.340
Pinelliae Atractylodis macr. und Gastrodia Dekokt
Ban Xia Bai Zhu Tian Ma Tang ► S.490

Funktionskreise

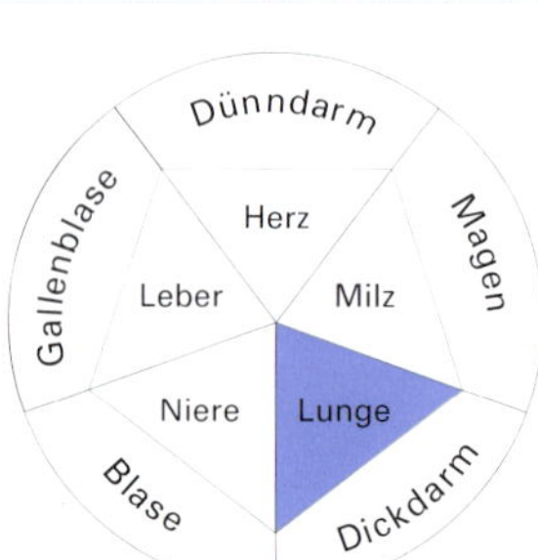

Sechs Stadien ***Shang Han Lun***

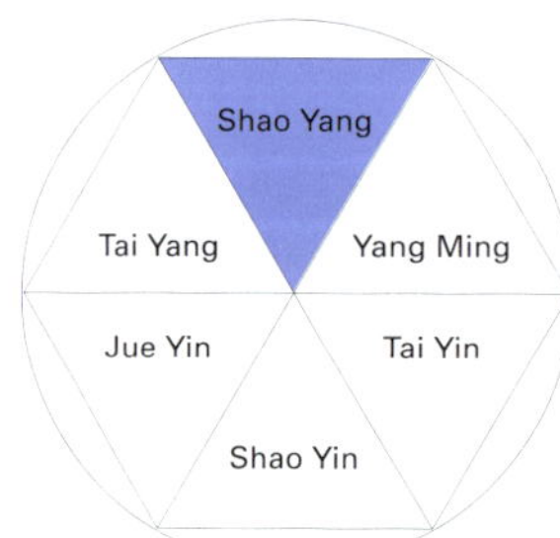

Außen ◄► Innen

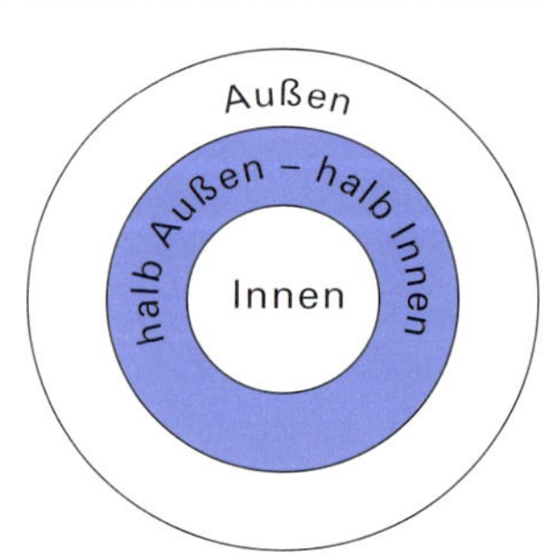

Analyse der Rezeptur

Radix Glycyrrhizae	*Gan Cao*	puffert die gesamte Rezeptur gegen die scharfen Drogen; Mitte harmonisierend
Rhizoma Pinelliae	*Ban Xia*	Mitte harmonisierend; transformieren Schleim
Pericarpium Aurantii	*Chen Pi*	transformieren Schleim; reguliert den Qi-Fluß; Nässe eliminierend, Mitte stützend
Poria	*Fu Ling*	Nässe eliminierend, Mitte stützend

Anmerkungen

1. Dies ist die klassische Basisrezeptur für Schleim-Erkrankungen:
Typisches Kennzeichen ist der klebrige Zungenbelag, oft das unangenehme Druckgefühl im Epigastrium bei der Abdomen-Palpation im Rahmen der japanischen Hara-Diagnostik und ein Druck oder Völlegefühl im Epigastrium oder Thorax. Man sollte bedenken, daß die Symptomatik einer Schleim-Erkrankung überaus vielfältig sein und vielen anderen Syndromen ähnlich sein kann. Daher ist der Zungenbefund hier von überragender Wichtigkeit (siehe auch Grundlagen „Schleim" ► S.23)
2. Schleim führt häufig zu Stagnationen des Qi-Flusses. Darum enthält die Rezeptur auch als Minister-Droge den Qi-Regulator Pericarpium Aurantii.
3. Bedenke, daß die Quelle des Schleims fast immer eine schwache Mitte oder Milz mit der Entstehung von Nässe ist, das Gefäß des Schleims ist oft die Lunge, in der sich die verschiedenen Erkrankungen mit Schleim manifestieren und chronisch festsetzen können (chronische Sinusitis, Bronchitis etc.)

Entsprechungen der Diätetik

Magen- und Lungen-Qi absenkend:
Gerste, Buchweizen, Hafer, Mandeln, Tofu, Erbsen, Kardamom, Ingwer, schwarze und gelbe Sojabohnen, Rettich, Zwiebeln
Nässe eliminierend:
Bohnen, Sojabohnen, Erbsen, Fenchel, Pfeffer, Kardamom, Gerste, Fisch
Schleim und Nässe transformierend:
Schwarze und gelbe Sojabohnen, Sojasprossen, Sojamilch, Mungbohnen, Rundkornreis, Knoblauch, Ingwer, Rettich, Weintrauben, Birnen, Fisch, Kardamom
Meide:
Raffinadezucker, Milchprodukte, fettes Fleisch, Kaffee, Alkoholika
Ein Übermaß an Süßem belastet die Milz, da leicht zuviel Nässe produziert wird.
Übermäßig viel Kaltes und Rohkost kann die Milz belasten.

Modifikationen

Häufige Modifikationen:
Dies ist die Basisrezeptur für Schleim-Erkrankungen, oft wird von dieser Rezeptur ausgehend eine dem genauen Befund des Patienten angepaßte Modifikation rezeptiert:
Bei Wind-Kälte Invasion:

+ Herba Ephedrae	*Ma Huang*	
+ Semen Armeniacae	*Xing Ren*	

Bei ausgeprägter Leukorrhö, unregelmäßiger Mens durch Schleim-Nässe im Uterus (*Bao Gong*):

+ Rhizoma Ligustici	*Chuan Xiong*	
+ Radix Angelicae sinensis	*Dang Gui*	

Bei Schleim-Akkumulation mit zusätzlichem Lungen- und Nieren-Yin-Mangel und Trockenheit:

+ Radix Angelicae sinensis	*Dang Gui*	6g
+ Radix Rehmanniae glut.	*Sheng Di Huang*	6-12g

Diese Rezeptur heißt:
Sechs Gentlemen des Metall und Wasser Dekokt
Jin Shui Liu Jun Jian
Symptome: weißlicher, schwer abhustbarer Schleim, Husten, trockener Reizhusten mit festsitzendem Schleim, bronchiale Enge, trockener Rachen, Übelkeit
ZK: evtl. leicht rot; der **ZB** ist zwar noch klebrig, aber trockener als beim *Er Chen Tang*

Korrespondierende Akupunktur

Ren 12	Mu-Punkt Magen
Lu 7	Luo-Punkt, senkt Lungen-Qi ab
Ren 17	Meisterpunkt Respirationstrakt, löst thorakale Qi-Stagnation
Ren 14	Mu-Punkt Herz
Pe 6	Luo Punkt, Arealfernpunkt Thorax, auch sedativ
Ma 36	stützt das Qi der Mitte; Arealfernpunkt Abdomen
Ma 40	Nässe ausleitend
MP 5	stützt die Mitte, wandelt Schleim um
Bl 21	Shu-Punkt Magen
Du 20	gegen Meridianverlauf

Fertigarznei

Citrus & Pinellia Combination – als Granulat

Literatur

Bensky	englisch	► S.432
	deutsch	► S.472

14.b Rezepturen, die Hitze klären und Schleim transformieren

温胆汤

Dekokt, das die Gallenblase wärmt

Chinesischer Name:	Wen Dan Tang
Japanischer Name:	un tan to
Englischer Name:	Gallbladder Warming Decoction
Lateinischer Name:	Decoctum Tepeficiens Orbem felleum

Konstitution
leicht kräftig oder untersetzt

Gruppenklassifikation
Schleim behandelnde Rezepturen (Schleim-Hitze)

Temperaturverhalten

kalt	kühl	neutral	warm	heiß

Indikation bei Energiezustand des Patienten

Fülle	leichte Fülle	neutral	leichter Mangel	Mangel

Zusammensetzung

Rhizoma Pinelliae	12g	(6)	Schleim umwandelnd, Nässe trocknend, Mitte harmonisierend	► S.588
Pericarpium Aurantii	12g	(9)	Qi regulierend, Mitte stützend, Schleim umwandelnd	► S.620
Poria	8g	(4)	Nässe ausleitend, Mitte stützend	► S.565
Radix Glycyrrhizae	4g	(12a)	Mitte stützend, puffernd	► S.674
Fructus immaturus Citri	6g	(9)	Qi regulierend	► S.622
Caulis Bambusae in taeniam	6g	(6)	Hitze kühlend, Übelkeit lindernd, Schleim umwandelnd	► S.598
Fructus Jujubae	5g	(12a)	Mitte stützend	► S.673

Hauptsymptome

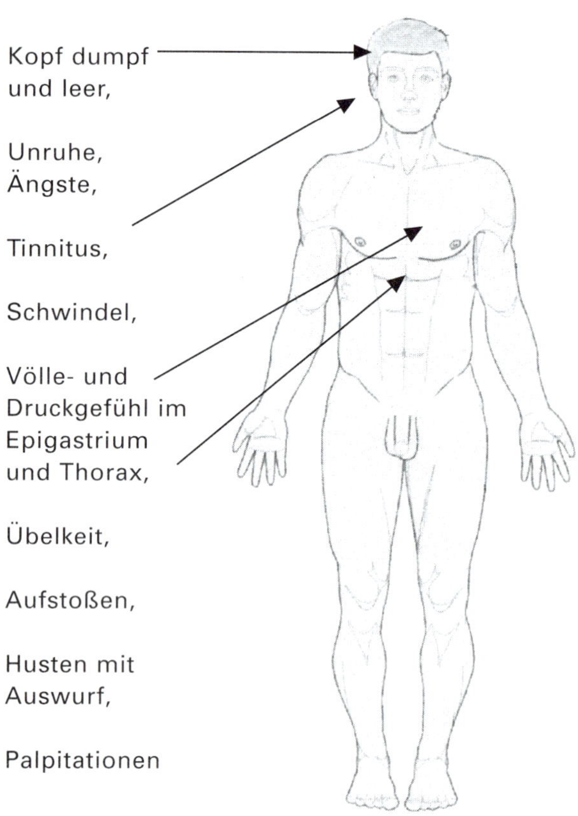

Wirkung
1. Trocknet Nässe und wandelt Schleim um
2. Reguliert den Qi-Fluß, sediert

Symptome
Völle- und Druckgefühl im Epigastrium, Übelkeit, Aufstoßen, bitterer Mundgeschmack, nagendes Hungergefühl, Husten mit Schleim und reichlichem Auswurf, Völlegefühl im Thorax, Unruhe, Ängstlichkeit, Schwindel, Tinnitus, Palpitationen, dumpfes Leeregefühl im Kopf

TCM-Indikation
1. Hitze-Schleim
2. Disharmonie von Leber/Gallenblase und Magen

ZK: gedunsen; **ZB:** feucht, dick, klebrig, gelb;
Pu: schlüpfrig oder drahtig

Anwendungsbeispiel
Chronische Bronchitis, chronische Gastritis, Roemheld'scher Symptomenkomplex, funktionelle Herzbeschwerden, Schwindelattacken, Angstzustände

Abgeleitete Rezepturen
Zweifach behandeltes Dekokt *Er Chen Tang* ist enthalten
Rhizoma Coptidis Dekokt *Huang Lian Tang* ► S.268

Funktionskreise

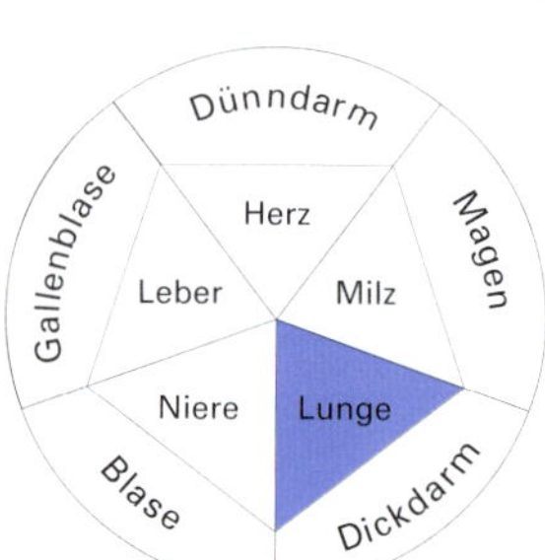

Sechs Stadien *Shang Han Lun*

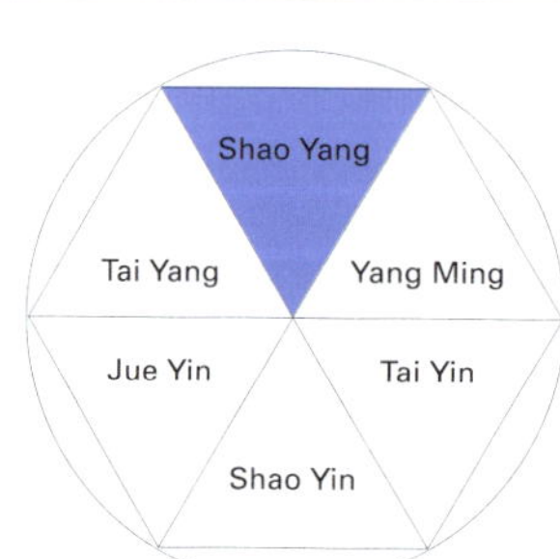

Außen ◄► Innen

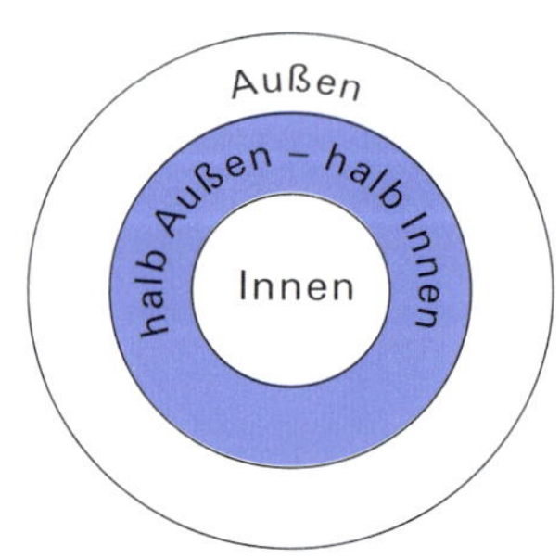

Analyse der Rezeptur

Pericarpium Aurantii	*Chen Pi*	Qi-Fluß regulierend	→ **Qi**
Fructus immaturus Citri	*Zhi Shi*		
		kühlend, Schleim umwandelnd, Mitte stützend	
Caulis Bambusae in taeniam	*Zhu Ru*		
		Schleim umwandelnd	→ **Schleim**
Rhizoma Pinelliae	*Ban Xia*		
		Nässe eliminierend	→ **Nässe**
Poria	*Fu Ling*		
Radix Glycyrrhizae	*Gan Cao*		
		Mitte harmonisierend	→ **Mitte**
Fructus Jujubae	*Da Zao*		

(Zuordnung laut Verbindungslinien: Chen Pi → Qi-Fluß regulierend; Zhi Shi → Qi-Fluß regulierend und kühlend, Schleim umwandelnd, Mitte stützend; Zhu Ru → kühlend, Schleim umwandelnd, Mitte stützend und Schleim umwandelnd; Ban Xia → Schleim umwandelnd und Nässe eliminierend; Fu Ling → Nässe eliminierend; Gan Cao, Da Zao → Mitte harmonisierend)

Modifikationen

Bei Tinnitus durch Schleim-Obstruktion:
+ Radix Bupleuri *Chai Hu*
+ Ramulus Uncariae *Gou Teng*
+ Flos Chrysanthemi *Ju Hua*

Bei ausgeprägtem Schwindel:
+ Radix Scutellariae *Huang Qin*
+ Hämatitum=Ocherum rubrum *Dai Zhe Shi*
+ Radix Paeoniae lactifl. *Bai Shao*

Entsprechungen der Diätetik

Magen- und Lungen-Qi absenkend:
Gerste, Buchweizen, Hafer, Mandeln, Tofu, Erbsen, Kardamom, Ingwer, schwarze und gelbe Sojabohnen, Rettich, Zwiebeln
Nässe eliminierend:
Bohnen, Sojabohnen, Erbsen, Fenchel, Pfeffer, Kardamom, Gerste, Fisch
Schleim und Nässe transformierend:
Schwarze und gelbe Sojabohnen, Sojasprossen, Sojamilch, Mungbohnen, Rundkornreis, Knoblauch, Ingwer, Rettich, Weintrauben, Birnen, Fisch, Kardamom
Meide:
Raffinadezucker, Milchprodukte, fettes Fleisch, Kaffee, Alkoholika
Ein Übermaß an Süßem belastet die Milz, da leicht zuviel Nässe produziert wird.
Übermäßig viel Kaltes und Rohkost kann die Milz belasten.

Fertigarznei

Bamboo & Hoelen Combination – 600 mg Tabletten und als Granulat

Literatur

Bensky englisch ► S.435
deutsch ► S.475

Fallbeispiel

32jährige Patientin mit seit fünf Monaten bestehendem Schwindel „wie auf einem Schiff", Druckgefühl im Stirnbereich, unentschlossen, nicht „klar" im Kopf. Viele Sorgen mit 14jährigem, an einer Psychose erkrankten Sohn.
ZK: gedunsen, rot; **ZB**: sehr klebrig, gelblich-weiß;
Pu: schlüfprig
Nach zweiwöchiger Einnahme als Dekokt ist die Symptomatik deutlich gebessert. Kein Schwindel mehr, noch geringer Druck im Stirnbereich beim Nachvornbeugen. Innerhalb der nächsten zwei Wochen dann als Fertigarznei in Tablettenform (Bamboo & Hoelen Combination - 3x1) wird der Kopf „klar" – sie kann wieder Entscheidungen treffen.

Anmerkungen

1. Der Rezeptur-Name ist irreführend, da sie deutlich kühlend ist, der Name ist historisch bedingt, vielleicht auch ursprünglich für eine andere Rezeptur gebraucht.
2. Dies ist eine der klassischen Rezepturen für Heißen Schleim.
Es ist sehr häufig zu beobachten, daß sich der Faktor Hitze über die Zeit in einer energetischen Disharmonie zusätzlich entwickelt. Die Qi-Stagnation durch den Schleim läßt oft aus Schleim-Nässe ohne Hitze-Zeichen allmählich Heißen Schleim entstehen. Dies ist sichtbar an dem nunmehr gelblich werdenden Zungenbelag. Ein ähnliches Phänomen beobachten wir oft bei der Invasion von Wind-Kälte, die sich zu Wind-Hitze entwickelt.

Korrespondierende Akupunktur

Ren 12	Mu-Punkt Magen
Lu 7	Luo-Punkt, senkt Lungen-Qi ab
Ren 17	Meisterpunkt Respirationstrakt, löst thorakale Qi-Stagnation
Ren 14	Mu-Punkt Herz
Pe 6	Luo-Punkt, Arealfernpunkt Thorax, auch sedativ
Ma 36	stützt das Qi der Mitte, Arealfernpunkt Abdomen
Ma 40	Nässe ausleitend
MP 5	stützt die Mitte, wandelt Schleim um
Bl 21	Shu-Punkt des Magens
Du 20	gegen Meridianverlauf

柴胡陷胸汤

Radix Bupleuri Dekokt, das in den Thorax sinkt

Chinesischer Name:	Chai Hu Xian Xiong Tang
Japanischer Name:	Saikan To
Englischer Name:	Bupleurum Decoction for Sinking into the Chest
Lateinischer Name:	Decoctum Bupleuri pectoris interempti

Konstitution
eher kräftiger Typus

Gruppenklassifikation
Schleim behandelnde Rezepturen (Schleim-Hitze)

Temperaturverhalten
kalt | leicht kühl | neutral | warm | heiß

Indikation bei Energiezustand des Patienten
Fülle | leichte Fülle | neutral | leichter Mangel | Mangel

Zusammensetzung

Radix Bupleuri	10g	(1a)	anhebend, reguliert den Leber-Qi-Fluß	► S.519
Rhizoma Pinelliae	10g	(6a)	Schleim transformierend, Mitte harmonisierend, Übelkeit lindernd	► S.588
Radix Scutellariae	6g	(2c)	Nässe-Hitze kühlend und ableitend, besonders im Oberen und Mittleren Erwärmer	► S.540
Rhizoma Coptidis	3g	(2c)	Nässe-Hitze kühlend und ableitend, bes. im Oberen und Mittl. Erwärmer	► S.541
Semen Trichosanthis	6g	(6b)	Hitze-Schleim umwandelnd, bei zähem Sputum, löst thorakle Qi-Stagnation	► S.597
Radix Platycodi	3g	(6a)	Lungen-Qi regulierend, bei Wind-Kälte und Wind-Hitze geeignet, Schleim ausleitend	► S.591
Fructus Citri Aurantii	5g	(9)	Milz- und Magen-Qi mild regulierend, kühl	► S.623
Rhiz. Zingiberis recens	3g	(1a)	Oberfläche öffnend, Übelkeit stillend, Schleim ableitend, Mitte wärmend	► S.507

Hauptsymptome

bitterer Mundgeschmack,

Husten,

gelblicher Auswurf,

Schmerz im Thorax,

Schmerz bei tiefer Inspiration,

Appetitlosigkeit

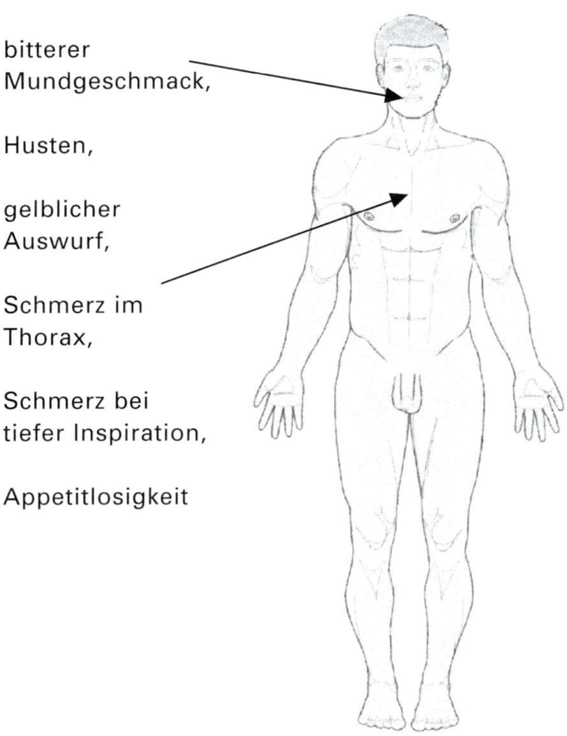

Wirkung
1. Schleim umwandelnd, Hitze kühlend
2. Thorax und Epigastrium weitend und den Qi-Fluß harmonisierend

Symptome
Husten, reichlicher Schleim, gelblicher Auswurf, Husten ist vom Schmerz im Thorax begleitet, Schmerz bei tiefer Inspiration, leichtes Fieber, Appetitlosigkeit, bitterer Mundgeschmack

TCM-Indikation
Störungen im sogenannten „Kleinen Yang“ (siehe auch unter kleines Bupleurum Dekokt), Schleim und Hitze blockieren Mittleren Erwärmer und Thorax
ZK: leicht rot; **ZB**: gelb, klebrig; **Pu**: drahtig, beschleunigt

Anwendungsbeispiel
Akute und chronische Bronchitis, Pneumonie, Pleuritis, Asthma bronchiale, Infekt der Atemwegsorgane, Interkostalneuralgie, Angina pectoris, Ulcus ventriculi et duodeni, akute oder chronische Gastritis

Abgeleitete Rezepturen
Diese Rezeptur stellt eine Erweiterung des Kleineres Dekokt, das in den Thorax sinkt *Xiao Xian Xiong Tang* ► S.479
dar und ist gleichzeitig eine Ableitung vom Kleineres Bupleurum Dekokt *Xiao Chai Hu Tang* ohne Radix Ginseng *Ren Shen* ► S.248

Funktionskreise

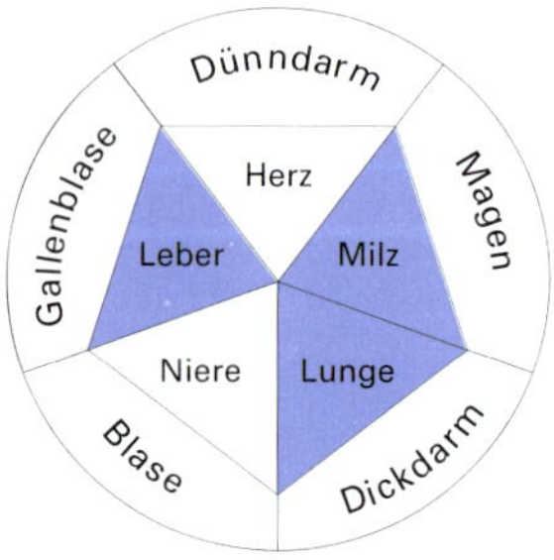

Sechs Stadien ***Shang Han Lun***

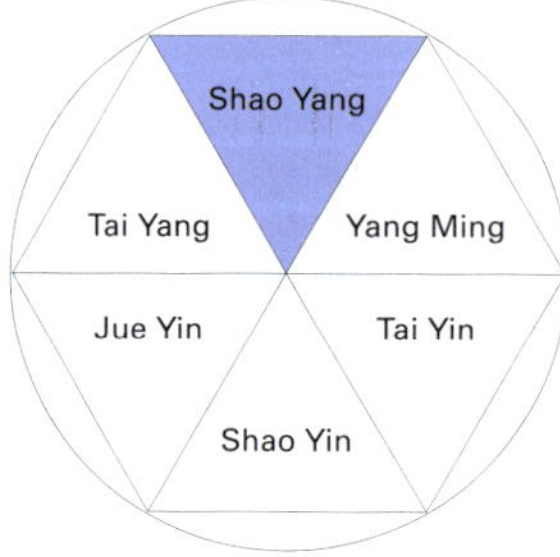

Außen ◄► Innen

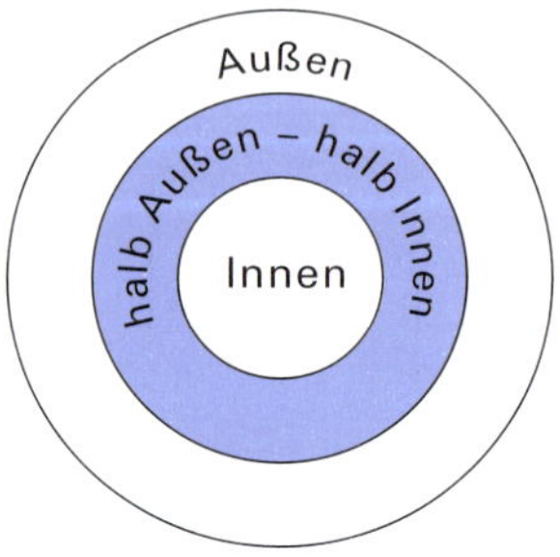

Analyse der Rezeptur

Radix Bupleuri	*Chai Hu*	befreit Wind-Hitze	
Radix Scutellariae	*Huang Qin*	klären Hitze	→ **Hitze**
Rhizoma Coptidis	*Huang Lian*	eliminiert Nässe-Hitze	
Rhizoma Pinelliae	*Ban Xia*		
Semen Trichosanthis	*Gua Lou Ren*	löst Schleim, verbessert den Energiefluß im Thorax und erleichtert das Absenken des Lungen-Qi	→ **Schleim**
Radix Platycodi	*Jie Geng*		
Fructus Citri Aurantii	*Zhi Ke*	reguliert das Qi der Mitte, Schlein transformierend	→ **Qi-Stagnation**
Rhizoma Zingiberis rec.	*Sheng Jiang*		

Entsprechungen der Diätetik

Magen- und Lungen-Qi absenkend:
Gerste, Buchweizen, Hafer, Mandeln, Tofu, Erbsen, Kardamom, Ingwer, schwarze und gelbe Sojabohnen, Rettich, Zwiebeln

Nässe eliminierend:
Bohnen, Sojabohnen, Erbsen, Fenchel, Pfeffer, Kardamom, Gerste, Fisch

Schleim und Nässe transformierend:
Schwarze und gelbe Sojabohnen, Sojasprossen, Sojamilch, Mungbohnen, Rundkornreis, Knoblauch, Ingwer, Rettich, Weintrauben, Birnen, Fisch, Kardamom

Meide:
Raffinadezucker, Milchprodukte, fettes Fleisch, Kaffee, Alkoholika
Ein Übermaß an Süßem belastet die Milz, da leicht zuviel Nässe produziert wird, übermäßig viel Kaltes und Rohkost kann die Milz belasten.

Korrespondierende Akupunktur

Pe 6	Luo-Punkt, Arealfernpunkt Thorax, auch sedativ
Lu 7	Lu-Punkt, senkt Lungen-Qi ab
Ren 17	Meisterpunkt Respirationstrakt, löst thorakale Qi-Stagnation
Ren 12	Mu-Alarmpunkt des Magens
Le 3	reguliert das Leber-Qi

Anmerkungen

Diese Rezeptur ist eine Erweiterung des sehr klaren und einfachen Rezeptes:
Kleineres Dekokt, das in den Thorax sinkt *Xiao Xian Xiong Tang*; es besteht aus:

Fructus Trichosantis	10-20g,
Rhizoma Coptidis	3g und
Rhizoma Pinelliae	6-12g.

Dies wird eingesetzt bei lokalem Druck- und Spannungsgefühl im Thorax und Epigastrium, Druckschmerz im Epigastrium, Husten mit gelblichem, zähem Auswurf, Neigung zu Obstipation, bitterem Mundgeschmack. Auch hier besteht ein gelber, klebriger Zungenbelag und schlüpfriger, beschleunigter Puls. Diese Grundrezeptur wird häufig in verschiedene Richtungen modifiziert und erweitert. Von dieser Grundrezeptur ergibt sich durch Hinzufügen weiterer Arzneien das oben beschriebene Radix Bupleuri Dekokt, das in den Thorax sinkt *Chai Hu Xian Xiong Tang*.
Andere Modifikationen des Kleineres Dekokt, das in den Thorax sinkt *Xiao Xian Xiong Tang*, sind:
z .B. bei Angina pectoris

+ Semen Persicae	*Tao Ren* und
+ Flos Carthami	*Hong Hua* und
+ Excrementum Trogopteri	*Wu Ling Zhi* und
+ Pollen Typhae	*Pu Huang*

Fertigarznei

Bupleurum & Scute Combination – als Granulat

Literatur

Bensky englisch ► S.439
deutsch ► S.480

Eigene Eintragungen

14.c Rezepturen, die Trockenheit befeuchten und Schleim transformieren

貝母瓜蔞散

Bulbus Fritillariae und Fructus Trichosanthis Pulver

Chinesischer Name:	**Bei Mu Gua Lou San**
Japanischer Name:	**bai mo karonin san**
Englischer Name:	**Fritillaria and Trichosanthis Powder**
Lateinischer Name:	**Pulvis Fritillariae et Trichosanthis**

Konstitution
relativ unauffällig

Gruppenklassifikation
Schleim behandelnde Rezepturen (Trockenheit-Schleim)

Temperaturverhalten

kalt	leicht kühl	neutral	warm	heiß

Indikation bei Energiezustand des Patienten

Fülle	leichte Fülle	neutral	leichter Mangel	Mangel

Zusammensetzung

Bulbus Fritillariae	6-9g	(6b)	Schleim umwandelnd, klärt Hitze, bei Hustem mit zähem Auswurf	► S.595
Fr. und Sem. Trichosanthis	6-9g	(6b)	Hitze-Schleim umwandelnd, bei zähem Sputum, löst thorakale Qi-Stagnation	► S.596
Radix Trichosanthis	6g	(6b)	Hitze in Lunge und Magen kühlend, lindert Toxizität, leitet Eiter ab	► S.597
Poria	3-9g	(4)	Nässe eliminierend, Milz stärkend, Mitte harmonisierend, sedierend	► S.565
Pericarpium Aurantii	3-9g	(9)	Qi regulierend, Schleim transformierend, die Milz stärkend	► S.620
Radix Platycodi	3-6g	(6a)	Lungen-Qi regulierend, bei Kälte und Hitze geeignet, Schleim ausleitend	► S.591

Hauptsymptome

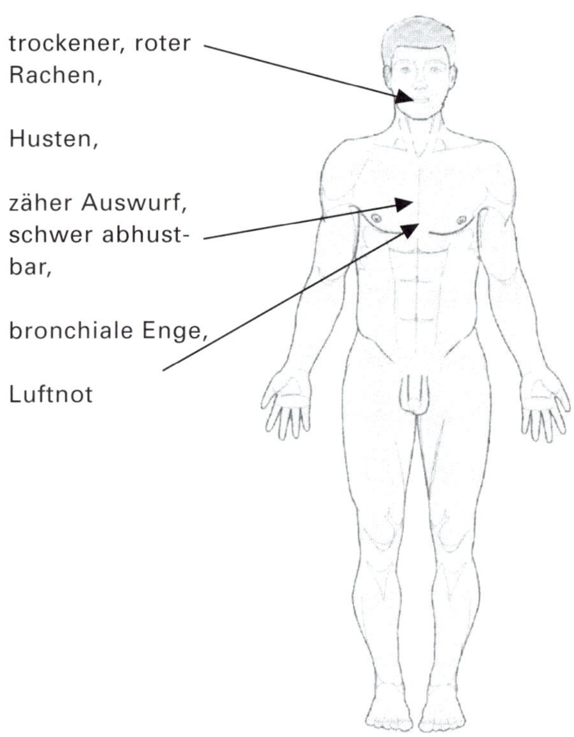

Wirkung
1. Lunge befeuchtend, Trockenheit lindernd, Hitze klärend
2. Qi regulierend, Schleim umwandelnd

Symptome
Husten mit festsitzendem, zähem Auswurf, der schwer abhustbar ist, bronchiale Enge, trockener, wunder Rachen, Kurzatmigkeit, Luftnot

TCM-Indikation
Trockenheit schädigt die Körpersäfte und das Lungen-Yin, dadurch ist eine Schleimansammlung entstanden, sogenannter „trockener Schleim"
ZK: rot, trocken; **ZB:** geringer, trockener, verminderter Belag; **Pu:** dünn, fadenförmig, beschleunigt

Anwendungsbeispiel
Chronische Bronchitis, chronische Tracheitis, Stimmverlust, Emphysem, Bronchitis

Abgeleitete Rezepturen
Diese Rezeptur kann im weiteren Sinne als Modifikation des Zweifach behandeltes Dekokt *Er Chen Tang* betrachtet werden, mit dem Ersatz der scharfen, Schleim umwandelnden Droge Pinellia, die sehr trocknend wirkt, durch befeuchtende Schleim-Umwandler wie Bulbus Fritillariae und Fructus und Semen Trichosanthis.

Funktionskreise

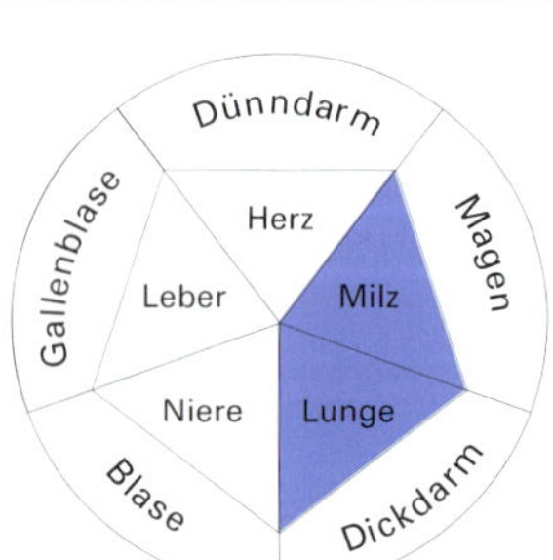

Sechs Stadien ***Shang Han Lun***

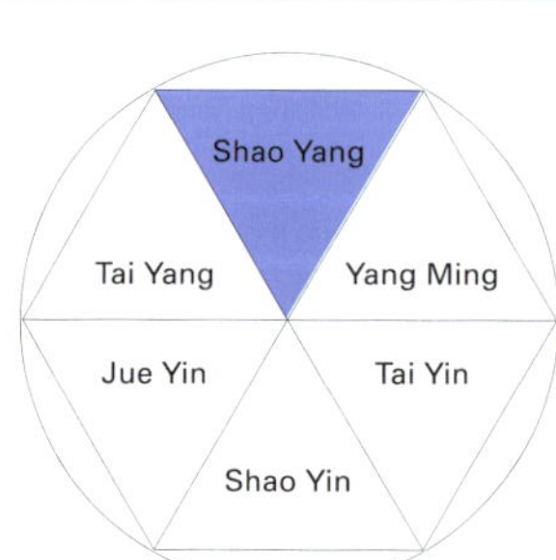

Außen ◄► Innen

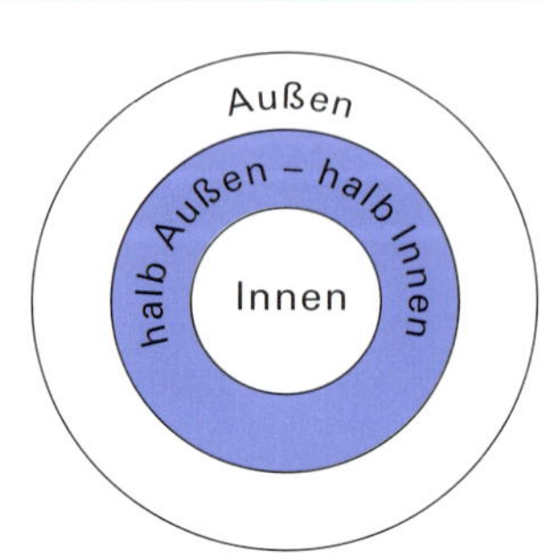

Analyse der Rezeptur

Bulbus Fritillariae	*Bei Mu*	Schleim umwandelnd, befeuchtend	→ **befeuchtend**
Fructus und Semen Trichosanthis	*Gua Lou*		
Radix Trichosanthis	*Tian Hua Fen*	Hitze klärend, befeuchtend	
Poria	*Fu Ling*	Nässe eliminierend	
Pericarpium Aurantii	*Chen Pi*	Qi regulierend, Schleim umwandelnd	→ **trocknend**
Radix Platycodi	*Jie Geng*		

Modifikationen

Bei stärkerer Trockenheit und Halsschmerzen:

+ Radix Scrophulariae *Xuan Cheng*
+ Radix Ophiopogonis *Mai Men Dong*
+ Radix Anemarrhenae *Zhi Mu*

Bei Husten und gereiztem Rachen:

+ Radix Peucedani *Xian Hu*
+ Fructus Arctii *Niu Bang Zi*

Entsprechungen der Diätetik

Magen- und Lungen-Qi absenkend:
Gerste, Buchweizen, Hafer, Mandeln, Tofu, Erbsen, Kardamom, Ingwer, schwarze und gelbe Sojabohnen, Rettich, Zwiebeln
Nässe eliminierend:
Bohnen, Sojabohnen, Erbsen, Fenchel, Pfeffer, Kardamom, Gerste, Fisch
Schleim und Nässe transformierend:
Schwarze und gelbe Sojabohnen, Sojasprossen, Sojamilch, Mungbohnen, Rundkornreis, Knoblauch, Ingwer, Rettich, Weintrauben, Birnen, Fisch, Kardamom
Meide:
Raffinadezucker, Milchprodukte, fettes Fleisch, Kaffee, Alkoholika
Ein Übermaß an Süßem belastet die Milz, da leicht zuviel Nässe produziert wird.
Übermäßig viel Kaltes und Rohkost kann die Milz belasten.

Anmerkungen

Bei diesem Patiententypus wäre es ein Fehler, nur mit scharfen, Schleim umwandelnden und somit trocknenden Drogen wie Rhizoma Pinelliae und Pericarpium Aurantii zu behandeln, wie es z. B. beim Zweifach behandeltem Dekokt *Er Chen Tang* geschieht. Der auslösende pathogene Faktor ist hier Trockenheit, somit liegt eine Schmälerung der Säfte vor. Deshalb werden hier Drogen eingesetzt, die Schleim umwandeln und dabei gleichzeitig befeuchten können. Ein anderer Behandlungsfehler wäre hier, ausschließlich schwere Yin tonisierende Substanzen wie Radix Ophiopogonis *Mai Men Dong* oder Radix Glehniae/Adenophorae einzusetzen, die eher die Schleim-Ansammlung verschlechtern würden.

Korrespondierende Akupunktur

MP 9	Nässe ausleitend
Ren 17, Ren 22, Ren 23 lösen Schleim	
Dü 17	Lokalpunkt Rachen
Di 18	Lokalpunkt Rachen
Lu 7	Luo-Punkt, senkt Lungen-Qi ab
Ren 17	Meisterpunkt Respirationstrakt, löst thorakale Qi Stagnation
Pe 6	Luo-Punkt, Arealfernpunkt Thorax
Ma 36	stützt das Qi der Mitte; Arealfernpunkt Abdomen
Ma 40	Nässe ausleitend
Lu 5, Lu 1	leiten Hitze aus, Alarmpunkt der Lunge
Bl 13	bei Lungen-Hitze sedierend nadeln
Ni 6	Bezug zum Rachen

Literatur

Bensky englisch ► S.439
deutsch ► S.480

Eigene Eintragungen

14.d Rezepturen, die wärmen und Kälte-Schleim transformieren

苓桂术甘汤

Poria, Zimt, Atractylodis und Glycyrrhiza Dekokt

Chinesischer Name:	Ling Gui Zhu Gan Tang
Japanischer Name:	ryo kei jutsu kan to
Englischer Name:	Poria, Cinnamon, Atractylodis, Licorice Decoction
Lateinischer Name:	Decoctum Poriae, Cinnamomi, Atractylodis et Glycyrrhizae

Konstitution
leicht geschwächt

Gruppenklassifikation
Schleim behandelnde Rezepturen (Kälte-Schleim)

Temperaturverhalten

kalt	kühl	neutral	leicht warm	heiß

Indikation bei Energiezustand des Patienten

Fülle	leichte Fülle	neutral	leichter Mangel	Mangel

Zusammensetzung

Poria	12g	(4)	Nässe ausleitend, die Mitte stützend	► S.565
Ramulus Cinnamomi	8g	(1a)	schweißtreibend, macht Meridiane durchgängig (siehe Anmerkung)	► S.500
Rhiz. Atractylodis macroc.	6g	(12a)	Milz-Qi tonisierend, Nässe eliminierend, *Wei Qi* stützend	► S.671
Radix Glycyrrhizae	4g	(12a)	Mitte stützend, puffernd	► S.674

Hauptsymptome

Müdigkeit,

Schweregefühl, kein Durst,

Schwindelattacken,

dumpfer Kopfschmerz,

Palpitation, kurzatmig,

Husten mit serösem Auswurf,

Druck und Völle im Thorax und Epigastrium

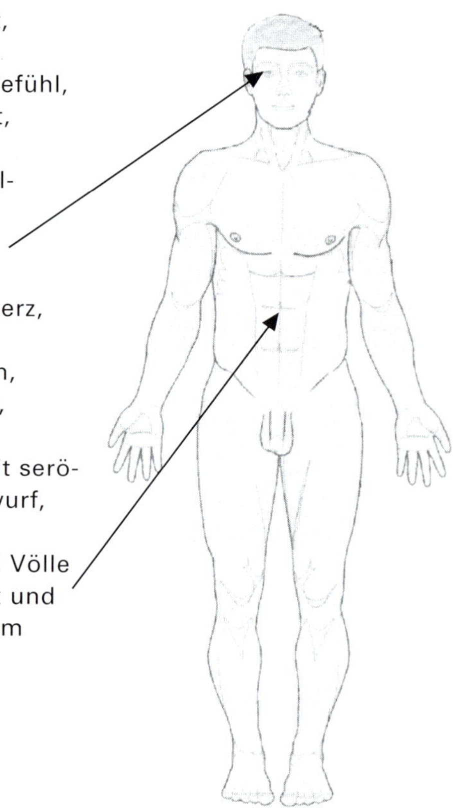

Wirkung
1. Wärmt, stärkt die Milz
2. Nässe eliminierend, Schleim transformierend

Symptome
Druck- und Völlegefühl im Brustkorb und Epigastrium, Kurzatmigkeit, Husten mit wäßrigem Auswurf, Palpitation, Schwindel, Kopfleere, orthostatische Disregulation, Schwindelattacken, dumpfer Kopfdruck oder -schmerz, fehlender Durst. Typisch ist die Verschlechterung durch feuchtes Wetter und durch Nässe erzeugende Nahrung wie Süßigkeiten oder Bier. Typisch ist auch die große Müdigkeit und Abgeschlagenheit sowie Schweregefühl im zeitlichen Zusammenhang mit den Beschwerden.

TCM-Indikation
Milz-Qi-Leere mit Nässe-Akkumulation, verhindert das Aufsteigen des klaren Yang durch trübe Säfte
ZK: blaß, gedunsen, Zahneindrücke; **ZB:** weißer, feuchter Belag; **Pu:** schlüpfrig oder drahtig

Anwendungsbeispiel
Verschiedene Arten von Schwindel, Menière'sche Erkrankung, orthostatische Dysregulation, rheumatische Beschwerden, chronische Gastritis, chronische Bronchitis, neurologische Erkrankungen mit Gleichgewichtsstörungen, Kopfschmerzsyndrom

Abgeleitete Rezepturen
Vier Gentlemen Dekokt *Si Jun Zi Tang* ► S.338

Funktionskreise

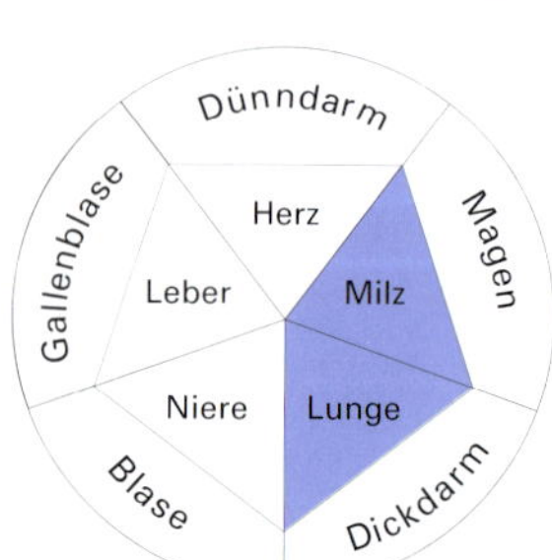

Sechs Stadien *Shang Han Lun*

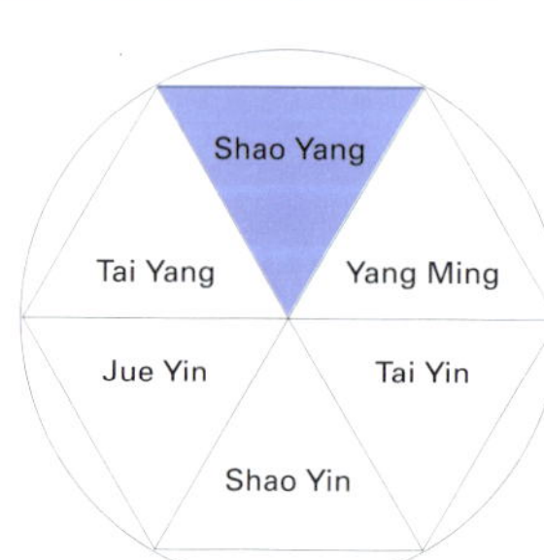

Außen ◄► Innen

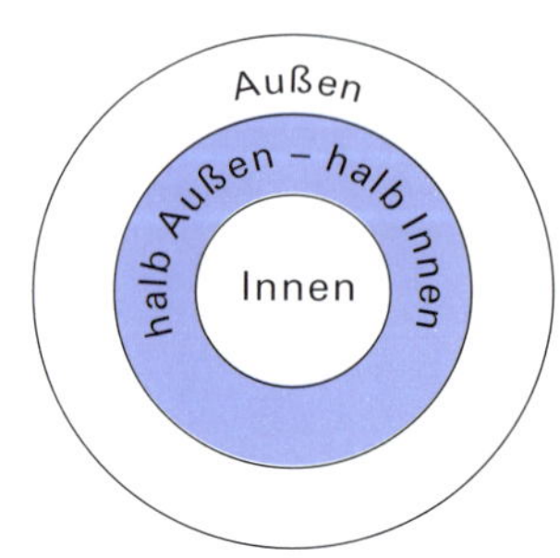

Analyse der Rezeptur

Ramulus Cinnamomi	*Gui Zhi*	leiten in Kombination sehr effektiv Nässe aus (Gui Zhi, Fu Ling)
Poria	*Fu Ling*	stärken die Transformationsfähigkeit der Milz und eliminieren Nässe (Fu Ling, Bai Zhu)
Rhizoma Atractylodis macrocephalae	*Bai Zhu*	
Radix Glycyrrhizae	*Gan Cao*	harmonisiert die Mitte

Modifikationen

Bei Erbrechen:
+ Rhizoma Pinelliae — *Ban Xia*

Bei Aufstoßen:
+ Fructus Amomi — *Sha Ren*

Bei lokalem epigastrischem Druckgefühl und stärkerem Schmerz:
+ Fructus Citri Aurantii — *Zhi Ke*
+ Cortex Magnoliae — *Hou Po*

Entsprechungen der Diätetik

Milz tonisierend:
Hirse, Langkornreis, Mandeln, Weißkohl, Kartoffeln, Feigen, Huhn, Schinken, Hering, Pfeffer
Nässe eliminierend:
Bohnen, Sojabohnen, Erbsen, Fenchel, Pfeffer, Kardamom, Gerste, Fisch
Schleim und Nässe transformierend:
Schwarze und gelbe Sojabohnen, Sojasprossen, Sojamilch, Mungbohnen, Rundkornreis, Knoblauch, Ingwer, Rettich, Weintrauben, Birnen, Fisch, Kardamom
Meide:
Raffinadezucker, Milchprodukte, fettes Fleisch, Kaffee, Alkoholika
Ein Übermaß an Süßem belastet die Milz, da leicht zuviel Nässe produziert wird. Übermäßig viel Kaltes und Rohkost kann die Milz belasten.

Anmerkungen

Ramulus Cinnamomi ist in diser Rezeptur nicht als Oberflächen-Befreier eingesetzt, sondern stärkt das *Yang-Qi* durch seine warme und dynamisierende Wirkung und unterstützt so die diuretische Wirkung der Poria. Die Zimtzweige verbessern den Energiefluß und und stützen dadurch auch Herz-Qi und -Yang, was sich in diesem Falle auch in einem klareren Kopf bemerkbar macht. Zudem kann das klare Yang von der Mitte besser nach oben zum Kopf aufsteigen, wenn die Mitte nicht mit Nässe blockiert ist.

Korrespondierende Akupunktur

Ren 12	Mu-Punkt Magen
Ma 36	stützt das Qi der Mitte, Arealfernpunkt Abdomen
Ma 40	wandelt Schleim um
MP 9	stützt die Mitte, Nässe ausleitend
Bl 20	Shu-Punkt der Milz: Moxa
Ren 6	*Qi Hai* – Meer der Energie, stützt über Nieren-Energie auch indirekt die Milz

Lokalpunkte für Schwindel: 3E 17, Gb 2, Dü 19

Du 20	klares Yang zum Kopf hinaufführend
Dü 3	öffnet *Du Mai*, klares Yang zum Kopf hinaufführend

Fertigarznei

Atractylodis & Hoelen Combination – 300 mg Tabletten und als Granulat

Literatur

Bensky	englisch	► S.443
	deutsch	► S.484
Shang Han Lun		► § 67

Eigene Eintragungen

14.e Rezepturen, die Schleim transformieren und Wind eliminieren

半夏白术天麻汤

Pinellia, Atractylodis macrocephalae und Gastrodia Dekokt

Chinesischer Name:	Ban Xia Bai Zhu Tian Ma Tang
Japanischer Name:	hange byakujutsu tenma to
Englischer Name:	Pinellia, Atractylodis and Gastrodia Decoction
Lateinischer Name:	Decoctum Pinelliae, Atractylodis et Gastrodiae

Konstitution
leicht geschwächt

Gruppenklassifikation
Schleim behandelnde Rezepturen (Schleim-Wind)

Temperaturverhalten

kalt	kühl	neutral	leicht warm	heiß

Indikation bei Energiezustand des Patienten

Fülle	leichte Fülle	neutral	leichter Mangel	Mangel

Zusammensetzung

Rhizoma Pinelliae	6-9g	(6a)	Schleim umwandelnd, Nässe ausleitend, Übelkeit stillend	► S.588
Rhizoma Gastrodiae	4-6g	(16)	besänftigt die Leber, leitet Wind aus, kontrolliert Spasmen und Tremor	► S.739
Rhiz. Atractylodis macr.	9g	(12a)	Milz-Qi tonisierend, Nässe eliminierend, *Wei Qi* stützend	► S.671
Pericarpium Aurantii	6g	(9)	Qi regulierend, Mitte stützend, Schleim umwandelnd	► S.620
Poria	6g	(4)	Nässe ausleitend, Mitte stützend	► S.565
Radix Glycyrrhizae	3g	(12a)	Mitte stützend, puffernd	► S.674
– meist werden traditionell hinzugefügt –				
+ Rhiz. Zingiberis recens	3g	(1a)	Schleim und Übelkeit behandelnd	► S.507
+ Fructus Jujubae	3g	(12a)	Mitte mild stützend	► S.673

Hauptsymptome

Schwindel,

Kopfschmerzen,

Schwere und Dumpfheit im Kopf,

Übelkeit,

Husten,

Auswurf,

Appetitlosigkeit,

Erschöpfung

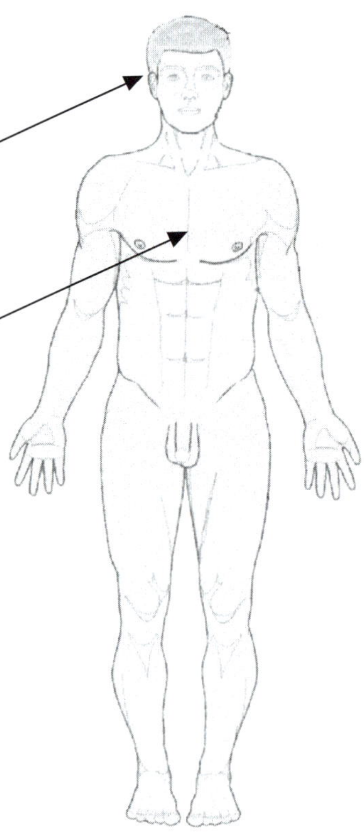

Wirkung
1. Stärkt die Milz und leitet Nässe aus
2. Transformiert Schleim
3. Eliminiert inneren Wind

Symptome
Schwindel, Kopfschmerzen, Erstickungsgefühl im Thorax, Übelkeit, Erbrechen, Husten, Auswurf, Erbrechen von weißlichem Schleim, Schweregefühl und Dumpfheit im Kopf, Appetitlosigkeit, Erschöpfung, Tendenz zu kalten Füßen, ausgeprägte postprandiale Müdigkeit

TCM-Indikation
1. Wind-Schleim, zugrunde liegender Milz-Qi-Mangel mit Nässe-Akkumulation
2. Schleim verhindert das Aufsteigen des klaren Yang und stört zusammen mit innerem Wind die Sinnesöffnungen

ZK: o.B. – rötliche Ränder möglich; **ZB:** weißer, klebriger Belag; **Pu:** drahtig und schlüpfrig

Anwendungsbeispiel
Arterielle Hypertonie, Schwindel, Morbus Menière, benigner paroxysmaler Lagerungsschwindel, Kopfschmerzsyndrom

Abgeleitete Rezepturen
Diese Rezeptur ist eine Ableitung vom
Zweifach behandeltes Dekokt *Er Chen Tang* ► S.472
und dem Sechs Gentlemen Dekokt *Liu Jun Zi Tang* ► S.340
nur ohne Radix Ginseng

Funktionskreise

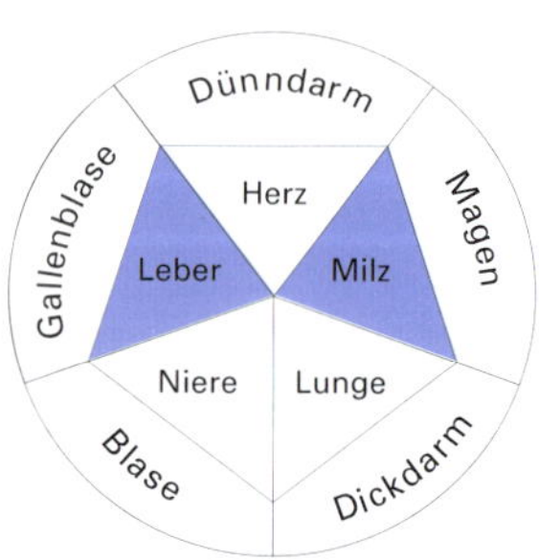

Sechs Stadien *Shang Han Lun*

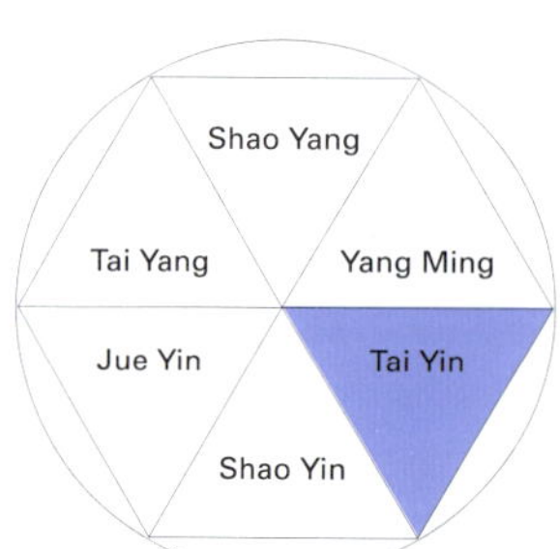

Außen ◄► Innen

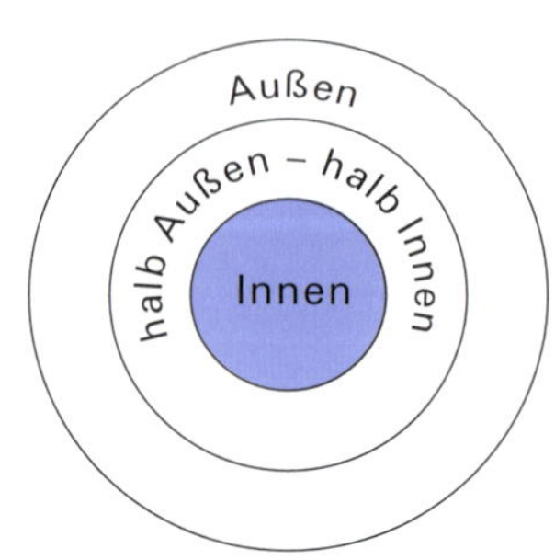

Analyse der Rezeptur

Rhizoma Pinelliae	*Ban Xia*	wandeln Schleim um	**→ Schleim**
Pericarpium Aurantii	*Chen Pi*	reguliert Qi	
Rhizoma Gastrodiae	*Tian Ma*	eliminiert inneren Wind, besänftigt aufsteigendes Leber-Yang	**→ aufsteigendes Leber-Yang**
Rhizoma Atractylodis macroc.	*Bai Zhu*	leitet Nässe aus, stärkt die Milz	**→ Milz-Nässe**
Poria	*Fu Ling*		
Radix Glycyrrhizae	*Gan Cao*	stützt sanft die Mitte	**→ Mitte**
Rhizoma Zingiberis rec.	*Sheng Jiang*		
Fructus Jujubae	*Da Zao*		

Modifikationen

Bei ausgeprägtem Schwindel:
+ Rhizoma Arisaematis 6g *Tian Nan Xing*
+ Fructus Tribuli 6g *Bai Ji Li*

Bei ausgeprägten Kopfschmerzen:
+ Ramulus Uncariae 6g *Gou Teng*
+ Fructus Tribuli 6g *Bai Ji Li*

Bei ausgeprägter Erschöpfung durch Milz-Qi-Mangel:
+ Radix Codonoptis *Dang Shen*
+ Radix Astragali *Huang Qi*

Entsprechungen der Diätetik

Magen- und Lungen-Qi absenkend:
Gerste, Buchweizen, Hafer, Mandeln, Tofu, Erbsen, Kardamom, Ingwer, schwarze und gelbe Sojabohnen, Rettich, Zwiebeln
Milz tonisierend:
Hirse, Langkornreis, Mandeln, Weißkohl, Kartoffeln, Feigen, Huhn, Schinken, Hering, Pfeffer
Nässe eliminierend:
Bohnen, Sojabohnen, Erbsen, Fenchel, Pfeffer, Kardamom, Gerste, Fisch
Schleim und Nässe transformierend:
Schwarze und gelbe Sojabohnen, Sojasprossen, Sojamilch, Mungbohnen, Rundkornreis, Knoblauch, Ingwer, Rettich, Weintrauben, Birnen, Fisch, Kardamom
Meide:
Raffinadezucker, Milchprodukte, fettes Fleisch, Kaffee, Alkoholika
Ein Übermaß an Süßem belastet die Milz, da leicht zuviel Nässe produziert wird, übermäßig viel Kaltes und Rohkost kann die Milz belasten.

Anmerkungen

Dies ist das Krankheitsbild Wind-Schleim. Ein länger bestehender Milz-Qi-Mangel mit Nässe-Akkumulation führt zu zunehmender Blockierung durch Schleim-Bildung. Dies verhindert das Aufsteigen des klaren Yang zum Kopf, die Stagnation begünstigt endogenen Wind, der das Sensorium stört. Dies bedingt Schwindel. Nässe und Schleim führen einerseits zu Beschwerden im Bereich der Mitte mit Übelkeit, Appetitlosigkeit und eventuell anderen abdominellen Beschwerden. Zum zweiten treten aber auch dumpfe Kopfschmerzen mit benebeltem Kopf auf. Ebenfalls sind Schwindelgefühle durch Störung der Sinnesöffnungen die Folge. Die Rezeptur ist eine Modifikation des Zweifach behandelten Dekoktes *Er Chen Tang*. Wobei hier noch einerseits durch Rhizoma Gastrodiae eine endogene Wind-Elimination und Besänftigung eines aufsteigenden Leber-Yang hinzukommt. Und durch Rhizoma Atrctylodis macrocephalae ist zusätzlich eine Milz-Qi tonisierende und Nässe eliminierende Wirkung gegeben.

Korrespondierende Akupunktur

Ma 40	eliminiert Nässe
MP 9	leitet Nässe aus
MP 5	leitet Schleim ab
Ren 12	Alarmpunkt Magen
Du 20	sediert
Pk 6	löst Qi-Stagnation
Ma 8	Nässe und Wind vertreibend
Ex 1 *Yin Tang*	
Le 2 oder 3	besänftigt Leber

Fertigarznei

Pinelliae & Gastrodia Combination – 600 mg Tabletten und als Granulat

Literatur

Bensky englisch ► S.447
deutsch ► S.489

Eigene Eintragungen

4. MATERIA MEDICA

1. DIE OBERFLÄCHE BEFREIENDE DROGEN

Indikation nach TCM-Kriterien

Eine Invasion von pathogenen Faktoren in die Oberfläche. Dies ist eine Fülle-Situation mit eingedrungener Wind-Kälte oder Wind-Hitze im Außen.

Untergruppen und typische Drogen

1.a Warme, scharfe, die Oberfläche befreiende Drogen	Herba Ephedrae *Ma Huang*	► S.499
1.b Kühle, scharfe, die Oberfläche befreiende Drogen	Herba Menthae *Bo He*	► S.512

Wirkung

Die Oberflächenbefreier werden auch als Diaphoretika bezeichnet. Es sind Drogen, die in die Oberfläche des Körpers eingedrungene pathogene Faktoren wieder eliminieren und herausbefördern können. Dies tun sie durch ihre scharfe Natur, die eine Oberfläche öffnende Wirkung entfaltet. Dadurch führen diese Arzneien zu einer Öffnung der Poren und zum Schwitzen. Durch die pathogenen Faktoren kommt es in der Regel zu einer Blockierung der Poren, so daß der Patient typischerweise nicht schwitzt. Das Schwitzen bringt die krankmachenden Agentien wieder heraus und die Gesundung geschieht damit sehr rasch.

Typische Symptome einer Wind-Kälte-Invasion

Bei äußerer Wind-Kälte: große Abneigung gegen Wind und Kälte, akuter grippaler Infekt mit Schweißlosigkeit, Frösteln, leichtem Fieber, Kopfschmerzen, Blässe, Abgeschlagenheit, laufender Nase, wässrigen Sekreten, thorakalem Druckgefühl, auch bronchialer Verengung, Schweratmigkeit, serösem Auswurf aus den Bronchien

Indikation

Bei den pathogenen Faktoren handelt es sich in erster Linie um Wind, der sich oft mit anderen Faktoren, am häufigsten mit Kälte oder Hitze, verbindet. Einige Arzneien wirken darüber hinaus noch auf zusätzlich eingedrungene Nässe. Die pathogenen Agentien treffen naturgemäß zuerst auf die Oberfläche, also die *Wei Qi*-Ebene, und somit auf den am äußersten gelegenen der Funktionskreise, nämlich die Lunge. Daher wirken fast alle diese Drogen auf den Lungen-Funktionskreis.

Befunde

Zungenkörper:
Der ZK ist unauffällig, da sich die Erkrankung nur in der Oberfläche abspielt. Der ZK spiegelt in erster Linie das Innen wider, das in diesem Falle nicht betroffen ist.
Zungenbelag:
Der Belag ist bei Wind-Kälte weißlich, dünn, bei Wind-Hitze gelblich. Der ZB ist ein guter Indikator für pathogene Faktoren.
Puls:
Der Puls ist voll als Zeichen, daß es sich um einen Fülle-Zustand handelt. Außerdem ist der Puls schwebend, was bedeutet, daß er oberflächlich zu tasten ist. Dies zeigt an, daß das körpereigene Qi an die Oberfläche gekommen ist im „Kampf" gegen die eingedrungenen pathogenen Faktoren.

Leitsymptome

Frösteln, evtl. leichtes Fieber, große Abneigung gegen Wind und Kälte, Kopfschmerzen, Blässe, Abgeschlagenheit, seröse Sekrete

Anwendungsbeispiel

Dies sind grippale Infekte, Erkältungen und Virusinfektionen.

Häufige Kombinationen

Die Oberflächenbefreier werden je nach Befund kombiniert mit Schleim lösenden Drogen der Gruppe 6, Wind-Nässe eliminierenden Drogen der Gruppe 5, und bei Hitze oder Hitze-Toxinen mit Drogen der Gruppen 2.a, 2.c oder 2.d. Besteht ein gleichzeitiger energetischer Mangel im Innen, sind in einigen Rezepturen auch tonisierende Drogen mit den Oberflächenbefreiern kombiniert.

Nebenwirkung

Diese Arzneien trocken durch ihre Schärfe und die schweißtreibende Wirkung. Deshalb sollten sie bei älteren Patienten mit einem Yin-Mangel und bei Kindern, die rasch einen Yin-Mangel bekommen können, vorsichtig eingesetzt werden.

Kontraindikation

Oberflächenbefreier sind nicht mehr indiziert, wenn die Erkrankung nur im Innen besteht.

Korrespondierende Akupunktur

Öffnende und ausleitende Punkte:
Di 4, Gb 20, 3E 5, Lu 7
bei Wind-Hitze auch Di 11, Du 14, Bl 13

Zusammenfassung – Charakterisierung dieser Drogen-Gruppe

Wirkung:	Befreien die Oberfläche von pathogenen Faktoren durch Schweißinduktion, diaphoretisch
Eigenschaften:	meist scharf – Gruppe 1.a warmes und Gruppe 1.b kühles Temperaturverhalten
Pathogene Faktoren:	Wind-Kälte, Wind-Hitze
Typische Arznei:	1.a Warme, scharfe, die Oberfläche befreiende Drogen Herba Ephedrae *Ma Huang* ► S.499 1.b Kühle, scharfe, die Oberfläche befreiende Drogen Radix Bupleuri *Chai Hu* ► S.519
Indikation:	Wind-Kälte bzw. Wind-Hitze im Außen – Fülle-Zustand
Nebenwirkung:	trocknend
Vorsicht:	bei Yin-Mangel und genereller Schwäche
Wirkort:	Lunge
Therapie-Prinzip – *Ba Fa*:	*Han Fa* – schweißinduzierende Methode

Acht Leitkriterien – Ba Gang

Diese Leitkriterien beschreiben den Energiezustand des Patienten, für den diese Drogen-Gruppe angezeigt ist.

Lokalisierung

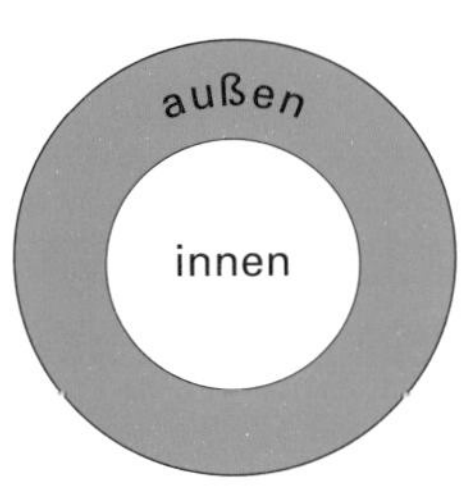

Qualität

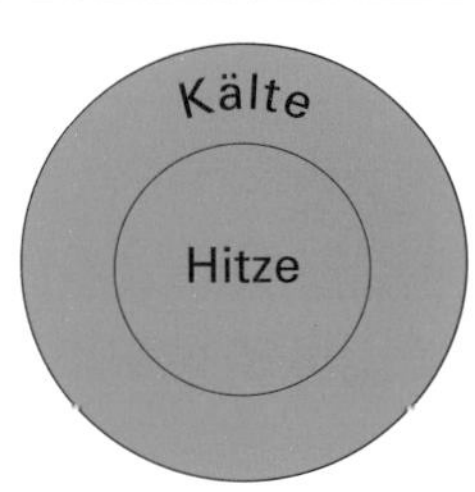

Quantität

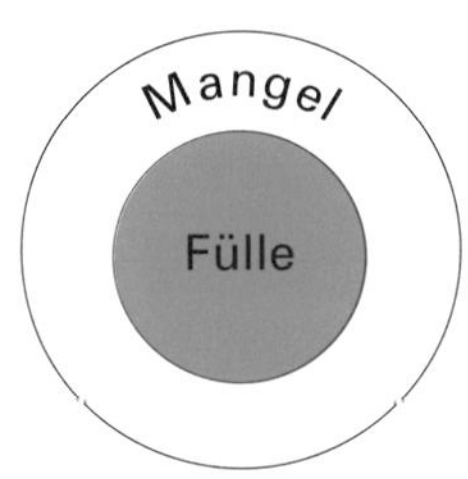

1.a Warme, scharfe, die Oberfläche befreiende Drogen

麻黄 Herba Ephedrae

Pharmazeutischer Name:	**Herba Ephedrae**
Chinesischer Name:	**Ma Huang**
Japanischer Name:	**mao**
Englischer Name:	**Ephedra**
Deutscher Name:	**Meerträubel**
Familie:	**Meerträubchen – Ephedraceae**

Gruppenklassifikation

Scharfe, warme, die Oberfläche befreiende Drogen

Temperatur

kalt	kühl	neutral	warm	heiß

Geschmack

salzig	bitter	sauer	neutral	süß	scharf

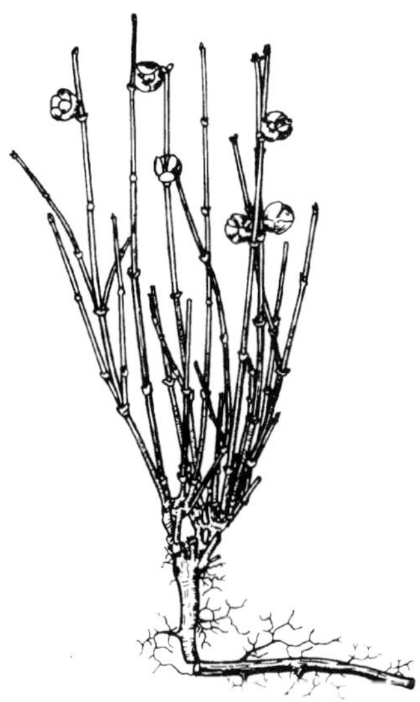

Wirkung

1. Das „Außen" öffnend, Schweiß treibend, bronchiale Spastik lösend

2. Diuretisch

Indikation

1. Äußere Wind-Kälte: Akute grippale Infekte mit Schweißlosigkeit, Frösteln, Blässe, Abgeschlagenheit, thorakalem Druckgefühl, auch bronchiale Verengung, Schweratmigkeit

2. Bringt Entlastung bei Gedunsenheit, lokaler Flüssigkeitsretention, Aszites

Dosierung

2-9 g

Wirkort

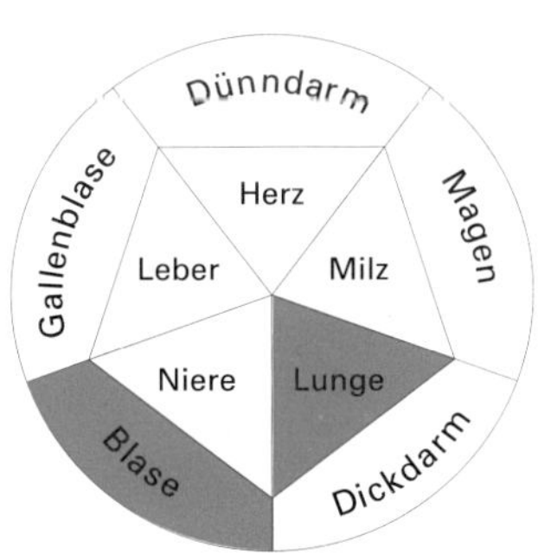

Anmerkung

1. Eines der wirkungsvollsten Diaphoretika. Die ausleitende Wirkung wird noch durch die Wasserauscheidung über eine gesteigerte Diurese unterstützt. Tritt bei einer Wind-Kälte-Invasion durch die Einnahme des z. B. Herba Ephedrae Dekoktes *Ma Huang Tang* das erwünschte Schwitzen ein, setzt man dieses ab oder setzt die Behandlung für ein bis zwei Tage mit verminderter Dosis fort.

2. Während der Anwendung von Herba Ephedrae sollte sich der Patient keiner kalten Zugluft aussetzen, da über die Oberflächenöffnung leicht weitere pathogene Wind-Kälte eindringen kann.

3. Eine Erhöhung des Blutdrucks, Unruhe und Tremor kann bei zu hoher Dosierung auftreten.
Bei Patienten, die Beta-Mimetika, Theophyllin-Präparate oder Herz-Glykoside einnehmen, kann eine synergistische Wirkung auftreten und bei längerer und höheren Dosierungen Tachykardien, Rhythmustörungen und Unruhe eintreten, weshalb es bei solchen Patienten mit Vorsicht dosiert wird.

4. Herba Ephedrae enthält unter anderem Ephedrin, das in den fünfziger Jahren als Asthmamittel Verwendung fand. Vorsicht daher bei Leistungssportlern, da Dopingkontrollen Ephedrin-artige Substanzen detektieren können.

Kontraindikation

Mit Vorsicht bei geschwächten Patienten oder in Fällen von bereits bestehenden Schweißen sowie bei Yin-Mangel

Rezepturen mit dieser Droge

Herba Ephedrae Dekokt
Ma Huang Tang ► S.182

Kleineres blau-grüner Drachen Dekokt
Xiao Qing Long Tang ► S.186

桂枝 Ramulus Cinnamomi Cassiae

Pharmazeutischer Name:	Ramulus Cinnamomi Cassiae
Chinesischer Name:	Gui Zhi
Japanischer Name:	keishi
Englischer Name:	Cinnamon Twig
Deutscher Name:	Zimtbaumzweige
Familie:	Lorbeergewächse – Lauraceae

Gruppenklassifikation
Scharfe, warme, die Oberfläche befreiende Drogen

Temperatur

kalt	kühl	neutral	**warm**	heiß

Geschmack

salzig	bitter	sauer	neutral	**süß**	**scharf**

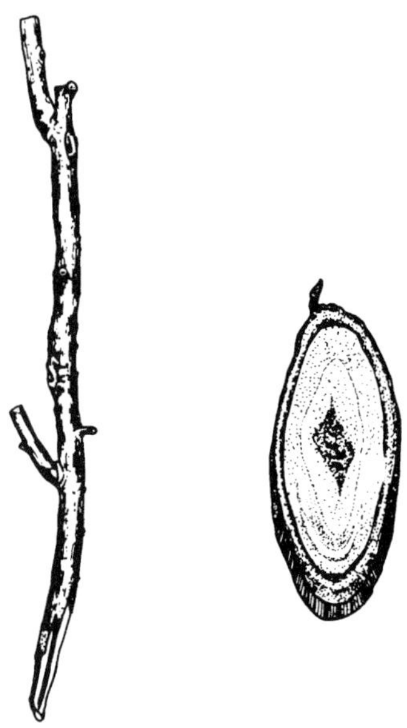

Wirkung
1. Schweißtreibend
2. Wärmt und macht die Leitbahnen und Kollateralen wieder durchgängig
3. Unterstützt den Qi-Fluß im Thorax, fördert die Blutzirkulation
4. Zerstreut Kälte

Indikation
1. Äußere Wind-Kälte: grippale Infekte mit Schweiß, Frösteln, Fieber, Kopfschmerz
2. Wind-Nässe: besonders bei rheumatoiden Gelenkschmerzen im Schulterbereich
3. Nässe-Ansammlung: dyspeptische Beschwerden, Schleimbildung, Oligurie, Dysurie, Ödeme, abdominelles Völlegefühl
4. Stagnation des thorakalen Qi-Flusses: Thoraxdruck, Palpitationen, vermehrter Auswurf aus den Bronchien
5. Yang-Mangel von Herz und Milz: Herzklopfen, Ödeme, Kurzatmigkeit
6. Blutzirkulation anregend: A- oder Dysmenorrhö, Angina pectoris

Wirkort

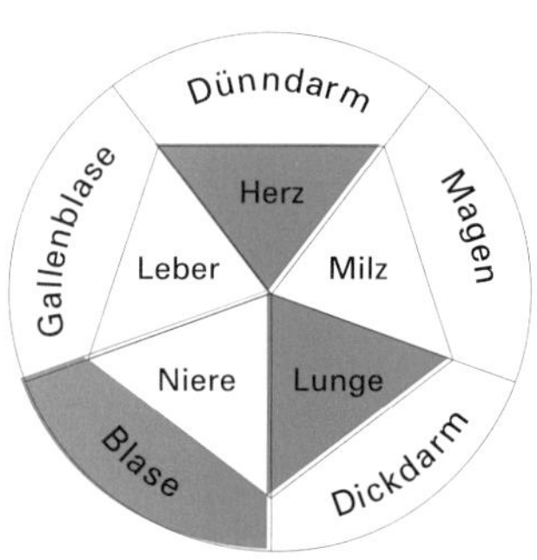

Anmerkung
1. Ramulus Cinnamomi hat ein sehr breites Wirkspektrum: Ramulus Cinnamomi wirkt zusammen mit Hb. Ephedrae; beide sind warm und scharf, befreien die Oberfläche und leiten pathogene Wind-Kälte aus. Dies ist indiziert bei Fülle-Zuständen durch Invasion in der Oberfläche (z. B. im Ephedrae Dekokt *Ma Huang Tang*). ► S.182

1. Mit Herba Ephedrae

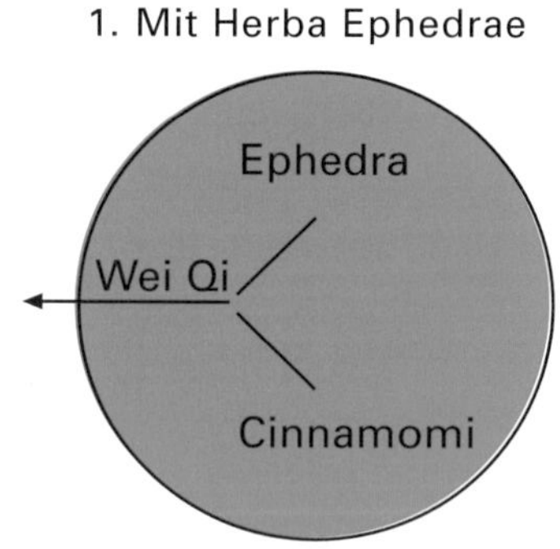

2. Mit Radix Paeoniae lact.

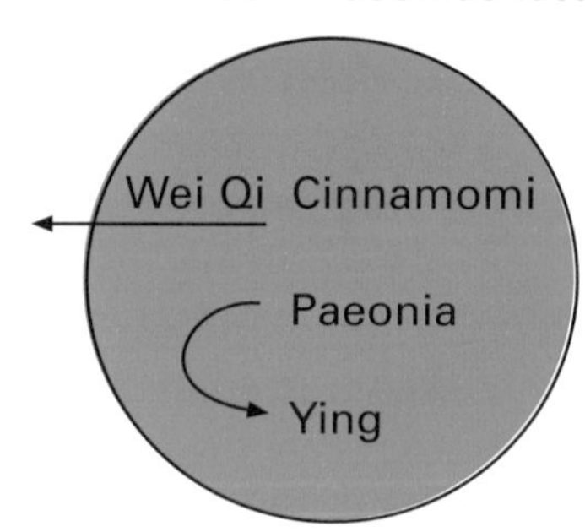

2. Ramulus Cinnamomi wirkt zusammen mit Radix Paeoniae lactiflorae befreiend auf die Oberfläche, während Paeonia das Innen schützt und nährt, somit werden *Wei Qi* und *Ying* – also Abwehr- und Bauenergie – harmonisiert; dies ist indiziert bei Invasion im Außen mit vorbestehender, gleichzeitiger Leere (z. B. im Cinnamomi Dekokt *Gui Zhi Tang*). ► S.184

Abb. entlehnt aus: A Cinical Guide to Chinese Herbs and Formulae von Cheng Song Yu Li Fei, 1993

Rezepturen mit dieser Droge
Ramulus Cinnamomi Dekokt
Gui Zhi Tang ► S.184
und entsprechende abgeleitete Rezepturen

Herba Ephedrae Dekokt
Ma Huang Tang ► S.182

Ramulus Cinnamomi und Poria Pille
Gui Zhi Fu Ling Wan ► S.428

Dosierung
3-9 g

Kontraindikation
Bei fiebrigen Hitzekrankheiten und bei Yin-Mangel mit Hitze-Zeichen, bei Schwangeren mit Vorsicht anwenden

紫苏叶 Folium Perillae

Pharmazeutischer Name:	**Folium Perillae frutescentis**
Chinesischer Name:	**Zi Su Ye**
Japanischer Name:	**shi soyo**
Englischer Name:	**Perilla Leaf**
Deutscher Name:	**Schwarznesselblätter**
Familie:	**Lippenblütler – Labiatae**

Gruppenklassifikation

Scharfe, warme, die Oberfläche befreiende Drogen

Temperatur

kalt	kühl	neutral	warm	heiß

Geschmack

salzig	bitter	sauer	neutral	aromatisch	scharf

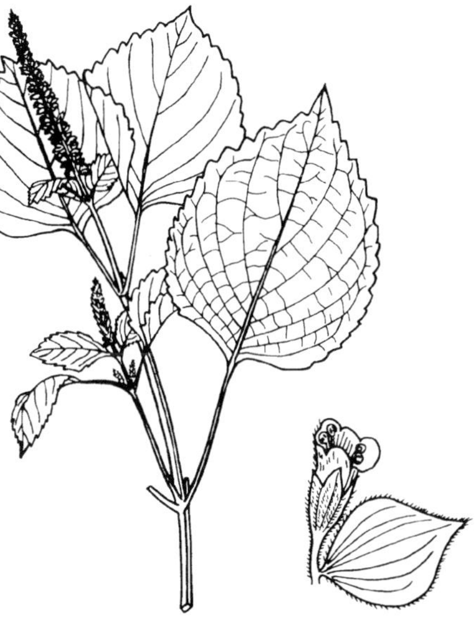

Wirkung

1. Oberfläche öffnend, Wind-Kälte ausleitend
2. Verbessert den Qi-Fluß der Mitte – Milz und Magen
3. Lindert Fisch- und Krabbenvergiftungen

Indikation

1. Erkältungserkrankungen mit Frösteln, Fieber, Schweißlosigkeit, Husten, Beklemmung im Brustkorb, Husten, Auswurf
2. Übelkeit, Erbrechen, Übelkeit in der Schwangerschaft
3. Bauchbeschwerden, Übelkeit, Durchfall durch Vergiftung mit Fisch oder Krabben

Dosierung

3-9 g

Anmerkung

1. In einigen Materiae medicae wird sie als Folia et Caulis Perillae bezeichnet. Es werden die Stengel und Blätter der Pflanze verwendet.
2. In Japan werden traditionell bei rohen Fischgerichten wie Sushi und Sashimi Perillablätter gereicht. Der frische, an Zitronenmelisse erinnernde Geschmack passt einerseits sehr gut dazu, andererseits wird gleichzeitig möglicherweise eine gewisse prophylaktische Wirkung genutzt.

Wirkort

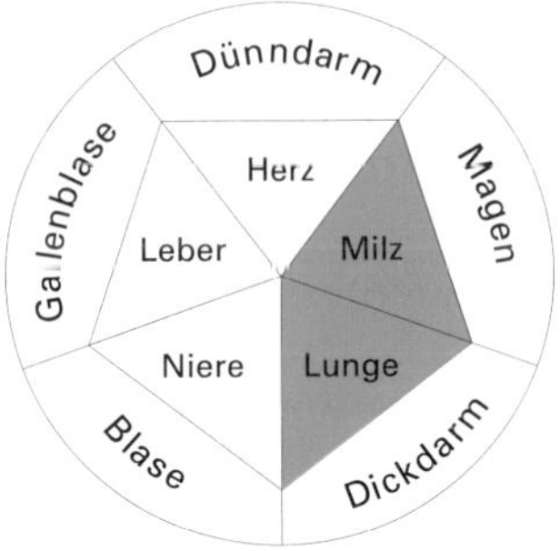

Kontraindikation

Bei Husten und Fieber durch Yin-Mangel sowie bei bereits ausgeprägtem Schwitzen

Rezepturen mit dieser Droge

Pinellia und Cortex Magnoliae Dekokt *Ban Xia Hou Po Tang* ► S.396

Mysteriöses Dekokt *Shen Mi Tang* ► S.408

Eigene Eintragungen

荆芥

Herba Schizonepetae

Pharmazeutischer Name:	**Herba seu Flos Schizonepetae tenuifoliae**
Chinesischer Name:	**Jing Jie**
Japanischer Name:	**keigai**
Englischer Name:	**Schizonepeta**
Deutscher Name:	**Katzenminze**
Familie:	**Lippenblütler – Labiatae**

Gruppenklassifikation

Scharfe, warme, die Oberfläche befreiende Drogen

Temperatur

kalt	kühl	neutral	warm	heiß

Geschmack

salzig	bitter	sauer	neutral	süß	scharf

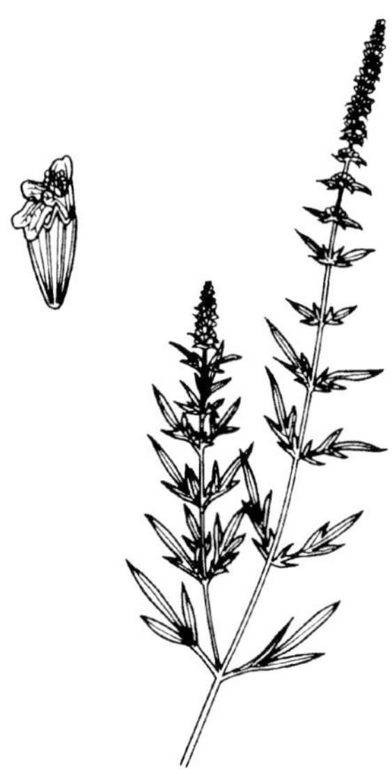

Wirkung

1. Treibt äußere Wind-Kälte Erkrankungen aus und öffnet die Oberfläche – diaphoretisch
2. Reduziert Schwellungen und fördert Exantheme an die Oberfläche zu kommen
3. Blutstillend – hämostiptisch

Indikation

1. Wind-Kälte führt zu grippalem Infekt mit Kopfschmerz, Schüttelfrost, Schmerzhaftigkeit und Schwellung des Halses, auch Stimmverlust
2. Geschwüre, Schwellungen, Exantheme, Urtikaria bringt Exantheme an die Oberfläche
3. Epistaxis, Blut im Stuhl, uterine Blutung

Dosierung

2-9 g

Wirkort

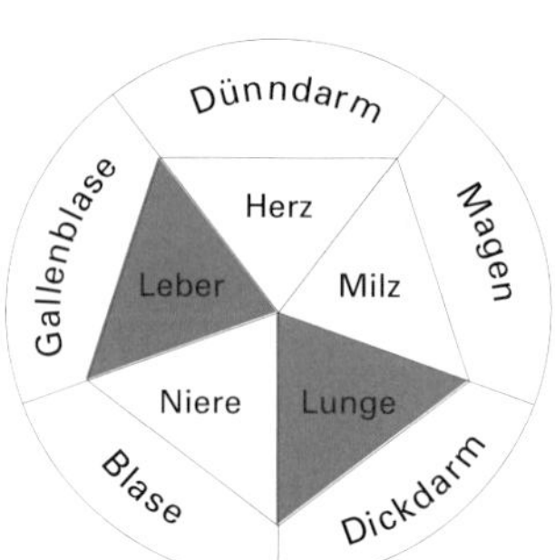

Anmerkung

1. Die Schizonepeta hat eine nach oben treibende Tendenz – ein sogenanntes Elevantium – und wird darum bei vielen Wind-Erkrankungen gerne eingesetzt.
2. Sie bringt zusätzlich Hitze im Bereich des Lungen-Funktionskreises an die Oberfläche, in die *Wei Qi* -Ebene, weshalb sie eine wichtige Droge gegen Husten bei Wind-Hitze ist.
3. Sie wird auch gegen Kopfschmerz eingesetzt, der durch exogene Wind-Kälte bedingt ist.

Kontraindikation

Innerer Leber-Wind, offene Geschwüre, vollständig ausgebrochene Masern oder Windpocken, starkes Schwitzen

Rezepturen mit dieser Droge

Lonicera und Forsythia Pulver *Yin Qiao San* ► S.196

Herba Schizonepetae und Fructus Forsythiae Dekokt keigai rengyo to (japanisch) ► S.460

Ledebouriella Pulver, das Blockaden weise auflöst *Fang Feng Tong Shen San* ► S.208

Pulver, das Wind eliminiert *Xiao Feng San* ► S.458

Dekokt bei Hauterkrankungen im Kopfbereich ji zuso ippo (japanisch) ► S.462

Eigene Eintragungen

防风 Radix Ledebouriellae

Pharmazeutischer Name: **Radix Ledebouriellae divaricatae**
Chinesischer Name: **Fang Feng**
Japanischer Name: **bofu**
Englischer Name: **Ledebouriellae**
Deutscher Name: **Windschutz**
Familie: **Doldenblütler – Umbelliferae**

Gruppenklassifikation
Scharfe, warme, die Oberfläche befreiende Drogen

Temperatur

kalt	kühl	neutral	warm	heiß

Geschmack

salzig	bitter	sauer	neutral	süß	scharf

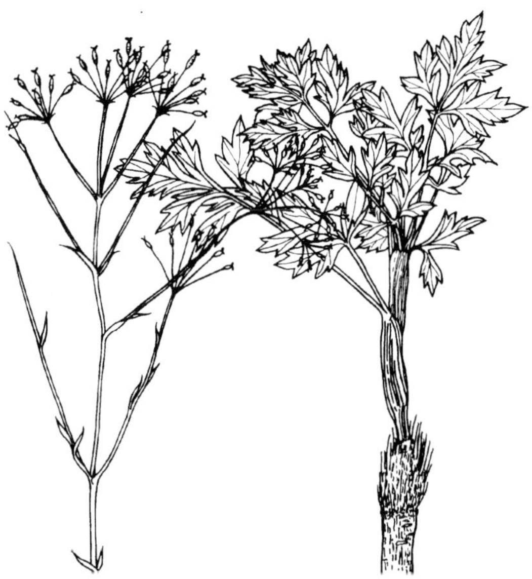

Wirkung
1. Oberfäche öffnend, schweißtreibend
2. Wind-Nässe eliminierend und Schmerz lindernd
3. Blutung stillend
4. Eliminiert äußeren und inneren Wind
5. Schweißhemmung in Verbindung mit Radix Astragali

Indikation
1. Bei äußerer Wind-Kälte: Infekte, die mit Kopfschmerzen, Nackensteifheit, Fieber, Frösteln auftreten
Bei äußerer Wind-Hitze mit Fieber, Halsentzündung, geröteten Augen und Kopfschmerzen
2. Bei Wind-Nässe-Kälte: rheumatische Gelenkschmerzen
3. Blutungen stillend: bei überstarker Regel, Blut im Stuhl oder Nasenbluten
4. Urtikaria, Juckreiz, Schütteln und Zittern von Händen und Füßen, Tetanie, Migränekopfschmerzen

Wirkort

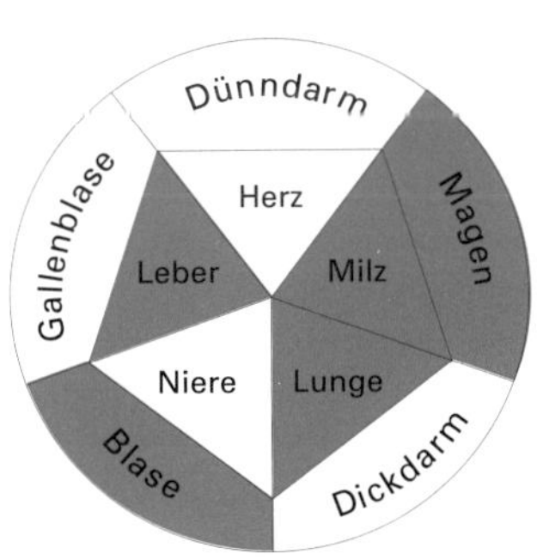

Anmerkung
1. In Kombination mit entsprechenden anderen Kräutern wird Radix Ledebouriellae zur Schweißhemmung und Stabilisierung des *Wei Qi* eingesetzt: z. B. Jado Windschutz Pulver *Yu Ping Feng San* ► S.438
2. Radix Ledebouriellae wird neuerdings auch Radix Saposhnikoviae genannt.

Dosierung
3-9 g

Kontraindikation
Kopfschmerz durch Yin-Mangel

Rezepturen mit dieser Droge
Großes Ledebouriella Dekokt *Da Fang Feng Tang* ► S.316
Jade Windschutz Pulver *Yu Ping Feng San* ► S.438
Radix Ledebouriellae Dekokt zur Befreiung der oberen Körperhälfte seijo bofu to (japanisch) ► S.222
Rhizoma Notopterygii Dekokt, das Nässe überwindet *Qiang Huo Sheng Shi Tang* ► S.304
Herba Schizonepetae und Fructus Forsythiae Dekokt keigai rengyo to (japanisch) ► S.460
Ledebouriella Pulver, das Blockaden weise auflöst *Fang Feng Tong Shen San* ► S.208
Pulver, das Wind eliminiert *Xiao Feng San* ► S.458
Dekokt bei Hauterkrankungen im Kopfbereich ji zuso ippo (japanisch) ► S.462

羌活 Rhizoma Notopterygii

Pharmazeutischer Name:	Rhizoma et Radix Notopterygii
Chinesischer Name:	Qiang Huo
Japanischer Name:	kyokatsu
Englischer Name:	Notopterygium Root
Deutscher Name:	Notopterygiumwurzel
Familie:	Doldenblütler – Umbelliferae

Gruppenklassifikation
Scharfe, warme, die Oberfläche befreiende Drogen

Temperatur
kalt | kühl | neutral | warm | heiß

Geschmack
salzig | bitter | sauer | neutral | süß | scharf

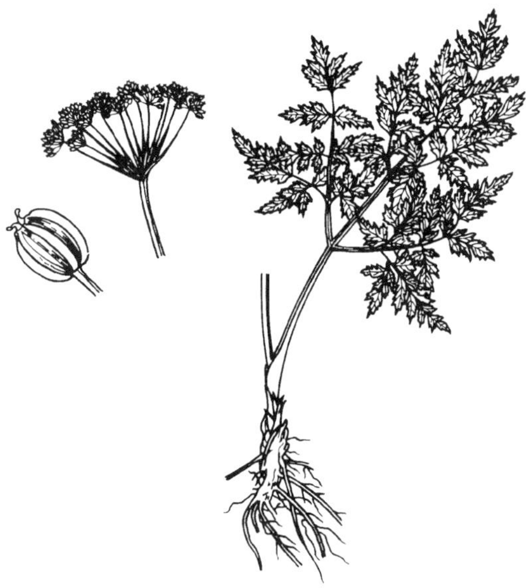

Wirkung
1. Zerstreut Wind-Kälte-Erkrankungen in der Oberfläche
2. Vertreibt Wind-Kälte-Nässe Bi-Syndrom und Stauungen rheumatoider Art aus den Gelenken, schmerzstillend
3. Leitet das *Qi* zu den Leitbahnen des Großen Yang *Tai Yang,* und dem *Du Mai,* besonders in der oberen Körperhälfte und führt die anderen Arzneien einer Rezeptur dorthin, sogenannte Meldearznei

Indikation
1. Äußere-Wind-Kälte mit Nässe: grippale Infekte mit Fieber und Schüttelfrost, die mit Schmerzen in den verschiedenen Gelenken auftreten, d.h. auch bei ischiatischen Schmerzen oder heftigen Gelenkschmerzen
2. Rheumatische Beschwerden, besonders der oberen Körperregion: schmerzhafte Nackensteife, Gelenkschmerzen, Bi-Syndrom
3. Um eine Rezeptur bei obigen Beschwerden in die Regionen der *Tai Yang* und *Du Mai* Leitbahnen zu lenken – Melde- oder Botenarznei

Wirkort

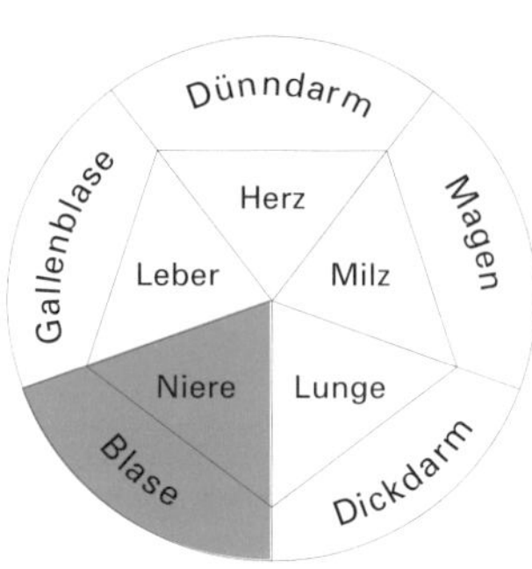

Anmerkung
Zum Prinzip der Meldearznei siehe Grundlagen ► S.108

Kontraindikation
Bei Kopfschmerz durch Yin-Mangel, Gelenkschmerzen durch Blut-Mangel, bei aufsteigendem Leber-Yang und bei Qi-Mangel besteht eine relative Kontraindikation.

Dosierung
3-9 g

Rezepturen mit dieser Droge
Rhizoma Notopterygii Dekokt, das Nässe überwindet *Qiang Huo Sheng Shi Tang* ► S.304
Großes Ledebouriella Dekokt *Da Fang Feng Tang* ► S.316

Eigene Eintragungen

白芷 Radix Angelicae dahuricae

Pharmazeutischer Name:	**Radix Angelicae dahuricae**
Chinesischer Name:	**Bai Zhi**
Japanischer Name:	**byakushi**
Englischer Name:	**Angelica Root**
Deutscher Name:	**sibirische Engelwurz**
Familie:	**Doldenblütler – Umbelliferae**

Gruppenklassifikation

Scharfe, warme, die Oberfläche befreiende Drogen

Temperatur

kalt	kühl	neutral	warm	heiß

Geschmack

salzig	bitter	sauer	neutral	süß	scharf

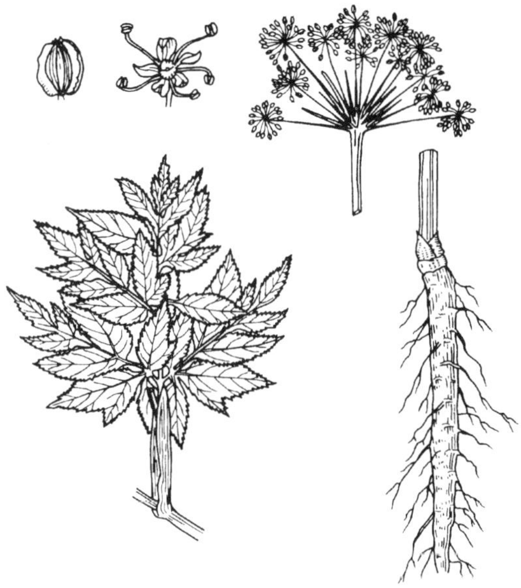

Wirkung

1. Die Oberfläche öffnend und pathogenen Wind vertreibend und dadurch schmerzstillend
2. Die Nase öffnend
3. Eiter ausleitend, pathogene Nässe ausleitend

Indikation

1. Bei akuten Wind-Kälte-Störungen: Schnupfen, verstopfte Nase
2. Chronifizierte Zustände von Wind-Kälte-Erkrankungen: Ozaena, Supraorbitalschmerz, Zahnschmerz, eitriger Auswurf, dicker, klebriger Nasenschleim bei Rhinitis und Sinusitis, chronisch blockierte Nasenatmung, verstopfte Nase
3. Lindert Schmerzen, beseitigt Schwellungen, leitet Eiter nach außen: bei Beulen, Karbunkeln, Abszessen, Hauterkankungen; lindert Leukorrhö und vaginalen Ausfluß, der in der Regel durch Nässe-Kälte bedingt ist. Bei der Kombination mit den entsprechenden Kräutern auch bei Ausfluß vom Nässe-Hitze-Typ.

Wirkort

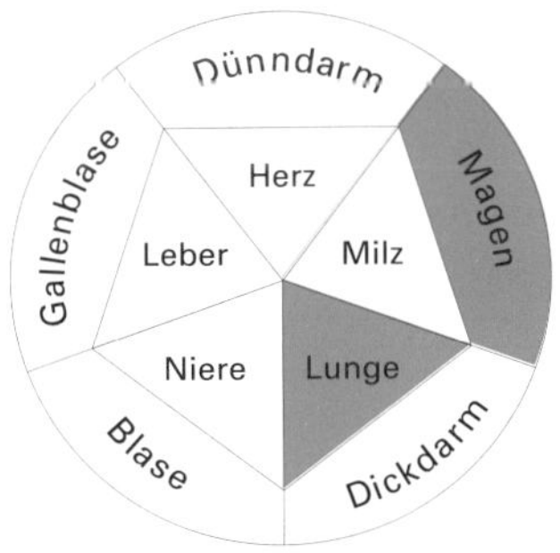

Anmerkung

Radix Angelicae dahuricae hat eine sehr stark ausleitende Kraft. Ihr Bezug ist auch der Bereich der *Yang Ming*-Leitbahnen, im Bereich des Kopfes – also Magen- und Dickdarm-Meridian

Kontraindikation

Vorsicht bei Yin-Mangel

Rezepturen mit dieser Droge

Fünf Anhäufungen Pulver *Wu Ji San* ► S.210

Xanthium Pulver *Cang Er Zi San* ► S.188

Dosierung

3-9 g

Eigene Eintragungen

细辛 Herba Asari

Pharmazeutischer Name:	**Herba cum Radice Asari**
Chinesischer Name:	**Xi Xin**
Japanischer Name:	**saishin**
Englischer Name:	**Wild Ginger**
Deutscher Name:	**Haselwurz**
Familie:	**Osterluzeigewächse – Aristolochiaceae**

Gruppenklassifikation
Scharfe, warme, die Oberfläche befreiende Drogen

Temperatur

kalt	kühl	neutral	warm	heiß

Geschmack

salzig	bitter	sauer	neutral	süß	scharf

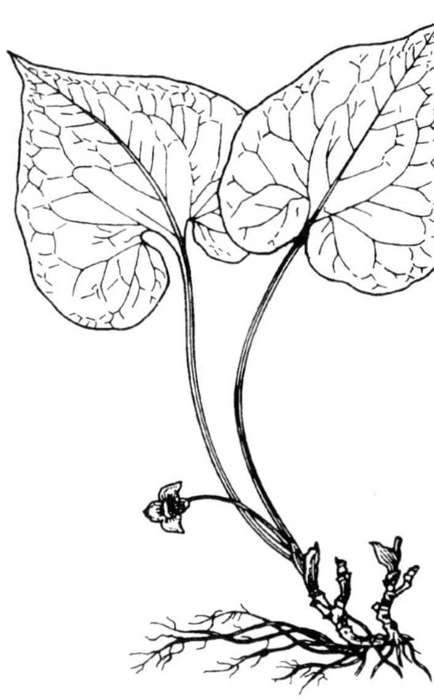

Wirkung
1. Die Oberfläche öffnend, Wind-Kälte-Erkrankungen aus der Oberfläche, aber auch aus dem Innen zerstreuend, Schweiß treibend
2. Es erwärmt den Lungen-Funktionskreis und löst Schleim auf
3. Stillt Schmerz

Indikation
1. Grippale Infekte mit Kopfschmerzen, verstopfte oder fließende Nase, Zahnschmerzen, auch Kälte im Innen
2. Bronchitis mit reichlichem, serösem Schleimauswurf, Husten
3. Rheumatische Gelenkschmerzen und -beschwerden durch Wind-Nässe, Kopfschmerzen

Dosierung
2-6 g

Wirkort

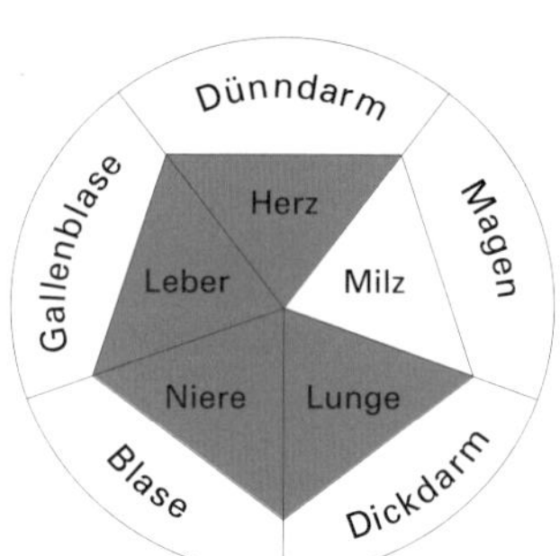

Anmerkung
Wie Ramulus Cinnamomi hat auch Herba Asari einen Bezug zu den Leitbahnen und macht diese wieder durchgängig.

Kontraindikation
Bei Qi-Mangel mit profusem Schwitzen

Rezepturen mit dieser Droge
Kleineres blau-grüner Drachen Dekokt
Xiao Qing Long Tang ► S.186

Ephedra, Akonit und Asarum Dekokt
Ma Huang Fu Zi Xi Xin Tang ► S.204

Eigene Eintragungen

生姜 Rhizoma Zingiberis recens

Pharmazeutischer Name:	**Rhizoma Zingiberis officinalis recens**
Chinesischer Name:	**Sheng Jiang**
Japanischer Name:	**shokyo**
Englischer Name:	**Ginger**
Deutscher Name:	**Ingwer**
Familie:	**Ingwergewächse – Zingiberaceae**

Gruppenklassifikation

Scharfe, warme, die Oberfläche befreiende Drogen

Temperatur

kalt	kühl	neutral	warm	heiß

Geschmack

salzig	bitter	sauer	neutral	süß	scharf

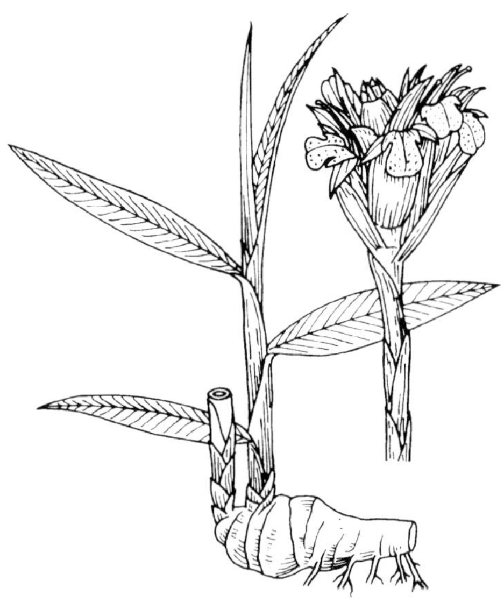

Wirkung

1. Das Außen öffnend, Schweiß treibend
2. Milz und Magen wärmend, Übelkeit lindernd
3. Hustenreiz lindernd, Schleim umwandelnd

Indikation

1. Äußere Wind-Kälte Invasion: Frösteln, Fieber, Kopfschmerz, laufende Nase mit wässrigem Sekret
2. Kälte im Magen: Übelkeit, Erbrechen, Druckgefühl und Völle im Epigastrium, auch bei Schwangerschaftserbrechen
3. Husten, sowohl akuter Husten durch Wind-Kälte als auch chronischer Husten mit Schleim in der Lunge

Dosierung

1-6 g oder 2-3 Scheiben

Wirkort

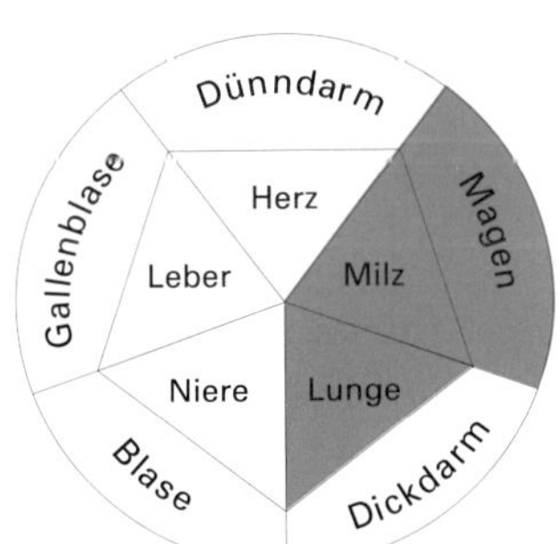

Rezepturen mit dieser Droge

Ingwer ist in sehr vielen Rezepturen enthalten. Oft wird er auch, ohne daß es in jedem Rezepturenbuch erwähnt wird, in Form von zwei Scheiben mit drei bis vier chinesischen Datteln – Fructus Jujubae *Da Zao* – der Rezeptur hinzugefügt, um die Verträglichkeit zu verbessern und eine den Magen und die Milz stützende Wirkung hinzuzufügen. Oft auch gemeinsam mit etwa drei Gramm der Süßholzwurzel – *Gan Cao* ► S.674

Ramulus Cinnamomi Dekokt
Gui Zhi Tang ► S.184

Anmerkung

1. Der frische Ingwer kann bei leichteren Erkältungsinfekten auch allein gegeben werden. Bei ausgeprägten Erkältungskrankheiten ist die Oberfläche befreiende Wirkung jedoch zu mild, so daß Drogen wie Herba Ephedrae, Ramulus Cinnamomi eingesetzt werden sollten. Ingwer eignet sich auch als Prophylaxe bei Infektanfälligkeit.
2. Frischer Ingwer-Preßsaft kann bei kleinen Kindern bei Übelkeit und Verdauungsschwäche eingesetzt werden.
3. Der frische Ingwer kann in der Rekonvaleszenz zur Steigerung des Appetites eingesetzt werden.
4. Ingwersaft wird häufig zur Neutralisation von Toxinen, z. B. bei der Zubereitung von Rhizoma Pinelliae und Rhizoma Arisaematis eingesetzt, ebenso bei dem Genuß verdorbener Fische, Krabben oder Meeresfrüchten zur Neutralisation der Toxine.
5. Rhizoma Zingiberis recens wird gelegentlich auch als Rhizoma Zingiberis viride – der grüne oder frische Ingwer – bezeichnet.

Kontraindikation

Bei Magen-Hitze wegen seines warmen Temperaturverhaltens und bei Lungen-Hitze

葱白 Bulbus Allii Sistulosi

Pharmazeutischer Name:	**Bulbus Allii fistulosi**
Chinesischer Name:	**Cong Bai**
Japanischer Name:	**sohaku**
Englischer Name:	**Spring Onion, Scallion**
Deutscher Name:	**Frühlingszwiebel**
Familie:	**Liliengewächse – Liliaceae**

Gruppenklassifikation
Scharfe, warme, die Oberfläche befreiende Drogen

Temperatur

kalt	kühl	neutral	warm	heiß

Geschmack

salzig	bitter	sauer	neutral	süß	scharf

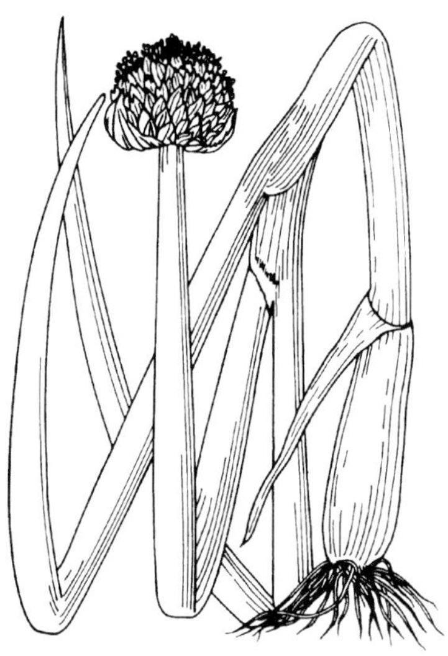

Wirkung
1. Oberfläche öffnend, Wind-Kälte herausleitend, Schweiß induzierend
2. Kälte vertreibend durch das Beleben des *Yang* und *Qi*
3. Toxine lindernd

Indikation
1. Frühstadium eines grippalen Infektes, leichtere Erkältungskrankheiten im Beginn, verstopfte Nase
2. Abdominelles Kälte- und Völlegefühl, Bauchschmerzen
3. Wunden, Abszesse, für diese Indikationen wird das Mittel äußerlich als Auflage und Umschlag angewendet

Dosierung
3-9 g

Anmerkung
Es werden in verschiedenen Regionen Chinas verschiedene Arten von Zwiebeln verwendet.

Bulbus Allii wird auch als Bulbus Porri bezeichnet.

Im Frühstadium eines leichten grippalen Infektes sind die Frühlingszwiebeln mit Soja – gebraucht als *Cong Chi Tang* – ein gutes, sehr mildes Mittel. Bei ausgeprägteren Erkrankungen und Erkältungen wird man eher auf die stärkeren Rezepturen wie Ephedra Dekokt *Ma Huang Tang* zurückgreifen, die in ihrer Schweiß treibenden Wirkung effektiver sind.

Wirkort

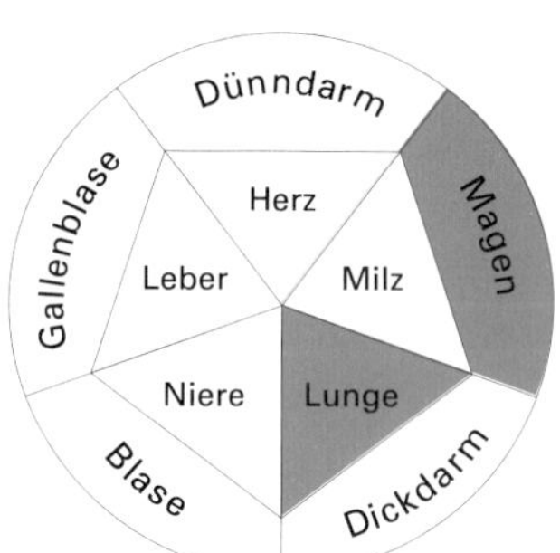

Kontraindikation
Vorsicht bei Patienten mit spontanem Schwitzen

Rezepturen mit dieser Droge
Bulbus Allii und Semen Sojae praeparatum Dekokt
Cong Chi Tang ► S.180

Eigene Eintragungen

辛夷花 Flos Magnoliae

Pharmazeutischer Name:	**Flos Magnoliae**
Chinesischer Name:	**Xin Yi Hua**
Japanischer Name:	**shini**
Englischer Name:	**Magnolia Flower**
Deutscher Name:	**Magnolienblüten**
Familie:	**Magnoliengewächse – Magnoliaceae**

Gruppenklassifikation

Scharfe, warme, die Oberfläche befreiende Drogen

Temperatur

kalt	kühl	neutral	warm	heiß

Geschmack

salzig	bitter	sauer	neutral	süß	scharf

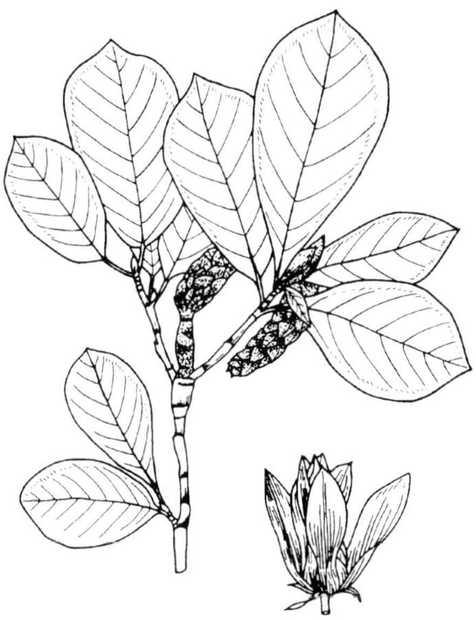

Wirkung

1. Flos Magnoliae treibt äußere Wind-Kälte-Erkrankungen aus und öffnet die Oberfläche – diaphoretisch
2. Macht die Nase frei

Indikation

1. Äußere Wind-Kälte Affektion: verstopfte Nase, laufende Nase, Fließschnupfen, Kopfschmerzen
2. Chronische Rhinitis, chronische Sinusitis, Verlust des Geruchssins

Dosierung

2-9 g

Wirkort

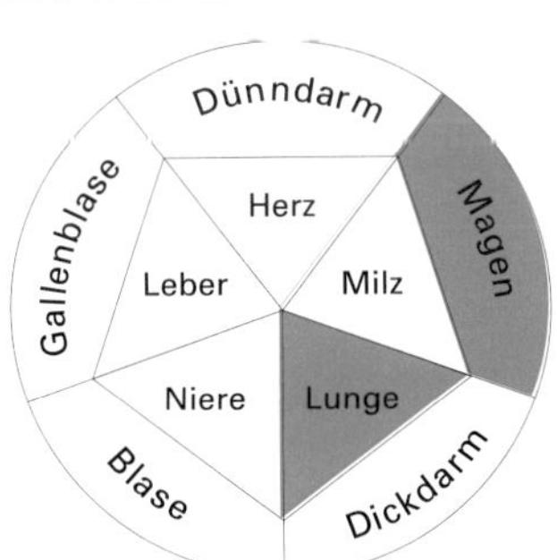

Kontraindikation

Yin-Mangel mit Mangel-Hitze-Zeichen

Rezepturen mit dieser Droge

Xanthium Pulver *Cang Er Zi San* ► S.188

Flos Magnoliae Dekokt zur Reinigung der Lunge shini seihai to (japanisch) ► S.230

Eigene Eintragungen

1.b Kühle, scharfe, die Oberfläche befreiende Drogen

薄荷 Herba Menthae

Pharmazeutischer Name:	**Herba Menthae haplocalycis**
Chinesischer Name:	**Bo He**
Japanischer Name:	**hakka**
Englischer Name:	**Field Mint**
Deutscher Name:	**chinesische Ackerminze**
Familie:	**Lippenblütler – Labiatae**

Gruppenklassifikation

Scharfe, kühle, die Oberfläche befreiende Drogen

Temperatur

kalt	kühl	neutral	warm	heiß

Geschmack

salzig	bitter	sauer	neutral	süß	scharf

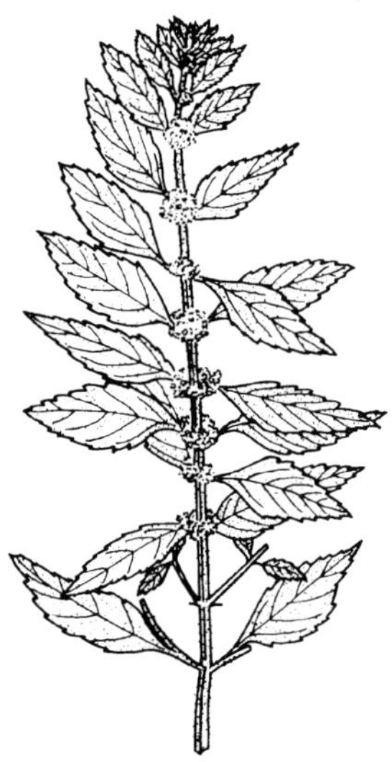

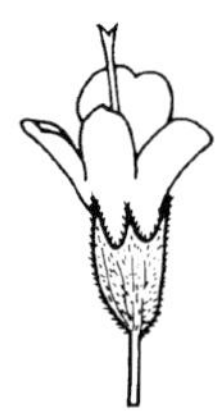

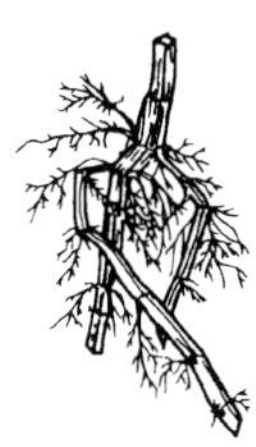

Wirkung

1. Vertreibt Wind-Hitze, klärt die Augen, den Rachen und den Kopf
2. Unterstützt den Ausbruch von Exanthemen, z. B. bei Masern
3. Löst Leber-Qi-Stagnationen

Indikation

1. Erkältungskrankheiten durch Wind-Hitze bedingt: Kopfschmerzen, Fieber, Husten, Pharyngitis, Konjunktivitis
2. Im Anfangsstadium eines Masernexanthems wird dieses rascher nach außen gebracht und so die Genesung beschleunigt.
3. Druckgefühl in den Flanken, im Hypochondrium oder Brustkorb, emotionale Unausgeglichenheit, gynäkologische Probleme

Dosierung

2-9 g

Wirkort

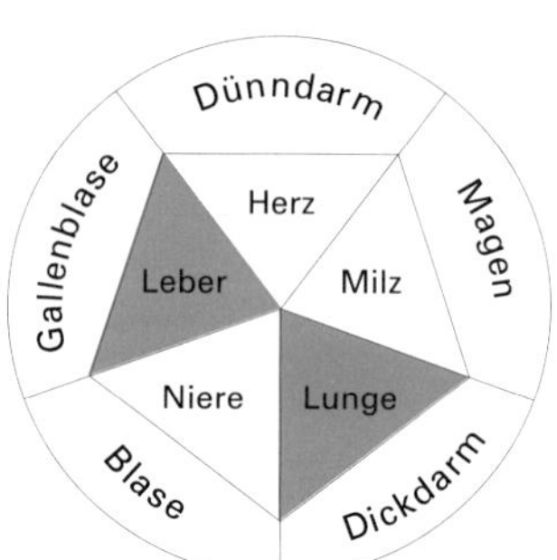

Anmerkung

1. Mentha wird dem Dekokt oft nur die letzten fünf Minuten hinzugefügt.
2. In der Regel wird Herba Menthae haplocalycis verwendet, gelegentlich auch Mentha arvensis.

Kontraindikation

Bei *Wei Qi*-Mangel mit spontanem Schweiß

Bei Yin-Mangel mit Hitze

Vorsicht bei stillenden Müttern, da dieses Mittel die Milchproduktion vermindern kann.

Rezepturen mit dieser Droge

Xanthium Pulver *Cang Er San* ► S.188
Pulver der heiteren Ungebundenheit *Xiao Yao San* ► S.260
Lonicera und Forsythia Pulver *Yin Qiao San* ► S.196

Eigene Eintragungen

牛蒡子 Fructus Arctii

Pharmazeutischer Name: **Fructus Arctii lappae**
Chinesischer Name: **Niu Bang Zi**
Japanischer Name: **goboshi**
Englischer Name: **Great Burdock Fruit**
Deutscher Name: **Klettenfrüchte**
Familie: **Korbblütler – Compositae**

Gruppenklassifikation

Scharfe, kühle, die Oberfäche öffnende Drogen

Temperatur

kalt	kühl	neutral	warm	heiß

Geschmack

salzig	bitter	sauer	neutral	süß	scharf

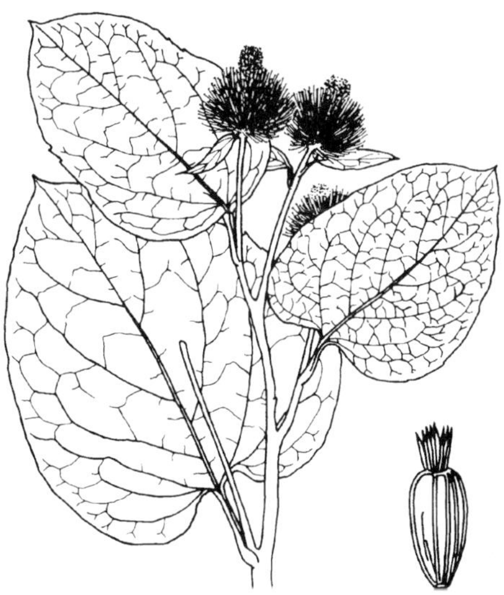

Wirkung

1. Wind-Hitze über die Oberfläche ausleitend, besonders im Hals und Rachenbereich
2. Toxine eliminierend und entgiftend
3. Bringt Ausschläge an die Oberfläche

Indikation

1. Wind-Hitze-Invasion: Fieber, Husten, Schmerzen, Rötung und Schwellungen im Rachenbereich, Tonsillitis, Pharyngitis, Angina tonsillaris, akuter grippaler Infekt mit Halsbeteiligung und Husten
2. Furunkel, Karbunkel, Abszedierungen und Geschwüre, Mumps
3. Akute, fieberhafte, makulopapulöse Hautausschläge, Masern

Dosierung

3-9 g

Wirkort

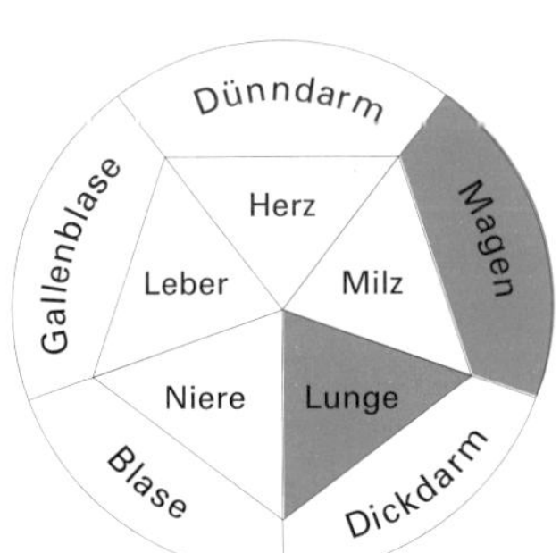

Anmerkung

Fructus Arctii *Niu Bang Zi* wird gelegentlich auch als Fructus Bardanae bezeichnet

Kontraindikation

Bei Diarrhö und Milz-Qi-Mangel

Rezepturen mit dieser Droge

Pulver, das Wind eliminiert *Xiao Feng San* ► S.458

Eigene Eintragungen

蟬蛻 Periostracum Cicadae

Pharmazeutischer Name:	**Periostracum Cicadae**
Chinesischer Name:	**Chan Tui**
Japanischer Name:	**zentai**
Englischer Name:	**Cicada Moulting or Skin**
Deutscher Name:	**Zikadenhülsen**
Familie:	**Zikaden – Cicadidae**

Gruppenklassifikation
Scharfe, kühle, die Oberfläche befreiende Drogen

Temperatur

kalt	kühl	neutral	warm	heiß

Geschmack

salzig	bitter	sauer	neutral	süß	scharf

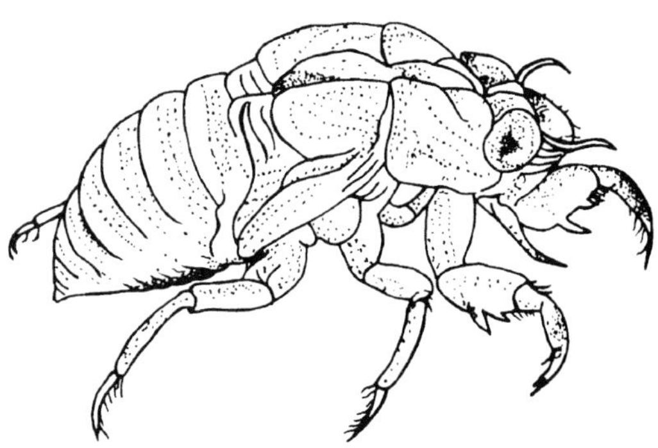

Wirkung
1. Vertreibt äußere Wind-Hitze (diaphoretisch)
2. Unterstützt den Ausbruch von Hautauschlägen
3. Juckreiz stillend
4. Krampflösend
5. Klärt die Augen

Indikation
1. Äußere Wind-Hitze: Infekt der oberen Atemwege, grippaler Infekt mit Fieber, Heiserkeit und Halsschmerzen
2. Exanthemerkrankungen, Juckreiz, Masern ohne Ausschlag, Juckreiz
3. Fieberkrämpfe
4. Wind-Hitze in der Leber-Leitbahn mit geröteten, wäßrigen Augen, Sehstörungen

Wirkort

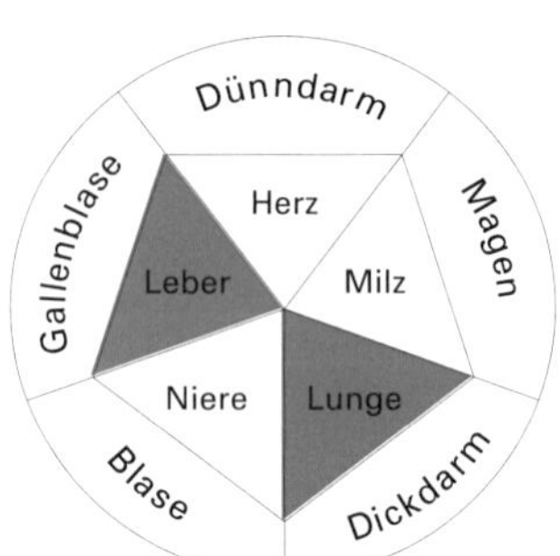

Dosierung
2-9 g

Anmerkungen
Eine der wichtigsten Arzneien bei Juckreiz. Andere Arzneidrogen, an die bei Juckreiz zu denken ist: Fructus Tribuli *Bai Ji Li*, Radix Sophorae *Ku Shen*, Flos Chrysanthemi *Ju Hua*, Radix Ledebouriellae *Fang Feng*. Entscheidend ist natürlich auch in diesem Fall das entsprechende Grundmuster hinter den Symptomen zu erkennen und dieses zu behandeln.

Rezepturen mit dieser Droge
Pulver, das Wind eliminiert
Xiao Feng San ► S.458

Kontraindikation
Während der Schwangerschaft und bei Schwäche des *Wei Qi*

Eigene Eintragungen

桑叶 Folium Mori

Pharmazeutischer Name:	**Folium Mori albae**
Chinesischer Name:	**Sang Ye**
Japanischer Name:	**soyo**
Englischer Name:	**Mulberry Leaf**
Deutscher Name:	**Maulbeerblätter**
Familie:	**Maulbeerbaumgewächse – Moraceae**

Gruppenklassifikation

Scharfe, kühle, die Oberfäche öffnende Drogen

Temperatur

kalt	kühl	neutral	warm	heiß

Geschmack

salzig	bitter	sauer	neutral	süß	scharf

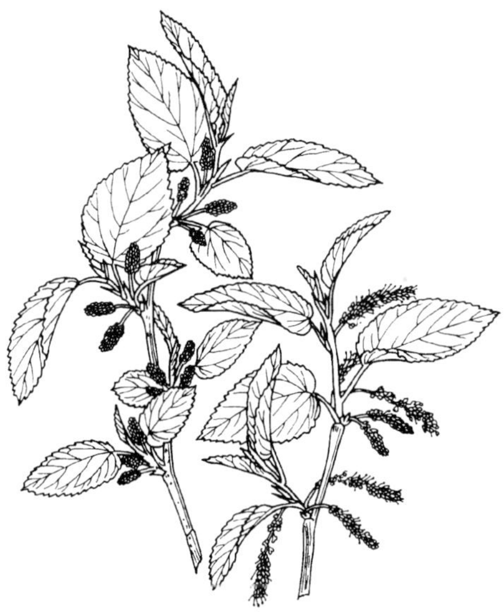

Wirkung

1. Wind-Hitze-Erkrankungen ausleitend, Oberfläche befreiend
2. Hitze im Funktionskreis Leber kühlend, die Augen klärend
3. Kühlt das Blut und stillt Blutungen

Indikation

1. Grippaler Infekt vom Wind-Hitze-Typ, Fieber, Kopfschmerzen, Halsschmerzen, Husten. Auch bei Lungen-Hitze mit Husten und Auswurf von dickem, gelbem Sputum und Trockenheit in der Lunge mit Husten, trockenem Mund und trockener Kehle
2. Akute Konjunktivitis und andere Augenaffektionen mit Rötungen, Schmerzen und Tränen durch Wind-Hitze oder auch Yin-Mangel.
3. Blut-Hitze: Leichte Fälle von Bluterbrechen

Dosierung

3-10 g

Wirkort

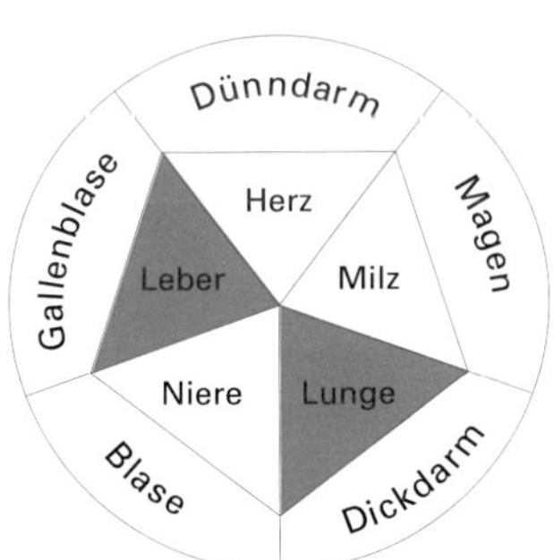

Anmerkung

In der Augenheilkunde lassen sich die dekoktierten Maulbeerblätter auch als Umschläge äußerlich anwenden.

Kontraindikation

Bei deutlichem Qi-Mangel und Kälte-Symptomatik

Rezepturen mit dieser Droge

Folium Mori und Chrysanthemum Trank
Sang Ju Yin ► S.194

Eigene Eintragungen

菊花 Flos Chrysanthemi

Pharmazeutischer Name:	**Flos Chrysanthemi morifolii**
Chinesischer Name:	**Ju Hua**
Japanischer Name:	**kikuka**
Englischer Name:	**Chrysanthemum Flower**
Deutscher Name:	**Chrysanthemenblüten**
Familie:	**Korbblütler – Compositae**

Gruppenklassifikation
Scharfe, kühle, die Oberfläche befreiende Drogen

Temperatur

kalt	kühl	neutral	warm	heiß

Geschmack

salzig	leicht bitter	sauer	neutral	süß	scharf

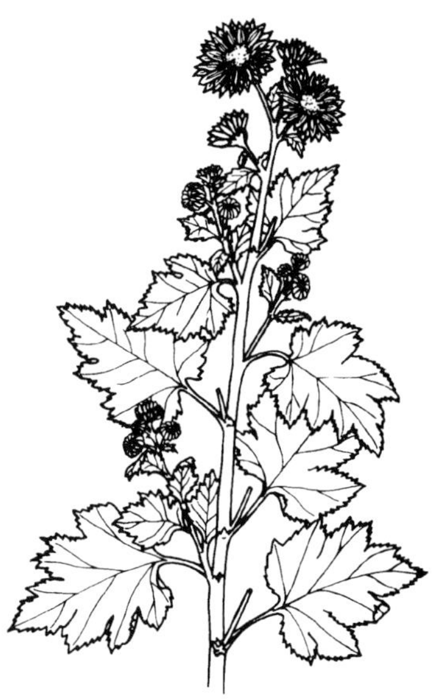

Wirkung
1. Vertreibt äußere Wind-Hitze – diaphoretisch
2. Leitet Hitze aus der Leber-Leitbahn aus
3. Macht die Augen klar
4. Leitet Toxine aus

Indikation
1. Wind-Hitze im Äußeren: grippaler Infekt mit Fieber, Kopfschmerz, geröteten Augen
2. Aufsteigendes Leber-Yang: Arterielle Hypertonie, Kopfschmerzen, Sehstörungen verschiedenster Art, gerötete Augen
3. Nieren- und Leber-Yin-Mangel mit aufsteigendem Leber-Yang: Schwerhörigkeit, Ohrensausen, Drehschwindel, Hypertonus, Kopfschmerzen
4. Hitze-Prozesse der Haut: eiternde Geschwüre, Furunkel, auch schlecht heilende, infizierte Wunden

Wirkort

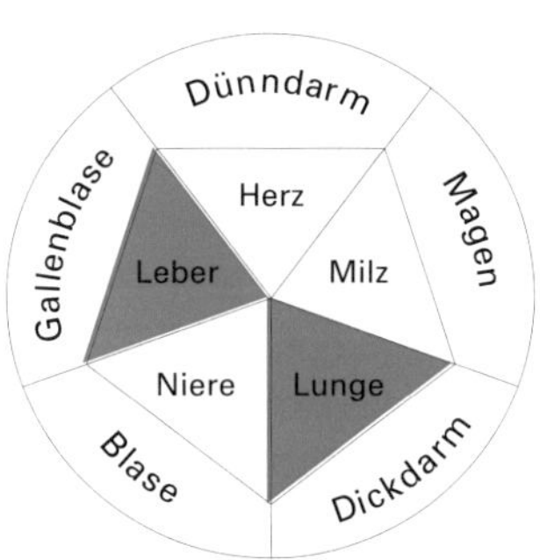

Dosierung
2-9 g

Anmerkung
Für die Haut werden auch Auflagen aus Chrysanthemenblüten gebraucht.

Kontraindikation
Milz-Qi-Mangel mit Diarrhö

Rezepturen mit dieser Droge
Folium Mori und Chrysanthenum Trank
Sang Ju Yin ► S.194

Rehmannia Pille mit Fructus Lycii und Flos
Chrysanthemi *Qi Ju Di Huang Wan* ► S.384

Eigene Eintragungen

淡豆豉 Semen Sojae praeparatum

Pharmazeutischer Name:	**Semen Sojae praeparatum**
Chinesischer Name:	**Dan Dou Chi**
Japanischer Name:	**tan toshi**
Englischer Name:	**Prepared Soybean**
Deutscher Name:	**präparierte Sojabohne**
Familie:	**Hülsenfrüchtler – Leguminosae**

Gruppenklassifikation

Scharfe, kühle, die Oberfläche befreiende Drogen

Temperatur

kalt	kühl	neutral	warm	heiß

Geschmack

salzig	leicht bitter	sauer	neutral	süß	scharf

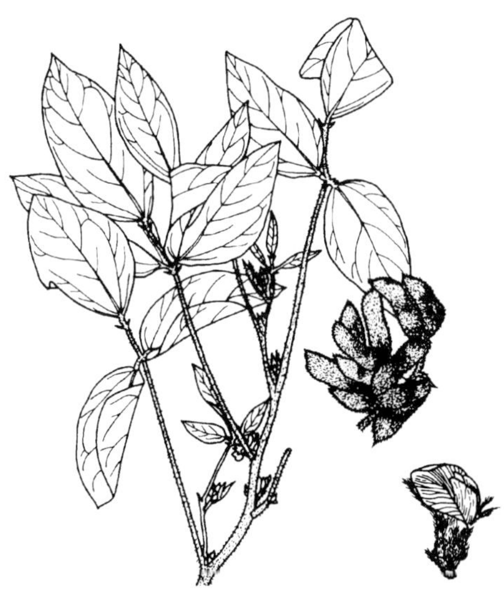

Wirkung

1. Leitet Wind aus, befreit die Oberfläche von Wind-Hitze und Wind-Kälte
2. Bringt den Qi-Fluß im Thorax wieder in Gang, eliminiert Unruhe

Indikation

1. Erkältungskrankheiten mit Fieber und Kopfschmerzen
2. Engegefühl im Thorax mit Reizbarkeit und Unruhe, Schlaflosigkeit nach einem fieberhaften Infekt

Dosierung

3-15 g

Anmerkung

Kann bei Außen-Störungen sowohl bei Kälte als auch bei Hitze verwendet werden.

Da das Mittel sehr mild ist, kann es sogar bei Erkältungskrankheiten mit gleichzeitigem Yin-Mangel verwendet werden, ohne daß durch übermäßiges Schwitzen die Säfte weiter geschmälert werden.

Das Temperaturverhalten von dem präparierten Soja ist in der Regel kühl. Abhängig vom Präparationsverfahren kann es grundsätzlich auch warm sein. Überwiegend wird Semen Sojae mit kühlenden Drogen, wie z. B. Folium Mori *Sang Ye*, vermischt, gedämpft und fermentiert. Seltener kommen auch wärmende Arzneien wie Herba Ephedrae oder Folium Perillae zum Einsatz.

Wirkort

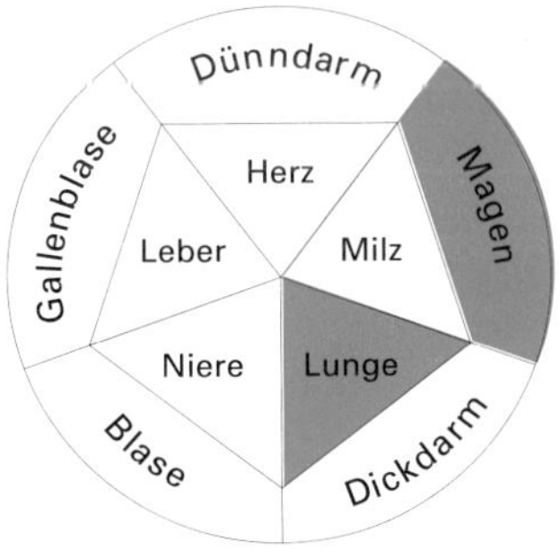

Kontraindikation

Bei stillenden Müttern, da es die Milchbildung hemmt

Rezepturen mit dieser Droge

Lonicera und Forsythia Pulver *Yin Qiao San* ► S.196

Bulbus Alii und Semen Sojae praeperatum Dekokt *Cong Chi Tang* ► S.180

Eigene Eintragungen

葛根 Radix Puerariae

Pharmazeutischer Name:	**Radix Puerariae**
Chinesischer Name:	**Ge Gen**
Japanischer Name:	**kakkon**
Englischer Name:	**Pueraria Root**
Deutscher Name:	**Kopoubohnenwurzel**
Familie:	**Hülsenfrüchtler – Leguminosae**

Gruppenklassifikation

Scharfe, kühle, die Oberfäche öffnende Drogen

Temperatur

kalt	kühl	neutral	warm	heiß

Geschmack

salzig	bitter	sauer	neutral	süß	scharf

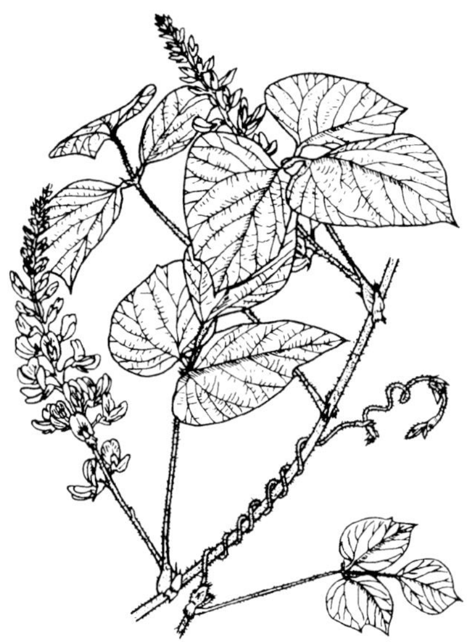

Wirkung

1. Oberfläche öffnend, die Energie nach oben und außen leitend
2. Exantheme an die Oberfläche und zum Ausbruch bringend
3. Stillt Durst, fördert die Bildung von Säften
4. Lindert Diarrhö

Indikation

1. Erkältungskrankheiten mit schmerzhafter Muskelverspannung im Nacken- und oberen Rückenbereich, Wind-Abneigung
2. Infektiöse Erkrankungen mit Hautausschlag, unterstützt den Durchbruch bei Masern und beschleunigt so die Genesung und Ausheilung
3. Fieberhafte Erkrankungen mit starkem Durst durch Magen-Hitze
4. Dysenterie und Diarrhö, die durch Hitze-Nässe bedingt ist Die Arznei kann auch für Abdominalbeschwerden und Diarrhö durch Milz-Qi-Mangel eingesetzt werden, wenn sie mit anderen entsprechenden Mitteln kombiniert wird.
5. Diese Arznei wird neuerdings zur Behandlung von Begleitsymptomen einer arteriellen Hypertonie eingesetzt, wie Nackensteife, Kopfschmerzen, Schwindel, Parästhesien. Eine Wirkung auf den Blutdruck selbst ist nicht nachweisbar.

Wirkort

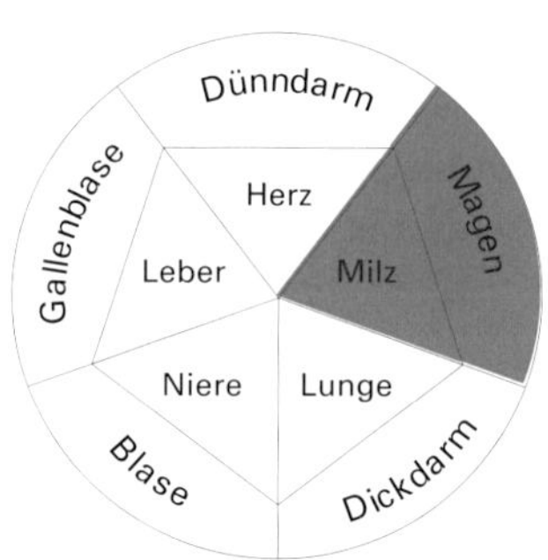

Dosierung

3-15 g

Kontraindikation

Keine bekannt

Rezepturen mit dieser Droge

Radix Puerariae Dekokt *Ge Gen Tang* ► S.190

Cimicifuga und Pueraria Dekokt
Sheng Ma Ge Gen Tang Bensky ► S.46

Eigene Eintragungen

柴胡 Radix Bupleuri

Pharmazeutischer Name:	**Radix Bupleuri**
Chinesischer Name:	**Chai Hu**
Japanischer Name:	**saiko**
Englischer Name:	**Bupleurum Root**
Deutscher Name:	**chinesisches Hasenohr**
Familie:	**Doldenblütler – Umbelliferae**

Gruppenklassifikation

Scharfe, kühle, die Oberfäche öffnende Drogen

Temperatur

kalt	kühl	neutral	warm	heiß

Geschmack

salzig	bitter	sauer	neutral	süß	scharf

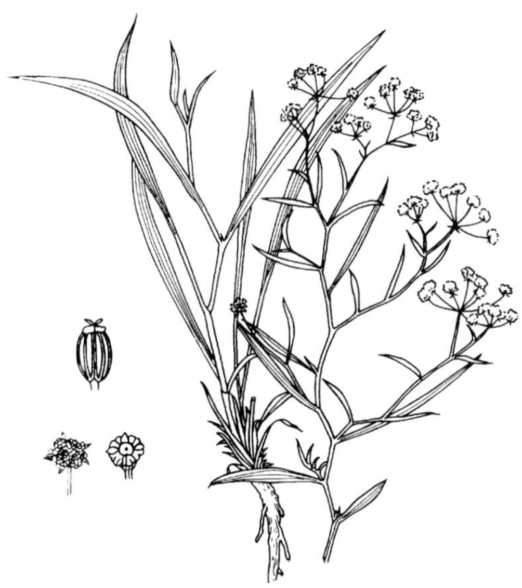

Wirkung

1. Oberfläche befreiend, fiebersenkend – antipyretisch, eliminiert Hitze
2. Leber-Qi regulierend
3. Unterstützt die Aufwärtsbewegung des Milz-Qi

Indikation

1. Wind-Hitze im Außen: fiebrige Erkrankungen
2. Leber-Qi-Stagnation: Schmerzen an den Rippenbögen, Schwindel, Augenflimmern, Hitzewallungen, Ohrenklingen, Regelbeschwerden
3. Absinkendes Milz-Qi: Müdigkeit, Analprolaps, Uterusprolaps, chronische Diarrhö

Dosierung

3-9 g

Anmerkung

Radix Bupleuri ist in sehr vielen Rezepturen enthalten. Es wird oft als sogenannter „Melder“ für den Funktionskreis Leber oder als Qi-Regulatorium des Leber-Qi eingesetzt.

Wirkort

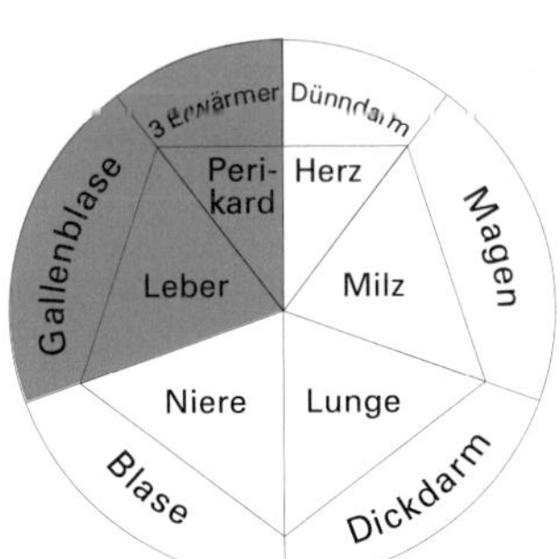

Kontraindikation

Bei nach oben steigendem Leber-Yang, Leber-Feuer oder Mangel-Hitze bei Yin-Mangel

Rezepturen mit dieser Droge

Dekokt, das die Mitte tonisiert und das *Qi* vermehrt *Bu Zhong Yi Qi Tang* ► S.342

Pulver der heiteren Ungebundenheit *Xiao Yao San* ► S.260

Kleines Bupleurum Dekokt *Xiao Chai HuTang* ► S.248

Großes Bupleurum Dekokt *Da Chai Hu Tang* ► S.250

Bupleurum Dekokt, das die Leber verteilt *Chai Hu Shu Gan San* ► S.258

Kalte Extremitäten Pulver *Si Ni San* ► S.256

Eigene Eintragungen

升麻

Rhizoma Cimicifugae

Pharmazeutischer Name:	**Rhizoma Cimicifugae**
Chinesischer Name:	**Sheng Ma**
Japanischer Name:	**shoma**
Englischer Name:	**Cimicifuga**
Deutscher Name:	**Wanzenkraut**
Familie:	**Hahnenfußgewächse – Ranunculaceae**

Gruppenklassifikation
Scharfe, kühle, die Oberfläche befreiende Drogen

Temperatur

kalt	kühl	neutral	warm	heiß

Geschmack

salzig	leicht bitter	sauer	neutral	süß	scharf

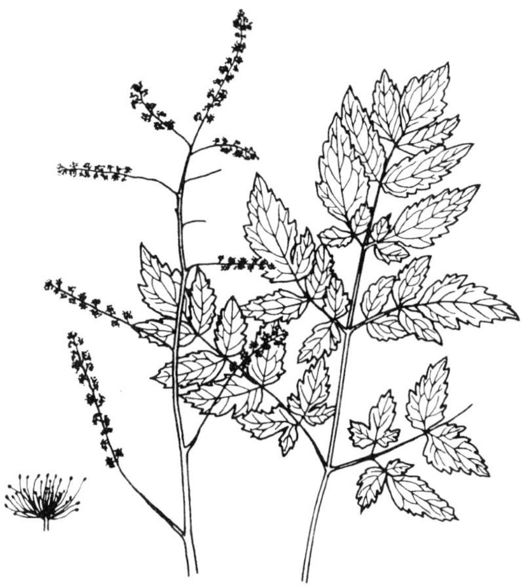

Wirkung
1. Vertreibt äußere Wind-Hitze – diaphoretisch
2. Unterstützt den Ausbruch von Masern
3. Leitet Hitze und Toxin aus dem Blut aus
4. Wirkt absinkenden Organen entgegen – Elevantium durch Aufwärtsleiten des Yang-Qi
5. Stoppt Zahnfleischbluten

Indikation
1. Grippaler Infekt mit Kopfschmerz und Halsentzündung
2. Exantheme, Masern
3. Kopfschmerz, Entzündungen der Mundhöhle, Zunge und des Zahnfleisches
4. Organptosen, Prolaps von Uterus oder Rektum

Wirkort

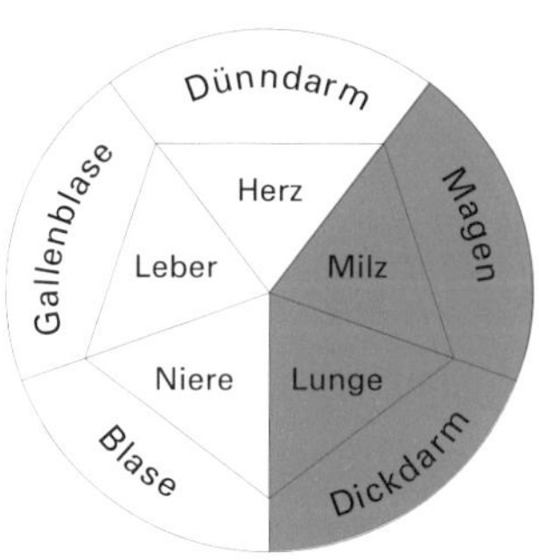

Kontraindikation
Auflodernde Feuer

Rezepturen mit dieser Droge
Dekokt, das die Mitte tonisiert und das *Qi* vermehrt
Bu Zhong Yi Qi Tang ► S.342
Cimicifuga und Pueraria Dekokt
Sheng Ma Ge Gen Tang Bensky ► S.46

Eigene Eintragungen

2. HITZE KLÄRENDE DROGEN

2.a Feuer ableitende Drogen

Indikation nach TCM-Kriterien

Hitze-Fülle-Zustand, Mangel-Hitze, Hitze im Blut, Hitze-Nässe, toxische Hitze

Untergruppen und typische Beispiele

2.a Feuer ableitende Drogen	Gypsum fibrosum *Shi Gao*	► S.525
2.b Blut kühlende Drogen	Radix Rehmanniae glutinosae *Sheng Di Huang*	► S.534
2.c Hitze klärende, Nässe trocknende Drogen	Radix Scutellariae *Huang Qin*	► S.540
2.d Hitze klärende, Toxine mildernde Drogen	Flos Lonicera *Jin Yin Hua*	► S.546

Wirkung

Die Hitze klärenden Arzneien sind Drogen, die Hitze im Körperinnern beseitigen. Im Chinesischen wird bei diesem Therapieprinzip von 'Klären der Hitze' gesprochen – *Qing Re*.

Nicht alle Funktionskreise sind so prädisponiert, daß sie für Hitze-Prozesse empfänglich sind. Besonders leicht kann sich Hitze manifestieren in Lunge und Magen, daneben aber auch noch in Leber, Gallenblase und Herz. Nach der Vier-Ebenen-Theorie kann die Hitze im *Wei Qi*-Bereich bestehen, d.h. im Äußeren des Organismus, wofür die Drogen der Gruppe 1, die Oberflächenbefreier zum Einsatz kommen. Eine Ebene tiefer liegt die *Qi*-Ebene, dafür werden die Drogen der Gruppe 2.a gebraucht. Das sind die kältesten Drogen überhaupt. Hitze in der Qi-Ebene führt zu hohem Fieber, großem Durst und Unruhe. Dazu treten oft gelbliche Sekrete, trüber Urin, eitriges Sputum, ein roter Zungenkörper mit häufig einem gelblichen Belag und ein voller (= Fülle-Zustand), beschleunigter Puls (= Hitze), auf.

Untergruppierung und typische Symptome eines Hitze-Syndroms

Die Untergruppierung ordnet die Hitze klärenden Drogen nach Arzneien, die verschiedene Eigenschaften aufweisen.

2.a In der Gruppe 2.a sind Drogen, die überwiegend Fülle-Hitze klären. Sie klären Hitze im Qi-Bereich der Vier-Ebenen-Theorie, dieses sind oft sehr befeuchtende und damit durststillende Drogen. Nach den sechs Schichten ist das die *Yang Ming* – Helles Yang – Schicht.
Im westlichen Sinne sind es vor allem hochfieberhafte akute Infektionen und Entzündungen wie Pneumonie, Gastritis, die hiermit behandelt werden.

2.b Arzneien kühlen Hitze in der Blut-Ebene, also in der tiefsten Ebene der Vier Ebenen. (Anhang ►S.746)
Im westlichen Sinne sind es vor allem hochfieberhafte Infektionen, Bakteriämie, Sepsis, Ekzeme, Blutungen, die hiermit behandelt werden.

2.c Sind Drogen, die Hitze klären und Nässe ausleiten. Das sind überwiegend sehr bittere, kalte Arzneien, die dadurch – also im Gegensatz zu 2.a – nicht befeuchtend, sondern trocknend sind. Sie werden vor allem für Hitze-Nässe-Prozesse eingesetzt.
Im westlichen Sinne sind es vor allem Entzündungen, infektiöse Gastroenteritis, entzündliche Darmerkrankungen, Entzündungen im Hautbereich mit Exsudat und Ekzeme, die hiermit behandelt werden.

2.d Enhält Drogen, die sogenannte toxische Hitze oder Hitze-Toxine lindern. Das ist eine gesteigerte Form von Hitze, zu der noch Toxine hinzukommen. Toxine sind kein neuzeitliches Konzept im Wissen um Bakterien und deren Giftstoffe, sondern eine alte Beobachtung, daß bei manchen Erkrankungen nicht nur Rötungen, sondern auch schmierig-eitrige Beläge auftreten. Z. B. im Bereich der Tonsillen können bei einer Streptokokken-Angina gelblich-bräunliche Beläge sichtbar werden, oder im Bereich von infizierten Hautgeschwüren. In dem Fall ging man vom Vorhandensein von Toxinen aus und verordnete zu den Hitze klärenden Drogen zusätzlich Arzneien, die Toxine lindern und „desinfizierend" wirken, wie es gelegentlich ausgedrückt wird. Es ist nicht verwunderlich, daß viele dieser Drogen nach modernen Untersuchungen **im westlichen Sinne** antimikrobielle, bakteriostatische und bakteriozide Eigenschaften aufweisen.

Indikation und Allgemeines zu Hitze

Hitze kann einerseits ein pathogener Faktor sein, der von außen kommt und in den Organismus eindringt. Dieser gehört zu den sechs äußeren Krankheitsursachen, neben Hitze sind dies Wind, Kälte, Nässe, Trockenheit und Sommerhitze. Andererseits ist Hitze eine Zustandsbeschreibung des energetischen Systems nach den Acht Leitkriterien *Ba Gang*. Sie beschreibt eine gesteigerte Dynamik des Systems, in dem alle Stoffwechselprozesse beschleunigt ablaufen.

Die Hitze, von der hier die Rede ist, kann grundsätzlich beides sein:

1. Hitze kann ursprünglich **von Außen** in das System eingedrungen sein, z. B. als Wind-Hitze in die Oberfläche. Aber vielleicht sind zu dem Zeitpunkt nicht die richtigen Kräuter – scharfe, kühle Oberflächenbefreier – eingesetzt worden und das Pathogen wurde nicht über die Oberfläche nach Außen abgeleitet, sondern ist auf die nächst tiefere Ebene vorgedrungen. Oder das Pathogen war so stark, daß es gleich eine Ebene tiefer vorgedrungen ist, nach der Vier-Ebenen-Theorieauf die Qi-Ebene oder später noch tiefer auf die Blut-Ebene. Nach der Sechs-Schichten-Theorie in die *Shao Yang*- oder *Yang Ming*-Schicht.
2. Hitze kann aber auch aus den sogenannten inneren pathogenen Faktoren – den Sieben Emotionen – **„endogen"** entstehen, ohne von Außen eingedrungen und in die Tiefe vorgedrungen zu sein. Viele der Emotionen können den freien Fluß des *Qi* blockieren, so daß es zu einer Qi-Stagnation – und dies besonders leicht im Leber-Funktionskreis – kommt. Jede Form der Stagnation hat die Tendenz, früher oder später zur Entstehung von Hitze zu führen. Z. B. entsteht Hitze durch Reibung, wenn wir bei angezogener Handbremse gleichzeitig Gas geben.
3. Auch bei anderen, im Innen vorhandenen Pathogenen, wie Nässe oder Schleim, besteht die Tendenz, allein durch den Faktor Zeit, daß sich zusätzlich allmählich Hitze bildet.
4. Noch eine Möglichkeit ist ein sogenannter **pathogener Restfaktor**, der nach einer Erkrankung – durch falsche oder unzureichende Behandlung – nicht ganz kuriert ist und im System geblieben ist. Dies ist nicht selten ein dezenter, schwelender Hitze-Prozeß. Man nennt dies auch residuelle Hitze.
5. Eine weitere Möglichkeit von Hitze ist nicht die Fülle-Hitze, von der bisher die Rede war und bei der im Grunde immer in der einen oder der anderen Form pathogene Faktoren beteiligt sind, sondern die sogenannte **Mangel-Hitze** bei **Yin-Mangel**. Dabei ist nicht zwingend ein pathogener Faktor die Ursache, sondern ein Mangel an kühlendem *Yin*. Dadurch wird das Gleichgewicht von *Yin* und *Yang* im System gestört, und es kommt zu einem relativen Überwiegen des *Yang*, das somit nicht mehr gezügelt und im *Yin* verankert ist. Dies kommt vor allem im höheren Lebensalter vor oder durch massive Yin-Verluste durch Krankheiten, die das *Yin* verbraucht haben. Das können natürlich auch wieder lange persistierende Hitze-Prozesse im Innen sein, die das *Yin* über einen langen Zeitraum geschmälert, „verdampft" haben.

Befunde

Zungenkörper:
Der zuverlässigste Indikator von Hitze ist der Zungenkörper. Ein roter ZK zeigt zu einem sehr hohen Prozentsatz sehr zuverlässig Hitze an. Dabei kann auch nur ein bestimmter Teil der Zunge diese Rötung aufweisen, was ein Hinweis dafür ist, wo sich die Hitze abspielt.
Zungenbelag:
Daneben zeigt ein gelber Zungenbelag Hitze an.
Puls:
Der beschleunigte Puls ist das typische Zeichen für Hitze.

Leitsymptome

Hitzegefühl oder Fieber, Rötungen in verschiedenen Bereichen des Körpers einschließlich Gesichtsröte, Unruhe, Durst, daneben Obstipation, konzentrierter Urin, gelbe Sekrete von starkem Geruch

Anwendungsbeispiel

Es sind vor allem hochfieberhafte akute Infektionen und Entzündungen wie Pneumonie, Hepatitis, Gastritis, infektiöse Gastroenteritis, entzündliche Darmerkrankungen, Ekzeme, eitrige Tonsillitis, die hiermit behandelt werden.

Nach westlichem Denken sind diese Arzneien antipyretisch, antiinflammatorisch, antibakteriell und antiphlogistisch.

Häufige Kombinationen

Je nach Befund werden die Hitze klärenden Drogen kombiniert mit nach unten ableitenden Drogen der Gruppe 3, Schleim transformierenden Drogen der Gruppe 6 oder Blut oder *Yin* nährenden Arzneien der Gruppe 12.b und 12.d.

Nebenwirkung

Diese kalten Drogen gefährden in erster Linie Milz und Magen. Daher sollten die sehr kalten Arzneien nur so lange wie nötig gegeben werden, das heißt bis ein Hitze-Prozeß geklärt und eliminiert ist. In den klassischen Rezepturen werden sie häufig mit Drogen kombiniert, die die Mitte schützen oder die sogar leicht wärmend sind, damit die ausgeprägte Kälte dieser Arzneien etwas abgemildert und antagonisiert wird.

Zusammenfassung – Charakterisierung dieser Drogen-Gruppe

Wirkung:	Klären Hitze im Innen
Eigenschaften:	kühles bis sehr kaltes Temperaturverhalten
Pathogene Faktoren:	Hitze, toxische Hitze, Blut-Hitze, Hitze-Nässe
Typische Arznei:	2.a. Gypsum Fibrosum *Shi Gao* ► S.525
	2.b Radix Rehmanniae glutinosae *Sheng Di Huang* ► S.534
	2.c Radix Scutellariae *Huang Qin* ► S.540
	2.d Flos Lonicerae *Jin Yin Hua* ► S.546
Indikation:	Hitze im Innen – Fülle-Zustand, z.T. auch Mangel-Hitze
Nebenwirkung:	Kälte kann die Milz und das körpereigene *Qi –Zheng-Qi–* schwächen
Vorsicht:	bei Milz-Qi-Mangel und genereller Schwäche
Wirkort:	Magen, Lunge, Leber, Gallenblase, Herz
Therapie-Prinzip – Ba Fa:	*Qing Re Fa* – Hitze klärende Methode

Acht Leitkriterien – Ba Gang

Diese Leitkriterien beschreiben den Energiezustand des Patienten, für den diese Drogen-Gruppe angezeigt ist

Lokalisierung

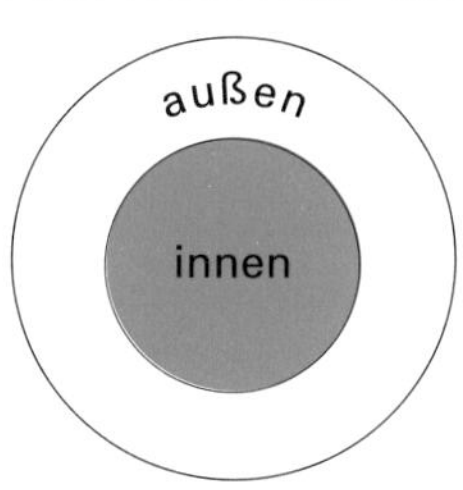

Qualität

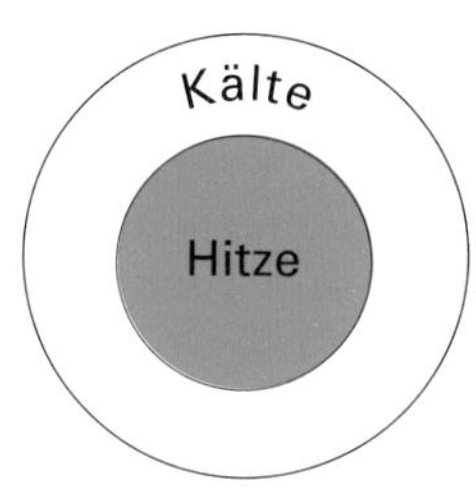

Quantität

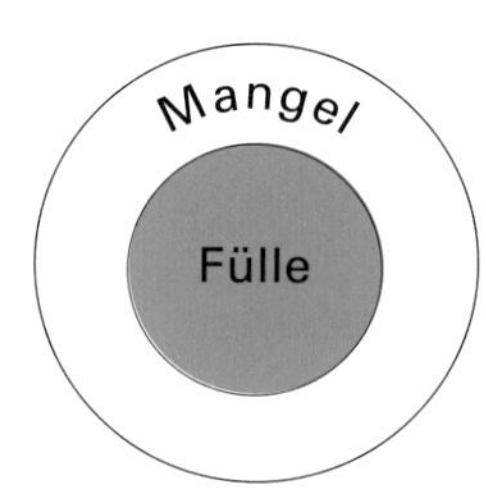

石膏 Gypsum fibrosum

Pharmazeutischer Name:	**Gypsum fibrosum**
Chinesischer Name:	**Shi Gao**
Japanischer Name:	**sekko**
Englischer Name:	**Gypsum**
Deutscher Name:	**kristalliner Gips**

Gruppenklassifikation

Feuer ableitende Drogen

Temperatur

sehr kalt	kühl	neutral	warm	heiß

Geschmack

salzig	bitter	sauer	neutral	süß	scharf

Wirkung

1. Klärt Hitze im Bereich des *Qi* (siehe Anmerkung 3.)
2. Klärt Hitze der Lunge
3. Beruhigt Feuer des Magens und stillt Durst

Wirkort

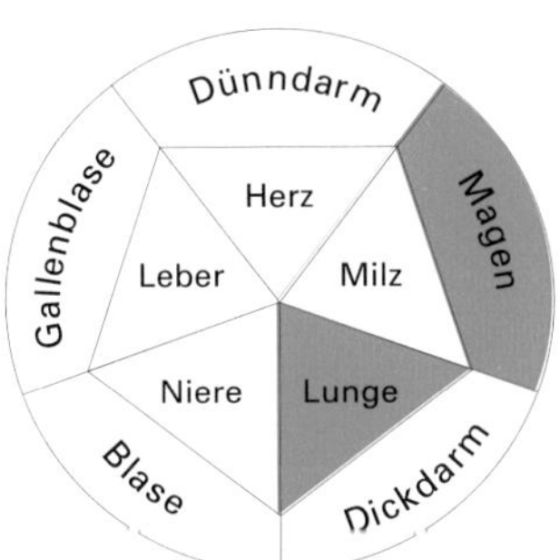

Rezepturen mit dieser Droge

Weißer Tiger Dekokt *Bai Hu Tang* ► S.212

Ephedra, Gypsum, Armeniaca und Glycyrrhiza Dekokt *Ma Xing Shi Gan Tang* ► S.198

Dosierung

3-30 g

Kontraindikation

Bei empfindlichem Magen, bei fehlender „echter" Hitze

Indikation

1. Hohes Fieber, ohne Frösteln, großer Durst, Unruhe, profuser Schweiß, voller Puls und roter Zungenkörper evtl. mit gelbem Zungenbelag
2. Eitrige Bronchitis mit gelbem Auswurf oder asthmatoide Beschwerden, durch Hitze der Lunge bedingt, mit Fieber, Durst und dem Verlangen zu trinken
3. Kopfschmerz und Zahnfleischentzündung durch Magen-Hitze
4. Abszesse, Verbrennungen und Ekzeme. Für diese Indikation kann Gypsum innerlich und äußerlich, z. B. mit Cortex Phellodendri, verwendet werden.

Anmerkung

1. Gypsum enthält chemisch: Calcium sulfuricum: $CaSO_4 \times 2\ H_2O$ und Spuren von Fe und Mg
2. Bei Fülle als auch bei Leere-Befunden mit gutem Erfolg gebraucht. In der fiebersenkenden Wirkung ist es der Radix Puerariae sehr ähnlich.
3. Hohes Fieber ohne Frösteln, großer Durst, Unruhe, profuser Schweiß, voller Puls und roter Zungenkörper evtl. mit gelbem Zungenbelag: Dieser Zustand entspricht gemäß dem Sechs-Schichten-Modell (S.744) des *Shang Han Lun* der Yang-Ming-Schicht.

Nach dem Vier-Ebenen-Modell ► S.746 ist die zweite Energie-Ebene – die Qi- Ebene – betroffen. Daher heißt es bei den Wirkungen von Gypsum fibrosum, daß diese Droge Hitze im Bereich der Qi-Ebene behandelt.

Eigene Eintragungen

知母 Rhizoma Anemarrhenae

Pharmazeutischer Name:	**Rhizoma Anemarrhenae asphodeloidis**
Chinesischer Name:	**Zhi Mu**
Japanischer Name:	**chimo**
Englischer Name:	**Anemarrhena**
Deutscher Name:	**Anemarrhenawurzel**
Familie:	**Liliengewächse – Liliaceae**

Gruppenklassifikation

Feuer ableitende Drogen

Temperatur

kalt	kühl	neutral	warm	heiß

Geschmack

salzig	bitter	sauer	neutral	süß	scharf

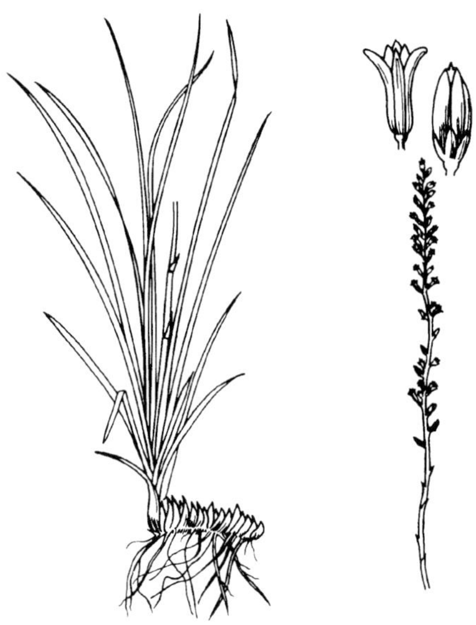

Wirkung

1. Hitze kühlend
2. Feuer ableitend aus Lunge und Magen
3. Essenz auffüllend
4. Lunge und Magen befeuchtend, *Yin* nährend und befeuchtend

Indikation

1. Infektionskrankheiten mit hohem Fieber, großem Durst, Unruhe
2. Hitze-Fülle der Funktionskreise Lunge und Magen: chronische Bronchitis, Husten mit zähem, gelbem Sputum, subfebrile Temperaturen
3. Fieber durch Yin-Mangel vor allem von Lunge und Niere
4. Sogenanntes „Knochendampfen"(siehe Anmerkung)

Dosierung

2-12 g

Wirkort

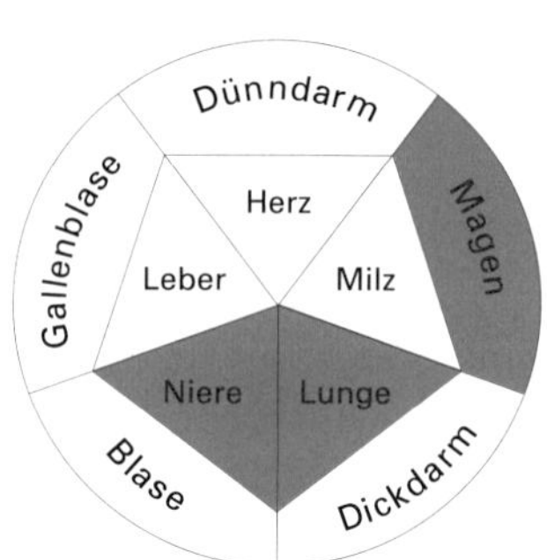

Anmerkungen

1. Kühlt Hitze bei Fülle und auch bei Mangel, sogenannte Mangel-Hitze bei Yin-Mangel.
2. Das sogenannte „Knochendampfen" bezeichnet ein Hitze-Gefühl im Innen, das durch einen Yin-Mangel bedingt ist und zu einem nicht gezügelten *Yang* führt.

Kontraindikation

Durchfall bei Milz-Schwäche

Rezepturen mit dieser Droge

Weißer Tiger Dekokt *Bai Hu Tang* ► S.214

Rehmannia Pille mit Anemarrhena und Phellodendrum *Zhi Bai Di Huang Wan* ► S.382

Semen Zizyphi Dekokt *Suan Zao Ren Tang* ► S.448

Eigene Eintragungen

山梔子 Fructus Gardeniae

Pharmazeutischer Name:	**Fructus Gardeniae jasminoidis**
Chinesischer Name:	**San Zhi Zi *oder* Zhi Zi**
Japanischer Name:	**san shi shi**
Englischer Name:	**Gardenia Fruit**
Deutscher Name:	**chinesische Gelbbeere**
Familie:	**Rötegewächse – Rubiaceae**

Gruppenklassifikation

Feuer ableitende Drogen

Temperatur

kalt	kühl	neutral	warm	heiß

Geschmack

salzig	bitter	sauer	neutral	süß	scharf

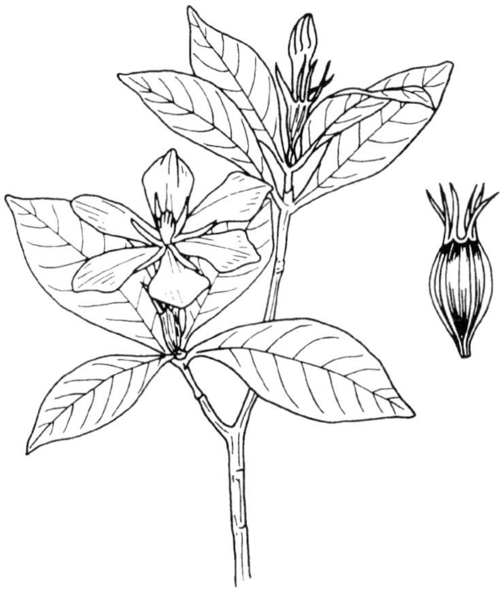

Wirkung

1. Leitet Hitze ab, beruhigt und mindert Reizbarkeit
2. Hitze kühlend und Nässe ausleitend, reduziert Feuer
3. Desinfizierend und Toxine ausleitend
4. Blut kühlend, Blutungen stoppend

Indikation

1. Bei Unruhe und Gereiztheit aufgrund von Hitze-Erkrankungen, evtl. mit hohem Fieber, verwaschener Sprache, bei Delirium
2. Bei Hitze-Nässe: Gelbsucht mit Fieber, Dysurie mit Brennen beim Wasserlassen und trübem Urin, Hitze-Nässe in der Gallenblasen- und Drei Erwärmer-Leitbahn mit Prozessen im Bereich der Nase, des Gesichts, der Mundhöhle und Augen, auch bei geröteten, geschwollenen und schmerzenden Augen und bei Augenentzündung
3. Bei durch toxische Hitze bedingten Furunkeln und Karbunkeln
4. Bei Blut-Hitze mit den Symptomen blutiger Harn, Blut im Stuhl, Blutungen aus Mund und Nase

Wirkort

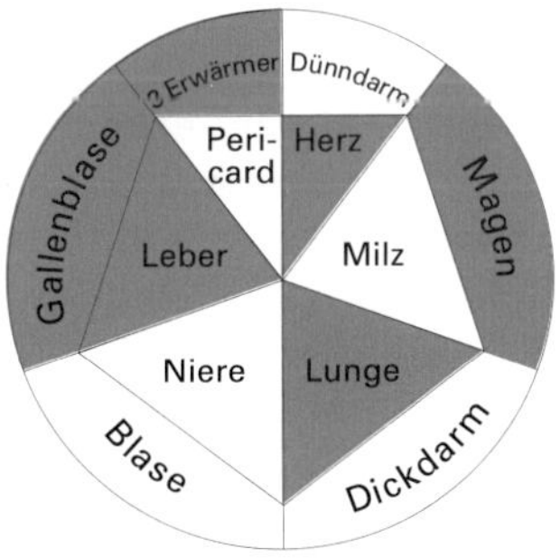

Dosierung

2-6 g

Kontraindikation

Diarrhö bei Milz-Schwäche

Rezepturen mit dieser Droge

Coptis Dekokt, das toxische Wirkungen lindert
Huang Lian Jie Du Tang ► S.218

Erweitertes Pulver der heiteren Ungebundenheit
Jia Wei Xiao Yao San ► S.260

Rhizoma Gastrodiae und Ramulus Uncariae Trank
Tian Ma Gou Teng Yin ► S.468

Eigene Eintragungen

淡竹叶 Herba Lophatheri

Pharmazeutischer Name:	**Herba Lophatheri gracilis**
Chinesischer Name:	**Dan Zhu Ye**
Japanischer Name:	**tanchikuyo**
Englischer Name:	**Lophatherum Stem and Leaves**
Deutscher Name:	**Blätter des Bambus Phyllostachus nigra**
Familie:	**echte Gräser – Gramineae**

Gruppenklassifikation

Feuer ableitende Drogen

Temperatur

kalt	kühl	neutral	warm	heiß

Geschmack

salzig	bitter	sauer	neutral	süß	scharf

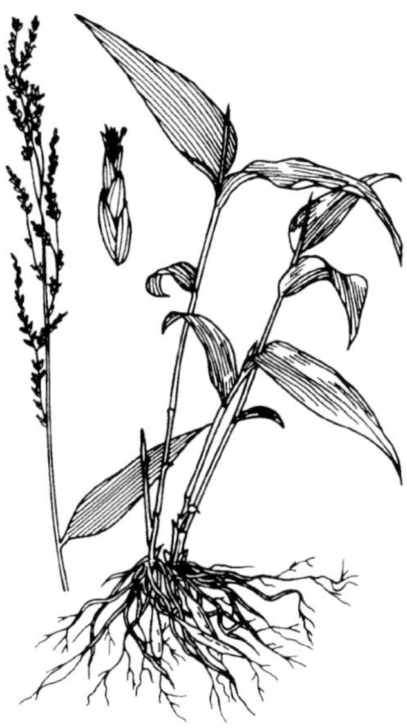

Wirkung

1. Hitze klärend, Unruhe beseitigend und Durst stillend
2. Diuretisch und Hitze-Nässe ausleitend

Indikation

1. Fieberhafte Erkrankungen mit Durst und Unruhezuständen, Geschwüre im Mundbereich und der Zunge, Zahnfleisch geschwollen und schmerzhaft durch Hitze im Herzen oder Magen-Bereich

2. Nässe-Akkumulation mit verminderter Urinausscheidung, Brennen beim Wasserlassen und rötlichem Urin, Harnwegsinfekte, besonders hilfreich für Hitze-Nässe im Dünndarm-Funktionskreis mit obigen Symptomen, Unruhe und einer roten Zungenspitze

Dosierung

3-15 g

Wirkort

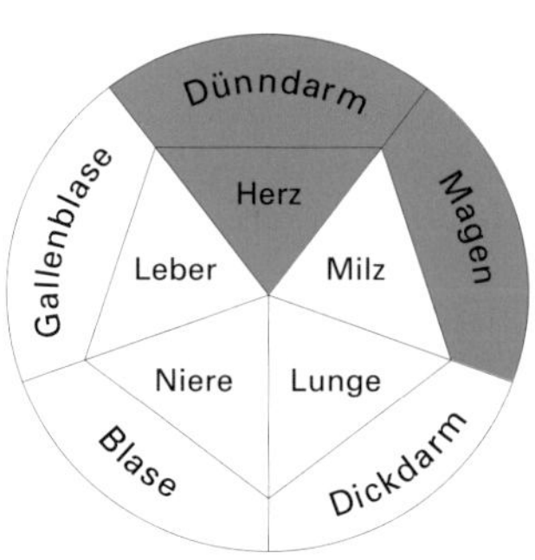

Anmerkungen

1. Ein anderer Name dieser Droge ist Folia Bambusae immaturae.

2. Der Mund ist die Öffnung des Herzens. Die sprechende Zunge ist ebenfalls dem Herzen zugeordnet. Gleichzeitig gehört die schmeckende Zunge zur Wandlungsphase Erde und Milz-Magen, die Mundhöhle wie die Speiseröhre korrespondieren mit dem Magen, und die Lippen sind die sogenannte „Blüte" der Milz. Daher ist bei Erkrankungen in diesem Bereich des Mundes in erster Linie an die Funktionskreise Herz und Magen zu denken – insbesondere an Hitze-Prozesse.

Kontraindikation

Mit Vorsicht in der Schwangerschaft

Eigene Eintragungen

芦根

Rhizoma Phragmitis

Pharmazeutischer Name:	**Rhizoma Phragmitis communis**
Chinesischer Name:	**Lu Gen**
Japanischer Name:	**rokon**
Englischer Name:	**Reed Rhizome**
Deutscher Name:	**Schilfrohrwurzelstock**
Familie:	**echte Gräser – Gramineae**

Gruppenklassifikation
Feuer ableitende Drogen

Temperatur

kalt	kühl	neutral	warm	heiß

Geschmack

salzig	bitter	sauer	neutral	süß	scharf

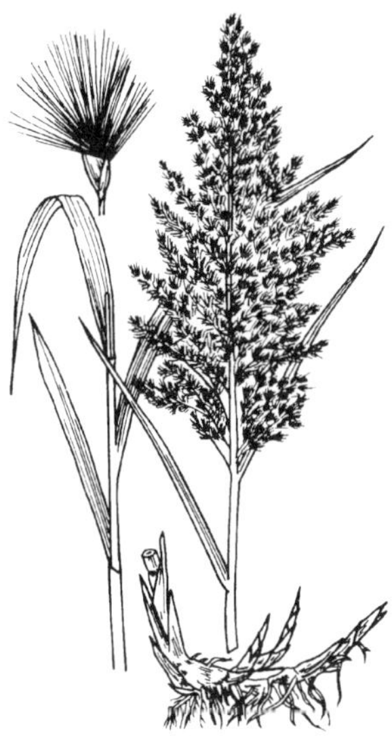

Wirkung
1. Kühlt Hitze im Funktionskreis Magen, stillt Durst indem es die Säfteproduktion anregt
2. Beseitigt Übelkeit
3. Klärt Hitze im Funktionskreis Lunge
4. Klärt Hitze und fördert Urinauscheidung
5. Bringt Exantheme an die Oberfläche

Indikation
1. Hitze-Fülle: Fieberzustände mit hohem Fieber, Durst und Unruhe
2. Aufstoßen und Erbrechen
3. Lungen-Hitze: Husten mit gelbem Auswurf, Bronchitis, Lungenabszesse
4. Bei dunklem, spärlichem, blutigem Urin, besonders wenn die Beschwerden von Durst und Unruhe begleitet sind
5. Bei fiebrigen Erkrankungen, bei denen der Hautausschlag nicht richtig zum Ausbruch gelangt, hilft die Arznei zum Durchbruch des Exanthems und damit zur schnelleren Ausheilung.

Wirkort

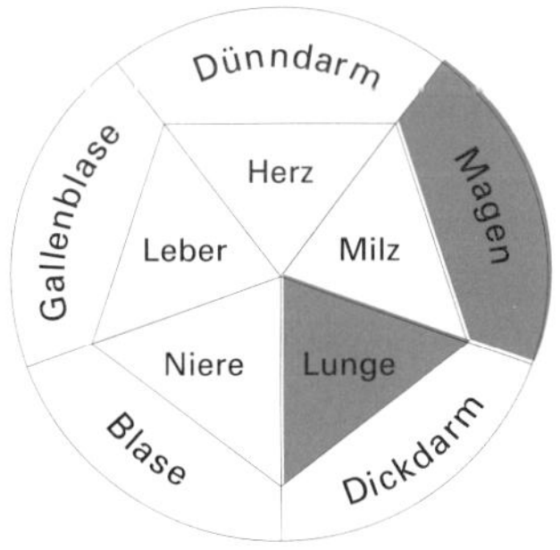

Dosierung
5-30 g

Anmerkung
Bei Hitze im Funktionskreis Lunge mit Husten und gelbem Auswurf, besonders wirksam im akuten Stadium

Kontraindikation
Milz-Qi-Mangel

Rezepturen mit dieser Droge
Folium Mori und Chrysanthemum Trank
Sang Ju Yin ► S.194

Eigene Eintragungen

决明子 Semen Cassiae

Pharmazeutischer Name:	**Semen Cassiae torrae**
Chinesischer Name:	**Jue Ming Zi**
Japanischer Name:	**ketsumeishi**
Englischer Name:	**Cassia Seed**
Deutscher Name:	**Cassiasamen**
Familie:	**Hülsenfrüchtler – Leguminosae**

Gruppenklassifikation

Feuer ableitende Drogen

Temperatur

kalt	kühl	neutral	warm	heiß

Geschmack

salzig	bitter	sauer	neutral	süß	scharf

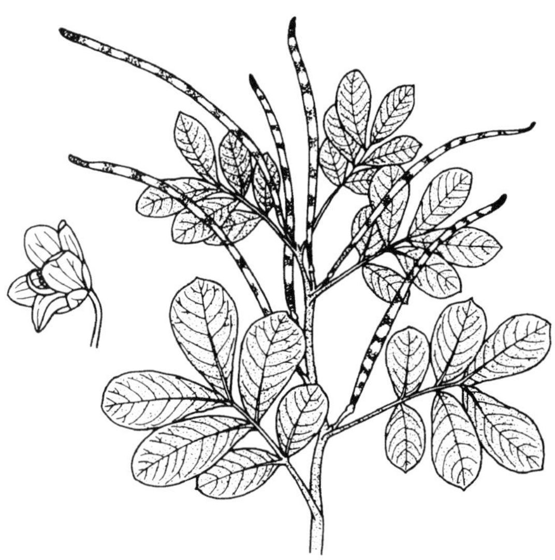

Wirkung

1. Hitze aus dem Funktionskreis Leber eliminierend, die Sicht klärend
2. Den Darm befeuchtend, Stuhlgang erweichend, laxierend

Indikation

1. Akute Entzündungen der Augen mit geröteten, schmerzenden und/oder tränenden Augen, große Lichtempfindlichkeit, Kopfschmerzen, auch Jucken der Augen durch Wind-Hitze oder Leber-Feuer
2. Akute oder chronische Obstipation, besonders wenn diese durch Leber-Yin-Mangel bedingt ist
3. Neuerdings wird Semen Cassiae torrae eingesetzt, um Blutdruck und Cholesterin zu senken

Dosierung

6-15 g

Wirkort

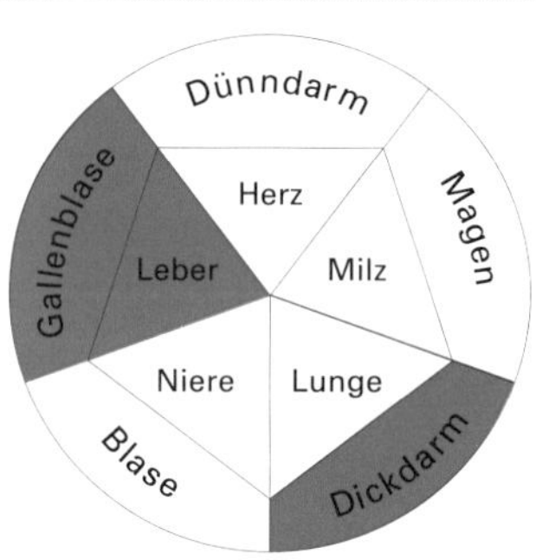

Anmerkungen

1. Semen Cassiae und ebenfalls Semen Celosiae klären Hitze im Funktionskreis Leber und klären die Augen. In dieser Hinsicht werden sie mehr symptomatisch eingesetzt als konstitutionell.
2. Im Vergleich zu Flos Chrysanthemi *Ju Hua* klärt Semen Cassiae mehr Leber-Feuer, während die erstere mehr aufsteigendes Leber-Yang und Leber-Wind besänftigt und Wind-Hitze aus den Augen eliminiert.

Kontraindikation

Bei Diarrhö durch Milz-Qi-Mangel

Rezepturen mit dieser Droge

Siehe unter Modifikationen der Rehmannia Pille, die die Augen klärt ► S.386

Eigene Eintragungen

青葙子 Semen Celosiae

Pharmazeutischer Name:	**Semen Celosiae argenteae**
Chinesischer Name:	**Qing Xiang Zi**
Japanischer Name:	**seisoshi**
Englischer Name:	**Celosia Seed**
Deutscher Name:	**Celosiasamen**
Familie:	**Fuchsschwanzgewächse – Amaranthaceae**

Gruppenklassifikation

Feuer ableitende Drogen

Temperatur

kalt	kühl	neutral	warm	heiß

Geschmack

salzig	bitter	sauer	neutral	süß	scharf

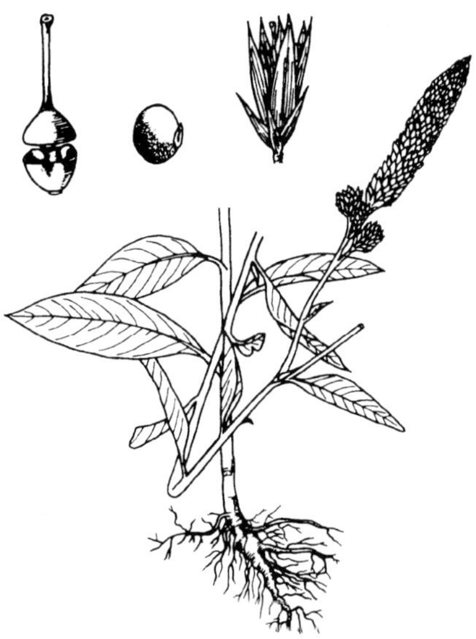

Wirkung

1. Hitze aus der Leber ausleitend, Wind-Hitze klärend, die Sicht klärend

Indikation

1. Gerötete, gereizte und geschwollene Augen, trübe, verschwommene Sicht, Schmerzen der Augen, Katarakt durch Wind-Hitze der Augen oder durch Leber-Feuer
2. Neuerdings angewendet bei arterieller Hypertonie, Kopfschmerzen und Schwindelanfällen durch Hitze im Funktionskreis Leber

Dosierung

3-15 g

Anmerkung

Wird oft zusammen mit Semen Cassiae *Jue Ming Zi* eingesetzt

Wirkort

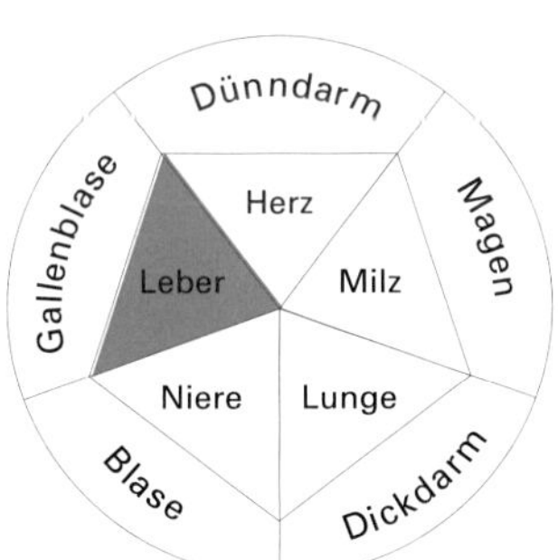

Kontraindikation

1. Bei Glaukom, da pharmakologisch durch Semen Celosiae eine Pupillendilatation beschrieben wird
2. In Fällen von Nieren- und Leber-Mangel-Syndromen

Rezepturen mit dieser Droge

Siehe unter Modifikationen der Rehmannia Pille, die die Augen klärt ► S.386

Eigene Eintragungen

2.b Blut kühlende Drogen

生地黄 Radix Rehmanniae glutinosae

Pharmazeutischer Name:	**Rhizoma Rehmanniae glutinosae**
Chinesischer Name:	**Sheng Di Huang**
Japanischer Name:	**jio**
Englischer Name:	**Fresh Chinese Foxglove Root**
Deutscher Name:	**Braunwurz**
Familie:	**Rachenblütler – Scrophulariaceae**

Gruppenklassifikation

Blut kühlende Drogen

Temperatur

kalt	kühl	neutral	warm	heiß

Geschmack

salzig	bitter	sauer	neutral	süß	scharf

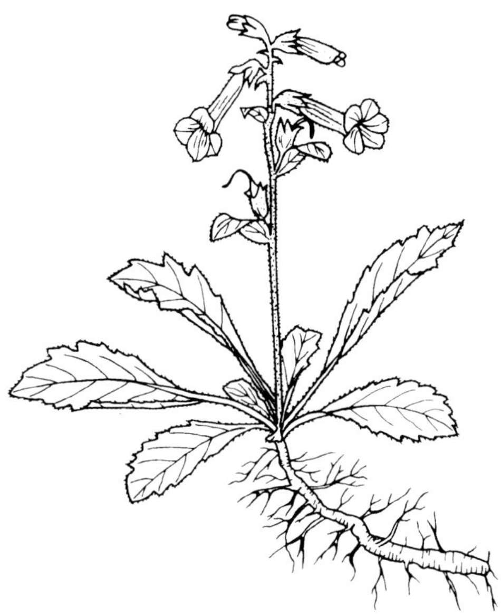

Wirkung

1. Klärt Hitze, insbesondere auf der Ebene des Blutes
2. Nährt *Yin* und produziert Säfte, befeuchtet
3. Kühlt Herz-Feuer

Indikation

1. Hitze ist in die Blut-Ebene eingedrungen: bei hochfieberhaften Infekten mit rotem Zungenkörper, großem Durst und Hämorrhagien: Blutungen aus verschiedenen Körperöffnungen durch Blut-Hitze wie Nasenbluten, Bluthusten, Blut im Urin, uterine Blutungen, blutiger Auswurf
2. Yin-Mangel mit Hitze-Zeichen und geminderten Säften: trockener Mund, anhaltendes niedriges Fieber, Obstipation, Rachenschmerzen mit trockener Kehle bei Yin-Mangel
3. Hitze im Herz: Mund- und Zungengeschwüre, Unruhe, Irritierbarkeit, Schlaflosigkeit, Flush

Dosierung

6-30 g

Wirkort

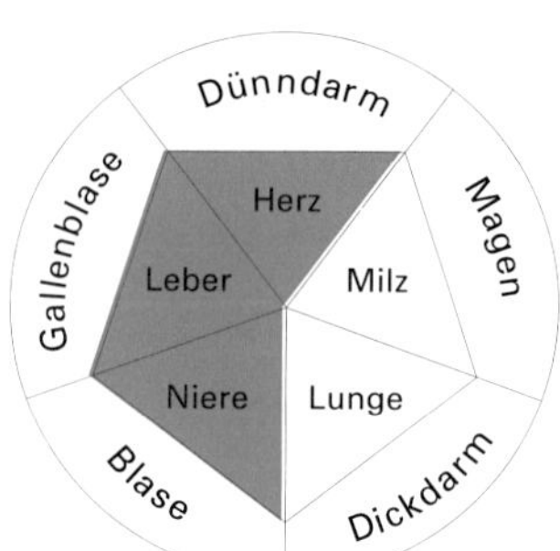

Anmerkungen

1. Die frische Rehmannia *Sheng Di Huang* wird gelegentlich auch als Radix et Rhizoma Rehmanniae viride bezeichnet.
2. Vergleich von *Sheng Di Huang* mit Radix Rehmanniae praeparata *Shu Di Huang*:

Die frische Rehmannia-Wurzel *Sheng Di Huang* wird für großen Durst, Exantheme und Blutungen durch pathogene Hitze gebraucht.

Die getrocknete Rehmannia praeparata *Shu Di Huang* ist eines der wichtigsten Mittel zum Tonisieren von Blut, *Yin* und Essenz.

Das heißt: Erstere hat einen stark kühlenden, weniger nährenden Effekt, die zweite hat durch die Zubereitung und Präparierung einen deutlich stärker nährenden Effekt und ist sogar vom Temperaturverhalten neutral bis leicht warm.

Rezepturen mit dieser Droge

Siehe unter Modifikationen von Dekokt, das Wärme klärt ► S.354

Kontraindikation

Bei Diarrhö und Milz-Qi-Mangel mit Nässe

Eigene Eintragungen

玄参 Radix Scrophulariae

Pharmazeutischer Name:	**Radix Scrophulariae ningpoensis**
Chinesischer Name:	**Xuan Shen**
Japanischer Name:	**genjin**
Englischer Name:	**Figwort Root**
Deutscher Name:	**Ningpo-Braunwurzel**
Familie:	**Rachenblütler – Scrophulariaceae**

Gruppenklassifikation

Blut kühlende Drogen

Temperatur

kalt	kühl	neutral	warm	heiß

Geschmack

salzig	bitter	sauer	neutral	süß	scharf

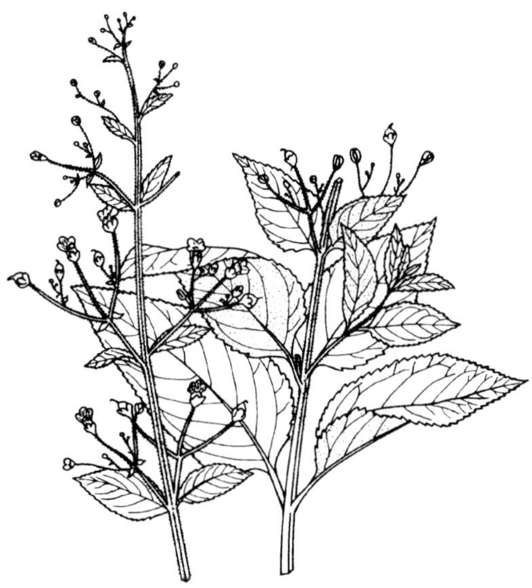

Wirkung

1. Ergänzt und befeuchtet *Yin*
2. Leitet Hitze und Feuer aus dem Innen aus, kühlt das Blut
3. Eliminiert Toxine
4. Löst Knoten auf

Indikation

1. Innere Hitze mit Schädigung der Säfte: fieberhafte Erkrankungen mit Durst, Hitzegefühl, Unruhezuständen, Schlaflosigkeit, Blutungen, lividem Zungenkörper
2. Hals- und Rachenentzündungen mit Schwellungen und Schmerzen
3. Bronchitis mit trockenem Husten und dünnem Schleim, Infektion des Ohres und der Augen, Unterleibsgeschwüre
4. Exantheme bei Infektionskrankheiten, auch Furunkel und Karbunkel
5. Struma, Knotenbildung
6. Verstopfung

Wirkort

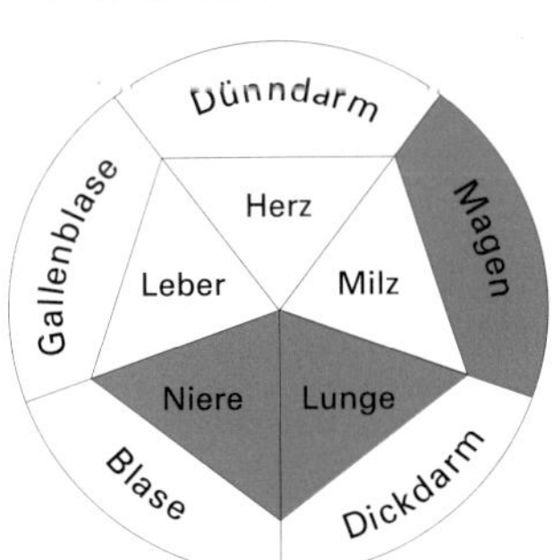

Dosierung

3-15 g

Anmerkung

Die Droge wird oft mit Salz präpariert, um so den *Yin*-nährenden Effekt noch zu verstärken.

Kontraindikation

Diarrhö bei Qi-Mangel der Milz

Rezepturen mit dieser Droge

Semen Cannabis sativae Pille
Ma Zi Ren Wan ► S.242

Eigene Eintragungen

牡丹皮

Cortex Moutan

Pharmazeutischer Name:	**Cortex Moutan radicis**
Chinesischer Name:	**Mu Dan Pi**
Japanischer Name:	**botanpi**
Englischer Name:	**Moutan Bark**
Deutscher Name:	**Pfingstrose**
Familie:	**Hahnenfußgewächse – Ranunculaceae**

Gruppenklassifikation

Blut kühlende Drogen

Temperatur

kalt	kühl	neutral	warm	heiß

Geschmack

salzig	bitter	sauer	neutral	süß	scharf

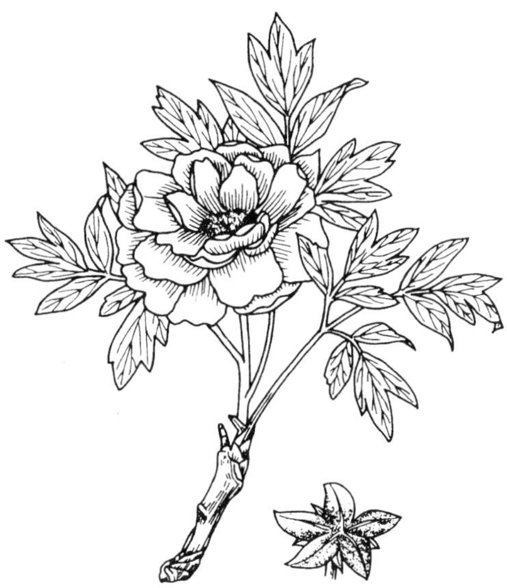

Wirkung

1. Klärt Hitze, insbesondere des Blutes
2. Belebt den Säfteumlauf und die Dynamik des Blutes – beseitigt so Blut-Stasen
3. Klärt aufsteigendes Leber-Feuer
4. Leitet Eiter ab, mindert Schwellungen

Indikation

1. Blut-Hitze: hohes Fieber, scharlachroter Zungenkörper, Exantheme, Blut in Auswurf, Urin und aus Mund oder Nase, auch subkutane Blutungen, häufige Menstruation mit zu reichlicher Blutung, Fieber und Hitzegefühl auf der Basis von Yin-Mangel als Mangel-Hitze
2. Blut-Stase: Zusammenballungen, schmerzhafte Schwellungen im Gefolge stumpfer Verletzungen, Tumore und Knoten, Neoplasien im Unterleib, an Eingeweiden, an weiblichen Geschlechtsorganen, ausbleibende oder schmerzhafte Regel im Gefolge dieser Störungen
3. Bei aufsteigendem Leber-Feuer: Kopfschmerz, Augenschmerzen, Gesichtsröte und aufsteigendes Hitzegefühl, Flankenschmerz
4. Abszesse, Wunden, Hautprozesse, intestinale Eiterungen

Wirkort

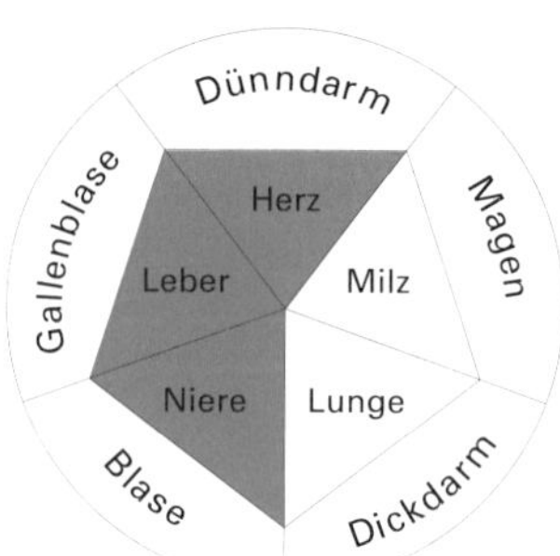

Dosierung

3-6 g

Kontraindikation

In der Schwangerschaft, bei Diarrhö, bei innerer Kälte

Rezepturen mit dieser Droge

Erweitertes Pulver der heiteren Ungebundenheit
Jia Wei Xiao Yao San ► S.260

Ramulus Cinnamomi und Poria Pille
Gui Zhi Fu Ling Wan ► S.428

Rehmannia Pille der sechs Geschmacksrichtungen
Liu Wei Di Huang Wan ► S.380

Nieren Qi Pille aus dem Golden Cabinet
Jin Gui Shen Qi Wan ► S.368

Eigene Eintragungen

赤芍药 Radix Paeoniae rubrae

Pharmazeutischer Name:	**Radix Paeoniae rubrae**
Chinesischer Name:	**Chi Shao**
Japanischer Name:	**sekishaku**
Englischer Name:	**Red Peony Root**
Deutscher Name:	**rote Pfingstrosenwurzel**
Familie:	**Hahnenfußgewächse – Ranunculaceae**

Gruppenklassifikation

Blut kühlende Drogen

Temperatur

kalt	kühl	neutral	warm	heiß

Geschmack

salzig	bitter	sauer	neutral	süß	scharf

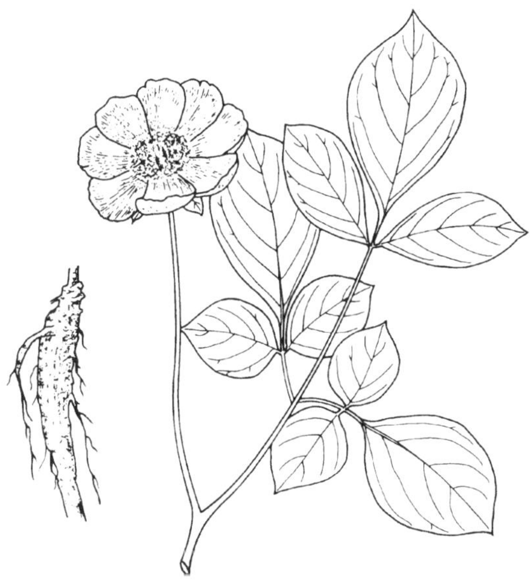

Wirkung

1. Leitet pathogene Hitze aus dem Blut aus, kühlt Blut
2. Beseitigt Blut-Stasen, lindert Schmerz, vermindert Schwellungen
3. Klärt Leber-Feuer

Indikation

1. Blut-Hitze mit rot-lividem Zungenkörper: Bluterbrechen oder -husten, Epistaxis, subkutane Blutungen, übermäßige gynäkologische Blutungen durch Blut-Hitze
2. Akne und unreine Haut, Exantheme bei fiebrigen Erkrankungen, Hautbeulen, Furunkel, Karbunkel, Schwellung und Schmerz nach äußerer Verletzung
3. Blut-Stase: Menstruationsbeschwerden, A- oder Dysmenorrhö, nicht zu verschiebende abdominelle Massen, Abdominalschmerzen
4. Gerötete, geschwollene, schmerzende Augen

Wirkort

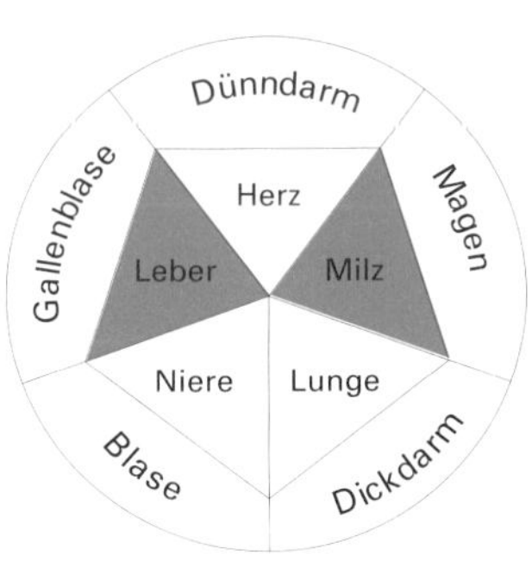

Dosierung

3-9 g

Kontraindikation

Nicht mit Rhizoma Veratri (Lilu) kombinieren

Anmerkung

Manchmal wird Radix Paeoniae rubrae auch unter die Blut bewegenden Drogen eingeordnet, wofür natürlich die Blut dynamisierenden Eigenschaften sprechen.

Rezepturen mit dieser Droge

Dekokt, das schmerzhafte Blockaden beseitigt aus Selected Formulas *Juan Bi Tang* ► S.308

Dekokt, das Blut-Stasen unterhalb des Diaphragmas eliminiert *Ge Xia Zhu Yu Tang* ► S.422

Eigene Eintragungen

地骨皮 Cortex Lycii radicis

Pharmazeutischer Name:	**Cortex Lycii radicis**
Chinesischer Name:	**Di Gu Pi**
Japanischer Name:	**jikoppi**
Englischer Name:	**Bark of Wolfberry Root**
Deutscher Name:	**Bocksdornrinde**
Familie:	**Nachtschattengewächse – Solanaceae**

Gruppenklassifikation

Blut kühlende Drogen

Temperatur

kalt	kühl	neutral	warm	heiß

Geschmack

salzig	bitter	sauer	neutral	süß	scharf

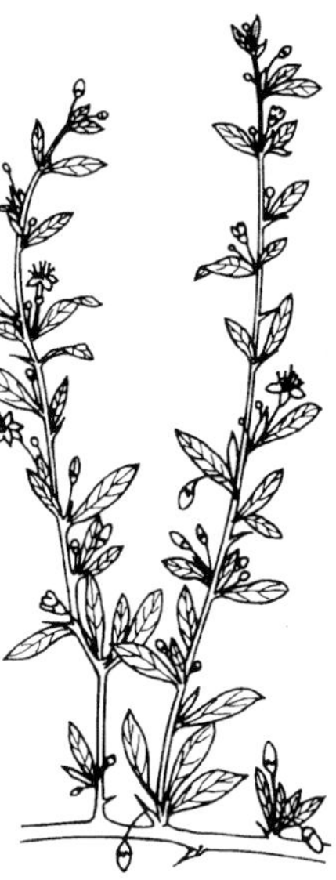

Wirkung

1. Hitze im Innen klärend, die durch Yin-Mangel bedingt ist
2. Klärt Lungen-Hitze und stoppt Husten
3. Klärt Hitze und kühlt das Blut

Indikation

1. Nachtschweiß, chronische subfebrile Temperaturen, Reizbarkeit, Unruhe, Durst
2. Chronische fieberhafte Erkrankungen mit Husten, Kurzatmigkeit, Giemen, blutig tingiertem Auswurf, subfebrilen Temperaturen
3. Blutungen wie Nasenbluten, Bluterbrechen, Blut im Urin oder Bluthusten durch Blut-Hitze

Dosierung

6-12 g

Wirkort

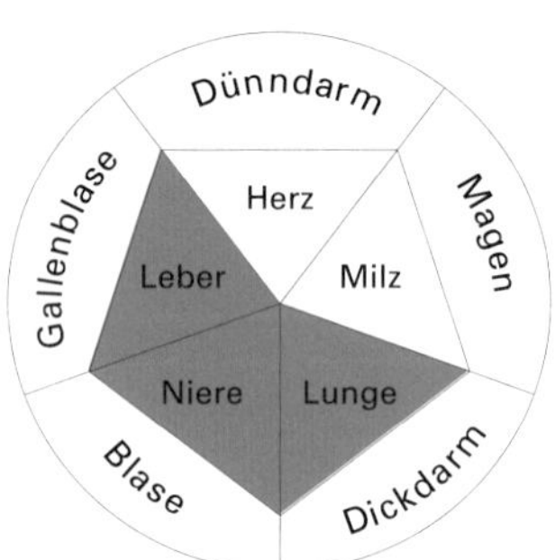

Anmerkung

Cortex Lycii radicis wirkt besonders auf den Funktionskreis Lunge und dort vorhandene Hitze-Prozesse, die durch einen Yin-Mangel begünstigt oder entstanden sind.

Kontraindikation

Bei äußeren Wind-Kälte-Erkrankungen, Milz-Schwäche mit Diarrhö

Rezepturen mit dieser Droge

Nelumbinis Dekokt zur Reinigung des Herzens
sei shin renshi in *Qing Xin Lian Zi Yin* ► S.296

Pulver, das das Weiße abfließen lässt
Xie Bai San Bensky ► S.95

Eigene Eintragungen

2.c Hitze klärende, Nässe trocknende Drogen

黄芩 Radix Scutellariae

Pharmazeutischer Name:	**Radix Scutellariae baicalensis**
Chinesischer Name:	**Huang Qin**
Japanischer Name:	**ogon**
Englischer Name:	**Scute, Skullcap Root**
Deutscher Name:	**Helmkraut**
Familie:	**Lippenblütler – Labiatae**

Gruppenklassifikation

Hitze klärende, Nässe ausleitende Drogen

Temperatur

kalt	kühl	neutral	warm	heiß

Geschmack

salzig	bitter	sauer	neutral	süß	scharf

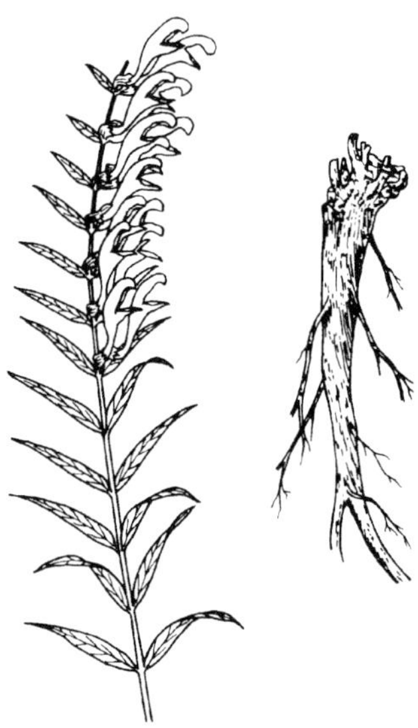

Wirkung

1. Hitze klärend, Feuer ableitend, besonders aus dem oberen Erwärmer
2. Hitze klärend, Nässe trocknend
3. Klärt Hitze und stillt Blutungen
4. Beruhigt den Fötus
5. Beruhigt aufsteigendes Leber-Yang
6. Lungen-Hitze ableitend und desinfizierend

Indikation

1. Hitze im Funktionskreis Lunge: Fieber, Reizbarkeit, Durst, Husten mit dickem, gelbem Auswurf
Auch bei Hitze mit Toxinen: Furunkel und Hautgeschwüre
2. Hitze und Nässe: Diarrhö und Gastroenteritis, Übelkeit, Völlegefühl, Beklemmung in der Brust, Durstgefühl, aber ohne das Verlangen zu trinken, Harnwegsinfekt mit trübem Urin und schmerzhafter Miktion, zur Unterstützung bei Gelbsucht
3. Blut-Hitze: Blutungen aus Mund und Nase, Bluthusten, Erbrechen mit Blut, Blut im Stuhl, Nasenbluten
4. Bei unruhigem Fötus durch innere Hitze mit exzessiven Kindsbewegungen, bei drohender Frühgeburt
5. Aufsteigendes Leber-Yang: Kopfschmerzen, Gesichtsflush, Reizbarkeit, rote Augen, bitterer Mundgeschmack

Wirkort

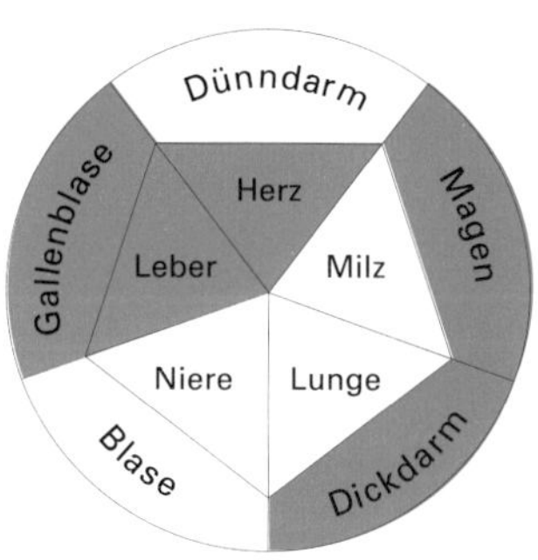

Dosierung

2-9 g

Anmerkungen

1. Eine der wichtigsten Drogen für Hitze-Nässe, besonders im oberen und mittleren Erwärmer, weniger im unteren Erwärmer
2. In einigen Büchern werden auch die Funktionskreise Herz und Dünndarm als Wirkort angegeben.

Rezepturen mit dieser Droge

Coptis Dekokt, das toxische Wirkungen lindert
Huang Lian Jie Du Tang ► S.218

Kleines Buplerum Dekokt
Xiao Chai Hu Tang ► S.248

Rhizoma Gastrodiae und Ramulus Uncariae Trunk *Tian Ma Gou Teng Yin* ► S.468

Kontraindikation

Bei fehlender Hitze-Nässe, bei Yang-Mangel mit Kälte von Milz und Magen

Eigene Eintragungen

黄连 Rhizoma Coptidis

Pharmazeutischer Name:	**Rhizoma Coptidis**
Chinesischer Name:	**Huang Lian**
Japanischer Name:	**oren**
Englischer Name:	**Coptis Root**
Deutscher Name:	**Goldfaden**
Familie:	**Hahnenfußgewächse – Ranunculaceae**

Gruppenklassifikation

Hitze klärende, Nässe ausleitende Drogen

Temperatur

kalt	kühl	neutral	warm	heiß

Geschmack

salzig	bitter	sauer	neutral	süß	scharf

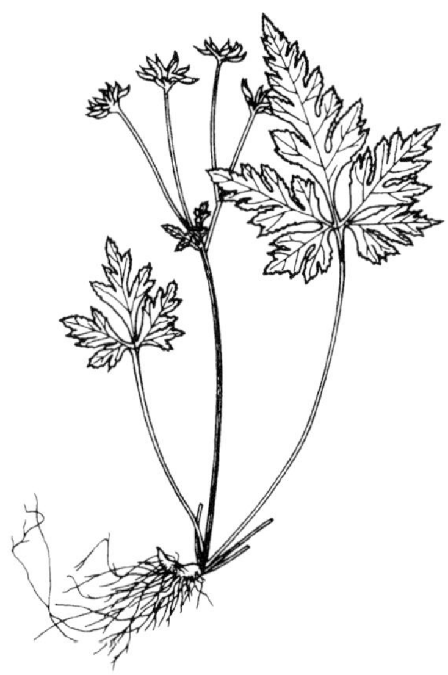

Wirkung

1. Hitze kühlend und Nässe trocknend
2. Feuer ableitend und Toxine eliminierend
3. Herz-Feuer klärend und sedierend
4. Blutungen stoppend
5. Magen-Feuer ableitend

Indikation

1. Nässe-Hitze: Diarrhö, akute Gastroenteritis, Dysenterie
2. Feuer-Toxin: hohes Fieber, Reizbarkeit, Unruhe, Furunkel, Karbunkel und Hautgeschwüre mit rotem Zungenkörper und vollem, beschleunigtem Puls

   Auch äußerliche Anwendung bei nässenden Exanthemen, nässenden Geschwüren, Abszessen, eitrigem Ausfluß des Ohres, Konjunktivitis, geröteten Augen
3. Herz-Feuer: Bewußtseinstrübung und Desorientiertheit mit großer Unruhe, Schlaflosigkeit, evtl. hohem Fieber
4. Blut-Hitze: Blutungen aus Mund und Nase, Blut im Erbrochenen, Blut im Urin oder Stuhl
5. Magen-Hitze: Völlegefühl, Erbrechen, saure Regurgitation, Sodbrennen, übler Mundgeschmack, Mundgeruch, Aufstoßen, Entzündungen und Geschwüre der Zunge oder Mundhöhle, Zahnschmerzen
6. Im Mundbereich auch topische Anwendung möglich, ebenso bei roten, schmerzenden Augen

Wirkort

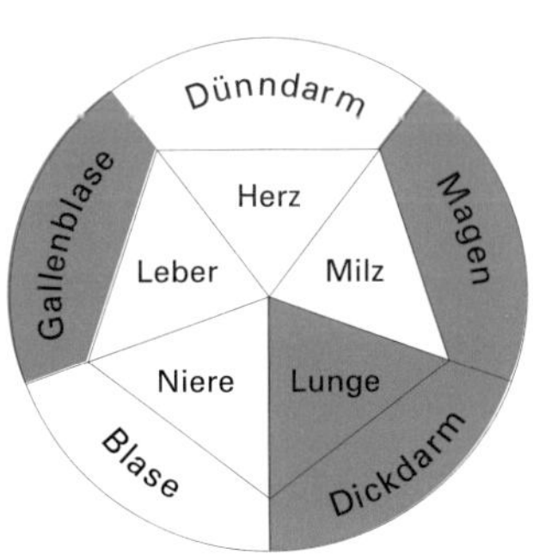

Dosierung

2-9 g

Anmerkung

1. Bei Hitze-Prozessen der Haut oder im Mund- oder Augenbereich, vielfach lokal eingesetzt als Pulver oder Salbe.
2. Eine der wichtigsten Hitze-Nässe und Hitze-Toxine eliminierenden Drogen, die besonders auf den oberen und mittleren Erwärmer wirken und zusätzlich sedativ bei Herz-Feuer.

Kontraindikation

Yin-Mangel, Yang-Mangel mit innerer Kälte von Magen und Milz; bei langfristiger Anwendung kann durch die Kälte der Rhizoma Coptidis die Milz geschädigt werden.

Rezepturen mit dieser Droge

Coptis Dekokt, das toxische Wirkungen lindert
Huang Lian Jie Du Tang ► S.218

Rhizoma Coptidis Dekokt
Huang Lian Tang ► S.268

Pinellia Dekokt, das das Epigastrium abfließen läßt *Ban Xia Xie Xin Tang* ► S.266

Eigene Eintragungen

黄柏 Cortex Phellodendri

Pharmazeutischer Name:	**Cortex Phellodendri**
Chinesischer Name:	**Huang Bai**
Japanischer Name:	**obaku**
Englischer Name:	**Amur Cork-Tree Bark**
Deutscher Name:	**Korkbaumrinde**
Familie:	**Rautengewächse – Rutaceae**

Gruppenklassifikation

Hitze klärende, Nässe ausleitende Drogen

Temperatur

kalt	kühl	neutral	warm	heiß

Geschmack

salzig	bitter	sauer	neutral	süß	scharf

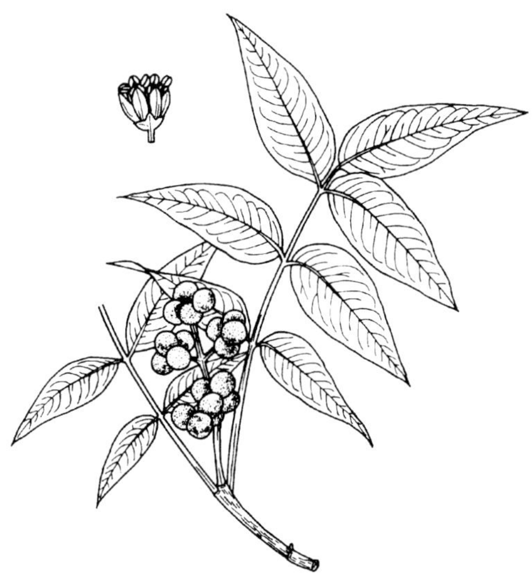

Wirkung

1. Hitze klärend und Nässe trocknend, besonders im unteren Erwärmer
2. Leitet Feuer und Toxine ab
3. Kühlt Leere-Hitze bei Yin-Mangel

Indikation

1. Hitze-Nässe: Diarrhö und Gastroenteritis mit faulig riechenden Stuhlentleerungen, Gelbsucht, Dysurie, akuter Harnwegsinfekt mit trübem Urin, Fluor vaginalis mit gelblichem, übelriechendem Ausfluß, Schwellung oder Schmerzhaftigkeit des Genitale, heiße, geschwollene und schmerzende Knie- oder Fußgelenke
2. Hauterkrankungen durch Nässe-Hitze oder Feuer-Toxin: Ekzeme mit trockener Haut, meist aber exsudative oder purulente Ekzeme, Abszesse, Furunkel, juckreizstillend (auch äußere Anwendung üblich)
3. Leere-Hitze aufgrund eines Yin-Mangels, besonders der Niere, chronische leichte Temperaturerhöhungen, oft nachmittags auftretend, Nachtschweiß, Samenverluste

Wirkort

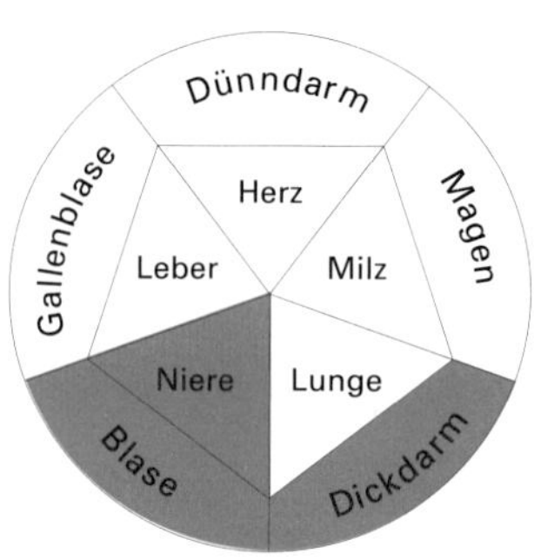

Dosierung

2-9 g

Anmerkung

Cortex Phellodendri ist eines der wichtigsten Kräuter bei Hitze-Nässe Prozessen im unteren Erwärmer.

Kontraindikation

Bei Diarrhö durch Milz-Qi-Mangel, bei fehlender Hitze-Nässe

Rezepturen mit dieser Droge

Coptis Dekokt, das toxische Wirkungen lindert
Huang Lian Jie Du Tang ► S.218

Anemarrhena und Phellodendron mit Rehmannia Pille
Zhi Bai Di Huang Wan ► S.382

Eigene Eintragungen

龙胆草 Radix Gentianae

Pharmazeutischer Name:	**Radix Gentianae Longdancao**
Chinesischer Name:	**Long Dan Cao**
Japanischer Name:	**ryutan**
Englischer Name:	**Chinese Gentian Root**
Deutscher Name:	**Enzian**
Familie:	**Enziangewächse – Gentianaceae**

Gruppenklassifikation

Hitze klärende, Nässe ausleitende Drogen

Temperatur

kalt	kühl	neutral	warm	heiß

Geschmack

salzig	bitter	sauer	neutral	süß	scharf

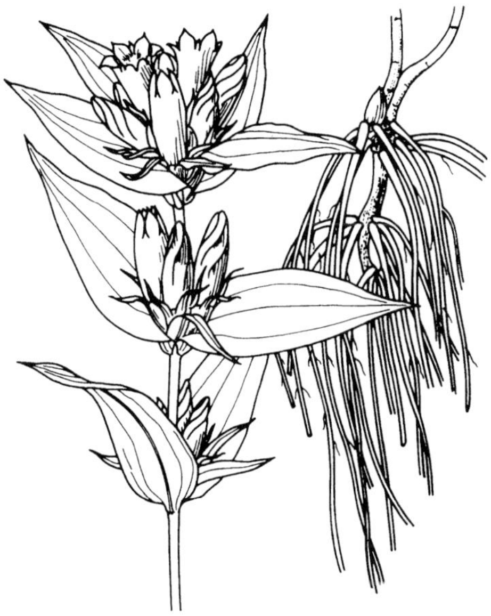

Wirkung

1. Hitze-Nässe aus dem Gallenblasen- und Leber-Meridian eliminierend
2. Klärt und besänftigt Fülle-Hitze aus dem Funktionskreis Leber

Indikation

1. Hitze-Nässe, besonders im oberen Verlauf des Gallenblasen-Meridians sowie im unteren Teil des Gallenblasen- und Leber-Meridians: rote, geschwollene und schmerzende Augen, Halsschmerzen, Schmerzen und Schwellungen des Ohres, akuter Hörverlust, Ikterus, Gelbsucht, Hepatitis, Schwellungen im Leisten- oder Genitalbereich, übelriechender Fluor vaginalis mit Juckreiz
2. Leber-Feuer und Leber-Wind-Hitze: rote Augen, Kopfschmerzen, Schwindel, Fieber, Krämpfe, Konvulsionen, Flankenschmerzen

Wirkort

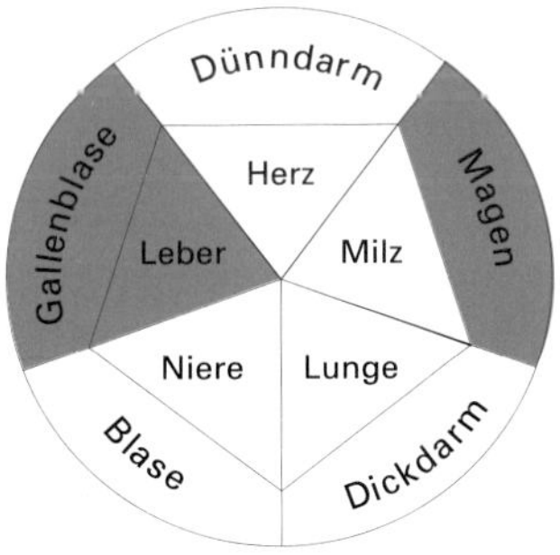

Dosierung

3-9 g

Kontraindikation

Milz-Qi-Mangel mit Diarrhö

Rezepturen mit dieser Droge

Radix Gentianae Dekokt, das die Leber entlastet
Long Dan Xie Gan Tang ► S.226

Eigene Eintragungen

苦参 Radix Sophorae

Pharmazeutischer Name:	**Radix Sophorae flavescentis**
Chinesischer Name:	**Ku Shen**
Japanischer Name:	**kujin**
Englischer Name:	**Sophora Root**
Deutscher Name:	**Schnurbaumwurzel**
Familie:	**Hülsenfrüchtler – Leguminosae**

Gruppenklassifikation

Hitze klärende, Nässe ausleitende Drogen

Temperatur

kalt	kühl	neutral	warm	heiß

Geschmack

salzig	bitter	sauer	neutral	süß	scharf

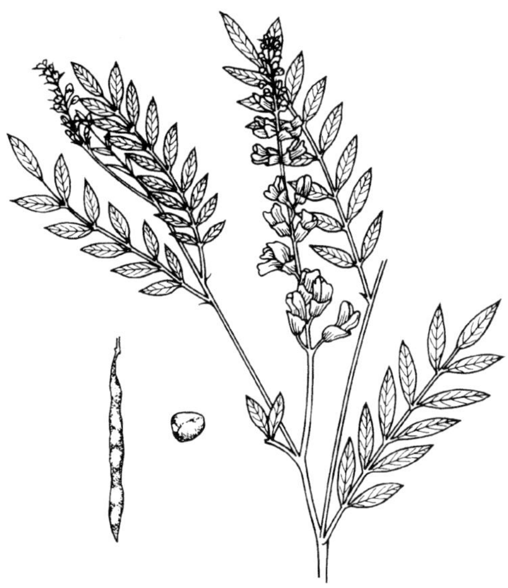

Wirkung

1. Hitze klärend und Nässe trocknend
2. Wind eliminierend, Juckreiz stillend und antiparasitisch
3. Diuretisch

Indikation

1. Hitze-Nässe: akute Gastroenterites, Gelbsucht, Ikterus, Leukorrhö, Fluor vaginalis mit gelblichem oder stark riechendem Ausfluß, Schwellung oder juckender Ausschlag der Genitalien
2. Nässe-Hitze im Haut- und Schleimhaut-Bereich: bei verschiedensten Hauterkrankungen mit trockenen oder aber meist exsudativen, nässenden, purulenten oder auch blutigen Ekzemen, bei genitalem Juckreiz und vaginalem Ausfluß, Abszessen, Furunkeln, Juckreiz stillend; auch äußere Anwendung gebräuchlich
3. Dysurie, akuter Harnwegsinfekt, Oligurie, Ödemneigung

Wirkort

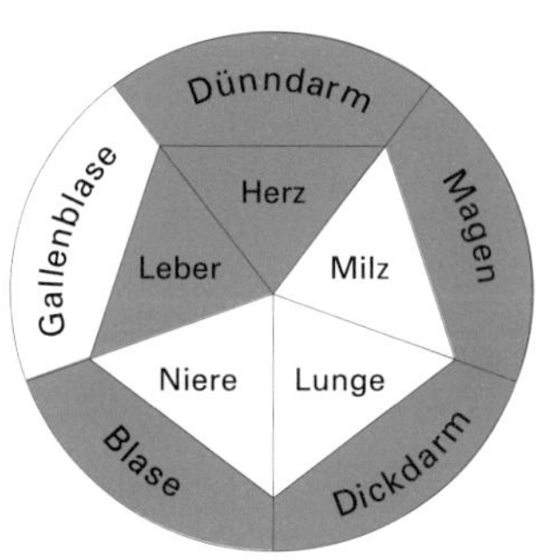

Dosierung

2-9 g, äußerlich auch bis zu 30 g

Anmerkung

Radix Sophorae hat eine starke dermatrope Wirkung. Sie wird bei Hauterkrankungen innerlich und äußerlich verwendet, z. B. als Tinktur, Salbenzubereitung oder dekoktiert und als Auflage mit den getränkten Kompressen.

Kontraindikation

Bei Magen- und Milz-Kälte

Rezepturen mit dieser Droge

Pulver das Wind eliminiert aus True Lineage
Xiao Feng San ► S.458

Siehe unter Hauterkrankung ► S.150

Eigene Eintragungen

2.d Hitze klärende, Toxine mildernde Drogen

金银花

Flos Lonicerae

Pharmazeutischer Name:	**Flos Lonicerae japonicae**
Chinesischer Name:	**Jin Yin Hua**
Japanischer Name:	**kin gin ka**
Englischer Name:	**Honeysuckle Flower**
Deutscher Name:	**Geißblattblüte**
Familie:	**Geißblattgewächse – Caprifoliaceae**

Gruppenklassifikation
Hitze klärende, Toxine mildernde Drogen

Temperatur

kalt	kühl	neutral	warm	heiß

Geschmack

salzig	bitter	sauer	neutral	süß	scharf

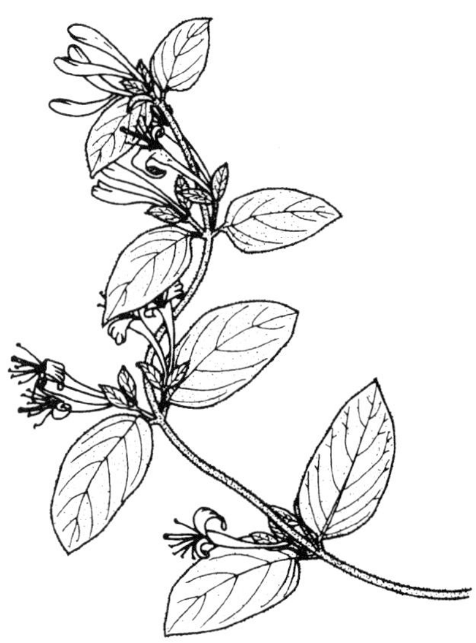

Wirkung
1. Hitze klärend und Toxine eliminierend, entzündungshemmend und antibakteriell
2. Wind-Hitze im Außen aus der Oberfläche eliminierend
3. Hitze-Nässe aus dem unteren Erwärmer ausleitend

Indikation
1. Äußere Wind-Hitze: akuter grippaler Infekt, hochfieberhafter Infekt mit Durst, Wind-Empfindlichkeit, Halsschmerzen, Schluckbeschwerden, Kopfschmerzen, Atemwegsinfekt, eitrige Bronchitis, Tonsillitis, Laryngitis
2. Toxine: bei schmerzhaften Schwellungen mit lokalem Hitzegefühl im Bereich der Brust, Augen, Rachen, Haut, Darm, purulente Ekzeme, Abszesse, Furunkel, bei verschiedensten Hauterkrankungen mit trockenen oder aber exsudativen Ekzemen, Juckreiz stillend
3. Hitze-Nässe im unteren Erwärmer: Dysenterie, akute Gastroenteritis, schmerzhaftes Wasserlassen

Wirkort

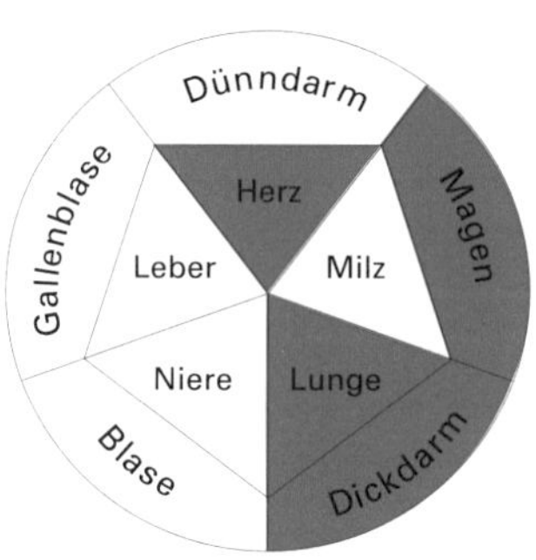

Dosierung
3-12 g

Anmerkung
1. Wirkung auf innere und äußere Geschwüre. Auch die äußere Anwendung ist bei lokalen Beschwerden gebräuchlich.
2. Der chinesische Name wird seltener auch als *Ren Dong Hua* angegeben.

Kontraindikation
Bei Kälte-Zeichen, Yang-Mangel von Milz und Magen, bei Geschwüren durch Qi-Mangel mit klarer Exsudation

Rezepturen mit dieser Droge
Lonicera und Forsythia Pulver *Yin Qiao San* ► S.196

Eigene Eintragungen

连翘 Fructus Forsythiae

Pharmazeutischer Name:	**Fructus Forsythiae suspensae**
Chinesischer Name:	**Lian Qiao**
Japanischer Name:	**rengyo**
Englischer Name:	**Forsythia Fruit**
Deutscher Name:	**Forsythienfrüchte**
Familie:	**Ölbaumgewächse – Oleaceae**

Gruppenklassifikation

Hitze klärende, Toxine mildernde Drogen

Temperatur

kalt	kühl	neutral	warm	heiß

Geschmack

salzig	bitter	sauer	neutral	süß	leicht scharf

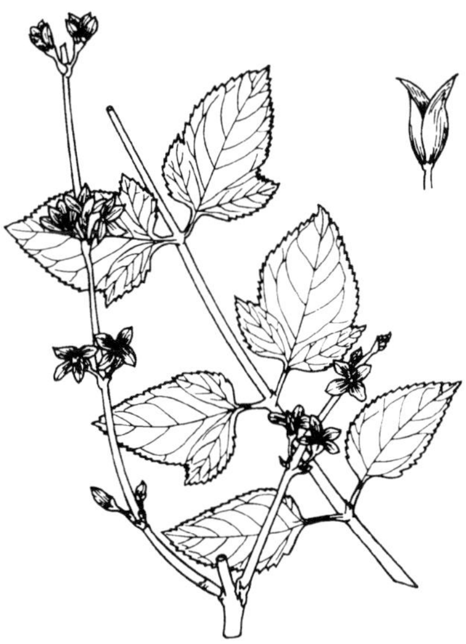

Wirkung

1. Hitze und Toxine klärend
2. Wind-Hitze-Invasion im Außen ausleitend
3. Abszesse auflösend und Knoten zerteilend

Indikation

1. Toxine der Haut: Geschwüre, Erysipel, Entzündungen der Haut
2. Äußere Wind-Hitze: fieberhafte Erkrankungen mit Durst und Unruhe, leichtem Frösteln, Schluckbeschwerden und Kopfschmerzen, akuter grippaler Infekt, Atemwegsinfekt, eitrige Bronchitis, Halsentzündung, Tonsillitis
3. Abszesse, Furunkel, Lymphknotenschwellungen im Halsbereich

Dosierung

3-12 g

Wirkort

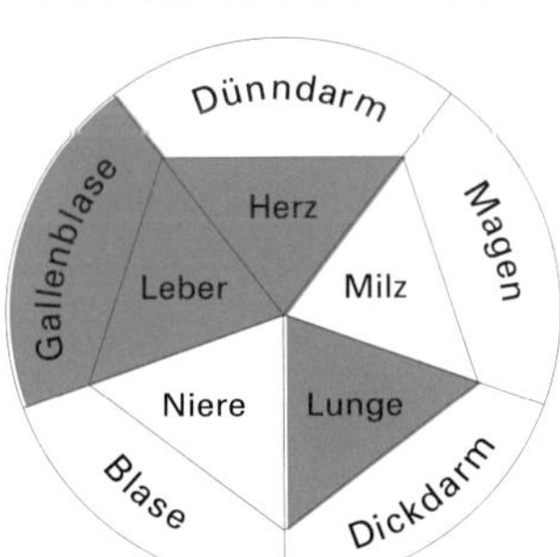

Anmerkung

1. Im westlichen Sinn ist dieses Mittel entzündungshemmend und fiebersenkend.
2. Forsythia ist ein Elevantium; das heißt, das Mittel leitet die Energie nach oben.

Kontraindikation

Bei Kälte-Zeichen durch Milz- und Magen-Yang-Mangel

Rezepturen mit dieser Droge

Lonicera und Forsythiae Pulver *Yin Qiao San* ► S.196

Herba Schizonepetae und Fructus Forsythiae Dekokt *keigai rengyo to* (Japanische Rezeptur) ► S.460

Eigene Eintragungen

大青叶

Folium Isatidis

Pharmazeutischer Name:	**Folium Isatidis Daqingye**
Chinesischer Name:	**Da Qing Ye**
Japanischer Name:	**taiseiyo**
Englischer Name:	**Indigo**
Deutscher Name:	**Färberwaidblätter**
Familie:	**Kreuzblütler – Cruciferae**

Gruppenklassifikation

Hitze klärende, Toxine mildernde Drogen

Temperatur

sehr kalt	kühl	neutral	warm	heiß

Geschmack

salzig	bitter	sauer	neutral	süß	scharf

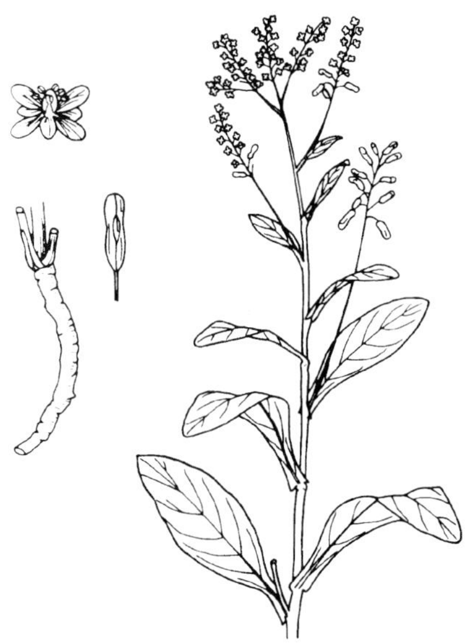

Wirkung

1. Pathogene Hitze klärend und Toxine lindernd
2. Kühlt Hitze im Blut, lindert Exantheme

Indikation

1. Bei solchen infektiösen, fieberhaften Erkrankungen, die Menschen unabhängig von ihrer Konstitution epidemisch befallen können, wie hochfieberhafte Virusinfekte, Pneumonie, Meningitis. Folium Isatidis kann für Hitze-Toxine überall im Körper verwendet werden, besonders im Bereich von Rachen und Lunge mit Schwellungen und Schmerzen im Rachenbereich, Geschwüren im Hals, im Mundhöhlenbereich und der Zunge
2. Bei Hautaffektionen durch Blut-Hitze, oft mit Fieber, Erysipel, Karbunkel, Furunkel, auch mit Irritierbarkeit und Bewußtseinstrübungen

Wirkort

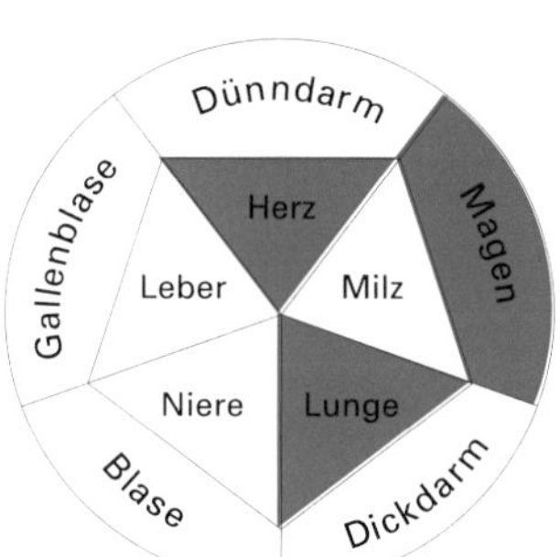

Dosierung

6-15 g

Kontraindikation

Milz- und Magen-Qi-Mangel und Kälte

Rezepturen mit dieser Droge

Siehe unter Mundgeschwüre ► S.156

Eigene Eintragungen

白鲜皮 Cortex Dictamni

Pharmazeutischer Name:	**Cortex Dictamni dasycarpi radicis**
Chinesischer Name:	**Bai Xian Pi**
Japanischer Name:	**hakusenpi**
Englischer Name:	**Chinese Ditanny Root Bark**
Deutscher Name:	**Dipctamwurzelrinde**
Familie:	**Rautengewächse – Rutaceae**

Gruppenklassifikation

Hitze klärende, Toxine mildernde Drogen

Temperatur

kalt	kühl	neutral	warm	heiß

Geschmack

salzig	bitter	sauer	neutral	süß	scharf

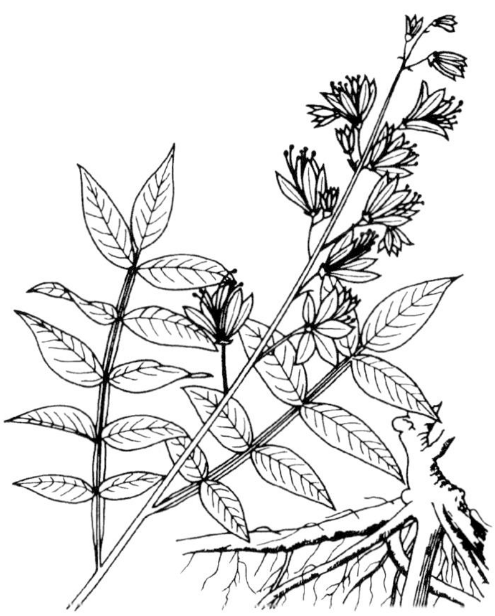

Wirkung

1. Hitze klärend, lindert Feuer-Toxin, Nässe ausleitend, Wind heraustreibend
2. Ikterus lindernd

Indikation

1. Verschiedene Arten von Hauterkrankungen, Karbunkel, Akne und unreine Haut, Juckreiz, Geschwüre, eitrige Ausschläge, die Hautausschläge sind typischerweise eitrig, mit Exsudat von gelblicher Flüssigkeit und Juckreiz einhergehend
2. Gelbsucht vom Hitze-Nässe-Typ, jedoch bei dieser Indikation nur in Kombination mit anderen entsprechenden Arzneidrogen

Dosierung

3-9 g

Wirkort

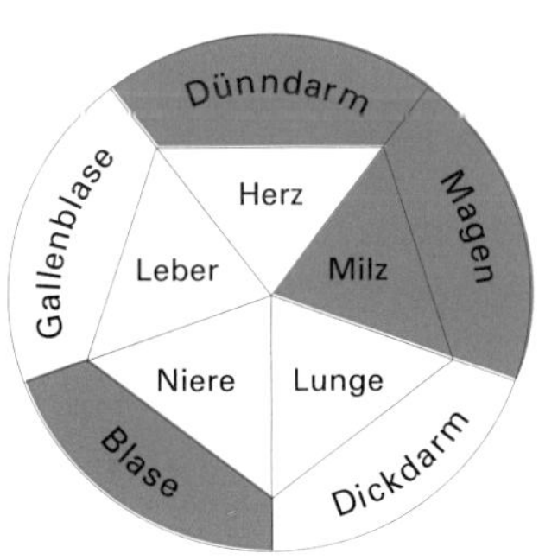

Anmerkung

1. Bei Hauterkrankungen mit Hitze-Nässe häufig mit Radix Sophorae *Ku Shen* kombiniert, bei Juckreiz zusätzlich Radix Ledebouriellae *Fang Feng* und Fructus Tribuli *Bai Ji Li*
2. Cortex Dictamni hat bei in vitro Untersuchungen gegen viele pathogene Pilzarten eine antimikrobielle Wirkung gezeigt.

Kontraindikation

Bei Kälte, die durch Mangel-Zustände bedingt ist

Rezepturen mit dieser Droge

Siehe Hauterkrankung ► S.150

Eigene Eintragungen

3. NACH UNTEN ABLEITENDE DROGEN

Indikation nach TCM-Kriterien

Es sind vor allem akute Stagnationen, Stauungen und Ansammlungen von Hitze oder auch Hitze-Nässe, die überwiegend, aber nicht ausschließlich, im unteren Erwärmer auftreten. Hitze-Akkumulation, Fülle-Hitze, Hitze im Blut, Blut-Stase, Hitze in Magen und Darm.

Unterteilung und typische Beispiele

3.a	Purgierende Drogen	Radix et Rhizoma Rhei	*Da Huang*	► S.556
3.b	Laxierende Drogen	Semen Cannabis	*Ma Zi Ren*	► S.559

Wirkung

Oft werden diese Drogen auch abführend genannt. Die Bedeutung des Begriffes „abführend", nach unten drainierend, ist hier umfassender als im westlichen Sinn. Neben der Stuhl abführenden Wirkung im Sinne des Purgierens ist auch eine nach unten ausleitende Wirkung von pathogener Hitze aus dem Innen und z.T. auch von Hitze-Nässe gemeint. Dies wird über den Darm und Stuhl erreicht.

Neben Verstopfungen werden auch Stauungen, Stagnationen, vor allem solche mit Hitze-Akkumulation, und Blut-Stasen sowie Hitze-Nässe-Prozesse mit diesen Drogen behandelt.

Typische Symptome

Hohes Fieber mit Obstipation, Durst, abdominelles Völle- und Druckgefühl

Blutungen aus Nase und Mund, Blut im Stuhl, eitrige, blutige und schleimige Stühle oder rote, heiße Hautausschläge mit putrider Exsudation

A- oder Dysmenorrhö, fixierte Schmerzen im Abdomen, auch nach Verletzungen, abdominelle Ansammlungen und Tumore, intestinale Abszesse

Untergruppierung

3.a **Purgativa** sind Drogen, die in der Regel sehr kalt und bitter sind. Sie klären Fülle-Hitze. Sie können drastisch wirken und sind sehr wirksame Mittel bei Obstipation und damit verbundener Hitze-Ansammlung. Daher sollten sie in der Regel nur kurzeitig und nur bei Fülle-Zuständen gegeben werden. Bei allen Formen von Mangel sollte man sie äußerst zurückhaltend anwenden.

3.b **Laxantien:** Diese Drogen sind oft Nüsse oder Samen mit einem entsprechend hohen Ölanteil, die den Darm befeuchten. Diese sind mild und werden meistens bei geschwächten und älteren Patienten verwendet, z. B., wenn nach einer fieberhaften Erkrankung oder nach der Entbindung eine Obstipation auftritt.

Befunde

Zungenkörper:
Der ZK ist in diesen Fällen oft rot.

Zungenbelag:
Bei Hitze ein gelber Zungenbelag, bei Trockenheit im Darm ein trockener, verminderter ZB

Puls:
Ein voller Puls als Indikator der Fülle, bei Älteren mit Säfte-Mangel auch ein dünner geschwächter Puls

Anwendungsbeispiele

Die Gruppe 3.a: Infektionen und Entzündungen, wie akute Appendizitis, Adnexitis, entzündliche Darmerkrankungen, Dysenterie besonders durch Hitze-Nässe, inkompletter Ileus, blutende Hämorrhoiden, Ikterus, Ekzeme, die hiermit behandelt werden

Die Gruppe 3.b: Chronische Obstipation bei Älteren

Nach westlichem Denken sind diese Arzneien purgierend, antiinflammatorisch und antiphlogistisch. Die Drogen der Gruppe 3.b sind laxierend.

Kontraindikationen

Die Drogen der Gruppe 3.a sind während der Menstruation, Schwangerschaft und Stillzeit kontraindiziert, außerdem bei Außen-Erkrankungen und bei Kälte durch Yang-Mangel von Milz und Magen.

Akupunktur

3E 6, Ma 25, MP 10, Ma 44, bei massiven Hitze-Zuständen auch bluten lassen der End-Punkte, *Jing*-Punkte, am Nagelfalz. Bei akuten Hitze-Nässe-Prozessen im unteren Erwärmer – wie bei einer Appendizitis – Ma 37 oder den druckdolentesten Punkt auf der Linie zwischen Ma 36 und Ma 37 den man vorfindet, jeweils mit starker Stimulation nadeln.

Zusammenfassung – Charakterisierung dieser Drogen-Gruppe

Wirkung:	3.a Klären Hitze im Innen bei Obstipation durch Hitze-Ansammlung		
	3.b Befeuchten den Darm bei Obstipation durch Säfte-Mangel		
Eigenschaften:	kühles bis sehr kaltes Temperaturverhalten		
Pathogene Faktoren:	Hitze, toxische Hitze, Blut-Hitze, Hitze-Nässe		
Typische Arznei:	3.a Radix et Rhizoma Rhei	*Da Huang*	► S.556
	3.b Semen Cannabis	*Ma Zi Ren*	► S.559
Indikation:	Hitze im Innen – Fülle-Zustand, z.T. auch Kälte im Innen		
Nebenwirkung:	die kalten Drogen können die Milz und das körpereigene *Qi*, das *Zheng-Qi*, schwächen		
Vorsicht:	bei Milz-Qi-Mangel und genereller Schwäche		
Wirkort:	Dickdarm, Magen, Leber, Herz		
Therapie-Prinzip – *Ba Fa*:	*Xia Fa* – Abführende Methode		

Acht Leitkriterien – Ba Gang

Diese Leitkriterien beschreiben den Energiezustand des Patienten, für den diese Drogen-Gruppe angezeigt ist.

Lokalisierung

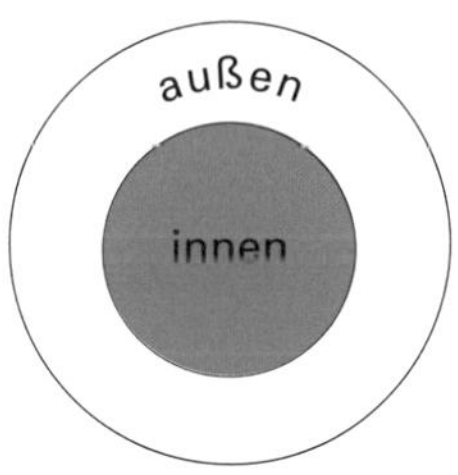

Qualität

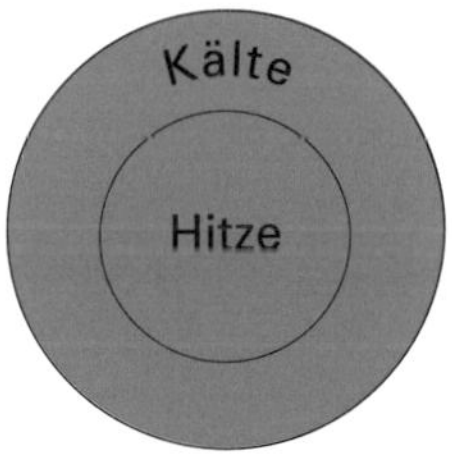

Quantität

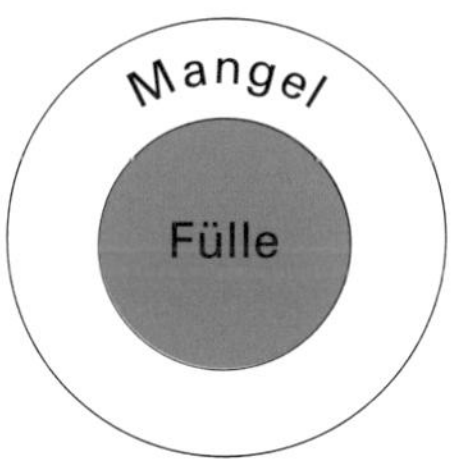

3.a Purgierende Drogen

大黃 Rhizoma Rhei

Pharmazeutischer Name:	**Radix et Rhizoma Rhei**
Chinesischer Name:	**Da Huang**
Japanischer Name:	**daio**
Englischer Name:	**Rhubarb**
Deutscher Name:	**Rhabarberwurzel**
Familie:	**Knöterichgewächse – Polygonaceae**

Gruppenklassifikation

Purgierende Drogen

Temperatur

kalt	kühl	neutral	warm	heiß

Geschmack

salzig	bitter	sauer	neutral	süß	scharf

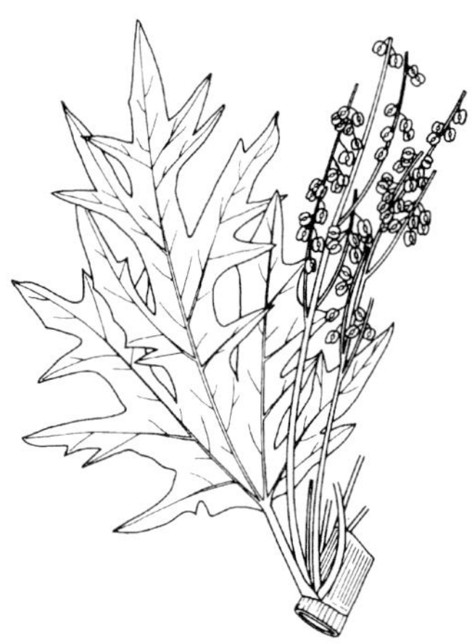

Wirkort

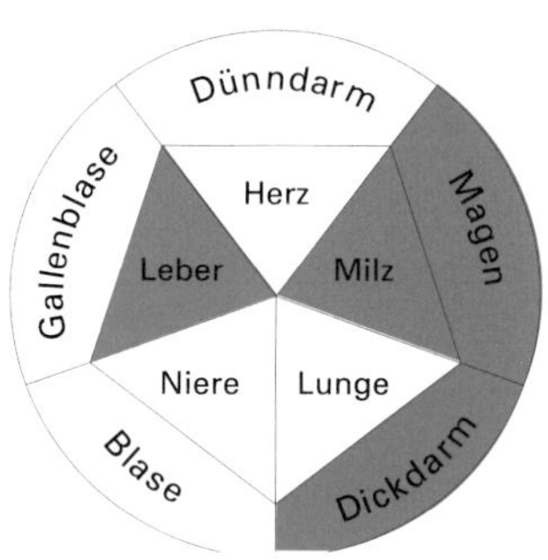

Dosierung

3-9 g

Rezepturen mit dieser Droge

Größeres Dekokt, das das *Qi* ordnet
Da Cheng Qi Tang ► S.234

Kleineres Dekokt, das das *Qi* ordnet
Xiao Cheng Qi Tang ► S.236

Semen Cannabis sativae Pille
Ma Zi Ren Wan ► S.242

Rhizoma Rhei und Cortex Moutan
Dekokt *Da Huang Mu Dan Tang* ► S.238

Hämorrhoidal Dekokt
otsuji to (japanisch) ► S.270

Semen Persicae Dekokt, das das
Qi ordnet *Tao He Cheng Qi Tang* ► S.414

Größeres Bupleurum Dekokt
Da Chai Hu Tang ► S.250

Wirkung

1. Abführend
2. Eliminiert Hitze und Toxine
3. Belebt Blutzirkulation, behebt Blut-Stase, leitet Hitze aus dem Blut ab, stärkt Blut
4. Lindert Gelbsucht und Hitze-Nässe-Erkrankungen

Indikation

1. Fülle-Hitze: hohes Fieber mit Obstipation, Durst, abdominelles Völle- und Druckgefühl, gelber Zungenbelag und voller Puls
2. Hitze im Blut: Blutungen aus Nase und Mund, Blut im Stuhl durch Hitze-Akkumulation im Darm oder blutende Hämorrhoiden, bei Hitze-Toxinen mit eitrigen, blutigen, schleimigen Stühlen oder bei roten, heißen Hautausschlägen mit putrider Exsudation
3. Blut-Stase: A- oder Dysmenorrhö, fixierte Schmerzen im Abdomen durch Blut-Stase, auch nach Verletzungen, abdominelle Ansammlungen und Tumore, intestinale Abszesse
4. Bei Ikterus, akuter Appendizitis, inkomplettem Ileus, Dysenterie, besonders durch Hitze-Nässe bedingt.

Anmerkung

1. Die Bedeutung des Begriffes „abführend" ist hier umfassender. Neben der Stuhl abführenden Wirkung im Sinne des Purgierens ist auch eine über den Darm nach unten ausleitende Wirkung von pathogener Hitze aus dem Innen und von Hitze-Nässe gemeint.

2. Die Kochzeit beeinflußt die Wirkrichtung entscheidend:

Langes Kochen verstärkt die kühlende Wirkung und mindert mit zunehmender Kochzeit die abführende Wirkung.

Ist die abführende Wirkung gewünscht, beträgt die Kochzeit nur circa 10 Minuten.

3. Die frische Rhabarberwurzel hat noch mehr Blut bewegende Eigenschaften, ist aber schwer erhältlich.

4. Bei Verstopfung durch Ansammlung von Kälte kombiniert man Rhizoma Rhei mit der heißen Radix Aconiti wie z. B. in dem Rezept: Rhizoma Rhei und Akonit Dekokt *Da Huang Fu Zi Tang* ► S.205

Kontraindikation

Während der Menstruation und Schwangerschaft, außerdem bei stillenden Müttern, da es in die Muttermilch übergeht; bei Außen-Erkrankungen, bei Kälte durch Yang-Mangel von Milz und Magen

芒硝 Mirabilitum

Pharmazeutischer Name:	**Mirabilitum**
Chinesischer Name:	**Mang Xiao**
Japanischer Name:	**bosho**
Englischer Name:	**Mirabilite**
Deutscher Name:	**Glaubersalz**
Chemische Zusammensetzung:	**Natriumsulfat, geringe Mengen $CaSO_4$, $MgSO_4$, NaCl**

Gruppenklassifikation

Purgierende Drogen

Temperatur

sehr kalt	kühl	neutral	warm	heiß

Geschmack

salzig	bitter	sauer	neutral	süß	scharf

Wirkung

1. Löst Stauungen und Stagnationen und erweicht Verhärtungen
2. Befeuchtet und behandelt Trockenheit, abführend
3. Hitze und Feuer kühlend, Schwellungen lindernd

Indikation

1. Bei Hitze in Magen und Darm: Verstopfung durch gestaute Hitze und/oder Trockenheit
2. Bei schmerzhaft entzündlichen Prozessen wie Mastitis, roten, geschwollenen Hautläsionen, Geschwüren, Aphten, Mund- und Rachengeschwüren, Appendizitis, roten, schmerzenden, geschwollenen Augen, Konjunktivitis, bei diesen Indikationen auch äußerliche Anwendung möglich

Wirkort

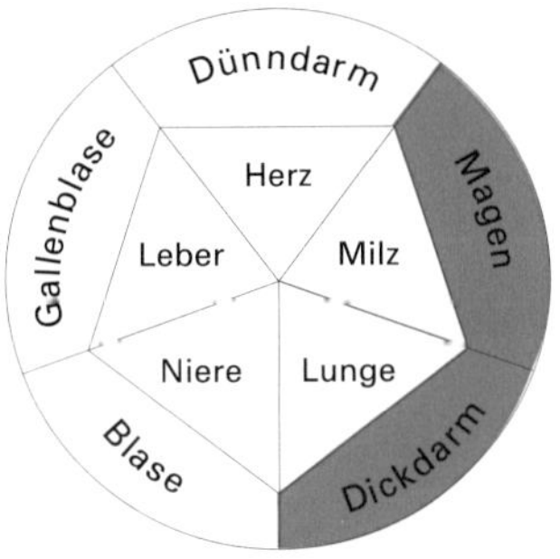

Anmerkung

Mirabilitum – oder ebenfalls Natrium sulfuricum oder Glaubersalz genannt – ist ein sehr kaltes, drastisches und wirksames Mittel bei Obstipation. Daher sollte es bei Fülle-Zuständen gegeben werden. Bei allen Formen von Mangel sollte man es äußerst zurückhaltend anwenden.

Kontraindikation

In der Schwangerschaft, während der Menstruation und bei älteren Personen, außerdem bei Milz- und Magen-Qi-Mangel und Kälte

Dosierung

3-15 g

Rezepturen mit dieser Droge

Größeres Dekokt, das das *Qi* ordnet
Da Cheng Qi Tang ► S.234

Eigene Eintragungen

3.b Laxierende Drogen

麻子仁

Semen Cannabis

Pharmazeutischer Name:	**Semen Cannabis sativae**
Chinesischer Name:	**Ma Zi Ren oder Huo Ma Ren**
Japanischer Name:	**mashinin**
Englischer Name:	**Cannabis Seed**
Deutscher Name:	**Hanfsamen**
Familie:	**Maulbeerbaumgewächse – Moraceae**

Gruppenklassifikation

Abführende, den Darm befeuchtende Drogen

Temperatur

kalt	kühl	neutral	warm	heiß

Geschmack

salzig	bitter	sauer	neutral	süß	scharf

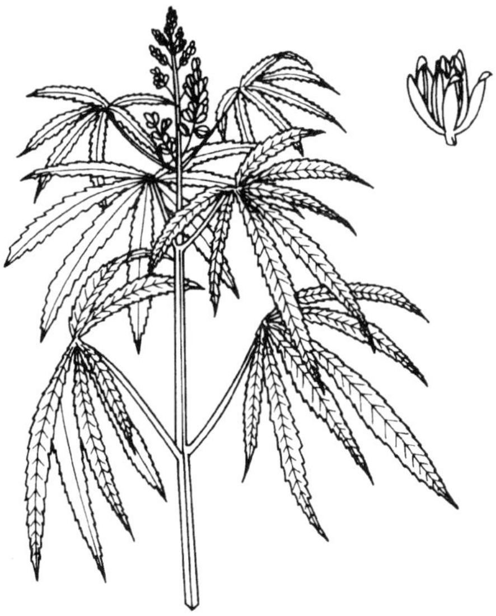

Wirkung

Stuhl erweichend, mild abführend, den Darm nährend und befeuchtend

Indikation

Obstipation im Senium bei trockenen Schleimhäuten, Säfte-, Blut- und Yin-Mangel

Dosierung

3-15 g

Anmerkungen

1. Der chinesische Name ist oft auch *Huo Ma Ren*
2. Überdosis kann zu neurologischen Symptomen – Taubheit der Gliedmaßen oder Reizbarkeit – führen.

Wirkort

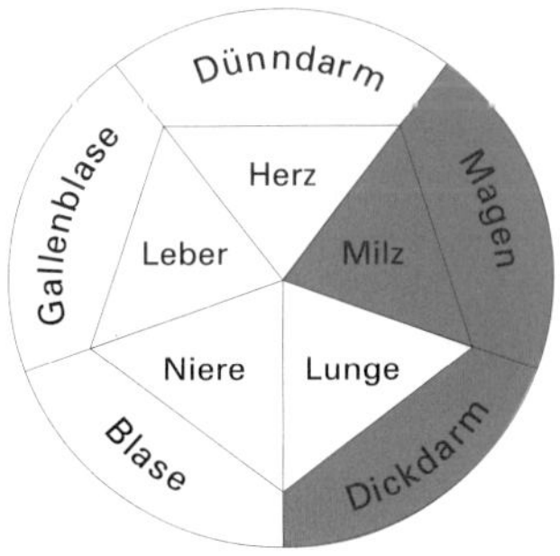

Kontraindikation

Diarrhö

Rezepturen mit dieser Droge

Semen Cannabis Pille *Ma Zi Ren Wan* ► S.242

Eigene Eintragungen

4. NÄSSE AUSLEITENDE DROGEN

Drogen, die verschiedene Störungen durch Nässe behandeln

Untergruppierung und typische Beispiele

Die Drogen-Kategorien 4, 5, 6 und 7 enthalten alle Drogen, die Nässe und Schleim in verschiedenen Formen und auf verschiedene Arten behandeln.

4.	Nässe ausleitende Drogen	Poria	*Fu Ling*	► S.565
5.	Wind-Nässe vertreibende Drogen	Radix Angelicae pubescentis	*Du Huo*	► S.576
6.	Schleim transformierende und Husten stillende Drogen			
6.a	Warme Schleim-Kälte umwandelnde Drogen	Rhizoma Pinelliae	*Ban Xia*	► S.588
6.b	Kühle Schleim-Hitze umwandelnde Drogen	Bulbus Fritillariae	*Bei Mu*	► S.595
6.c	Husten stillende, Keuchen lindernde Drogen	Semen Armeniacae	*Xing Ren*	► S.600
7.	Aromatische Nässe transformierende Drogen	Cortex Magnoliae	*Hou Po*	► S.606

4. Nässe ausleitende Drogen

Indikation nach TCM-Kriterien

Nässe-Fülle-Zustand, Nässe mit begleitendem Milz-Qi-Mangel, Hitze-Nässe

Wirkung

Diese Drogen fördern die Urin-Produktion und sind diuretisch

Typische Symptome einer Nässe-Ansammlung

Symptome sind die allgemeine Gedunsenheit und Schwellungsneigung, die sich in verschiedenen Körperregionen zeigen kann: um die Augenpartie, an den Extremitäten.

Sehr typisch ist ein allgemeines Schweregefühl im Körper, das häufig auch den Kopf einbezieht und zusätzlich zu einem dumpfen, nicht klaren Geist führt, der wie benebelt ist. Ebenfalls sehr typisch ist eine allgemeine Müdigkeit und Erschöpfung.

Im seelisch-geistigen Bereich: eine Neigung zu Grübeleien, Kreisen um Sorgen, Unentschiedenheit, langsames Denken, Konfusionen im Alltagsleben

Indikation und Allgemeines zu Nässe – *Shi*

Die Milz trennt das Reine und das Unreine, indem sie die aufgenommene Nahrung und die Getränke transformiert. Das Reine, die klaren Säfte, steigt zur Lunge empor, während das Unreine, die trüben Säfte, nach unten zu Dickdarm und Blase hinabgeführt werden muß.

Bei unzureichender Transformationsleistung der Milz – oder bei einem Überangebot an Nahrung – ist die Umwandlung und der Klärprozess unvollständig und es bleiben ungeklärte und trübe Säfte liegen und sammeln sich an. Diese können die Leitbahnen blockieren, sich unter der Haut im Gewebe aufhalten oder dann auch die Organe belasten.

Ursachen für eine Nässe-Bildung:

1. Milz-Qi-Mangel
2. Ernährungsfehler: Kaltes, Rohes, Süßes, Milchprodukte, Fettes, Schweinefleisch, Gebratenes
3. Grübeleien, zu viel Nachdenken

Ein Milz-Qi-Mangel führt unweigerlich zu Nässe, und eine Nässe-Belastung führt früher oder später über eine Belastung der Milz zu einer Milz-Schwäche.

Die „reine" Nässe ist zwar ein Fülle-Zustand, da ein Pathogen anwesend ist, während der reine Milz-Qi-Mangel idealtypisch ein reiner Mangel-Zustand ist. Klinisch gehen im Grunde beide Aspekte Hand in Hand, wobei abhängig vom jeweiligen Patienten der eine oder der andere Aspekt überwiegen kann.

Verschiedene Formen von Nässe

1. Milz-Nässe: Diese Form der Nässe ist durch die Abwesenheit von Hitze-Zeichen gekennzeichnet. Es muß zwar nicht zwangsläufig eine zusätzliche Kälte bestehen, aber da Nässe ein Yin-Pathogen ist und oft eine begleitende oder konsekutive Qi- oder Yang-Schwäche eingetreten ist, kommt es ten-

denziell eher zu subjektiven Kältegefühlen und zu einer Blässe sowie blassem Zungenkörper. Die Drogen der Kategorie 4 werden meistens mit Milz- und Nieren-Qi und -Yang tonisierenden und wärmenden Drogen aus den Kategorien 12.a und 11 kombiniert.

So sollte man bei der Behandlung von Erschöpfungssyndromen mit großer Müdigkeit nicht nur an tonisierende Arzneien denken, sondern auch an Nässe ausleitende Drogen.

Schleim ist das nächste Stadium der Nässe und entwickelt sich durch Eindickung aus Nässe meist erst dann, wenn Nässe lange besteht.

2. Nässe-Hitze: Diese Form der Nässe kann akut auftreten als akuter Harnwegsinfekt *Lin Bing*. In dieser Kategorie sind etliche Drogen, die kalt sind und so Nässe ausleiten und gleichzeitig Hitze klären – wie z. B. Talcum *Hua Shi*. Chronische Nässe-Hitze beinhaltet viele chronische, entzündliche Prozesse, z. B. in der Gallenblase mit Symptomen wie Ikterus *Huang Dan*, wofür Arzneien wie Radix Artemisiae capillaris *Yin Chen Hao* in Frage kommen.

   Allgemein gesagt, ist diese Form der Nässe besonders belastend und schwierig zu behandeln, da es sich um ein Yin-Pathogen (Nässe) und ein Yang-Pathogen (Hitze) handelt. Dies allein mit Akupunktur zu behandeln, ist oft schwierig.

Befunde

Zungenkörper:
Der zuverlässigste Indikator von Nässe ist der Zungenkörper. Ein gedunsener ZK, oft auch noch mit Zahneindrücken an den Rändern, zeigt zu einem sehr hohen Prozentsatz sehr zuverlässig Nässe im Innen an. Dabei kann auch nur ein bestimmter Teil der Zunge diese Schwellung aufweisen, was ein Hinweis dafür ist, wo sich die Nässe befindet. Z. B. kann eine Gedunsenheit nur das mittlere Drittel der Zunge betreffen als Indikator für eine auf den mittleren Erwärmer beschränkte Nässe-Akkumulation.

Die Farbe des Zungenkörpers ist normal bei reiner Nässe, häufiger aber blaß durch den begleitenden Milz-Qi-Mangel.

Zungenbelag:
Daneben zeigt auch der Belag zuverlässig Nässe an. Oft ist ein vermehrter, feuchter Zungenbelag sichtbar. Ein klebriger, schleimiger Zungenbelag wäre allerdings bereits ein sicheres Indiz für Schleim, was von einer Nässe-Belastung ohne Schleim abzugrenzen ist.

Puls:
Der Puls ist typischerweise schlüpfrig.

Leitsymptome

Allgemeine Gedunsenheit und Schwellungsneigung

Anwendungsbeispiel

Es sind vor allem Erschöpfungszustände, Verdauungsschwäche, akute und chronische Entzündungen und Infektionen im Bereich der Blase, Niere, seltener Gallenblase, die hiermit behandelt werden.

Häufige Kombinationen

Die Nässe eliminierenden Drogen werden häufig kombiniert mit tonisierenden Drogen der Gruppe 12, bei Hitze-Nässe auch mit Hitze klärenden der Gruppe 2.

Nebenwirkung und Kontraindikation

Diese Drogen trocknen mehr oder weniger stark und gefährden in erster Linie die Säfte und das *Yin*. Daher werden sie bei einem Yin-Mangel nur mit Vorsicht und in Kombination mit befeuchtenden Arzneien verordnet.

Korrespondierende Akupunktur

Ma 40, MP 9, Ni 5, Bl 32, Bl 28, Ma 36, Ren 3

Zusammenfassung – Charakterisierung dieser Drogen-Gruppe

Wirkung:	Leiten Nässe aus, diuretisch
Eigenschaften:	neutrales, kühles bis kaltes Temperaturverhalten
	Geschmack ist häufig süß und „neutral" (wie z. B. Tofu, der nicht sehr viel Eigengeschmack aufweist), auch bitter.
Pathogene Faktoren:	Nässe, Hitze-Nässe
Typische Arznei:	Poria *Fu Ling*
Indikation:	Nässe-Fülle-Zustand, Nässe mit begleitendem Milz-Qi-Mangel, Hitze-Nässe
Nebenwirkung:	trocknen, können das *Yin* schmälern
Vorsicht:	bei Yin-Mangel und allgemeinem Säfte-Mangel
Wirkort:	Milz, Magen, Niere, Blase, seltener Lunge, Leber, Herz
Therapie-Prinzip – *Ba Fa*:	entspricht keiner der ursprünglichen acht Methoden

Acht Leitkriterien – Ba Gang

Diese Leitkriterien beschreiben den Energiezustand des Patienten, für den diese Drogen-Gruppe angezeigt ist.

Lokalisierung

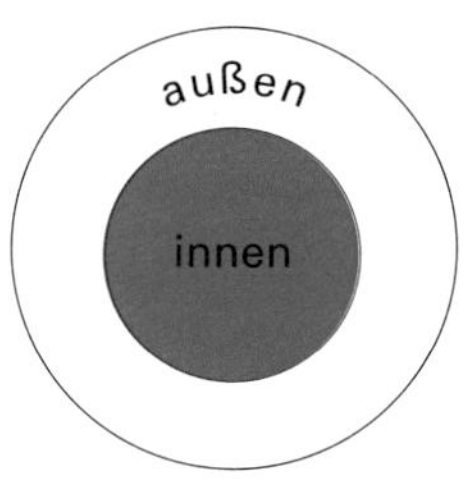

Qualität

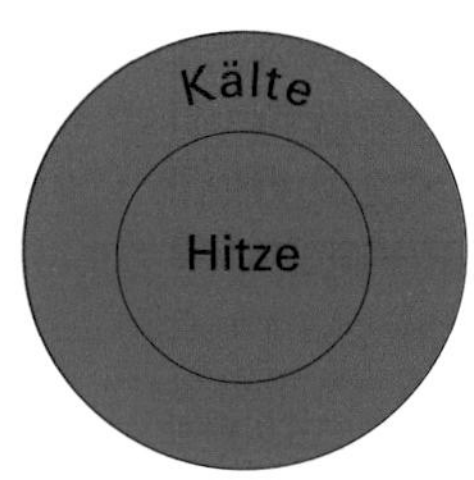

Quantität

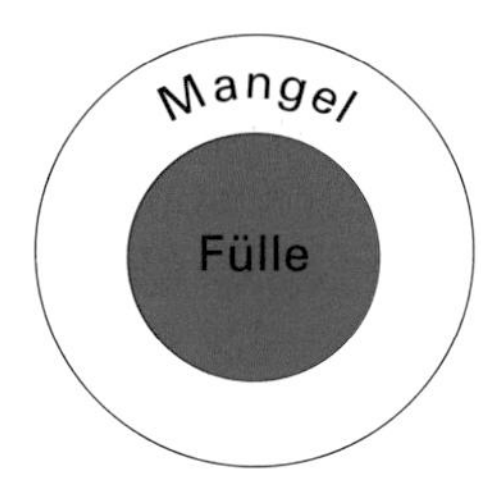

茯苓 Poria

Pharmazeutischer Name: **Sclerotium Poriae Cocos**
Chinesischer Name: **Fu Ling**
Japanischer Name: **bukuryo**
Englischer Name: **Poria/Hoelen**
Deutscher Name: **Poria**
Familie: **Polyporaceae**

Gruppenklassifikation
Nässe ausleitende Drogen

Temperatur

kalt	kühl	neutral	warm	heiß

Geschmack

salzig	bitter	sauer	neutral	süß	scharf

Wirkung
1. Reguliert den Wasserhaushalt und eliminiert Nässe
2. Stärkt Milz und Magen
3. Sediert das Herz

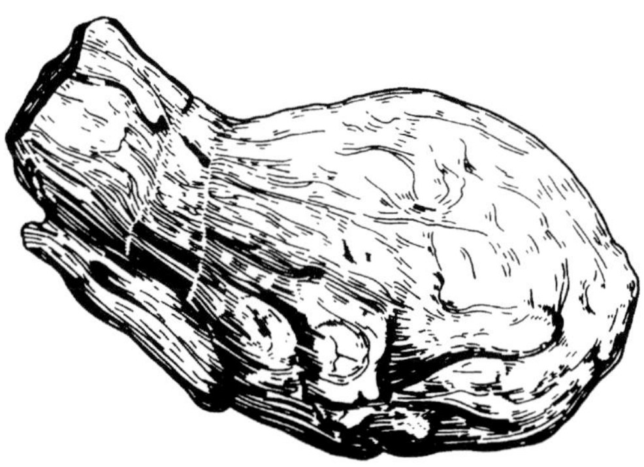

Indikation
1. Ödem- und Schwellungsneigung, Oligurie, Dysurie
2. Diarrhö, abdominelles Spannungsgefühl, Mattigkeit
3. Schlaflosigkeit, Palpitationen, Vergeßlichkeit

Dosierung
6-15 g

Anmerkung
Eine der wichtigsten Nässe eliminierenden Drogen und eine der meist gebrauchten Arzneien der chinesischen Phytotherapie. Sie hat zusätzlich die sehr oft genutzten Nebenwirkungen der Milz-Stärkung und der Sedierung des *Shen*.

Wirkort

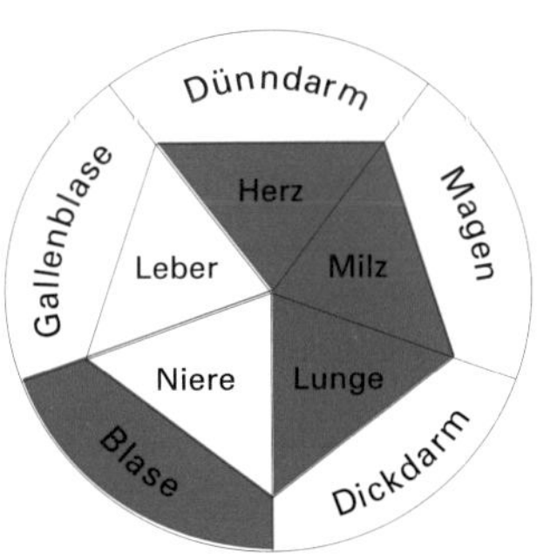

Kontraindikation
Polyurie, Spermatorrhö, Prolaps der Urogenitalorgane

Rezepturen mit dieser Droge
Vier Gentlemen Dekokt *Si Jun Zi Tang* ► S.338
Fünf Bestandteile Pulver mit Poria *Wu Ling San* ► S.284
Rehmannia Pille der sechs Geschmacksrichtungen *Liu Wei Di Huang Wan* ► S.380
Ramulus Cinnamomi und Poria Pille *Gui Zhi Fu Ling Wan* ► S.428
Dekokt, das die Milz wiederherstellt *Gui Pi Tang* ► S.362

Eigene Eintragungen

猪苓 Polyporus

Pharmazeutischer Name:	**Sclerotium Polypori umbellati**
Chinesischer Name:	**Zhu Ling**
Japanischer Name:	**chorei**
Englischer Name:	**Umbellate Pore Fungus**
Deutscher Name:	**Polyporus**
Familie:	**Polyporaceae**

Gruppenklassifikation
Nässe ausleitende Drogen

Temperatur

kalt	leicht kühl	neutral	warm	heiß

Geschmack

salzig	bitter	sauer	neutral	süß	scharf

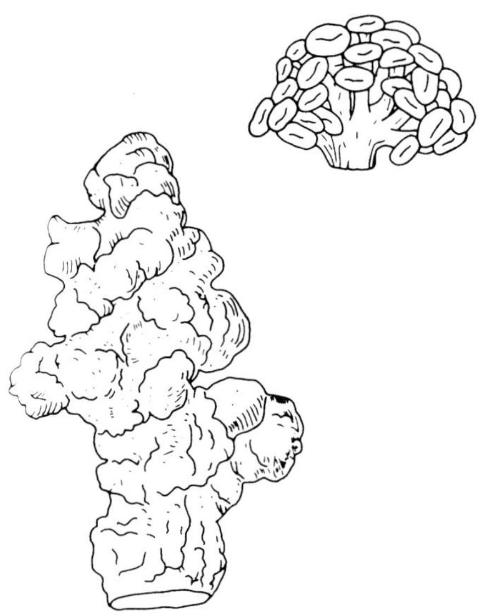

Wirkung
Nässe ausleitend, Wasserhaushalt fördernd

Indikation
1. Störungen durch die Akkumulation und Stagnation von Nässe: Ödeme, Nässeansammlung
2. Gedunsenheit, Oligurie, Dysurie, trübe, schmerzhafte Miktion, chronische Nephritis
3. Chronische Diarrhö, Leukorrhö, Gelbsucht

Dosierung
3-12 g

Wirkort

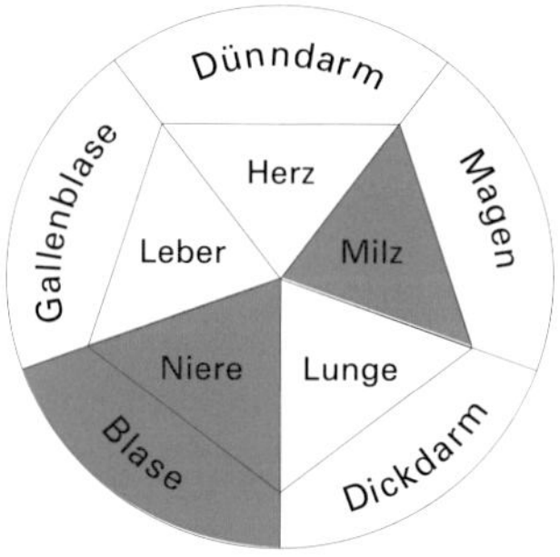

Anmerkung
Als Diuretikum ist Polyporus noch stärker als Poria, aber nicht so umfassend in seiner Wirkung und weist auch keine zusätzlich Milz stützende Funktion auf, wie das bei Poria der Fall ist.

Kontraindikation
Bei fehlender Nässe-Ansammlung; langandauernde Einnahme kann zu Yin-Mangel führen.

Rezepturen mit dieser Droge
Fünf Bestandteile Pille mit Poria
Wu Ling San ► S.284

Polyporus Dekokt
Zhu Ling Tang ► S.286

Eigene Eintragungen

滑石 Talcum

Pharmazeutischer Name:	**Talcum**
Chinesischer Name:	**Hua Shi**
Japanischer Name:	**kasseki**
Englischer Name:	**Talcum**
Deutscher Name:	**Talkum**
Mineral:	**ein wasserhaltiges Magnesiumsilikat**

Gruppenklassifikation

Nässe ausleitende Drogen

Temperatur

kalt	kühl	neutral	warm	heiß

Geschmack

salzig	bitter	sauer	neutral	süß	scharf

Wirkung

1. Nässe ausleitend, Diurese fördernd
2. Hitze vertreibend und Sommerhitze lösend
3. Nässe-Hitze durch den Urin ausleitend

Wirkort

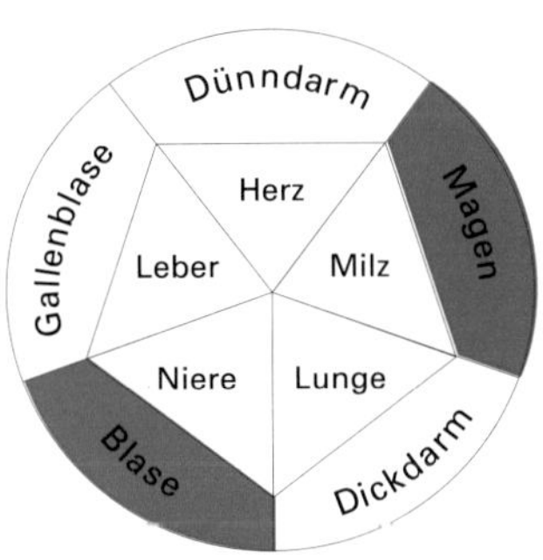

Dosierung

6-12 g

Indikation

1. Bei Nässe-Hitze in der Blase: Schmerzen und Brennen beim Wasserlassen, wenig, trüber, dunkler Urin, auch für Diarrhö mit Nässe-Hitze
2. Bei Sommerhitze mit Fieber, Reizbarkeit, Schwierigkeiten beim Wasserlassen, Durst
3. Nässe-Hitze allgemein im Körper: Schweregefühl, Durst, gelber Zungenbelag, eventuell Fieber, Hauterkrankungen, Ekzeme, Hautbeulen

Anmerkung

1. Talcum ist ein sehr wichtiges Mittel zur Behandlung akuter Harnwegsinfektionen.
2. Es wird bei nässenden Hauterkrankungen auch lokal angewendet.
3. Talcum ist ein Mineral, nämlich ein wasserhaltiges Magnesiumsilikat.

Rezepturen mit dieser Droge

Polyporus Dekokt *Zhu Ling Tang* ► S.286

Erweitertes fünf Bestandteile Pulver bei schmerzhafter Miktion *Jia Wei Wu Lin San* ► S.295

Kontraindikation

Schwangerschaft, Diarrhö durch Milz-Qi-Mangel

Eigene Eintragungen

薏苡仁

Semen Coicis

Pharmazeutischer Name:	**Semen Coicis lachryma-jobi**
Chinesischer Name:	**Yi Yi Ren**
Japanischer Name:	**yokuinin**
Englischer Name:	**Coix**
Deutscher Name:	**Hiobstränensamen**
Familie:	**echte Gräser – Gramineae**

Gruppenklassifikation

Nässe ausleitende Drogen

Temperatur

kalt	leicht kühl	neutral	warm	heiß

Geschmack

salzig	bitter	sauer	neutral	leicht süß	scharf

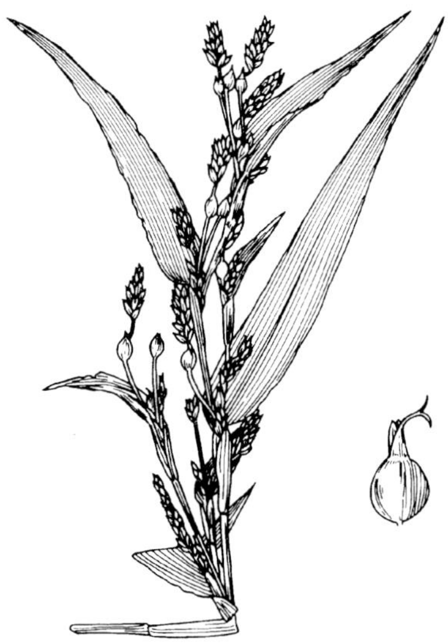

Wirkung

1. Wasserhaushalt regulierend und Nässe ausleitend
2. Milz-Qi stärkend und Diarrhö beendend
3. Hitze klärend und Eiter ausleitend, entzündungshemmend
4. Wind-Nässe eliminierend, krampflösend und schmerzstillend
5. Hitze-Nässe klärend

Indikation

1. Oligurie, Schwierigkeiten beim Wasserlassen, Nässeansammlung, Ödeme, Gedunsenheit, chronische Nephritis, geschwollene, schmerzende Gelenke
2. Chronische Diarrhö durch Milz-Qi Mangel und Nässe
3. Lungen- und intestinale Abszesse und Geschwüre
4. Rheumatoide Gelenkschmerzen, Bi-Syndrom, Muskelschmerzen, Krämpfe, besonders effektiv in der Verbesserung der Gelenkbeweglichkeit und der Reduzierung von Krämpfen in chronischen Fällen
5. Hitze-Nässe auf den verschiedenen Ebenen: gekennzeichnet durch einen schmierigen, klebrigen Zungenbelag und Verdauungsschwierigkeiten
6. Zur Behandlung von Plantarwarzen gebraucht

Wirkort

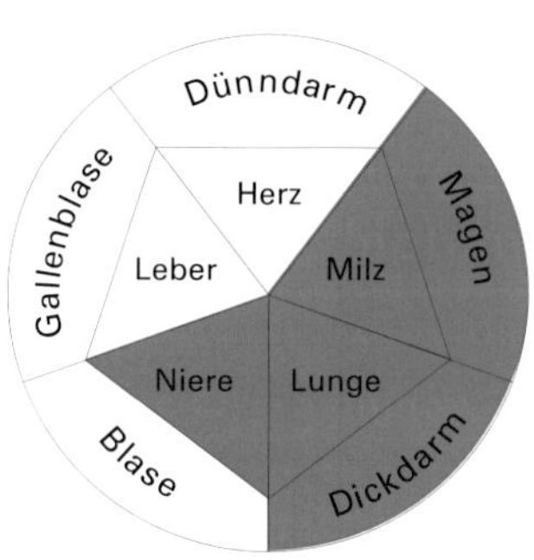

Dosierung

3-15 g

Kontraindikation

Nur mit Vorsicht in der Schwangerschaft

Rezepturen mit dieser Droge

Semen Coicis Dekokt *Yi Yi Ren Tang* ► S.312

Eigene Eintragungen

木通 Caulis Akebiae

Pharmazeutischer Name:	**Caulis Mutong**
Chinesischer Name:	**Mu Tong**
Japanischer Name:	**mokutsu**
Englischer Name:	**Akebia**
Deutscher Name:	**Waldrebe**
Familie:	**Osterluzeigewächse – Lardizabalaceae**

Gruppenklassifikation
Nässe ausleitende Drogen

Temperatur

kalt	kühl	neutral	warm	heiß

Geschmack

salzig	bitter	sauer	neutral	süß	scharf

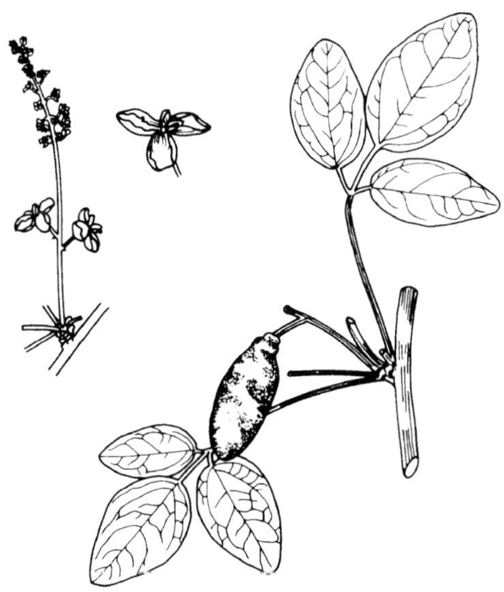

Wirkung
1. Nässe eliminierend
2. Vertreibt Hitze aus dem Herzen
3. Regt den Milchfluß an und macht die Leitbahnen frei

Indikation
1. Hitze-Nässe in der Blase: akuter Harnwegsinfekt mit schmerzhaftem Wasserlassen und Ödemneigung sowie blutigem Urin
2. Hitze im Herzen: Unruhe, Schlaflosigkeit, Unruhe, Reizbarkeit begleitet von Geschwüren im Mund oder Zungenbereich und spärlichem Urin
3. Unzureichender Milchfluß, seltener verwendet bei Amenorrhö, Schmerzen und Steifheit der Gelenke

Dosierung
3-9 g

Wirkort

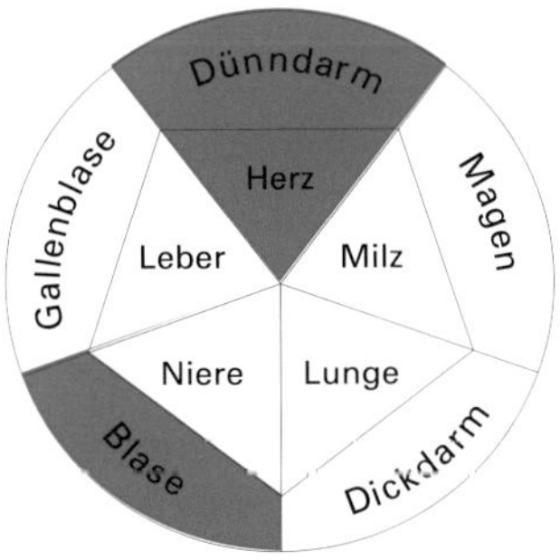

Rezepturen mit dieser Droge
Radix Gentianae Dekokt, das die Leber entlastet
Long Dan Xie Gan Tang ► S.226

Kontraindikation
In der Schwangerschaft, bei Yin-Mangel mit großer Vorsicht, da sie sehr leicht die Säfte verletzen kann

Anmerkung
1. In einigen Büchern findet man auch die Synonyme Caulis Hoquartiae oder Caulis Mutong verwendet.
2. Unter der pharmazeutischen Bezeichnung Caulis Akebiae werden in China einige verschiedene Pflanzen zusammengefaßt: Akebia trifoliata, Akebia quinata, Aristolochia manchurensis, Clematis armandi, Clematis montana. Die Akebien gehören zur Familie der Lardizabalaceae, die Clematis-Arten zur Familie der Ranunculaceae und die Aristolochia zu den Aristolochiaceae.
3. In letzter Zeit wurden Fälle berichtet, wonach es unter der Behandlung mit bestimmten Planzen, die als Caulis Akebiae Verwendung fanden, zu Nierenschädigungen gekommen ist. Dies ist sehr wahrscheinlich auf Aristolochia-Säuren zurückzuführen, die die Akebia- und Clematis-Arten nicht, aber die Aristolochia-Arten enthalten können. Diese Säuren sind zudem kanzerogen im Bereich des Urothels. Da eine Identität der rezeptierten Droge im Einzelfall nicht so leicht und eine Verwechslung mit den anderen Arten und somit eine Einnahme der schädigenden Aristolochia-Säuren nicht sicher auszuschließen ist, ist die Verwendung der Caulis Akebiae bis auf weiteres nicht gestattet.

车前子

Semen Plantaginis

Pharmazeutischer Name:	**Semen Plantaginis**
Chinesischer Name:	**Che Qian Zi**
Japanischer Name:	**shazenshi**
Englischer Name:	**Plantain Herb**
Deutscher Name:	**Asiatischer Wegerich**
Familie:	**Wegerichgewächse – Plantaginaceae**

Gruppenklassifikation

Nässe ausleitende Drogen

Temperatur

kalt	kühl	neutral	warm	heiß

Geschmack

salzig	bitter	sauer	neutral	süß	scharf

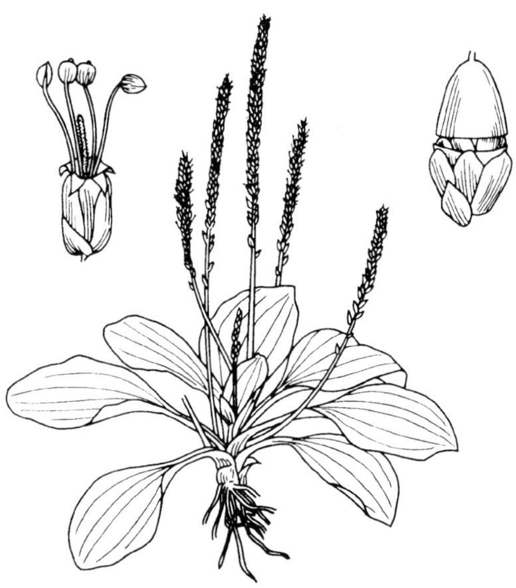

Wirkung

1. Nässe ausleitend, diuretisch und Hitze klärend
2. Diarrhö stoppend, entzündungshemmend bei Infektionen
3. Husten stillend und Schleim lösend
4. Augen klärend, besonders bei Leber- und Nierenschwäche

Indikation

1. Hitze-Nässe im unteren Erwärmer: Nässe-Ansammlung, verschiedene Arten von Ödemen, Gedunsenheit, Schmerzen und Brennen beim Wasserlassen, Oligurie

2. Hitze-Nässe oder Nässe-Sommerhitze: chronische Diarrhö, Leukorrhö, chronische Nephritis

3. Wind-Hitze im Lungen-Funktionskreis: Husten mit reichlichem, schleimigem Auswurf

4. Augenerkrankungen: entweder Mangel-Hitze im Leber-Funktionskreis oder Nieren-Yin-Mangel: trockene Augen, Katarakt, Sehschwäche, Schwindel, oder Hitze in der Leber-Leitbahn: gerötete, geschwollene und schmerzende Augen, Lichtempfindlichkeit. Je nach dem Grundmuster wird man mit entsprechend anderen Kräutern kombinieren.

Wirkort

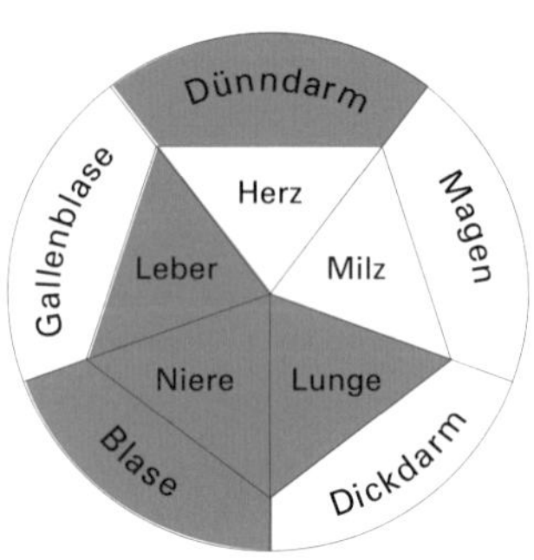

Dosierung

3-12 g

Anmerkung

Wird traditionell oft zur Abkochung in eine Stoff-Gaze eingewickelt

Kontraindikation

In der Schwangerschaft mit Vorsicht, bei Yang-Qi-Mangel, fehlender Hitze-Nässe, bei Obstipation und Polyurie

Rezepturen mit dieser Droge

Radix Gentianae Dekokt, das die Leber entlastet
Long Dan Xie Gan Tang ► S.226

Eigene Eintragungen

泽泻 Rhizoma Alismatis

Pharmazeutischer Name:	**Rhizoma Alismatis orientalis**
Chinesischer Name:	**Ze Xie**
Japanischer Name:	**takusha**
Englischer Name:	**Alisma, Water Platain Rhizome**
Deutscher Name:	**Orient-Froschlöffel**
Familie:	**Froschlöffelgewächse – Alismataceae**

Gruppenklassifikation

Nässe ausleitende Drogen

Temperatur

kalt	kühl	neutral	warm	heiß

Geschmack

salzig	bitter	sauer	neutral	süß	scharf

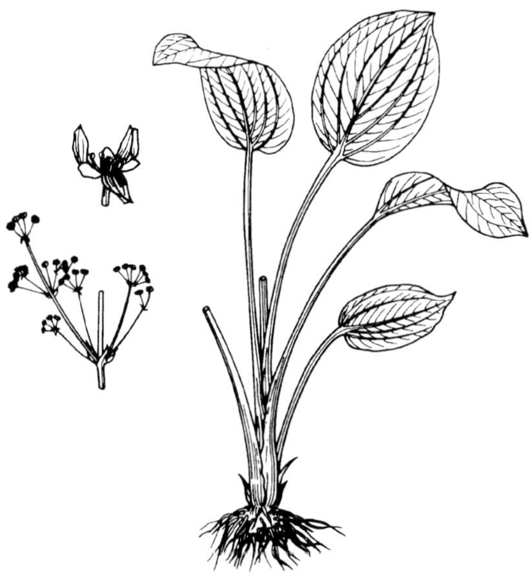

Wirkung

1. Wasserhaushalt regulierend und Nässe ausleitend
2. Hitze-Nässe im unteren Erwärmer kühlend und ausleitend
3. Leitet Hitze ab, die durch Nieren-Yin-Mangel bedingt ist

Indikation

1. Mit Nässe assoziierte Stagnation: Oligurie, Dysurie, trüber Urin, Leukorrhöe, Retention von Schleim und Flüssigkeiten, Nässe-Ansammlung, Ödeme, Gedunsenheit, chronische Nephritis, chronische Diarrhö
2. Besonders hilfreich, wenn Hitze-Nässe im unteren Erwärmer vorhanden ist
3. Schmerzhaftes Wasserlassen, trüber Urin, Leukorrhö, Diarrhö
4. Mangel-Hitze bei Nieren-Yin-Mangel: Schwindel, Ohrensausen, Hitzegefühl

Wirkort

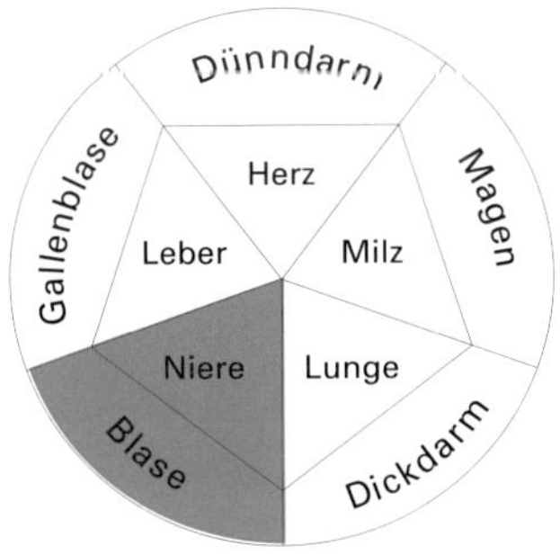

Dosierung

3-9 g

Anmerkung

1. Sehr gut geeignet als Diuretikum bei Yin-Mangel, denn Alisma leitet Nässe aus, ohne das *Yin* wesentlich zu schwächen. Daher ist es als Diuretikum in Rehmannia Pille der sechs Geschmacksrichtungen *Liu Wei Di Huang Wan* enthalten, eine zentrale Rezeptur bei der Therapie des Nieren-Yin-Mangels.
2. Nach moderner Forschung wirkt Alisma Cholesterin und andere Blutfette senkend und bei Fettleber.

Kontraindikation

Bei Nieren-Yang-Mangel und Kälte-Nässe

Rezepturen mit dieser Droge

Rehmannia Pille der sechs Geschmacksrichtungen
Liu Wei Di Huang Wan ► S.380

Fünf Bestadteile Pulver mit Poria *Wu Ling San* ► S.284

Eigene Eintragungen

茵陈蒿

Radix Artemisiae capillaris

Pharmazeutischer Name:	**Radix Artemisiae capillaris**
Chinesischer Name:	**Yin Chen Hao**
Japanischer Name:	**inchinko**
Englischer Name:	**Capillaris**
Deutscher Name:	**Beifuß**
Familie:	**Korbblütler – Compositae**

Gruppenklassifikation

Nässe ausleitende Drogen

Temperatur

kalt	kühl	neutral	warm	heiß

Geschmack

salzig	bitter	sauer	neutral	süß	scharf

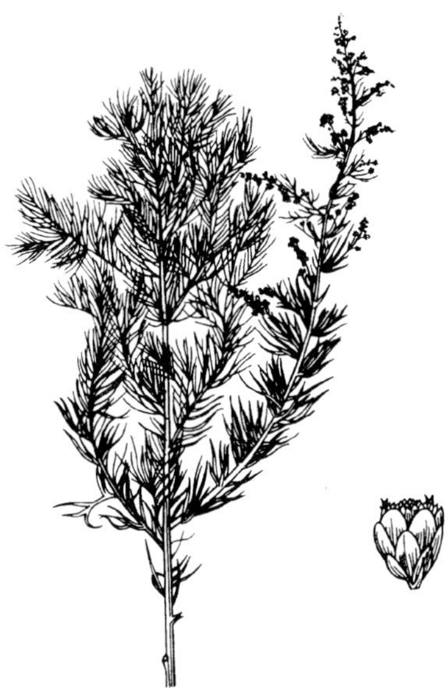

Wirkung

1. Klärt Nässe-Hitze von Leber und Gallenblase, behandelt Ikterus
2. Klärt Hitze und befreit die Oberfläche

Indikation

1. Hitze-Nässe im Leber- und Gallenblasen-Funktionskreis: Gelbsucht, Hepatitis, Cholezystitis
2. Pathogene Hitze: intermittierendes Fieber, Frösteln, bitterer Mundgeschmack, Kurzatmigkeit, Schwindel, Übelkeit, Appetitverlust, Flankenschmerz, Engegefühl im Brustkorb

Dosierung

6-15 g

Wirkort

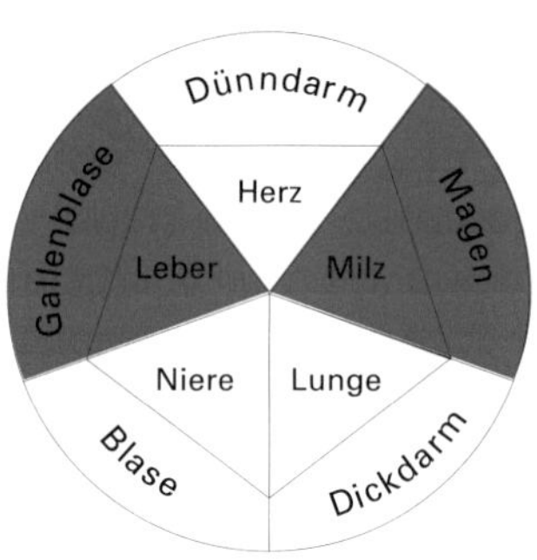

Anmerkung

Dies ist eines der wichtigsten Kräuter zur Behandlung von Ikterus und zwar sowohl durch Hitze-Nässe als auch durch Kälte-Nässe.

Kontraindikation

Bei Gelbsucht durch Qi-Mangel im mittleren Erwärmer

Eigene Eintragungen

5. WIND-NÄSSE VERTREIBENDE DROGEN

Indikation nach TCM-Kriterien

Bi-Syndrom – schmerzhaftes Obstruktions-Syndrom – durch Wind, Nässe und Kälte

Typisches Beispiel

Radix Angelicae pubescentis *Du Huo* ► S.576

Wirkung

Diese Drogen vertreiben Wind-Nässe aus den Muskeln, Sehnen, Gelenken und Knochen. Sie erleichtern Bi-Syndrom und beleben die Luo-Gefäße.

Manche dieser Kräuter haben einen tonisierenden Effekt auf Niere und Leber und stärken und nähren so gleichzeitig die zugeordneten Gewebe, Knochen und Sehnen.

Typische Symptome des Bi-Syndroms – schmerzhaftens Obstruktions-Syndroms

1. Wind-Bi *Xing-Bi*: Wanderndes Bi-Syndrom mit springenden, wechselhaften Gelenkbeschwerden, die vor allem auch durch Wind oder Wetterwechsel schlechter werden.
2. Kälte-Bi *Tong Bi*: Diese Form ist die schmerzhafteste Art des Bi. Kälte blockiert am stärksten den freien Fluß der Energie. Es kommt zu ortsfesten, starken Schmerzen, die deutlich schlechter durch Kälte-Exposition werden und durch starke Bewegungseinschränkung der Gelenke gekennzeichnet sind.
3. Nässe-Bi *Zhuo Bi*: Die Natur der Nässe, die die Leitbahnen und Kollateralen verlegt, führt zu schleichenden Prozessen mit deutlichen Schwellungen der befallenen Gelenke, mit Taubheit der Muskeln und der Haut.
4. Hitze-Bi *Re Bi*: Hierbei dominiert Hitze das Geschehen mit heißen, überwärmten, roten, geschwollenen und schmerzenden Gelenken, evtl. mit zusätzlichen systemischen Hitze-Zeichen wie Fieber, Durst, roter Zunge, gelbem Belag und beschleunigtem Puls.

Besonders beim Bi-Syndrom ist die Kombination mit Akupunktur durch ihre Möglichkeit, sehr genau und gezielt auf lokale Beschwerden einzugehen, sehr hilfreich und ratsam. Ergänzend können *Tui Na*, lokales Moxen und auch lokale, äußerlich als Umschläge und Tinkturen verabreichte Arzneikräuter zum Einsatz kommen.

Befunde

Zungenkörper:
Eine gedunsene Zunge mit Zahneindrücken kann die Nässe anzeigen.
Die Farbe des Zungenkörpers ist normal bei reiner Nässe, häufiger aber blaß durch die begleitende Kälte. Besteht ein zusätzlicher Qi- oder Blut-Mangel, ist die Zunge noch blasser.

Zungenbelag:
Der Belag zeigt die Nässe an. Oft ist ein vermehrter, feuchter Zungenbelag sichtbar.

Puls:
Der Puls ist typischerweise schlüpfrig, durch die Schmerzen oft auch drahtig, bei Kälte langsam, beim Hitze-Bi jedoch eher beschleunigt.

Leitsymptome

Typische Symptome sind Taubheit und Schmerzen in den Gelenken und Muskeln.

Anwendungsbeispiel

Gekennzeichnet ist das Bi-Syndrom durch Schmerzen in den Gelenken und Muskeln sowie Taubheitsgefühlen. **Nach westlichem Denken** entsprechen diese Arzneien – mit Vorbehalt – den Antirheumatika.

Nebenwirkung

Die meisten Arzneien dieser Gruppe sind warm und aromatisch. Deshalb können sie *Yin* und Säfte schmälern und sollten bei Patienten mit Blut- oder Yin-Mangel mit Vorsicht oder in Kombination mit tonisierenden Drogen der Gruppe 12.b und 12.d eingesetzt werden.

Korrespondierende Akupunktur

Das wichtigste ist die Lokal-Therapie. Je nach Befund kommen dabei neben der Akupunktur lokales Moxen, Schröpfen, Gua Sha, Tui Na und lokale phytotherapeutische Tinkturen zum Beleben von *Qi* und Blut in Frage. Allgemeine Punkte können – je nach Syndrom, das zugrunde liegt – sein:
Gb 34, Ma 40, MP 9, MP 10, Gb 39, Gb 20, Gb 31, Bl 11, Bl 23, Ma 36, MP 6, Du 20, Ba Xie- und Ba Feng-Punkte.

Zusammenfassung – Charakterisierung dieser Drogen-Gruppe

Wirkung:	Diese Drogen vertreiben Wind-Nässe aus den Muskeln, Sehnen, Gelenken und Knochen, erleichtern Bi-Syndrom und beleben die Luo-Gefäße.
Eigenschaften:	Die meisten Arzneien dieser Gruppe sind warm und aromatisch.
Pathogene Faktoren:	Wind, Nässe, Kälte, Hitze
Typische Arznei:	Radix Angelicae pubescentis *Du Huo* ► S.576
Indikation:	Bi-Syndrom – schmerzhaftes Obstruktions-Syndrom – durch Wind, Nässe und Kälte, im Akutfall: Fülle-Zustand bei chronischen Beschwerden: Mangel-Zustand
Nebenwirkung:	trocknen, können das *Yin* schmälern
Vorsicht:	bei Yin-Mangel und allgemeinem Säfte-Mangel
Wirkort:	Niere, Leber, Milz, Blase
Therapie-Prinzip – *Ba Fa*:	entspricht keiner der ursprünglichen 8 Methoden

Acht Leitkriterien – Ba Gang

Diese Leitkriterien beschreiben den Energiezustand des Patienten, für den diese Drogen-Gruppe angezeigt ist.

Lokalisierung

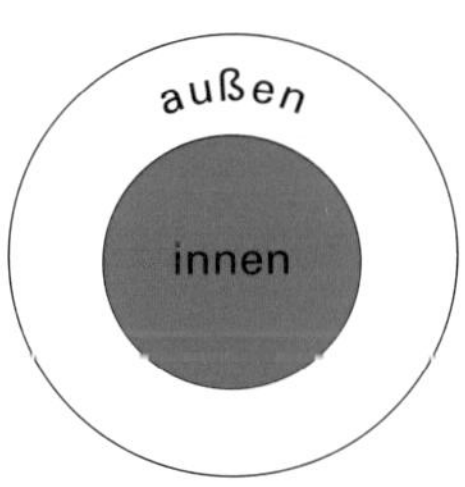

Qualität

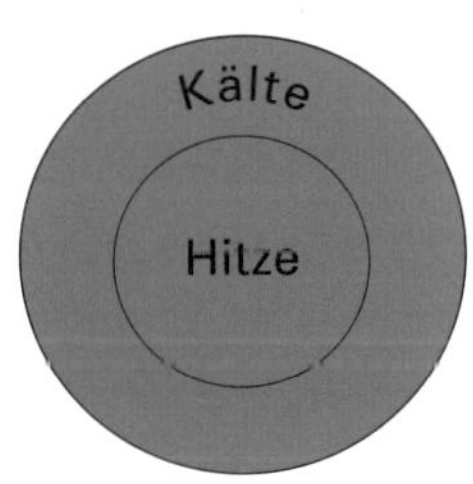

Quantität

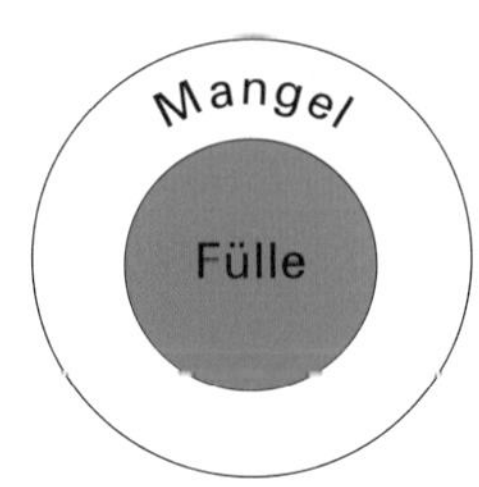

独活 Radix Angelicae pubescentis

Pharmazeutischer Name:	**Radix Angelicae pubescentis**
Chinesischer Name:	**Du Huo**
Japanischer Name:	**dokkatsu**
Englischer Name:	**Pubescent Angelica Root**
Deutscher Name:	**Engelwurz**
Familie:	**Doldenblütler – Umbelliferae**

Gruppenklassifikation

Wind-Nässe vertreibende Drogen

Temperatur

kalt	kühl	neutral	warm	heiß

Geschmack

salzig	bitter	sauer	neutral	süß	scharf

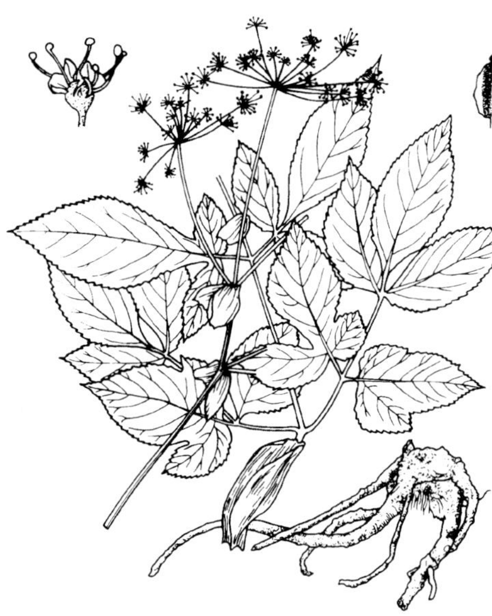

Wirkung

1. Wind und Nässe ausleitend, schmerzstillend
2. Die Oberfläche befreiend und Kälte, Wind, Nässe eliminierend

Indikation

1. Wind-Nässe: Bi-Syndrom, rheumatoide Gelenkschmerzen, Muskelschmerzen, dabei besonderer Bezug zur unteren Körperhälfte, wird in akuten und chronischen Fällen gebraucht.
2. Grippaler Infekt mit Kopf-, Muskel- und Gliederschmerzen durch pathogene Faktoren in der Oberfläche

Dosierung

3-9 g

Wirkort

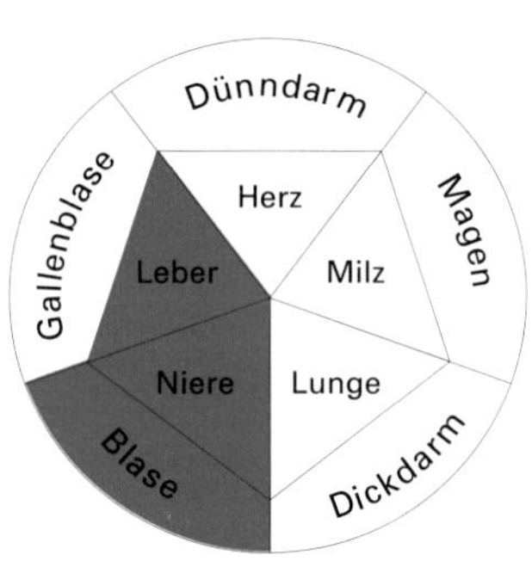

Anmerkung

Ein Synonym für Radix Angelicae pubescentis ist Radix Heraclei. Es ist eine der wichtigsten Drogen beim Bi-Syndrom.

Erwähnenswert ist auch der besondere Bezug zur unteren Körperhälfte.

Kontraindikation

Bei Blut- und Yin-Mangel

Rezepturen mit dieser Droge

Radix Angelicae pubescentis und Ramulus Loranthii Dekokt *Du Huo Ji Sheng Tang* ► S.314

Dekokt, das schmerzhafte Blockaden beseitigt aus Medical Revelations *Juan Bi Tang* ► S.306

Rhizoma Notopterygii Dekokt, das Nässe überwindet *Qiang Huo Sheng Shi Tang* ► S.304

Eigene Eintragungen

秦艽 Radix Gentianae Qinjiao

Pharmazeutischer Name:	**Radix Gentianae macrophyllae**
Chinesischer Name:	**Qin Jiao**
Japanischer Name:	**jingyo**
Englischer Name:	**Gentiana macrophylla Root**
Deutscher Name:	**Enzian**
Familie:	**Enziangewächse – Gentianaceae**

Gruppenklassifikation

Wind-Nässe vertreibende Drogen

Temperatur

kalt	leicht kühl	neutral	warm	heiß

Geschmack

salzig	bitter	sauer	neutral	süß	scharf

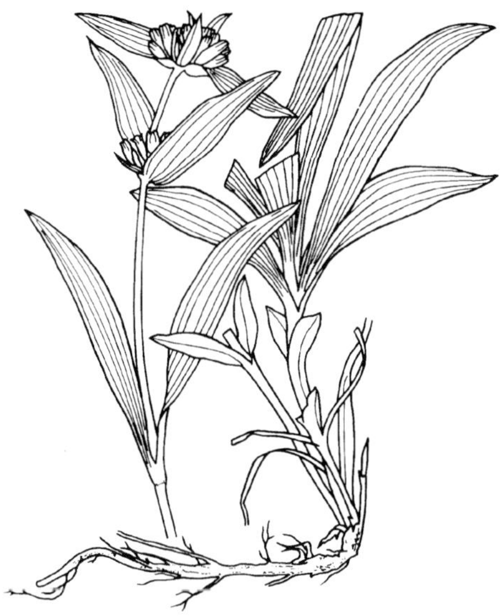

Wirkung

1. Wind und Nässe eliminierend, die „Sehnen" entspannend
2. Hitze-Nässe eliminierend, Gelbsucht lindernd
3. Klärt Leere-Hitze
4. Befeuchtet den Darm

Indikation

1. Wind-Nässe: Gelenkbeschwerden und Schmerzen, Krämpfe und Lähmungen (Bi-Syndrom), besonders der Extremitäten, wird in akuten und chronischen Fällen, bei Wind-Nässe mit Kälte und Hitze verwendet: Kälte-Bi und Hitze-Bi
2. Hitze-Nässe bedingter Ikterus: Ikterus, Gelbsucht, Hepatitis, besonders in akuten Fällen und bei Kindern
3. Leere-Hitze durch Nieren-Yin-Mangel: niedriges Fieber am Nachmittag bei chronischen Erkrankungen
4. Bei trockener Obstipation

Dosierung

4-12 g

Wirkort

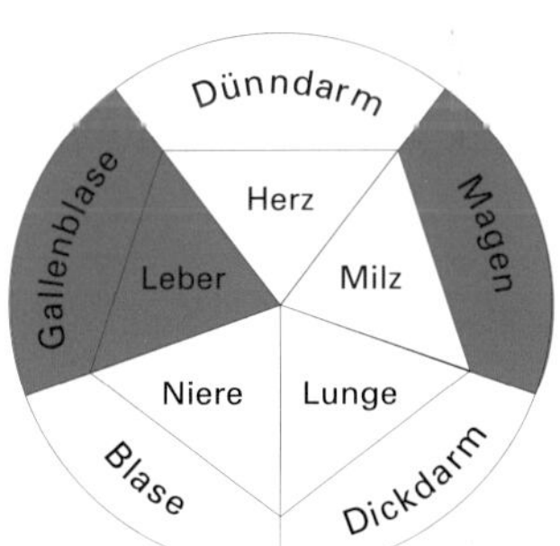

Anmerkung

Da es den Darm befeuchtet, wird es gern mit anderen Wind-Nässe eliminierenden Drogen bei Gelenkbeschwerden im Rahmen eines Bi-Syndroms kombiniert, die meistens trocknend wirken.

Kontraindikation

Diarrhö, schwache Konstitution, Milz-Schwäche

Rezepturen mit dieser Droge

Radix Angelicae pubescentis und Ramulus Loranthii Dekokt *Du Huo Ji Sheng Tang* ► S.314

Dekokt, das schmerzhafte Blockaden beseitigt aus Medical Revelations *Juan Bi Tang* ► S.306

Eigene Eintragungen

威灵仙

Radix Clematidis

Pharmazeutischer Name:	**Radix Clematidis**
Chinesischer Name:	**Wei Ling Xiang**
Japanischer Name:	**ireisen**
Englischer Name:	**Chinese Clematis Root**
Deutscher Name:	**Chinesische Clematis**
Familie:	**Hahnenfußgewächse – Ranunculaceae**

Gruppenklassifikation

Wind-Nässe vertreibende Drogen

Temperatur

kalt	kühl	neutral	warm	heiß

Geschmack

salzig	bitter	sauer	neutral	süß	scharf

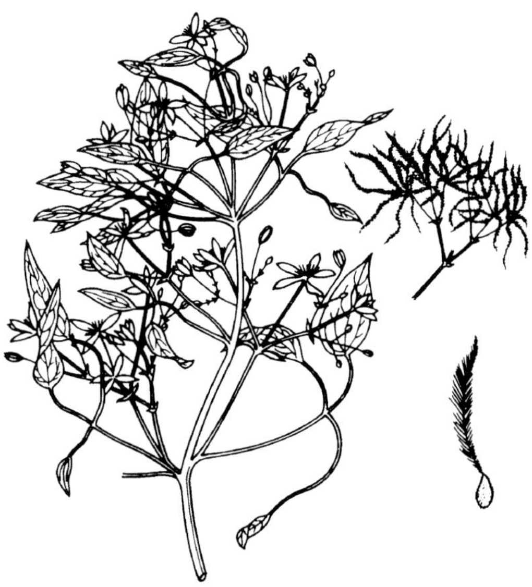

Wirkung

1. Wind und Nässe eliminierend
2. Die Qi-Zirkulation in den Meridianen belebend und so schmerzlindernd

Indikation

1. Rheumatische Gelenkbeschwerden und Schmerzen im ganzen Körper, Schwellungen besonders im Bereich der Beine
2. Erweicht im Hals steckengebliebene Fischgräten

Dosierung

3-12 g zum Lösen und Transformieren von Fischgräten
15-30 g zu einem konzentrierten Dekokt bereiten

Wirkort

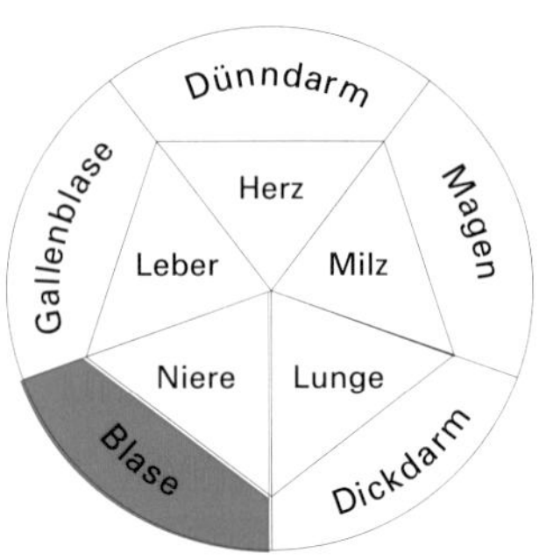

Anmerkung

Bei steckengebliebenen Fischgräten mit Essig, braunem Zucker und eventuell Fructus Amomi *Sha Ren* kombinieren und diese Mischung langsam schlucken.

Kontraindikation

Bei Mangel-Zuständen

Rezepturen mit dieser Droge

Dekokt mit den beiden Atractylodis
Er Zhu Tang ► S.318

Eigene Eintragungen

桑枝

Ramulus Mori

Pharmazeutischer Name:	**Ramulus Mori albae**
Chinesischer Name:	**Sang Zhi**
Japanischer Name:	**soshi**
Englischer Name:	**Mulberry Twig**
Deutscher Name:	**Maulbeerzweige**
Familie:	**Maulbeerbaumgewächse – Moraceae**

Gruppenklassifikation

Wind-Nässe vertreibende Drogen

Temperatur

kalt	kühl	neutral	warm	heiß

Geschmack

salzig	bitter	sauer	neutral	süß	scharf

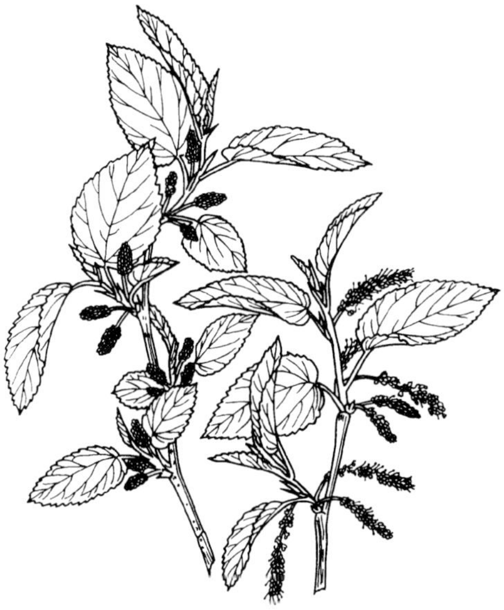

Wirkung

1. Wind austreibend, Nässe ausleitend
2. Die Leitbahnen durchgängig machend

Indikation

1. Rheumatische Gelenkbeschwerden und Schmerzen, Krämpfe besonders in der oberen Körperhälfte
2. Diuretische Wirkung, daher bei Ödemen und erhöhtem Blutdruck indiziert

Dosierung

6-15 g

Kontraindikation

Yin-Mangel

Wirkort

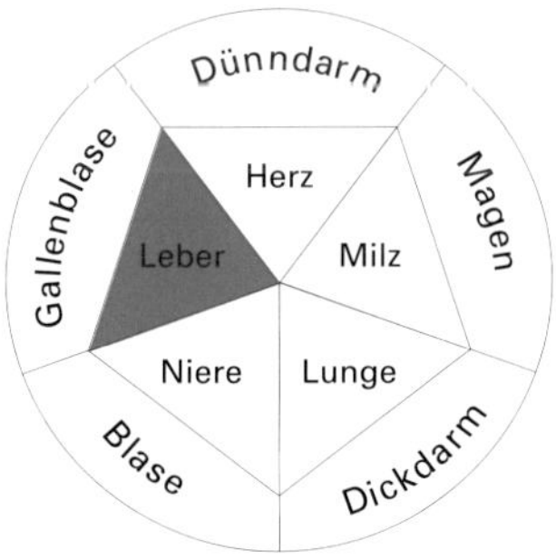

Rezepturen mit dieser Droge

Dekokt, das schmerzhafte Blockaden beseitigt aus Medical Revelations *Juan Bi Tang* ► S.306

Eigene Eintragungen

苍耳子

Fructus Xanthii

Pharmazeutischer Name:	**Fructus Xanthii sibirici**
Chinesischer Name:	**Cang Er Zi**
Japanischer Name:	**sojishi**
Englischer Name:	**Xanthium Fruit**
Deutscher Name:	**Sibirischer Spitzklett**
Familie:	**Korbblütler – Compositae**

Gruppenklassifikation
Wind-Nässe vertreibende Drogen

Temperatur

kalt	kühl	neutral	**warm**	heiß

Geschmack

salzig	**bitter**	sauer	neutral	**süß**	scharf

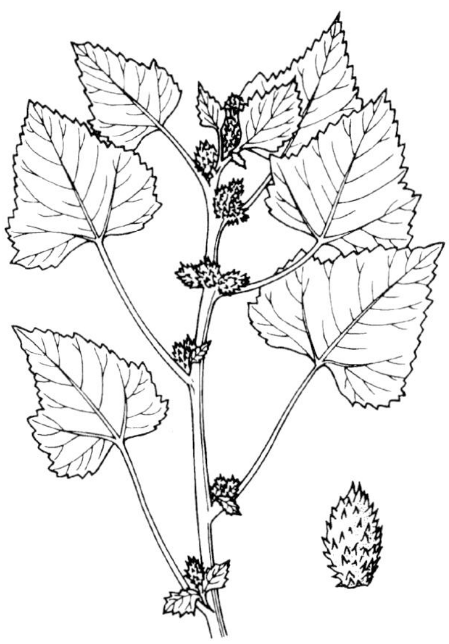

Wirkung
1. Nase öffnend und freimachend
2. Wind-Nässe ausleitend, schmerzstillend
3. Juckreiz stillend

Indikation
1. Allergische Rhinitis, Sinusitis, Kopfschmerzen mit laufender oder verstopfter Nase, chronische Rhinitis, chronisch verstopfte Nase
2. Wind-Nässe: Bi-Syndrom, rheumatoide Gelenkschmerzen, Krämpfe, Paresen
3. Hautaffektionen, juckende Ausschläge

Dosierung
3-9 g

Wirkort

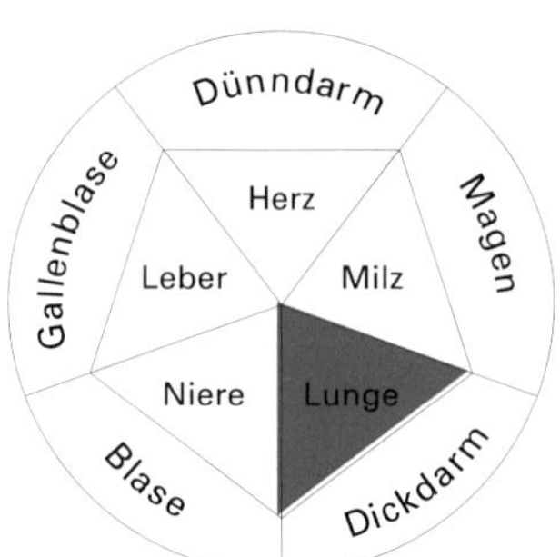

Anmerkung
1. Auch als zusätzliches Kraut bei äußeren Wind-Erkrankungen in der Oberfläche mit spaltenden Kopfschmerzen, die in den Nacken ausstrahlen.
2. Fructus Xanthii hat eine geringe Toxizität.

Kontraindikation
Bei Blut- und Yin-Mangel

Rezepturen mit dieser Droge
Xanthium Pulver *Cang Er San* ► S.188

Eigene Eintragungen

豨莶草 Herba Siegesbeckiae

Pharmazeutischer Name:	**Herba Siegesbeckiae**
Chinesischer Name:	**Xi Xian Cao**
Japanischer Name:	**kirenso**
Englischer Name:	**Siegesbeckia**
Deutscher Name:	**Siegesbeckienkraut**
Familie:	**Korbblütler – Compositae**

Gruppenklassifikation

Wind-Nässe vertreibende Drogen

Temperatur

kalt	kühl	neutral	warm	heiß

Geschmack

salzig	bitter	sauer	neutral	süß	scharf

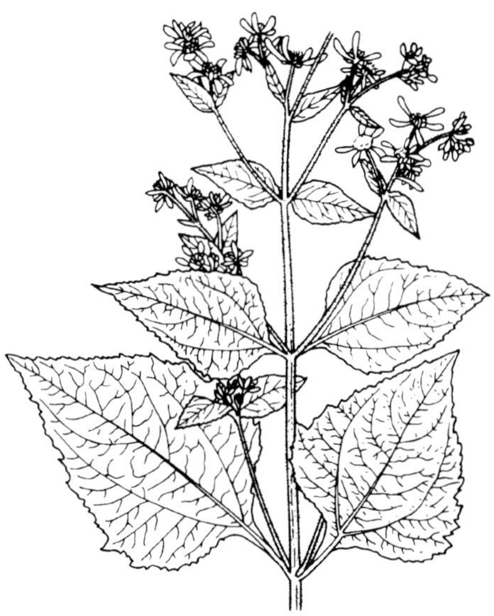

Wirkung

1. Wind und Nässe eliminierend, Leitbahnen durchgängig machend
2. Nässe-Hitze ausleitend, Toxine eliminierend
3. Sediert den Geist *Shen*
4. Beruhigt aufsteigendes Leber-Yang

Indikation

1. Wind-Nässe: rheumatische Gelenkbeschwerden, rheumatische Arthritis, halbseitige Lähmung, steife und schmerzhafte Muskulatur nach apoplektischem Insult, Taubheit und Schwäche in Rücken und Beinen, Fazialisparese
2. Hitze-Nässe oder Wind-Nässe: Hautausschläge, Ekzeme, Hautjucken, exsudative Exantheme, Geschwüre
3. Unruhe, Reizbarkeit, Schlaflosigkeit, Vergeßlichkeit
4. Kopfschmerzen, Schwindel, Bluthochdruck

Wirkort

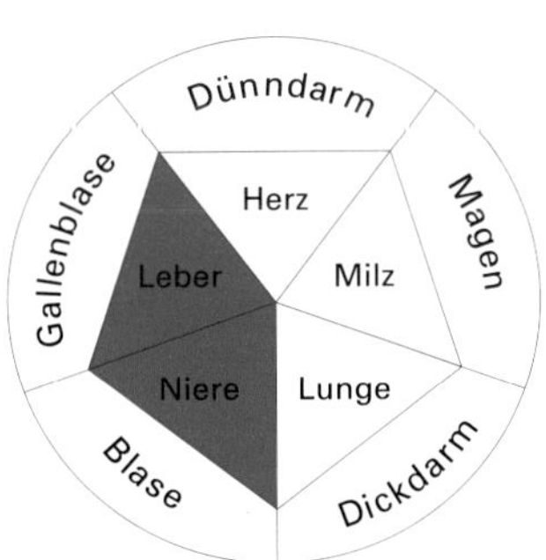

Dosierung

6-15 g

Rezepturen mit dieser Droge

Siehe unter Gelenkbeschwerden ► S.158

Kontraindikation

Yin-Mangel, Blut-Mangel

Eigene Eintragungen

6. SCHLEIM TRANSFORMIERENDE UND HUSTEN STILLENDE DROGEN

Indikation nach TCM-Kriterien

Schleim

Unterteilung und typische Beispiele

Diese Drogen stellen eine recht heterogene Sammlung verschiedener Arzneien dar. Sie werden in drei Untergruppen gegliedert.

6.a Warme, Schleim-Kälte umwandelnde Drogen	Rhizoma Pinelliae	*Ban Xia*	► S.588
6.b Kühle, Schleim-Hitze umwandelnde Drogen	Bulbus Fritillariae	*Bei Mu*	► S.595
6.c Husten stillende, Keuchen lindernde Drogen	Semen Armeniacae	*Xing Ren*	► S.600

Wirkung

Diese Drogen sind Nässe trocknend und Schleim umwandelnd. Dadurch, daß sie den Schleim „wegräumen", sorgen die Drogen dafür, daß rebellierendes, gegenläufiges Magen oder Lungen-Qi wieder nach unten geführt wird. Einige der Drogen lindern daher Übelkeit, andere lösen Schleim im bronchopulmonalen Bereich und lindern so Husten, Auswurf und thorakale Beklemmung. Darüber hinaus bringen sie Stagnationen des Energieflusses in Gang und lösen Knoten und Verhärtungen auf.

Typische Symptome einer Schleim-Erkrankung

1. Husten mit reichlichem, serösem Schleim, Übelkeit, Erbrechen, Unwohlsein im Epigastrium
2. Unwohlsein, Druck- und Engegefühl in der Brust, Lymphknotenvergrößerungen, Struma
3. Schwindel und Angstzustände mit Herzklopfen, Taubheit der Gliedmaßen und Kopfschmerzen bis hin zu Bewußtseinsstörungen

Physiologie des Schleim

Schleim kann sich sehr verschieden auswirken. In der TCM ist Schleim nicht nur der sichtbare Schleim in der Lunge, den der Patient abhustet. Schleim kann sich auf sehr verschiedenen Ebenen auswirken:

1. Schleim bezeichnet eine pathologische Ansammlung von dicker Flüssigkeit, die sich in der Lunge, in Milz und Magen, im Gewebe und in der Haut ansammeln kann. Schleim entsteht durch eingedickte Nässe, die über lange Zeit besteht. Die Lunge gilt als **Gefäß des Schleims**, was andeutet, daß sie sehr empfänglich für Schleim-Ansammlung ist. Deshalb stehen auch die Kräuter, die Schleim der Lunge lösen und transformieren, in einer Kategorie mit den Kräutern, die Husten stoppen und Giemen aufheben – damit ist bronchiale Spastik gemeint.
2. Die Milz gilt als **Quelle des Schleims**, da die Vorstufe des Schleims – die Nässe – in aller Regel an eine unzureichende Milz-Funktion geknüpft ist. Deshalb enthalten viele Rezepturen, die Schleim behandeln, Drogen, die Nässe ausleiten, das *Qi* bewegen und die Milz tonisieren.

Indikation

1. Typische Symptome für Schleim der Lunge sind Husten mit reichlichem, serösem Schleim.
   Im Brustkorb ist ein Beklemmungs- und Druckgefühl charakteristisch, es können auch Dyspnoe und/oder bronchiale Spastik hinzukommen, gelegentlich auch ein Fremdkörpergefühl im Rachen.
2. Schleim-Nässe-Ansammlung im Magen führt zu Magen-Qi-Stagnation oder zu rebellierendem Magen-Qi mit Symptomen wie Übelkeit, Erbrechen, Unwohlsein im Epigastrium, Druck und Spannungsgefühl im Epigastrium, Durstlosigkeit, Appetitlosigkeit.
3. Wenn Schleim die Leitbahnen und Kollateralen verlegt, kommt es zu Taubheitsgefühlen und Kribbeln. Dazu können sich subkutane Knoten, Lymphknotenvergrößerungen, Lipome und eine Struma entwickeln, die als Schleim angesehen werden.
4. Blockiert Schleim das Herz, den Geist und die Sinne, kommt es zu Schwindel und Angstzuständen mit Herzklopfen. Kopfschmerzen bis hin zu Bewußtseinsstörungen aufgrund von Schleim sind nicht selten. In Kombination mit Wind kann Schleim-Wind zu Anfällen, benebeltem Bewußtsein, Krampfanfällen, bis hin zu Schlaganfall, Epilepsie und Koma führen.

Befunde

Zungenkörper:

Eine gedunsene Zunge mit Zahneindrücken kann die Nässe anzeigen.

Die Farbe des Zungenkörpers ist normal bei reiner Nässe, besteht ein zusätzlicher Qi-Mangel, ist die Zunge blass. Es kann auch noch eine begleitende Kälte hinzukommen, die den ZK blaß macht.

Zungenbelag:
Schleim selbst läßt sich am sichersten am Zungen-Belag ablesen: Ein dicker, klebriger, schleimiger ZB ist das zuverlässigste Indiz für einen Schleim-Prozeß.
Bei Schleim-Kälte ist der Belag dick und weiß, bei Schleim-Hitze dick und gelb.
Puls:
Der Puls ist typischerweise schlüpfrig, evtl. auch drahtig, bei Schleim-Kälte zusätzlich langsam, bei Schleim-Hitze eher beschleunigt.

Anwendungsbeispiele

Gastritis, chronische Bronchitis, Krampfanfälle, Schwindel, Schlaganfall, Koma, Struma, Lipome

Häufige Kombinationen

Schleim-Transformierer werden in der Regel mit Qi-Regulatorien kombiniert, denn Schleim führt zur Qi-Stagnation und eine Qi-Regulation löst Schleim.

Nebenwirkung

Die meisten Arzneien der Gruppe 6.a sind scharf und warm. Deshalb können sie *Yin* und Säfte schmälern und sollten deshalb bei Patienten mit Blut- oder Yin-Mangel mit Vorsicht oder in Kombination mit tonisierenden Drogen der Gruppe 12.b und 12.d eingesetzt werden.

Korrespondierende Akupunktur

Allgemeine Punkte können je nach Syndrom, das zugrunde liegt, sein:
Ma 40, MP 9, MP 5, Ren 12, Pe 6, Bl 20, Ma 36, MP 6, Du 20

Zusammenfassung – Charakterisierung dieser Drogen-Gruppe

Wirkung:	Diese Drogen transformieren Schleim, (wandeln Schleim um).		
Eigenschaften:	Die meisten Arzneien der Gruppe 6.a sind scharf und warm der Gruppe 6.b. bitter, evtl. süß, z.T. befeuchtend und kühl		
Pathogene Faktoren:	Nässe, Schleim, evtl. Kälte, Hitze		
Typische Arznei:	6.a Rhizoma Pinelliae	*Ban Xia*	► S.588
	6.b Bulbus Fritillariae	*Bei Mu*	► S.595
	6.c Semen Armeniacae	*Xing Ren*	► S.600
Indikation:	Schleim-Ansammlung mit Stagnation im mittleren und oberen Erwärmer		
Nebenwirkung:	Arzneien der Gruppe 6.a sind trocknend, können das *Yin* schmälern Arzneien der Gruppe 6.b sind eher befeuchtend		
Vorsicht:	bei Yin-Mangel und allgemeinem Säfte-Mangel		
Wirkort:	Lunge, Milz, Magen		
Therapie-Prinzip – *Ba Fa*:	entspricht keiner der ursprünglichen acht Methoden		

Acht Leitkriterien – Ba Gang

Diese Leitkriterien beschreiben den Energiezustand des Patienten, für den diese Drogen-Gruppe angezeigt ist.

Lokalisierung

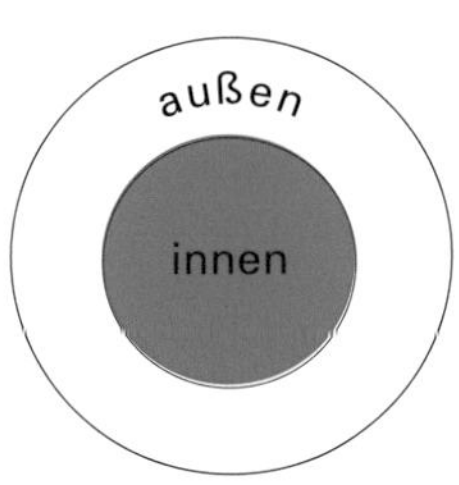

Qualität

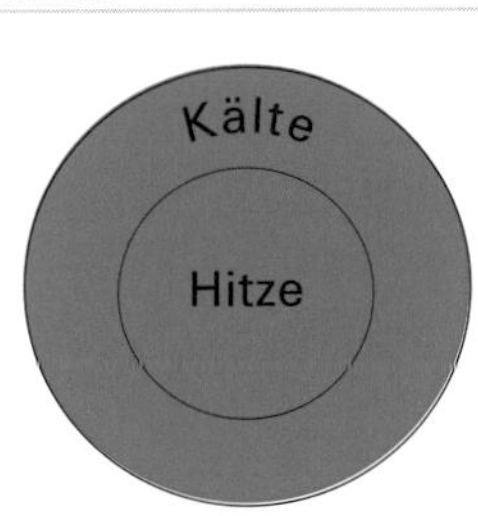

Quantität

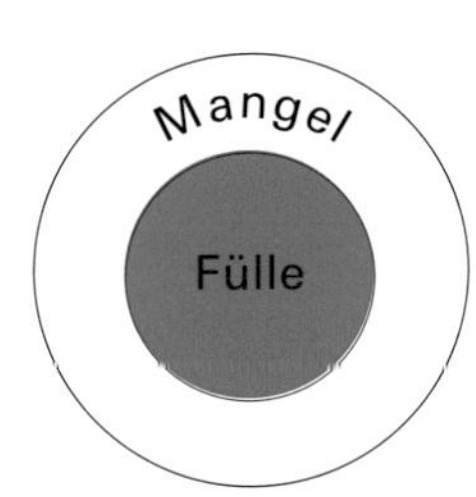

6.a Warme, Schleim-Kälte umwandelnde Drogen

半夏 Rhizoma Pinelliae

Pharmazeutischer Name:	**Rhizoma et Tuber Pinelliae ternatae**
Chinesischer Name:	**Ban Xia**
Japanischer Name:	**hange**
Englischer Name:	**Pinellia**
Deutscher Name:	**Mitsommerknollen**
Familie:	**Aronstabgewächse – Araceae**

Gruppenklassifikation

Schleim-Kälte umwandelnde Drogen

Temperatur

kalt	kühl	neutral	warm	heiß

Geschmack

salzig	bitter	sauer	neutral	süß	scharf brennend

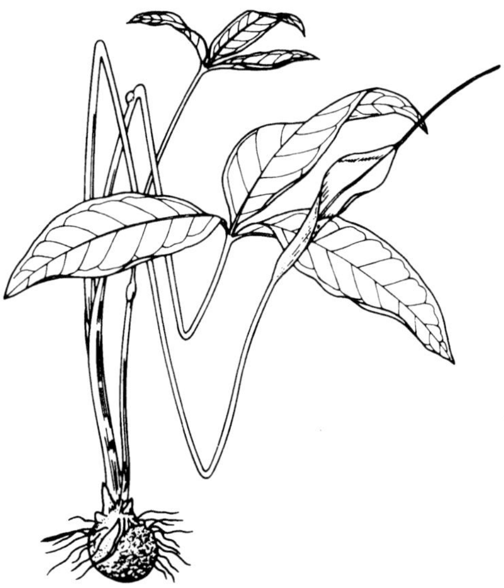

Wirkung

1. Nässe trocknend und Schleim umwandelnd
2. Gegenläufige Energie absenkend, antiemetisch
3. Stagnationen des Energieflusses in Gang bringend, Knoten und Verhärtungen auflösend

Indikation

1. Bei Husten mit reichlichem, serösem Schleim, der durch Schleim-Kälte in der Lunge oder durch Nässe bedingt ist. Pinellia ist besonders effektiv in der Schleim-Transformation, wenn diese durch Milz-Nässe entstanden ist.
2. Übelkeit, Erbrechen, Unwohlsein im Epigastrium durch Schleim-Nässe-Ansammlung im Magen oder rebellierendes Magen-Qi
3. Unwohlsein, Druck- und Engegefühl in der Brust, Fremdkörpergefühl im Rachen – Globusgefühl – aufgrund einer Qi-Stagnation, auch bei Schleim-Knoten am Nacken, wie Lymphknotenvergrößerungen, Struma, bei Obstruktionen im gesamten Körper, die durch Schleim verursacht sind
4. Schwindel und Angstzustände mit Herzklopfen aufgrund von Schleim- oder Nässe-Stau, Schwindelgefühle aufgrund von Schleim-Wind, Kälte in den Gliedmaßen und Kopfschmerzen bis hin zu Bewußtseinsstörungen aufgrund von Schleim

Wirkort

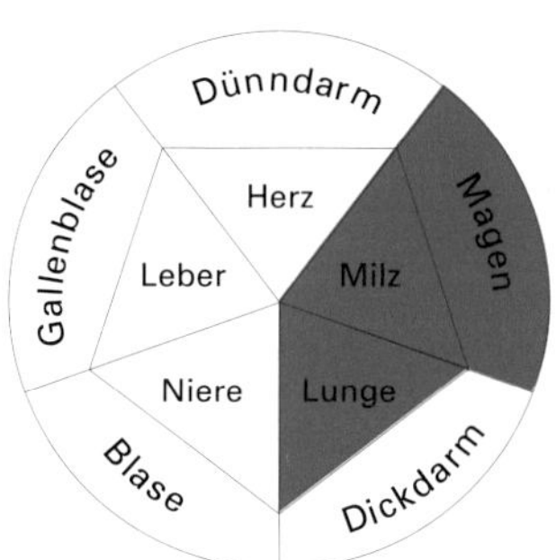

Dosierung

2-12 g

Anmerkung

1. Pinellia *Ban Xia* wird in China und auch in Europa fast immer in präparierter Form angeboten (glasig, kandiertes Aussehen, keine lokalanästhesierende Wirkung im Rachen), in Japan häufig unpräpariert. Wenn man Rhizoma Pinelliae verordnet, bekommt man eigentlich immer Rhizoma Pinelliae praeparatae.
2. Pinellia ist leicht toxisch, die Toxizität wird durch Rhizoma Zingiberis viride aufgehoben und wird daher meistens kombiniert angewendet. Deshalb besteht das Präparationsverfahren der Pinellia im Rösten in Ingwersaft.

Rezepturen mit dieser Droge

Zweifach behandeltes Dekokt
Er Chen Tang ► S.472

Kleineres Bupleurum Dekokt
Xiao Chai Hu Tang ► S.248

Kleineres blau-grüner Drachen Dekokt
Xiao Qing Long Tang ► S.186

Sechs Gentlemen Dekokt
Liu Jun Zi Tang ► S.340

Kontraindikation

1. In der Schwangerschaft, da leicht toxisch
2. Bei Yin-Mangel wegen der trocknenden Wirkung nur in Kombination mit befeuchtenden Drogen. Nur mit Vorsicht bei Hitze-Schleim mit dickem gelbem Zungenbelag und dann nur in Verbindung mit kühlenden Drogen, da Pinellia *Ban Xia* selbst warm ist.

天南星

Rhizoma Arisaematis

Pharmazeutischer Name:	**Rhizoma Arisaematis**
Chinesischer Name:	**Tian Nan Xing**
Japanischer Name:	**tennansho**
Englischer Name:	**Jack-in-the-pulpit Rhizome**
Deutscher Name:	**Feuerkolbenwurzelknollen**
Familie:	**Aronstabgewächse – Araceae**

Gruppenklassifikation

Schleim-Kälte umwandelnde Drogen

Temperatur

kalt	kühl	neutral	warm	heiß

Geschmack

salzig	bitter	sauer	neutral	süß	scharf

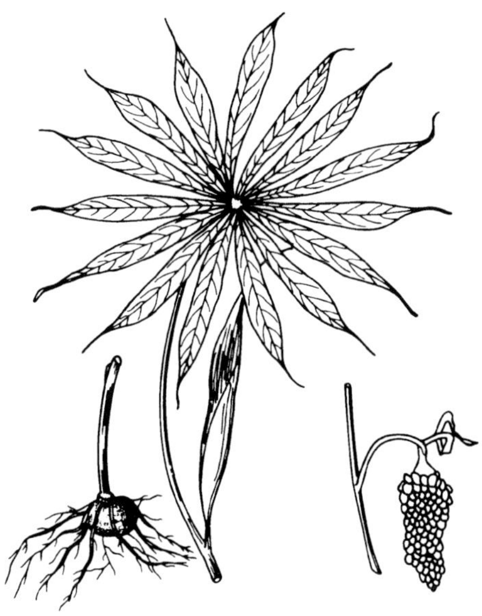

Wirkung

1. Nässe trocknend, Schleim umwandelnd und Schleim lösend
2. Zerstreut Wind-Schleim-Erkrankungen aus den Leitbahnen, stoppt Krämpfe

Indikation

1. Husten mit Auswurf, Völlegefühl im Thorax durch Verschleimung
2. Leitbahn-Obstruktion durch Schleim und Wind: Konvulsionen, Schwindel, Krämpfe, Krämpfe in Händen und Füßen, Krampfanfälle, auch Epilepsie, Tetani, Halbseitenlähmung, Paresen, auch bei Fazialisparese, Parästhesien, Taubheit der Gliedmaßen, Opisthotonus, Kiefersperre

Dosierung

3-9 g

Wirkort

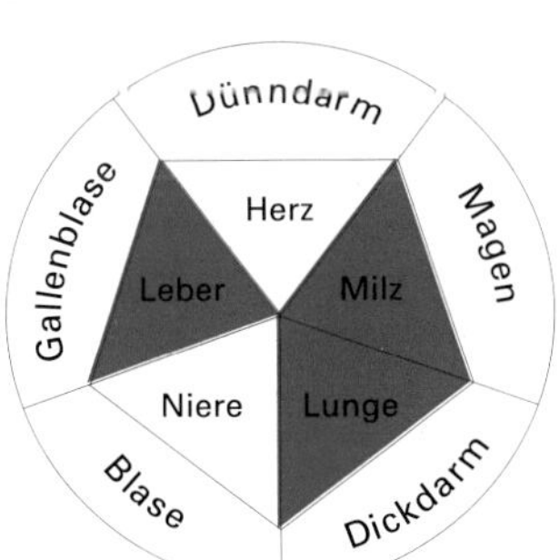

Kontraindikation

In der Schwangerschaft und bei Yin-Mangel

Anmerkung

1. Rhizoma Arisaematis ist von seiner scharfen, warmen Natur her sehr trocknend
2. Außerdem ist die Arznei toxisch. Die Toxizität wird jedoch durch den Abkochungsvorgang deutlich vermindert. Zusammen mit frischem Ingwer im Dekokt abgekocht, wird die Toxizität beträchtlich gemindert. Zudem sind noch Präparierungsverfahren mit Ingwer und/oder Alumen gebräuchlich. Wenn jemand in Deutschland Rhizoma Arisaematis rezeptiert, wird er die präparierte Form erhalten. Dies ist vergleichbar mit der Toxizität der rohen Pinellia.
3. In der TCM werden bei der Behandlung von Schleim zwei Therapieprinzipien unterschieden: Schleim transformieren wird *Hua Tan* genannt und mit meist scharfen Drogen durchgeführt. Dieses Prinzip ist angezeigt bei Milz-Schleim, da dieser nicht direkt ausgeleitet werden kann, sondern umgewandelt werden muß. Typisches Beispiel ist Rhizoma Pinelliae.
Das andere Prinzip lautet Schleim lösen und wird vor allem bei Schleim in der Lunge angewandt. Es wird chinesisch *Xu Tan* genannt. Dazu werden meistens befeuchtende Kräuter eingesetzt, von denen viele aus der Familie der Liliengewächse stammen, z. B. Bulbus Fritillariae *Bei Mu,* Radix Ophiopogonis *Mai Men Dong* und Radix Asparagi *Tian Men Dong.*

旋复花

Flos Inulae

Pharmazeutischer Name:	**Flos Inulae**
Chinesischer Name:	**Xuan Fu Hua**
Japanischer Name:	**senpukuka**
Englischer Name:	**Inula flower**
Deutscher Name:	**Inulablüte**
Familie:	**Korbblütler – Compositae**

Gruppenklassifikation

Schleim-Kälte umwandelnde Drogen.

Temperatur

kalt	kühl	neutral	leicht warm	heiß

Geschmack

salzig	bitter	sauer	neutral	süß	scharf

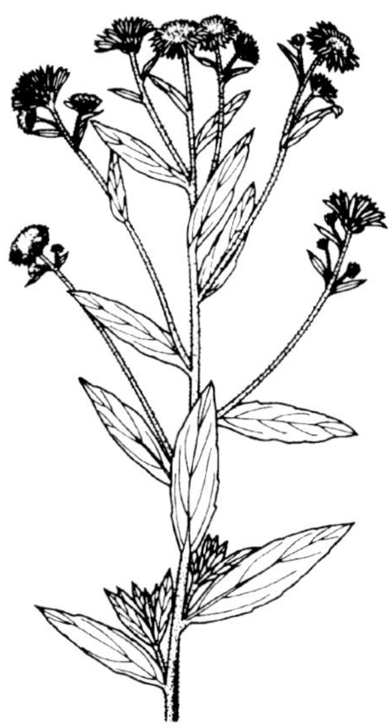

Wirkung

1. Löst Schleim in der Lunge, richtet gegenläufiges Lungen- und Magen-Qi wieder nach unten und lindert bronchiale Enge
2. Beruhigt rebellierendes Magen-Qi und stoppt Erbrechen

Indikation

1. Husten mit reichlichem Auswurf und gegenläufigem Lungen-Qi mit bronchialer Spastik und Giemen, Dyspnoe
2. Aufstoßen, Erbrechen und Schluckauf durch gegenläufiges Magen-Qi

Dosierung

3-9 g zum Abkochen in Stoff einwickeln

Wirkort

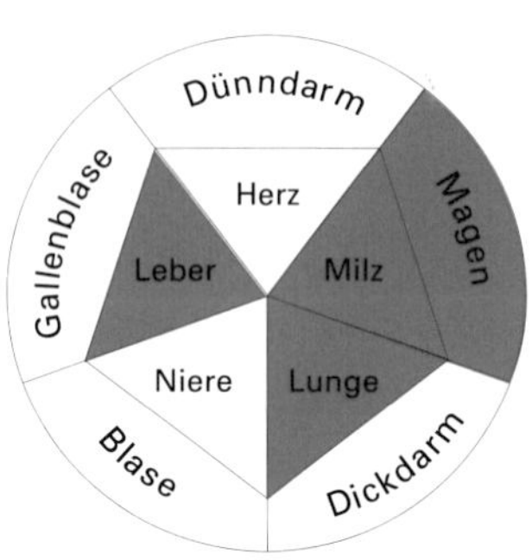

Anmerkung

Besonders hilfreich, wenn durch Schleim eine Qi-Stagnation entsteht und dadurch das rebellierende *Qi* nach oben steigt

Kontraindikation

Bei Yin-Mangel oder blutigem Sputum

Rezepturen mit dieser Droge

Flos Inulae und Hämatitum Dekokt
Xuan Fu Dai Zhe Tang ► S.410

Eigene Eintragungen

桔梗 Radix Platycodi

Pharmazeutischer Name:	**Radix Platycodi grandiflori**
Chinesischer Name:	**Jie Geng**
Japanischer Name:	**kikyo**
Englischer Name:	**Root of the Balloon Flower**
Deutscher Name:	**Glockenblumengewächs**
Familie:	**Glockenblumengewächse – Campanulaceae**

Gruppenklassifikation
Schleim-Kälte umwandelnde Drogen

Temperatur

kalt	kühl	neutral	warm	heiß

Geschmack

salzig	bitter	sauer	neutral	süß	scharf

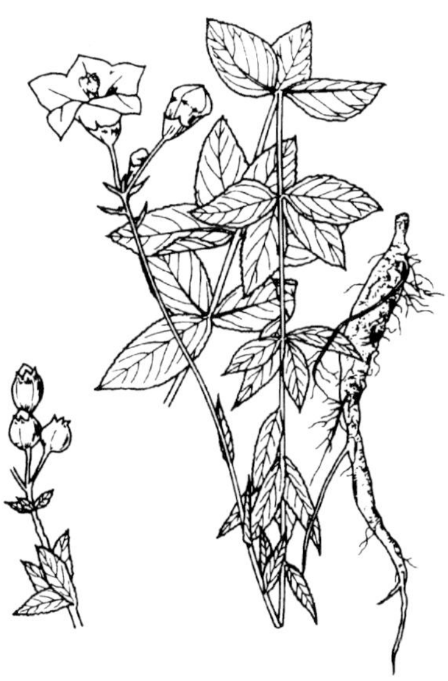

Wirkung
1. Befreit und öffnet das Fließen des Lungen-Qi
2. Löst Schleim durch Wind-Kälte oder Wind-Hitze
3. Eiter eliminierend

Indikation
1. Husten mit reichlichem Schleim oder zähem, schwer abzuhustendem Sputum, kann, je nach der Kombination mit anderen entsprechenden Kräutern, für Husten durch Wind-Kälte und Wind-Hitze gebraucht werden

2. Halsentzündungen mit Stimmverlust, auch bei Wind-Hitze mit gelbem Auswurf und Halsschwellung, bei Rachenproblemen, Heiserkeit, Halsschmerzen besonders durch exogene Hitze, aber auch durch Schleim-Hitze oder Leere-Hitze aufgrund von Yin-Mangel.

3. Eiteransammlungen wie bei Lungenabszessen, eitrige Bronchitis, Pneumonie, Abszesse und Entzündungen im Rachen oder Halsbereich

Wirkort

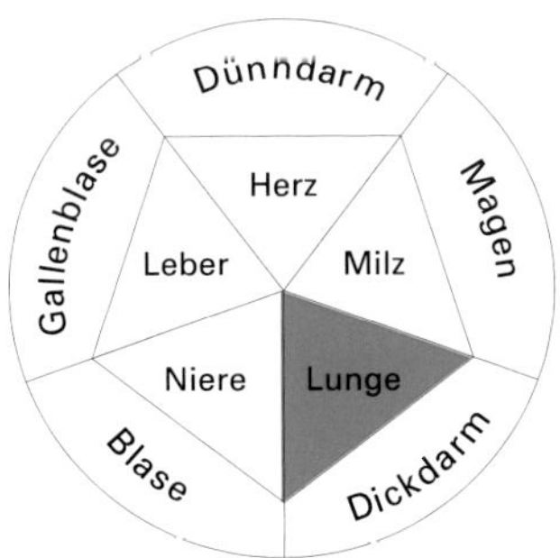

Dosierung
3-9 g

Anmerkung
Radix Platycodi ist neben seinen anderen Wirkungen auch eine sogenannte „Meldearznei", das heißt, sie vermag in einer Rezeptur die anderen Drogen auf die obere Körperhälfte, besonders den Brustraum, zu lenken und zu fokussieren. Dieses Prinzip wird beispielsweise in der Rezeptur Dekokt, das Stasen aus dem Haus des Blutes treibt *Xue Fu Zhu Yu Tang* ► S.416 genutzt

Kontraindikation
Bei Lungen-Yin-Mangel und blutigem Auswurf und Hämoptysen

Rezepturen mit dieser Droge
Kleines Bupleurum Dekokt mit Platycodum und Gypsum
Xiao Chai Hu Tang Jia Jie Geng Shi Gao, ► S.252

Dekokt, das Stasen aus dem Haus des Blutes treibt
Xue Fu Zhu Yu Tang ► S.416

Bulbus Fritillariae und Fructus Trichosanthis Pulver
Bei Mu Gua Lou San ► S.482

Radix Ledebourlellae Dekokt zur Befreiung der oberen Körperhälfte
seijo bofu to, japanische Rezeptur ► S.222

6.b Kühle, Schleim-Hitze umwandelnde Drogen

前胡 Radix Peucedani

Pharmazeutischer Name:	**Radix Peucedani**
Chinesischer Name:	**Qian Hu**
Japanischer Name:	**zenko**
Englischer Name:	**Hog Fennel Root**
Deutscher Name:	**Haarstrangwurzel**
Familie:	**Doldengewächse – Umbelliferae**

Gruppenklassifikation
Kühle, Schleim-Hitze umwandelnde Drogen

Temperatur

kalt	kühl	neutral	warm	heiß

Geschmack

salzig	bitter	sauer	neutral	süß	scharf

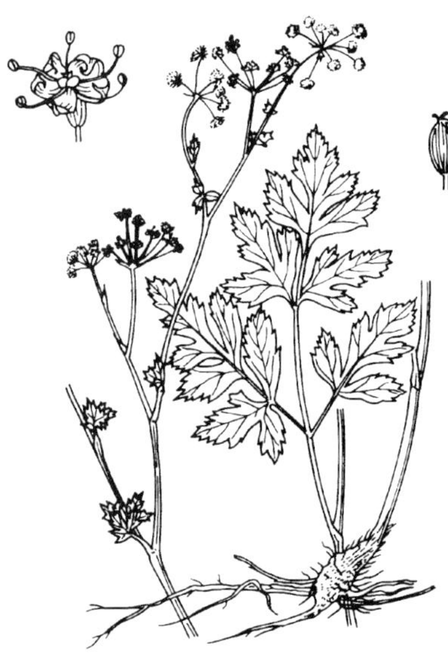

Wirkung
1. Rebellisches Lungen-Qi herabführend
2. Schleim umwandelnd
3. Wind-Hitze ausleitend

Indikation
1. Husten, Auswurf, asthmatische Beschwerden
2. Husten mit dickem, zähem Schleim, eher gelblicher Auswurf, der schwer abzuhusten ist, Asthma bronchiale
3. Wind-Erkrankungen in der Oberfläche: Infektion der oberen Atemwege mit Husten und reichlichem Schleim, bedingt durch äußere Wind-Hitze Invasion, wobei es bei Kombination mit entsprechenden Kräutern auch bei Wind-Kälte anwendbar ist.

Dosierung
3-9 g

Wirkort

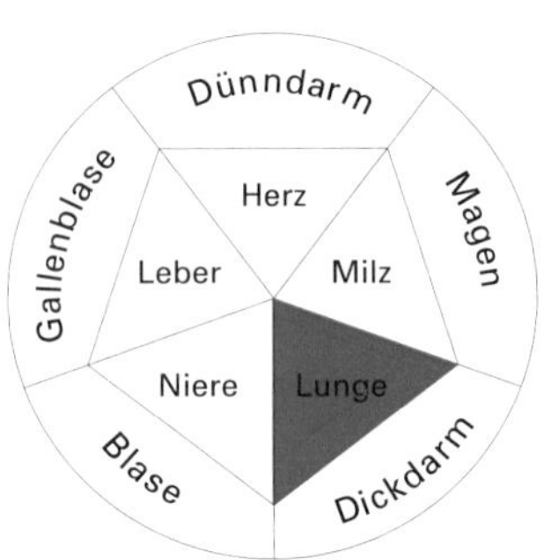

Anmerkung
Die Schleim transformierende und die den Qi-Fluß wiederherstellende Wirkung von Radix Peucedani sind mehr oder weniger untrennbar miteinander verbunden. Durch Regulation und Wiederherstellung des normalen, abwärtsgerichteten Qi-Flusses wird Schleim umgewandelt, während durch die Schleim-Transformation der Qi-Fluß wieder in Gang kommen kann, der zuvor durch Schleim blockiert worden ist. Es heißt in einem klassischen Text: „Schleim blockiert den freien Fluß der Energie, d.h. des *Qi*", und „um Schleim zu behandeln, bewege das *Qi.*"

Kontraindikation
Bei Mangel-Hitze durch Lungen-Yin-Mangel, bei Kälte

Rezepturen mit dieser Droge
Fructus Perillae Dekokt, das das *Qi* nach unten leitet
Su Zi Jiang Qi Tang ► S.406

Eigene Eintragungen

贝母 Bulbus Fritillariae

Pharmazeutischer Name:	**Bulbus Fritillariae cirrhosae**
Chinesischer Name:	**Chuan Bei Mu**
Japanischer Name:	**bai mo**
Englischer Name:	**Fritillaria**
Deutscher Name:	**Kaiserkrone**
Familie:	**Liliengewächse – Liliaceae**

Gruppenklassifikation

Kühle, Schleim-Hitze umwandelnde Drogen

Temperatur

kalt	kühl	neutral	warm	heiß

Geschmack

salzig	bitter	sauer	neutral	süß	scharf

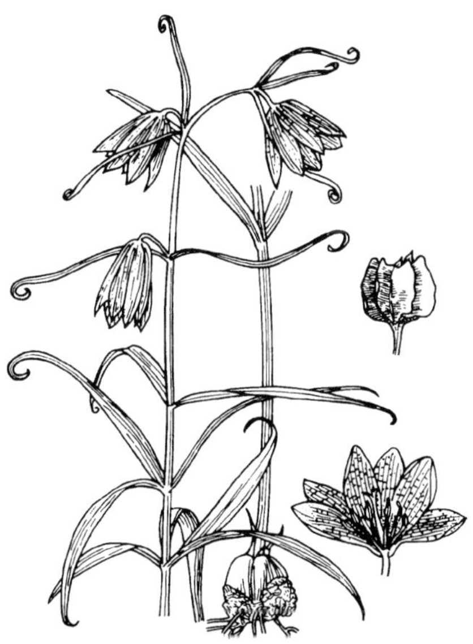

Wirkung

1. Schleim tranformierend, Husten stillend, Hitze klärend, befeuchtend
2. Klärt Hitze, löst Knoten auf

Indikation

1. Für chronischen und akuten Husten, bei Husten mit Leere-Hitze durch Yin-Mangel, Husten mit schwer abhustbarem oder blutig tingiertem Sputum, auch sehr effektiv bei Husten mit Lungen-Qi-Stagnation mit Enge im Thorax und Oberbauch und Dyspnoe, bei trockener Kehle
2. Schleim-Hitze hat sich angesammelt und zu Knoten, Schwellungen oder Abszedierungen geführt: Schwellungen, Ulzerationen oder Abszedierungen, diese auch im Bereich der Mamma oder der Lunge

Dosierung

3-9 g

Wirkort

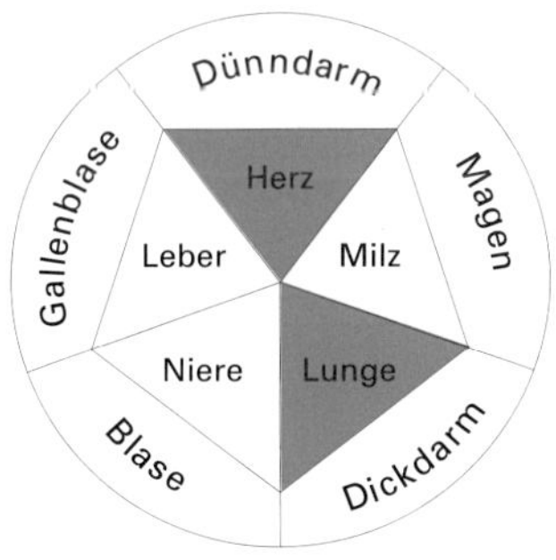

Anmerkung

1. Die rohe, unpräparierte Droge ist toxisch.
2. Es wird eine Bulbus Fritillariae cirrhosae von einer Bulbus Fritillariae thunbergii *Zhe Bei Mu* unterschieden, die bitter, süß und kalt ist.
3. Die erstere wird eher in chronischen Fällen, wie z. B. langjähriger chronischer Bronchitis oder Tuberkulose, eingesetzt, während die letztere eher bei akuten Zuständen, wie Husten mit asthmatoider Ausprägung und zähem Schleim, Verwendung findet.

Kontraindikation

Da von kühler und befeuchtender Natur, ist das Mittel nicht effektiv bei Husten und Auswurf durch Kälte-Nässe mit Schleim

Rezepturen mit dieser Droge

Bulbus Fritillariae und Fructus Trichosanthis Pulver
Bei Mu Gua Lou San ► S.482

Eigene Eintragungen

栝楼

Fructus und Semen Trichosanthis

Pharmazeutischer Name:	**Fructus und Semen Trichosanthis**
Chinesischer Name:	**Gua Lou/Gua Lou Ren**
Japanischer Name:	**karo/karonin**
Englischer Name:	**Trichosanthes Fruits/Seeds**
Deutscher Name:	**Schlangenkürbisfrüchte und -samen**
Familie:	**Kürbisgewächse – Cucurbitaceae**

Gruppenklassifikation
Kühle, Schleim-Hitze umwandelnde Drogen

Temperatur

kalt	kühl	neutral	warm	heiß

Geschmack

salzig	bitter	sauer	neutral	süß	scharf

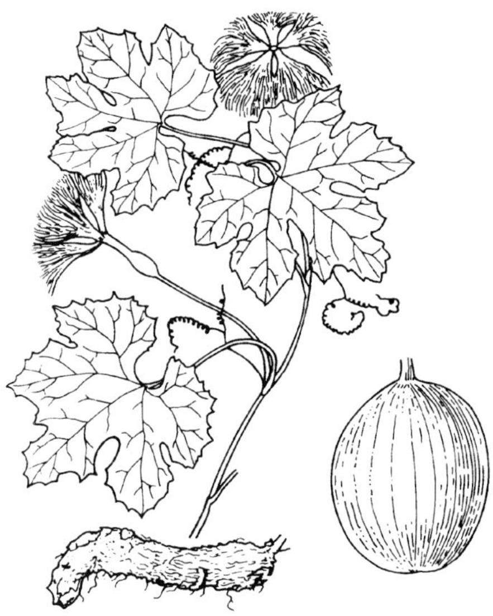

Wirkort

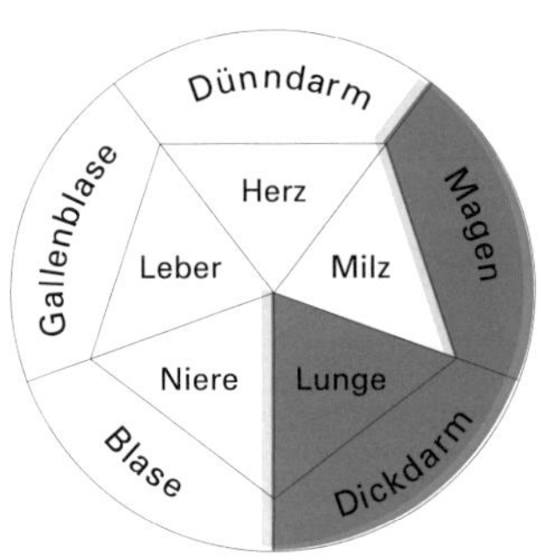

Rezepturen mit dieser Droge
Bulbus Fritillariae und Fructus Trichosanthis Pulver
Bei Mu Gua Lou San ► S.482

Kleineres Dekokt, das in den Thorax einsinkt *Xiao Xian Xiong Tang* ► S.479

Fructus Trichosanthis, Bulbus Allii und Weißwein Dekokt
Gua Lou Xie Bai Bai Jiu Tang ► S.398

Wirkung
Fructus Trichosanthis:
1. Hitze klärend und Schleim-Hitze lösend
2. Die Qi-Zirkulation im Thorax belebend, Knoten auflösend

Semen Trichosanthis:
1. Hitze klärend, Schleim-Hitze transformierend, befeuchtend und nährend
2. Das Thorax-Qi ausdehnend
3. Den Darm befeuchtend und erweichend
4. Wundheilung fördernd

Indikation
1. Schleim-Hitze der Lunge: Husten mit zähem Auswurf, schwer expektorierbarer Schleim, Schmerzen im Brustkorb, Schleim-Nässe und Blutstau im Thorax
2. Thorakale Qi-Stagnation: Thoraxschmerz, Enge und Druckgefühl in der Brust, Dyspnoe, Schmerzen in den Mammae, Lungenabszeß, Brustdrüsenabszeß, thorakales Bi-Syndrom mit Thorax-Schmerz
3. Obstipationsneigung, trockener Stuhl, besonders im Zusammenhang mit Mustern der Lungen-Hitze mit trockenem Mund, Durst, Reizbarkeit
4. Zur Unterstützung bei Abszedierungen und Schwellungen der Brust, bei noch nicht reifen Abszessen und nicht eiternden Wunden und Geschwüren

Dosierung
6-12 g, die Früchte auch bis 20 g

Anmerkung
1. In frühen chinesischen Texten der Phytotherapie wurde zwischen Fructus, Semen und der Samenhülse nicht unterschieden. Alle sind sich sehr ähnlich in ihrer Hitze kühlenden und Schleim-Hitze umwandelnden Wirkung. Die Samen sind jedoch noch mehr befeuchtend besonders im Bereich der Lunge und des Darms.
2. In Europa werden Semen et Fructus Trichosanthis häufig gemeinsam rezeptiert und gegeben.

Kontraindikation
Diarrhö durch Milz-Qi-Mangel, Magen-Qi-Mangel, bei Kälte-Schleim und Nässe-Schleim

天花粉 Radix Trichosanthis

Pharmazeutischer Name:	**Radix Trichosanthis** kirilowii
Chinesischer Name:	**Tian** Hua Fen
Japanischer Name:	tenkafun
Englischer Name:	**Trichosanthes** Root
Deutscher Name:	**Schlangenkürbis**wurzel
Familie:	**Kürbisgewächse** – Cucurbitaceae

Gruppenklassifikation

Kühle, Schleim-Hitze umwandelnde Drogen

Temperatur

kalt	kühl	neutral	warm	heiß

Geschmack

salzig	bitter	sauer	neutral	leicht süß	scharf

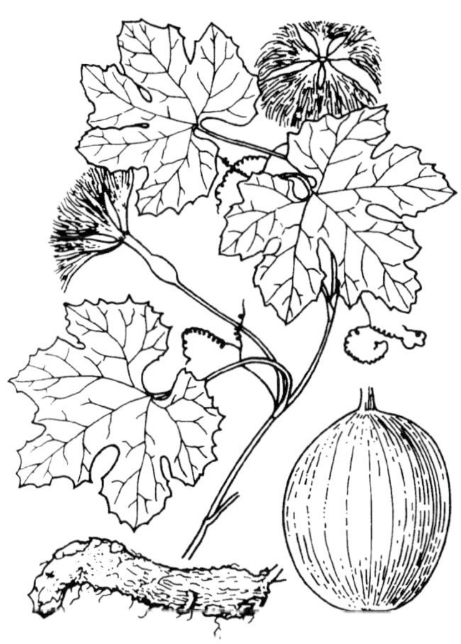

Wirkung

1. Hitze klärend, Schleim transformierend, die Lunge befeuchtend
2. Die Produktion von Säften anregend
3. Toxine lindernd, Eiter ausleitend, Schwellung reduzierend

Indikation

1. Hitze in der Lunge: trockener Husten, Durst, besonders angewendet, wenn die Hitze zu Trockenheit geführt hat, auch bei Husten mit dickem, gelbem Sputum
2. Bei Lungen-Trockenheit oder Magen-Yin-Mangel mit Durst und Reizbarkeit, wenn durch Hitze die Säfte verletzt worden sind
3. Entzündungen, Abszesse, Furunkel, sowohl unreif als auch offene, eitrige Geschwüre drainierend und entgiftend, bei Brustabszedierungen kann das Mittel innerlich und äußerlich angewendet werden.

Wirkort

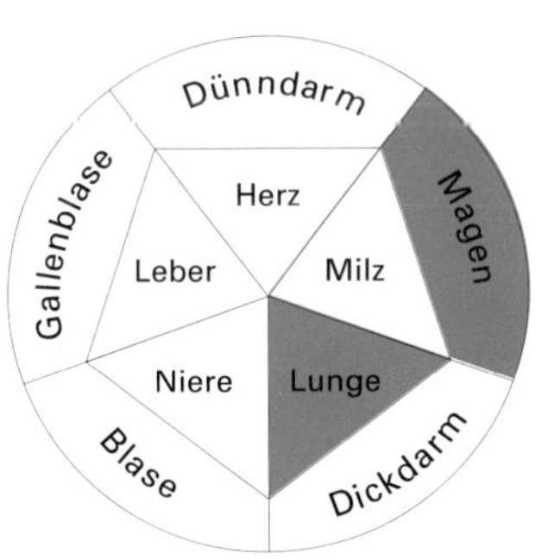

Dosierung

6-15 g

Anmerkung

1. Radix Trichosanthis klärt Hitze und befeuchtet gleichzeitig die Lunge. Dasselbe tun auch Radix Ophiopogonis *Mai Men Dong* und Radix Asparagi *Tian Men Dong*
2. Die verwandten Mittel Fructus und Semen Trichosanthis *Gua Lou Ren* klären auch Hitze und transformieren Schleim-Hitze, wobei diese zusätzlich noch den thorakalen Qi-Fluß regulieren und die Samen noch eine laxierende Wirkung auf den Darm haben.

Rezepturen mit dieser Droge

Glehnia und Ophiopogon Dekokt
shajin bakudo to (japanisch) ► S.278

Kontraindikation

Diarrhö durch Milz-Qi-Mangel, bei fehlenden Hitze-Zeichen und in der Schwangerschaft

Eigene Eintragungen

竹茹

Caulis Bambusae in taeniam

Pharmazeutischer Name:	**Caulis Bambusae in taeniam**
Chinesischer Name:	**Zhu Ru**
Japanischer Name:	**chikujo**
Englischer Name:	**Bamboo Shavings**
Deutscher Name:	**Streifen vom Bambusstamm**
Familie:	**echte Gräser – Gramineae**

Gruppenklassifikation

Kühle, Schleim-Hitze umwandelnde Drogen

Temperatur

kalt	leicht kühl	neutral	warm	heiß

Geschmack

salzig	bitter	sauer	neutral	süß	scharf

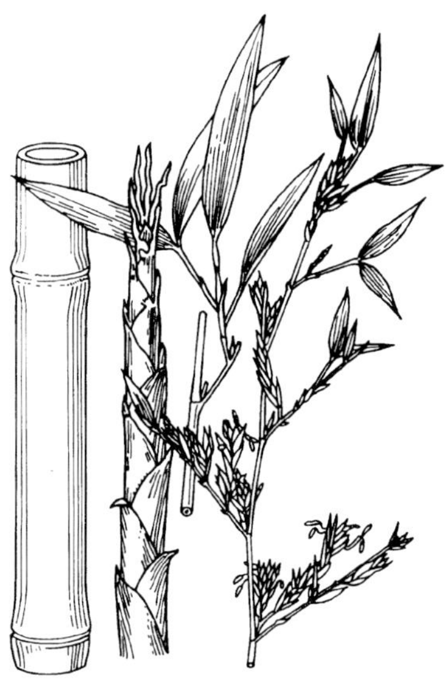

Wirkung

1. Hitze klärend und Schleim umwandelnd
2. Magen-Hitze klärend und Brechreiz stillend
3. Kühlt Blut und stoppt Blutungen

Indikation

1. Schleim-Hitze in der Lunge: Atemwegsinfektionen mit Husten und gelbem Auswurf, Beklemmungsgefühl im Brustkorb, blutig tingiertes Sputum
2. Schleim-Hitze im Magen: Übelkeit, bitteres oder saures Erbrechen, Reizbarkeit, übler Mundgeruch, Abneigung gegen Hitze, dicker, gelber klebriger, Zungenbelag
3. Nasenbluten, Bluterbrechen

Dosierung

6-9 g

Wirkort

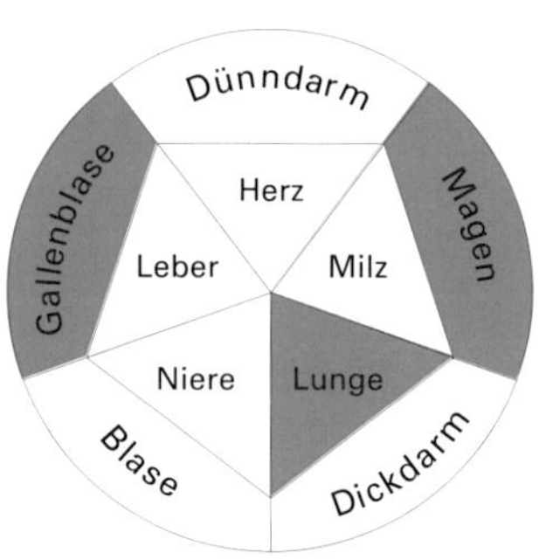

Anmerkung

Dieses Mittel stillt Übelkeit und Brechreiz sehr wirkungsvoll.

Kontraindikation

Bei Erbrechen durch Magen-Kälte und Kälte mit Nahrungsstagnation

Rezepturen mit dieser Droge

Dekokt, das die Gallenblase wärmt
Wen Dan Tang ► S.476

Eigene Eintragungen

6.c Husten stillende, Keuchen lindernde Drogen

杏仁 Semen Armeniacae

Pharmazeutischer Name:	**Semen Pruni armeniacae**
Chinesischer Name:	**Xing Ren**
Japanischer Name:	**kyonin**
Englischer Name:	**Apricot Seed or Kernel**
Deutscher Name:	**Aprikosenkern**
Familie:	**Rosengewächse – Rosaceae**

Gruppenklassifikation

Husten stillende, Keuchen lindernde Drogen

Temperatur

kalt	kühl	neutral	leicht warm	heiß

Geschmack

salzig	bitter	sauer	neutral	süß	scharf

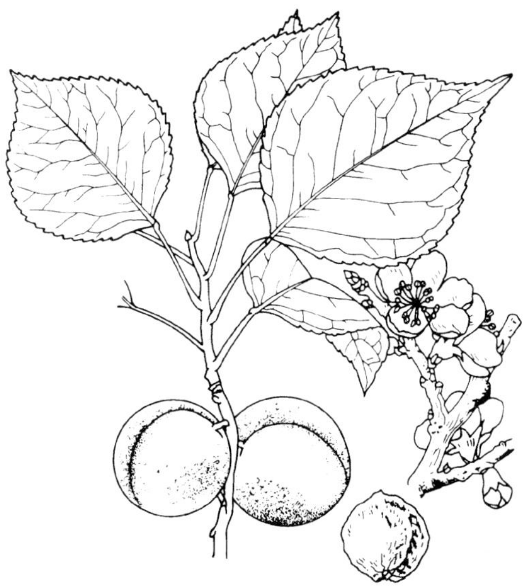

Wirkung

1. Husten stillend und bronchospasmolytisch
2. Darm befeuchtend und den Stuhl erweichend – laxierend

Indikation

1. Akuter oder chronischer Husten mit Dyspnoe und bronchialer Enge durch Kälte oder Hitze bedingt, dementsprechend in den jeweiligen Rezepturen verwendet

2. Verstopfung, besonders solche bei älteren Patienten, die durch Trockenheit des Darmes bedingt ist

Dosierung

3-9 g

Wirkort

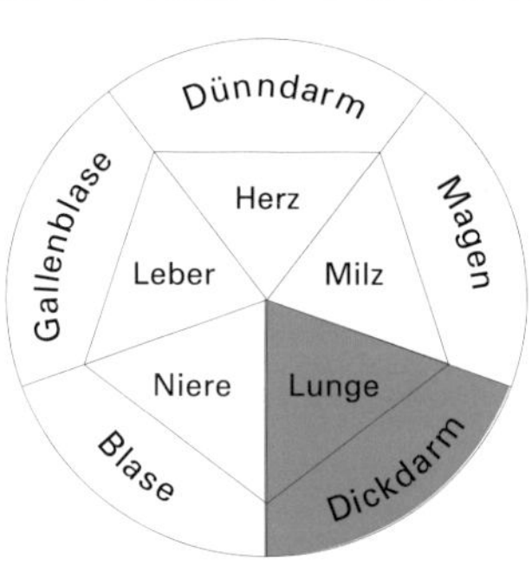

Rezepturen mit dieser Droge

Herba Ephedrae Dekokt
Ma Huang Tang ► S.182

Ephedra, Gypsum, Armeniaca, Glycyrrhiza Dekokt
Ma Xing Shi Gan Tang ► S.198

Semen Cannabis Sativae Pille
Ma Zi Ren Wan ► S.242

Kontraindikation

Bei Diarrhö

Anmerkung

1. Semen Armeniacae wird bei vielen Arten von Husten eingesetzt, sowohl durch Kälte als auch durch Hitze bedingten Erkrankungen. Die Arznei wird dementsprechend mit anderen passenden Kräutern im Dekokt kombiniert. Aufgrund ihrer befeuchtenden Wirkung – die im übrigen viele Samen aufweisen – ist Semen Armeniacae besonders bei Husten angezeigt, der durch äußere Trockenheit bedingt ist.

Durch die Befeuchtung kann Schleim besser abgehustet werden. Dann liegt keine Schleim transformierende Wirkung vor, wie z. B. bei der Rhizoma Pinelliae – chinesisch *Hua Tan* genannt, sondern eine Schleim ausleitende, expektorierende Wirkung – chinesisch *Xu Tan*.

2. Die bitteren Mandelkerne *Ku Xing Ren* werden im Norden Chinas häufiger eingesetzt. Der süßere Semen Armeniacae amarae *Tian Xing Ren* kommt im Süden des Landes vor und wird besonders bei trockenem Husten durch Mangel-Zustände gerne gegeben.

3. Die Toxizität vom bitteren Semen Armeniacae beruht auf dessen Amygdalin-Gehalt. Die Symptome einer Überdosierung sind Schwindel, Erbrechen, Kopfschmerzen, Dyspnoe, Spasmen, Pupillendilatation. Die letale Dosis der roh verzehrten Kerne soll beim Erwachsenen bei 60 Stück, bei Kindern bei 10 Stück liegen. Eine Abschwächung der Toxizität geschieht durch die Abkochung, durch das Entfernen der äußeren Haut und durch Zucker. Im Falle einer Überdosierung wird Erbrechen eingeleitet und medizinische Kohle verabreicht. Traditionell wird die Rinde des Baumes als Antidot verwendet.

紫菀 Radix Asteris

Pharmazeutischer Name:	**Radix Asteris tatarici**
Chinesischer Name:	**Zi Wan**
Japanischer Name:	**shion**
Englischer Name:	**Purple Aster Root**
Deutscher Name:	**Aster**
Familie:	**Korbblütler – Compositae**

Gruppenklassifikation

Husten stillende, Keuchen lindernde Drogen

Temperatur

kalt	kühl	neutral	warm	heiß

Geschmack

salzig	bitter	sauer	neutral	süß	scharf

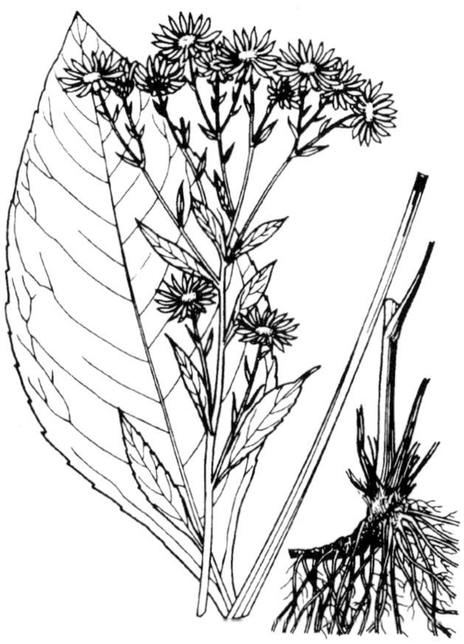

Wirkung

Husten stillend und Schleim lösend, gegenläufigen Lungen-Qi-Fluß absenkend

Indikation

1. Husten mit zähem Auswurf, chronische Bronchitis mit schwer abhustbarem Sputum, besonders Kälte induzierter Husten, auch Husten mit blutig tingiertem Sputum
2. Räuspern mit spärlichem Sekret, Heiserkeit, trockene Kehle

Dosierung

3-9 g

Anmerkung

Ein wichtiges Mittel, um Husten der verschiedenen Ätiologien zu stoppen, besonders chronischen und durch Kälte induzierten Husten

Wirkort

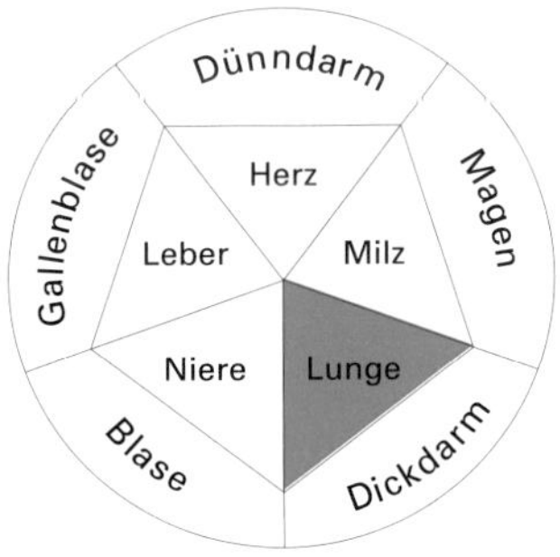

Kontraindikation

Bei Fülle-Hitze

Rezepturen mit dieser Droge

Siehe unter Modifikationen von Glehnia und Ophiopogon Dekokt *Sha Shen Mai Men Dong Tang* ► S.278

Pulver, das den Husten stoppt *Zhi Sou San* Bensky ► S.488

Eigene Eintragungen

款冬花 Flos Tussilaginis farfarae

Pharmazeutischer Name:	**Flos Tussilaginis farfarae**
Chinesischer Name:	**Kuan Dong Hua**
Japanischer Name:	**kantoka**
Englischer Name:	**Coltsfoot Flower**
Deutscher Name:	**Huflattich**
Familie:	**Korbblütler – Compositae**

Gruppenklassifikation

Husten stillende, Keuchen lindernde Drogen

Temperatur

kalt	kühl	neutral	warm	heiß

Geschmack

salzig	bitter	sauer	neutral	süß	scharf

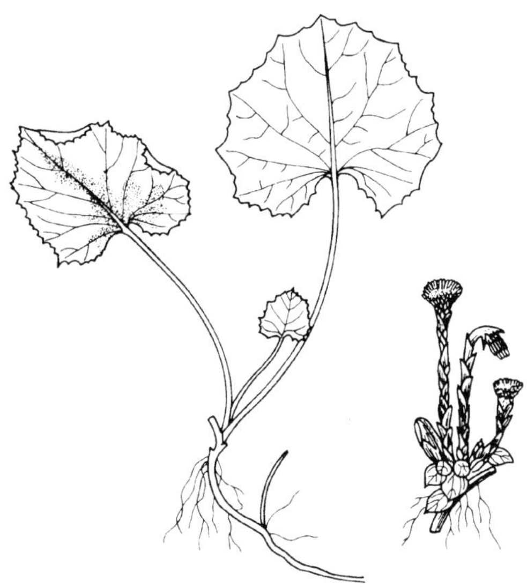

Wirkung

1. Lungen-Qi herabführend
2. Lunge befeuchtend, Husten stillend, Schleim lösend

Indikation

Husten und Giemen durch unterschiedliche Ätiologie: chronischer Husten mit reichlichem Schleim, Giemen und Pfeifen durch bronchiale Spastik

Dosierung

3-9 g, in sehr hohen Dosen toxisch

Anmerkung

Dieses Mittel wird bei Husten und Giemen durch unterschiedliche Ätiologie angewendet, durch seine warme Natur vor allem bei Kälte-assozierten Syndromen

Wirkort

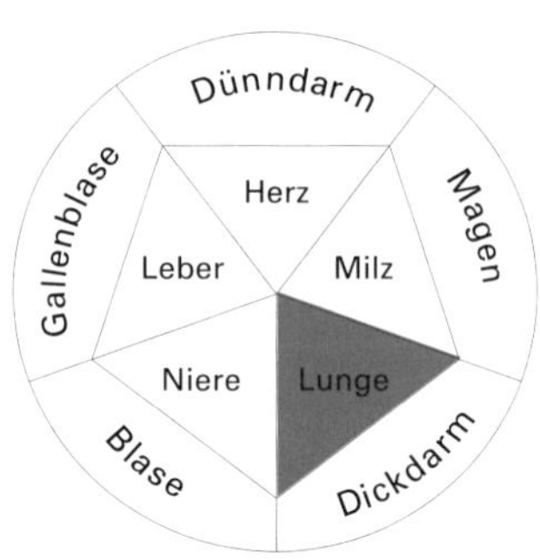

Kontraindikation

Bei Lungen-Yin-Mangel mit Mangel-Hitze

Rezepturen mit dieser Droge

Siehe unter Modifikationen von: Glehnia und Ophiopogon Dekokt *Sha Shen Mai Men Dong Tang* ► S.278

Dekokt, das dem Keuchen Einhalt gebietet *Ding Chuan Tang* Bensky ► S.336

Eigene Eintragungen

7. AROMATISCHE, NÄSSE TRANSFORMIERENDE DROGEN

Indikation nach TCM-Kriterien

Nässe, die im Mittleren Erwärmer zu einer Stagnation führt

Typisches Beispiel

Cortex Magnoliae	*Hou Po*	► S.606
Rhizoma Atractylodis	*Cang Zhu*	► S.607

Wirkung

Diese Drogen transformieren Nässe. Dies erreichen sie durch eine „Wiederbelebung" der Milz aufgrund ihrer aromatischen Natur. Gleichzeitig können einige von ihnen den durch die Nässe blockierten Energiefluß wieder in Gang bringen und so Schmerz lindern oder rebellierendes *Qi* wieder nach unten führen.

Typische Symptome einer Nässe-Belastung

Typische Symptome sind Druck und Spannungsgefühl im Abdomen, Übelkeit, Erbrechen, Durstlosigkeit Appetitlosigkeit, Diarrhö

Bei zusätzlich blockiertem Lungen-Qi können folgende Beschwerden auftreten: Husten, asthmatische Beschwerden mit reichlichem Schleim, Druck- oder Engegefühl im Thorax

Es können durch die Nässe, die den Energiefluß blockiert, auch Schmerzen im Kopf, in den Gelenken und Muskeln bestehen.

Indikation

Diese Drogen sind indiziert bei:

- ► Nässe-Belastungen, wobei entweder Nässe als pathogener Faktor eingedrungen ist oder Nässe „endogen" aus einer geschwächten Milz entstanden ist.
- ► Bei Milz-Qi-Mangel mit Nässe: Dieser geht einher mit Appetitlosigkeit, Übelkeit, Dyspepsie, chronischer Diarrhö, Erschöpfung und Blässe.
- ► Bei Nässe im Unteren Erwärmer: Dabei bestehen Symptome wie vaginaler Ausfluß, geschwollene, schmerzende Gelenke und Beine. In Kombination mit kühlenden, Hitze klärenden Drogen ist Atractylodis auch sehr gut geeignet bei Hitze-Nässe-Störungen.
- ► Bei Wind-Kälte-Nässe, was als Bi-Syndrom bezeichnet wird: dies sind rheumatoide Beschwerden, Gelenkschmerzen, durch „schmerzhafte Obstruktion" des Energieflusses bei Wind-Kälte-Nässe.
- ► Bei Qi-Stagnation durch Nässe-Ansammlung oder Nahrungsstagnation treten auf: Magenschmerzen, Völle- und Klumpengefühl im Epigastrium oder Brustkorb, Appetitlosigkeit, Übelkeit, Erbrechen, dicker, klebriger Zungenbelag
- ► Bei rebellierendem, aufsteigendem Lungen-Qi mit Nässe-Schleim-Blockade: Husten, asthmatische Beschwerden mit reichlichem Schleim, Druck- oder Engegefühl im Thorax

Befunde

Zungenkörper:
Eine gedunsene Zunge mit Zahneindrücken kann die Nässe anzeigen.
Die Farbe des Zungenkörpers ist normal bei reiner Nässe, besteht ein zusätzlicher Qi-Mangel, ist die Zunge blass. Es kann auch noch eine begleitende Kälte hinzukommen, die den ZK blass macht.

Zungenbelag:
Es ist ein vermehrter, feuchter Zungenbelag sichtbar.

Puls:
Der Puls ist typischerweise schlüpfrig, durch Schmerzen oft auch drahtig, bei Kälte langsam.

Anwendungsbeispiel

Übelkeit, Dyspepsie, chronische Diarrhö, Diarrhö, Husten, asthmatische Beschwerden, vaginaler Ausfluß, rheumatoide Beschwerden, Gelenkschmerzen

Häufige Kombinationen

Die Nässe transformierenden Drogen werden häufig kombiniert mit tonisierenden Drogen der Gruppe 12, bei Milz-Qi-Mangel mit Nässe mit der Gruppe 12.a, bei Hitze-Nässe auch mit Hitze klärenden der Gruppe 2. oder bei Nässe-Schleim mit Drogen der Gruppe 6.

Nebenwirkung

Die meisten Arzneien dieser Gruppe sind scharf, warm und aromatisch. Deshalb können sie *Yin* und Säfte schmälern und sollten bei Patienten mit Blut- oder Yin-Mangel mit Vorsicht oder in Kombination mit tonisierenden Drogen der Gruppe 12.b und 12.d eingesetzt werden.

Korrespondierende Akupunktur

Allgemeine Punkte können, je nach Syndrom, das zugrunde liegt, sein:
Ma 40, MP 9, Gb 20, Ma 36, MP 6, Du 20

Zusammenfassung – Charakterisierung dieser Drogen-Gruppe

Wirkung:	Diese Drogen transformieren Nässe, wandeln Nässe um.
Eigenschaften:	Die meisten Arzneien dieser Gruppe sind scharf, warm und aromatisch.
Pathogene Faktoren:	Nässe
Typische Arznei:	Cortex Magnoliae *Hou Po* ► S.606
Indikation:	Nässe-Zustand mit Stagnation im Mittleren Erwärmer
Nebenwirkung:	trocknen, können das *Yin* schmälern
Vorsicht:	bei Yin-Mangel und allgemeinem Säfte-Mangel
Wirkort:	Lunge, Milz, Magen
Therapie-Prinzip – *Ba Fa*:	entspricht keiner der ursprünglichen 8 Methoden

Acht Leitkriterien – Ba Gang

Diese Leitkriterien beschreiben den Energiezustand des Patienten, für den diese Drogen-Gruppe angezeigt ist.

Lokalisierung

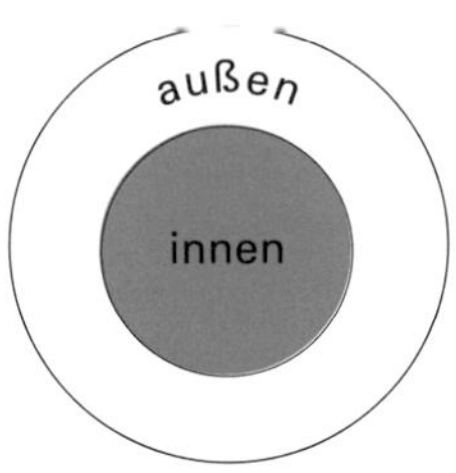

Qualität

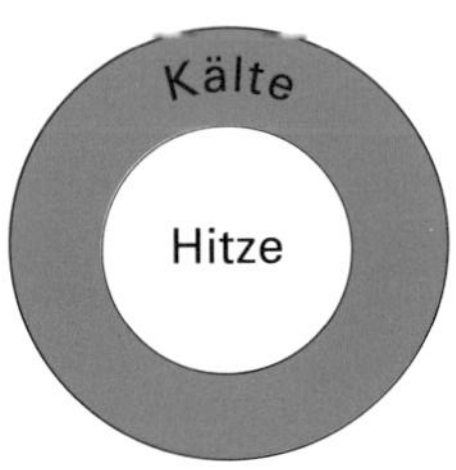

Quantität

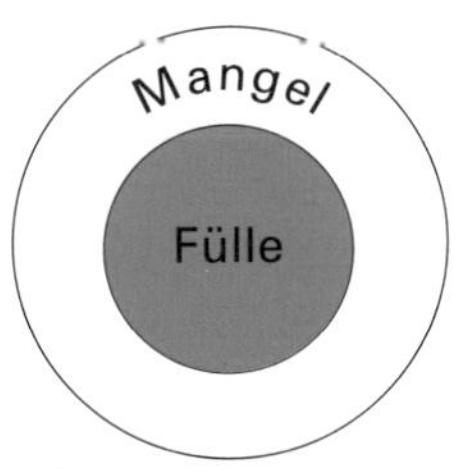

厚朴 Cortex Magnoliae

Pharmazeutischer Name:	**Cortex Magnoliae officinalis**
Chinesischer Name:	**Hou Po**
Japanischer Name:	**koboku**
Englischer Name:	**Magnolia Bark**
Deutscher Name:	**Magnolienrinde**
Familie:	**Magnoliengewächse – Magnoliaceae**

Gruppenklassifikation

Aromatische, Nässe umwandelnde Drogen

Temperatur

kalt	kühl	neutral	warm	heiß

Geschmack

salzig	bitter	sauer	neutral	aromatisch	scharf

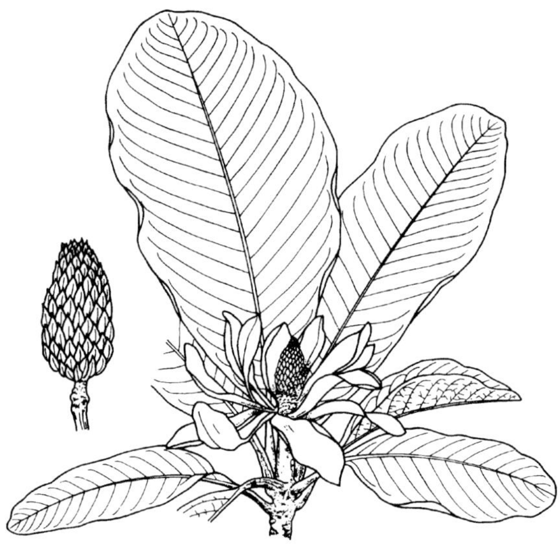

Wirkung

1. Qi-Fluß anregend, Nahrungsstagnationen im Magen erleichternd, rebellisches Magen-Qi absenkend
2. Milz stärkend, Nässe vertreibend
3. Wärmt und transformiert Schleim, rebellisches Qi von Lunge und Magen absenkend, bronchiale Spastik lindernd

Indikation

1. Qi-Stagnation durch Nässe-Ansammlung oder Nahrungsstagnation: Magenschmerzen, Völle- und Klumpengefühl im Epigastrium oder Brustkorb, Appetitlosigkeit, Übelkeit, Erbrechen, dicker, klebriger Zungenbelag
2. Milz-Qi-Mangel mit Nässe: Dyspepsie, chronische Diarrhö
3. Rebellierendes, aufsteigendes Lungen-Qi mit Schleim-Blockade: Husten, asthmatische Beschwerden mit reichlichem Schleim, Druck- oder Engegefühl im Thorax

Wirkort

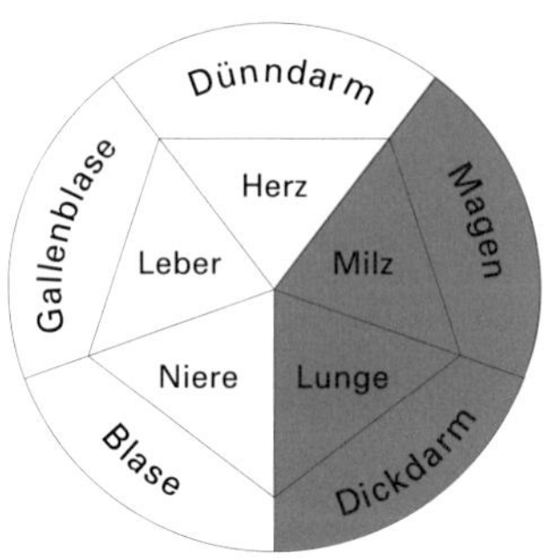

Dosierung

3-9 g

Anmerkung

Eines der wichtigsten Mittel zur Behandlung von Völle- und Spannungsgefühl, besonders wenn diese durch Fülle-Zustände wie Nässe-Akkumulation oder Nahrungsstagnation bedingt sind

Kontraindikation

In der Schwangerschaft wegen der absenkenden Wirkung

Rezepturen mit dieser Droge

Beruhige den Magen Pulver *Ping Wei San* ► S.290

Pinellia und Cortex Magnoliae Dekokt *Ban Xia Hou Po Tang* ► S.396

Größeres Dekokt, das das *Qi* ordnet *Da Cheng Qi Tang* ► S.234

Eigene Eintragungen

苍术 Rhizoma Atractylodis

Pharmazeutischer Name:	**Rhizoma Atractylodis lanceae**
Chinesischer Name:	**Cang Zhu**
Japanischer Name:	**sojutsu**
Englischer Name:	**Atractylodis Rhizome**
Deutscher Name:	**Atractylodis**
Familie:	**Korbblütler – Compositae**

Gruppenklassifikation
Aromatische, Nässe umwandelnde Drogen

Temperatur

kalt	kühl	neutral	warm	heiß

Geschmack

salzig	bitter	sauer	neutral	aromatisch	scharf

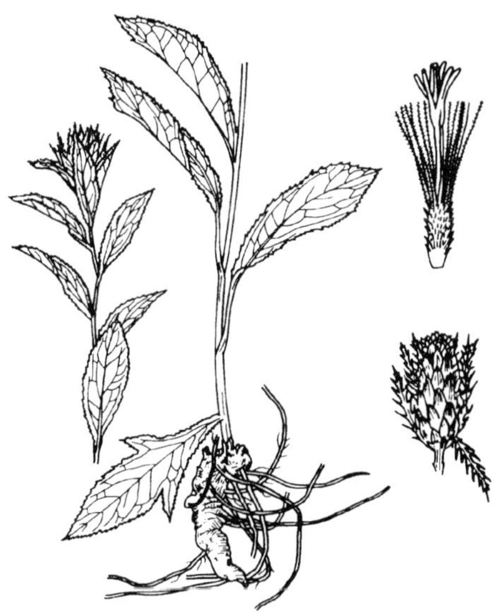

Wirkort

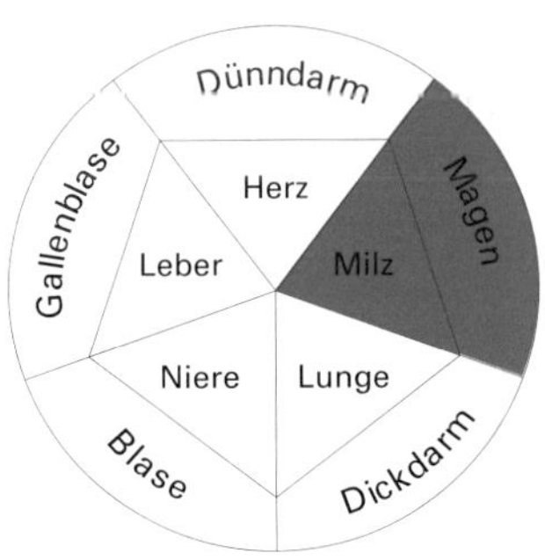

Kontraindikation
Bei exzessivem Schwitzen durch Qi-Mangel oder Yin-Mangel mit innerer Hitze

Wirkung
1. Nässe vertreibend, Milz stärkend
2. Wind-Nässe ausleitend
3. Schweiß fördernd, die Oberfläche von pathogenen Faktoren wie Wind-Kälte und Nässe befreiend
4. Verbessert das Sehen

Indikation
1. Milz-Qi-Mangel mit Nässe: Appetitlosigkeit, Übelkeit, Dyspepsie, chronische Diarrhö
Nässe im Unteren Erwärmer: vaginaler Ausfluß, geschwollene, schmerzende Gelenke und Beine. In Kombination mit kühlen, Hitze klärenden Drogen ist Atractylodis auch sehr gut geeignet bei Hitze-Nässe-Störungen.
2. Wind-Kälte-Nässe: Bi-Syndrom, rheumatoide Beschwerden, Gelenkschmerzen durch „schmerzhafte Obstruktion" des Energieflusses.
3. Außen-Erkrankung mit Invasion von Wind-Kälte und Nässe in die Oberfläche: Frösteln, Fieber, Kopfschmerz, Schmerzen im Körper, fehlendes Schwitzen, Schweregefühl im Kopf und den Extremitäten
4. Sehstörungen: verminderte Sehkraft, Katarakte, Nachtblindheit, unangenehmes Gefühl in den Augen

Dosierung
3-9 g

Rezepturen mit dieser Droge

Beruhige den Magen Pulver *Ping Wei San*	► S.290
Fünf Bestandteile Pulver mit Poria *Wu Ling San*	► S.284
Dekokt mit den beiden Atractylodis *ni jutsu to* (Japanische Rezeptur)	► S.318
Semen Coicis Dekokt aus Enligthened Physicians *Yi Yi Ren Tang*	► S.312

Eigene Eintragungen

砂仁

Fructus Amomi

Pharmazeutischer Name:	**Fructus Amomi xanthioides**
Chinesischer Name:	**Sha Ren**
Japanischer Name:	**shukusha**
Englischer Name:	**Cardamon**
Deutscher Name:	**Kardamom**
Familie:	**Ingwergewächse – Zingiberaceae**

Gruppenklassifikation

Aromatische, Nässe umwandelnde Drogen

Temperatur

kalt	kühl	neutral	warm	heiß

Geschmack

salzig	bitter	sauer	neutral	süß	scharf

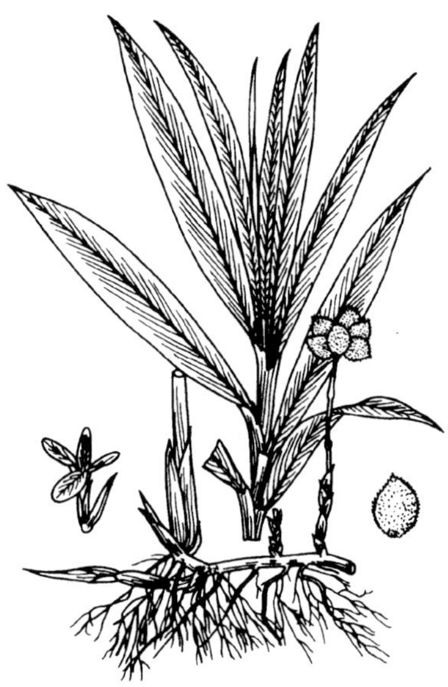

Wirkort

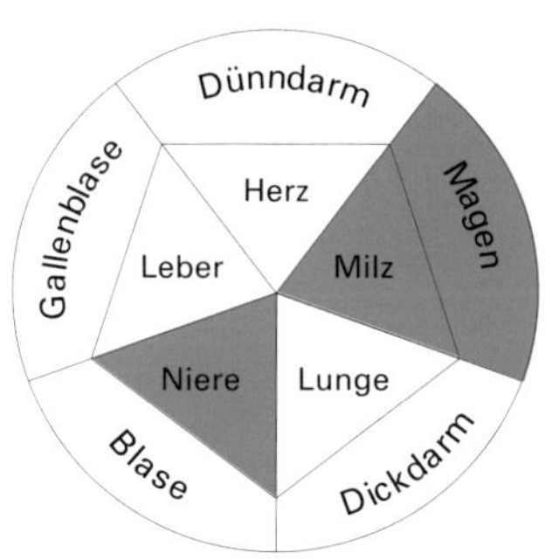

Rezepturen mit dieser Droge

Beruhige die Mitte Pulver
An Zhong San ► S.330

Sechs Gentlemen Dekokt mit Aucklandia und Amomum
Xiang Sha Liu Jun Zi Tang ► S.341

Wirkung

1. Nässe umwandelnd
2. Milz und Magen wärmend und regulierend
3. Fötus beruhigend

Indikation

1. Nässe belastet die Mitte: Völlegefühl im Epigastrium, Appetitlosigkeit, Übelkeit, Erbrechen und Schmerzen im Abdomen

2. Qi-Stagnation in Magen und Milz: Diarrhö mit Abdominalschmerzen, Müdigkeit, Beschwerden in der Schwangerschaft wie Übelkeit, Erbrechen, Appetitlosigkeit

3. Drohender Abort oder Frühgeburt, unruhiger Fötus, Abort und Frühgeburten vorbeugend

4. Fructus Amomi kann in tonisierenden Rezepturen gebraucht werden, um einer Stagnation und Magen- und Milz-Belastung durch die nährenden, schweren Arzneien vorzubeugen.

Dosierung

1-5 g, Fructus Amomi dem Dekokt gegen Ende hinzufügen

Anmerkung

1. Eines der wichtigsten Mittel bei Nässe und Stagnation in Milz und Magen

2. Ein wichtiges Mittel zum Beruhigen des Fötus: zusätzlich haben folgende Kräuter eine Fötus beruhigende Wirkung bei drohender Frühgeburt oder habituellem Abort:

Ramulus Loranthii *Sang Ji Sheng*
Cortex Eucommiae *Du Zhong*
Radix Dipsaci *Xu Duan*
Semen Cuscutae *Tu Si Zi*
Rhizoma Dioscoreae *Shan Yao*
Radix Scutellariae *Huang Qin*

3. Fructus Amomi kravanh *Bai Don Kou* ist ähnlich wie dieses Fructus Amomi *Sha Ren*. Das Erstere hat eine zusätzliche Wirkung auf die Psyche, indem es die Sinne und den Geist öffnet.

Kontraindikation

Mangel-Hitze bei Yin-Mangel

8. NAHRUNGSSTAGNATION LINDERNDE DROGEN

Die Gruppen 8, 9 und 10 – Regulation

Mehrere Gruppen von Drogen befassen sich mit der Regulation im weitesten Sinne und in verschiedenen Bereichen. Sie stellt die klassische Therapie-Methode *Xiao Fa* dar, die Stagnationen reguliert und Blockierungen auflöst.

Die Gruppe 8 lindert Stagnationen durch Nahrungsmittel.
Die Gruppe 9 reguliert das *Qi* bei Qi-Stagnationen.
Die Gruppe 10 behandelt Blut-Stasen, was als Blut „beleben" bezeichnet wird.

8.	Nahrungsstagnation lindernde Drogen	Fructus Crataegi	*Shan Zha*
9.	*Qi* regulierende Drogen	Pericarpium Aurantii	*Chen Pi*
10.	Blut regulierende Drogen		
10.a	Blut belebende Drogen	Rhizoma Ligustici	*Chuan Xiong*
10.b	Blutungen stoppende Drogen	Pollen Typhae	*Pu Huang*

8. Nahrungsstagnation lindernde Drogen

Indikation nach TCM-Kriterien

Nahrungsstagnation

Typische Beispiele

Fructus Crataegi *Shan Zha*

Wirkung

Diese Kräuter werden auch als Digestiva bezeichnet. Sie lösen Akkumulationen *Ji* auf und leiten diese durch den Verdauungstrakt heraus.

Akkumulationen *Ji* entstehen entweder durch übermäßige Nahrungsaufnahme, durch unzureichende Verdauung bei schwachem Milz- oder Magen-Qi oder durch emotionale Störungen, die zu einer Stagnation des Qi-Flusses führen.

Typische Symptome einer Nahrungsstagnation

Typische Symptome sind Spannungsgefühl im Abdomen und Bauchschmerzen. Häufig treten diese Beschwerden besonders im Mittleren Erwärmer auf mit Druck- und Völlegefühl im Epigastrium, Übelkeit, Erbrechen.

Indikation

Es wird zwischen zweierlei Nahrungsstagnationen unterschieden: Solche, die eher mit Hitze-Zeichen einhergehen und Symptome wie Mundgeruch, Abneigung gegen warme Speisen und Getränke und einen gelben, klebrigen Zungenbelag aufweisen und solche von einem Kälte-Typ, der oft durch zuviel kalte oder rohe Nahrung und/oder begleitendem Milz-Magen-Qi-Mangel bedingt ist. Dieser geht mit Zeichen wie dicker, weißer Zungenbelag und Bevorzugung warmer Speisen und Getränke einher.

Befunde

Zungenkörper:
Eine gedunsene Zunge mit Zahneindrücken kann die Nässe anzeigen.
Die Farbe des Zungenkörpers ist normal bei reiner Nässe, besteht ein zusätzlicher Qi-Mangel, ist die Zunge blass. Es kann auch noch eine begleitende Kälte hinzukommen, die den ZK blass macht.

Zungenbelag:
Typisch ist bei der Nahrungsstagnation vom Kälte-Typ ein dicker, klebriger, weißlicher ZB.
Beim Hitze-Typ ist der Belag dick und gelb.

Puls:
Der Puls ist typischerweise schlüpfrig, bei Schleim-Kälte zusätzlich langsam und kraftlos, bei Hitze eher beschleunigt.

Leitsymptome

Übelkeit, Erbrechen, Unwohlsein im Epigastrium, Druck- und Engegefühl im Oberbauch

Anwendungsbeispiel

Akute Gastritis, Bauchschmerzen, Hernien, Diarrhö

Häufige Kombinationen

Diese Kräuter werden oft mit anderen Drogen kombiniert, die das *Qi* der Mitte regulieren – die Gruppe 9. oder auch die das Milz- und Magen-Qi kräftigen – die Gruppe 12.a

Korrespondierende Akupunktur

Allgemeine Punkte können je nach Syndrom, das zugrunde liegt, sein:
Ma 36, MP 6, Ma 40, MP 9, Ren 12, Ma 25, Pe 6, Bl 20
Bei Kälte sind auch Moxa auf Ren 12 und Bl 20 oder Bl 21 sehr wirksam.

Zusammenfassung – Charakterisierung dieser Drogen-Gruppe

Wirkung:	Diese Drogen lindern Nahrungsstagnation, sind digestiv.
Eigenschaften:	Die meisten Arzneien der Gruppe 8 sind neutral, evtl. süß
Pathogene Faktoren:	Fehlerhafte Ernährung und/oder emotionale Belastungen führt zu Stagnation.
Typische Arznei:	Fructus Crataegi *Shan Zha*
Indikation:	Nahrungsstagnation
Wirkort:	Milz, Magen
Therapie-Prinzip – *Ba Fa*:	*Xiao Fa* die regulierende und lösende Methode

Acht Leitkriterien – Ba Gang

Diese Leitkriterien beschreiben den Energiezustand des Patienten, für den diese Drogen-Gruppe angezeigt ist.

Lokalisierung

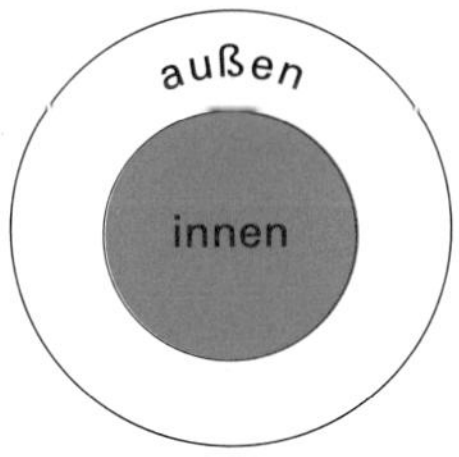

Qualität

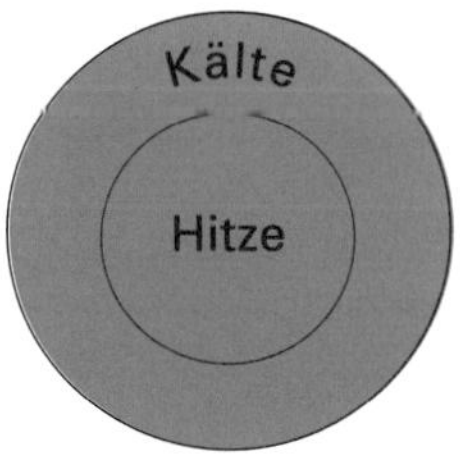

Quantität

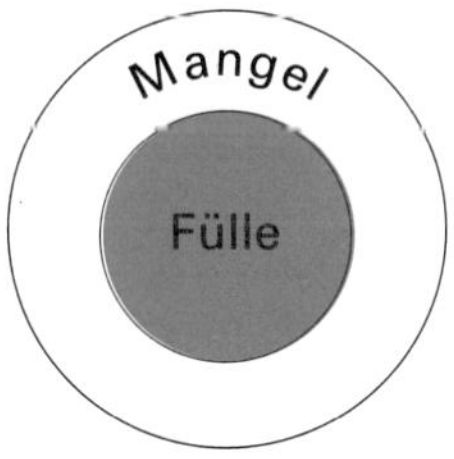

桑枝 Fructus Crataegi

Pharmazeutischer Name:	**Fructus Crataegi**
Chinesischer Name:	**Shan Zha**
Japanischer Name:	**sanza shi**
Englischer Name:	**Hawthorn Fruit, Crataegus Fruit**
Deutscher Name:	**Federweißdornbeere**
Familie:	**Rosengewächse – Rosaceae**

Gruppenklassifikation

Nahrungsstagnation lindernde Drogen

Temperatur

kalt	kühl	neutral	leicht warm	heiß

Geschmack

salzig	bitter	sauer	neutral	süß	scharf

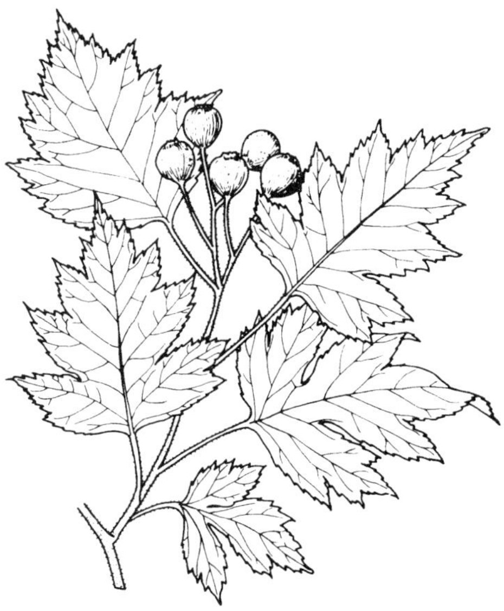

Wirkung

1. Verdauungsfördernd, Nahrungsstagnation eliminierend
2. Blut belebend und Blut-Stasen beseitigend
3. Diarrhö beendend

Indikation

1. Nahrungsstagnation: abdominelles Völlegefühl, Stagnation von Nahrung, Bauchschmerzen, besonders nach reichlichen, fetten Speisen und üppigen Fleischgerichten
2. Blut-Stasen: Unterleibsschmerzen postpartum, Zusammenballungen und Knoten durch Blut-Stase, Hernien
3. Bei Diarrhö, chronischer Dysenterie
4. Neuerdings zur Unterstützung bei Bluthochdruck und koronarer Herzkrankheit mit pectanginösen Beschwerden, bei erhöhtem Serum-Cholesterins-Spiegel.

Dosierung

10-15 g , als Einzelmittel bis 30 g

Wirkort

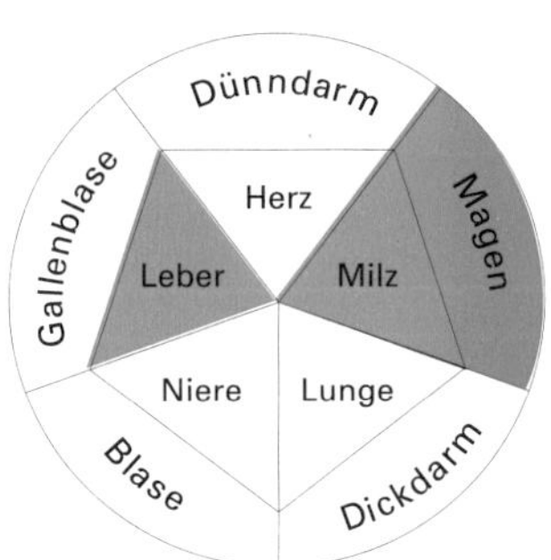

Anmerkung

1. Fructus Crataegi ist das beste Mittel bei Nahrungsstagnation durch übermäßigen Genuß von Fleisch.
2. Fructus Hordei germinatus: Nahrungsstagnation, besonders bei Problemen der Resorption, zum Abstillen, da es die Laktation vermindert
3. Fructus Oryzae germinatus: besonders bei Milz- und Magen-Schwäche, wegen der stärkenden Wirkung
4. Massa medicata fermentata: bei Beschwerden nach übermäßigem Alkoholgenuß und Problemen nach zu stärke- und kohlenhydratreicher Nahrung
5. Semen Raphani: bei Nahrungsstagnation, Schleim und rebellierendem *Qi*: saures Aufstroßen, Husten und Asthma

Die wichtigsten Arzneimittel bei Nahrungsstagnation sind die ersten beiden.

Rezepturen mit dieser Droge

Pille, die die Harmonie erhält aus Precious Mirror *Bao He Wan* Bensky ► S.501

Pille, die die Milz stärkt *Jian Pi Wan* Bensky ► S.503

Kontraindikation

Mit Vorsicht in Fällen von Milz-Magen-Qi-Mangel ohne Nahrungsstagnation und bei saurem Aufstoßen

Eigene Eintragungen

麦芽 Fructus Hordei germinatus

Pharmazeutischer Name:	**Fructus Hordei vulgaris germinatus**
Chinesischer Name:	**Mai Ya**
Japanischer Name:	**bakuga**
Englischer Name:	**Malt, Barley Sprout**
Deutscher Name:	**gekeimte Gerste**
Familie:	**echte Gräser – Gramineae**

Gruppenklassifikation

Nahrungsstagnation lindernde Drogen

Temperatur

kalt	kühl	neutral	warm	heiß

Geschmack

salzig	bitter	sauer	neutral	süß	scharf

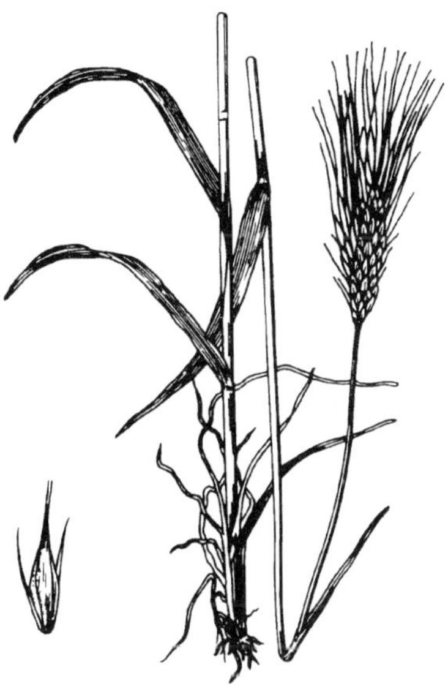

Wirkung

1. Nahrungsstagnation beseitigend, verdauungsfördernd, appetitanregend, Magen stärkend
2. Laktation zurückhaltend
3. Leber-Qi-Fluß fördernd, Stauung auflösend

Indikation

1. Fehlender Appetit, Völlegefühl und Aufgetriebensein des Abdomens, Blähbauch, träge Verdauung, mangelnde Assimilation, Druck im Abdomen, Beschwerden durch Stagnation und Akkumulation unverdauter Nahrung, schlechte Verdauung der Milch bei Säuglingen, Appetitlosigkeit durch Milz-Schwäche
2. Laktationsstörungen, Brustspannung- und schmerz, bei Frauen, die das Stillen beenden wollen
3. Bei Leber-Qi-Stagnation: Druck- und Engegefühl im Thorax oder Epigastrium, an den Rippen, Aufstoßen, Appetitlosigkeit, neuerdings auch bei akuter Hepatitis mit Hepatomegalie, erhöhten Transaminasen, Appetitlosigkeit

Wirkort

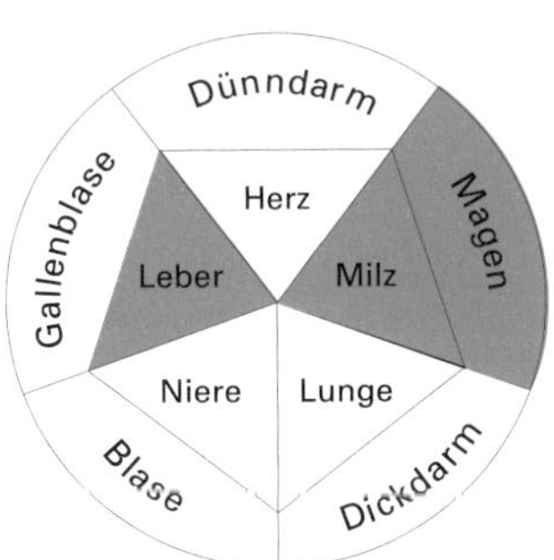

Dosierung

10-15 g

Anmerkung

1. Eines der besten Mittel bei Nahrungsstagnation, besonders bei Kälte-Nahrungsstagnation mit Schwierigkeiten der Nahrungsresorption
2. Auch 2-3 fach höhere Dosen sind gelegentlich, besonders zum Abstillen, sinnvoll und gebräuchlich. Bei Verdauungsschwäche durch Magen- und Milz-Qi-Mangel eventuell durch Qi-tonisierende Drogen zu ergänzen

Kontraindikation

Während der Laktation, bei stillenden Müttern

Rezepturen mit dieser Droge

Pille, die die Harmonie erhält aus Precious Mirror *Bao He Wan*	Bensky	► S.501
Pille, die die Milz stärkt *Jian Pi Wan*	Bensky	► S.503
Fructus immaturus Citri Pille, die ein fokussiertes Spannungsgefühl vermindert *Zhi Shi Xiao Pi Wan*	Bensky	► S.506

谷芽 Fructus Oryzae germinatus

Pharmazeutischer Name:	**Fructus Oryzae sativae germinatus**
Chinesischer Name:	**Gu Ya**
Japanischer Name:	**kokuga**
Englischer Name:	**Germinated Rice Sprout**
Deutscher Name:	**gekeimte Reissprossen**
Familie:	**echte Gräser – Gramineae**

Gruppenklassifikation

Nahrungsstagnation lindernde Drogen

Temperatur

kalt	kühl	neutral	warm	heiß

Geschmack

salzig	bitter	sauer	neutral	süß	scharf

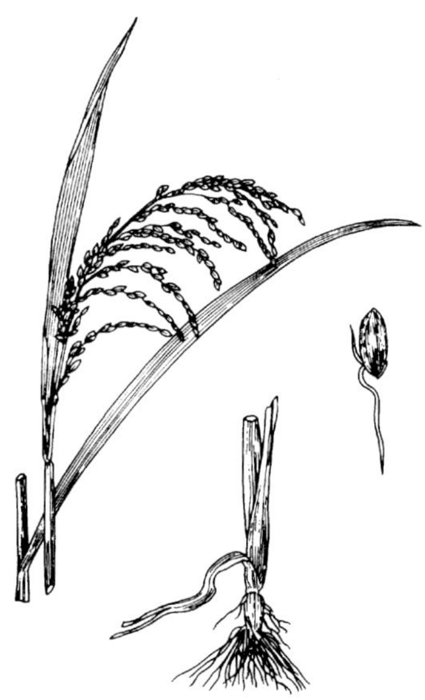

Wirkung

1. Beseitigt Nahrungsstagnation, stärkt Magen, harmonisiert Magen und Milz, verbessert Appetit und Verdauung, besonders der Kohlenhydrate
2. Milz unterstützend

Indikation

1. Appetitlosigkeit mit Druck und Völlegefühl im Epigastrium durch Stagnation im Mittleren Erwärmer und unverdaute Nahrung, Stagnation und Akkumulation von unverdauter, stärkehaltiger Nahrung
2. Dyspepsie, schlechte Verdauung und mangelnder Appetit im Rahmen eines Milz-Qi-Mangels

Dosierung

3-30 g

Wirkort

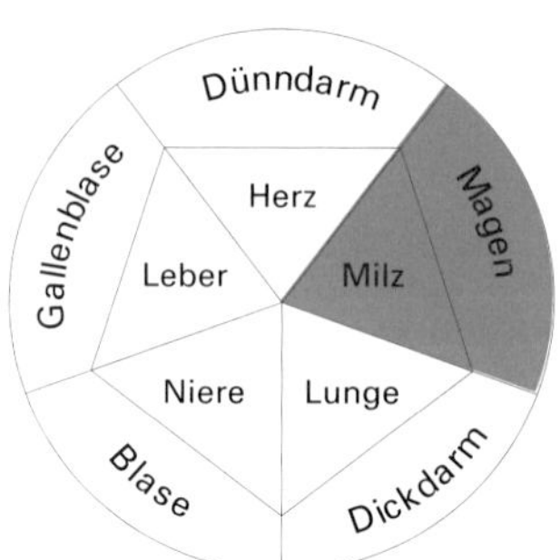

Anmerkung

1. Am besten wird Fructus Oryzae dem fertigen Dekokt am Ende in pulverisierter Form hinzugefügt, da durch langes Kochen die verdauungsstärkende Wirkung gemindert wird.
2. Dies ist ein sehr mildes Mittel, um Magen und Milz zu unterstützen und den Appetit und die Verdauungsfähigkeit zu verbessern. Bei ausgeprägtem Milz-Qi-Mangel sollten allerdings stärker tonisierende Drogen aus der Gruppe 12.a gegeben werden. Dieses Mittel ist noch milder als Fructus Hordei germinatus *Mai Ya,* und die beiden werden häufig zusammen verordnet, um die Wirkung zu verstärken.

Rezepturen mit dieser Droge

Weißer Tiger Dekokt *Bai Hu Tang* ► S.214

Eigene Eintragungen

神 麹 Massa Fermentata

Pharmazeutischer Name: **Massa Medicata fermentata**
Chinesischer Name: **Shen Qu**
Japanischer Name: **shinkyoku**
Englischer Name: **Medicated Leaven**
Deutscher Name: **Medizinischer Teig**

Gruppenklassifikation

Nahrungsstagnation lindernde Drogen

Temperatur

kalt	kühl	neutral	warm	heiß

Geschmack

salzig	bitter	sauer	neutral	süß	scharf

Wirkung

Verbessert Verdauung, beseitigt Nahrungsstagnationen, harmonisiert den Magen

Wirkort

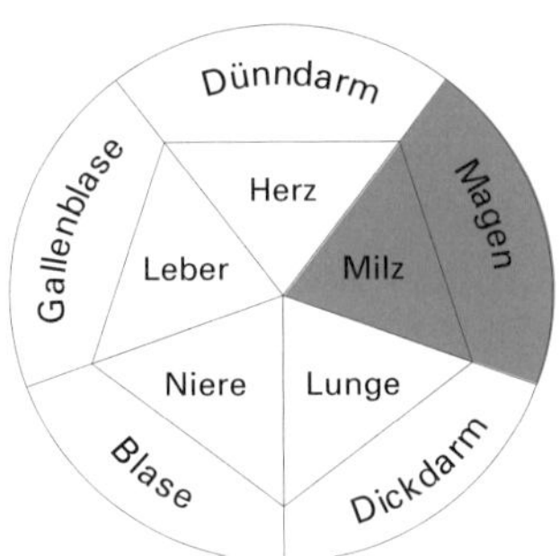

Dosierung

3-15 g

Kontraindikation

Bei Magen-Hitze
Mit Vorsicht in der Schwangerschaft

Rezepturen mit dieser Droge

Gardenia und Ligusticum Pille
Yue Ju Wan ► S.391

Indikation

1. Magen-Kälte mit Nahrungsstagnation: Apetitlosigkeit, Dyspepsie, Völle- oder Spannungsgefühl im Epigastrium oder Abdomen, Aufstoßen, Diarrhö

2. Massa fermentata wird Pillen hinzugefügt, die schwere mineralische Arzneien enthalten, um deren Verdauung und Resorption zu verbessern.

Anmerkung

1. Die Zubereitung dieser getrockneten, fermentierten Mixtur: Massa fermentata ist eine nicht immer völlig gleiche standartisierte Mischung aus verschiedenen Zutaten, die einer Fermentation unterzogen werden.

Die Grundbestandteile sind: Reismehl, gleiche Anteile von Herba Artemisiae *Qing Hao*, Fructus Xanthii *Cang Er Zi*, Radix Polygoni hydropiper, Semen Phaseoli *Chi Xiao Dou*, Semen Armeniacae *Xing Ren*.

Dazu werden die Grundbestandteile zu gleichen Gewichtsanteilen gemahlen und mit Wasser und Reispuder zu einem Brei verarbeitet, der in Formen gegossen wird. Diesen lässt man zugedeckt mehrere Tage stehen und gären. Dann wird er in der Sonne getrocknet und in etwa ein Kubikzentimeter große Würfel geschnitten.

2. Eines der besten Mittel bei Nahrungsstagnation, besonders bei Beschwerden im Zusammenhang mit übermäßigem Alkoholgenuß, kohlenhydratreichen und stärkehaltigen Speisen

3. Hilft allgemein zu einer verbesserten Verdauung und Nahrungsaufnahme, unterstützt ebenso die Aufnahme schwerer, nährender oder besonders der mineralischen Arzneidrogen. In dieser Funktion, die mineralischen Drogen in der Resorption zu fördern, ist Massa fermentata ein wichtiges Mittel.

Eigene Eintragungen

莱菔子 Semen Raphani

Pharmazeutischer Name:	**Semen Raphani sativi**
Chinesischer Name:	**Lai Fu Zi**
Japanischer Name:	**raifuku shi**
Englischer Name:	**Radish Seed**
Deutscher Name:	**Rettichsamen**
Familie:	**Kreuzblütler – Cruciferae**

Gruppenklassifikation

Nahrungsstagnation lindernde Drogen

Temperatur

kalt	kühl	neutral	warm	heiß

Geschmack

salzig	bitter	sauer	neutral	süß	scharf

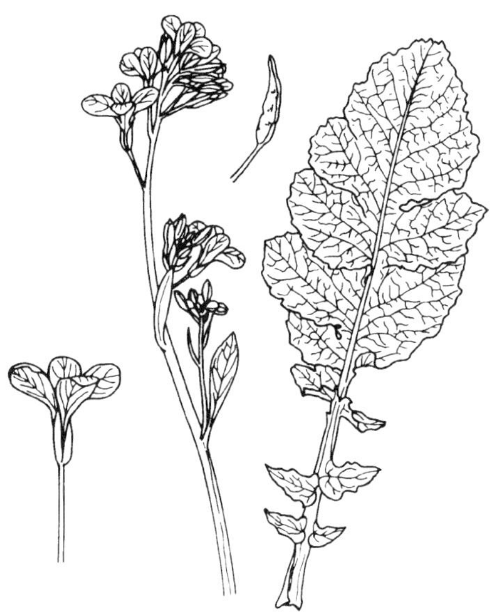

Wirkung

1. Verdauungsfördernd, digestiv und karminativ, reduziert Nahrungsstagnation
2. Führt gegenläufiges Magen- und Lungen-Qi herab, transformiert Schleim

Indikation

1. Nahrungsstagnation hat sich im Mittleren Erwärmer angesammelt mit Völle- und Druckgefühl im Oberbauch, Aufstoßen, saurem Erbrechen, Blähbauch, Malassimilation, Maldigestion, Durchfall, abdominellen Schmerzen
2. Husten mit schleimigem Auswurf, bronchiale Enge, besonders wirksam in chronischen Fällen

Dosierung

6-12 g

Wirkort

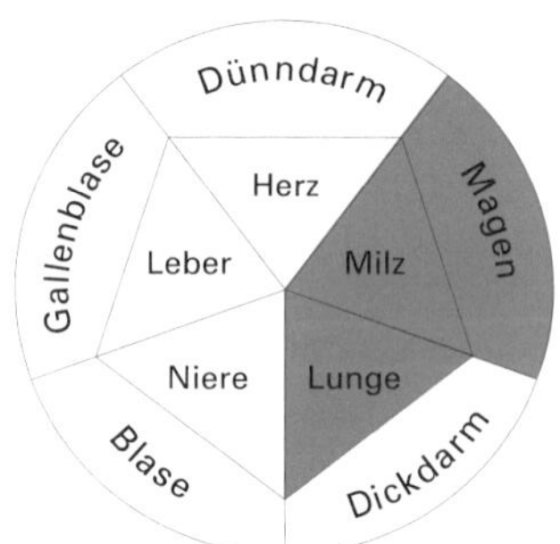

Anmerkung

1. Fructus Hordei germinatus: Nahrungsstagnation, besonders bei Problemen der Resorption, zum Abstillen, da es die Laktation vermindert
2. Fructus Oryzae germinatus: Besonders bei Milz- und Magen-Schwäche, da stärkend
3. Fructus Crataegi: Das beste Mittel bei Nahrungsstagnation durch übermäßigen Genuß von Fleisch
4. Massa medicata fermentata: Nach übermäßigem Alkoholgenuß und stärke- und kohlenhydratreicher Nahrung
5. Semen Raphani: Bei Nahrungsstagnation und Schleim und rebellierendem *Qi*: saures Aufstroßen, Husten und Asthma

Kontraindikation

Bei fehlendem Fülle-Zustand

Rezepturen mit dieser Droge

Pille, die die Harmonie erhält aus Precious Mirror
Bao He Wan Bensky ► S.501

Drei Samen Dekokt, das die Eltern ernährt
San Zi Yang Qin Tang Bensky ► S.487

Eigene Eintragungen

9. QI REGULIERENDE DROGEN

Indikation nach TCM-Kriterien

Qi-Stagnation

Typisches Beispiel

Pericarpium Aurantii *Chen Pi* ► S.620

Wirkung

Diese Kräuter werden oft einfach als Regulatoria bezeichnet. Sie regulieren das *Qi*, lösen Stagnationen auf und lindern Schmerz. Die Ursache der Stagnationen sind sehr oft die inneren pathogenen Faktoren, die Emotionen.

Aber auch äußere pathogene Faktoren können den freien Fluß des *Qi* irritieren und blockieren. Wind kann zu einer Qi-Stagnation führen, Nässe ebenfalls und besonders Kälte. Auch Schleim führt eigentlich immer zu einer Qi-Stagnation.

Typische Symptome einer Qi-Stagnation

Das typischste Symptom ist der Schmerz. Bei leichteren Formen der Stagnation kommt es zu Druck- und Spannungsgefühl. Bei einer Leber-Qi-Stagnation ist die frustrierte, gedrückte oder gereizte Grundstimmung typisch. Im Oberen Erwärmer treten Beschwerden durch eine Qi-Stagnation auf als Druck- oder Engegefühl im Thorax, Dyspnoe, erschwerte Atmung.

Im Mittleren Erwärmer manifestiert sich eine Qi-Stagnation mit Druck- und Völlegefühl im Epigastrium, Übelkeit, Erbrechen. Im Unteren Erwärmer mit Schmerzen oder Krämpfen im Unterbauch, prämenstruellen Beschwerden, Schmerzen in den Leisten oder im Rektum.

Indikation

Stagnation erzeugt im Grunde immer eine Art Fülle- oder Exzeß-Situation. Jedoch kann auch ein gleichzeitiger energetischer Mangel bestehen, der sogar die Stagnation begünstigt oder erst ermöglicht hat. Dann liegt ein kombiniertes Fülle-Mangel-Muster vor. Dies bedarf der Regulation der Stagnation, der Tonisierung und dem Auffüllen des Mangels.

Eine über eine längere Zeit bestehende Stagnation neigt dazu, Hitze zu entwickeln, wie bei einem Auto, bei dem während der Fahrt die Handbremse angezogen bleibt, durch Reibung Hitze entsteht.

Befunde

Zungenkörper:
An der Zunge ist es schwierig, direkt eine Stagnation zu erkennen. Indirekte Zeichen können eine leichte Rötung im Bereich der seitlichen Zungenränder sein, die auf eine längerbestehende Qi-Stagnation im Leber-Funktionskreis hindeutet.

Die begleitenden Befunde können aber an dem Zungenkörper abgelesen werden: ein gleichzeitiger Qi-Mangel an einer blassen Zunge, eine gleichzeitige Blut-Stase an einer lividen Zunge und bei einem Schleim-Befund als Ursache der Stagnation an einem dicken, klebrigen Zungenbelag.

Zungenbelag:
Für die Qi-Stagnation selbst gibt es keine typische Änderung des Zungenbelags.

Puls:
Der Puls ist typischerweise drahtig, bei gleichzeitigem Qi-Mangel kraftlos, bei Kälte zusätzlich langsam und bei Hitze eher beschleunigt.

Leitsymptome

Schmerz, Druck- und Engegefühl im Oberbauch, Thorax, Unterleib

Anwendungsbeispiel

Schmerzsyndrome, Gastritis, Bauchschmerzen, Blähungen, PMS, Depression, rezidivierende Blaseninfektionen

Häufige Kombinationen

Diese Kräuter der Gruppe 9. werden oft mit anderen Drogen kombiniert, bei Qi-Mangel mit Drogen der Gruppe 12.a, die das *Qi* tonisieren, bei gleichzeitiger Blut-Stase durch eine tiefgreifende Stagnation mit Blut belebenden Kräutern der Gruppe 10.a, bei Stagnation durch Schleim mit Drogen der Gruppe 6.

Nebenwirkung

Die meisten Regulatoria sind trocknend, viele sind scharf und warm. Deshalb können sie das *Yin* und die Säfte schmälern und sollten deshalb bei Patienten mit Blut- oder Yin-Mangel mit Vorsicht oder in Kombination mit tonisierenden Drogen der Gruppen 12.b und 12.d eingesetzt werden.

Korrespondierende Akupunktur

Allgemein ausgedrückt haben Luo-Punkte eine sehr große regulative Eigenschaft und sind deshalb bei Stagnation zum Ingangbringen des Energieflusses sehr hilfreich:
3E 5, Pe 6, Lu 7, Ma 40, MP 4, He 5, Dü 7, Bl 58, Ni 4, Gb 37, Le 5
Zusätzlich können sehr sinnvoll sein: MP 6, Ma 36, Le 3, Ren 12, Ma 25, Bl 20

Bei Stagnation ohne Hitze-Zeichen wirkt Wärme auch sehr gut, um den Energiefluß wieder in Gang zu bringen und Schmerzen zu lindern: Moxa allgemein und auf Ren 12 ist dann sehr wirksam.

Zusammenfassung – Charakterisierung dieser Drogen-Gruppe

Wirkung:	Diese Drogen lindern Qi-Stagnation, sind Regulatoria.
Eigenschaften:	Die meisten Arzneien der Gruppe 9 sind scharf, bitter und vom Temperaturverhalten warm, neutral oder leicht kühl.
Pathogene Faktoren:	Besonders emotionale Belastungen führen zu Stagnation. Pathogene Faktoren können Stagnation des freien Qi-Flusses bewirken: Wind, besonders auch Kälte, sowie Nässe und Schleim
Typische Arznei:	Pericarpium Auranthii *Chen Pi* ► S.620
Indikation:	Qi-Stagnation
Nebenwirkung:	Arzneien der Gruppe 9 sind häufig trocknend, können prinzipiell das *Yin* schmälern
Wirkort:	Milz, Magen, Lunge, Dickdarm, Leber, Gallenblase, Blase
Therapie-Prinzip – *Ba Fa*:	*Xiao Fa* – die lösende Methode; Regulation des Qi

Acht Leitkriterien – Ba Gang

Diese Leitkriterien beschreiben den Energiezustand des Patienten, für den diese Drogen-Gruppe angezeigt ist.

Lokalisierung

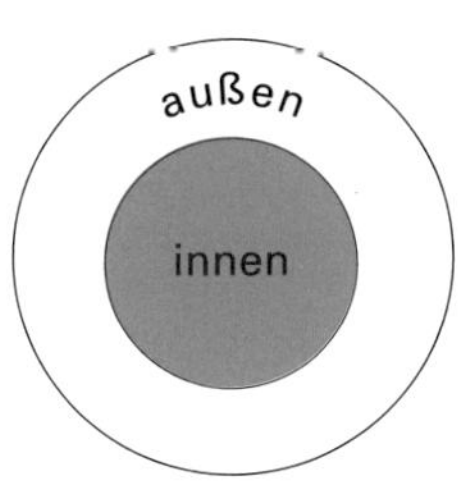

Qualität

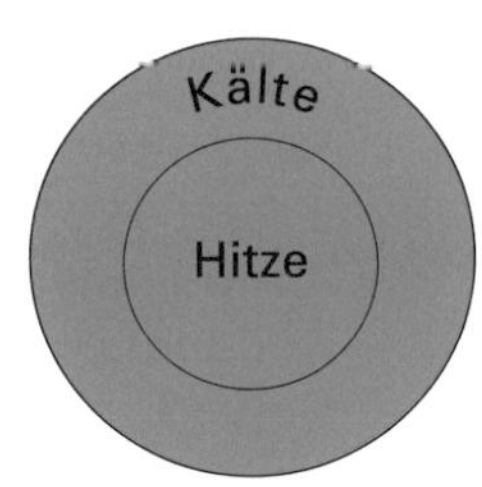

Quantität

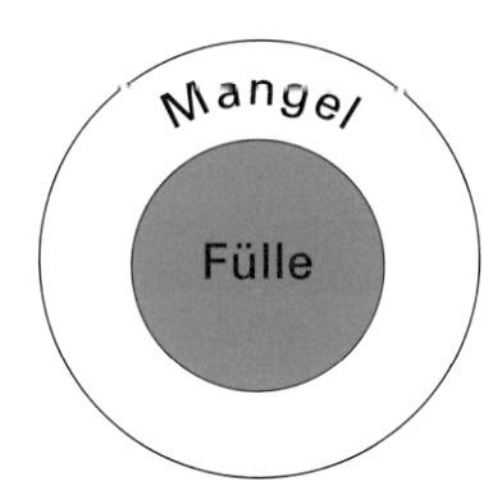

陳皮

Pericarpium Aurantii

Pharmazeutischer Name:	**Pericarpium Citri reticulatae**
Chinesischer Name:	**Chen Pi**
Japanischer Name:	**chin pi**
Englischer Name:	**Tangerine Peel**
Deutscher Name:	**Pomeranzenschale**
Familie:	**Rautengewächse – Rutaceae**

Gruppenklassifikation

Qi regulierende Drogen

Temperatur

kalt	kühl	neutral	warm	heiß

Geschmack

salzig	bitter	sauer	neutral	aromatisch	scharf

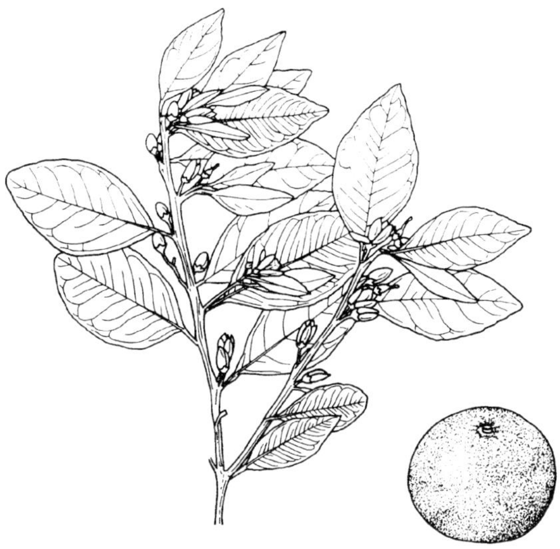

Wirkung

1. Reguliert das *Qi*, kräftigt die Milz
2. Trocknet Nässe und transformiert Schleim
3. Führt rebellisches, aufsteigendes *Qi* herab

Indikation

1. Bei stagnierendem Milz- und Magen-Qi: Spannungs- und Völlegefühl in der Magengegend, Aufgetriebensein, verminderter Appetit, Übelkeit, Aufstoßen und Erbrechen

2. Schleim-Nässe: Husten mit reichlichem, klarem Schleim, Spannungs- und Völlegefühl in der Brust

Durch den gleichen Mechanismus – Schleim-Nässe – bedingte Abdominalbeschwerden: Spannung im Abdomen, Appetitverlust, Müdigkeit, Durchfall, klebriger, schleimiger Zungenbelag

3. Aufstoßen, Übelkeit, Erbrechen

Dosierung

3-6 g

Wirkort

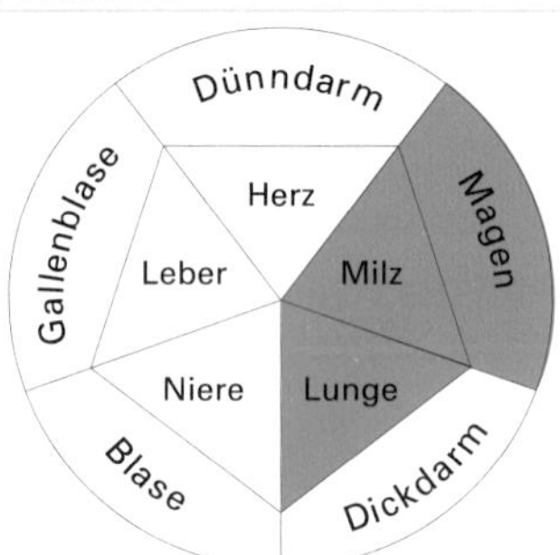

Anmerkung

1. Ein synonymer Name ist auch Pericarpium Citri. Botanisch handelt es sich um mandarinenähnliche Früchte, von denen die Schale genutzt wird.

2. Percarpium Citri ist eines der wichtigsten Qi-Regulatoria. Es wirkt sowohl auf Milz-Magen als auch auf die Lunge und hat neben seiner regulierenden und Schleim transformierenden Eigenschaft die Fähigkeit, die Milz in ihrer transformierenden Aufgabe zu stärken.

3. Da dieses Mittel jedoch warm ist, sollte es in Fällen von gelbem, zähem Sputum durch Schleim-Hitze nicht – oder nur mit anderen kühlenden Drogen kombiniert – gegeben werden.

Rezepturen mit dieser Droge

Sechs Gentlemen Dekokt
Liu Jun Zi Tang ► S.340

Zweifach behandeltes Dekokt
Er Chen Tang ► S.472

Beruhige den Magen Pulver
Ping Wei San ► S.290

Kontraindikation

Bei Blut-Spucken, bei fehlendem Nässe- oder Schleim-Befund, bei trockenem Husten durch Yin-Mangel, da das Mittel noch mehr trocknend wirkt

Eigene Eintragungen

青皮 Pericarpium Citri viride

Pharmazeutischer Name:	**Pericarpium Citri reticulatae viride**
Chinesischer Name:	**Qing Pi**
Japanischer Name:	**jyohi**
Englischer Name:	**Green Tangerine Peel**
Deutscher Name:	**grüne oder unreife Mandarinenschale**
Familie:	**Rautengewächse – Rutaceae**

Gruppenklassifikation

Qi regulierende Drogen

Temperatur

kalt	kühl	neutral	warm	heiß

Geschmack

salzig	bitter	sauer	neutral	süß	scharf

Wirkung

1. Entspannt den Qi-Fluß bei stagniertem Leber-Qi, schmerzstillend
2. Nahrungsstauungen und Zusammenballungen oder Blokkaden auflösend, zerstreuend
3. Trocknet Nässe, transformiert Schleim

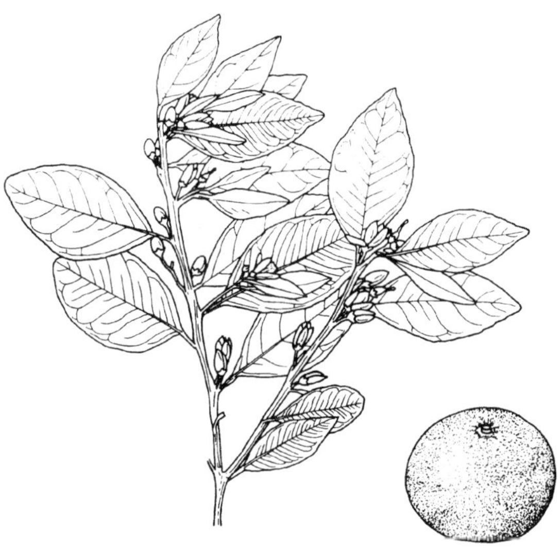

Indikation

1. Leber-Qi-Stagnationen: Spannungsgefühle und Schmerzen am Rippenbogen, im Thorax oder in den Mammae, Kneifen in den Bauchorganen, schmerzhafte Hodenschwellung oder Hernien
2. Verdauungsblockaden: Nahrungsstauungen, besonders auch bei Kindern, harter Leib, Spannungsgefühl im Epigastrium oder ganzen Abdomen, Mastitis
3. Brustabszesse durch Nässe-Schleim

Wirkort

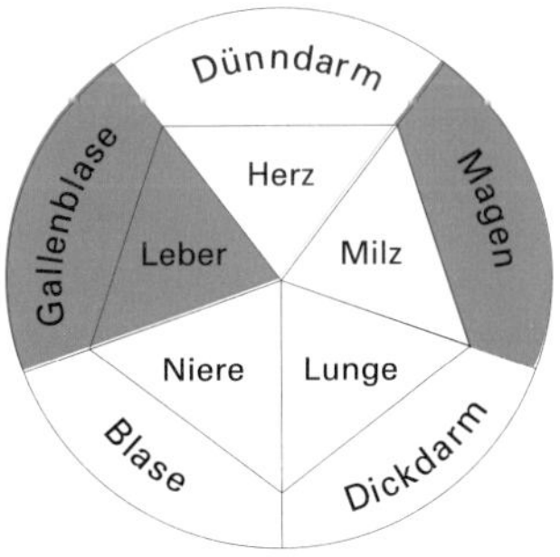

Dosierung

2-6 g

Anmerkung

Pericarpium Citri reticulatae viride wird gelegentlich auch als Pericarpium Aurantii immaturi bezeichnet.

Kontraindikation

Vorsicht bei Yin-Mangel mit Schweißen, da eine trocknende Wirkung besteht, die das *Yin* weiter schmälern könnte.

Rezepturen mit dieser Droge

Yin nährendes Hitze vertreibendes Dekokt
Zi Yiin Jiang Huo Tang ► S.280
Sieben Schalen Dekokt *Qi Pi Yin* Bensky ► S.194

Eigene Eintragungen

枳实 Fructus immaturus Citri

Pharmazeutischer Name:	**Fructus immaturi Citri Aurantii**
Chinesischer Name:	**Zhi Shi**
Japanischer Name:	**kijitsu**
Englischer Name:	**Immature Bitter Orange**
Deutscher Name:	**unreife Zitrusfrucht**
Familie:	**Rautengewächse – Rutaceae**

Gruppenklassifikation

Qi regulierende Drogen

Temperatur

kalt	leicht kühl	neutral	warm	heiß

Geschmack

salzig	bitter	sauer	neutral	süß	scharf

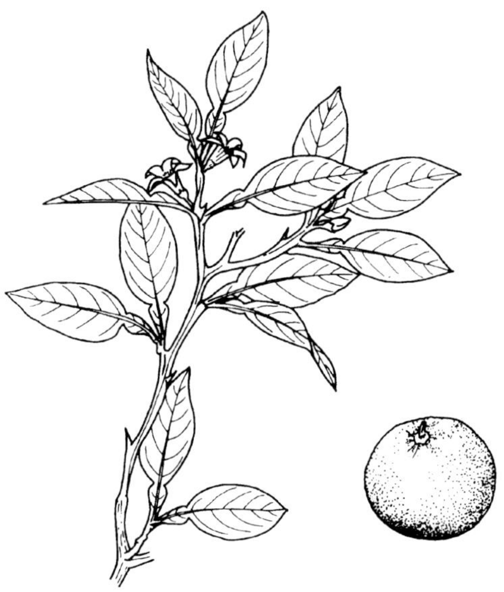

Wirkung

1. Qi-Stagnationen lösend, reduziert Nahrungszusammenballungen
2. Führt das *Qi* herab und macht den Darm durchgängig
3. Schleim transformierend, fokale Stagnationen lösend

Indikation

1. Enge, Druck und Spannungsgefühl im Thorax und Epigastrium lösend, Dyspepsie, abdominelles Völlegefühl durch Nahrungsstagnationen, Blähbauch, Meteorismus, Aufstoßen, fauliger Mundgeruch
2. Obstipation, Dyspepsie, abdominelles Völlegefühl durch Nahrungsstagnationen, dysenterische Diarrhö mit schwierigen Stuhlentleerungen mit oder ohne Tenesmen
3. Schleim blockiert den freien Fluß des *Qi*: Spannung und Völlegefühl im Thorax oder Epigastrium
4. In Kombination mit Qi tonisierenden Drogen bei Prolaps von Gebärmutter, Magen, Rektum, Magenektasie; neuerdings auch bei Hypotonie, um den Blutdruck anzuheben

Wirkort

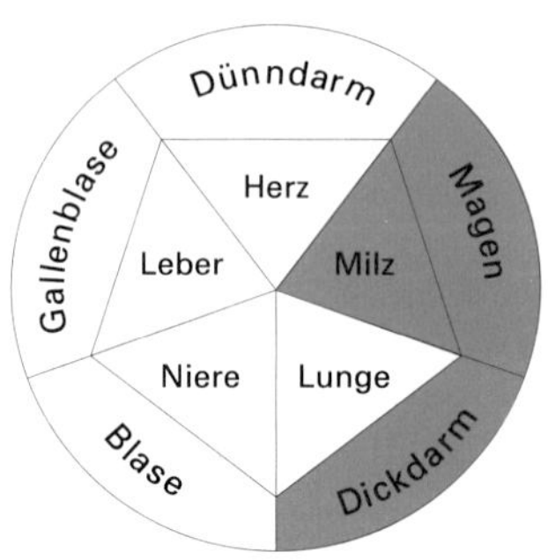

Dosierung

3-9 g, bei Organptosen eher höher dosieren

Anmerkung

1. Dieses kühle *Qi*-Regulatorium wird gerne in den Fällen eingesetzt, in denen die Stagnation bereits zu innerer Hitzeentwicklung tendiert und das warme Pericarpium Aurantii *Chen Pi* zu warm sein könnte.
2. Im Vergleich mit der reifen Frucht Fructus Citri Aurantii *Zhi Ke*, ist die unreife Fructus Citri Aurantii immaturi *Zhi Shi* stärker in ihrer Wirkung und wird eher bei Fülle-Zuständen und bei Stagnationen im Darm mit Obstipation gebraucht, um das *Qi* nach unten zu führen. In dieser Wirkung ist sie der reifen Frucht überlegen, die eher bei geschwächten Patienten zum Einsatz kommt, da sie milder in ihrer Wirkung ist.

Rezepturen mit dieser Droge

Kalte Extremitäten Pulver *Si Ni San* ► S.256

Größeres Dekokt, das das *Qi* ordnet *Da Cheng Qi Tang* ► S.234

Kontraindikation

Bei fehlendem Fülle-Zustand, Vorsicht während der Schwangerschaft

枳壳 Fructus Citri Aurantii

Pharmazeutischer Name:	**Fructus Citri Aurantii**
Chinesischer Name:	**Zhi Ke**
Englischer Name:	**Bitter Orange**
Deutscher Name:	**reife Zitrusfrucht**
Familie:	**Rautengewächse – Rutaceae**

Gruppenklassifikation

Qi regulierende Drogen

Temperatur

kalt	kühl	neutral	warm	heiß

Geschmack

salzig	bitter	sauer	neutral	süß	scharf

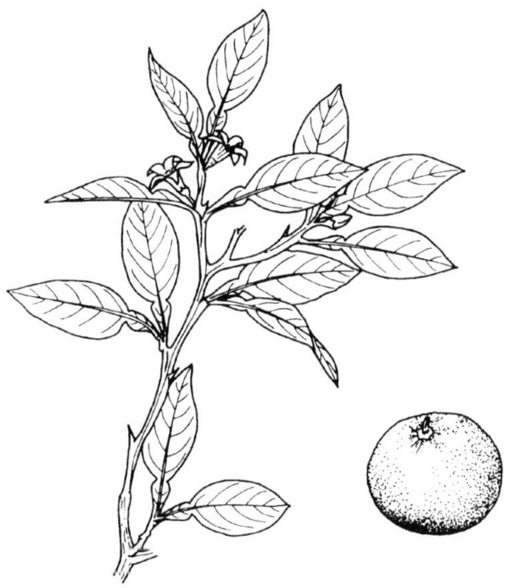

Wirkung

1. Oi-Stagnationen lösend
2. Nahrungsstagnationen im Magen-Darm-Trakt beseitigend

Indikation

1. Druck- oder Klumpengefühl im Epigastrium, Aufstoßen, Engegefühl im Thorax, oft einhergehend mit klebrigem, gelbem Zungenbelag
2. Abdominelle Nahrungsstagnationen mit Völlegefühl, Obstipation oder abdominellem Druck
3. Prolaps von Magen, Gebärmutter, Rektum

Dosierung

3-9 g

Anmerkung

1. Im Vergleich mit der unreifen Frucht – Fructus immaturus Citri Aurantii *Zhi Shi* – ist die reife Frucht *Zhi Ke* milder in ihrer Wirkung und wird gebraucht, um das *Qi* zu bewegen und Druck und Spannungsgefühl zu mildern. Sie ist besonders dann angezeigt, wenn der Patient Schwäche-Zeichen und Mangel-Symptome bietet.
2. Bei Obstipation jedoch ist die unreife Frucht – Fructus immaturus Citri Aurantii *Zhi Shi* – deutlich überlegen und vorzuziehen.

Wirkort

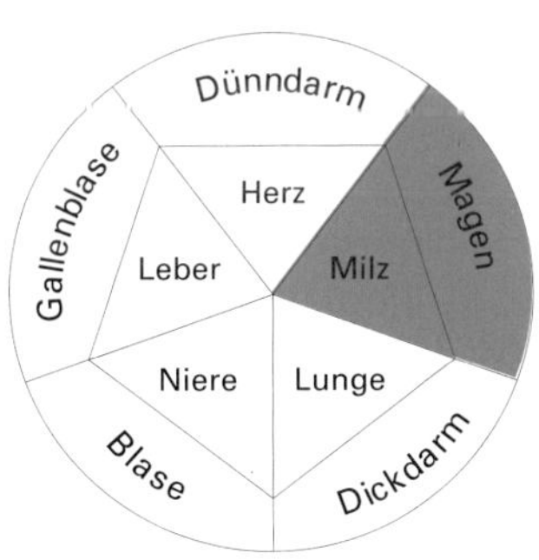

Rezepturen mit dieser Droge

Bupleurum Dekokt, das die Leber verteilt
Chai Hu Shu Gan San ► S.258

Befeuchte den Darm Pille *Run Chang Wan* ► S.244

Kontraindikation

Bei Husten aufgrund von Yin-Mangel oder bei Leber-Feuer, das zum Kopf aufsteigt.Gelegentlich kann Unwohlsein und Erbrechen hervorgerufen werden. In diesen Fällen die Dosis reduzieren.

Eigene Eintragungen

香附 Rhizoma Cyperi

Pharmazeutischer Name:	**Rhizoma Cyperi rotundi**
Chinesischer Name:	**Xiang Fu**
Japanischer Name:	**kobushi**
Englischer Name:	**Nutgrass**
Deutscher Name:	**Nußgraswurzelstock**
Familie:	**Sauergräser – Cyperaceae**

Gruppenklassifikation

Qi regulierende Drogen

Temperatur

kalt	kühl	neutral	warm	heiß

Geschmack

salzig	leicht bitter	sauer	neutral	süß	scharf

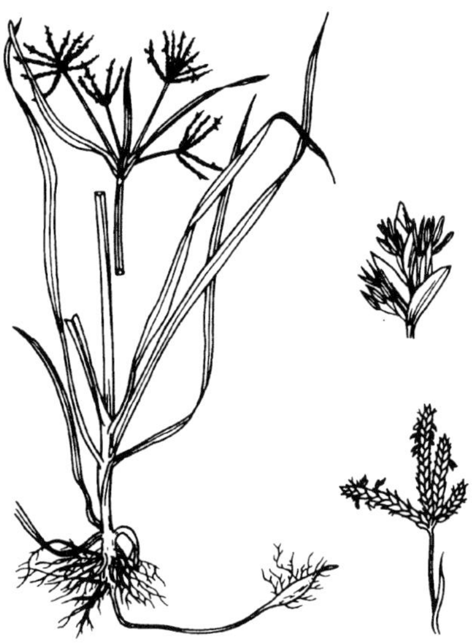

Wirkung

1. Fördert den Leber-Qi-Fluß, schmerzstillend
2. Reguliert die Mens und erleichtert Schmerz

Indikation

1. Fülle-Befund, insbesondere des Leber-Funktionskreises mit Leber-Qi-Stagnation: dyspeptische Beschwerden, Druck- und Völlegefühl im Epigastrium, am Rippenbogen oder im Brustkorb, Bauch- oder Magenschmerzen, schmerzhafte Hodenschwellung oder Hernien
2. Dysmenorrhö oder unregelmäßige Regel, prämenstruelle Beschwerden, gespannte Brüste, Unterleibsschmerzen

Dosierung

3-9 g

Wirkort

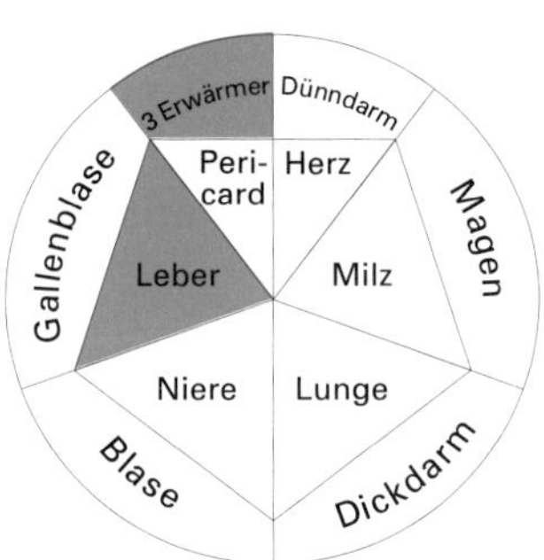

Anmerkung

1. Eines der wichtigsten, wenn nicht das wichtigste Qi-Regulatorium bei Leber-Qi-Stagnation.
2. Es wird häufig mit Drogen aus anderen Gruppen kombiniert, die auf ihre Art ebenfalls den Leber-Qi-Mechanismus in seinem freien Fluß fördern: Radix Paeoniae lactiflorae *Bai Shao* und Radix Bupleuri *Chai Hu* (siehe dort).
3. Das neutrale Temperaturverhalten von Rhizoma Cyperi *Xiang Fu* zusammen mit seiner harmonisierenden Eigenschaft bezüglich Milz und Leber und der zerstreuenden Wirkung von Stagnation erklärt die breite Einsatzmöglichkeit.

Kontraindikation

Hitze-Zeichen durch Yin-Mangel

Rezepturen mit dieser Droge

Bupleurum Dekokt, das die Leber verteilt *Chai Hu Shu Gan San* ► S.258

Flucht aus der Einschnürung Pille *Yue Ju Wan* ► S.394

Eigene Eintragungen

木香

Radix Aucklandiae

Pharmazeutischer Name:	**Radix Aucklandiae lappae, Inulae racemosae**
Chinesischer Name:	**Mu Xiang**
Japanischer Name:	**mokko**
Englischer Name:	**Aucklandia Root**
Deutscher Name:	**Himalayascharten**
Familie:	**Korbblütler – Compositae**

Gruppenklassifikation

Qi regulierende Drogen

Temperatur

kalt	kühl	neutral	warm	heiß

Geschmack

salzig	bitter	sauer	neutral	süß	scharf

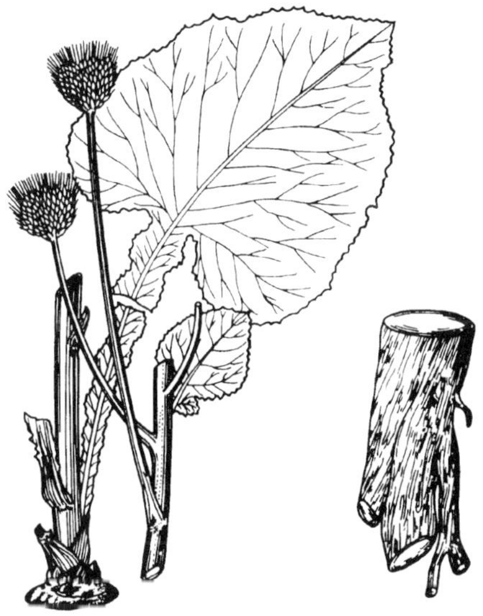

Wirkung

1. Den Qi-Fluß in Milz und Magen unterstützend
2. Reguliert stagnierendes *Qi* im Darm-Bereich
3. Stärkt die Milz und beugt Stagnationen vor

Indikation

1. Bei Qi-Stagnation in Milz und Magen: Appetitlosigkeit, abdominelle Spannungs- und Schmerzgefühle, Übelkeit, Erbrechen, Krämpfe durch Qi-Stagnationen im Gastrointestinaltrakt
Auch bei stagnierendem Leber- und Gallenblasen-Qi: Flankenschmerzen, Spannungsgefühl, Schmerz- und Druckgefühl im Thoraxbereich oder an den Rippenbögen, Ikterus
2. Qi-Stagnation im Darmbereich: Dysenterie, Diarrhö, abdominelle Schmerzen, besonders hilfreich auch bei Tenesmen
3. In Kombination mit tonisierenden Drogen: um die Nebeneffekte der Tonika auf die Milz zu mindern und die Milz in ihren Aufgaben der Umwandlung und Verteilung zu unterstützen

Wirkort

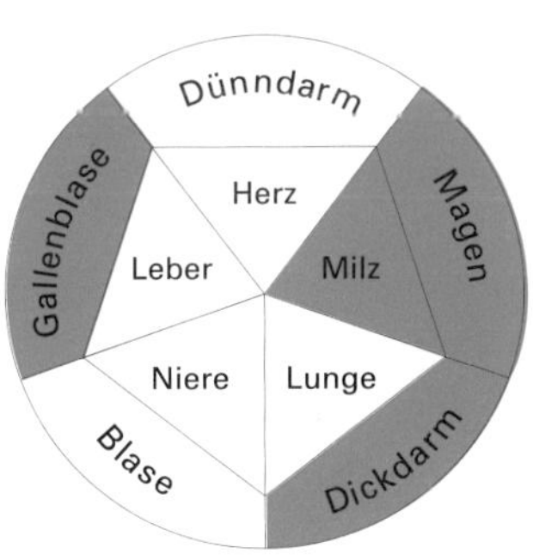

Dosierung

2-9 g

Anmerkung

1. Synonyme Bezeichnungen werden verwendet: Radix Saussureae, Radix Inulae racemosae, Radix Muxiang
2. Eines der wichtigsten Kräuter bei den verschiedensten Formen von Verdauungsproblemen

Kontraindikation

Bei Trockenheit durch Säfte-Mangel oder Yin-Mangel

Rezepturen mit dieser Droge

Dekokt, das die Milz wiederherstellt *Gui Pi Tang* ► S.362

Eigene Eintragungen

乌药 Radix Linderae

Pharmazeutischer Name:	**Radix Linderae strychnifoliae**
Chinesischer Name:	**Wu Yao**
Japanischer Name:	**uyaku**
Englischer Name:	**Lindera Root**
Deutscher Name:	**Fieberstrauchwurzel**
Familie:	**Lorbeergewächse – Lauraceae**

Gruppenklassifikation

Qi regulierende Drogen

Temperatur

kalt	kühl	neutral	warm	heiß

Geschmack

salzig	bitter	sauer	neutral	süß	scharf

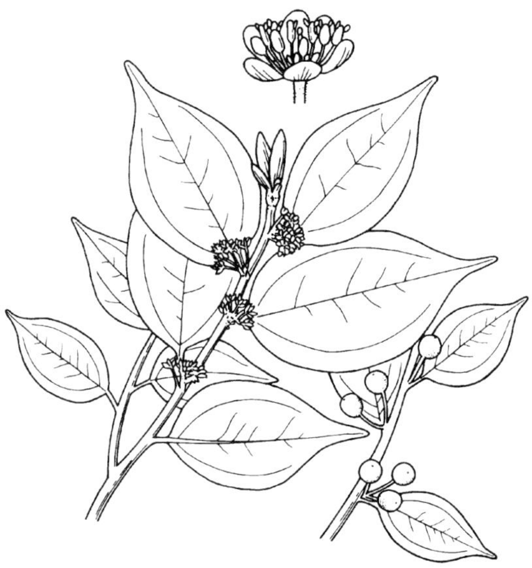

Wirkung

1. Unterstützt die Bewegung des *Qi*, Schmerz lindernd
2. Kälte vertreibend und schmerzstillend
3. Die Niere wärmend

Indikation

1. Bei stagnierendem und rebellierendem *Qi*: Druck und Völlegefühl im Thorax und Epigastrium, Flankenschmerzen, Schluckauf, Aufstoßen
2. Lindert durch das Vertreiben von Kälte und Qi-Regulation Schmerzen in vielen Bereichen: Abdominalschmerzen, Unterleibsschmerzen, schmerzhafte Menstruation, auch schmerzhafte Hernien
3. Kälte der Niere und Blase durch Nieren-Yang-Mangel: häufiges Wasserlassen, Einnässen, Inkontinenz, Asthma durch Nieren-Schwäche

Wirkort

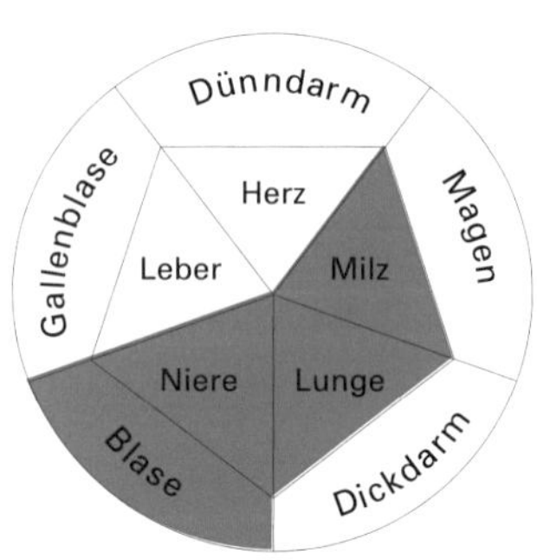

Dosierung

3-9 g

Kontraindikation

Bei Hitze im Innen

Rezepturen mit dieser Droge

Dekokt, das Blut-Stasen unterhalb des Diaphragmas eliminiert *Ge Xia Zhu Yu Tang* ► S.422

Lindera Pulver der besten Qualität
Tian Tai Wu Yao San Bensky ► S.331

Eigene Eintragungen

薤白 Bulbus Allii

Pharmazeutischer Name:	**Bulbus Allii bakeri**
Chinesischer Name:	**Xie Bai**
Japanischer Name:	**gaihaku**
Englischer Name:	**Macrostem Onion**
Deutscher Name:	**Chinesischer Lauch**
Familie:	**Liliengewächse – Liliaceae**

Gruppenklassifikation
Qi regulierende Drogen

Temperatur

kalt	kühl	neutral	warm	heiß

Geschmack

salzig	bitter	sauer	neutral	süß	scharf

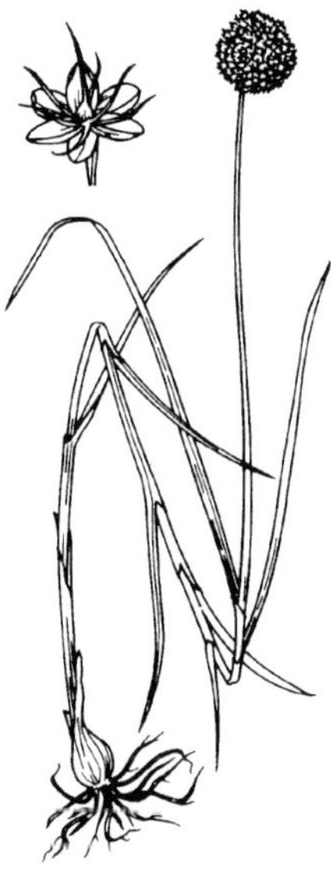

Wirkung
1. Belebt den freien Fluß *Qi* und Blut, erleichtert Schmerz
2. Wärmt Milz und Magen, löst Zusammenballungen, zerteilt Kälte-Schleim
3. Leitet rebellierendes *Qi* nach unten, reduziert Stagnation

Indikation
1. Völle, Druck und Schmerzen im Epigastrium, Thoraxschmerzen durch Blut-Stase im Herz-Meridian
2. Bei Thorax-Bi-Syndrom durch kalten Schleim, wodurch der freie Fluß des Yang-Qi im Brustkorb blockiert ist: Enge und Schmerzgefühl im Thorax, Flankenschmerz, BWS-Syndrom, ausstrahlende Schmerzen im mittleren Rückenbereich, Interkostalneuralgie, Dyspnoe, Giemen, Husten mit Auswurf
3. Bei Dysenterie mit Diarrhö und Krämpfen, besonders auch bei Schmerzen und Krämpfen im Enddarmbereich oder Anus

Wirkort

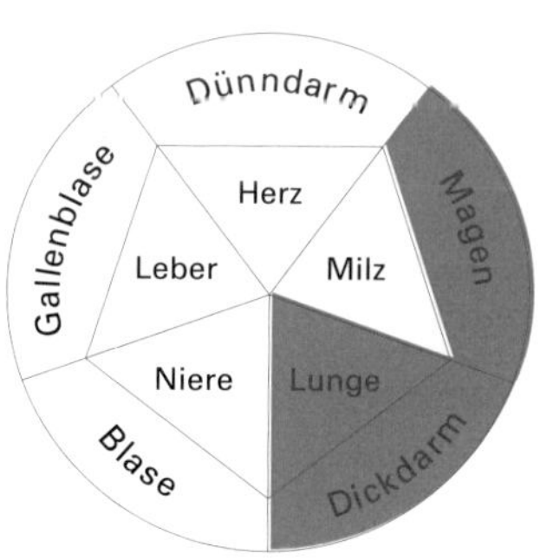

Dosierung
6-15 g

Kontraindikation
Ausgeprägter Qi-Mangel

Rezepturen mit dieser Droge
Fructus Trichosanthis, Bulbus Allii und Weißwein Dekokt
Gua Lou Xie Bai Jiu Tang ► S.398

Eigene Eintragungen

川楝子

Fructus Meliae Toosendan

Pharmazeutischer Name:	**Fructus Meliae Toosendan**
Chinesischer Name:	**Chuan Lian Zi**
Japanischer Name:	**senrenshi**
Englischer Name:	**Sichuan Chinaberry**
Deutscher Name:	**Paternosterbaumfrüchte**
Familie:	**Meliaceae**

Gruppenklassifikation
Qi regulierende Drogen

Temperatur

kalt	kühl	neutral	warm	heiß

Geschmack

salzig	bitter	sauer	neutral	süß	scharf

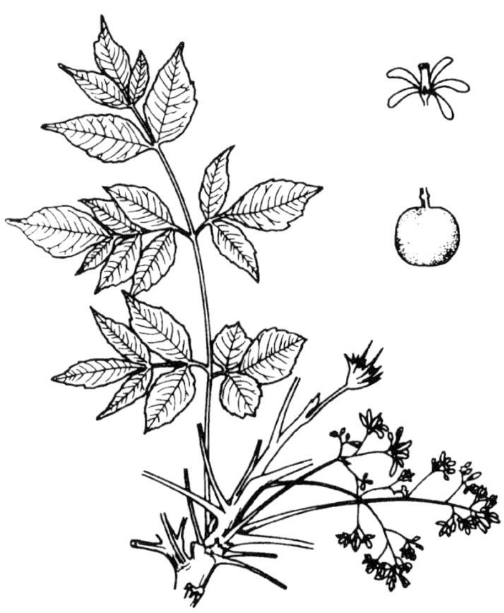

Wirkung
1. *Qi* regulierend und schmerzlindernd
2. Antiparasitisch und antihelminthisch
3. Hitze klärend, Nässe trocknend

Indikation
1. Schmerzen und Stechen im Bauch und Unterbauch, Schmerz in den Flanken, den Rippen und im seitlichen Abdomen durch Leber-Qi-Stagnation oder Leber-Magen-Disharmonie, auch bei Hernien, besonders hilfreich bei begleitenden Hitze-Zeichen, aber auch bei Qi-Stagnation mit Hitze-Nässe

2. Bei Parasitenbefall des Darmes durch Askariden, Spulwürmer, Bandwürmer und andere Darmparasiten. Fructus Meliae wird auch topisch in Form von Pulver bei Tinea der Kopfhaut angewendet.

3. Bei Qi-Stagnation durch Hitze-Nässe gegen Schmerzen im Epigastrium, Abdomen und Flankenbereich, auch bei Schmerzen durch Hernien

Wirkort

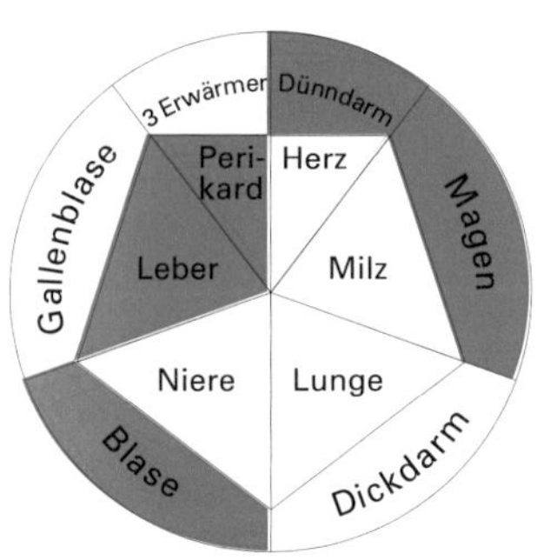

Dosierung
6-12 g

Anmerkung
1. Gelegentlich wird diese Arznei auch lediglich mit einem ihrer beiden Namen bezeichnet, nämlich Fructus Meliae oder Fructus Toosendan.

2. Obwohl dieses Mittel nicht so ausgesprochen effektiv die Parasiten eliminiert, ist es sehr wirksam in der Schmerzlinderung bei solchen Störungen.

Rezepturen mit dieser Droge
Fructus Meliae Toosendan Pulver
Chuan Lian Zi San ► S.400

Kontraindikation
Bei Mangel- und Kälte-Symptomen von Milz und Magen

Eigene Eintragungen

10. BLUT REGULIERENDE DROGEN

Indikation nach TCM-Kriterien

Blut-Stase

Untergruppen und typische Beispiele

10.a Blut belebende Drogen	Rhizoma Ligustici	*Chuan Xiong*	► S.634
10.b Blutungen stoppende Drogen	Pollen Typhae	*Pu Huang*	► S.648

Wirkung

Diese Kräuter sind im Grunde ebenfalls Regulatoria wie die Gruppe 9. Sie wirken regulativ auf das Blut. Diese Drogen beleben das Blut, lösen Blut-Stasen und bringen so den Fluß der stofflichen Energien wieder in Gang. Somit wirken sie auch Schmerz lindernd.

Eine Blut-Stase kann durch eine lange bestehende Qi-Stagnation bedingt sein. Auch Traumata, Operationen, Verletzungen können den Blut-Fluß stören. Ein Blut-Mangel kann die Entstehung einer Blut-Stase begünstigen. Ebenfalls kann dies durch einen Qi-Mangel geschehen, da das *Qi* das Blut bewegen muß.
Von den pathogenen Faktoren ist besonders Kälte ein Faktor, der eine Blut-Stase verursachen kann.

Typische Symptome einer Blut-Stase

Schmerz, tiefer und stärker als bei Qi-Stagnation, existentieller, ortsgebunden, Druck- und Spannungsgefühl, frustrierte, gedrückte oder gereizte Stimmung
Im Oberen Erwärmer treten diese Beschwerden auf als Beklemmungs, Druck- oder Engegefühl im Thorax; Angina pectoris.

Im Unteren Erwärmer manifestiert sich eine Blut-Stase mit Schmerzen oder Krämpfen im Unterbauch und/oder Beschwerden der Menstruation. Schmerzen in der Wirbelsäule oder im Bewegungsapparat können mit Blut-Stasen assoziiert sein, ebenso Kopfschmerzen.

Indikation

Stagnation und Stasen erzeugen im Grunde immer eine Art Fülle- oder Exzeß-Situation. Jedoch kann auch ein gleichzeitiger energetischer Mangel bestehen, der die Stagnation oder Stase begünstigen oder erst ermöglichen kann. Dann liegt ein kombiniertes Fülle-Mangel-Muster vor. Dies bedarf der Regulation und Auflösung der Stase und der Tonisierung und Beseitigung des Mangels, Qi- und/oder Blutes.

Eine über eine längere Zeit bestehende Stagnation oder Stase neigt dazu, Hitze zu entwickeln. Wie bei einem Auto, bei dem während der Fahrt die Handbremse angezogen bleibt, durch Reibung Hitze entsteht, so entwickelt eine Blut-Stase evtl. allmählich Zeichen einer Blut-Hitze.

Befunde

Zungenkörper:
Die Zunge ist in diesem Falle der wichtigste Indikator der Blut-Stase. Eine livide Zunge zeigt sehr sicher eine Blut-Stase an. Gestaute Zungengrundvenen sind in Zweifelsfällen ein sehr guter Indikator. Die begleitenden Befunde können auch am Zungenkörper abgelesen werden: ein gleichzeitiger Qi-Mangel oder Blut-Mangel führt zu einer lividen, blassen Zunge.

Zungenbelag:
Für die Blut-Stase selbst gibt es keine typische Änderung des Zungenbelags.

Puls:
Der Puls ist typischerweise drahtig, bei gleichzeitigem Qi-Mangel kraftlos, bei Kälte zusätzlich langsam und bei Hitze eher beschleunigt.

Leitsymptome

Schmerz, Druck- und Engegefühl im Oberbauch, Thorax, Unterleib

Anwendungsbeispiel

Schmerz-Syndrome, Bauchschmerzen, Angina pectoris, Dysmenorrhö, Depression

Häufige Kombinationen

Die Kräuter der Gruppe 10 werden oft mit anderen Drogen kombiniert, bei Qi-Mangel mit Drogen der Gruppe 12.a, die das *Qi* tonisieren; bei Blut-Mangel – was oft vorkommt – mit Kräutern der Gruppe 12.b, bei gleichzeitiger Qi-Stagnation mit Kräutern der Gruppe 9., bei Stase durch Kälte mit Drogen der Gruppe 11., gelegentlich auch 1.a.

Korrespondierende Akupunktur

Allgemein sind Luo-Punkte sehr regulativ und deshalb bei Stagnation und Stase zum Ingangbringen des Flusses von *Qi* und Blut sehr hilfreich:
3E 5, Pe 6, Lu 7, Ma 40, MP 4, He 5, Dü 7, Bl 58, Ni 4, Gb 37, Le 5

Zusätzlich können sehr sinnvoll sein:
MP 10 für Blut-Stasen der unteren Körperhälfte, Bl 17 für Blut-Stasen in der oberen Körperhälfte, MP 6, Ma 36, Le 3, Ren 4

Bei Stagnation ohne Hitze-Zeichen wirkt Wärme auch sehr gut, um den Energiefluß wieder in Gang zu bringen und Schmerzen zu lindern; Moxa allgemein ist hierbei sehr wirksam.

Zusammenfassung – Charakterisierung dieser Drogen-Gruppe

Wirkung:	Diese Drogen beleben das Blut und lösen Blut-Stasen, regulativ.
Eigenschaften:	Die meisten Arzneien der Gruppe 10 sind scharf, bitter und vom Temperaturverhalten warm, neutral oder kühl.
Pathogene Faktoren:	Besonders emotionale Belastungen führen zu Stagnationen und Stasen. Auch äußere pathogene Faktoren können den freien Qi-Fluß behindern: besonders Kälte sowie Nässe. Eine Qi-Stagnation geht oft einer Blut-Stase voraus.
Typische Arznei:	Rhizoma Ligustici *Chuan Xiong* ► S.634
Indikation:	Blut-Stase
Wirkort:	Leber, Gallenblase, Herz, Perikard, Lunge, Dickdarm, Blase
Therapie-Prinzip – *Ba Fa*:	*Xiao Fa* die lösende, regulierende Methode

Acht Leitkriterien – Ba Gang

Diese Leitkriterien beschreiben den Energiezustand des Patienten, für den diese Drogen-Gruppe angezeigt ist.

Lokalisierung

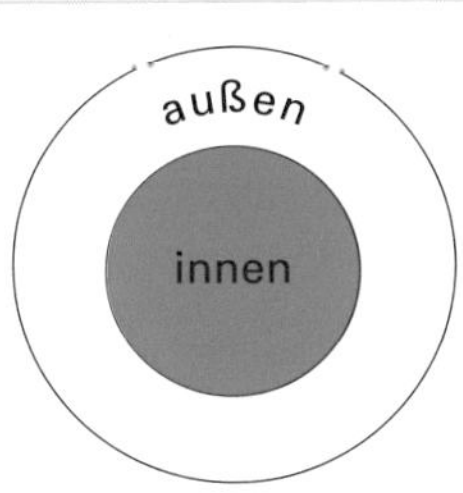

Qualität

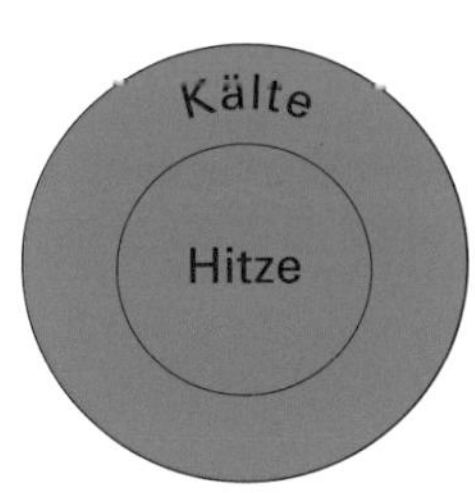

Quantität

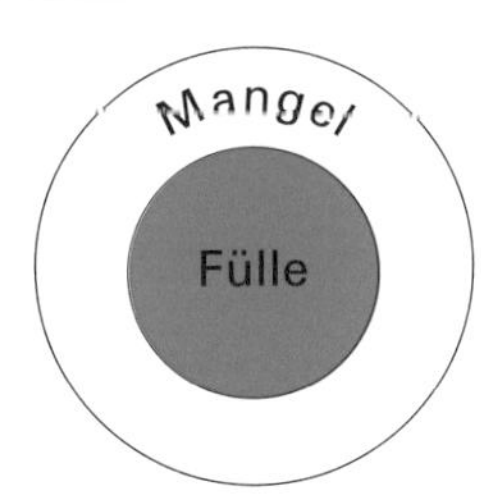

10.a Blut belebende Drogen

川芎

Rhizoma Ligustici

Pharmazeutischer Name:	**Rhizoma Ligustici Chuanxiong**
Chinesischer Name:	**Chuan Xiong**
Japanischer Name:	**senkyu**
Englischer Name:	**Szechuan Lovage Root**
Deutscher Name:	**Chinesische Liebstöckelwurzel**
Familie:	**Doldenblütler – Umbelliferae**

Gruppenklassifikation
Blut belebende Drogen

Temperatur

kalt	kühl	neutral	warm	heiß

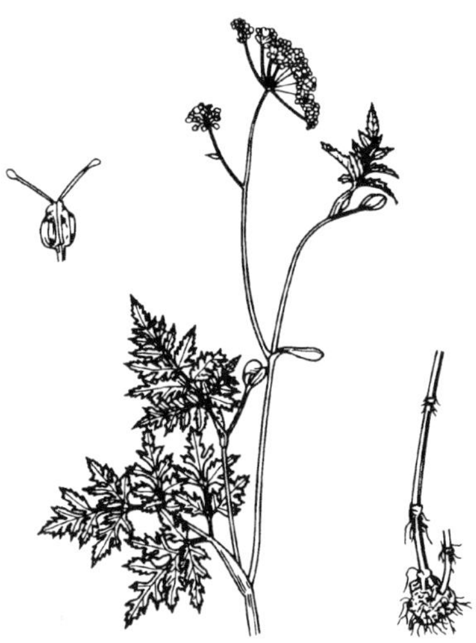

Wirkort

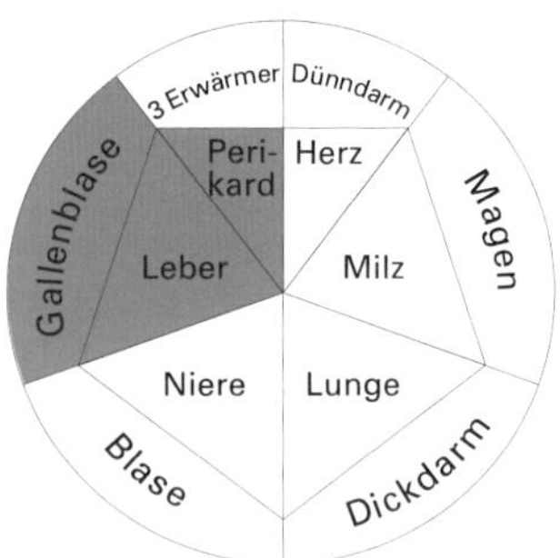

Rezepturen mit dieser Droge

Radix Angelicae sinensis und Radix Paeoniae Pulver *Dang Gui Bai Shao San* ► S.350
Vier Arzneien Dekokt *Si Wu Tang* ► S.348
Acht Schätze Dekokt *Ba Zhen Tang* ► S.358
Dekokt, das Blut-Stasen aus einem schmerzenden Körper treibt *Shen Tong Zhu Yu Tang* ► S.419
Dekokt, das Stasen aus dem Haus des Blutes treibt *Xue Fu Zhu Yu Tang* ► S.416 ff.
Radix Angelicae pubescentis und Ramulus Loranthii Dekokt *Du Huo Ji Sheng Tang* ► S.314

Kontraindikation
Wenn Kopfschmerzen durch Yin-Mangel oder aufsteigendes Leber-Yang bedingt sind, bei exzessiver Menstruationsblutung, Schwangerschaft

Geschmack

salzig	bitter	sauer	neutral	süß	scharf

Wirkung
1. Das Blut belebend, *Qi* bewegend
2. Wind-Erkrankungen ausleitend, schmerzstillend
3. Kopfschmerzen lindernd

Indikation
1. Blut-Stasen im Unterleib: gestörte oder schmerzhafte Regelblutug wie Dysmenorrhö, Amenorrhö, schwierige Entbindung, Stauungen im Unterleib postpartum – eine der wichtigsten gynäkologischen Arzneien
Auch bei Hämatomen, Verletzungen
2. Blut-Stasen im Oberkörper: Thoraxschmerz, Brustenge bei koronarer Herzerkrankung, Schmerzen in den Flanken und im Hypochondrium
3. Wind-Nässe: Gelenkschmerzen, Bi-Syndrom, Kopfschmerzen, insbesondere in Stirn oder Schläfen, auch für Wind-Invasion im Außen, wie bei grippalen Infekten, Wind in der Oberfläche mit Kopfschmerzen, Schwindel, bei verschiedenen Hauterkrankungen, die durch Wind verursacht sind
4. Kopfschmerzen: Es führt das *Qi* nach oben und lindert Schmerz. Bei Blut-Stasen im Kopf, nach apoplektischem Insult, cerebraler Embolie, Gehirnerschütterung mit Kopfschmerzen
5. In Kombination mit anderen Drogen kann es auch für Kopfschmerzen verordnet werden, die durch Wind, Hitze, Kälte oder Blut-Mangel bedingt sind.

Dosierung
3-9 g

Anmerkung
1. Ligusticum ist eine der wichtigsten Blut bewegenden Arzneien. Durch seine gleichzeitige Fähigkeit, das *Qi* zu regulieren und Wind auszutreiben, hat es ein sehr breites Anwendungsgebiet unter anderem bei vielen gynäkologischen und orthopädischen Erkrankungen mit Blut-Stase.
2. Ligusticum hat eine besondere Affinität zur Wirbelsäule, so daß es bei durch Blut-Stase bedingten Beschwerden in diesem Bereich ein wirkungsvolle Arznei ist.
3. Ligusticum ist ein mächtiges Elevantium, welches die Energien nach oben lenkt.
4. Es verbessert den Blutfluß in den Koronararterien; es hat einen blutdrucksenkenden Effekt (besonders in Kombination mit Reserpin), reduziert Thrombozyten – Aggregation; aktive Substanzen (Tetramethyl – Pyraquine) passieren die Hirn-Liquor-Schranke; es verbessert die Mikrozirkulation.
5. Hinweis: In einigen Quellen auch als Radix Ligustici bezeichnet. In Japan als Rhizoma Cnidii bekannt. Nicht zu verwechseln mit Rhizoma et Radix Ligustici sinensis *Gao Ben*, welches ein Oberflächenbefreier der Gruppe 1 ist.

丹参 Radix Salviae miltiorrhizae

Pharmazeutischer Name:	Radix Salviae miltiorrhizae
Chinesischer Name:	Dan Shen
Japanischer Name:	tanjin
Englischer Name:	Salvia Root
Deutscher Name:	Salbei
Familie:	Lippenblütler – Labiatae

Gruppenklassifikation

Blut belebende Drogen

Temperatur

kalt	kühl	neutral	warm	heiß

Geschmack

salzig	bitter	sauer	neutral	süß	scharf

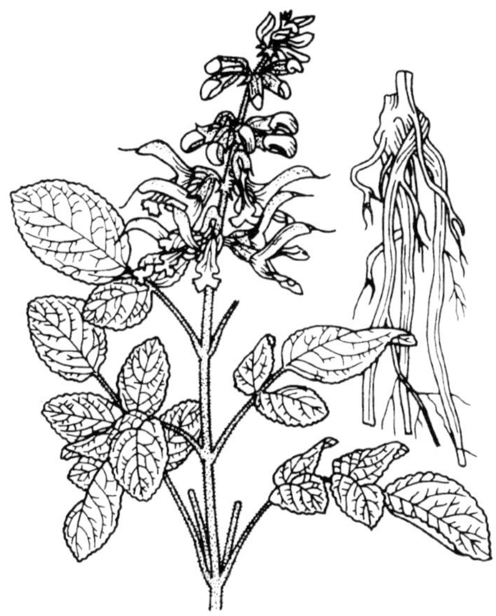

Wirkung

1. Belebt die Blut-Zirkulation und eliminiert Blut-Stasen im Unterleib
2. Belebt die Blut-Zirkulation und eliminiert Blut-Stasen im Thorax
3. Hitze klärend, abdominelle Zusammenballungen und Abszesse reduzierend
4. Sedativ

Indikation

1. Amenorrhö, Dysmenorrhö, palpable Zusammenballungen und Tumore, Unterleibsschmerzen
2. Blut-Stase im Thoraxbereich: thorakales Engegefühl, Schmerz im Thorax oder Epigastrium, Angina pectoris, koronare Herzkrankheit, auch bei Schmerzen am Rippenbogen und interkostal durch Leber-Qi-Stagnation mit Blut-Stase
3. Ulzerationen, Ausschläge, Geschwüre, Karbunkel
4. Unruhe durch Hitze im Bereich der Nähr-Energie oder Herz-Yin-Mangel, Schlaflosigkeit, Unruhe, Reizbarkeit, Palpitationen, Herzklopfen

Wirkort

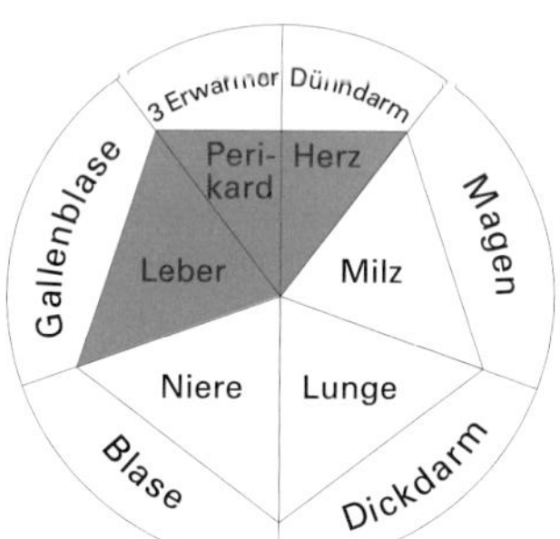

Dosierung

3-15 g

Anmerkung

1. Radix Salviae miltiorrhizae hat einen starken Bezug zum Thorax, weswegen es gerne bei Blut-Stasen in diesem Bereich genutzt wird. Es ist das wichtigste Mittel bei Blut-Stasen im Thorax.

2. In zahlreichen experimentellen Untersuchungen wurden verschiedene pharmakologische Wirkungen nachgewiesen:

Es verbessert die Mikrozirkulation, die koronare Durchblutung, die Hypoxie-Toleranz des Herzmuskels, inhibiert die Blutkoagulation und aktiviert Fibrinolyse. Es sollte daher bei marcumarisierten Patienten mit Vorsicht eingesetzt, und die Parameter sollten engmaschig überprüft werden, da es sonst zu einer verstärkten Blutungsneigung kommen kann.

3. Antibakterielle Wirkung mit Inhibition des Wachstums zahlreicher Bakterienstämme wie Pseudomonas, E. coli, Staphylococcus aureus.

Im heutigen China wird Radix Salviae miltiorrhizae im klinischen Bereich auch bei Koronarpatienten als Injektion verabreicht und bei Vaskulitiden eingesetzt.

Rezepturen mit dieser Droge

Besondere Pille des Himmlischen Kaisers, die das Herz tonisiert
Tian Wang Bu Xin Dan ► S.446

Kontraindikation

Bei fehlender Blut-Stase

延胡索

Rhizoma Corydalis

Pharmazeutischer Name:	**Rhizoma Corydalis Yanhusuo**
Chinesischer Name:	**Yan Hu Suo**
Japanischer Name:	**engosaku**
Englischer Name:	**Corydalis Rhizome**
Deutscher Name:	**Lerchenspornwurzel**
Familie:	**Mohngewächse – Papaveraceae**

Gruppenklassifikation

Blut belebende Drogen

Temperatur

kalt	kühl	neutral	warm	heiß

Geschmack

salzig	bitter	sauer	neutral	süß	scharf

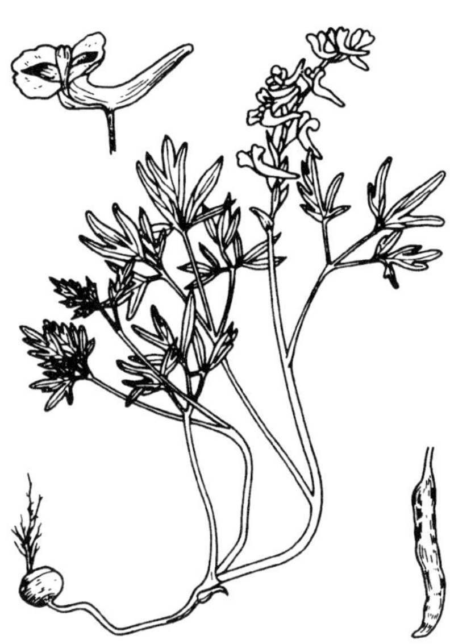

Wirkung

1. Belebt die Blutzirkulation und eliminiert Blut-Stasen, Schmerz stillend
2. Reguliert die Qi-Zirkulation, Schmerz stillend

Indikation

1. Verschiedenartige Schmerzen durch Blut-Stase: Schmerzen im Thorax und Abdomen, im Unterbauch, schmerzhafte Menstruation, Dysmenorrhö, Lumbalgien, Hernien
Auch Schmerzen durch Verletzungen, Prellungen und Quetschungen
2. Qi-Stagnation mit Schmerz: Thoraxschmerz, Bauchschmerzen, besonders Schmerzen im Epigastrium

Dosierung

3-9 g

Anmerkung

1. Rhizoma Corydalis wird gelegentlich auch als Tuber Corydalidis bezeichnet.
2. Dieses Mittel ist besonders wirkungsvoll bei Dysmenorrhö.
3. Rhizoma Corydalis hat ein sehr breites Wirkspektrum und ist sehr effektiv bei den verschiedenen Arten von Schmerz. Es wird dabei, der jeweiligen Ursache des Schmerzes nach der TCM-Diagnose entsprechend, mit anderen Mitteln kombiniert.

Wirkort

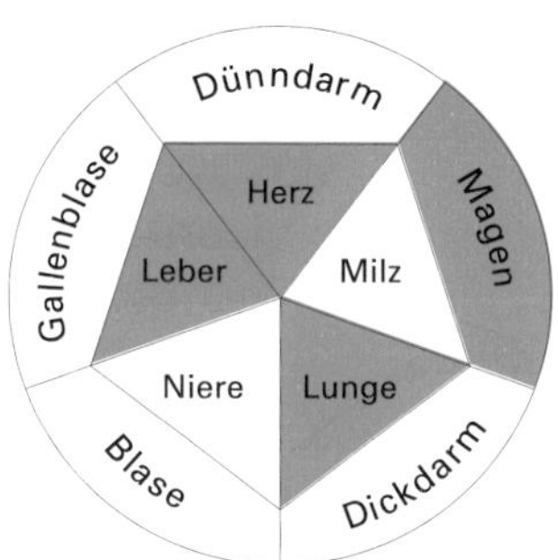

Kontraindikation

In der Schwangerschaft

Rezepturen mit dieser Droge

Dekokt, das Blut-Stasen unterhalb des Diaphragmas eliminiert *Ge Xia Zhu Yu Tang* ► S.422

Dekokt, das Blut-Stasen im unteren Abdomen eliminiert *Shao Fu Zhu Yu Tang* ► S.420

Fructus Toosendan Pulver *Chuan Lian Zi San* ► S.400

Eigene Eintragungen

姜黄 Rhizoma Curcumae

Pharmazeutischer Name:	**Rhizoma Curcumae longae**
Chinesischer Name:	**Jiang Huang**
Japanischer Name:	**kyoo**
Englischer Name:	**Tumeric Rhizome**
Deutscher Name:	**Gelbwurz**
Familie:	**Ingwergewächse – Zingiberaceae**

Gruppenklassifikation

Blut belebende Drogen

Temperatur

kalt	kühl	neutral	warm	heiß

Geschmack

salzig	bitter	sauer	neutral	süß	scharf

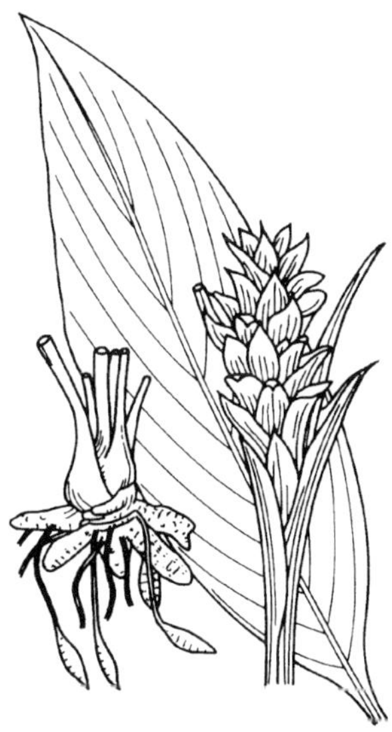

Wirkung

1. Blut-Stasen lösend, entblockt die Mens
2. Qi regulierend und bewegend, schmerzlindernd
3. Macht Leitbahnen und Kollateralen durchgängig und lindert Schmerz

Indikation

1. Blut-Stase: Schmerzen im Brustkorb, Angina pectoris, Atherosklerose, Schmerz im Epigastrium oder Abdomen, Dysmenorrhö, Amenorrhö, besonders durch Blut-Stase, die durch innere Kälte oder Yang-Mangel bedingt ist, Schwellungen und Schmerz durch Verletzungen, Trauma
2. Qi-Stagnation: bei epigastrischen oder abdominellen Schmerzen durch Qi-Stagnation
3. Nässe-Wind: Muskel- und Gelenkschmerzen, Bi-Syndrom mit Blut-Stase, besonders im Schulterbereich

Dosierung

3-9 g

Wirkort

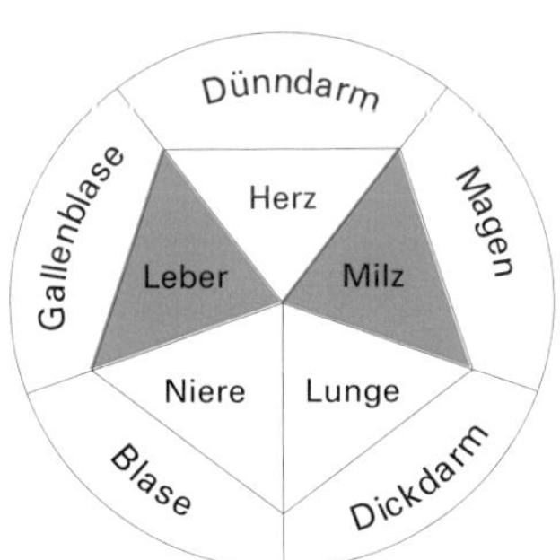

Anmerkung

1. Bei chronischen Schulterbeschwerden mit Blut-Stase das wichtigste Mittel, es wird dabei, besonders wenn zusätzlich eine Wind-Nässe Komponente besteht, oft ergänzt durch Rhizoma Notopterygii *Qiang Huo*, Radix Angelicae pubescentis *Du Huo*.

Auch noch in Frage kommen bei dieser Indikation: Ramulus Mori *Sang Zhi*, Rhizoma Ligustici *Chuan Xiong*

2. Rhizoma Curcumae kann auch extern als Salbe, z. B. pulverisiert in Sesamöl, lokal angewendet werden. Diese Darreichungsform wird in Japan „gelbe Salbe" genannt.

Kontraindikation

Schwangerschaft, bei Blut-Mangel ohne Blut-Stase

Rezepturen mit dieser Droge

Dekokt, das schmerzhafte Blockaden beseitigt aus Medical Revelations *Juan Bi Tang* ► S.306

Rhizoma Corydalis Yanhusuo Dekokt *Yan Hu Suo Tang* Bensky ► S.354

Eigene Eintragungen

益母草

Herba Leonuri

Pharmazeutischer Name:	Herba Leonuri heterophylli
Chinesischer Name:	Yi Mu Cao
Japanischer Name:	yaku moso
Englischer Name:	Leonurus Herb, Chinese Motherwort
Deutscher Name:	chinesisches Mutterkraut
Familie:	Lippenblütler – Labiatae

Gruppenklassifikation
Blut belebende Drogen

Temperatur
kalt | kühl | neutral | warm | heiß

Geschmack
salzig | bitter | sauer | neutral | süß | scharf

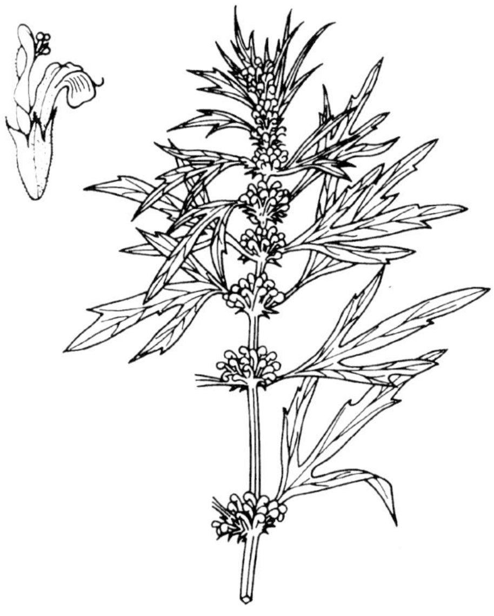

Wirkung
1. Belebt Blutzirkulation, beseitigt Blut-Stase und reguliert die Mens
2. Diuretisch, reduziert Ödeme
3. Entgiftend

Indikation
1. Menstruationsstörungen, prämenstruelle Bauchschmerzen, unregelmäßige Mens, Dysmenorrhö, Unterleibsschmerzen nach der Geburt, gynäkologische Tumore, Verhärtungen und Zusammenballungen, uterine Blutungen, Infertilität
2. Ödeme, verminderter Urin, Gedunsenheit des Körpers, besonders hilfreich, wenn zusätzlich blutiger Urin vorliegt
3. Abszesse und Eiterungen

Dosierung
3-30 g, bis zu 120 g bei Glomerulonephritis

Wirkort

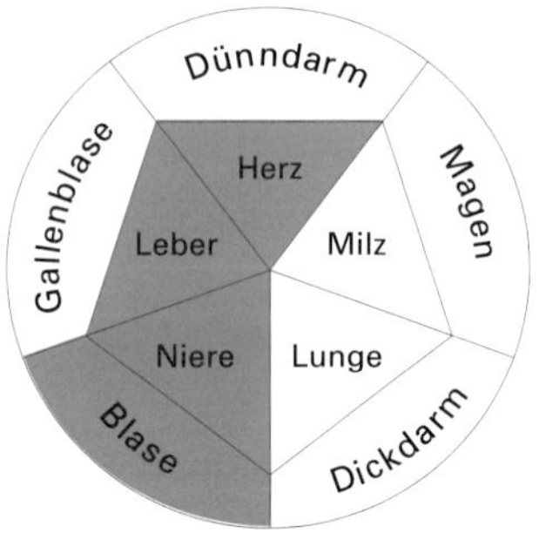

Anmerkung
1. Herba Leonuri ist eine Arznei, die das Blut belebt und gleichzeitig eine gewisse stützende Wirkung auf Niere und Leber hat und daher gerne bei Blut-Stase mit energetischer Schwäche verordnet wird.
2. Von der modernen chinesischen Medizin wird das Mittel bei renaler Hypertonie verordnet.
3. Es zeigt im Tierexperiment eine dem Oxytozin ähnliche kontraktive Wirkungen auf den Uterus.
4. Wirkt auf den Uterus nach der Geburt ähnlich effektiv wie Ergotamin in der uteruskontrahierenden Wirkung nach der Entbindung

Kontraindikation
Schwangerschaft

Rezepturen mit dieser Droge
Rhizoma Gastrodiae und Ramulus Uncariae
Trank *Tian Ma Gou Teng Yin* ► S.468

Eigene Eintragungen

桃仁 Semen Persicae

Pharmazeutischer Name:	**Semen Persicae**
Chinesischer Name:	**Tao Ren**
Japanischer Name:	**tonin**
Englischer Name:	**Peach Kernel**
Deutscher Name:	**Pfirsichsamen**
Familie:	**Rosengewächse – Rosaceae**

Gruppenklassifikation

Blut belebende Drogen

Temperatur

kalt	kühl	neutral	warm	heiß

Geschmack

salzig	bitter	sauer	neutral	süß	scharf

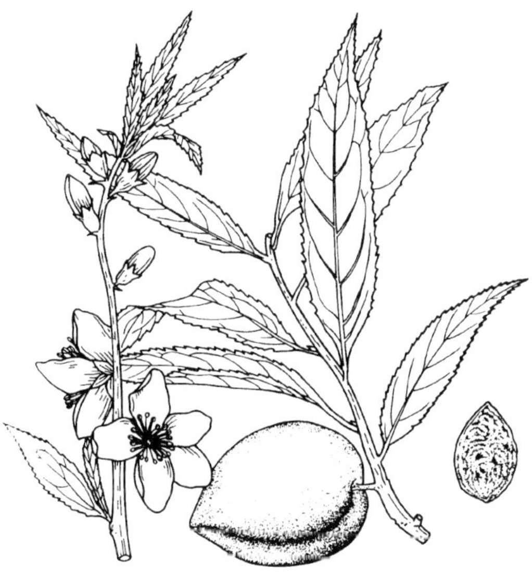

Wirkung

1. Das Blut belebend, Stasen aufhebend
2. Die Eingeweide befeuchtend, laxierend

Indikation

1. Fülle und Hitze-Fülle durch Blut-Stase: Menstruationsstörungen, Amenorrhö, Dysmenorrhö, Zusammenballungen und Massen im Unterleib, Myome, Abdominalschmerzen, Flankenschmerzen, Schmerzen nach Verletzungen und Trauma
2. Stase durch Hitze-Nässe: Entzündungen in Thorax und Unterleib, Husten, bronchiale Spastik, eitriger Auswurf, Fieber, Adnexitis, Lungenabszeß, Darmabszeß
3. Trockenheit im Dickdarm: Obstipation im Senium mit hartem, trockenem Stuhl

Dosierung

3-9 g, es soll erst bei der Abgabe an den Patienten vom Apotheker zerkleinert werden

Wirkort

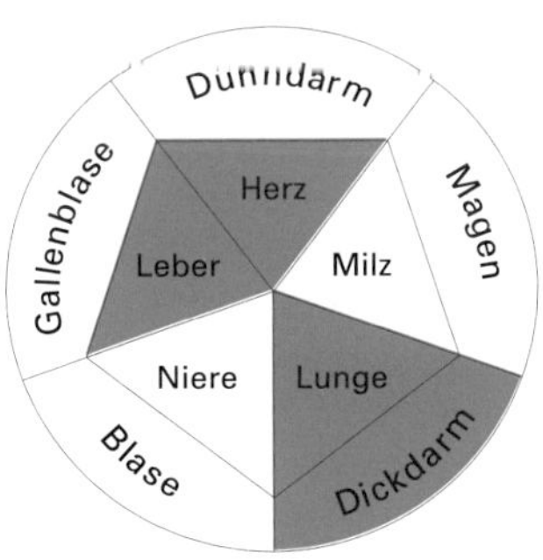

Anmerkung

Semen Persicae ist ein sehr wichtiges und vielfach angewendetes Mittel bei sehr vielen Erkrankungen, die im Zusammenhang mit Blut-Stase auftreten.

Kontraindikation

Während der Schwangerschaft

Eigene Eintragungen

Rezepturen mit dieser Droge

Ramulus Cinnamomi und Poria Pille
Gui Zhi Fu Ling Wan ► S.428

Semen Persicae Dekokt, das das *Qi* ordnet
Tao He Cheng Qi Tang ► S.414

Rhizoma Rhei und Cortex Moutan Dekokt
Da Huang Mu Dan Tang ► S.238

Dekokt, das Stasen aus dem Haus des Blutes treibt
Xue Fu Zhu Yu Tang ► S.416

Dekokt, das Blut-Stasen unterhalb des Diaphragmas eliminiert *Ge Xia Zhu Yu Tang* ► S.422

红花 Flos Carthami

Pharmazeutischer Name:	**Flos Carthami tinctorii**
Chinesischer Name:	**Hong Hua**
Japanischer Name:	**koka**
Englischer Name:	**Safflower**
Deutscher Name:	**Saflorblüte**
Familie:	**Korbblütler – Compositae**

Gruppenklassifikation

Blut belebende Drogen

Temperatur

kalt | kühl | neutral | warm | heiß

Geschmack

salzig | bitter | sauer | neutral | süß | scharf

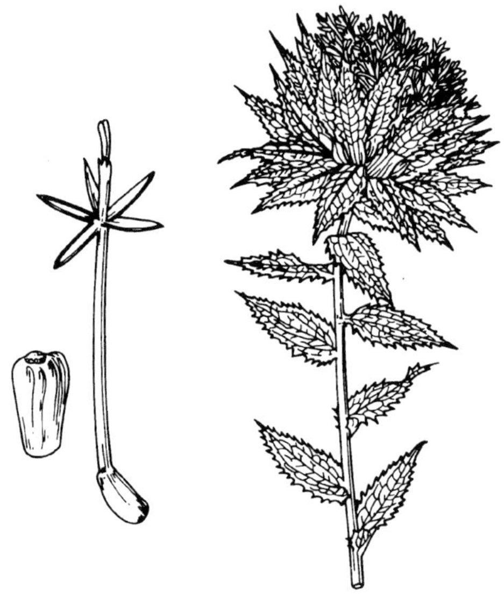

Wirkung

1. Das Blut belebend, die Mens harmonisierend
2. Blut-Stasen aufhebend, schmerzstillend

Indikation

1. Fülle-Zustand mit Blut-Stasen: Amenorrhö, Dysmenorrhö, nachgeburtliche Blutungen, abdominelle Schmerzen oder Tumore, Schwindel postpartum,
2. Durch Blut-Stase bedingt: schlecht heilende Wunden, Karbunkel, dunkle, livide Erythemata, Blutungen aus den Körperöffnungen, Blutgerinnsel infolge von Verletzungen und Operationen, Schmerzen, durch Blut-Stase bedingtes Thorax-Bi-Syndrom, Gliederschmerzen, Spannungsgefühl in den Extremitäten

Dosierung

3-9 g

Wirkort

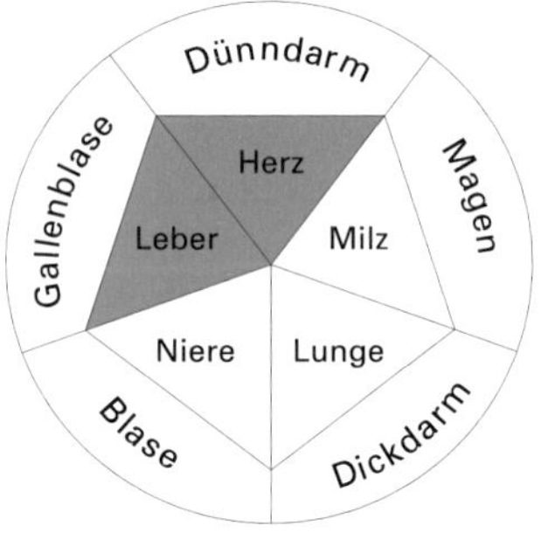

Anmerkung

Dieses Kraut, in großen Dosen gegeben, zerteilt Blut-Stasen, während es in kleinen Dosen das Blut eher harmonisiert.

Kontraindikation

In der Schwangerschaft, bei Menorrhagien

Rezepturen mit dieser Droge

Dekokt, das Blut-Stasen unterhalb des Diaphragmas eliminiert *Ge Xia Zhu Yu Tang* ► S.422

Dekokt, das Blut-Stasen aus einem schmerzenden Körper treibt *Shen Tong Zhu Yu Tang* ► S.419

Eigene Eintragungen

莪术 Rhizoma Curcumae Zedoariae

Pharmazeutischer Name:	**Rhizoma Curcumae zedoariae**
Chinesischer Name:	**E Zhu**
Japanischer Name:	**gajutsu**
Englischer Name:	**Zedoary Rhizome**
Deutscher Name:	**Zwitterwurzelstock**
Familie:	**Ingwergewächse – Zingiberaceae**

Gruppenklassifikation

Blut belebende Drogen

Temperatur

kalt	kühl	neutral	warm	heiß

Geschmack

salzig	bitter	sauer	neutral	süß	scharf

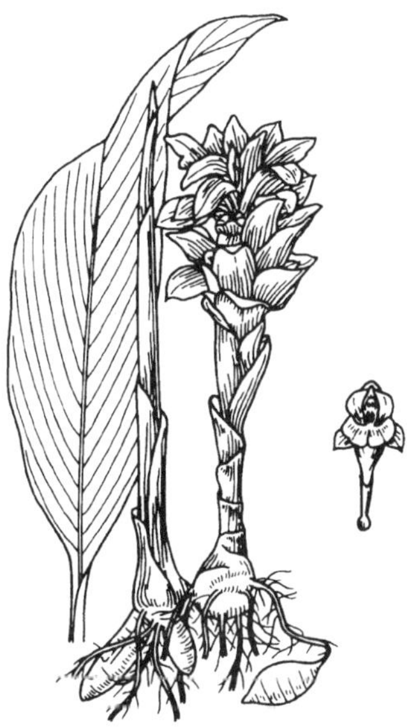

Wirkung

1. Blut-Stasen lösend, das *Qi* bewegend, Zusammenballungen zerteilend, schmerzstillend
2. Nahrungsstagnation auflösend, Schmerz lindernd

Indikation

1. Blut-Stase: Schmerzen bei der Menses, Dysmenorrhö, Amenorrhö, Stauungen im Unterleib postpartum, abdominelle Schmerzen, abdominelle Massen, Tumore im Epigastrium und übrigen Abdomen durch Blut-Stase
2. Nahrungsstagnation mit Fülle der Mitte: Schmerz, Völlegefühl im Abdomen, Trommelbauch, Engegefühl im Thorax, Verdauungsstillstand oder -schwäche, besonders auch bei Kindern

Dosierung

3-9 g

Wirkort

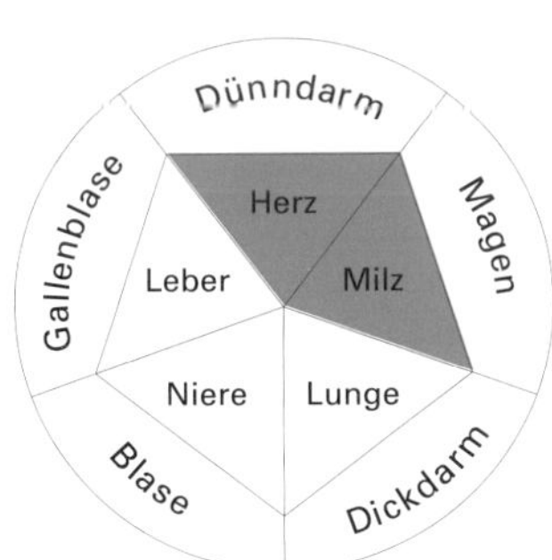

Anmerkung

1. Ein sehr wirkungsvolles Mittel bei den oben genannten Indikationen. Die beschriebenen Syndrome stellen in der Regel Fülle-Zustände dar.
2. Rhizoma Curcumae *E Zhu* ist eines der Kräuter, die in der Onkologie Verwendung finden und im Tierversuch eine antineoplastische Wirkung auf bestimmte Malignomarten zeigen. Es wird oft zusammen mit Rhizoma Spargani *San Leng* gebraucht.

Kontraindikation

1. Während der Schwangerschaft, bei überstarken Lochien
2. Mit Vorsicht bei Qi- und Blut-Mangel, bei übermäßig starker Menstruationsblutung

Eigene Eintragungen

三棱

Rhizoma Spargani

Pharmazeutischer Name:	**Rhizoma Spargani stoloniferi**
Chinesischer Name:	**Ying San Leng, San Leng**
Japanischer Name:	**sanryo**
Englischer Name:	**Bur-reed rhizome, Scirpus, Sparganum**
Deutscher Name:	**Sparganium – Wurzel**
Familie:	**Igelkolbengewächse – Sparganiaceae**

Gruppenklassifikation
Blut belebende Drogen

Temperatur

kalt	kühl	neutral	warm	heiß

Geschmack

salzig	bitter	sauer	neutral	süß	scharf

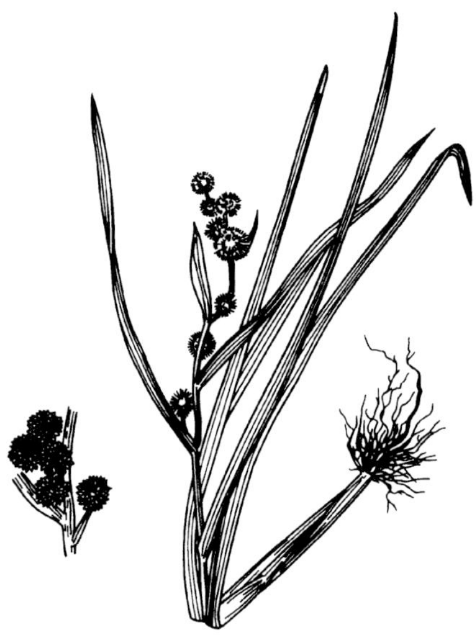

Wirkung
1. Blut-Stase lösend, schmerzstillend, Zusammenballungen zerteilend
2. Nahrungsstagnation auflösend

Indikation
1. Blut-Stase: Amenorrhö, Dysmenorrhö, schmerzhafte Stauungen in den Unterleibsorganen nach der Geburt, abdominelle Massen, Tumore
2. Nahrungsstagnation und/oder Qi-Stagnation in der Mitte: Stockende Verdauung, Bauchschmerz, Blähbauch, abdominelles Unwohlsein durch Nahrungsstagnation und/oder Qi-Stagnation

Dosierung
3-9 g

Wirkort

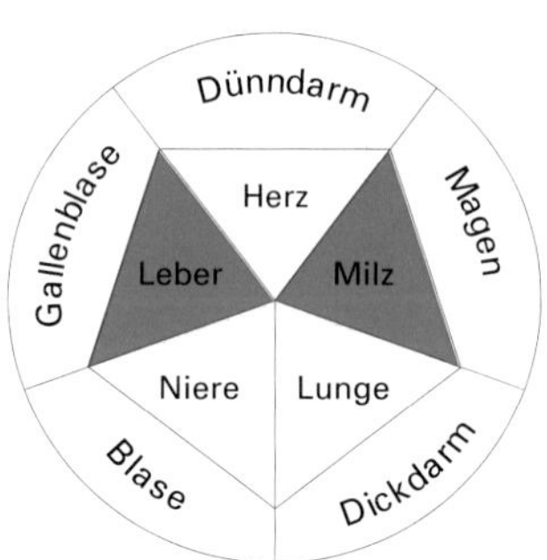

Anmerkung
1. Ein Synonym für Rhizoma Spargani ist Rhizoma Scirpi.
2. Ein sehr wirkungsvolles Mittel bei den oben genannten Indikationen. Die beschriebenen Syndrome stellen in der Regel Fülle-Zustände dar. Es können sich dabei auch bereits leichte Hitze-Zeichen zeigen.
3. Rhizoma Spargani ist eines der Kräuter, die in der Onkologie Verwendung finden, oft zusammen mit Rhizoma Curcumae *E Zhu* gebraucht.

Kontraindikation
1. Bei überstarken Regelblutungen, übermäßigem Wochenfluß und während der Schwangerschaft
2. Mit Vorsicht bei Mangel-Zuständen

Rezepturen mit dieser Droge
Rhizoma Spargani Pille
San Leng Wan

Eigene Eintragungen

没药 Myrrha

Pharmazeutischer Name:	**Myrrha**
Chinesischer Name:	**Mo Yao**
Japanischer Name:	**motsuyaku**
Englischer Name:	**Myrrh**
Deutscher Name:	**Myrrhe, Gummiartiges Harz verschiedener Bäume**
Familie:	**Weihrauchgewächse – Burseraceae**

Gruppenklassifikation

Blut belebende Drogen

Temperatur

kalt	kühl	neutral	warm	heiß

Geschmack

salzig	bitter	sauer	neutral	süß	scharf

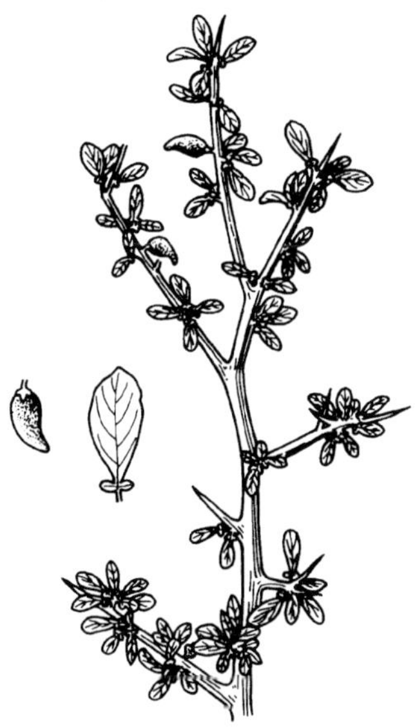

Wirkung

1. Belebt das Blut, zerschlägt Blut-Stasen, lindert Schmerzen und Schwellungen
2. Unterstützt die Wundheilung

Indikation

1. Blut-Stase mit schmerzhafter Menstruation, Blutung, klumpiges Menstrualblut, Schmerzen im Unterleib, Schmerz durch Trauma, Thoraxschmerzen, Abdominalschmerzen, Amenorrhö, unverschiebliche Tumore
2. Entzündete und schlecht heilende Wunden, Karbunkel, die durch Blut-Hitze bedingt sind, hierfür auch topisch benutzt
3. Gelenkschwellungen und -schmerzen durch Wind-Nässe

Dosierung

3-9 g

Wirkort

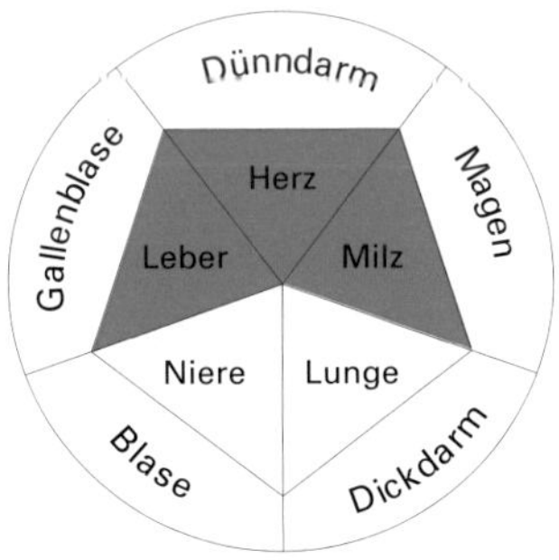

Kontraindikation

In der Schwangerschaft und bei starken uterinen Blutungen

Rezepturen mit dieser Droge

Dekokt, das Blut-Stasen im unteren Abdomen behebt *Shao Fu Zhu Yu Tang* ► S.420

Eigene Eintragungen

牛膝 Radix Achyranthis

Pharmazeutischer Name:	Radix Achyranthis bidentatae
Chinesischer Name:	Niu Xi
Japanischer Name:	goshitsu
Englischer Name:	Achyranthes Root
Deutscher Name:	Spreublumenwurzel
Familie:	Fuchsschwanzgewächse – Amarenthaceae

Gruppenklassifikation

Blut belebende Drogen

Temperatur

kalt	kühl	neutral	warm	heiß

Geschmack

salzig	bitter	sauer	neutral	süß	scharf

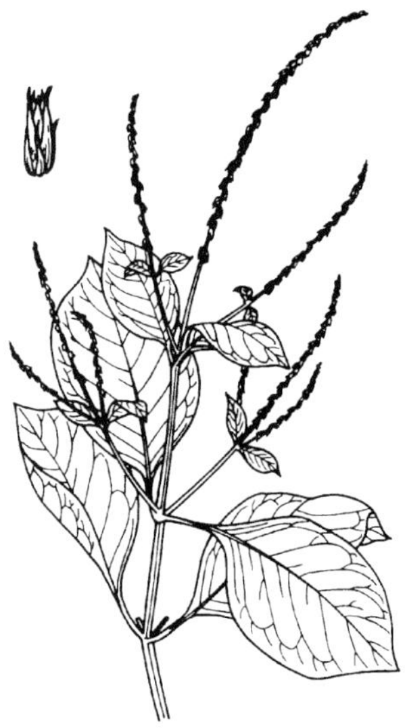

Wirkung

1. Das Blut belebend, Blut-Stasen auflösend
2. Stärkt Sehnen und Knochen, hilft den Gelenken, stärkt und nährt Leber und Niere
3. Klärt Hitze-Nässe im Unteren Erwärmer
4. Führt Blut nach unten

Indikation

1. Blut-Stase: schmerzhafte Regelblutung, Dysmenorrhö, Amenorrhö, schmerzhafte Hämatome infolge von Verletzungen
2. Nieren-Leber-Schwäche: bei Schwäche und Schmerzen der unteren Extremitäten, besonders in LWS- und Kniebereich, bedingt durch energetische Schwäche der Niere und Leber
3. Hitze-Nässe im Unteren Erwärmer: schmerzhafte Miktionen, Hämaturie, Urinverhaltung, vaginaler Ausfluß, auch bei Nieren- oder Blasensteinen mit blutigem Urin und Schmerzen im unteren Rücken
4. Bei unkontrollierter Bewegung des Blutes durch Blut-Hitze oder Yin-Mangel mit Mangel-Hitze: Blutungen aus Nase, Mund, Zahnfleischbluten, Zahnschmerzen, auch für Schwindel, verschwommenes Sehen, Kopfschmerzen durch aufsteigendes Leber-Yang

Wirkort

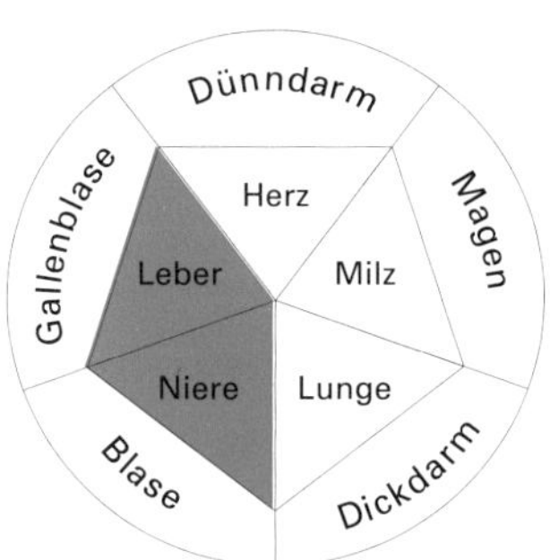

Dosierung

6-12 g

Anmerkung

1. Ein vielfach gebrauchtes Mittel bei Beschwerden im Bereich der LWS und der unteren Extremitäten, da es gleichzeitig Schmerzen durch Blut-Stase (bedingt) lindert und die entsprechenden Funktionskreise Niere und Leber stärkt. Denn bei chronischen LWS-Beschwerden liegt neben der Blut-Stase meistens auch eine energetische Schwäche besonders der Niere zugrunde.

2. Radix Achyranthis hat einen besonderen Bezug zur unteren Körperhälfte, warum es auch gern als sogenannte Meldearznei eingesetzt wird, um eine Rezeptur auf diesen Bereich besonders zu fokussieren

Kontraindikation

Bei Milz-Qi-Mangel mit Diarrhö, überstarken Lochien, in der Schwangerschaft

Rezepturen mit dieser Droge

Großes Ledebouriella Dekokt
Da Fang Feng Tang ► S.316

Radix Angelicae pubescentis und Ramulus Loranthii Dekokt
Du Huo Ji Sheng Tang ► S.314

五灵脂

Excrementum Trogopteri seu Pteromi

Pharmazeutischer Name:	Faeces Trogopterorum
Chinesischer Name:	Wu Ling Zhi
Japanischer Name:	goreishi
Englischer Name:	Flying Squirrel Feces
Deutscher Name:	Flughörnchendung
Familie:	Fledermäuse – Pteropidae

Gruppenklassifikation
Blut belebende Drogen

Temperatur

kalt	kühl	neutral	warm	heiß

Geschmack

salzig	bitter	sauer	neutral	süß	scharf

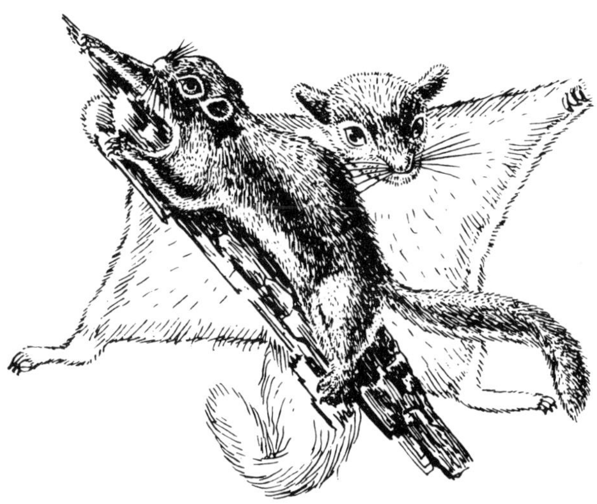

(Grafik entnommen aus: Zhonghua Bencao Bianweihui (Ed.): Zhonghua Bencao (Chinesische Materia Medica) Vol 9, S. 552; Shanghai kexue jishu chubanshe (Verlag für Wissenschaft & Technologie Shanghai), 1. Auflage, 1. Druck; Shanghai, 1999)

Wirkung
1. Beseitigt Blut-Stasen, stillt Schmerz
2. Stillt Schmerz, macht die Leitbahnen durchgängig
3. Löst Blut-Stasen und stoppt Blutungen

Indikation
1. Menstruationsbeschwerden, Dysmenorrhö, Amenorrhö, nachgeburtliche Komplikationen und Schmerzzustände, Abdominalschmerzen nach der Entbindung, epigastrische Schmerzen
2. Koronare Herzkrankheit, Angina pectoris
3. Uterine Blutungen, anhaltender Lochienfluß durch Blut-Stase bedingt

Dosierung
3-9 g

Wirkort

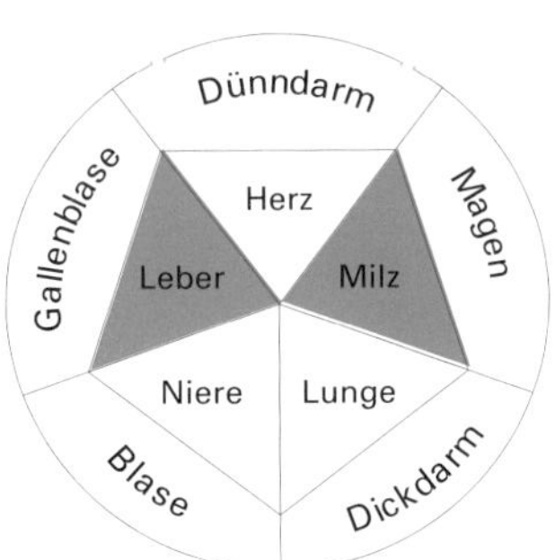

Kontraindikation
Schwangerschaft

Rezepturen mit dieser Droge
Dekokt, das Blut-Stasen unterhalb des Diaphragmas löst *Ge Xia Zhu Yu Tang* ► S.422

Eigene Eintragungen

10.b Blutungen stoppende Drogen

蒲黄 Pollen Typhae

Pharmazeutischer Name:	Pollen Typhae
Chinesischer Name:	Pu Huang
Japanischer Name:	hoo
Englischer Name:	Cattail Pollen, Bulrush
Deutscher Name:	Rundkolbenpollen
Familie:	Rohrkolbengewächs – Typhaceae

Gruppenklassifikation
Blutungen stoppende Drogen

Temperatur

kalt	kühl	neutral	warm	heiß

Geschmack

salzig	bitter	sauer	neutral	süß	scharf

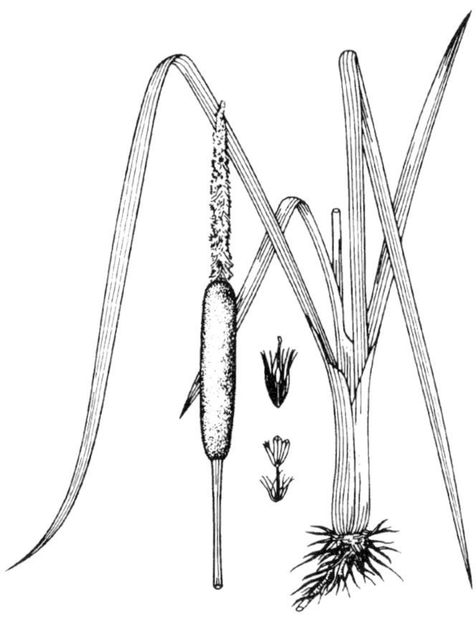

Wirkung

1. Blutung stillend, adstringierend, eliminiert pathogene Hitze
2. Belebt die Blutzirkulation, löst so Blut-Stasen und lindert Schmerz

Indikation

1. Verschiedenartige Blutungen: Nasenbluten, Bluterbrechen, Bluthusten, Blut im Stuhl, blutiger Urin, uterine Blutungen, subkutane Blutungen, auch äußerliche Blutungen durch Verletzungen
2. Schmerzen durch Blut-Stasen: Thoraxschmerzen, Angina pectoris, Dysmenorrhö, abdominale Schmerzen nach der Geburt

Dosierung
6-12 g, wird gelegentlich im Dekokt in Stoff gewickelt abgekocht

Anmerkung

1. Pollen Typhae ist recht effektiv in der blutstillenden Wirkung.
2. Das Besondere an diesem Mittel ist, daß es einerseits Blutungen stillt und andererseits dennoch in der Lage ist, das Blut zu dynamisieren und so Blut-Stasen, die oft gleichzeitig bestehen, zu beheben.
3. Es gibt auch Kräuter in anderen Gruppen als dieser, die eine blutstillenden Wirkung haben:

Herba Schizonepetae *Jing Jie* (Gruppe 1.a)
Radix Ledebouriellae *Fang Feng* (Gruppe 1.a)
Radix Scutellariae *Huang Qin* (Gruppe 2.c),
Gelatinum Corii Asini *E Jiao* (Gruppe 12.b)

Wirkort

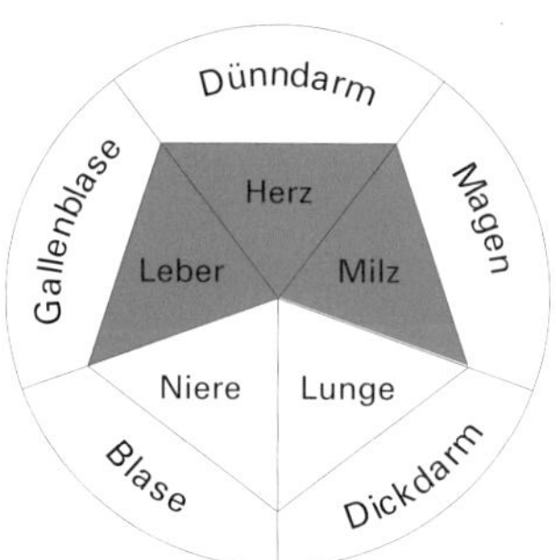

Kontraindikation
Nur mit Vorsicht während der Schwangerschaft

Rezepturen mit dieser Droge

Dekokt, das Blut-Stasen im unteren Abdomen eliminiert *Shao Fu Zhu Yu Tang* ► S.420

Dekokt, das die Menses kühlt und Blutungen stoppt *Qing Jing Zhi Xue Tang* Bensky ► S.379

Plötzliches Lächeln Pulver *Shi Xiao San* Bensky ► S.353

Eigene Eintragungen

仙鹤草

Herba Agrimoniae

Pharmazeutischer Name:	**Herba Agrimoniae pilosae**
Chinesischer Name:	**Xian He Cao**
Japanischer Name:	**senkakuso**
Englischer Name:	**Agrimony**
Deutscher Name:	**Odermennigkraut**
Familie:	**Rosengewächse – Rosaceae**

Gruppenklassifikation

Blutungen stoppende Drogen

Temperatur

kalt	kühl	neutral	warm	heiß

Geschmack

salzig	bitter	sauer	neutral	süß	scharf

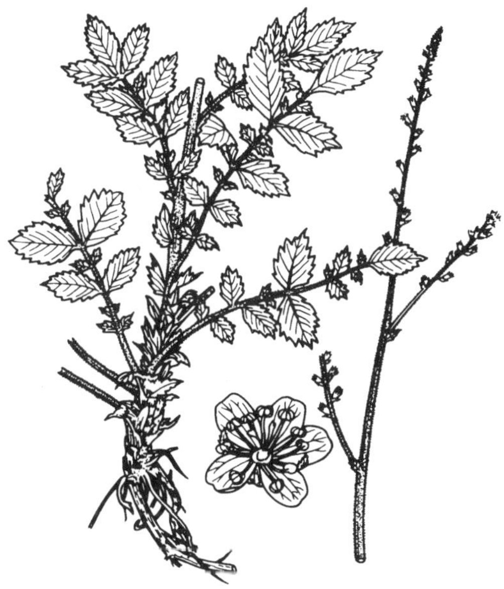

Wirkung

1. Blutungen stillend, zusammenziehend
2. Adstringierend, antidiarrhöisch
3. Toxine eliminierend, tötet Parasiten

Indikation

1. Sehr wirksam bei verschiedenartigen Blutungen: Nasenbluten, Zahnfleischbluten, Hämaturie, Bluthusten oder Blutspucken, Bluterbrechen, uterine Blutungen, alle Arten von Hämorrhagien
2. Bei Diarrhö: chronische Diarrhö, Dysenterie
3. Detoxifizierend bei Furunkeln, Trichomonaden, Malaria und Würmern

Dosierung

10-15 g, bei alleiniger Anwendung kurzzeitig auch 20-50 g

Wirkort

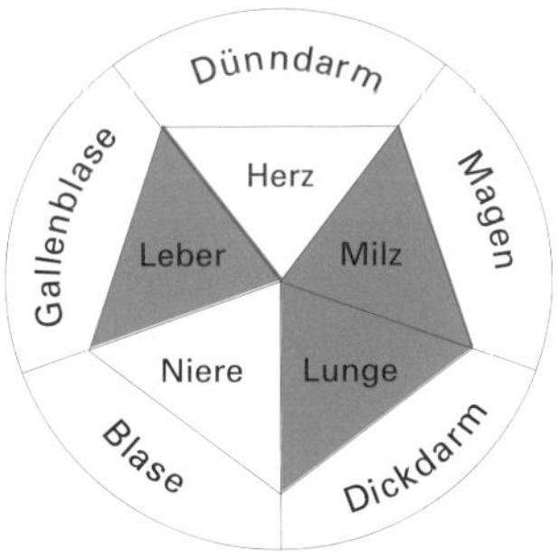

Anmerkung

1. Herba Agrimoniae ist sehr breitgefächert einsetzbar bei Blutungen verschiedener Genese und diesbezüglich eines der wichtigsten Mittel.
2. Das Mittel wird für Trichomonaden-Vaginitis auch topisch für Spülungen und Waschungen gebraucht.
3. Es gibt zahlreiche pharmakologische Studien, die sehr gut die hämostatische Wirkung des Mittels belegen. Nach den Studien wird sowohl die Blutungszeit verkürzt, als auch nach einigen Ergebnissen eine periphere Vasokonstriktion bewirkt. Bei Faktormangel VII, IX und XI ließ sich jedoch kein Effekt erzielen.
4. Ein antibiotischer, anti-entzündlicher und analgetischer Effekt wurde ebenfalls dokumentiert.

Rezepturen mit dieser Droge

Beruhige das Blut Dekokt
Ning Xue Tang Bensky ► S.374

Kontraindikation

Das Mittel kann gelegentlich Übelkeit und Erbrechen auslösen

Eigene Eintragungen

地榆 Radix Sanguisorbae

Pharmazeutischer Name:	**Radix Sanguisorbae officinalis**
Chinesischer Name:	**Di Yu**
Japanischer Name:	**jiyu**
Englischer Name:	**Sanguisorba Root**
Deutscher Name:	**Wiesenknopfwurzel**
Familie:	**Rosengewächse – Rosaceae**

Gruppenklassifikation

Blutungen stoppende Drogen

Temperatur

kalt	kühl	neutral	warm	heiß

Geschmack

salzig	bitter	sauer	neutral	süß	scharf

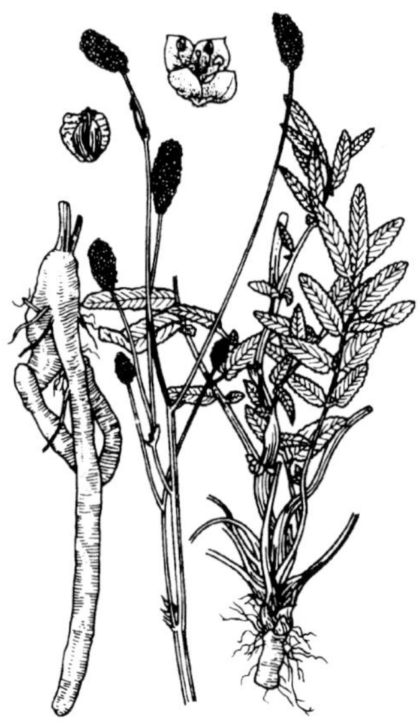

Wirkung

1. Blut kühlend und Blutungen stillend durch Elimination von Blut-Hitze, besonders im Unteren Erwärmer
2. Adstringierend
3. Klärt Hitze und unterstützt die Wundheilung

Indikation

1. Blutungen im Unteren Erwärmer durch Hitze-Nässe: Diarrhö mit blutigem Stuhl, Dysenterie mit Blutbeimengung, blutende Hämorrhoiden, Hämaturie, genitale Blutungen, exzessive uterine Blutungen, auch für Nasenbluten und Bluterbrechen
2. Bei Hautverletzungen, insbesondere auch Verbrennungen, Ulzerationen, Wunden, auch äußerlich als Auflage, es reduziert die Sezernierung von Sekret und regt die Bildung von neuem Gewebe an.

Dosierung

3-9 g

Wirkort

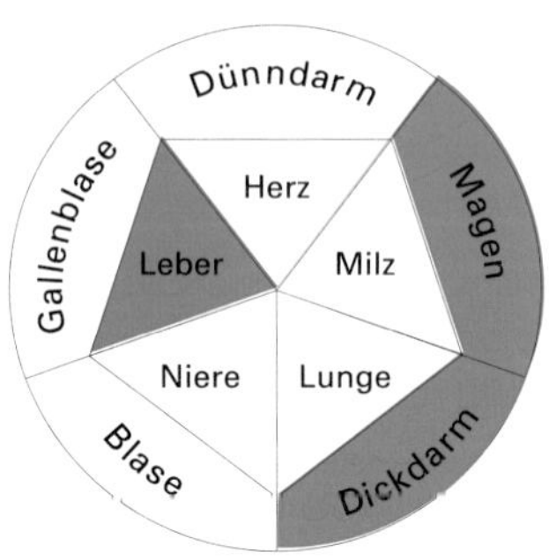

Anmerkung

1. Für die lokale, äußerliche Anwendung bei Wunden und Verbrennungen wird es oft in Sesamöl als Grundlage angewendet.
2. Es gibt auch Kräuter in anderen Gruppen, die eine blutstillende Wirkung haben:

Herba Schizonepetae *Jing Jie* (Gruppe 1.a)
Radix Ledebouriellae *Fang Feng* (Gruppe 1.a)
Radix Scutellariae *Huang Qin* (Gruppe 2.c)
Gelatinum Corii Asini *E Jiao* (Gruppe 12.b)

Kontraindikation

Bei Kälte durch Yang-Mangel

Rezepturen mit dieser Droge

Dekokt, das Hitze beseitigt und übermäßige Uterusblutungen stoppt
Qing Re Zhi Beng Tang Bensky ► S.379

Dekokt, das die Menses kühlt und Blutungen stoppt *Qing Jing Zhi Xue Tang* Bensky ► S.379

Eigene Eintragungen

艾叶 Folium Artemisiae argyi

Pharmazeutischer Name:	**Folium Artemisiae argyi**
Chinesischer Name:	**Ai Ye**
Japanischer Name:	**gaiyo**
Englischer Name:	**Mugwort Leaf**
Deutscher Name:	**Beifuß**
Familie:	**Korbblütler – Compositae**

Gruppenklassifikation

Blutungen stoppende Drogen

Temperatur

kalt	kühl	neutral	warm	heiß

Geschmack

salzig	bitter	sauer	neutral	süß	scharf

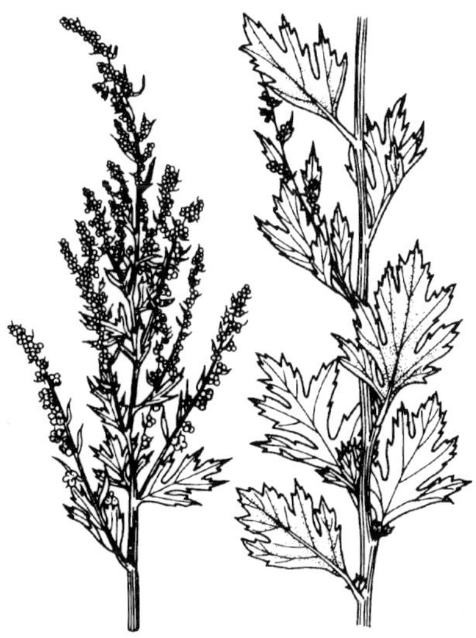

Wirkung

1. Wärmt den Uterus und stoppt Blutungen
2. Vertreibt Kälte, wärmt die Meridiane und lindert Schmerz
3. Beruhigt den Fötus
4. Lindert Husten, transformiert Schleim und lindert Asthma

Indikation

1. Verlängerte Monatsblutung, Hypermenorrhö, gynäkologische Blutungen, auch während der Schwangerschaft, die durch Yang-Mangel bedingte Kälte im Unterleib verursacht sind. Das Mittel wird auch für Blutungsneigung gebraucht wie Nasenbluten, Blut im Auswurf und im Stuhl.
2. Durch Kälte im Unterleib bedingte Infertilität, Abdominalschmerzen, Dysmenorrhö
3. Unruhiger Fötus, drohender Abort, dabei Schmerzen im Abdomen, vaginale Blutungen
4. Husten, Asthma. Früher wurde für diese Indikation auch der Rauch der brennenden Beifuß-Blätter inhaliert.

Wirkort

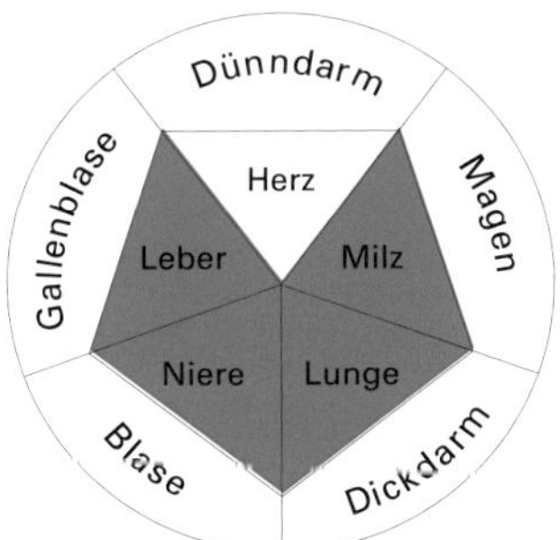

Rezepturen mit dieser Droge

Gelatina nigra und Folium Artemisiae Dekokt *Jiao Ai Tang* ► S.434

Kontraindikation

Bei Yin-Mangel und Blut-Hitze, falls dennoch bei diesen Zuständen Artemisia eingesetzt werden soll, dann nur in Verbindung mit Blut und *Yin* nährenden Drogen.

Dosierung

3-9 g

Anmerkung

1. Die Folia Artemisiae werden hauptsächlich bei Blut-Stasen in Verbindung mit Kälte eingesetzt. Dabei führt häufig die Kälte zu Stagnation und Blut-Stase. Folia Artemisiae halten zusätzlich das Blut und lindern Blutungen.

2. Die Artemesia-Blätter werden nach entsprechender Lagerung – zwei bis drei Jahre – und Zubereitung auch als Grundlage für die Herstellung des Moxa-Krautes genutzt, das zur Erwärmung der Akupunkturpunkte dient. Es wird wegen seiner wärmenden Wirkung und seiner Fähigkeit, in die Meridiane einzudringen, seit altersher dazu verwendet.

Dazu werden die Stiele und holzigeren Strukturen des Blattgerüstes durch Schlagen auf die in Säcke gepackten Blätter mehr und mehr herausgelöst. Je länger diese Behandlung durchgeführt wird, umso holzfreier, teurer und hochwertiger wird das Moxa. Hochklassiges Moxa erzeugt durch geringen Holzanteil nur eine sehr milde, tonisierende, leichte Wärme und hat im Gegensatz zu den minderen Qualitäten einen feinen, duftenden Geruch.

11. DAS INNEN WÄRMENDE, KÄLTE AUSTREIBENDE DROGEN

Indikation nach TCM-Kriterien

Yang-Mangel – Kälte im Innen

Typisches Beispiel

Radix Aconiti *Fu Zi* ► S.656

Wirkung

Diese Kräuter wärmen das Innen und vertreiben Kälte aus dem Innenbereich. Kälte im Innen stellt sich anders dar als Wind-Kälte im Außen, das mit akuten Symptomen wie Frösteln in der Haut einhergeht. Kälte im Innen kann endogen entstehen durch einen Mangel an *Yang*, so daß die wärmende Funktion des Organismus unzureichend arbeitet. Sie kann aber auch von Außen eingedrungen und in die Tiefe vorgedrungen sein, wenn z. B. eine Außen-Erkrankung nicht entsprechend ausgeleitet worden ist.

Bei einem **Yang-Mangel** friert der Patient im Innen, wird nicht richtig warm, klagt über mangelnde Lebenswärme, kalte Extremitäten und große Müdigkeit. Dazu bestehen Blässe, Kälteabneigung, Durstlosigkeit, Verlangen nach warmen Speisen und Getränken, weiche Stühle oder Diarrhö. Der Zungenkörper ist blaß mit einem dünnen, weißen Belag. Der Puls ist kraftlos, langsam. Ein Yang-Mangel schließt oft einen Qi-Mangel mit ein mit Symptomen wie Erschöpfung, Lustlosigkeit, Kurzatmigkeit.

Kälte im Innen dringt vornehmlich in Milz und Magen ein. Oft kann dies auch ein akuter Zustand sein, nicht selten durch falsche Ernährung. Es kommt zu Übelkeit, Erbrechen, Aufstoßen, Diarrhö, Kälte- und Schmerzempfindung im Oberbauch oder Thorax.

Eine Steigerung des Yang-Mangels stellt das Syndrom des **kollabierenden Yang** dar. Dabei kommt es zu eiskalten Gliedmaßen, profusem Schwitzen, wässrigen Stühlen, kollapsähnlichen Zuständen mit einem sehr tiefen, mitunter kaum wahrnehmbaren Puls.

Die Funktionskreise, die vor allem durch innere Kälte bedroht sind und zu einem Yang-Mangel neigen, sind die Milz und die Niere. Das Milz-Qi und -Yang sind besonders empfindlich, und durch kalte Nahrung und Getränke, übermäßiges Essen und intellektuelles Arbeiten erschöpfbar. Das Nieren-Yang ist die Grundlage des gesamten Körper-Yang – das sogenannte Minister-Feuer. Letztlich wärmt und versorgt das Nieren-Yang auch das Milz-Yang. Daher kommt es bei einer Nieren-Yang-Schwäche nicht selten zu einem begleitenden Milz-Yang-Mangel. Auch umgekehrt zieht ein Milz-Yang-Mangel ständig das wärmende Nieren-Yang ab, so daß die Milz-Störung allmählich auch die Niere betreffen kann und dort zu einer Erschöpfung der Energien führt.

Typische Symptome eines Yang-Mangels

Qi- und Yang-Mangel: allgemeines großes Kältegefühl, Erschöpfung, Lustlosigkeit, Antriebslosigkeit, Kälteabneigung, weiche Stühle, Blässe
Milz-Yang: kalte Extremitäten, Erschöpfung, weiche Stühle, Kurzatmigkeit, Antriebslosigkeit, Grübeleien
Nieren-Yang: Schwäche und Kälte im unteren Rücken, Impotenz, Pollakisurie, Diarrhö bei Morgendämmerung, Diarrhö, Willensschwäche

Befunde

Zungenkörper:
Die Zunge ist im Falle des Yang-Mangel blass. Bei Yang-Mangel ist der Zungenkörper oft noch blasser als bei Qi- und Blut-Mangel.

Zungenbelag:
Dünn, weißlich, eventuell etwas vermehrt.

Puls:
Der Puls ist typischerweise bei Qi-Mangel kraftlos, bei Yang-Mangel zusätzlich langsam.

Anwendungsbeispiel

Erschöpfungssyndrome, Bauchbeschwerden und Verdauungsbeschwerden, Erbrechen, Diarrhö, LWS-Syndrom, Libidoverlust, Impotenz

Von einem westlichen Standpunkt aus betrachtet, wirken diese Drogen kardial stärkend. Sie stimulieren die vasoaktiven Zentren des Zentralnervensystems und verbessern die intestinale Absorption.

Häufige Kombinationen

Diese Kräuter der Gruppe 11 werden oft mit anderen Drogen aus den Gruppen 12.a und 12.c kombiniert, die *Qi* oder *Yang* tonisieren.
Die *Qi* tonisierenden Drogen können nicht so stark wärmen wie die Drogen der Gruppe 11, die ja sehr heiß sind; sie stärken aber noch mächtiger das *Qi*.

Die *Yang* tonisierenden Drogen der Gruppe 12.c sind nur mäßig warm. Sie eignen sich daher in erster Linie für Patienten, die einen Yang-Mangel ohne ausgeprägte Kälte-Zeichen haben. In diesem Falle ist mehr die Funktion des Haltens des *Yang* geschwächt als die wärmende. Das zeigt sich in einer Schwäche im unteren Rückenbereich, in einem Nichthaltenkönnen des Wassers oder häufigem Wasserlassen, Nichthalten der Erektion – Impotenz, Nichthalten des Samens – Spermatorrhö und Ejaculatio praecox. Für diese Patienten könnten die heißen Drogen der Gruppe 11 zu aufheizend sein.
Sie werden auch kombiniert mit Kräutern der Gruppe 9 bei gleichzeitiger Qi-Stagnation und der Gruppe 4 und/oder 7 bei Nässe.

Nebenwirkung und Kontraindikation

Da diese Kräuter scharf und in ihrem Temperaturverhalten heiß sind, können sie das *Yin* und die Säfte schädigen. Sie sollten bei den geringsten Hitze-Zeichen nicht verschrieben werden und auch nicht in der Schwangerschaft.

Korrespondierende Akupunktur

MP 6, Ma 36, Le 3, Ren 6, Bl 20 und 23
Bei Yang-Mangel wirkt Moxa sehr gut zur Stärkung und Wärmung des *Qi* und *Yang,* dies besonders auch auf den Shu-Punkten des jeweiligen Funktionskreises am Rücken.

Zusammenfassung – Charakterisierung dieser Drogengruppe

Wirkung:	Diese Drogen wärmen das Yang, vertreiben Kälte aus dem Innen.
Eigenschaften:	Die meisten Arzneien der Gruppe 11 sind scharf und vom Temperaturverhalten warm oder heiß.
Pathogene Faktoren:	Kälte dringt in das Innen ein
Typische Arznei:	Radix Aconiti *Fu Zi* ► S.656
Indikation:	Mangel
Wirkort:	Niere, Milz
Therapie-Prinzip – *Ba Fa*:	*Wen Fa* – die wärmende Methode

Acht Leitkriterien – Ba Gang

Diese Leitkriterien beschreiben den Energiezustand des Patienten, für den diese Drogengruppe angezeigt ist.

Lokalisierung

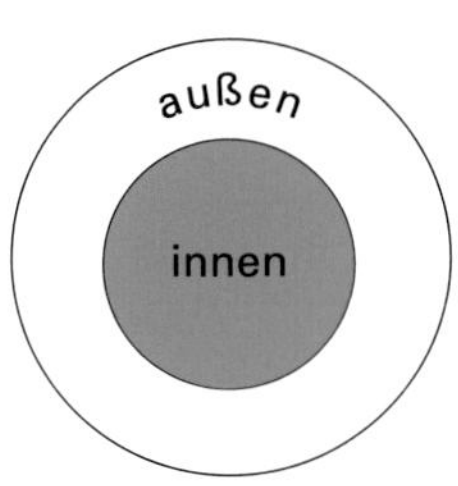

Qualität

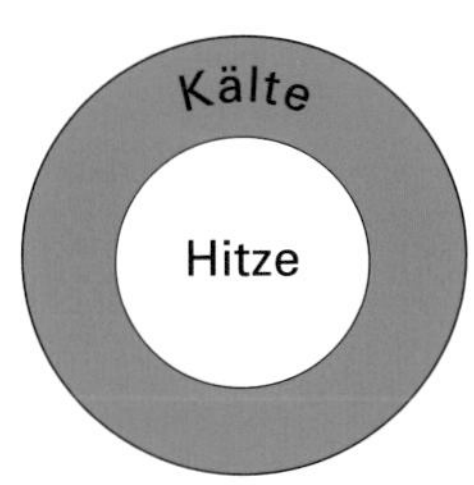

Quantität

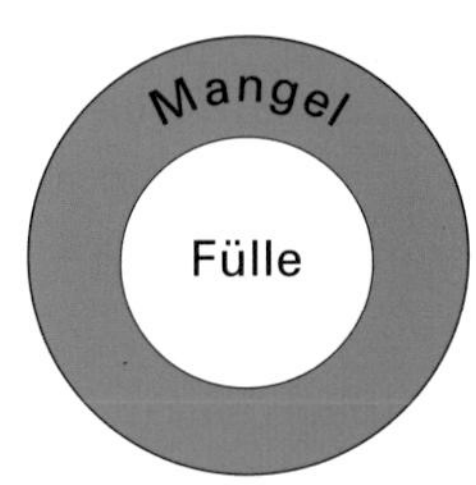

附子 Radix Aconiti

Pharmazeutischer Name:	**Radix Aconiti Lateralis carmichaeli praeparata**
Chinesischer Name:	**Fu Zi**
Japanischer Name:	**bushi**
Englischer Name:	**Aconite**
Deutscher Name:	**Eisenhut**
Familie:	**Hahnenfußgewächse – Ranunculaceae**

Gruppenklassifikation

Das Innen wärmende, Kälte austreibende Drogen

Temperatur

kalt	kühl	neutral	warm	sehr heiß

Geschmack

salzig	bitter	sauer	neutral	süß	scharf

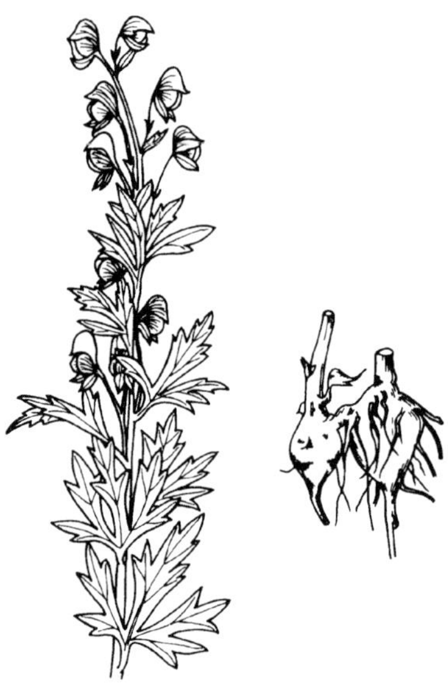

Wirkung

1. Stärkt und wärmt Milz- und Nieren-Yang, vertreibt Kälte im Innen, lindert damit Schmerzen

2. Stellt „kollabierendes *Yang*" wieder her

3. Leitet Nässe und Kälte aus, wärmt die Leitbahnen, schmerzlindernd

Indikation

1. Milz-Nieren-Yang-Qi-Mangel: Appetitlosigkeit, rasche Erschöpfbarkeit, Abdominalbeschwerden, chronische Diarrhö, typisch: Diarrhö direkt morgens vor oder nach dem Aufstehen, Schleim, Gedunsenheit, Schwellungsneigung, spontane Schweiße

2. Bei ausgeprägtem allgemeinem Mangel mit zusätzlichem deutlichem Yang-Mangel: große Schwäche, rasche Erschöpfbarkeit, flacher Atem, spontane Schweiße, chronische Diarrhö, frostige Gliedmaßen, Kälteempfindlichkeit, auch bei rasch eingetretenem „kollabierendem *Yang*" mit obigen Symptomen, die auftreten nach heftigem Erbrechen, Diarrhö, Schweißver-lusten mit Kollapsneigung und kaum wahrnehmbarem Puls

3. Kälte-Wind: auch bei Bi-Syndrom (Kälte-Bi) mit Gelenk- und Gliederschmerzen

Wirkort

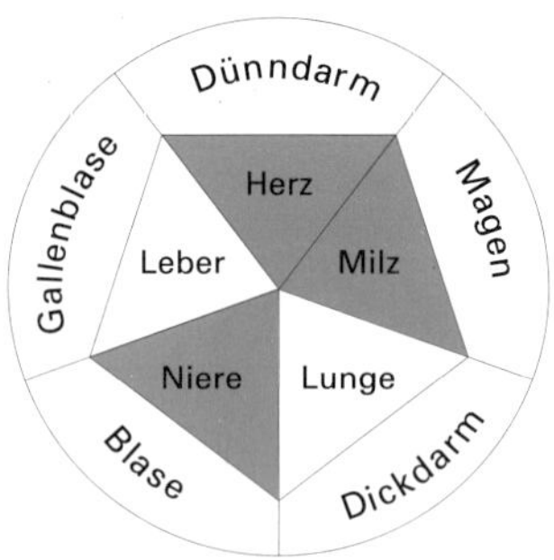

toxisch

Rezepturen mit dieser Droge

Radix Aconiti Pille zur Regulierung der Mitte *Fu Zi Li Zhong Wan* ► S.324

Kalte Extremitäten Dekokt *Si Ni Tang* ► S.334

Wahrer Krieger Dekokt *Zhen Wu Tang* ► S.300

Nieren-Qi-Pille aus dem Goldenen Cabinet *Jin Gui Shen Qi Wan* ► S.368

Ephedra, Akonit und Asarum Dekokt *Ma Huang Fu Zi Xi Xin Tang* ► S.204

Kontraindikation

In der Schwangerschaft, bei Yin-Mangel, bei „falscher Kälte" und „echter Hitze"

Anmerkung

1. Da Akonit sehr heiß ist, sollte es tatsächlich nur bei echter Kälte im Innen und Yang-Mangel eingesetzt werden, das heißt nur bei einem blassen Zungenkörper.

2. Die unbehandelte, frische Akonitwurzel ist sehr giftig, daher wird immer die Radix Aconiti praeparata genommen, die bereits durch Erhitzen mit Salz oder Ingwer detoxifiziert wird. Trotzdem sollte man vorsichtig einschleichend dosieren und lange kochen. Durch die Kombination mit Radix Glycyrrhizae *Gan Cao* und Rhizoma Zingiberis *Gan Jiang* im Dekokt wird nochmal eine Reduzierung der Toxizität erreicht, deshalb wird üblicherweise diese Kombination gebraucht.

3. Symptome einer Überdosierung sind: Übelkeit, Erbrechen, Diarrhö, Schwindel, Sehstörungen, Taubheitsgefühl im Mund und Extremitäten

4. Bei schwereren Intoxikationen: verkürzte PQ-Zeit, Vorhofflimmern, Dyspnoe, Tremor, Inkontinenz, abnehmende Vigilanz, Blutdruckabfall

Therapie: Atropin ist ein wirksames Mittel zur Behandlung der Symptome; Lidocain wird bei Rhythmusstörungen eingesetzt.

Dosierung

0,5-4 g, gelegentlich bis 9 g

干姜

Rhizoma Zingiberis

Pharmazeutischer Name:	**Rhizoma Zingiberis officinalis exsiccatus**
Chinesischer Name:	**Gan Jiang**
Japanischer Name:	**kankyo**
Englischer Name:	**Dried Ginger**
Deutscher Name:	**getrocknete Ingwerwurzel**
Familie:	**Ingwergewächse – Zingiberaceae**

Gruppenklassifikation
Das Innen wärmende, Kälte austreibende Drogen

Temperatur

kalt	kühl	neutral	warm	heiß

Geschmack

salzig	bitter	sauer	neutral	süß	scharf

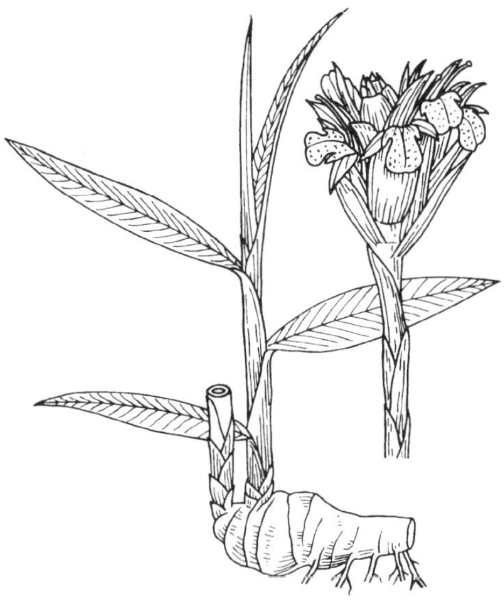

Wirkung

1. Wärmt Milz und Magen, vertreibt Kälte im Innen
2. Wärmt die Lunge und löst Schleim, der durch Kälte bedingt ist
3. Stärkt *Yang* und *Qi* bei kollabierendem *Yang*

Indikation

1. Bei Kälte-Exzeß im Innen und bei Kälte durch Yang-Mangel: Kältegefühl und Schmerzen in der Magengegend und im Unterleib, Erbrechen, Diarrhö, kalte Gliedmaßen, Appetitlosigkeit, Müdigkeit, Lustlosigkeit
2. Bronchialspastik und chronischer Husten mit dünnem, weißlichem Auswurf
3. Yang-Kollaps mit kaltem Schweiß, kalten Extremitäten, Spontanschweißen, feinem, sehr schwachem Puls

Dosierung
3-6 g

Wirkort

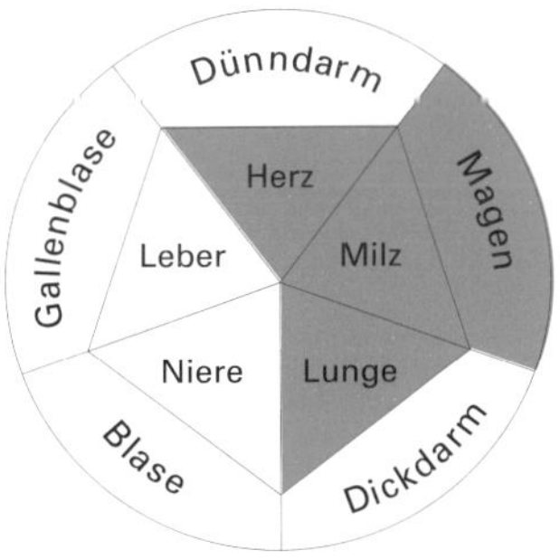

Kontraindikation
Bei Fieber auf der Basis von Yin-Mangel sowie in der Schwangerschaft

Rezepturen mit dieser Droge
Pille, die die Mitte reguliert *Li Zhong Wan* ► S.322
Kleineres blau-grüner Drachen Dekokt
Xiao Qing Long Tang ► S.186

Eigene Eintragungen

肉桂 Cortex Cinnamomi

Pharmazeutischer Name:	**Cortex Cinnamomi cassiae**
Chinesischer Name:	**Rou Gui**
Japanischer Name:	**keihi**
Englischer Name:	**Cinnamon Bark**
Deutscher Name:	**Zimtbaumrinde**
Familie:	**Lorbeergewächse – Lauraceae**

Gruppenklassifikation

Das Innen wärmende, Kälte austreibende Drogen

Temperatur

kalt	kühl	neutral	warm	heiß

Geschmack

salzig	bitter	sauer	neutral	süß	scharf

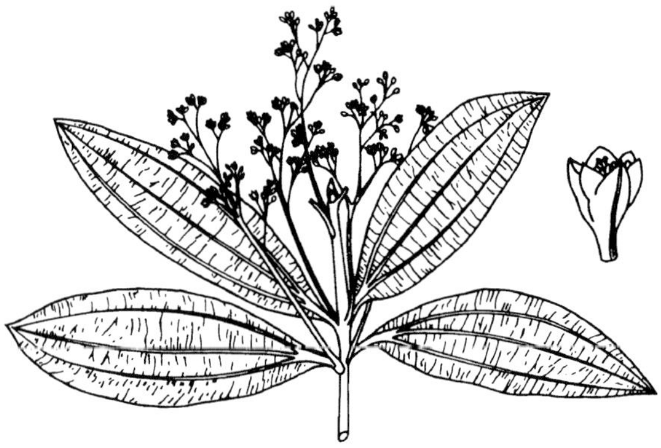

Wirkung

1. Stärkt *Yang* und *Qi* des Nieren-Funktionskreises
2. Wärmt Milz- und Nieren-Yang, lindert Schmerzen, indem es Kälte aus dem Innen vertreibt
3. Vertreibt Kälte, wärmt die Leitbahnen und Kollateralen und macht sie durchgängig, lindert Schmerz
4. Unterstützt die Bildung von *Qi* und Blut zusammen mit *Qi* und Blut tonisierenden Drogen
5. Führt das Feuer zu seiner Quelle zurück bei echter Kälte und „falscher Hitze"

Indikation

1. Mangel des Nieren-Yang: chronische Diarrhö mit innerem Frieren, kalte Extremitäten und Kälteabneigung, blasses Aussehen, Oligurie, Impotenz, Harnträufeln, Ödeme bei gestörtem Wasserhaushalt bei Nieren-Yang-Schwäche, Husten, Keuchen, Luftnot und bronchiale Enge durch fehlendes Aufnehmen des Lungen-Qi durch die Niere
2. Milz- und Nieren-Yang-Mangel: chronische Diarrhö, Appetitverlust, Schmerzen und Kälte im Abdomen
3. Kälte-Befunde des Innen: Bauchschmerzen, LWS- und Kniebeschwerden.
4. Kälte in den Leitbahnen mit Schmerzen in den Gelenken, Kälte-Bi-Syndrom, Schmerz im Epigastrium, Abdomen und unteren Rücken
5. Unregelmäßige Menstruation und Dysmenorrhö durch Kälte im Innen, die zu Qi-Stagnation und Blut-Stase geführt hat
6. Allgemeine Erschöpfung nach langer Krankheit mit Qi- und Blut-Mangel, Hautprozesse vom Yin-Typ: Geschwüre und Wunden, die nicht heilen, evtl. klare Exsudation, konkave Ulzera
7. Bei „echter Kälte" und „falscher Hitze"oder „Hitze oben – Kälte unten": Gesichtsflush, Giemen, trockener Mund, Halsschmerzen, Zahnschmerzen, typischerweise nachts schlechter, Kälte und Schwäche im unteren Rücken, kalte Beine und Füße, Diarrhö

Wirkort

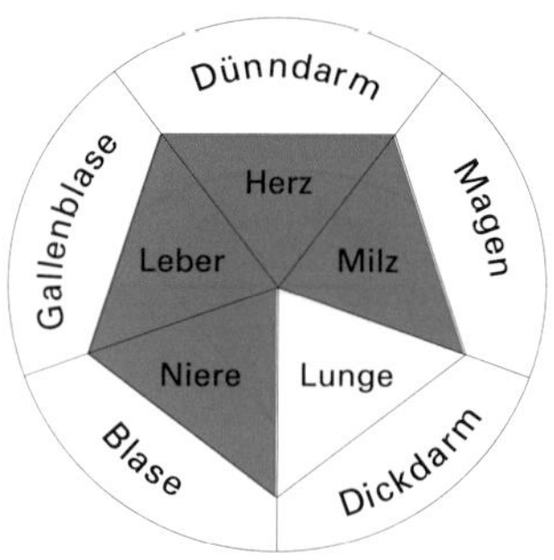

Rezepturen mit dieser Droge

Nieren-Qi-Pille aus dem Goldenen Cabinet *Jin Gui Shen Qi Wan* ► S.368

Pille zur Regulierung der Mitte mit Akonit und Zimt *Gui Fu Li Zhong Wan* ► S.325

Dosierung

3-9 g

Kontraindikation

Bei Hitze-Zeichen auf der Basis von Yin-Mangel, sogenannte "Leere"-Hitze sowie in der Schwangerschaft

Anmerkung

1. *Rou Gui* ist in China die bessere Qualität im Vergleich zu *Gui Pi.*
2. Cortex Cinnamomi ist ein wunderbares Mittel zum Wärmen und Stärken des Nieren-Yang besonders bei chronischen LWS-Schmerzen durch Nieren-Yang Mangel.

吴茱萸

Fructus Evodiae

Pharmazeutischer Name:	**Fructus Evodiae rutaecarpae**
Chinesischer Name:	**Wu Zhu Yu**
Japanischer Name:	**goshuyu**
Englischer Name:	**Evodia Fruit**
Deutscher Name:	**Stinkeschenfrüchte**
Familie:	**Rautengewächse – Rutaceae**

Gruppenklassifikation

Das Innen wärmende, Kälte austreibende Drogen

Temperatur

kalt	kühl	neutral	warm	heiß

Geschmack

salzig	bitter	sauer	neutral	süß	scharf

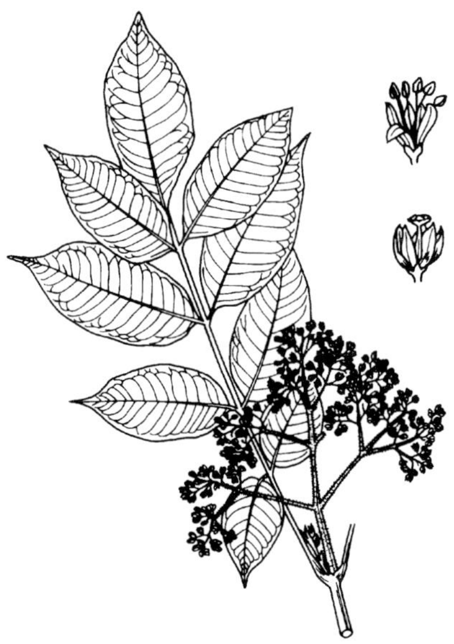

Wirkung

1. Die Mitte wärmend, Kälte vertreibend, Schmerzen lindernd, stagniertes Leber-Qi aufhebend
2. Senkt rebellisches *Qi* ab, stoppt Erbrechen
3. Wärmt die Milz, stoppt Diarrhö, vertreibt Kälte-Nässe

Indikation

1. Störungen in Leber und Magen durch Kälte und Schleim: Oberbauchschmerzen mit Kältegefühl im Abdomen, Kopfschmerzen, Flankenschmerzen, epigastrischer Schmerz mit Übelkeit, verminderter Geschmack, blasser Zungenkörper, drahtiger oder kraftloser Puls, auch bei Hernien und anderen Schmerzen entlang des Leber-Meridians, Unterleibsschmerzen vor und während der Menstruation
2. Rebellierendes *Qi*: Erbrechen, saures Aufstoßen, Regurgitation
3. Milz Qi Mangel durch Nässe-Kälte: morgendliche Diarrhö

Wirkort

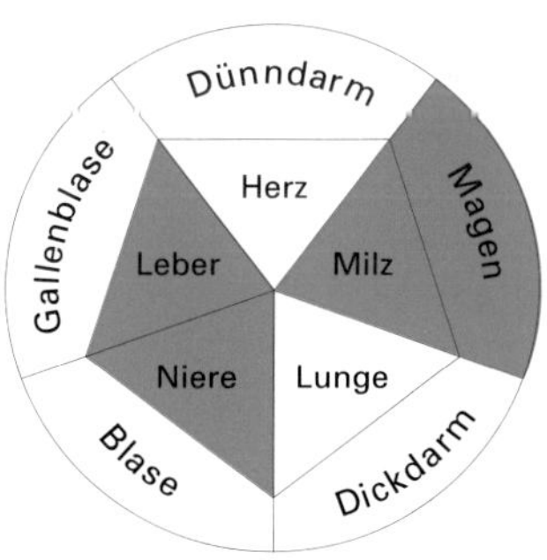

Dosierung

3-9 g, bei sehr hohen Dosen toxisch: Zeichen der Überdosierung sind extrem trockener Rachen und Halluzinationen

Anmerkung

1. Fructus Evodiae behandelt hauptsächlich Kälte, die zu Übelkeit und/oder Kopfschmerzen führt. Oft ist die Ursache eine Magen-Leber-Disharmonie.
2. Eines der wenigen und seltenen Kräuter, die Kälte-Blockaden in der Leber-Leitbahn behandeln. Das nicht so häufige Syndrom Kälte blockiert die Leber-Leitbahn manifestiert sich mit Schmerzen in der Leistengegend, Flankenschmerzen und „kalter Wut", das heißt unterdrückten Aggressionen.

Rezepturen mit dieser Droge

Fructus Evodiae Dekokt
Wu Zhu Yu Tang ► S.326

Kontraindikation

Bei Hitze-Prozessen durch Yin-Mangel, in der Schwangerschaft

Eigene Eintragungen

小茴香

Fructus Foeniculi

Pharmazeutischer Name:	**Fructus Foeniculi vulgaris**
Chinesischer Name:	**Xiao Hui Xiang**
Japanischer Name:	**shou ikyo**
Englischer Name:	**Fennel**
Deutscher Name:	**Fenchel**
Familie:	**Doldengewächse – Umbelliferae**

Gruppenklassifikation

Das Innen wärmende, Kälte austreibende Drogen

Temperatur

kalt	kühl	neutral	warm	heiß

Geschmack

salzig	bitter	sauer	neutral	süß	scharf

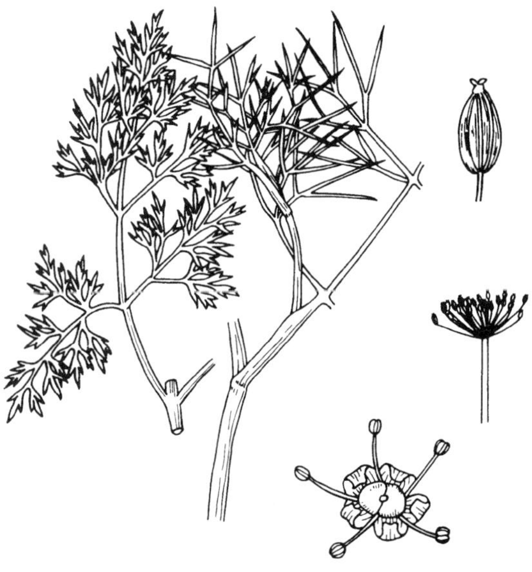

Wirkung

1. Reguliert Leber-Qi, wärmt die Nieren, vertreibt Kälte und stillt dadurch Schmerz
2. Reguliert den Qi-Fluß und harmonisiert den Magen

Indikation

1. Schmerz in der Leiste, Hoden, Unterbauch, Hernien durch Kälte-Stauung in der Leber oder im Unteren Erwärmer, geeignet für jede Art von Unterleibsschmerzen, die durch Kälte bedingt sind
2. Kälte im Magen: Kälteempfindung im Epigastrium, Spannung und Schmerz im Bauch, Appetitlosigkeit, Übelkeit, Erbrechen

Dosierung

3-9 g

Wirkort

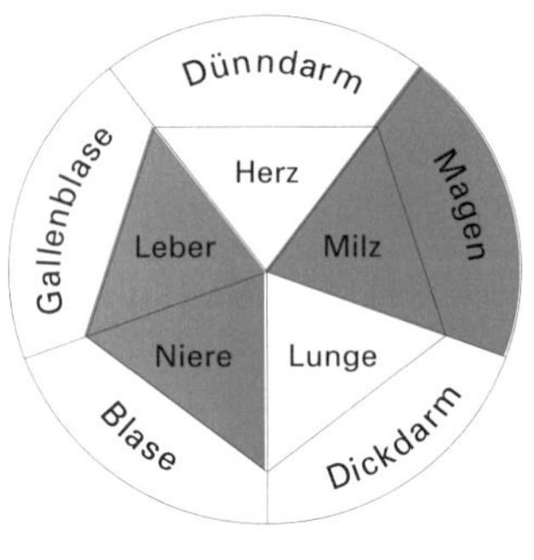

Kontraindikation

Bei Yin-Mangel mit Mangel-Hitze-Zeichen sowie bei Fülle-Hitze

Rezepturen mit dieser Droge

Beruhige die Mitte Pulver *An Zhong San* ► S.330

Eigene Eintragungen

高良姜

Rhizoma Alpiniae

Pharmazeutischer Name:	Rhizoma Alpiniae officinari
Chinesischer Name:	Gao Liang Jiang
Japanischer Name:	koryokyo
Englischer Name:	Galanga
Deutscher Name:	Alpiniawurzel
Familie:	Ingwergewächse – Zingiberaceae

Gruppenklassifikation

Das Innen wärmende, Kälte austreibende Drogen.

Temperatur

kalt	kühl	neutral	warm	heiß

Geschmack

salzig	bitter	sauer	neutral	süß	scharf

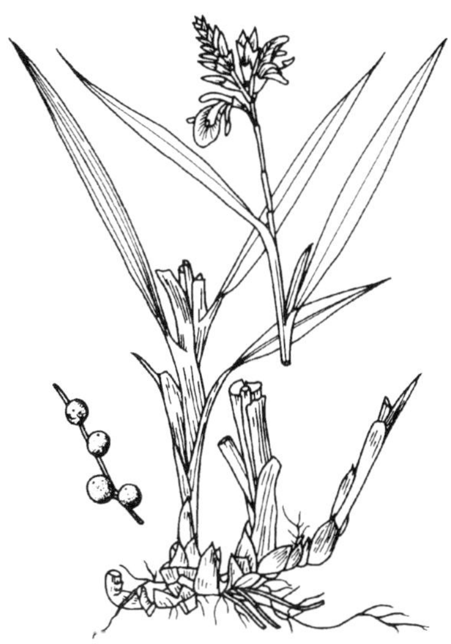

Wirkung

Kälte vertreibend, dadurch Schmerz lindernd und Übelkeit aufhebend

Indikation

1. Qi-Stagnation durch Kälte, Kälte im Mittleren Erwärmer: Epigastrische Bauchschmerzen mit Kälteempfindung, Diarrhö
2. Rebellisches *Qi* durch Kälte-Blockade oder Schmerzen, Abdominalbeschwerden mit Übelkeit, Aufstoßen, Erbrechen, Dyspepsie

Dosierung

3-9 g

Wirkort

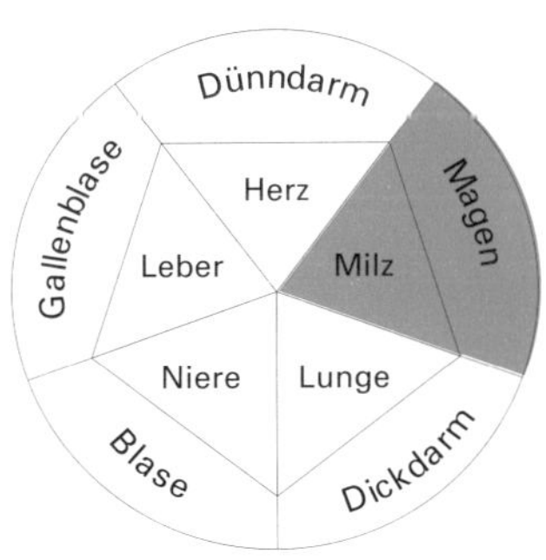

Kontraindikation

Yin-Mangel und Hitze-Fülle-Zeichen

Rezepturen mit dieser Droge

Beruhige die Mitte Pulver *An Zhong San* ► S.328

Eigene Eintragungen

12. TONISIERENDE DROGEN

Indikation nach TCM-Kriterien

Mangel-Zustände in den verschiedenen Bereichen *Qi*, Blut, *Yang* und *Yin*

Untergruppen und typische Beispiele

12.a *Qi* tonisierende Drogen	Radix Ginseng	*Ren Shen*	► S.668
12.b Blut tonisierende Drogen	Radix Rehmanniae praeparata	*Shu Di Huang*	► S.678
12.c *Yang* tonisierende Drogen	Cornu Cervi parvum	*Lu Rong*	► S.687
	Cortex Eucommiae	*Du Zhong*	► S.692
12.d *Yin* tonisierende Drogen	Radix Glehniae	*Sha Shen*	► S.698
	Radix Ophiopogonis	*Mai Men Dong*	► S.700

Wirkung

Diese Kräuter tonisieren und füllen Mangel-Zustände wieder auf. Sie sind nach ihrer vornehmlichen Wirkung in vier Untergruppen unterteilt, wobei es nicht selten Überschneidungen gibt, so daß eine Droge auch noch einen anderen Bereich stützt, z. B. sind einige Blut nährende Drogen auch *Yin* nährend.

Ein Mangel kann durch Erschöpfung, das heißt übermäßigen Verbrauch an körpereigenen Energien entstehen, so durch Überarbeitung, Leistungssport, lange Krankheit. Ein Mangel kann auch durch unzureichende Zufuhr von Nahrung, schlechte Nahrung und zu wenig Schlaf entstehen.

Eine Tonisierung kann in der TCM auf drei verschiedene Arten geschehen:
Bei einem Mangel können, je nach dem vorliegenden Syndrom, drei verschiedene Therapie-Prinzipien zum Einsatz gebracht werden:

Therapieprinzip	**Diagnose**	**Behandlung**
Bu – tonisieren	z. B. bei Milz-Qi-Mangel: *Si Jun Zi Tang*	Vier Gentlemen Dekokt ► S.338
Yi – vermehren	z. B. bei absinkendem Milz-Qi:	Dekokt, das die Milz tonisiert und das Qi stärkt. *Bu Zhong Yi Qi Tang* führt Energie nach oben, hebt an
Gu – halten	z. B. bei Verlusten durch nicht stabiles Nieren-Qi, Jing-Mangel: z. B. Spermatorrhö, Urintröpfeln Die Niere kontrolliert die beiden unteren Körperöffnungen.	Tonisierende Drogen in Kombination mit Astringentien Dies ist wichtig bei Kindern – Hyperaktivität, Blaseninkontinenz, Diarrhö

Daher brauchen wir die Adstringentien der Gruppe 13 in vielen tonisierenden Rezepturen.
Wenn Organe bei Kindern schwach sind, z. B. die Milz, sind sie oft noch nicht „reif"; dann sollte man nicht *Bu*-tonisieren anwenden, sondern *Gu*-stabilisieren und konsolidieren, z. B. Milz, Niere.

Anmerkung

Es gibt keine Rubrik, die eigens die Essenz *Jing* tonisiert. Einige der *Yang* stärkenden und der *Yin* nährenden Drogen haben diese Fähigkeit. Zum Stärken des *Jing* werden in der Regel solche Tonika zusammen mit Adstringentien verordnet.

Typische Symptome eines Mangels

Qi-Mangel: Erschöpfung, weiche Stühle, Kurzatmigkeit, Antriebslosigkeit
Blut-Mangel: Blässe, nervöse Schwäche, mangelndes Selbstvertrauen
Yang-Mangel: Schwäche im Rücken, Impotenz, Kältegefühl, Pollakisurie
Yin-Mangel: Trockenheit, Hitzegefühl, innere Unruhe, Schlaflosigkeit, Nachtschweiß

Indikation

Ein Qi- oder Blut-Mangel stellt im Grunde immer eine Art Leere oder Defizit dar. Es kann dabei gleichzeitig eine Stagnation bestehen. Dann liegt ein kombiniertes Fülle-Mangel-Muster vor. Dies bedarf der Tonisierung und des Auffüllens des Mangels von Qi und/oder Blut und der gleichzeitigen Regulation der Stagnation. Eine über eine lange Zeit bestehende Hitze im Körper neigt dazu, einen Yin-Mangel zu entwickeln.

Befunde

Zungenkörper:
Die Zunge ist im Falle des Qi- und Blut-Mangels blass.
Bei Yang-Mangel ist sie noch blasser. Nur der Yin-Mangel führt zu einer roten Zunge, die oft geschrumpft und rissig ist als Zeichen des Substanz- und Säfte-Verlustes und der Mangel-Hitze im Innen.

Zungenbelag:
Der Zungenbelag hängt sehr von der Art des Mangels ab. Bei Qi- und Yang-Mangel ist der Zungenbelag oft normal oder etwas vermehrt feucht. Beim Blut- und Yin-Mangel kann der Belag vermindert sein, je nach Ausmaß des Säfte-Mangels.

Puls:
Der Puls ist typischerweise bei Qi-Mangel kraftlos, bei Yang-Mangel zusätzlich langsam, bei Blut-Mangel oft fein und dünn und beim Yin-Mangel durch Mangel-Hitze dünn und beschleunigt.

Leitsymptome

Qi- und Yang-Mangel: Erschöpfung, Lustlosigkeit, Antriebslosigkeit, Kälteempfindlichkeit, weiche Stühle, Blässe
Blut- und Yin-Mangel: erschöpfte Unruhe, Trockenheit, mangelndes Selbstvertrauen, Hitzegefühl

Anwendungsbeispiel

Erschöpfungssyndrome, Bauchbeschwerden, Kollapsneigung, chronische Diarrhö, Schweiße, Konzentrationsschwäche, Schwindel, Palpitationen, Unruhe, Schlaflosigkeit, gynäkologische Blutungen und Regelstörungen, LWS-Schmerz und -Schwäche, Tinnitus, Hörminderung

Kombination

Diese Kräuter der Gruppe 12 werden oft mit anderen Drogen kombiniert. Bei einem kombinierten Qi- und Blut-Mangel setzt man Drogen der Gruppe 12.a, die das *Qi* tonisieren, zusammen mit Kräutern der Gruppe 12.b ein. Bei einer gleichzeitigen Qi-Stagnation wird kombiniert mit Kräutern der Gruppe 9, bei innerer Kälte mit Drogen der Gruppe 11 und bei Nässe mit der Gruppe 4 und oder 7.
Bei Blut-Mangel mit Tendenz zu Blut-Stase gibt man Mittel der Gruppe 10 – Blut bewegende Drogen.
Bei Jing-Mangel werden zu den Kräutern der Gruppe 12.d oft solche der Gruppe 13 – die sogenannten Astringentien – eingesetzt.

Korrespondierende Akupunktur

Allgemein sind die Tonisierungspunkte auf den Meridianen sehr stützend und stärkend und deshalb bei Mangel sehr hilfreich:
Lu 9, Ma 41, MP 2 oder 3, He 9, Ni 7, Le 8

Zusätzlich können sehr sinnvoll sein:
MP 6, Ma 36, Le 3, Ren 6, Bl 20 und 23

Bei Mangel ohne Hitze-Zeichen – also bei Qi- und Yang-Mangel – wirkt Moxa sehr gut zur Stärkung und Wärmung des *Qi* und *Yang*. Dies ist besonders auch auf den Shu-Punkten der jeweiligen Funktionskreise am Rücken sehr wirksam.

Zusammenfassung – Charakterisierung dieser Drogengruppe

Wirkung:	Diese Drogen tonisieren die Energien *Qi, Yang,* Blut und *Yin.*
Eigenschaften:	Die meisten Arzneien der Gruppe 12.a sind süß, bitter und vom Temperaturverhalten warm, neutral. 12.b sind oft süß, gelegentlich bitter. Ihre Temperatur ist neutral, leicht warm oder leicht kühl. 12.c sind oft scharf, süß; tierische Produkte sind oft salzig und neutral bis warm. 12.d süß, bitter oder sauer; Temperatur ist meist kühl oder kalt.
Pathogene Faktoren:	Erschöpfung der körpereigenen Energien führt zu Mangel, der kann auch ohne die Einwirkung von pathogenen Faktoren eintreten.
Typische Arznei:	Radix Ginseng *Ren Shen* ► S.668
Indikation	Mangel
Wirkort:	Qi-Mangel: Milz, Magen, Lunge, Niere Blut-Mangel: Leber, Milz, Herz Yang-Mangel: Niere, Milz, Leber Yin-Mangel: Lunge, Magen, Niere, Leber, Herz
Therapie-Prinzip – *Ba Fa*:	*Bu Fa* – die tonisierende Methode

Acht Leitkriterien – Ba Gang

Diese Leitkriterien beschreiben den Energiezustand des Patienten, für den diese Drogengruppe angezeigt ist.

Lokalisierung

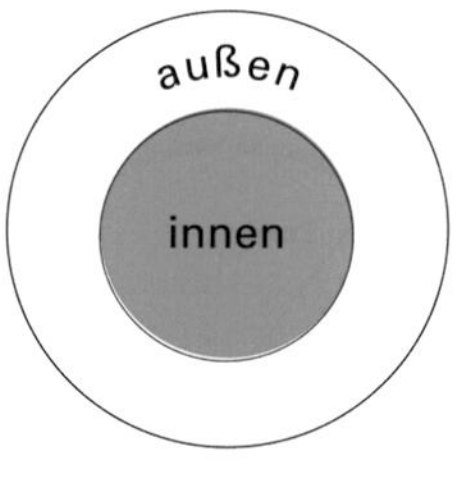

Qualität

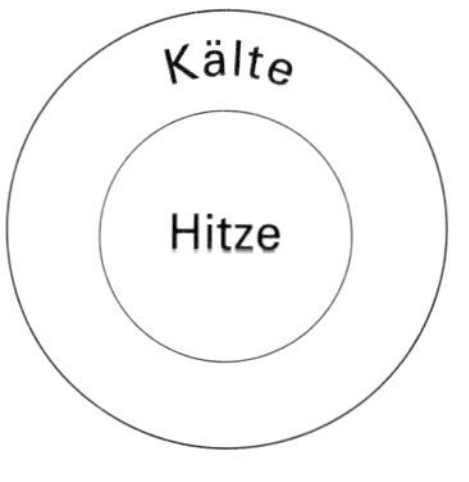

Quantität

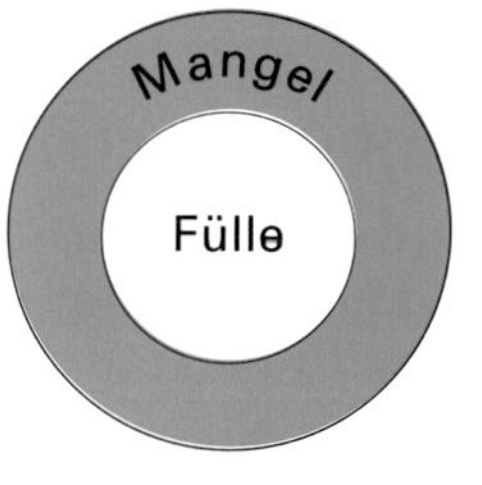

12.a Qi tonisierende Drogen

人参

Radix Ginseng

Pharmazeutischer Name:	**Radix Ginseng**
Chinesischer Name:	**Ren Shen**
Japanischer Name:	**nin jin**
Englischer Name:	**Ginseng**
Deutscher Name:	**Ginseng**
Familie:	**Efeugewächse – Araliaceae**

Gruppenklassifikation

Qi tonisierende Drogen

Temperatur

kalt	kühl	neutral	leicht warm	heiß

Geschmack

salzig	leicht bitter	sauer	neutral	süß	scharf

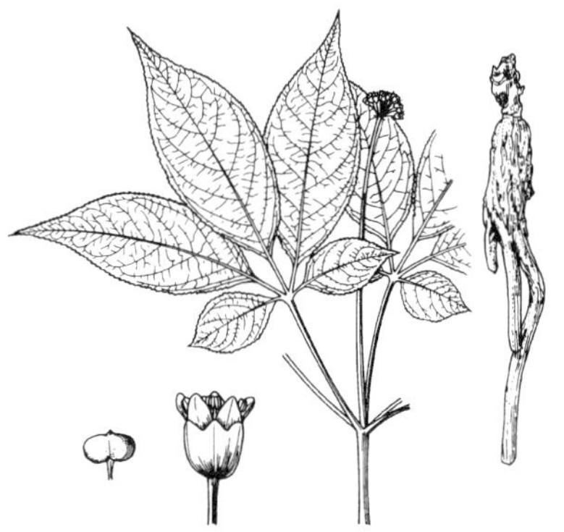

Wirkort

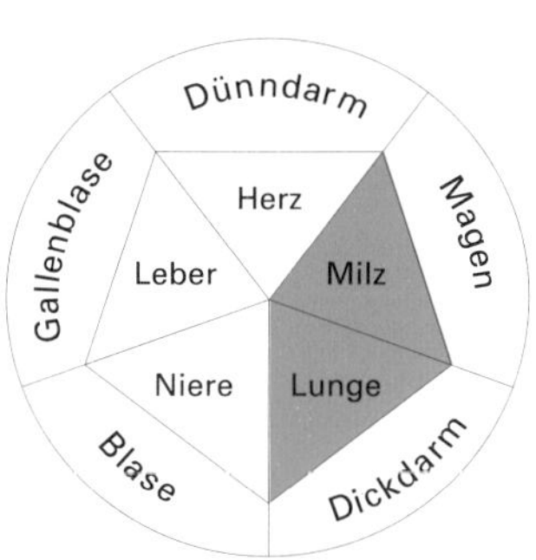

Wirkung

1. Das *Qi* ausgeprägt stärkend
2. Milz tonisierend, Magen stärkend
3. Lungen-Qi tonisierend
4. Die Produktion von Säften anregend, Durst lindernd
5. Sedierend, Herz und Geist beruhigend

Rezepturen mit dieser Droge

Dekokt, das die Milz tonisiert und das *Qi* stärkt *Bu Zhong Yi Qi Tang* ► S.342

Dekokt, das die Milz wiederherstellt *Gui Pi Tang* ► S.362

Vier Gentlemen Dekokt *Si Jun Zi Tang* ► S.338

Pulver, das den Puls erzeugt *Shen Mai San* ► S.344

Acht Schätze Dekokt *Ba Zhen Tang* ► S.358

Kontraindikation

Bei nach oben schlagendem Leber-Yang sowie bei Hitze-Nässe, bei Vorhandensein von äußeren pathogenen Faktoren

Indikation

1. Ausgeprägter allgemeiner Qi-Mangel: große Schwäche und rasche Erschöpfbarkeit, Kurzatmigkeit, spontane Schweiße, kalte Gliedmaßen, Kollapsneigung

2. Milz-Qi-Mangel: chronische Diarrhö, Appetitlosigkeit, abdominelle Spannung, bei ausgeprägtem Befund auch Uterus- oder Rektumvorfall, Magenptose

3. Lungen-Qi-Mangel: Kurzatmigkeit, spontane Schweiße, Giemen, erschwerte Atmung, asthmatoide Beschwerden

4. *Qi* und die Säfte sind gemindert durch längere Krankheit, insbesondere durch hohes Fieber, profuses Schwitzen, Blutverluste, Erschöpfung des *Qi* und der Säfte durch fieberhafte Erkrankungen mit Durst, Schwitzen, Reizbarkeit, Kurzatmigkeit

5. Schlaflosigkeit, Unruhe, Palpitationen, Vergeßlichkeit, Konzentrationsschwäche durch Qi- und Blut-Mangel

Anmerkung

1. Da Radix Ginseng in China teuer ist, wird er in den chinesischen Ambulanzen durch Radix Codonopsitis *Dang Shen* ersetzt. Codonopsis wird, um eine ähnliche *Qi* tonisierende Wirkung zu erzielen, etwa dreifach so hoch dosiert, wie die Dosis im Rezept für Ginseng angegeben ist. Die psychotropen Eigenschaften des Ginseng, wie Sedierung, Fokussierung und Verbesserung der geistigen Leistungsfähigkeit, hat Codonopsis im Grunde nicht.

2. Die Ginsengwurzel ähnelt weitläufig einer menschlichen Gestalt, daher auch der chinesische Name *Ren Shen*, der soviel bedeutet wie Menschen-Wurzel. Es ist eine fast schon sagenumwobene Droge, deren Wirkungen zum Teil verklärt werden. Auch Ginseng sollte streng nach einer chinesischen Diagnosestellung verordnet werden. Es ist kein Mittel, das jeder „nur so ein bißchchen zum Tonisieren" beliebig nehmen sollte. Bei echtem Mangel ist es hingegen ein phantastisches Mittel, welches zugleich die oft sehr erwünschten Wirkungen auf den Geist *Shen* entfaltet.

3. Bei Überdosierung können Kopfschmerzen, Unruhe, Palpitationen und eine Blutdruckerhöhung auftreten. Diese Symptome werden traditionell mit Mungbohnensuppe antagonisiert.

4. Es gibt in China wild gewachsene Ginsengwurzeln mit besonders schön geformtem Wuchs und feinen, langen Wurzeln, für die – ähnlich wie für gute, alte Weine in Europa – astronomische Liebhaberpreise gezahlt werden. Ob diese Wurzeln eine wesentlich höhere Wirksamkeit aufweisen, vermag der Autor nicht zu beurteilen.

Dosierung

1-6-9 g im Dekokt, 1-2 g als Pulver. Bei Schock, Blutverlust und Kollaps bis 30 g

丹参 Radix Codonopsitis

Pharmazeutischer Name:	Radix Codonopsitis pilosulae
Chinesischer Name:	Dang Shen
Japanischer Name:	tojin
Englischer Name:	Codonopsis
Deutscher Name:	Glockenwindenwurzel
Familie:	Glockenblumengewächse – Campanulaceae

Gruppenklassifikation

Qi tonisierende Drogen

Temperatur

kalt	kühl	neutral	warm	heiß

Geschmack

salzig	bitter	sauer	neutral	süß	scharf

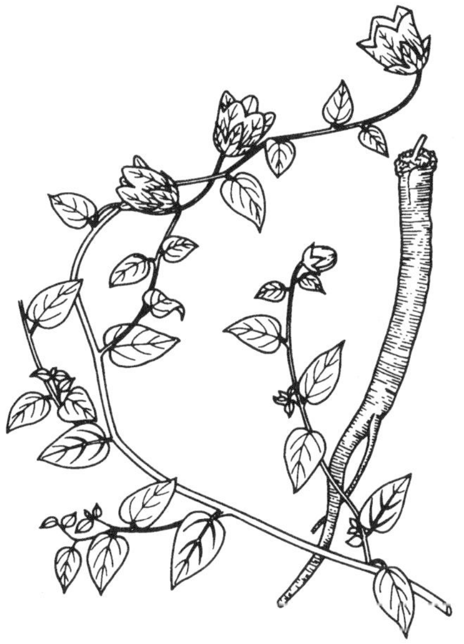

Wirkung

1. Milz und Magen tonisierend, das *Qi* vermehrend
2. Tonisiert die Lunge
3. Unterstützt die Bildung von Körpersäften

Indikation

1. Allgemeiner Qi-Mangel, Milz-Qi-Mangel: allgemeine Schwäche, rasche Erschöpfbarkeit, Schwäche der Extremitäten, Appetitlosigkeit, gedunsenes Gesicht, Diarrhö, Rektumvorfall, Uterusprolaps

2. Lungen-Qi-Mangel: Kurzatmigkeit, Husten, Asthma, seröses Sekret

Dosierung

2-9 g, in einigen Fällen bis 30 g

Anmerkung

Radix Codonopsitis wird in China in den Ambulanzen offiziell an der Stelle von Radix Ginseng verwendet. Um eine vergleichbare *Qi* stärkende Wirkung zu erzielen, gibt man Codonopsis im Verhältnis drei zu eins; das heißt, statt einem Gramm Ginseng werden drei Gramm Codonopsis verordnet. Die psychotrope Wirkung des Ginseng auf den Geist *Shen* hat Codonopsis nicht. Bei sehr ausgeprägter Erschöpfung sollte Ginseng gegeben werden.

Wirkort

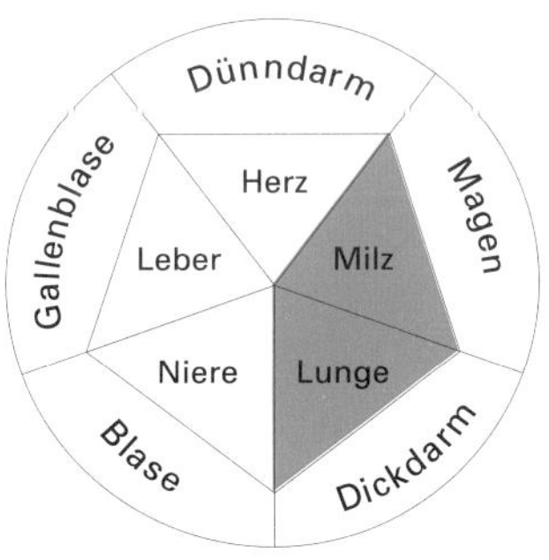

Kontraindikation

Bei nach oben schlagendem Leber-Yang sowie bei Hitze-Nässe

Rezepturen mit dieser Droge

Grundsätzlich kann in allen Rezepturen Codonopsis an Stelle der Radix Ginseng gegeben werden:

Dekokt, das die Milz tonisiert und das *Qi* stärkt *Bu Zhong Yi Qi Tang* ► S.342

Dekokt, das die Milz wiederherstellt *Gui Pi Tang* ► S.362

Acht Schätze Dekokt *Ba Zhen Tang* ► S.358

Eigene Eintragungen

黄芪 Radix Astragali

Pharmazeutischer Name:	**Radix Astragali membranacei**
Chinesischer Name:	**Huang Qi**
Japanischer Name:	**ogi**
Englischer Name:	**Milk-Vetch Root**
Deutscher Name:	**Tragant**
Familie:	**Hülsenfrüchtler – Leguminosae**

Gruppenklassifikation

Qi tonisierende Drogen

Temperatur

kalt	kühl	neutral	leicht warm	heiß

Geschmack

salzig	bitter	sauer	neutral	süß	scharf

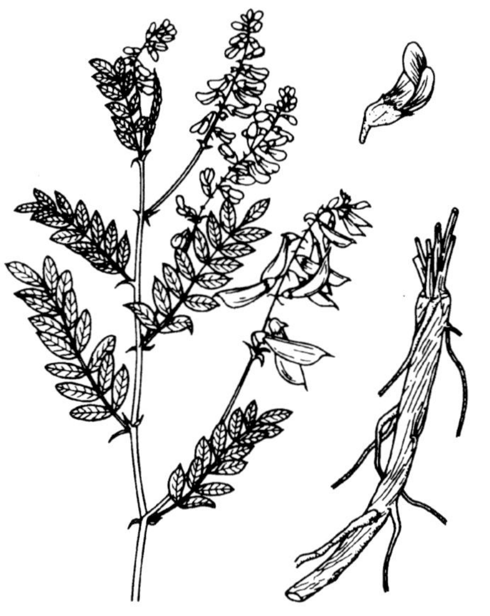

Wirkung

1. Die Milz tonisierend, das *Qi* vermehrend
2. Das Yang-Qi nach oben hebend
3. Die Oberfläche *Wei Qi* festigend, Schweiß zurückhaltend, Toxine und Eiter ausleitend
4. Nässe eliminierend, diuretisch, abschwellend

Indikation

1. Milz-*Qi*-Mangel: Müdigkeit, Kraft- und Lustlosigkeit, schwache Verdauung, lockerer Stuhl, Appetitlosigkeit, Palpitation, Ängstlichkeit, Schlaflosigkeit
2. Absinkendes *Qi* der Mitte: Rektum- oder Uterusvorfall, Gastroptosis, blutiger Stuhl, Uterusblutung
3. Schwäche des *Wei Qi*: spontane Schweiße, Nachtschweiß, Infektanfälligkeit, schlechte „Heilhaut" mit Abszessen und chronischen Hautulzerationen
4. Milz-*Qi*-Mangel mit Nässe: Ödeme oder Gedunsenheit der Extremitäten oder des Gesichtes, auch bei chronischer Nephritis, Proteinurie, Aszites
5. Zur Unterstützung anderer Drogen bei Wind-Nässe: Stasen, Stauungen, Hemiplegie, Gliederschmerzen, Krämpfe, Spasmen

Wirkort

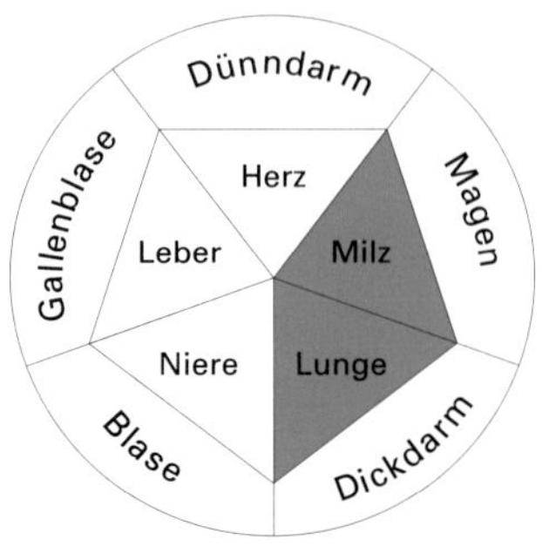

Dosierung

4-12 g, in besonderen Fällen 30-60 g

Anmerkung

Neben Radix Ginseng eines der wirksamsten Mittel, um die Milz zu stärken und das *Qi* zu vermehren. Die *Wei Qi* stärkende Wirkung wird auch in vielen Rezepturen genutzt.

Rezepturen mit dieser Droge

Dekokt, das die Milz tonisiert und das *Qi* stärkt
Bu Zhong Yi Qi Tang ► S.342

Bluttonikum mit Radix Angelicae sinensis
Dang Gui Bu Xue Tang ► S.352

Dekokt, das die Milz wiederherstellt *Gui Pi Tang* ► S.362

Jade Windschutz Pulver *Yu Ping Feng San* ► S.438

Kontraindikation

Bei jeder Art von Fülle, bei aufsteigendem Leber-Yang und bei Yin-Mangel

Eigene Eintragungen

白术 Rhizoma Atractylodis macrocephalae

Pharmazeutischer Name:	**Rhizoma Atractylodis macrocephalae**
Chinesischer Name:	**Bai Zhu**
Japanischer Name:	**byaku jutsu**
Englischer Name:	**White Atractylodes**
Deutscher Name:	**großköpfige Atractylodis**
Familie:	**Korbblütler – Compositae**

Gruppenklassifikation

Qi tonisierende Drogen

Temperatur

kalt	kühl	neutral	warm	heiß

Geschmack

salzig	bitter	sauer	neutral	süß	scharf

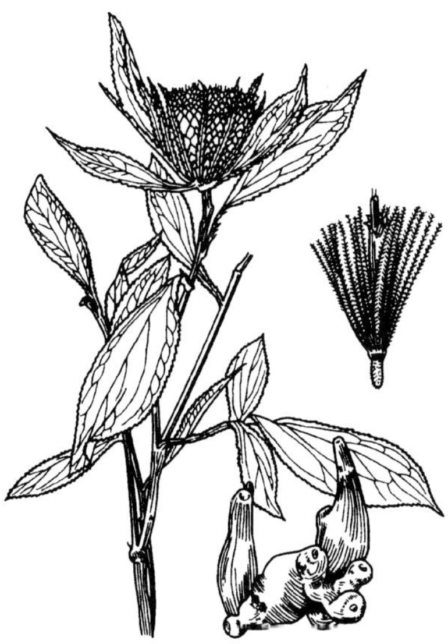

Wirkung

1. Das *Qi* der Mitte stärkend
2. Nässe trocknend, Wasserhaushalt fördernd, diuretisch
3. Schwitzen lindernd, Abwehrkraft stärkend, stabilisiert die Oberfläche
4. Fötus beruhigend

Indikation

1. Milz-*Qi*-Mangel: Appetitlosigkeit, rasche Erschöpfbarkeit, chronische Diarrhö, Abdominalbeschwerden
2. Ansammlung von Nässe, Schleim: Ödeme, Gedunsenheit, Schwellungsneigung, Schweregefühl, Palpitation, produktiver Husten, Asthma, Erstickungsgefühl
3. Schweiße infolge von *Qi*-Mangel

Dosierung

3-9 g

Wirkort

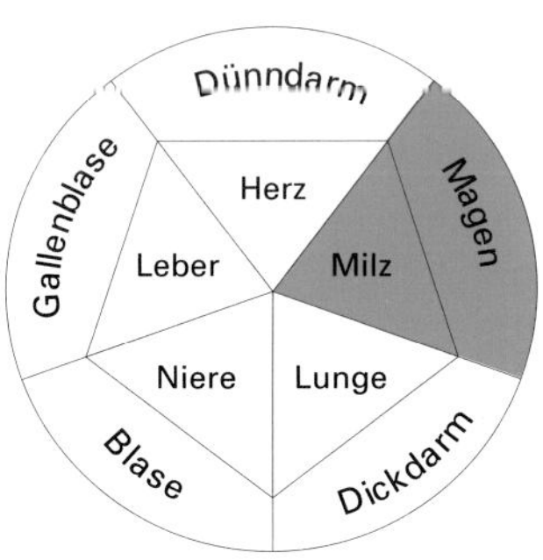

Anmerkung

Je nach Zubereitung können die unterschiedlichen Wirkungen noch besonders akzentuiert werden. So wirkt die Droge:
roh: Nässe ausleitend, Wasserhaushalt fördernd
geröstet: *Qi* und Milz tonisierend
verkohlt: Milz tonisierend, Durchfall lindernd

Kontraindikation

Extremer Durst durch Yin-Mangel mit Hitze-Zeichen, Säftemangel

Rezepturen mit dieser Droge

Dekokt, das die Milz tonisiert und das *Qi* stärkt *Bu Zhong Yi Qi Tang* ► S.342
Vier Gentlemen Dekokt *Si Jun Zi Tang* ► S.338
Jade Windschutz Pulver *Yu Ping Feng San* ► S.438
Pille, die die Mitte reguliert *Li Zhong Wan* ► S.322
Dekokt, das die Milz wiederherstellt *Gui Pi Tang* ► S.362
Acht Schätze Dekokt *Ba Zhen Tang* ► S.358

Eigene Eintragungen

山药

Rhizoma Dioscoreae

Pharmazeutischer Name:	**Rhizoma Dioscoreae oppositae**
Chinesischer Name:	**Shan Yao**
Japanischer Name:	**sanyaku**
Englischer Name:	**Chinese Yam**
Deutscher Name:	**Yamswurzelknolle**
Familie:	**Schmerwurzgewächse – Dioscoreaceae**

Gruppenklassifikation

Qi tonisierende Drogen

Temperatur

kalt	kühl	neutral	warm	heiß

Geschmack

salzig	bitter	sauer	neutral	süß	scharf

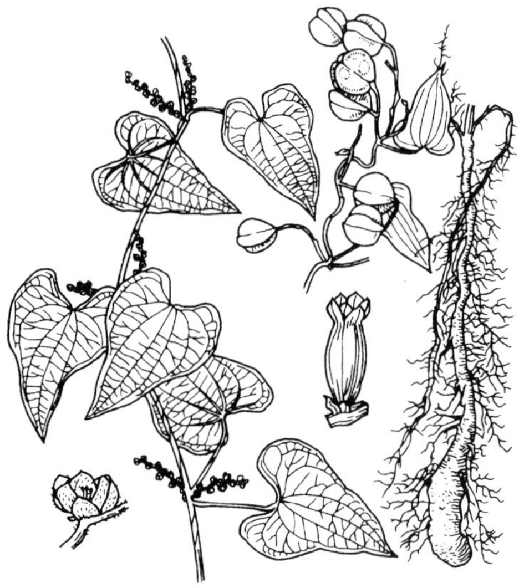

Wirkung

1. Unterstüzt Milz und Magen
2. Stärkt Lungen-*Qi* und -*Yin*
3. Stärkt die Niere, stabilisiert und adstringiert

Indikation

1. Erschöpfung, Appetitlosigkeit, chronische Diarrhö, weißlicher Ausfluß, Diabetes mit extremem Durst, übermäßigem Trinken und Essen
2. Trockener Husten, bronchiale Enge, spontanes Schwitzen
3. häufiges Wasserlassen, Enuresis, nächtliche Samenverluste, Schmerzen im unteren Rücken

Dosierung

6-15 g (-30 g); 6-10 g als Pulver

Wirkort

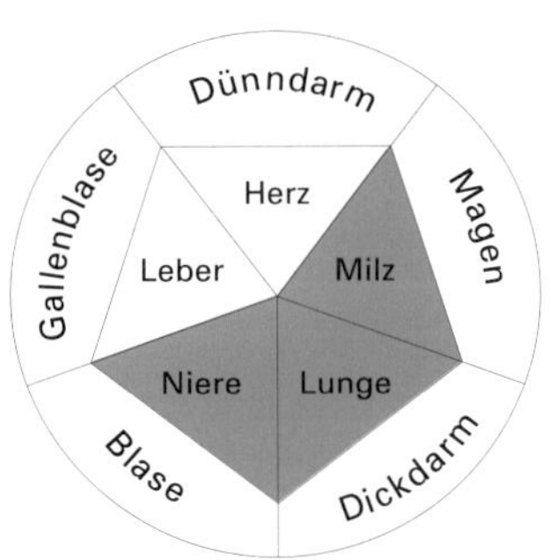

Anmerkung

1. Ein anderer Name für Rhizoma Dioscoreae ist Rhizoma Batatatis.
2. Rhizoma Dioscoreae ist ein hilfreiches, mildes Tonikum mit recht verschiedenartigen Wirkungen. Es wirkt auf alle drei Erwärmer:

im Oberen Erwärmer auf die Lunge
im Mittleren Erwärmer auf die Milz
im Unteren Erwärmer auf die Niere

Rezepturen mit dieser Droge

Rehmannia Pille der sechs Geschmacksrichtungen
Liu Wei Di Huang Wan ► S.380

Kontraindikation

Bei Rentention von Nahrung

Eigene Eintragungen

大枣 **Fructus Jujubae**

Pharmazeutischer Name:	Fructus Zizyphi Jujubae
Chinesischer Name:	Da Zao
Japanischer Name:	taiso
Englischer Name:	Chinese Date
Deutscher Name:	chinesische Dattel
Familie:	Faulbaumgewächse – Rhamnaceae

Gruppenklassifikation

Qi tonisierende Drogen

Temperatur

kalt	kühl	neutral	warm	heiß

Geschmack

salzig	bitter	sauer	neutral	süß	scharf

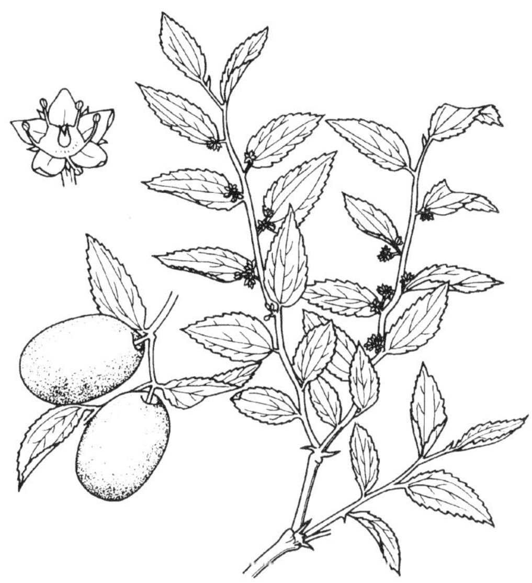

Wirkung

1. Stärkt Milz und Magen-*Qi*
2. Nährt das Blut und beruhigt den Geist
3. Harmonisiert und mäßigt die Eigenschaften anderer Drogen in einer Rezeptur

Indikation

1. Milz- und Magen-*Qi*-Mangel: Schwäche, Kurzatmigkeit, Appetitmangel, Müdigkeit, ungeformte Stühle, Diarrhö
2. Bei Palpitationen, Unruhe, Nervosität, emotionaler Labilität

Dosierung

3-9 g, oft auch Dosisangabe in Stück

Anmerkung

Fructus Jujubae ist wie Radix Glycyrrhizae und Rhizoma Zingiberis recens in sehr vielen Rezepturen enthalten, da es ausgleichend und harmonisierend wirkt und die Wirkungen der anderen Drogen mildert. Diese drei werden häufig auch zusammen einer Rezeptur hinzugefügt und dann als die drei Diener bezeichnet.

Wirkort

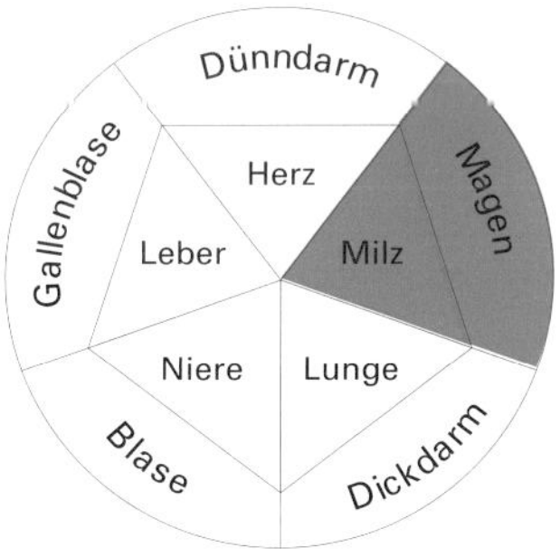

Kontraindikation

Bei Nahrungsstagnation und ausgeprägter Nässe im Mittleren Erwärmer, Nässe-Schleim mit Völle- und Spannungsgefühl im Epigastrium

Rezepturen mit dieser Droge

Radix Glycyrrhizae, Fructus Tritici und Fructus Jujubae Dekokt *Gan Mai Da Zao Tang* ► S.450

Ramulus Cinnamomi Dekokt *Gui Zhi Tang* ► S.184

Eigene Eintragungen

甘草 Radix Glyzyrrhizae

Pharmazeutischer Name:	**Radix Glyzyrrhizae uralensis**
Chinesischer Name:	**Gan Cao**
Japanischer Name:	**kanso**
Englischer Name:	**Licorice Root**
Deutscher Name:	**Süßholz**
Familie:	**Hülsenfrüchtler – Leguminosae**

Gruppenklassifikation

Qi tonisierende Drogen

Temperatur

kalt	kühl	neutral	warm	heiß

Geschmack

salzig	bitter	sauer	neutral	süß	scharf

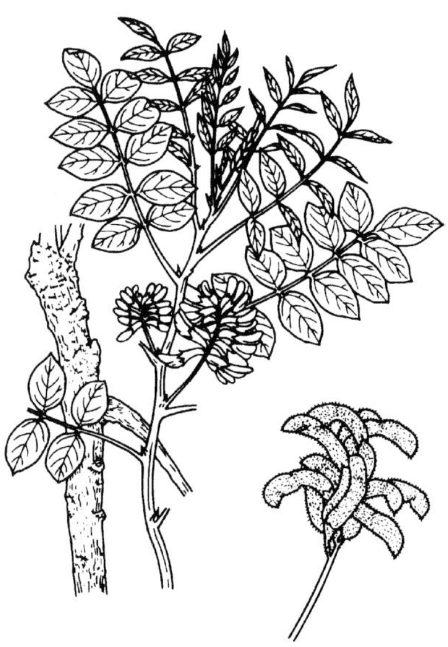

Wirkung

1. Die Milz stärkend, *Qi* vermehrend
2. Hitze klärend und entgiftend
3. Krampflösend und Schmerz lindernd
4. Hustenreiz stillend, Schleim lösend
5. Harmonisierend

Indikation

1. Allgemeiner *Qi*-Mangel: Schwäche, Kurzatmigkeit, weiche Stühle, Palpitationen
2. Halsentzündung, Furunkel und Karbunkel durch Hitze-Toxin
3. Magenentzündungen und -geschwüre
4. Husten mit Schleim und bronchialer Enge, asthmatische Beschwerden

Anmerkung

Siehe auch Anmerkung unter Fructus Jujubae

1. Die präparierte Süßholzwurzel Radix Glycyrrhizae praeparatae *Zhi Gan Cao* wird in Honig gebacken, ist dadurch energetisch etwas wärmer und wirkt dann noch stärker tonisierend, vor allem auf den Funktionskreis Herz.

2. Süßholz ist in den meisten Rezepturen als sogenannter Puffer enthalten. Es harmonisiert die gesamte Rezeptur, verbessert den Geschmack und macht diese verträglicher.

Wirkort

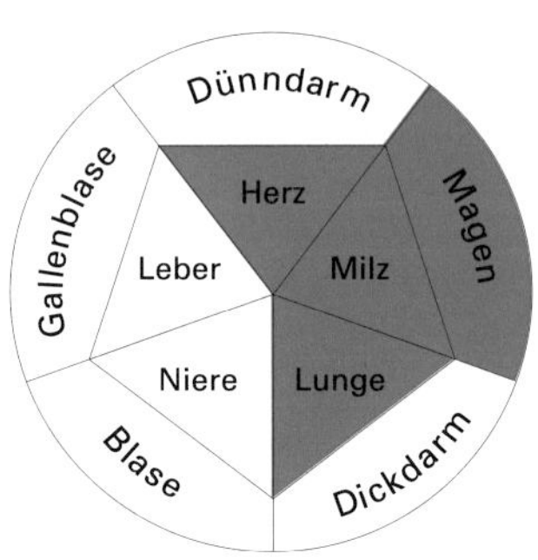

Kontraindikation

1. Bei abdominellem Völlegefühl, bei arterieller Hypertonie und Ödemen keine langdauernde Anwendung
2. Bei Diabetikern kann es durch die Süße der Süßholzwurzel zur Blutzuckererhöhung kommen.

Dosierung

3-9 g

Rezepturen mit dieser Droge

Vier Gentlemen Dekokt *Si Jun Zi Tang*	► S.338
Gebratenes Glyzyrrhizae Dekokt *Zhi Gan Cao Tang*	► S.364
Dekokt, das die Milz tonisiert und das *Qi* stärkt *Bu Zhong Yi Qi Tang*	► S.342
Dekokt, das die Milz wiederherstellt *Gui Pi Tang*	► S.362
Pulver, das den Puls erzeugt *Shen Mai San*	► S.344
Acht Schätze Dekokt *Ba Zhen Tang*	► S.358

饴糖 Sacharum granorum

Pharmazeutischer Name:	**Sacharum granorum**
Chinesischer Name:	**Yi Tang**
Japanischer Name:	**koi**
Englischer Name:	**Barley Malt Sugar**
Deutscher Name:	**Getreidezucker**
Familie:	**echte Gräser – Gramineae**

Gruppenklassifikation
Qi tonisierende Drogen

Temperatur

kalt	kühl	neutral	leicht warm	heiß

Geschmack

salzig	bitter	sauer	neutral	süß	scharf

Wirkung
1. Milz- und Magen-*Qi* stärkend, Kälte und Schmerz vertreibend
2. Husten stillend, Lunge nährend und befeuchtend

Indikation
1. Appetitlosigkeit, Schmerzen und Krämpfe im Abdomen, abdominelles Kältegefühle, exzessiver Speichelfluß, Diarrhö
2. Husten, spärlicher Auswurf, Luftnot, schwache Stimme, erschwerte Atmung

Dosierung
10-50 g

Wirkort

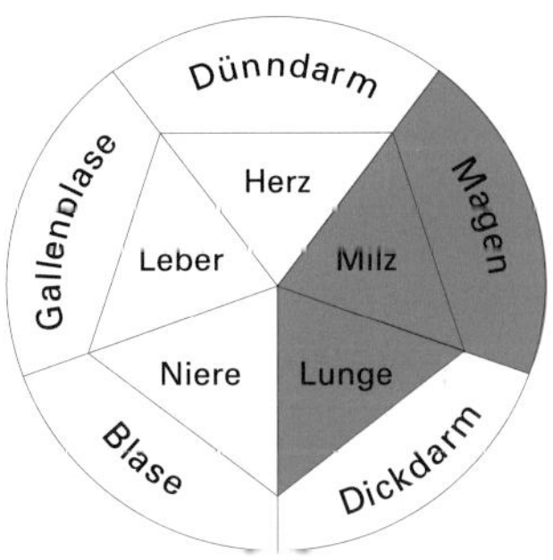

Anmerkung
1. Sacharum granorum wird auch als Maltose bezeichnet.
2. Zur Herstellung von Sacharum granorum werden traditionell gekeimte Gerste, Reispulver und andere Getreidearten verwendet.
3. Sacharum granorum hat eine milde die Mitte stützende Wirkung und wird gerne bei Kindern verabreicht. Eine klassische Rezeptur, in der Sacharum granorum die Herrscher-Arznei darstellt, ist das Kleinere Dekokt, das die Mitte aufbaut *Xiao Jian Zhong Tang*.

Kontraindikation
Innere Hitze und Nässe

Rezepturen mit dieser Droge
Kleineres Dekokt, das die Mitte aufbaut
Xiao Jian Zhong Tang ► S.328

Eigene Eintragungen

扁豆 Semen Dolichoris Lablab

Pharmazeutischer Name:	**Semen Dolichoris Lablab**
Chinesischer Name:	**Bian Dou**
Japanischer Name:	**henzu**
Englischer Name:	**Egyptian Kidney Bean, Hyacinth Bean**
Deutscher Name:	**Helmbohnensamen**
Familie:	**Hülsenfrüchtler – Leguminosae**

Gruppenklassifikation

Qi tonisierende Drogen

Temperatur

kalt	kühl	neutral	warm	heiß

Geschmack

salzig	bitter	sauer	neutral	süß	scharf

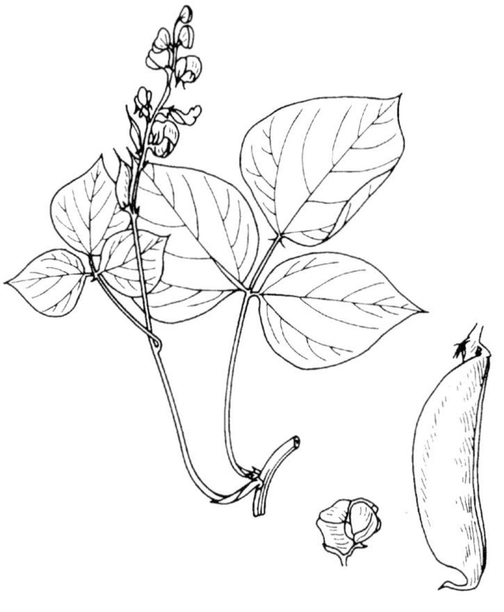

Wirkung

1. Stärkt Milz und Magen, leitet Nässe aus
2. Klärt Sommerhitze

Indikation

1. Milz-*Qi*-Mangel: chronische Diarrhö, Magenknurren, Appetitverlust, weißlicher Fluor vaginalis
2. Durchfall und Erbrechen im Sommer durch Sommerhitze

Dosierung

3-18 g

Anmerkung

1. Alternative Bezeichnungen sind Semen Lablab album *Bai Bian Dou*
2. Wegen seiner Sommerhitze klärenden Eigenschaft wird Semen Dolichoris Lablab gelegentlich auch unter den Hitze klärenden Drogen aufgeführt.

Wirkort

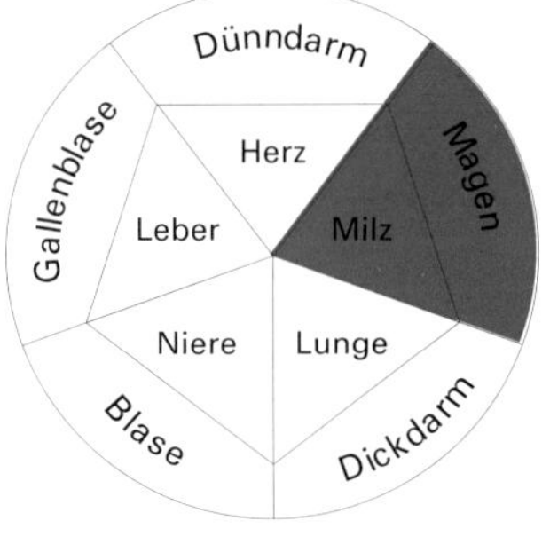

Kontraindikation

Bei Kälte-Disharmonien und intermittierendem Fieber

Eigene Eintragungen

12.b Blut tonisierende Drogen

熟地黄

Radix Rehmanniae praeparata

Pharmazeutischer Name:	**Radix et Rhizoma Rehmanniae glutinosae conquitae**
Chinesischer Name:	**Shu Di Huang**
Japanischer Name:	**jio**
Englischer Name:	**In Wine Cooked Chinese Foxglove Root**
Deutscher Name:	**chinesischer Fingerhut**
Familie:	**Rachenblütler – Scophulariaceae**

Gruppenklassifikation

Blut tonisierende Drogen

Temperatur

kalt	kühl	neutral	warm	heiß

Geschmack

salzig	bitter	sauer	neutral	süß	scharf

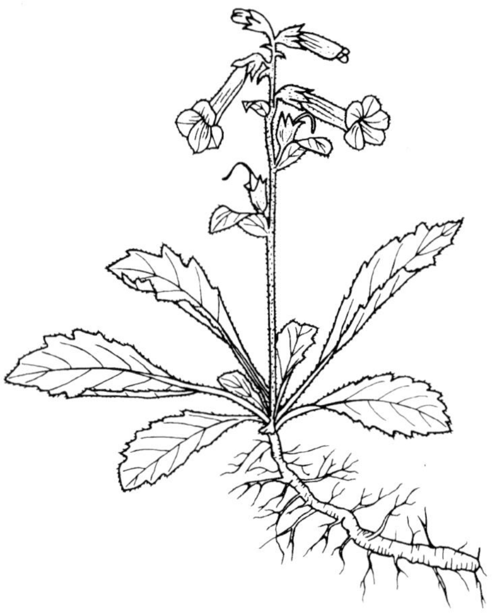

Wirkung

1. Das Blut ergänzend, tonisierend
2. Nieren-Yin nährend
3. Tonisiert die Essenz *Jing*

Indikation

1. Blut-Mangel: blasses Gesicht, Schwindelanfälle, Palpitationen, Schlaflosigkeit, gynäkologische Blutungen und Regelstörungen

2. Nieren-Yin-Mangel: periodisches Fieber, Schweiße im Schlaf, Samenverlust

3. *Jing*-Schwäche: LWS-Schmerz und -schwäche, Schwäche der unteren Extremitäten, Schwindel, Tinnitus, Hörminderung, vorzeitiges Ergrauen der Haare

Dosierung

3-18 g

Wirkort

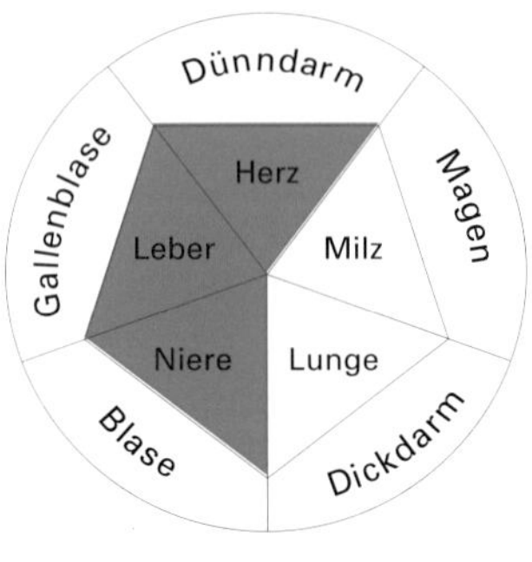

Rezepturen mit dieser Droge

Rehmannia Pille der sechs Geschmacksrichtungen *Liu Wei Di Huang Wan* ► S.380

Nieren-Qi-Pille aus dem Golden Cabinet *Jin Gui Shen Qi Wan* ► S.368

Vier Arzneien Dekokt *Si Wu Tang* ► S.348

Acht Schätze Dekokt *Ba Zhen Tang* ► S.358

Anmerkung

1. Dies ist eine der wichtigsten Arzneien zum Nähren und Auffüllen von Blut und *Yin*. Sie ist in vielen Rezepturen enthalten, die Blut- oder Yin-Mangel behandeln. Es ist verständlich, daß eine so befeuchtende, nährende Arznei schwer verdaulich ist und daher die Mitte belasten kann. Bei Milz-*Qi* Mangel mit Nässe-Ansammlung wird man zuerst die Milz stärken, bevor man die befeuchtenden Arzneien anwendet.

2. Der chinesische Name der Arznei *Shu Di Huang* heißt wörtlich übersetzt: „Gekochte gelbe Erde".

3. Für derartige Probleme benutzen wir in der Akupunktur oft Ni 7, Le 8.

4. Die Bezeichnung Radix et Rhizoma Rehmanniae praeparata findet man ebenso wie Radix Rehmanniae glutinosae conquitae.

Kontraindikation

Bei Milz-*Qi*-Mangel mit Appetitlosigkeit und Diarrhö

何首乌

Radix Polygoni multiflori

Pharmazeutischer Name:	**Radix Polygoni multiflori**
Chinesischer Name:	**He Shou Wu**
Japanischer Name:	**kashuu**
Englischer Name:	**Peace Flower Root**
Deutscher Name:	**vielblütige Knöterichwurzel**
Familie:	**Knöterichgewächse – Polygonaceae**

Gruppenklassifikation

Blut nährende Drogen

Temperatur

kalt	kühl	neutral	leicht warm	heiß

Geschmack

salzig	bitter	sauer	adstringierend	süß	scharf

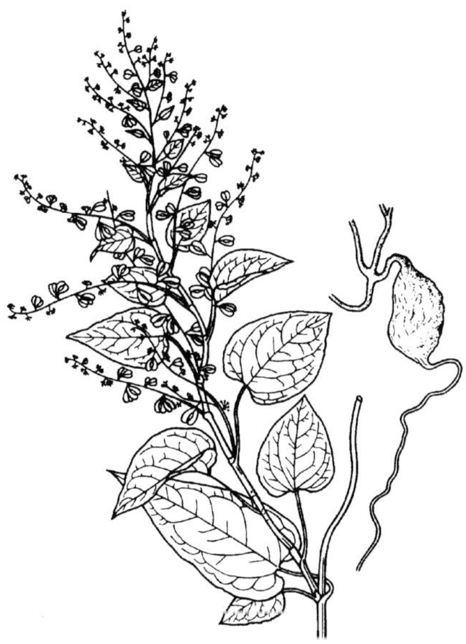

Wirkung

1. Stärkt Niere und Leber, nährt das Blut und vermehrt die Essenz *Jing*
2. Befeuchtet die Därme, laxierend
3. Entgiftend

Indikation

1. Nieren- und Leber-Blut- und -Yin-Mangel: Schwindel, Sehstörungen, vorzeitiges Ergrauen der Haare, Schwäche und Schmerz im unteren Rücken und Kniebereich, Schlaflosigkeit. Außerdem verhindert Polygonum weitere Verluste der Essenz: nächtliche Samenergüsse, vorzeitige Ejakulation, vaginaler Außfluß
2. Bei Obstipation insbesondere im Zusammenhang mit Blut-Mangel und trockenen Därmen
3. Wind-Invasion bei zugrundeliegendem Blut-Mangel mit Hautausschlag, Juckreiz, trockener Haut, aber auch Abszesse, eiternde Wunden und Geschwüre
4. Bei Malaria mit Zeichen eines *Qi*- und Blut-Mangels

Wirkort

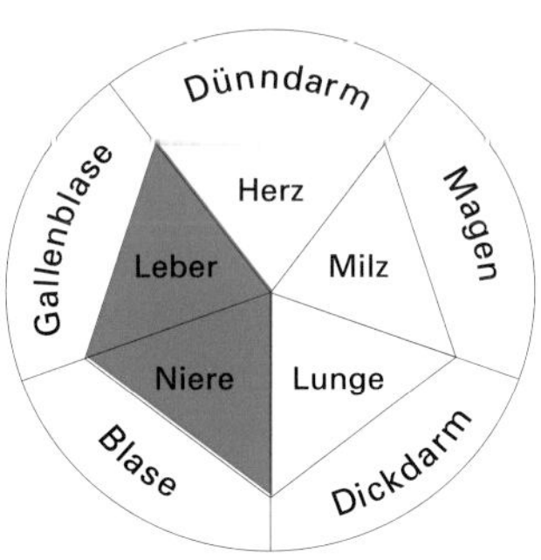

Anmerkung

1. Nachweisliche Senkung des Serum-Cholesterinspiegels durch reduzierte Reabsorption des Cholesterins im Darm und Speicherung in der Leber, somit anti-ateriosklerotischer Effekt
2. In in-vitro-Studien nachweisbare antibiotische Eigenschaften auf verschiedene Bakterienstämme
3. Der chinesische Name der Arznei gibt Hinweise auf ihre Wirkung. *He Shou Wu* heißt wörtlich übersetzt „Der schwarzhaarige Dr. He".

Dosierung

6-30 g

Kontraindikation

Schleim-Befunde bei Milz-*Qi*-Mangel und Diarrhö

Rezepturen mit dieser Droge

Komposition mit Radix Angelicae sinenis toki inshi (japanisch) ► S.464

Radix Polygoni multiflori und Radix Ginseng Dekokt *He Ren Yin* Bensky ► S.290

Besondere Sieben Schätze Pille für schöne Barthaare *Qi Bao Mei Ran Dan* Bensky ► S.304

Eigene Eintragungen

当归 **Radix Angelicae sinensis**

Pharmazeutischer Name:	**Radix Angelicae sinensis**
Chinesischer Name:	**Dang Gui**
Japanischer Name:	**toki**
Englischer Name:	**Chinese Angelica Root**
Deutscher Name:	**chinesische Engelswurzel**
Familie:	**Doldenblütler – Umbelliferae**

Gruppenklassifikation

Blut tonisierende Drogen

Temperatur

kalt	kühl	neutral	warm	heiß

Geschmack

salzig	bitter	sauer	neutral	süß	scharf

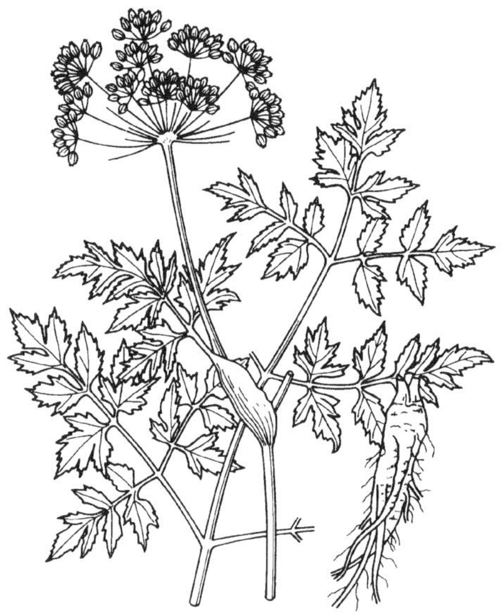

Wirkort

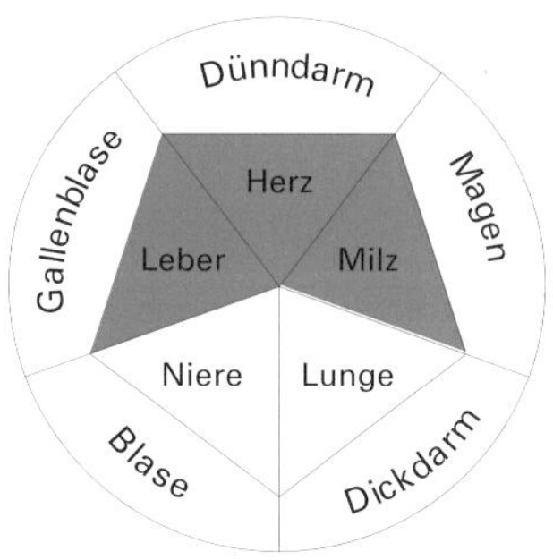

Dosierung

3-9 g

Kontraindikation

Cave bei vorbestehender Diarrhö oder weichem Stuhl durch eine begleitende Milz-Schwäche. In solchen Fällen sollte man die Dosis von Radix Angelicae sinensis in der Rezeptur vermindern.

Wirkung

1. Das Blut nährend und belebend, die Menstruation harmonisierend
2. Schmerzstillend
3. Wind-Nässe ausleitend
4. Mild abführend

Indikation

Bei Blut-Mangel:

1. Dysmenorrhö, Amenorrhö, bei starken Blutungen oder anderen Menstruationsbeschwerden, eine der wichtigsten gynäkologischen Arzneidrogen
2. Fülle des Blutes oder Blut-Stasen: Hämatome nach Verletzungen oder Geburten, koronare Herzkrankheit mit Angina pectoris
3. Wind-Nässe-Bi-Syndrome: Gelenk- und Muskelschmerzen, Arthritiden
4. Obstipation im Senium aufgrund von Trockenheit

Anmerkung

1. Eine der wichtigsten Arzneidrogen. Bei gynäkologischen Problemen, insbesondere bei Menstruationsbeschwerden ist sie eine hervorragende Arznei. Sie nährt Blut bei Blut-Mangel und leitet darüber hinaus noch eingedrungene Wind-Nässe aus. Diese letztere Wirkung erinnert an die andere Engelswurz, die Radix Angelicae pubescentis *Du Huo*, aus der Gruppe 5.

2. Für derartige Probleme benutzen wir in der Akupunktur oft MP 6, MP 10, Le 3.

Rezepturen mit diesem Mitteln

Dekokt, das die Milz tonisiert und das *Qi* vermehrt
Bu Zhong Yi Qi Tang ► S.342

Acht Schätze Dekokt *Ba Zhen Tang* ► S.358

Radix Angelicae sinensis und Radix Paeoniae Pulver
Dang Gui Shao Yao San ► S.350

Vier Arzneien Dekokt *Si Wu Tang* ► S.348

Umherstreifen Pulver *Xiao Yao San* ► S.260

Bluttonikum mit Radix Angelicae sinensis
Dang Gui Bu Xue Tang ► S.352

白芍

Radix Paeoniae lactiflorae

Pharmazeutischer Name:	**Radix Paeoniae lactiflorae**
Chinesischer Name:	**Bai Shao**
Japanischer Name:	**shakuyaku**
Englischer Name:	**White Peony Root**
Deutscher Name:	**weißblühende Pfingstrosenwurzel**
Familie:	**Hahnenfußgewächse – Ranunculaceae**

Gruppenklassifikation

Blut tonisierende Drogen

Temperatur

kalt	kühl	neutral	warm	heiß

Geschmack

salzig	bitter	sauer	neutral	süß	scharf

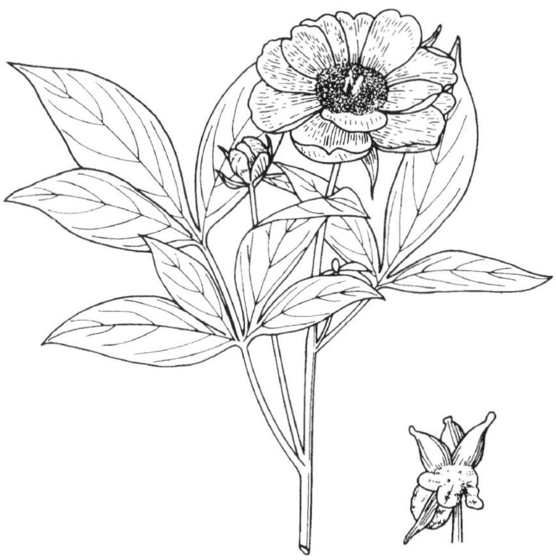

Wirkung

1. Nährt Blut, reguliert die Menses
2. Besänftigt Leber-Yang, schmerzlindernd
3. Bewahrt das *Yin*, stimmt die Nähr-Energie *Ying* und die Abwehr-Energie *Wei* miteinander ab
4. Harmonisiert den Energiefluß im Leber-Funktionskreis

Indikation

1. Menstruationsbeschwerden, Dysmenorrhö, uterine Blutungen
2. Nach oben schlagendes Leber-Yang: Kopfschmerzen, Schwindel, Hypertonus, Tinnitus
3. Spontane Schweiße, Nachtschweiße
4. Stagnation im Leber-Funktionskreis: Schwindel, Schmerzen an den Rippenbögen, Ziehen und Krämpfe in den Extremitäten, krampfartige Bauchschmerzen

Anmerkung

1. Eine der wichtigsten Arzneien zur Behandlung von Störungen im Leber-Funktionskreis.
Die Radix Paeoniae lactiflorae ist eine Droge, die den freien, harmonischen Fluß der Leber-Energie wiederherstellt und gleichzeitig Blut und *Yin* bewahrt.
2. Für derartige Probleme benutzt man in der Akupunktur oft Le 3.
3. In der Literatur findet man auch die Bezeichnung Radix Paeoniae alba *Bai Shao Yao.*

Wirkort

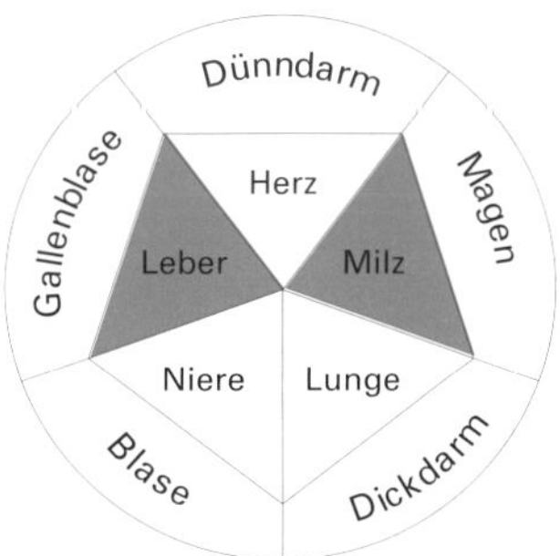

Rezepturen mit dieser Droge

Wahrer Krieger Dekokt *Zhen Wu Tang* ► S.300
Ramulus Cinnamomi Dekokt *Gui Zhi Tang* ► S.184
Kalte Extremitäten Pulver *Si Ni San* ► S.256
Acht Schätze Dekokt *Ba Zhen Tang* ► S.358
Radix Angelicae sinensis und Radix Paeoniae Pulver *Dang Gui Shao Yao San* ► S.350
Vier Arzneien Dekokt *Si Wu Tang* ► S.348
Umherstreifen Pulver *Xiao Yao San* ► S.260

Kontraindikation

Kälte im Abdomen

Dosierung

3-12 g

Eigene Eintragungen

阿胶 Gelatina Nigra

Pharmazeutischer Name:	**Gelatinum Corii asini**
Chinesischer Name:	**E Jiao**
Japanischer Name:	**akyo**
Englischer Name:	**Ass Hide Glue**
Deutscher Name:	**Leim der Eselshaut**
Familie:	**Pferdeartige Tiere – Equidae**

Gruppenklassifikation

Blut tonisierende Drogen

Temperatur

kalt	kühl	neutral	warm	heiß

Geschmack

salzig	bitter	sauer	neutral	süß	scharf

Wirkung

1. Blut nährend
2. Blutungen stoppend
3. *Yin* nährend und befeuchtend

Wirkort

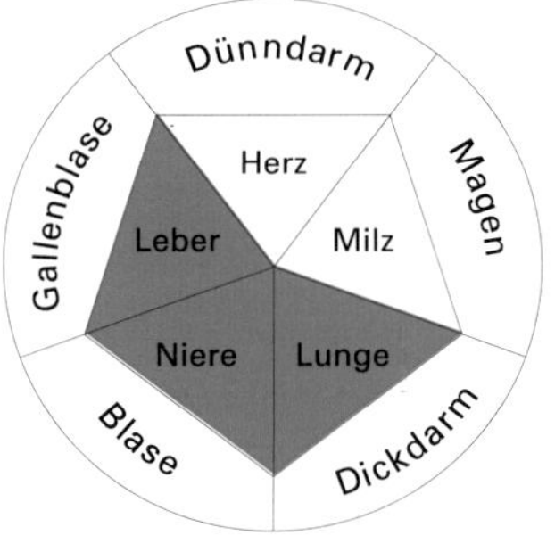

Indikation

1. Blut-Mangel: Schwindel, Blässe, Palpitationen, sehr große Schwäche, dünne Haut

2. Blut-Mangel mit Blutungen: bei allen Blutungsarten: Bluthusten, Blut im Stuhl, exzessive Menstruationsblutungen, Nasenbluten

3. Yin-Mangel: Unruhe, Schlaflosigkeit, auch Lungen-Yin-Mangel mit trockenem Reizhusten und trockener Kehle

Anmerkung

1. Eine andere Bezeichnung für Gelatinum Corii asini ist auch Gelatina Nigra.

2. Experimentelle Untersuchungen zeigten eine nachweisliche Vermehrung der Erythrozyten und Erhöhung des Hämoglobinspiegels.

Dosierung

3-15 g

Rezepturen mit dieser Droge

Gebratenes Glycyrrhiza Dekokt *Zhi Gan Cao Tang* ► S.364

Modifiziertes Dekokt, das den Puls wiederherstellt
Jia Jian Fu Mai Tang Bensky ► S.286

Kontraindikation

Bei Fülle-Zuständen im Außen, mit Vorsicht bei Milz-*Qi*-Mangel

Eigene Eintragungen

龙眼肉

Arillus longan

Pharmazeutischer Name: **Arillus Euphoriae longanae**
Chinesischer Name: **Long Yan Rou**
Japanischer Name: **ryugan niko**
Englischer Name: **Longan Fruit**
Deutscher Name: **Longanfrucht**
Familie: **Sapindaceae**

Gruppenklassifikation

Blut tonisierende Drogen

Temperatur

kalt	kühl	neutral	warm	heiß

Geschmack

salzig	bitter	sauer	neutral	süß	scharf

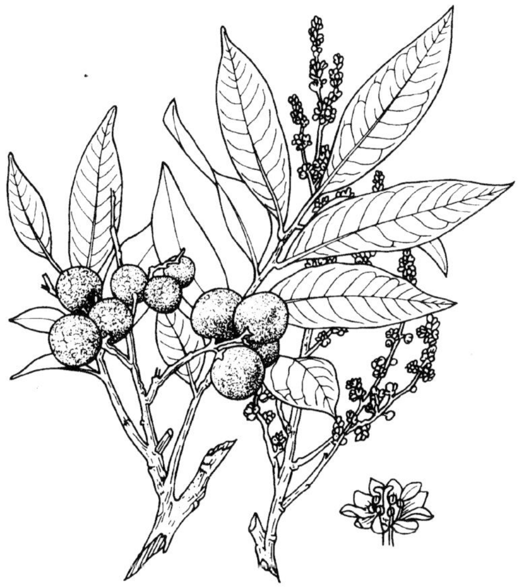

Wirkung

Stützt und stärkt Herz und Milz, nährt Blut, sedierend

Indikation

Schlaflosigkeit, Palpitationen, Vergeßlichkeit, Schwindelgefühle durch Schwäche im Herz- und Milz-Funktionskreis

Diese Beschwerden treten häufig durch geistige Überarbeitung und zu viel Nachdenken auf.

Dosierung

6-15 g

Anmerkung

Eine andere Bezeichnung für Arillus longan ist auch Fructus Euphoriae longanae.

Die Longan- oder auch Drachenfrucht genannten Früchte sind in China oft frisch auf Märkten erhältlich und sind saftig und wohlschmeckend.

Wirkort

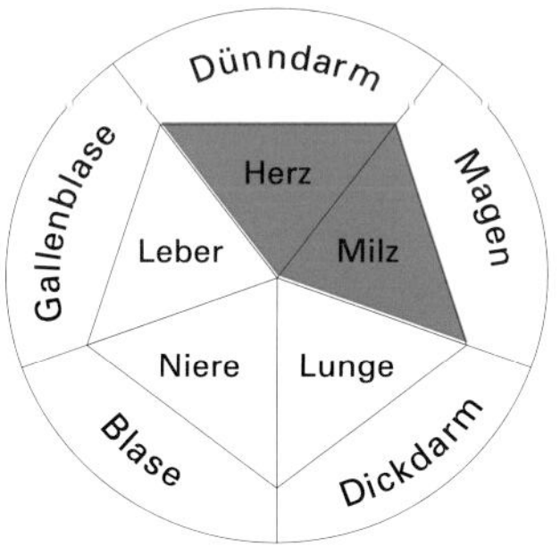

Kontraindikation

Bei heißem Schleim mit auffällig dickem, klebrigem, gelbem Zungenbelag

Rezepturen mit dieser Droge

Dekokt, das die Milz wiederherstellt
Gui Pi Tang ► S.362

Eigene Eintragungen

12.c Yang tonisierende Drogen

鹿角

Cornu Cervi

Pharmazeutischer Name:	**Cornu Cervi pantotrichum**
Chinesischer Name:	**Lu Jiao**
Japanischer Name:	**rokujo**
Englischer Name:	**Deer Antler**
Deutscher Name:	**verknöchertes Hirschhorngeweih**
Familie:	**Hirsch ähnliche Tiere – Cervidae**

Gruppenklassifikation

Yang tonisierende Drogen

Temperatur

kalt	kühl	neutral	warm	heiß

Geschmack

salzig	bitter	sauer	neutral	süß	scharf

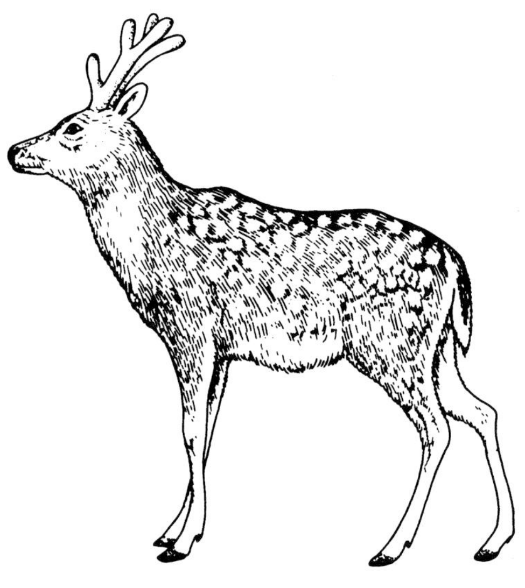

Wirkung

1. Stärkt das Nieren-Yang
2. Blut-Zirkulation belebend, löst Blutstasen
3. Stärkt Knochen und „Sehnen"

Indikation

1. Kräfteverlust, Kälteempfindlichkeit, Impotenz, spontane Samenverluste, Unfruchtbarkeit beider Geschlechter, sexuelle Störungen, Schwäche und Kälte im unteren Rücken und den Beinen
2. Tiefsitzende LWS-Schmerzen durch Blut-Stase und Nieren-Schwäche
3. Toxische Schwellungen, Brustabszesse, Mastitis, nicht heilende infizierte Geschwüre

Dosierung

Lu Jiao 3-9 g im Dekokt oder als Pulver 1-3 g; als Pulver kann es bei Hautprozessen auch extern angewendet werden.

Wirkort

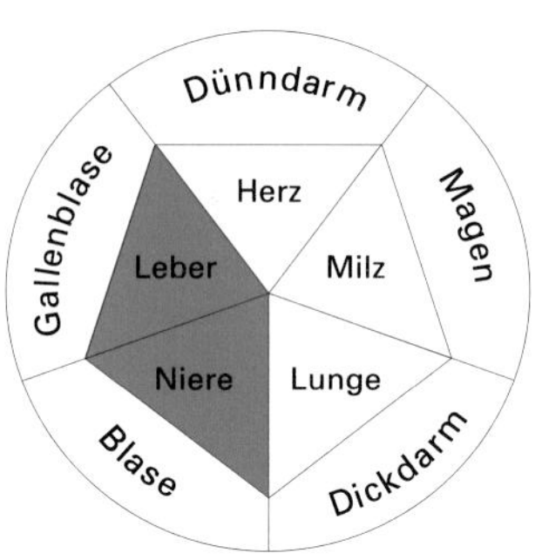

Anmerkung

Verwendet wird der verknöcherte Teil der jungen männlichen Hirschegeweihe.

Cornu Cervi ist sehr teuer, so daß es häufig durch andere Nieren-Yang stärkende Arzneidrogen ersetzt wird oder zur besseren Ausnutzung und Dosisreduzierung als Pulver verabreicht wird.

Unterschied von *Lu Jiao* und *Lu Rong*: *Lu Jiao* ist schwächer in der Nieren-Yang stärkenden Wirkung als *Lu Rong*. Es ist weniger auf die Produktion von Blut und *Jing* ausgerichtet, sondern belebt das Blut, behebt Blut-Stasen und lindert Geschwüre und Schwellungen.

Kontraindikation

Yin-Mangel mit Leere-Hitze

Rezepturen mit dieser Droge

Plastrum Testudinis und Cornu Cervi Sirup *Gui Lu Er Xian Jiao* — Bensky ► S.311

Zehn Tonika Pille *Shi Bu Wan* — Bensky ► S.309

Eigene Eintragungen

鹿茸 Cornu Cervi parvum

Pharmazeutischer Name:	**Cornu Cervi parvum pantotricum**
Chinesischer Name:	**Lu Rong**
Japanischer Name:	**rokujo**
Englischer Name:	**Velvet of Deer Antler**
Deutscher Name:	**noch nicht verknöchertes Hirschgeweih**
Familie:	**Hirscheähnliche Tiere – Cervidae**

Gruppenklassifikation

Yang tonisierende Drogen

Temperatur

kalt	kühl	neutral	warm	heiß

Geschmack

salzig	bitter	sauer	neutral	süß	scharf

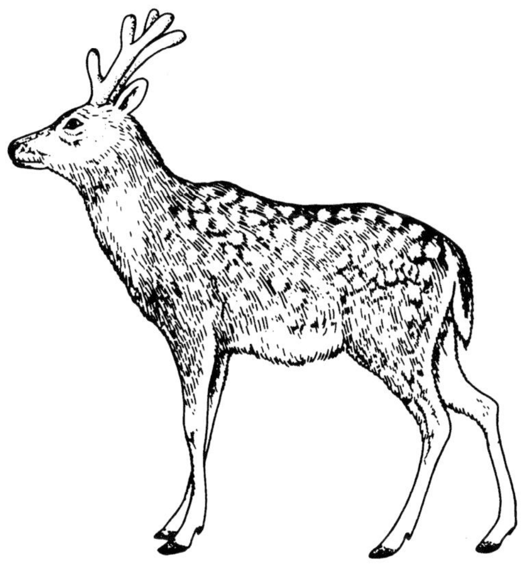

Wirkung

1. Tonisiert die Nieren und stärkt das Nieren-Yang
2. Tonisiert das Gouverneursgefäß *Du Mai*, vermehrt Blut und Essenz *Jing*, stärkt Knochen und „Sehnen"
3. Reguliert das Gefäß des Empfangens *Ren Mai* und das Gefäß des Durchdringens *Chong Mai*, stabilisiert das Gürtelgefäß *Dai Mai*

Indikation

1. Erschöpfung, Kräfteverlust, Auszehrung, Kälteempfindlichkeit, Schwäche im unteren Rücken und in den Knien, Impotenz, spontane Samenverluste, Unfruchtbarkeit beider Geschlechter, sexuelle Störungen, Schwindel, Hörminderung, Tinnitus, häufige Miktionen hellen, klaren Urins
2. Kindliche Unterernährung und Wachstumsverzögerung mit Schwäche von Knochen und Sehnen, Knochendeformitäten, hyperaktive Kinder, mentale Retardierung, Lernschwierigkeiten
3. Weißlicher, vaginaler Ausfluß, Infertilität und/oder uterine Blutungen durch Kälte und energetische Schwäche im Uterus
4. Nicht heilende Geschwüre, und solche, die eine klare Flüssigkeit sezernieren

Wirkort

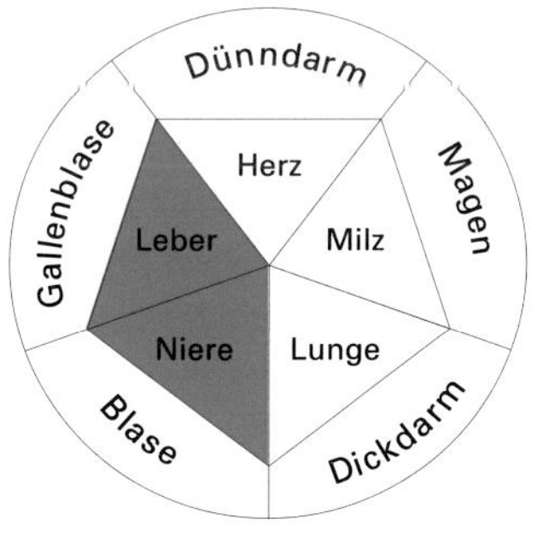

Dosierung

0,5-1 g als Pulver

Rezepturen mit dieser Droge

Plastrum Testudinis und Cornu Cervi Sirup *Gui Lu Er Xian Jiao* Bensky ► S.311

Zehn Tonika Pille *Shi Bu Wan* Bensky ► S.309

Kontraindikation

Yin-Mangel mit Leere-Hitze

Anmerkung

1. Verwendet wird der noch nicht verknöcherte Teil von Geweihen männlicher Hirsche.
2. Cornu Cervi ist extrem teuer, so daß es häufig durch andere Nieren-Yang stärkende Arzneidrogen ersetzt wird oder zur besseren Ausnutzung und Dosisreduzierung als Pulver verabreicht wird.
3. Unterschied von Cornu Cervi parvum *Lu Rong* und Cornu Cervi *Lu Jiao*: Cornu Cervi parvum *Lu Rong* ist stärker in der Nieren-Yang tonisierenden Wirkung als Cornu Cervi *Lu Jiao*. Cornu Cervi *Lu Jiao* ist außerdem weniger auf die Produktion von Blut und *Jing* ausgerichtet, sondern belebt das Blut und behebt Blut-Stasen.

鹿角胶

Gelatinum Cornu Cervi

Pharmazeutischer Name:	**Gelatinum Cornu Cervi**
Chinesischer Name:	**Lu Jiao Jiao**
Englischer Name:	**Deer Antler Gelatine**
Deutscher Name:	**Leim des Hirschhorngeweihs**
Familie:	**Hirscheähnliche Tiere – Cervidae**

Gruppenklassifikation

Yang tonisierende Drogen

Temperatur

kalt	kühl	neutral	leicht warm	heiß

Geschmack

salzig	bitter	sauer	neutral	süß	scharf

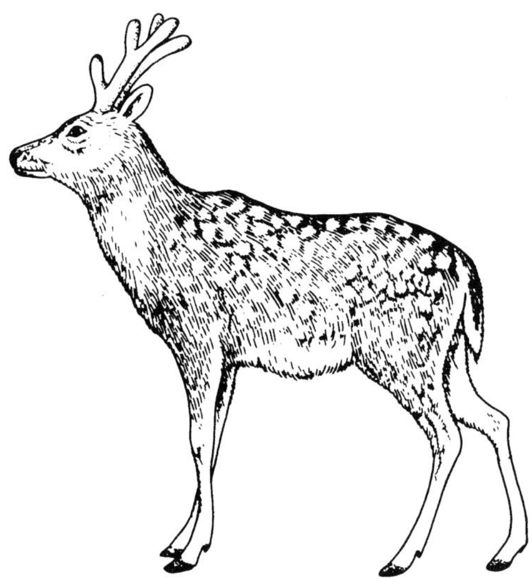

Wirkung

1. Stärkt das Nieren-Yang
2. Tonisiert und nährt Blut und Essenz *Jing*, stillt Blutungen

Indikation

1. Kräfteverlust, Lumbalgien, Impotenz, spontane Samenverluste
2. Leukorrhö, uterine Blutungen, Hämaturie, Kälte im Abdomen, nicht heilende Geschwüre
3. Uterine und vaginale Blutungen, Hämaturie, Blutspucken

Dosierung

3-9 g ins fertige Dekokt hineinrühren

Wirkort

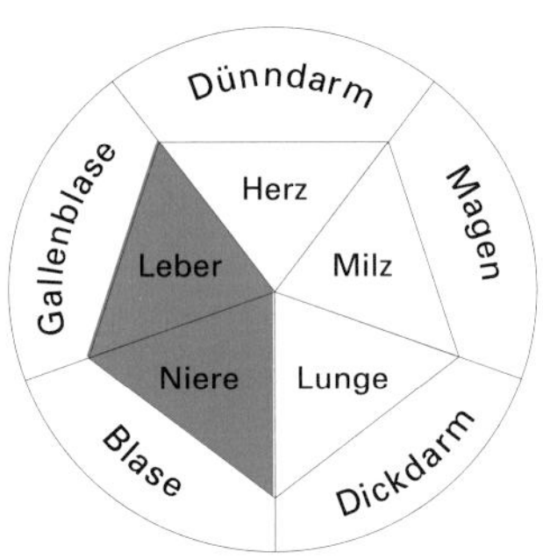

Anmerkung

1. Gelatinum Cornu Cervi wird auch Colla Cornu Cervi genannt.
2. Gelatinum Cornu Cervi *Lu Jiao Jiao* wird in das abgeseihte Dekokt hineingerührt, wie bei anderen Formen von Gelatine, vergleiche Gelatina nigra *E Jiao*.
3. Ist nicht so teuer wie *Lu Rong*, so daß es für diese substituiert wird. Beide werden jedoch häufig durch andere Nieren-Yang stärkende Arzneidrogen ersetzt.
4. Um *Yin*, *Yang* und die Essenz zu stärken, wird Colla Cornu Cervi gelegentlich mit Plastrum Testudinis *Gui Ban* kombiniert, auch wenn es sich um die Auffüllung im *Ren Mai* und *Chong Mai* bei Kindern mit Allergien und Asthma bronchiale durch Essenz-Jing-Mangel handelt.

Rezepturen mit dieser Droge

Pille, die die Rechte (Niere) wiederherstellt
You Gui Wan ► S.372

Eigene Eintragungen

淫羊藿

Herba Epimedii

Pharmazeutischer Name:	**Herba Epimedii**
Chinesischer Name:	**Yin Yang Huo**
Japanischer Name:	**inyokaku**
Englischer Name:	**Epimedium**
Deutscher Name:	**Elfenblumenkraut**
Familie:	**Sauerdorngewächse – Berberidaceae**

Gruppenklassifikation

Yang tonisierende Drogen

Temperatur

kalt	kühl	neutral	warm	heiß

Geschmack

salzig	bitter	sauer	neutral	süß	scharf

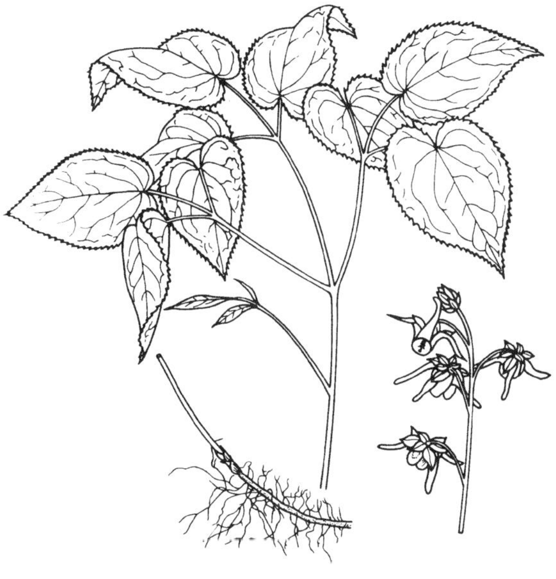

Wirkung

1. Stärkt Nieren-Yang
2. Tonisiert Nieren-Yin und -Yang und beugt aufsteigendem Leber-Yang vor
3. Vertreibt Wind-Nässe-Kälte

Indikation

1. Nieren-Yang-Mangel: Lumbalgien, Impotenz, nächtlicher Samenverlust
2. Yin- und Yang-Mangel: untere Rückenbeschwerden, Schwindel, unregelmäßige Menstruation mit aufsteigendem Hitzegefühl
3. Wind-Nässe-Bi-Syndrom mit Schmerz und Krämpfen der Hände und Füße, Gelenkbeschwerden mit Schmerzen, Taubheit der Extremitäten

Dosierung

9-15 g

Wirkort

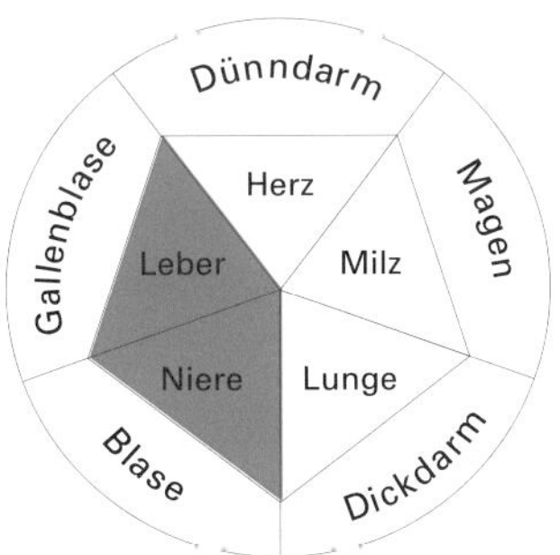

Anmerkung

Im Tierversuch nachweisliche Steigerung der Kopulationshäufigkeit bei Schafen sowie Vermehrung der Spermienproduktion

Kontraindikation

Yin-Mangel mit Mangel-Hitze

Rezepturen mit dieser Droge

Zwei Unsterbliche Dekokt *Er Xian Tang* ► S.376

Besondere Pille, die die Fruchtbarkeit unterstützt
Zan Yu Dan Bensky ► S.313

Eigene Eintragungen

巴戟天

Radix Morindae

Pharmazeutischer Name:	**Radix Morindae officinalis**
Chinesischer Name:	**Bai Ji Tian**
Japanischer Name:	**hagekiten**
Englischer Name:	**Morinda Root**
Deutscher Name:	**Morindawurzel**
Familie:	**Rötegewächse – Rubiaceae**

Gruppenklassifikation

Yang tonisierende Drogen

Temperatur

kalt	kühl	neutral	warm	heiß

Geschmack

salzig	bitter	sauer	neutral	süß	scharf

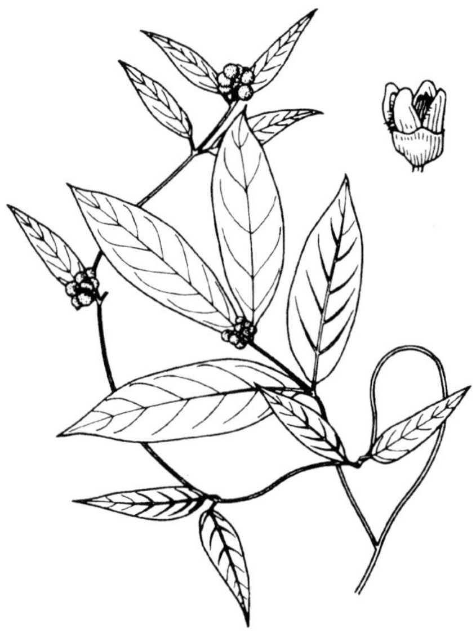

Wirkung

1. Stärkt das Nieren-Yang
2. Stärkt Knochen und „Sehnen"
3. Vertreibt Wind und Nässe

Indikation

1. Impotenz, vorzeitige Ejakulation, Unfruchtbarkeit bei beiden Geschlechtern, häufiges Wasserlassen, Inkontinenz, Schwäche und Schmerz im unteren Rückenbereich
2. Wind-Nässe-Bi-Syndrom der unteren Körperhälfte mit Schmerzen, Schwellung und arthritischen Beschwerden in Rücken und Beinen

Dosierung

6-15 g

Wirkort

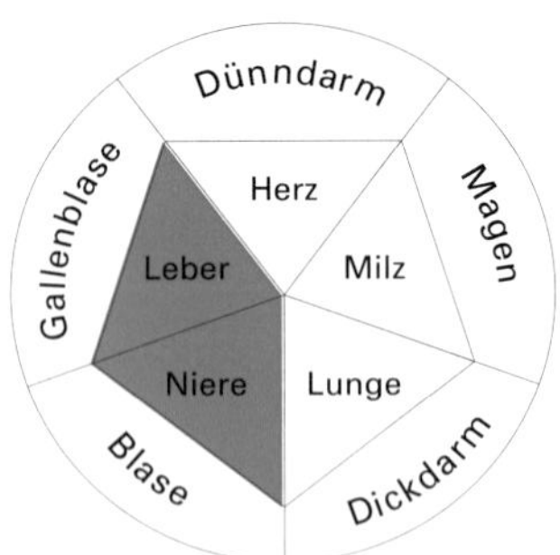

Anmerkung

Radix Morindae ist etwas teurer als die meisten Drogen.

Kontraindikation

Yin-Mangel mit Feuer oder Nässe-Hitze

Rezepturen mit dieser Droge

Zwei Unsterbliche Dekokt *Er Xian Tang* ► S.376

Besondere Pille, die die Fruchtbarkeit unterstützt
Zan Yu Dan Bensky ► S.313

Eigene Eintragungen

补骨脂 Semen Psoraleae

Pharmazeutischer Name:	**Semen Psoraleae corylifoliae**
Chinesischer Name:	**Bu Gu Zhi**
Japanischer Name:	**hokotsushi**
Englischer Name:	**Psoralea Fruit**
Deutscher Name:	**Asphaltkleefrüchte**
Familie:	**Hülsenfrüchtler – Leguminosae**

Gruppenklassifikation

Yang tonisierende Drogen

Temperatur

kalt	kühl	neutral	sehr warm	heiß

Geschmack

salzig	bitter	sauer	neutral	süß	scharf

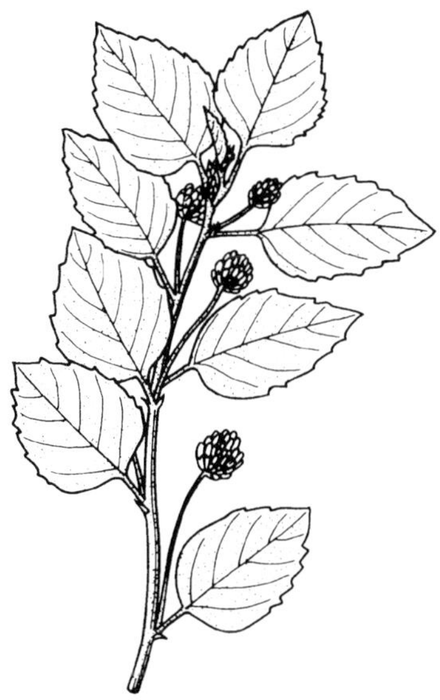

Wirkung

1. Stärkt das Nieren-Yang
2. Adstringierend und die Essenz *Jing* stabilisierend
3. Erwärmt Milz, lindert Diarrhö

Indikation

1. Stärkt Nieren-Yang: Impotenz, vorzeitiger Samenerguß, Kälte, Schwäche und Schmerz im unteren Rücken und den unteren Extremitäten
2. Adstringierend: Enuresis, nächtliche Samenverluste
3. Nieren- und Milz-Yang-Mangel: „Sonnenaufgangsdiarrhö", chronische Diarrhö, abdominelle Beschwerden und Schmerzen
4. Niere kann das *Qi* der Lunge nicht aufnehmen: Als Hilfe bei Asthmapatienten, wenn das Lungen-*Qi* durch geschwächtes Nieren-*Qi* nicht abgesenkt bzw. von den Nieren nicht aufgenommen werden kann.

Wirkort

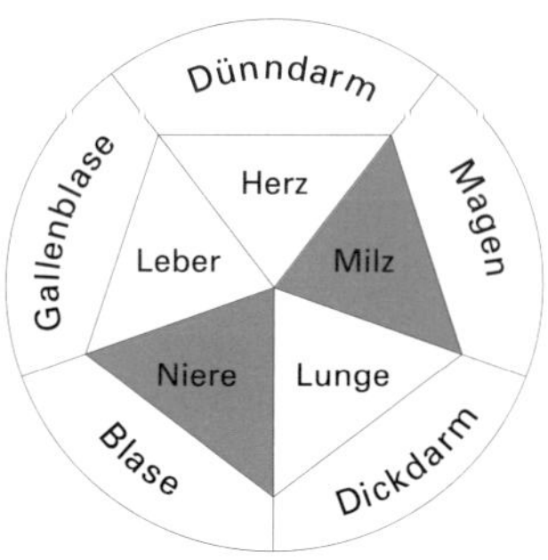

Dosierung

3-9 g

Anmerkung

Wird gelegentlich auch als Fructus Psoraleae bezeichnet. Der Unterschied zwischen Früchten und Samen allgemein liegt darin, daß die Früchte neben den Samen selber noch eine Art Umhüllung besitzen, die unterschiedlich stark ausgebildet sein (kann) und oft noch Fruchtfleisch oder ähnliches enthalten kann. Die Wirkung ist oft recht ähnlich.

Rezepturen mit dieser Droge

Vier Wunder Pille
Si Shen Wan Bensky ► S.396

Kontraindikation

Yin-Mangel mit Mangel-Hitze

Eigene Eintragungen

杜仲

Cortex Eucommiae

Pharmazeutischer Name:	**Cortex Eucommiae ulmoidis**
Chinesischer Name:	**Du Zhong**
Japanischer Name:	**tochu**
Englischer Name:	**Eucommia Bark**
Deutscher Name:	**Chinesische Guttaperch**
Familie:	**Eucommiaceae**

Gruppenklassifikation

Yang tonisierende Drogen

Temperatur

kalt	kühl	neutral	warm	heiß

Geschmack

salzig	bitter	sauer	neutral	süß	leicht scharf

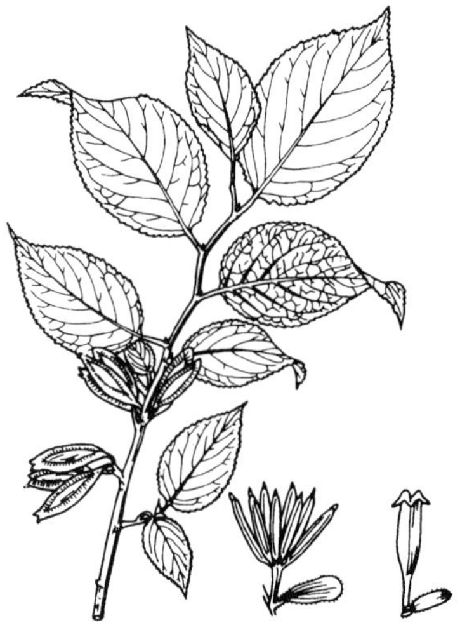

Wirkung

1. Tonisiert Niere und Leber
2. Stärkt Knochen und „Sehnen"
3. Beruhigt den Fötus

Indikation

1. Nieren- und Lebermangel: Schwäche und Schmerz im Rükken- und Kniebereich, Erschöpfung, häufiges Wasserlassen, Impotenz
2. Allgemeine Muskel- und Gelenkschwäche, besonders der unteren Extremitäten
3. Blutungen während der Schwangerschaft, unruhiger Fötus, drohende Fehlgeburt und bei starken Lumbalgien der Schwangeren durch Nieren-Yang-Mangel
4. Aufsteigendes Leber-Yang: Schwindel und arterielle Hypertonie

Wirkort

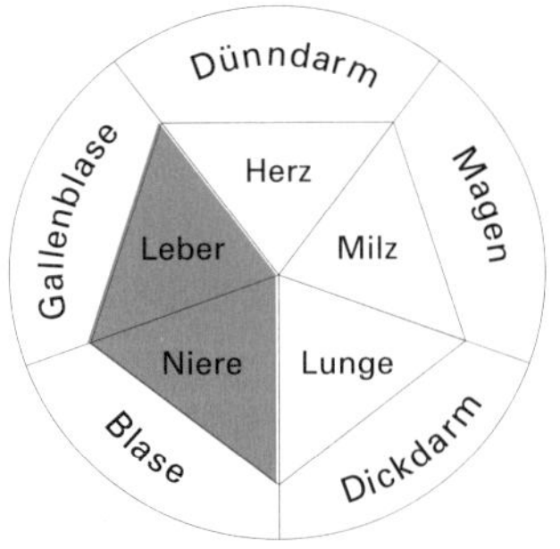

Dosierung

6-15 g

Anmerkung

1. Cortex Eucommiae ist eines der wichtigsten Mittel bei drohendem Abort.
Cortex Eucommiae hält die Dinge an seinem Platz: Es hält den Fötus und hält die Wirbelsäule aufrecht.
2. Im Tierversuch konnte ein blutdrucksenkender Effekt an Ratten nachgewiesen werden, wobei die blutdrucksenkende Wirkung deutlich ausgeprägter nachweisbar war bei gleichzeitiger Arteriosklerose. In klinischen Untersuchungen konnte auch an Patienten mit arterieller Hypertonie ein antihypertensiver Effekt nachgewiesen werden.
3. Cortex Eucommiae ist etwas teuerer als die meisten Drogen und wird gelegentlich auch als Waldbaumwolle bezeichnet.

Rezepturen mit dieser Droge

Besondere Pille, die die Fruchtbarkeit unterstützt
Zan Yu Dan Bensky ► S.313

Pille, die die Rechte (Niere) wiederherstellt *You Gui Wan* ► S.374

Kontraindikation

Nieren-Yin-Mangel mit Leere Hitze

Eigene Eintragungen

续断 Radix Dipsaci

Pharmazeutischer Name:	**Radix Dipsaci asperi**
Chinesischer Name:	**Xu Duan**
Japanischer Name:	**zokudan**
Englischer Name:	**Dipsacus**
Deutscher Name:	**Chinesische Kardenwurzel**
Familie:	**Kardengewächse – Dipsacaceae**

Gruppenklassifikation

Yang tonisierende Drogen

Temperatur

kalt	kühl	neutral	warm	heiß

Geschmack

salzig	bitter	sauer	neutral	süß	scharf

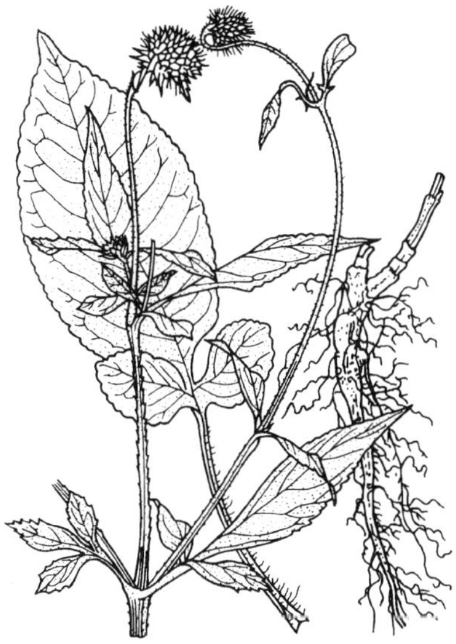

Wirkung

1. Stärkt Niere und Leber
2. Blutungsstillend und den Fötus beruhigend
3. Knochenbrüche heilend

Indikation

1. Nieren- und Leber-Mangel: Schmerz in LWS- und Kniebereich, Steifheit und Schwäche der Beine
2. Uterine Blutungen und vaginaler Ausfluß, besonders auch Blutungen während der Schwangerschaft, unruhiger Fötus mit drohender Früh- oder Fehlgeburt
3. Knochenbrüche und externe traumatische Verletzungen. Radix Dipsaci wirkt hierbei schmerzlindernd und vor allem Wundheilung und Knochenbildung fördernd.

Dosierung

6 15 g

Wirkort

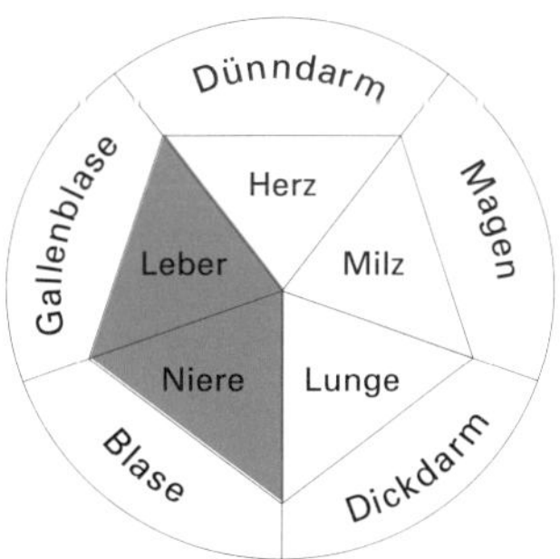

Anmerkung

1. Bei der Wundheilung ist auch die äußerliche Anwendung als Pulver gebräuchlich.
2. Der chinesische Name deutet auf die Wirkung hin: „Stellt das Gebrochene wieder her".

Kontraindikation

Keine bekannt

Eigene Eintragungen

骨碎补

Rhizoma Drynariae

Pharmazeutischer Name:	**Rhizoma Drynariae**
Chinesischer Name:	**Gu Sui Bu**
Japanischer Name:	**kotsusaiho**
Englischer Name:	**Drynaria Rhizome**
Deutscher Name:	**Farnpflanzenwurzel**
Familie:	**Tüpfelfarne – Polypodiaceae**

Gruppenklassifikation

Yang tonisierende Drogen

Temperatur

kalt	kühl	neutral	warm	heiß

Geschmack

salzig	bitter	sauer	neutral	süß	scharf

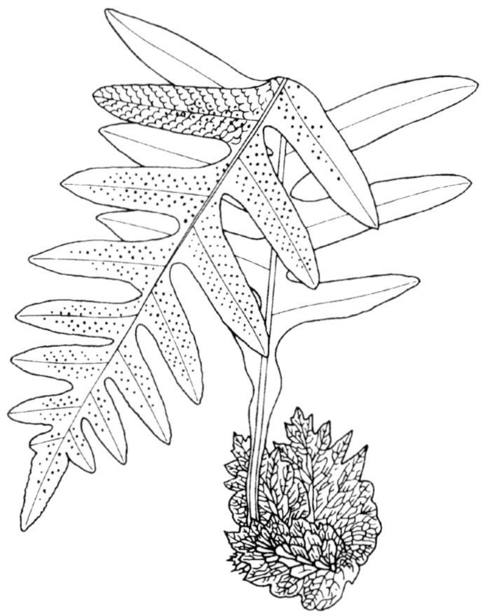

Wirkung

1. Stärkt und nährt Niere und Leber
2. Beschleunigt Wundheilung besonders von Sehnen, Ligamenten und Knochen, stärkt Blut, stillt Blutungen
3. Stimuliert das Haarwachstum

Indikation

1. Nieren-Yang-Mangel: Schwäche und Schmerz in LWS und Kniebereich, chronische Diarrhö, Ohrensausen, Hörverlust, Tinnitus, auch bei durch Nieren-Yang-Mangel bedingte Zahnschmerzen
2. Bei Verletzungen, Quetschungen, Zerrungen, Distorsionen, Prellungen und Knochenbrüchen. Hierbei wird durch die Blut-Stasen behebende Wirkung Schmerz gelindert, zusätzlich jedoch auch die Wundheilung und Knochenheilung gefördert.
3. Topischer Gebrauch bei Alopezie als Tinktur
4. Lokale Anwendung bei Warzen zeigt gute Erfolge.

Wirkort

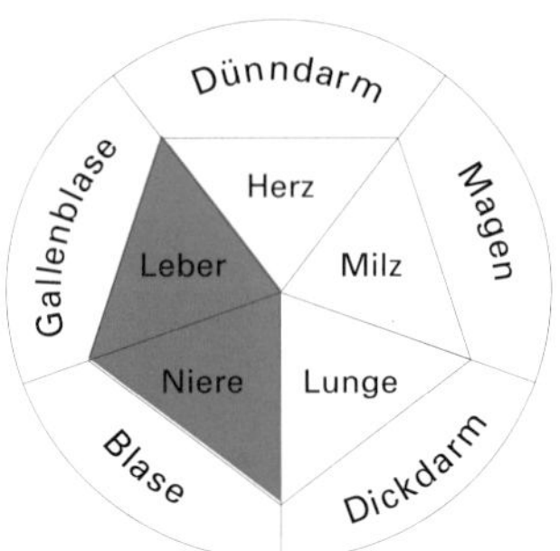

Dosierung

6-15 g

Anmerkung

Wird oft mit Radix Dipsaci *Xu Duan* kombiniert ► S.693

Kontraindikation

Bei Yin-Mangel

Eigene Eintragungen

菟丝子

Semen Cuscutae

Pharmazeutischer Name:	**Semen Cuscutae chinensis**
Chinesischer Name:	**Tu Si Zi**
Japanischer Name:	**toshishi**
Englischer Name:	**Chinese Dodder Seeds**
Deutscher Name:	**Chinesischer Teufelswirn**
Familie:	**Windengewächse – Convolvulaceae**

Gruppenklassifikation

Yang tonisierende Drogen

Temperatur

kalt	kühl	neutral	warm	heiß

Geschmack

salzig	bitter	sauer	neutral	süß	scharf

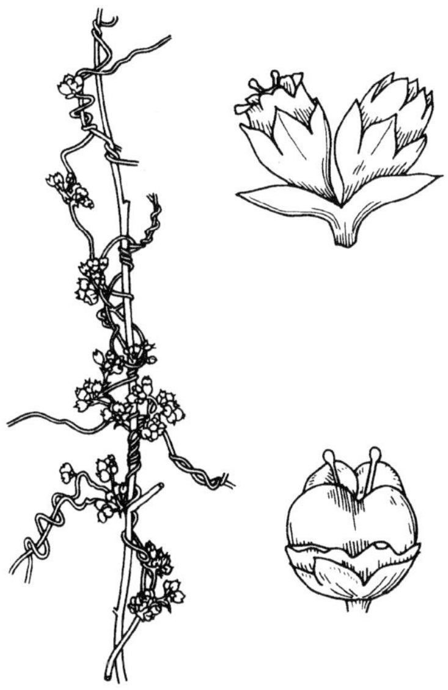

Wirkung

1. Nieren stärkend, Essenz *Jing* auffüllend
2. Stärkt Leber und klärt die Augen
3. Unterstützt Nieren und Milz
4. Beruhigt den Fötus

Indikation

1. Nieren-Yang-Mangel, *Jing*-Mangel: Impotenz, nächtliche Samenverluste, sexuelle Probleme, Schwindel, Lumbalgien, häufiges Wasserlassen, Leukorrhö
2. Nieren-Leber-Mangel: verminderte Sehfähigkeit, verschwommenes Sehen, mouches volantes
3. Nieren-Milz-Yang-Mangel: Diarrhö, Appetitverlust
4. Bei habituellem Abort und drohender Fehlgeburt

Dosierung

9-15 g

Wirkort

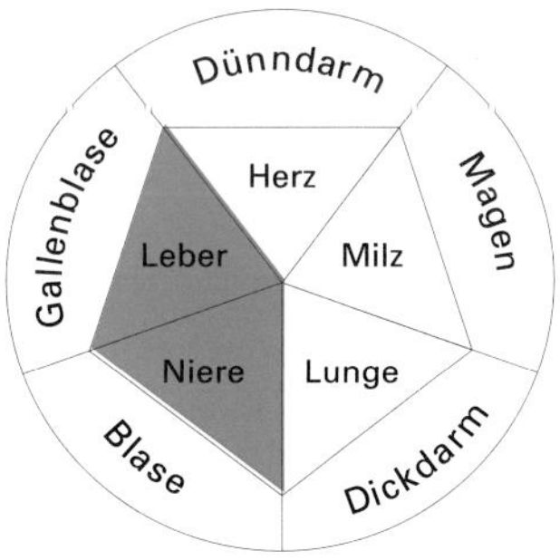

Anmerkung

1. Semen Cuscutae ist ein mildes Tonikum für den *Yang*-, *Yin*- und *Jing*-Bereich der Niere.
Es stärkt den seelisch geistigen Aspekt der Nieren Energie, die Willenskraft *Zhi*. ► S.49
2. Die Fötus beruhigende Wirkung ist nicht ganz so stark ausgeprägt wie die bei Cortex Eucommiae *Du Zhong*.

Kontraindikation

Yin-Mangel mit Leere-Hitze

Eigene Eintragungen

蛇床子 Fructus Cnidii

Pharmazeutischer Name:	**Fructus Cnidii monnieri**
Chinesischer Name:	**She Chuang Zi**
Japanischer Name:	**jashoshi**
Englischer Name:	**Cnidium Seeds**
Deutscher Name:	**Brenndoldenfrucht**
Familie:	**Doldengewächse – Umbelliferae**

Gruppenklassifikation
Yang tonisierende Drogen

Temperatur

kalt	kühl	neutral	warm	heiß

Geschmack

salzig	bitter	sauer	neutral	süß	scharf

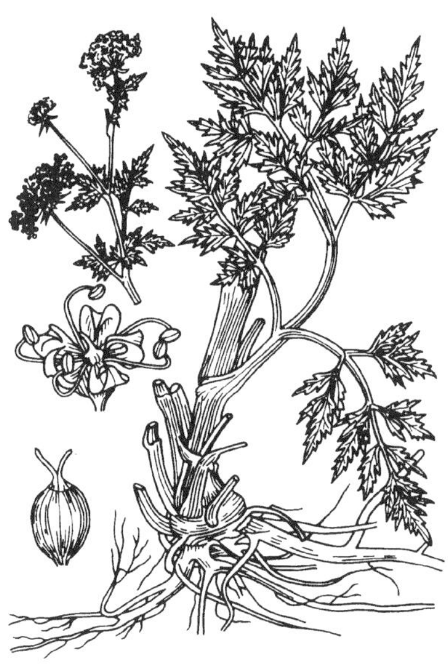

Wirkung
1. Stärkt und wärmt das Nieren-Yang
2. Vertreibt Nässe, tötet Parasiten und stillt Juckreiz

Indikation
1. Nieren-Yang-Mangel: Lumbalgien, Impotenz, häufiges Wasserlassen, Unfruchtbarkeit bei beiden Geschlechtern durch Nieren-Schwäche oder Kälte im Uterus
2. Nässe-Kälte besonders im Unteren Erwärmer: weißlicher vaginaler Ausfluß, Lumbalgien durch Wind-Nässe, Ekzeme im Unteren Erwärmer besonders im Genitalbereich, Juckreiz, Trichomoniasis, auch bei Skabies und Ringwürmern
3. Auch externe Anwendung möglich: als Auflagen, Puder oder Salbe bei juckenden Hauterkrankungen, besonders im Genitalbereich

Wirkort

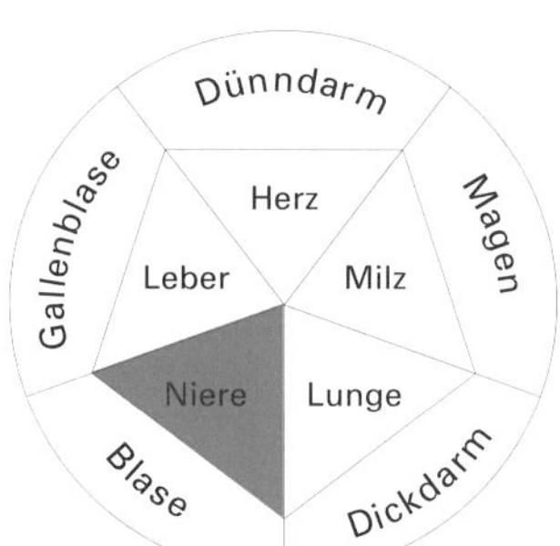

Dosierung
3-9 g, bei externer Applikation als Dekokt zubereitet und dann mit eingeweichten Kompressen als Auflage oder auch als Spülungen oder Waschungen angewendet

Anmerkung
1. Fructus Cnidii steht gelegentlich auch unter den Mitteln zur äußerlichen Anwendung aufgelistet.
2. In Untersuchungen zeigte sich in-vitro ein antibakterieller Effekt. Auch antiparasitische Eigenschaften gegen Askariden, Trichomonaden und Pilze konnten nachgewiesen werden.

Rezepturen mit dieser Droge
Besondere Pille, die die Fruchtbarkeit unterstützt *Zan Yu Dan* Bensky ► S.313

Kontraindikation
Bei Hitze-Nässe im Unteren Erwärmer und Yin-Mangel mit Leere-Hitze

Eigene Eintragungen

12.d Yin tonisierende Drogen

沙参 Radix Adenophorae

Pharmazeutischer Name:	**Radix Adenophorae seu Glehniae**
Chinesischer Name:	**Sha Shen**
Japanischer Name:	**shajin**
Englischer Name:	**Adenophora Fruit**
Deutscher Name:	**Becherglockenwurzel**
Familie:	**Glockenblumengewächse – Campanulaceae**

Gruppenklassifikation

Yin tonisierende Drogen

Temperatur

kalt	kühl	neutral	warm	heiß

Geschmack

salzig	leicht bitter	sauer	neutral	süß	scharf

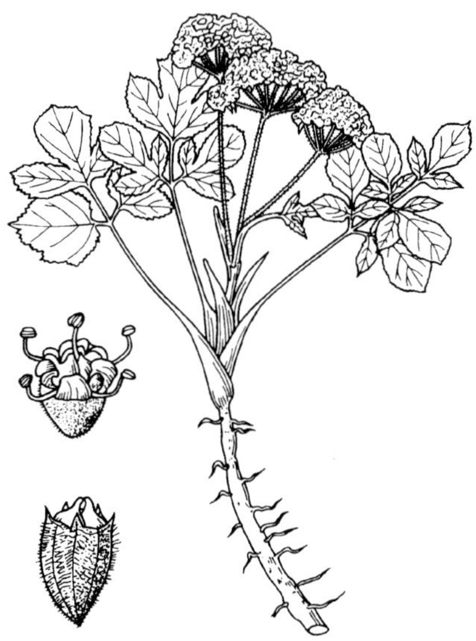

Wirkung

1. Befeuchtet die Lunge, Husten stillend
2. Nährt Magen-Yin, erzeugt Säfte und klärt Hitze

Indikation

1. Lungen-Yin-Mangel: trockener, unproduktiver Reizhusten, bei blutig tingiertem Auswurf, Heiserkeit mit trockenem, chronischem Husten
2. Magen-Yin-Mangel: Trockenheit im Mund auch trockene Obstipation
3. Mangel an Körperflüssigkeiten nach fieberhafter Erkrankung

Dosierung

9-15 g

Wirkort

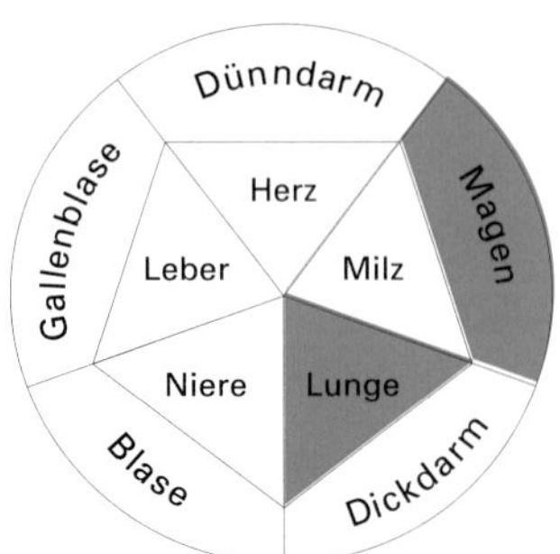

Anmerkung

Radix Glehniae und Radix Adenophorae sind sehr ähnlich und wurden bis zum 17. Jahrhundert nicht unterschieden. Radix Glehniae wird wörtlich im chinesischen als die „nördliche Sandwurzel" und Radix Adenophorae als die „südliche Sandwurzel" bezeichnet.

Radix Glehniae ist im Vergleich zu Radix Adenophorae stärker in der *Yin* nährenden Eigenschaft von Magen und Lunge, jedoch schwächer in der hustenstillenden und schleimlösenden Eigenschaft.

Rezepturen mit dieser Droge

Glehnia und Ophiopogon Dekokt
Sha Shen Mai Men Dong Tang ► S.278

Kontraindikation

Milz-Yang-Mangel oder bei Husten durch äußere Wind-Kälte

Eigene Eintragungen

天门冬

Radix Asparagi

Pharmazeutischer Name:	**Radix Asparagi cochinchinensis**
Chinesischer Name:	**Tian Men Dong**
Japanischer Name:	**tenmondo**
Englischer Name:	**Asparagus Tuber**
Deutscher Name:	**chinesischer Spargel**
Familie:	**Liliengewächse – Liliaceae**

Gruppenklassifikation

Yin tonisierende Drogen

Temperatur

kalt	kühl	neutral	warm	heiß

Geschmack

salzig	bitter	sauer	neutral	süß	scharf

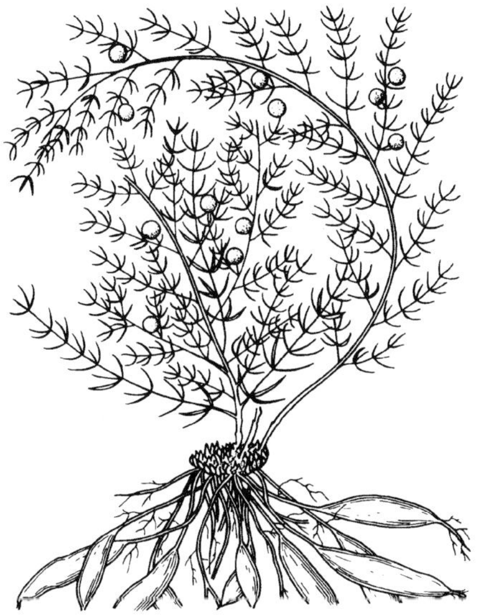

Wirkung

1. Nährt Nieren- und Lungen-Yin
2. Klärt Hitze der Lunge, befeuchtet die Lunge und regt die innere Säfteproduktion an

Indikation

1. Lungen- und Nieren-Yin-Mangel: Husten mit wenig Auswurf, Durst, niedriges, leichtes Fieber am Nachmittag
2. Bei Yin-Mangel mit Hitze-Zeichen: Mundtrockenheit, Husten mit dickem, schwer expektorierbarem oder leicht blutig tingiertem Auswurf, Durst, trockener harter Stuhlgang mit Obstipation durch Säftemangel

Dosierung

6 15 g

Wirkort

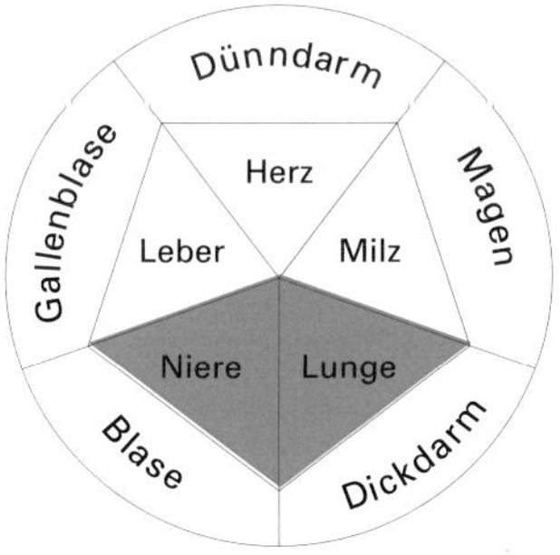

Kontraindikation

Milz-*Qi*-Mangel mit Diarrhö, bei Husten durch Wind-Kälte

Rezepturen mit dieser Droge

Yin nährendes, Hitze vertreibendes Dekokt
ji in ko ka to (japanisch) ► S.280

Eigene Eintragungen

麦门冬

Radix Ophiopogonis

Pharmazeutischer Name:	**Radix Ophiopogonis japonici**
Chinesischer Name:	**Mai Men Dong**
Japanischer Name:	**bakumondu**
Englischer Name:	**Ophiopogon Root**
Deutscher Name:	**Schlangenbartwurzel**
Familie:	**Liliengewächse – Liliaceae**

Gruppenklassifikation

Yin tonisierende Drogen

Temperatur

kalt	kühl	neutral	warm	heiß

Geschmack

salzig	leicht bitter	sauer	neutral	süß	scharf

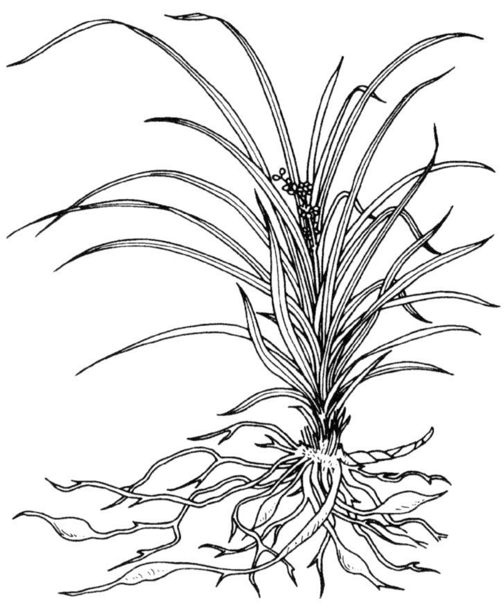

Wirkung

1. Das *Yin* stützend, bewahrend, Lunge befeuchtend und unterstützend, antitussiv
2. Die Produktion von Säften anregend
3. Magen-Yin nährend
4. Hitze im Herz kühlend, sedierend
5. Darm befeuchtend

Indikation

1. Mangel-Hitze bei Yin-Schwäche: trockener Husten, Reizhusten, blutiges Sputum
2. Magen-Yin-Mangel: Säfte-Mangel mit trockenem Mund und trockener Kehle, Durst
3. Palpitationen, Ängste, Schlaflosigkeit
4. Neigung zu trockenem Stuhl

Dosierung

3-9 g

Wirkort

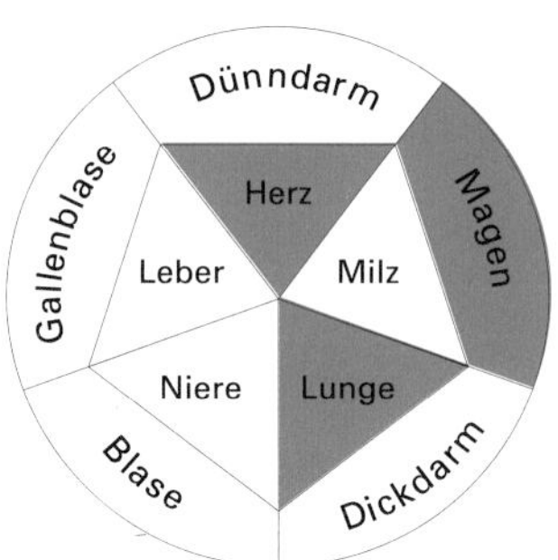

Anmerkung

Radix Ophiopogonis ist ein großartiges Mittel bei Lungen- und Magen-Yin-Mangel, das gleichzeitig eine gute Wirkung auf Herz und den Geist *Shen* zeigt.

Kontraindikation

1. Yang-Mangel und dadurch Kälte der Mitte
2. Nässe-Ansammlung, Diarrhö

Rezepturen mit dieser Droge

Radix Ophiopogonis Dekokt *Mai Men Dong Tang* ► S.276

Pulver, das den Puls erzeugt *Sheng Mai San* ► S.344

Besondere Pille des Himmlischen Kaisers, die das Herz tonisiert *Tian Wang Bu Xin Dan* ► S.446

Eigene Eintragungen

玉 竹

Rhizoma Polygonati

Pharmazeutischer Name:	**Rhizoma Polygonati odorati**
Chinesischer Name:	**Yu Zhu**
Japanischer Name:	**gyokuchiku**
Englischer Name:	**Solomon´s Seal Rhizome**
Deutscher Name:	**Polygonumwurzel**
Familie:	**Liliengewächse – Liliaceae**

Gruppenklassifikation

Yin tonisierende Drogen

Temperatur

kalt	leicht kühl	neutral	warm	heiß

Geschmack

salzig	bitter	sauer	neutral	süß	scharf

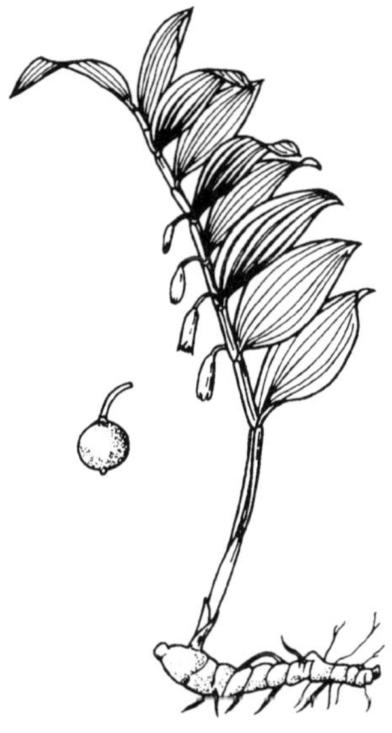

Wirkung

1. Das *Yin* von Lunge und Magen nährend, befeuchtend
2. Die Produktion von Säften unterstützend

Indikation

1. Lungen- und Magen-Hitze-Trockenheit oder Yin-Mangel: Trockener Hals und Kehle, trockener Husten, Durst, Unruhe, ständiges Hungergefühl, Obstipation, „steaming bone disorders" – „dampfende Knochenerkankung", d.h. Mangel-Hitze-Zeichen bei Yin-Mangel mit innerem Hitzegefühl. Diese Symptome treten auf im Rahmen eines Diabetes mellitus, chinesisch als „Abmagern und Dursten" Erkrankung bezeichnet,

2. Bei innerem Wind, der durch Säfte-Mangel und innere Trockenheit entsteht: Schmerz und Krämpfe in Sehnen und Geweben, auch bei Schwindel durch Yin-Mangel und inneren Wind.

3. Radix Polygonati wird sogar bei äußeren Wind-Hitze-Erkrankungen gebraucht bei Patienten mit zugrunde liegender Yin-Schwäche, da es weder zu schwer ist noch zu innerer Nässe-Bildung führt.

Wirkort

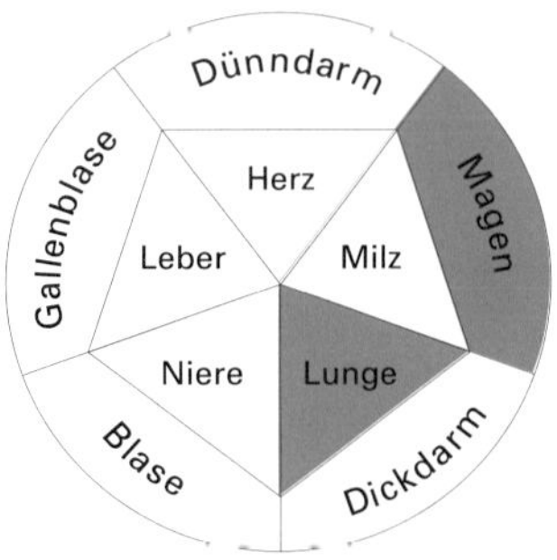

Dosierung

3-15 g

Anmerkung

1. Im Tierversuch wird ein kurzzeitiger blutdrucksenkender Effekt nachgewiesen.

2. Ebenfalls im Tierversuch wurde ein positiv inotroper kardiotonischer Effekt nachgewiesen. Daher auch neuzeitlicher erfolgreicher Einsatz bei Patienten mit Herzinsuffizienz sowie bei anfallsweisen Tachykardien, aber auch bei myokardialen Ischämien im Rahmen einer koronaren Herzkrankheit mit Angina pectoris.

3. Endokriner Effekt auf den Glucose-Stoffwechsel: Hyperglykämien waren nach oraler Einnahme von Radix Polygonati abgeschwächt.

Rezepturen mit dieser Droge

Glehnia und Ophiopogonis Dekokt
Sha Shen Mai Men Dong Tang ► S.278

Kontraindikation

Bei Milz-*Qi*-Mangel mit Nässe-Akkumulation oder Schleim-Nässe-Belastung

Eigene Eintragungen

百合 Bulbus Lilii

Pharmazeutischer Name:	**Bulbus Lilii**
Chinesischer Name:	**Bai He**
Japanischer Name:	**byakugo**
Englischer Name:	**Lily Bulb**
Deutscher Name:	**Lilienzwiebeln**
Familie:	**Liliengewächse – Liliaceae**

Gruppenklassifikation

Yin tonisierende Drogen

Temperatur

kalt	leicht kühl	neutral	warm	heiß

Geschmack

salzig	leicht bitter	sauer	neutral	süß	scharf

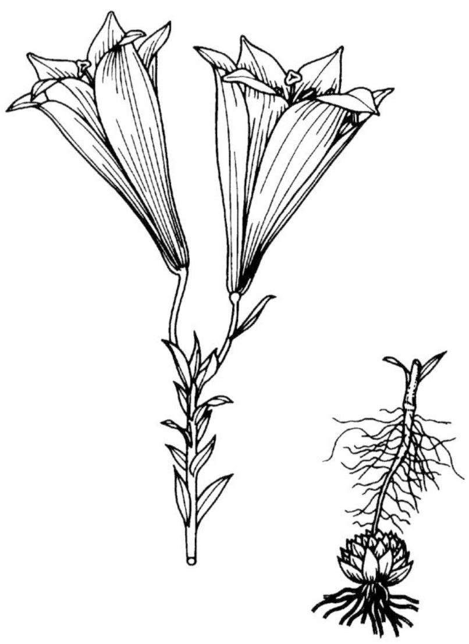

Wirkung

1. Bei Lungen-Yin-Mangel nährend und befeuchtend
2. Husten stillend und Schleim lösend
3. Pathogene Hitze aus dem Funktionskreis Herz vertreibend, beruhigend, sedativ

Indikation

1. Bei Lungen-Yin-Mangel: trockener Reizhusten, Hämoptysen, spärlicher, eventuell blutig tingierter Auswurf, Halskratzen
2. Unruhe und Nervosität als Überbleibsel nach fieberhaften Erkrankungen mit noch verbliebener Hitze, auch bei Palpitationen, die durch *Qi*-Mangel oder *Yin*-Mangel bedingt sind.

Dosierung

3-15 g

Wirkort

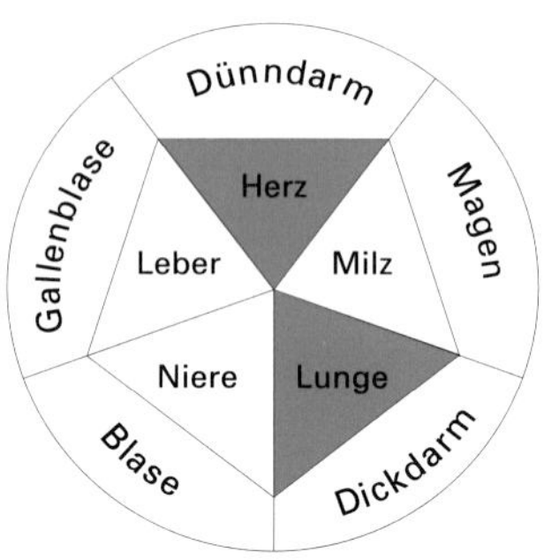

Kontraindikation

Bei Husten durch äußere Wind-Kälte; bei Diarrhö durch Milz-Yang-Mangel

Rezepturen mit dieser Droge

Bulbus Lilii Dekokt zur Erhaltung des Metalls
Bai He Gu Jin Tang ► S.274

Eigene Eintragungen

桑寄生 Ramulus Loranthii

Pharmazeutischer Name:	**Ramulus Sangjisheng**
Chinesischer Name:	**Sang Ji Sheng**
Japanischer Name:	**sokisei**
Englischer Name:	**Mulberry Misteltoe Stems**
Deutscher Name:	**auf dem Maulbeerbaum wachsende Mistelzweige**
Familie:	**Mistelgewächse – Loranthaceae**

Gruppenklassifikation

Yin tonisierende Drogen

Temperatur

kalt	kühl	neutral	warm	heiß

Geschmack

salzig	bitter	sauer	neutral	süß	scharf

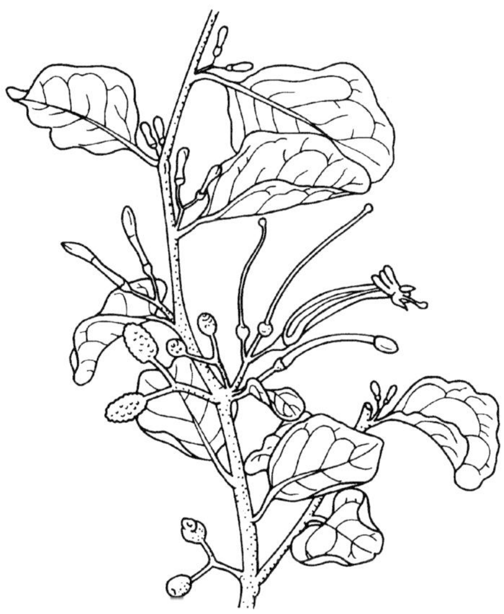

Wirkung

1. Tonisiert Niere und Leber, kräftigt Knochen und „Sehnen", vertreibt Wind-Nässe
2. Nährt Blut und beruhigt den Fötus
3. Nährt die Haut

Indikation

1. Leber- und Nieren-Yin-Mangel: Schwäche und Schmerzen im unteren Rücken- und Kniebereich, Taubheit und Schwäche der unteren Gliedmaßen, Gelenkschmerzen
2. Wind-Nässe-Blockade: Ramulus Loranthii ist indiziert bei obigen Beschwerden mit zusätzlicher Wind-Nässe-Komplikation aber auch ohne eine solche.
3. Blut-Mangel: bei unruhiger Leibesfrucht und uterinen Blutungen während der Schwangerschaft
4. Bei trockener schuppiger Haut
5. Neuzeitliche Indikation: Bluthochdruck

Wirkort

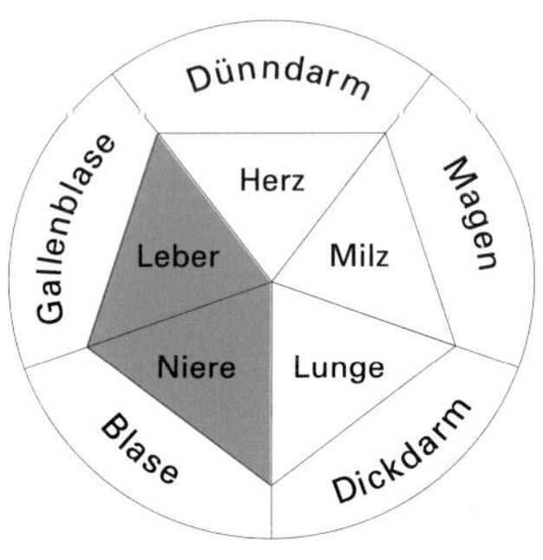

Rezepturen mit dieser Droge

Radix Angelicae pubescentis und Ramulus Loranthii Dekokt
Du Huo Ji Sheng Tang ► S.314

Dosierung

6-20 g

Anmerkung

Ramulus Loranthii hat auch eine Wind-Feuchtigkeit eliminierende Wirkung, obwohl er in der Gruppe der *Yin* nährenden Drogen steht. Deshalb wird es sehr gerne für chronische Gelenk- und Rückenbeschwerden eingesetzt, die eine gleichzeitige Nieren- und Leber-Schwäche aufweisen. Dieses Krankheitsbild – Wind-Nässe bei zugrunde liegendem Mangel – wird mit der Rezeptur Radix Angelicae pubescentis und Ramulus Loranthii Dekokt *Du Huo Ji Sheng Tang* behandelt. ► S.314

Kontraindikation

Keine bekannt

Eigene Eintragungen

旱蓮草 Herba Ecliptae

Pharmazeutischer Name:	**Herba Ecliptae prostratae**
Chinesischer Name:	**Han Lian Cao**
Japanischer Name:	**kanrenzo**
Englischer Name:	**Eclipta**
Deutscher Name:	**Ecliptakraut**
Familie:	**Korbblütler – Compositae**

Gruppenklassifikation

Yin tonisierende Drogen

Temperatur

kalt	kühl	neutral	warm	heiß

Geschmack

salzig	bitter	sauer	neutral	süß	scharf

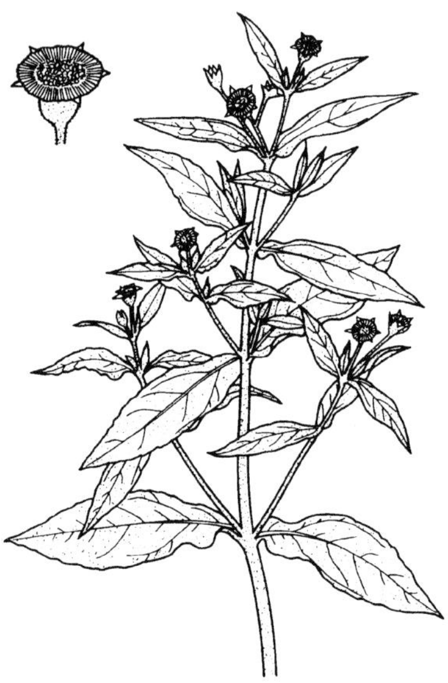

Wirkung

1. Nährt und stärkt Nieren- und Leber-Yin
2. Kühlt Blut und stoppt Blutungen

Indikation

1. Leber- und Nieren-Yin-Mangel: Schwindel, Sehstörungen, vorzeitiges Ergrauen der Haare
2. Blut-Mangel mit Blut-Hitze: Blutungen, Blut im Auswurf oder Bluterbrechen, Nasenbluten, Blut im Stuhl, uterine Blutungen, besonders auch Blut im Urin

Dosierung

9-15 g

Wirkort

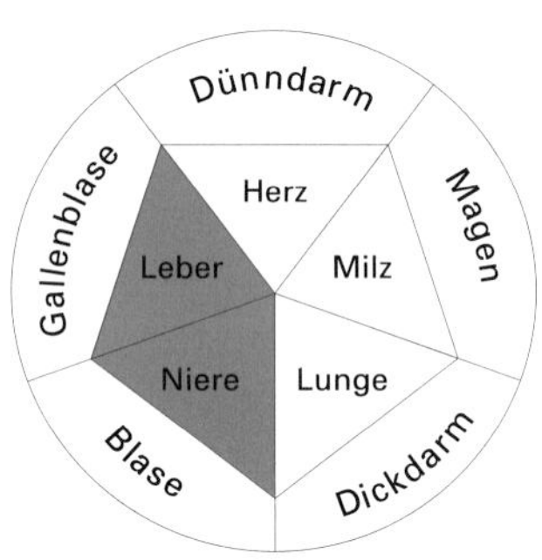

Anmerkung

1. Herba Ecliptae wird häufig zusammen mit Fructus Ligustri angewendet. Besonders wird die Kombination dieser beiden Arzneien, **die Zweifach größte Pille *Er Zhi Wan*** genannt wird, angewendet bei vorzeitigem Ergrauen oder Ausfallen der Haare. Um eine allgemein noch stärker Nieren- und Leber-*Yin* tonisierende Wirkung zu erhalten, wird sie zusammen mit der Rehmannia Pille der sechs Geschmacksrichtungen *Liu Wei Di Huang Wan* eingesetzt. ► S.380
2. Siehe auch unter Tinnitus ► S.136

Rezepturen mit dieser Droge

Zweifach größte Pille *Er Zhi Wan*
siehe unter Anmerkungen Bensky ► S.304

Kontraindikation

Milz-*Qi*-Mangel mit Diarrhö oder Nieren-Schwäche durch Kälte

Eigene Eintragungen

女貞子 Fructus Ligustri

Pharmazeutischer Name:	**Fructus Ligustri lucidi**
Chinesischer Name:	**Nu Zhen Zi**
Japanischer Name:	**joteishi**
Englischer Name:	**Ligustrum**
Deutscher Name:	**Ligusterfrüchte**
Familie:	**Ölbaumgewächse – Oleaceae**

Gruppenklassifikation

Yin tonisierende Drogen

Temperatur

kalt	kühl	neutral	warm	heiß

Geschmack

salzig	bitter	sauer	neutral	süß	scharf

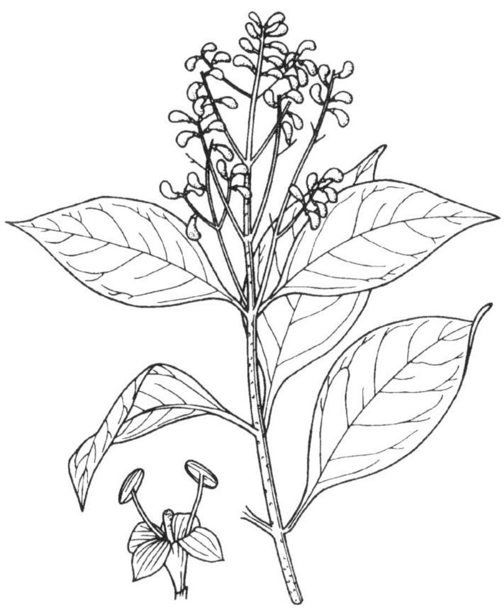

Wirkung

1. Nährt und stärkt Nieren- und Leber-Yin
2. Klärt Leere-Hitze

Indikation

1. Leber- und Nieren-Yin-Mangel: Schwindel, Sehstörungen, vorzeitiges Ergrauen der Haare, Tinnitus, Schwäche und Schmerzen im LWS-Bereich
2. Leere-Hitze durch Nieren- und Leber-Yin-Mangel: inneres Hitzegefühl

Dosierung

3-15 g

Wirkort

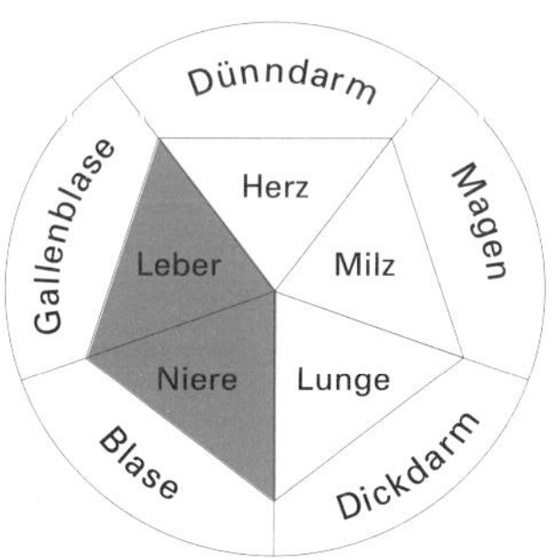

Anmerkung

1. Fructus Ligustri wird häufig zusammen mit Herba Ecliptae angewendet. Besonders wird diese Kombination dieser beiden Arzneien – **die Zweifach größte Pille *Er Zhi Wan*** – angewendet bei vorzeitigem Ergrauen oder Ausfallen der Haare. Um eine allgemein noch stärker Nieren- und Leber-*Yin* tonisierende Wirkung zu erhalten, wird sie dann zusammen mit der Rehmannia Pille der sechs Geschmacksrichtungen *Liu Wei Di Huang Wan* eingesetzt. ► S.380
2. Siehe auch unter Tinnitus ► S.136

Kontraindikation

Milz-*Qi*-Mangel mit Diarrhö

Rezepturen mit dieser Droge

Zweifach größte Pille *Er Zhi Wan*
siehe unter Anmerkungen — Bensky ► S.304

Eigene Eintragungen

枸杞子

Fructus Lycii

Pharmazeutischer Name:	**Fructus Lycii**
Chinesischer Name:	**Gou Qi Zi**
Japanischer Name:	**kukoshi**
Englischer Name:	**Wolfberry Fruit**
Deutscher Name:	**Bocksdornfrüchte**
Familie:	**Nachtschattengewächse – Solanaceae**

Gruppenklassifikation

Yin tonisierende Drogen

Temperatur

kalt	kühl	neutral	warm	heiß

Geschmack

salzig	bitter	sauer	neutral	süß	scharf

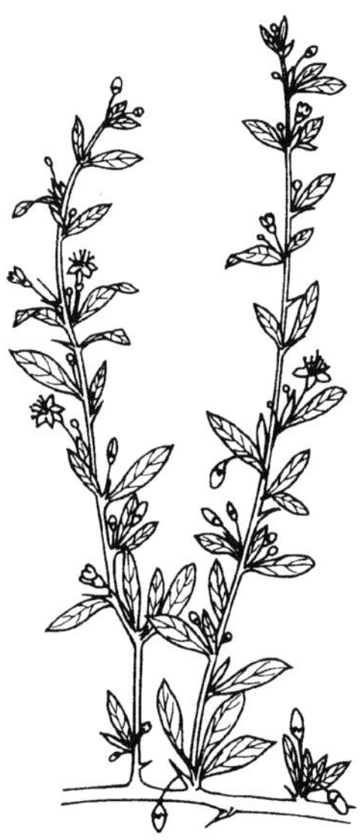

Wirkung

1. Das Nieren- und Leber-Yin auffüllend
2. Die Essenz *Jing* ergänzend, Blut nährend, die Sicht klärend

Indikation

1. Nieren- und Leber-Yin-Mangel: Impotenz, Schwäche oder Schmerzen in Rücken und Beinen, Schwindelanfälle, allgemeine Muskelschwäche
2. Jing-Mangel: Unfruchtbarkeit beider Geschlechter, Seh- oder Hörschwäche, verminderte Sehschärfe, verschwommene Sicht

Dosierung

3-9 g

Anmerkung

1. Fructus Lycii ist ein häufig gebrauchtes Mittel bei Blut- und Yin-Mangel in Nieren und Leber und für Augenprobleme, die besonders durch Jing- und Blut-Mangel bedingt sind.
2. In einigen Arzneimittelbüchern wird Fructus Lycii in der Rubrik der Blut nährenden Drogen geführt. Es wird auch als Teufelszwirn bezeichnet.
3. Fructus Lycii ist sehr klebrig.
4. Fructus Lycii *Gou Qi Zi* ist nicht zu verwechseln mit der Cortex Lycii radicis *Di Gu Pi*, die gebraucht wird bei Mangel-Hitze in der Lunge und den Nieren.

Wirkort

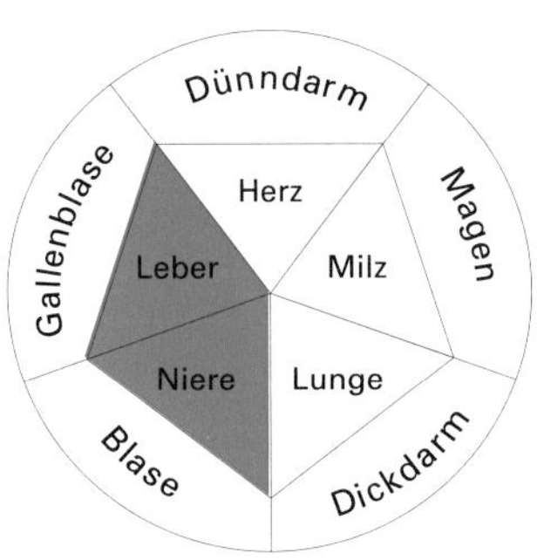

Kontraindikation

1. Fülle-Hitze in der Oberfläche
2. Nässe bei Milz-*Qi*-Mangel mit Diarrhö

Rezepturen mit dieser Droge

Rehmannia Pille mit Fructus Lycii und Flos Chrysanthemi *Qi Ju Di Huang Wan* ► S.384

Dekokt, das die Linke (Niere) wiederherstellt *Zuo Gui Yin* Bensky ► S.295

Eigene Eintragungen

桑椹 Fructus Mori

Pharmazeutischer Name:	**Fructus Mori albae**
Chinesischer Name:	**Sang Shen**
Japanischer Name:	**sojin**
Englischer Name:	**Mulberry Fruit**
Deutscher Name:	**Maulbeerfrucht**
Familie:	**Maulbeergewächse – Moraceae**

Gruppenklassifikation

Yin tonisierende Drogen

Temperatur

kalt	kühl	neutral	warm	heiß

Geschmack

salzig	bitter	sauer	neutral	süß	scharf

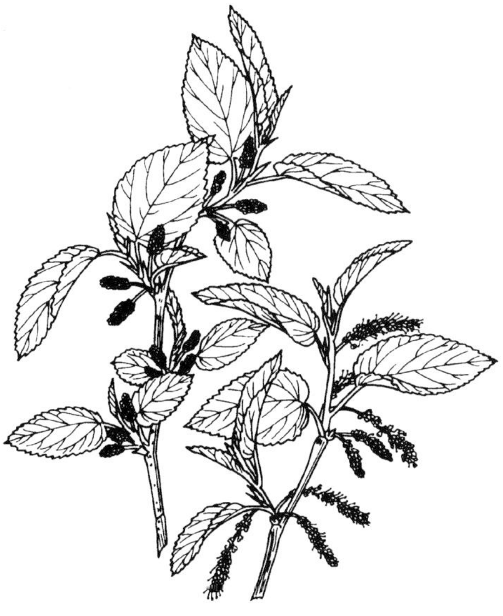

Wirkung

1. Blut und *Yin* nährend
2. Flüssigkeiten produzierend und den Darm befeuchtend

Indikation

1. Blut- und Yin-Mangel: Schwindel, Ohrgeräusche, Tinnitus, Schlaflosigkeit, vorzeitiges Ergrauen der Haare
2. Bei Obstipation durch Blut-Mangel bei älteren Patienten, bei Durst und Mundtrockenheit

Dosierung

6-15 g

Anmerkung

1. In einigen Arzneimittelbüchern wird Fructus Mori in der Rubrik der Blut nährenden Drogen geführt.
2. Fructus Mori *Sang Shen* wird angewendet bei vorzeitigem Ergrauen oder Ausfallen der Haare und dabei häufig zusammen mit Fructus Ligustri und Herba Ecliptae verabreicht.
3. Besonders wird die Kombination dieser Arzneien bei allgemeinem Nieren- und Leber-Yin-Mangel zusammen mit der Rehmannia Pille der sechs Geschmacksrichtungen *Liu Wei Di Huang Wan* eingesetzt. ► S.380

Wirkort

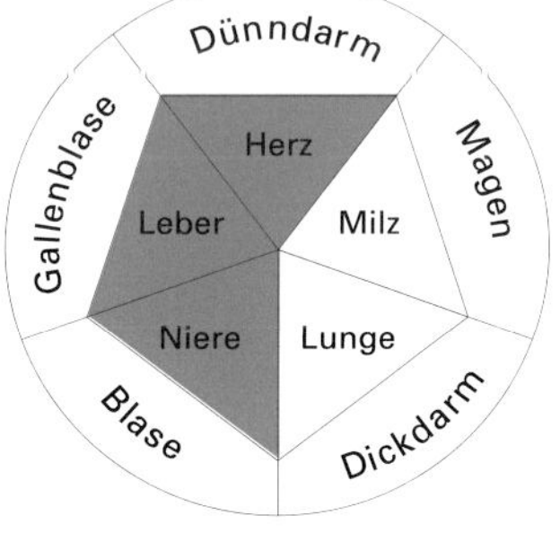

Kontraindikation

Bei Diarrhö durch Milz-*Qi*-Mangel

Rezepturen mit dieser Droge

siehe unter Tinnitus ► S.136

Eigene Eintragungen

13. STABILISIERENDE UND HALTENDE DROGEN

Indikation nach TCM-Kriterien

Verlust-Syndrome

Untergruppen und typische Beispiele

13.a	Stoppen exzessiven Schwitzens	Fructus Corni	*Shan Zhu Yu*	► S.712
13.b	Stoppen exzessiver Diarrhö	Fructus Chebulae	*He Zi*	► S.716

Wirkung

Diese Drogen werden auch als **Adstringentien** bezeichnet. Sie behandeln Verluste. In der Regel gehen dabei wertvolle Körpersubstanzen – meistens aus dem Bereich der Säfte – verloren. Diese Arzneien ziehen zusammen, sammeln, halten zurück, binden und fixieren. Sie sollen auch Organe halten, die durch Tonusverlust der elastischen Fasern ihren Platz verlassen.
Die Ursachen dieser Erkrankungen sind häufig eine energetische Erschöpfung durch lange Erkrankung, hohes Lebensalter oder iatrogen durch den falschen Einsatz von purgativen oder Oberflächen befreienden Drogen. Oft liegt diesen Störungen ein Yin-Mangel zugrunde oder hat zu diesem geführt.

Obwohl die meisten Substanzen und Kräuter dieser Gruppe adstringieren, sind sie in ihrer Ausrichtung relativ unterschiedlich und behandeln jeweils verschiedene Bereiche der obengenannten Störungen. Häufig werden sie deshalb in zwei Gruppen unterteilt. Die erste Gruppe 13.a stoppt exzessives Schwitzen. Die zweite Gruppe 13.b ist mehr auf das Aufhalten weiterer Verluste durch Diarrhö gerichtet und stoppt Durchfall.

Einige Kräuter tonisieren auch Nieren und Leber, behandeln „instabile Nieren", d.h. sie stabilisieren die Nieren, wenn diese ihre Energie und Substanzen nicht halten können. Sie haben eine gewisse haltende und z.T. auch tonisierende Wirkung auf die Essenz *Jing*.

Bei der Behandlung eines Essenz-Jing-Mangels werden die Adstringentien meistens mit den Tonika der Gruppe 12 kombiniert, die stärker das *Yin* und/oder *Yang* tonisieren können.

Dabei halten die Adstringentien weitere Verluste zurück und einige von ihnen vermögen zusätzlich, auch selber noch eine gewisse Essenz *Jing* vermehrende Wirkung zu entfalten.

Die Adstringentien werden in den Rezepturen oft als „Gefäß des *Yin*" eingesetzt. Denn bei einem Yin-Mangel gehen oft weitere wertvolle Säfte verloren, da der Körper sie nicht mehr halten kann. Typisch für den Yin-Mangel ist ja bekanntlich das Symptom Nachtschweiß. Deshalb werden diese Adstringentia auch gelegentlich als „aufrauhend" bezeichnet, da sie durch das Aufrauhen den Säften wieder einen Halt bieten. Sie bilden gewissermaßen eine Schale, in die die Flüssigkeit einer Radix Rehmanniae hineingegossen werden kann, ohne gleich wieder verloren zu gehen.

Die Funktionskreise, die vor allem bei Verlusten beteiligt sein können, sind die Nieren, Milz, Dickdarm auch Herz mit Zeichen der Unruhe.

Typische Symptome eines Verlust-Syndroms

Diese Störungen beinhalten Beschwerden wie übermäßiges Schwitzen, Diarrhö und exzessives Wasserlassen, andere übermäßige Absonderungen und Verluste aus dem Unteren Erwärmer wie vaginaler Ausfluß, vaginale Blutungen, Spermatorrhö, auch Husten und Organprolaps von Rektum oder Uterus.

Befunde

Zungenkörper:
Die Zunge richtet sich nach der zugrunde liegenden Störung, die man besonders am ZK identifizieren kann. Bei Qi- und Blut-Mangel ist der ZK blass, bei Yang-Mangel ist er oft noch blasser. Bei Yin-Mangel rot, geschrumpft, rissig.

Zungenbelag:
Richtet sich ebenfalls nach dem Grundmuster.

Puls:
Auch der Puls wird das Grundmuster repräsentieren.

Anwendungsbeispiel

„Verlust-Syndrome“: übermäßige Säfteverluste: exzessives Schwitzen, chronische Diarrhö, Polyurie, vaginaler Ausfluß, Spermatorrhö, chronischer Husten, vaginale Blutungen

Häufige Kombinationen

Die Kräuter der Gruppe 13 behandeln nur die Manifestation – oder die Zweige – *Biao*, d. h. nicht die der Störung zugrunde liegende Wurzel – *Ben*. Deshalb sollten sie mit anderen Arzneidrogen kombiniert werden, die dann das darunterliegende Muster der Erkrankung behandeln.

Meistens ist dies ein Mangel-Zustand, so daß mit tonisierenden Arzneien der Gruppe 12 kombiniert wird: Die *Qi* oder *Yang* tonisierenden Drogen aus den Gruppen 12.a und 12.c oder die Blut und *Yin* tonisierenden der Gruppen 12.b und 12.d.

Bei einem Essenz-*Jing*-Mangel werden Adstringentien oft mit *Yang* und *Yin* tonisierenden Drogen kombiniert verordnet.

Vorsicht und Kontraindikation

Da diese Kräuter nach innen ziehen und halten, sollten sie nicht bei Außen-Zuständen mit pathogenen Faktoren in der Oberfläche verordnet werden. Vorsicht ist ebenso geboten bei Nässe-Ansammlung im Innen sowie bei Hitze durch Stagnation.

In all diesen Fällen könnte es sonst zu einer Verschleppung und Verlängerung der Erkrankung kommen.
Von einem westlichen Standpunkt: Diese Erkrankungen resultieren oft aus einer Störung des autonomen oder vegetativen Nervensystems.

Korrespondierende Akupunktur

Ni 7, Lu 9, Ni 6, Di 11, MP 6, Ma 36, Ren 6, Bl 20 und 23

Zusammenfassung – Charakterisierung dieser Drogengruppe

Wirkung:	Diese Drogen stabilsieren und halten, adstringieren.
Eigenschaften:	Die meisten Arzneien der Gruppe 13 sind sauer und adstringierend.
Pathogene Faktoren:	Liegen nicht vor – meist besteht ein energetischer Mangel.
Typische Arznei:	Fructus Corni *Shan Zhu Yu* ► S.712
Indikation:	Verluste; zur Unterstützung bei der Behandlung von Yin- und Essenz-Mangel
Wirkort:	Niere, Milz, Lunge, Dickdarm, Magen, Herz
Therapie-Prinzip – *Ba Fa*:	entspricht keiner der klassischen acht Methoden

Acht Leitkriterien – Ba Gang

Diese Leitkriterien beschreiben den Energiezustand des Patienten, für den diese Drogengruppe angezeigt ist.

Lokalisierung

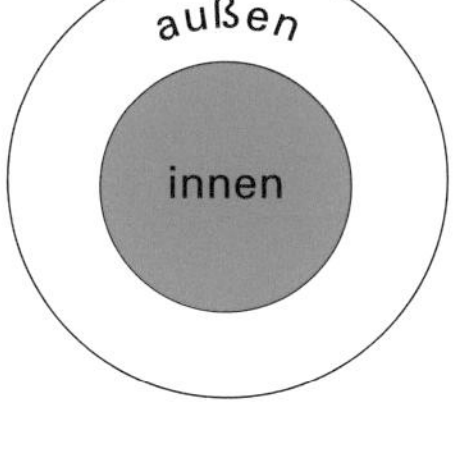

Qualität

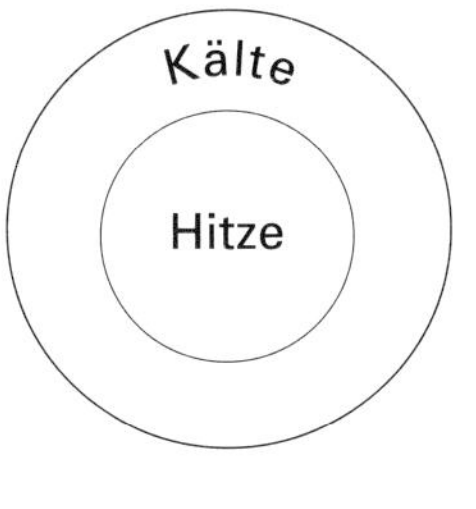

Quantität

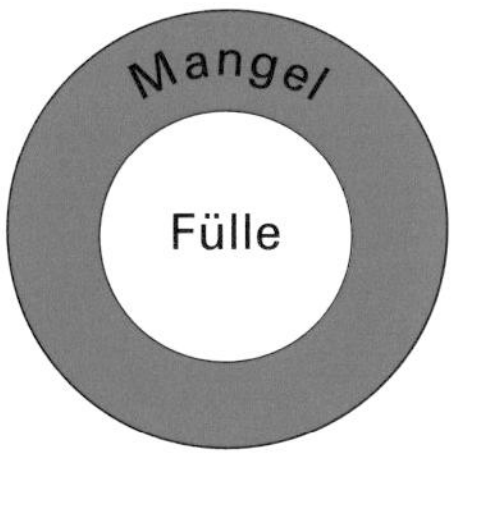

山萸肉

Fructus Corni

Pharmazeutischer Name:	**Fructus Corni officinalis**
Chinesischer Name:	**Shan Zhu Yu**
Japanischer Name:	**sanshuyu**
Englischer Name:	**Cornelian Cherry Fruit**
Deutscher Name:	**japanische Kornelkirschen**
Familie:	**Hartriegelgewächse – Cornaceae**

Gruppenklassifikation

Stabilisierende und haltende Drogen

Temperatur

kalt	kühl	neutral	leicht warm	heiß

Geschmack

salzig	bitter	sauer	adstringierend	süß	scharf

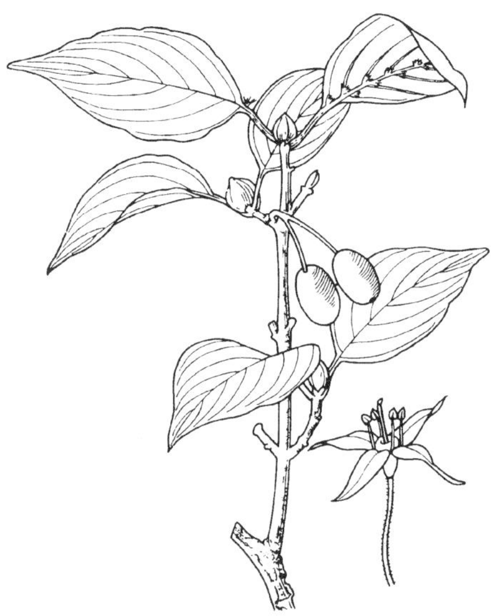

Wirkung

1. Nieren und Leber tonisierend
2. Essenz *Jing* bewahrend, adstringierend
3. Schweiß zurückhaltend
4. Stabilisiert die Menses und stoppt Blutungen

Indikation

1. Nieren-Leber-Yin-Mangel: Schwindelanfälle, Ohrensausen, Impotenz, Pollakisurie, Schwäche oder Schmerzen der LWS und Knie
2. Essenz-*Jing*-Schwäche mit Verlust-Syndromen: Verluste von Körperflüssigkeiten, Samenverlust, exzessives Wasserlassen, Enuresis, Schwitzen
3. Ununterbrochenes, profuses Schwitzen, besonders auch bei Schwitzen bei Kollaps und Schock oder in Fällen, in denen profuses Schwitzen zu kollapsnahen Zuständen führt
4. Meno-/Metrorrhagien, lang andauernde Regelblutungen, wobei es hierbei nicht so stark wirksam ist

Wirkort

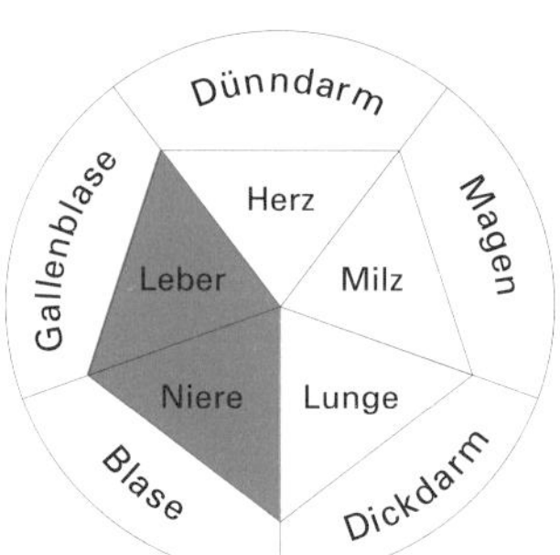

Dosierung

3-9 g

Anmerkung

1. Die stabilisierenden und haltenden Arzneien sind die Adstringentien. Fructus Corni ist ein sehr wichtiges Adstringens. Es stabilisiert die Essenz *Jing* und assistiert dem Körper-*Yang*. Somit wirkt Fructus Corni indirekt in Verbindung mit tonisierenden Drogen Energie auffüllend.
2. Fructus Corni wird im Englischen auch gelegentlich als Dogwood fruit bezeichnet.

Rezepturen mit dieser Droge

Rehmannia Pille der sechs Geschmacksrichtungen
Liu Wei Di Huang Wan ► S.380

Kontraindikation

Bei Nässe-Hitze, schmerzhafter Miktion, bei denen pathogene Faktoren beteiligt sind

Eigene Eintragungen

五味子

Fructus Schisandrae

Pharmazeutischer Name:	**Fructus Schisandrae chinensis**
Chinesischer Name:	**Wu Wei Zi**
Japanischer Name:	**gomishi**
Englischer Name:	**Schisandra Fruit**
Deutscher Name:	**Spaltkölbchen**
Familie:	**Magnoliengewächse – Magnoliaceae**

Gruppenklassifikation

Stabilisierende und haltende Drogen

Temperatur

kalt	kühl	neutral	warm	heiß

Geschmack

salzig	bitter	sauer	neutral	süß	scharf

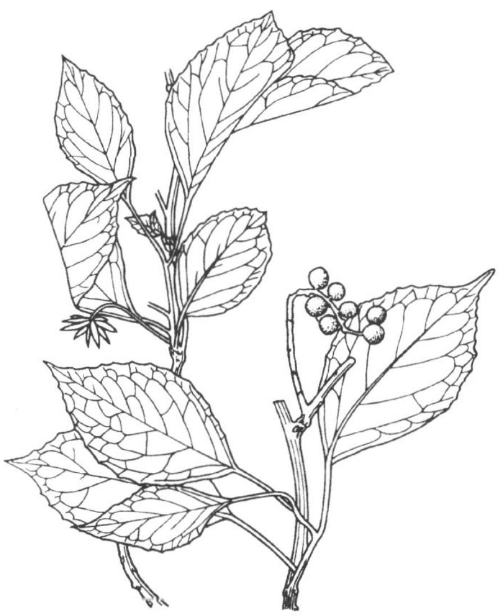

Wirkung

1. Energie der Lunge sammelnd, adstringierend
2. Nieren-Energie nährend, Essenz *Jing* haltend, Diarrhö beendend
3. Schweiße stoppend, die Säfte-Produktion anregend
4. Stärkt Herz, beruhigt Geist

Indikation

1. Lungen-Yin-Mangel: trockener Husten, chronischer Husten, Kurzatmigkeit, Giemen, evtl. bedingt durch eine kombinierte Lungen-Nieren-Schwäche

2. Nieren-Mangel: Samenverlust, Spermatorrhö, vaginaler Ausfluß, häufiges Wasserlassen, Enuresis, chronische Diarrhö und frühmorgendliche Diarrhö durch Nieren- und Milz-Schwäche

3. Exzessives, profuses Schwitzen tags oder auch nachts, Durst, trockene Kehle

4. Herz-Blut- und -Yin-Mangel: Schlaflosigkeit, traumgestörter Schlaf, Reizbarkeit, Vergeßlichkeit, Neurasthenie, Herzklopfen

Wirkort

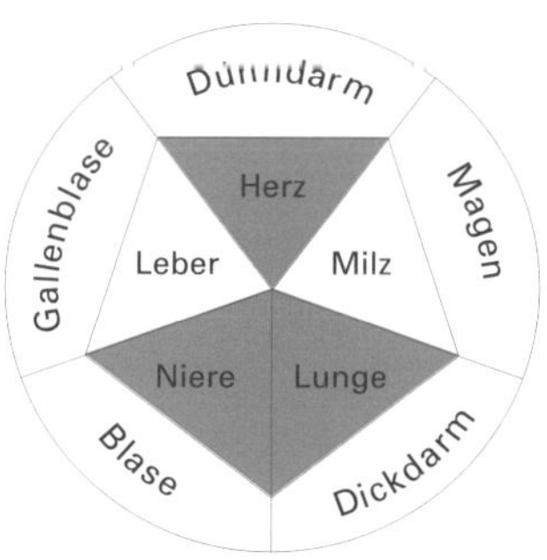

Dosierung

3-9 g

Anmerkung

Fructus Schisandrae verhindert weitere Verluste oben – Lunge – und bereichert das *Yin* unten – Niere. Es ist ein wichtiges Mittel bei chronischem Husten.

Kontraindikation

Bei „echter" Hitze durch äußeren pathogenen Faktor

Rezepturen mit dieser Droge

Pulver, das den Puls erzeugt *Sheng Mai San* ► S.344

Kleineres blau-grüner Drachen Dekokt *Xiao Qing Long Tang* ► S.186

Besondere Pille des Himmlischen Kaisers, die das Herz tonisiert *Tian Wang Bu Xin Dan* ► S.446

Eigene Eintragungen

浮小麦

Fructus Tritici

Pharmazeutischer Name:	**Semen Tritici aestivi Levis**
Chinesischer Name:	**Fu Xiao Mai**
Japanischer Name:	**fusho baku**
Englischer Name:	**Light Wheat Grain**
Deutscher Name:	**getrockneter Sommerweizen**
Familie:	**echte Gräser – Gramineae**

Gruppenklassifikation
Stabilisierende und haltende Drogen

Temperatur

kalt	kühl	neutral	warm	heiß

Geschmack

salzig	bitter	sauer	neutral	süß	scharf

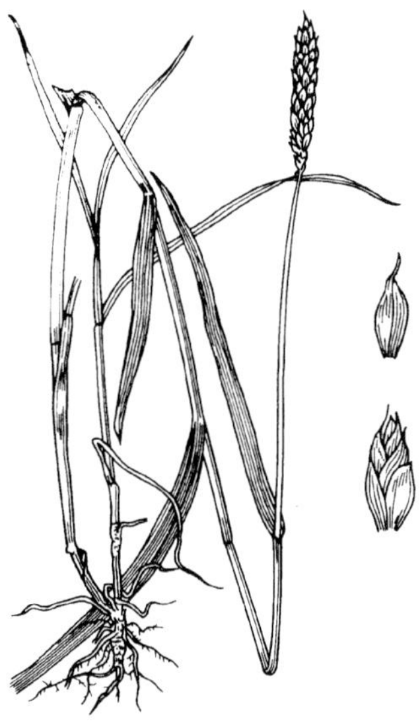

Wirkung
1. Schweiß hemmend
2. Herz nährend und den Geist *Shen* beruhigend

Indikation
1. Für die verschiedenen Arten von Schweißen: durch *Qi*-Mangel bedingte Spontanschweiße oder durch Yin-Mangel verursachte Nachtschweiße
2. Herz-Schwäche: Schlaflosigkeit, Unruhezustände, emotionale Unausgeglichenheit, Reizbarkeit, Desorientiertheit, Nachtschweiß
3. Bettnässen von Kindern

Dosierung
9-15 g

Anmerkung
Gelegentlich wird der Fructus Tritici *Xiao Mai* und der Fructus Tritici germinatus *Fu Xiao Mai* gesondert aufgeführt.
Ersterer wirkt stärker auf den Geist *Shen*, der letztere auf das Schwitzen mit Bezug zum Herzen – Schweiß ist die „Flüssigkeit" des Herzens.

Wirkort

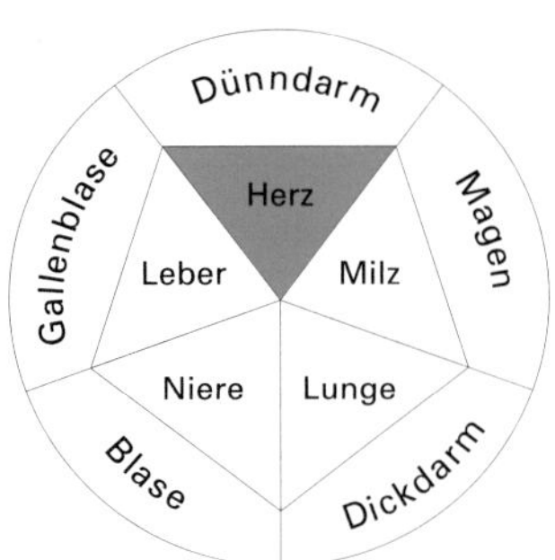

Kontraindikation
Keine bekannt

Rezepturen mit dieser Droge
Radix Glycyrrhizae, Fructus Tritici und Fructus Jujubae Dekokt *Gan Mai Da Zao Tang* ► S.450
Concha Ostreae Pulver *Mu Li San* Bensky ► S.389

Eigene Eintragungen

麻黄根 Radix Ephedrae

Pharmazeutischer Name:	**Radix Ephedrae**
Chinesischer Name:	**Ma Huang Gen**
Japanischer Name:	**maokon**
Englischer Name:	**Ephedra Root**
Deutscher Name:	**Meerträubchen**
Familie:	**Meerträubchen – Ephedraceae**

Gruppenklassifikation

Stabilisierende und haltende Drogen

Temperatur

kalt	kühl	neutral	warm	heiß

Geschmack

salzig	bitter	sauer	neutral	süß	scharf

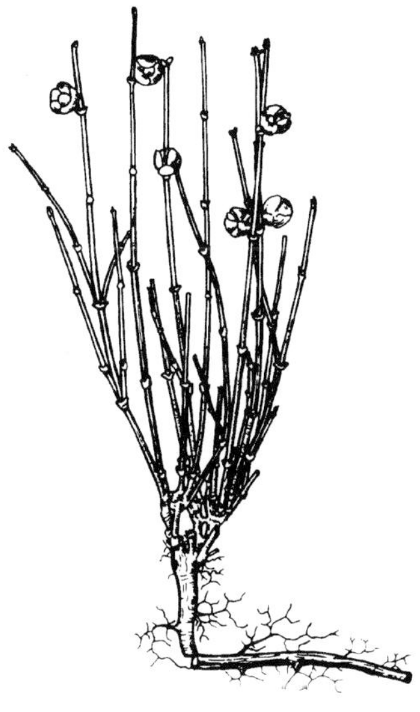

Wirkung

Schweiße zurückhaltend, die durch Mangel bedingt sind

Indikation

Schwitzen durch Mangel-Zustände: Schwitzen durch verschiedenartigen Mangel: Spontanschweiße durch *Qi*-Mangel, Nachtschweiße durch Yin-Mangel, Schwitzen nach der Entbindung

Dosierung

3-9 g

Anmerkung

1. Ein gutes Mittel zum Zurückhalten von Schweißen durch energetischen Mangel, unabhängig davon, ob das Schwitzen durch *Qi* oder *Yin* Leere bedingt ist.

2. Es ist interessant, daß Herba Ephedrae eine der wirksamsten und wichtigsten Schweiß treibenden Arzneien ist, um die Oberfläche von pathogenen Faktoren zu befreien, während die Wurzel der gleichen Pflanze das Gegenteil bewirkt.

Wirkort

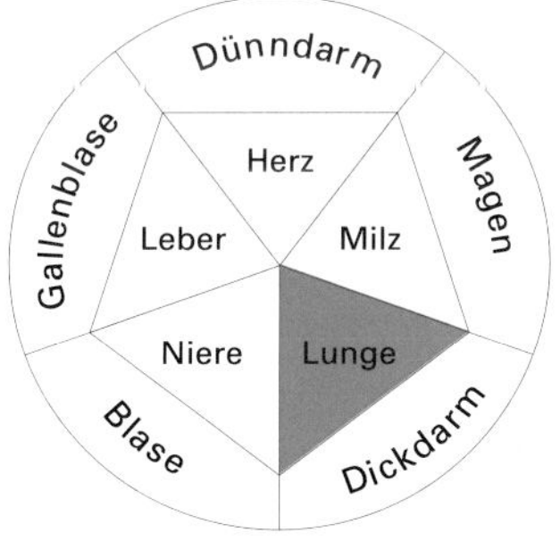

Kontraindikation

Bei Schwitzen durch Wind-Kälte oder Wind-Hitze im Außen mit pathogenen Faktoren und Fülle-Zuständen

Rezepturen mit dieser Droge

Concha Ostreae Pulver *Mu Li San* Bensky ► S.389

Eigene Eintragungen

诃子 Fructus Chebulae

Pharmazeutischer Name:	**Fructus Terminaliae Chebulae**
Chinesischer Name:	**He Zi**
Japanischer Name:	**kashi**
Englischer Name:	**Chebulae**
Deutscher Name:	**Terminaliafrüchte**
Familie:	**Combretaceae**

Gruppenklassifikation
Stabilisierende und haltende Drogen

Temperatur

kalt	kühl	neutral	warm	heiß

Geschmack

salzig	bitter	sauer	adstringierend	süß	scharf

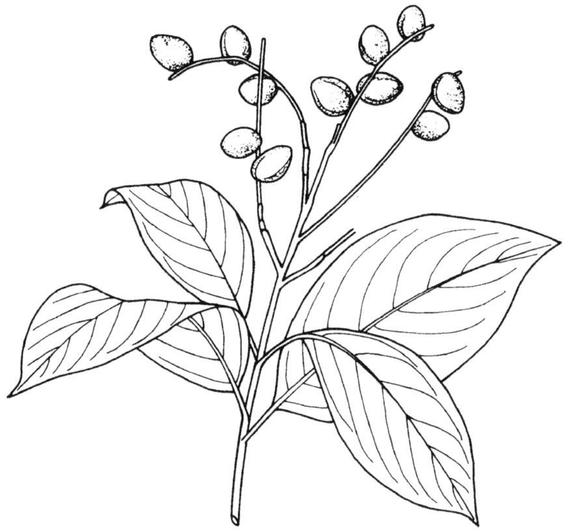

Wirkung
1. Sammelt die Energie von den Därmen und stoppt Diarrhö
2. Hält und sammelt Energie der Lunge und stoppt Husten

Indikation
1. Chronische Diarrhö und Dysenterie sowohl bei Hitze- als auch bei Kälte-Zuständen, was durch zusätzliche Kräuter in der Rezeptur berücksichtigt werden sollte
2. Chronischer Husten, bronchiale Enge, Stimmverlust, Heiserkeit

Dosierung
3-9 g

Anmerkung
Zur Behandlung von Diarrhö wird Fructus Chebulae geröstet verwendet.

Wirkort

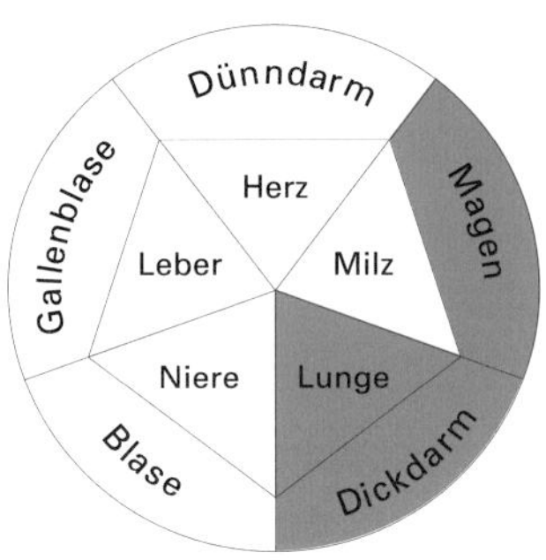

Kontraindikation
Vorsicht bei äußeren Disharmoniemustern oder bei innerer Hitze-Nässe

Rezepturen mit dieser Droge
siehe unter Diarrhö ► S.168

Eigene Eintragungen

蓮子 Semen Nelumbinis

Pharmazeutischer Name:	**Semen Nelumbinis nuciferae**
Chinesischer Name:	**Lian Zi**
Japanischer Name:	**renshi**
Englischer Name:	**Lotus Seed**
Deutscher Name:	**Lotossamen**
Familie:	**Seerosengewächse – Nymphaeceae**

Gruppenklassifikation
Stabilisierende und haltende Drogen

Temperatur

kalt	kühl	neutral	warm	heiß

Geschmack

salzig	bitter	sauer	adstringierend	süß	scharf

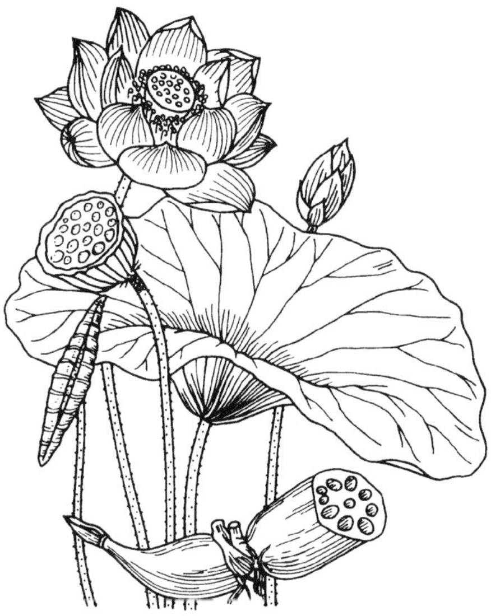

Wirkung

1. Stärkt die Milz und stoppt Diarrhö
2. Stärkt die Niere und hält Samenverluste zurück, das *Yin* stabilisierend
3. Nährt das Herz, beruhigt den Geist *Shen*

Indikation

1. Milz-Qi-Mangel: Appetitverlust, chronische Diarrhö
2. Nieren-Schwäche mit fehlender Stabilität der Niere: spontane Samenverluste, Impotenz, Unfruchtbarkeit, vaginaler Ausfluß, Leukorrhö, uterine Blutungen
3. Schlaflosigkeit, Reizbarkeit, Ängste, Palpitationen. Diese Symptome können auch durch eine mangelnde Kommunikation zwischen Herz und Niere bedingt sein, wofür diese Arznei besonders geeignet ist.

Wirkort

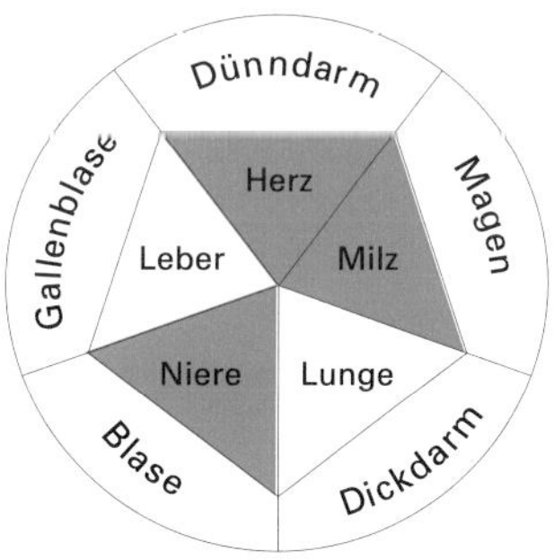

Anmerkung

1. In einigen Büchern wird Semen Nelumbinis auch als Semen Loti bezeichnet.
2. Semen Nelumbinis tut beides: es tonisiert die Milz und als Adstringens hält es gleichzeitig Diarrhö zurück, wodurch es eine sehr nützliche Arznei bei dieser Indikation darstellt.
3. Von der Lotospflanze werden verschiedene Teile in der Arzneimitteltherapie verwendet:

Semen Nelumbinis nuciferae *Lian Zi*
Stamen Nelumbinis nuciferae *Lian Xu*
Ramulus Nelumbinis nuciferae *Lian Geng*
Nodus Rhizomatis Nelumbinis nuciferae *Ou Jie*
Folium Nelumbinis nuciferae *He Ye*
Plumula Nelumbinis nuciferae *Lian Xin*
Receptaculum Nelumbinis nuciferae *Lian Feng*

Jedoch sind die Semen Nelumbinis die am häufigsten gebrauchten und wichtigsten Pflanzenteile, die im übrigen auch gelegentlich in der chinesischen Küche Verwendung finden.

Rezepturen mit dieser Droge
Nelumbinis Dekokt zur Reinigung des Herzens *sei shin renshi in*, japanische Rezeptur ► S.296

Kontraindikation
Bei Obstipation

Dosierung
2-9 g

Eigene Eintragungen

14. DEN GEIST BERUHIGENDE DROGEN

Indikation nach TCM-Kriterien

Störungen und Unruhe des Geistes *Shen*

Typische Beispiele

14.a	Absenkende, den Geist beruhigende Drogen	Concha Ostreae	*Mu Li*	► S.724
14.b	Das Herz nährende, den Geist beruhigende Drogen	Semen Zizyphi	*Suan Zao Ren*	► S.728

Wirkung

Diese Kräuter werden gelegentlich auch als **Sedativa** bezeichnet. Sie behandeln in allererster Linie Störungen des Geistes *Shen*. Beschwerden, die dabei entstehen, sind Unruhe, Insomnia, Ängste und letztlich auch bestimmte Formen von Geisteskrankheiten. Der Geist *Shen* wohnt im Herzen und daher wirken viele dieser Arzneien auf den Funktionskreis Herz. Aber auch auf die Leber, Wohnort der Wanderseele *Hun*, wirken etliche dieser Drogen.

Ursachen

Die Ursachen dieser Erkrankungen sind häufig Blut- oder Yin-Mangel im Herzen, gelegentlich zusätzlich auch der Leber. Die Leber – und hier insbesondere das Leber-Blut und -Yin – beherbergen die Wanderseele der Leber, das *Hun*. Deshalb kann es auch bei Leber-Blut- und -Yin-Mangel zu Unruhe, Schlaflosigkeit, Tagträumereien und Reizbarkeit kommen.

Unterteilung und Indikation

Die Sedativa werden entsprechend ihres unterschiedlichen Wirkungsansatzes in zwei Gruppen unterteilt:

1. Absenkende, den Geist beruhigende Drogen – 14.a

Die erste Gruppe 14.a sind Mineralien oder Muschelschalen. Diese sind schwer, oft salzig und absenkend. Sie führen die ungerichtete, zügellose Energie des Herzens, die so nur unproduktiv verpufft und eventuell noch weitere Schädigung der Säfte verursachen würde, hinab und verankern den Geist. Diese mineralischen Arzneien legen quasi ihr Gewicht

- ► auf das Herz, um so den Geist zu beruhigen: bei Unruhe, Insomnia, Palpitationen
- ► auf aufsteigendes Leber-Yang: Kopfschmerzen, Schwindel, Reizbarkeit
- ► auf die Lungen, um so Verluste des Lungen-Qi zu verhindern: bei Husten und Giemen
- ► auf den Magen, um so rebellierendes Magen-Qi herunterzuführen: Aufstoßen, Schluckauf, Erbrechen, Reflux

Sie können durch ihre schwere Natur leicht die Mitte belasten. Sie werden deshalb oft kombiniert mit Drogen, die Milz und Magen stärken. Einige, z. B. Cinnabaris *Zhu Sha*, enthalten auch Schwermetalle wie Quecksilber und sollten daher nur eher kurzzeitig oder gar nicht eingesetzt werden.

2. Das Herz nährende, den Geist beruhigende Drogen – 14.b

Arzneimittel der Gruppe 14.b wirken dadurch sedativ, daß sie die Ruhestatt, die Residenz des Geistes *Shen*, wiederherstellen: sie nähren Herz-Blut und -Yin, die physiologische Grundlage, Wurzel und Behausung des Geistes *Shen*. Zum Teil wirken sie auch auf das Leber-Yin und verankern so wieder die Wanderseele *Hun*. Dadurch kann der Geist – insbesondere nachts in der Yin-Phase, in der sich ein Yin-Mangel besonders bemerkbar macht – wieder besser in den See des Herz-Blutes und Herz-Yin ein- und untertauchen. Dann kann der Patient wieder einen tiefen, erholsamen und erfrischenden Schlaf finden. Diese Arzneien sind sehr mild und auch für den Langzeiteinsatz gut geeignet.

Die Ursache dieser Erkrankungen ist häufig durch einen Blut- oder Yin-Mangel im Herzen, gelegentlich zusätzlich der Leber, bedingt. Die Leber, und hier insbesondere das Leber-Blut- und -Yin, beherbergen die Wanderseele der Leber, das *Hun*. Deshalb kann es auch bei Leber-Blut-Mangel zu Unruhe und Schlaflosigkeit kommen.

Befunde

Zungenkörper:
Die Zunge richtet sich nach der zugrunde liegenden Störung, die man besonders auch am ZK identifizieren kann. Die Unruhe und seelische Störungen allgemein führen zu einer gewissen Hitze im Herzen, was sich an einer roten Zungenspitze zeigt. Bei einem zusätzlichen Qi- und Blut-Mangel ist der ZK blass, bei einem Yin-Mangel rot, geschrumpft, rissig.

Zungenbelag:
Richtet sich ebenfalls nach dem Grundmuster.

Puls:
Auch der Puls wird das Grundmuster repräsentieren. Er kann drahtig, dünn, unregelmäßig, beschleunigt sein.

Anwendungsbeispiel

Schlaflosigkeit, Unruhe, Ängste, viele Träume, Palpitationen, Vergeßlichkeit, emotionale Unausgeglichenheit, Desorientiertheit, Schweiße

Häufige Kombinationen

Die Kräuter der Gruppe 14 werden oft mit anderen Drogen kombiniert, die begleitende und zusätzliche Disharmonien behandeln. Auch Arzneien aus anderen Rubriken haben neben ihrer Hauptwirkung sedative Eigenschaften:
Einzeldrogen aus anderen Rubriken mit den Geist beruhigenden Eigenschaften sind z. B:
Radix Ginseng, Poria, Fructus Schisandrae, Radix Ophiopogonis
Liegt ein energetischer Mangel-Zustand in anderen Funktionskreisen zugrunde, so kombiniert man mit tonisierenden Arzneien der Gruppe 12. Häufig liegt zusätzlich ein Nieren-Yin-Mangel vor, der mit Blut und *Yin* nährenden Drogen der Gruppen 12.b und 12.d behandelt wird.

Vorsicht und Kontraindikation

Die mineralischen Arzneien sind schwer. Dies kann Milz und Magen belasten, deshalb sollten sie bei Milz-Qi-Mangel mit Vorsicht oder in Kombination mit Milz tonisierenden Kräutern verordnet werden. Ein typisches Beispiel einer kombiniererten Herz-Milz-Störung ist das Dekokt, das die Milz wiederherstellt *Gui Pi Tang* ► S.362

Von einem westlichen Standpunkt: Die Störungen resultieren oft aus einer Störung des autonomen oder vegetativen Nervensystems.

Korrespondierende Akupunktur

He 7, He 6, He 9, Ni 6, MP 6, Ma 36, Ren 6, Bl 15 und 23, Du 20, 21, 4 weise Brüder, Anmian I und II, *Yin Tang*, Ren 17, Le 2, Le 3, Di 4 und Le 3

Zusammenfassung – Charakterisierung dieser Drogengruppe

Wirkung:	Diese Drogen beruhigen den Geist *Shen*, sedativ.
Eigenschaften:	Die meisten Arzneien der Gruppe 14 sind süß, Temperatur neutral.
Pathogene Faktoren:	liegen oft nicht vor – meist besteht ein energetischer Mangel in Herz und evtl. Leber. Ein Hitze-Prozess kann das Herz affizieren und zu Unruhe führen.
Typische Arznei:	Concha Ostreae *Mu Li* ► S.724 Semen Zizyphi *Suan Zao Ren* ► S.728
Indikation:	Störungen des Geistes, Palpitationen, Schweiße
Wirkort:	Herz, Leber
Therapie-Prinzip – *Ba Fa*:	entspricht keiner der klassischen acht Methoden

Acht Leitkriterien – Ba Gang

Diese Leitkriterien beschreiben den Energiezustand des Patienten, für den diese Drogengruppe angezeigt ist.

Lokalisierung

Qualität

Quantität

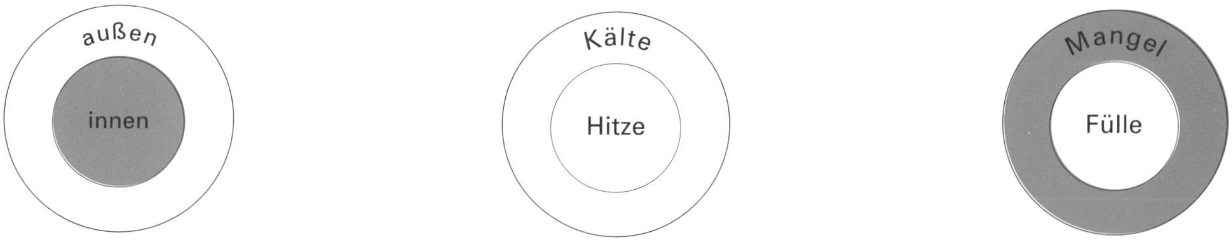

gelegentlich auch Fülle

14.a Absenkende, den Geist beruhigende Drogen

牡蛎 Concha Ostreae

Pharmazeutischer Name:	**Concha Ostreae**
Chinesischer Name:	**Mu Li**
Japanischer Name:	**borei**
Englischer Name:	**Oyster Shell**
Deutscher Name:	**Austernmuschelschalen**
Familie:	**Austern – Ostreidae**

Gruppenklassifikation

Absenkende, den Geist beruhigende Drogen

Temperatur

kalt	kühl	neutral	warm	heiß

Geschmack

salzig	bitter	sauer	adstringierend	süß	scharf

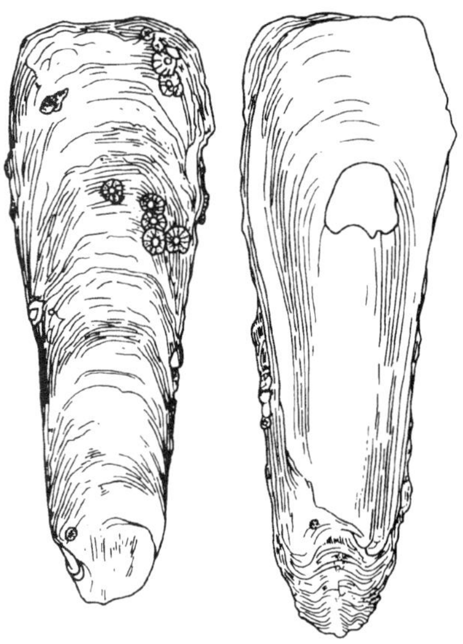

Wirkung

1. Sedativ, beruhigt den Geist *Shen*
2. Stützt das *Yin* und verankert nach oben steigendes *Yang*, beruhigt die Leber und unterdrückt hochschlagendes Leber-Yang
3. Adstringierend, sammelnd und verhindert so weitere Flüssigkeitsverluste
4. Verhärtungen und Knoten erweichend und auflösend
5. Säure absorbierend, Schmerz lindernd

Indikation

1. Exzessives Herz-Yang: Unruhe, Nervosität, Schlaflosigkeit, Ängstlichkeit, Palpitation
2. Aufsteigendes Leber-Yang durch Yin-Mangel:

   Reizbarkeit, cholerisches Temperament, Gesichtsflush, Unruhe, Kopfschmerz, Schwindel, Sehstörungen, Krampfanfälle
3. Verluste durch Mangel, oft durch Yin-Mangel und Nierenschwäche: kontinuierliche Schweiße, spontane Schweiße, Nachtschweiß, Leukorrhö, uterine Blutungen, Samenverluste, Stauung in Chong- und Ren-Mai mit Uterusblutung und Leukorrhagie.
4. Verhärtungen und Knoten: Struma, Milzvergrößerung, subkutane Knotenbildung
5. Epigastrische Schmerzen durch Magensäure, saurer Mundgeschmack, Hyperazidität, Gastritis
6. Yin-Mangel nach fiebrigen Erkrankungen mit Spasmen und Krämpfen von Sehnen und Muskeln

Wirkort

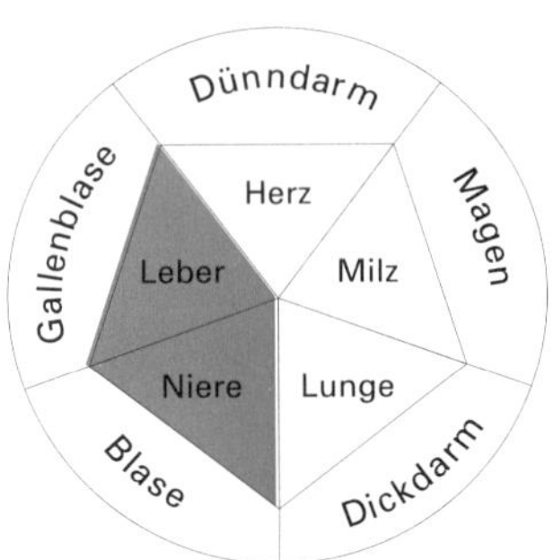

Rezepturen mit dieser Droge

Radix Bupleuri Dekokt mit Concha Ostrae und Os Draconis
Chai Hu Jia Long Gu Mu Li Tang ► S.454

Ramulus Cinnamomi Dekokt mit Concha Ostreae und Os Draconis
Gui Zhi Jia Long Gu Mu Li Tang ► S.442

Kontraindikation

Bei hohem Fieber ohne Schwitzen

Dosierung

8-30 g, 50-60 Minuten zu kochen, wird 20-30 Minuten vor den anderen Drogen vorgekocht

Anmerkung

1. Concha Ostreae ist eines der wichtigsten Sedativa. Es wirkt durch seine schwere, absenkende Natur den Geist verankernd und führt die Unruhe, die durch Herz-Hitze bedingt sein kann, zurück und hinab. So verankert es die Energie wieder in den Nieren, zu denen sie durch ihren salzigen Geschmack eine besondere Verbindung hat.
2. Concha Ostreae ist eine sehr wichtige Arznei für obige Indikationen, die sehr oft mit Os Draconis kombiniert wird.

龙骨

Os Draconis

Pharmazeutischer Name:	**Fossilia Mastodi**
Chinesischer Name:	**Long Gu**
Japanischer Name:	**ryukotsu**
Englischer Name:	**Dragon Bone**
Deutscher Name:	**Fossile Wirbel, Zähne und Extremitätenknochen**
Klasse:	**Säugetiere – Mammaliae**
Chemische Zusammensetzung:	**Ca, CO_3, SiO_2 und andere Verbindungen**

Gruppenklassifikation

Absenkende, den Geist beruhigende Drogen

Temperatur

kalt	kühl	neutral	warm	heiß

Geschmack

salzig	bitter	zusammenziehend	neutral	süß	scharf

Wirkung

1. Sedativ und Herz und Geist *Shen* beruhigend
2. Aufsteigendes Leber-Yang herabführend, besänftigend
3. Adstringierend, zusammenziehend, haltend

Wirkort

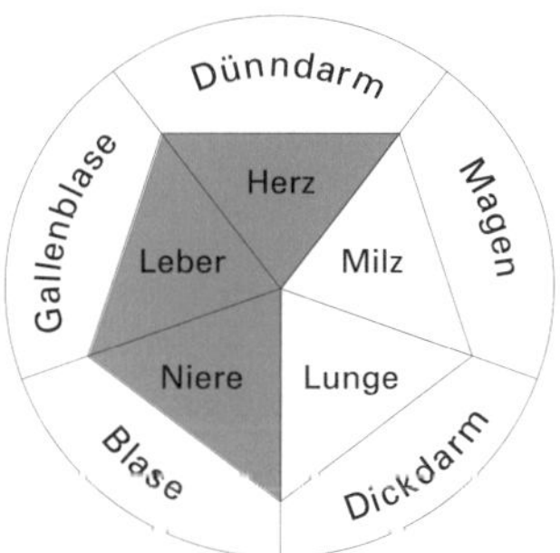

Rezepturen mit dieser Droge

Radix Bupleuri Dekokt mit Concha Ostrae und Os Draconis
Chai Hu Jia Long Gu Mu Li Tang ► S.454

Ramulus Cinnamomi Dekokt mit Concha Ostreae und Os Draconis
Gui Zhi Jia Long Gu Mu Li Tang ► S.442

Kontraindikation

Bei Hitze-Nässe, Erkrankungen im Außen durch pathogene Faktoren

Indikation

1. Überaktiver Geist *Shen,* Herz-Yang-Exzeß: Unruhe, Palpitation, Ängste, Schlaflosigkeit, viele Träume
2. Aufsteigendes Leber-Yang durch Leber-Yin-Mangel: Reizbarkeit, Unruhe, cholerisches Temperament, verschwommenes Sehen, Kopfschmerzen, Schwindel, Bluthochdruck
3. Spontanes Schwitzen, Nachtschweiß, Leukorrhö, uterine Blutungen, ungewollte Samenverluste
4. Äußerlich als Pulver für chronische, nicht heilende Ulzera

Dosierung

8-30 g, 50-60 Minuten zu kochen
20-30 Minuten vor den anderen Drogen kochen

Anmerkung

Andere Bezeichnungen für Os Draconis sind: Fossilia Osseum et Dentium Mastodi, Ossa Mastodi.

Os Draconis ist neben Concha Ostreae eines der wichtigsten Sedativa. Die sogenannten „Drachenknochen" wirken ähnlich wie Concha Ostreae durch ihre schwere, mineralische Natur absenkend und so den Geist beruhigend und weitere Energieverluste im Herzen verhindernd. Denn diese Hitze im Herzen stellt nur verpuffende, unproduktive Energie dar, die so bewahrt werden kann.

Aus dieser Sicht haben die mineralischen Sedativa auf der psychischen Ebene eine ähnlich adstringierende, das heisst vor weiteren Energieverlusten bewahrende Eigenschaft, wie die Adstringentia dies auf der körperlichen Ebene tun, indem sie weitere Jing-, Schweiß- und Säfte-Verluste verhindern.

Eigene Eintragungen

磁石

Magnetitum

Pharmazeutischer Name:	**Magnetitum**
Chinesischer Name:	**Ci Shi**
Japanischer Name:	**jiseki**
Englischer Name:	**Magnetite, Loadstone**
Deutscher Name:	**Magnetit**
Chemische Zusammensetzung:	**Fe_3O_4, Fe_2O_3, FeO, MgO, Al_2O_3, Mn, Ch, SiO_3**

Gruppenklassifikation

Absenkende, den Geist beruhigende Drogen

Temperatur

kalt	kühl	neutral	warm	heiß

Geschmack

salzig	bitter	sauer	neutral	süß	scharf

Wirkung

1. Beruhigend und sedativ, hyperaktives Leber-Yang herabführend und *Qi* absenkend
2. Nieren-Yin nährend, Leber stärkend, Sehen und Hören verbessernd
3. Hilft der Niere, das Lungen-*Qi* aufzunehmen

Wirkort

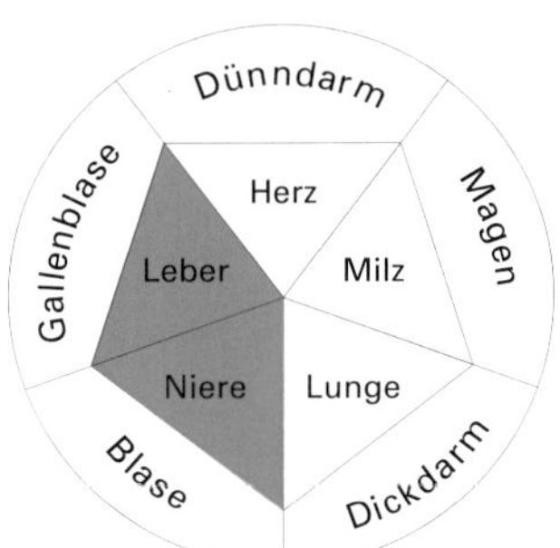

Indikation

1. Unruhe, Schlaflosigkeit, Palpitation, Schwindelgefühle, große Erregung bis manisches Verhalten, besonders geeignet bei Patienten mit Yin-Mangel und aufsteigendem *Yang*
2. Nieren- und Leber-Schwäche: Ohrensausen, Hörminderung, Sehstörungen, Schwindel
3. Asthmaähnliche Beschwerden durch das verminderte Aufnehmen des Lungen-Qi durch die Nieren
4. Eine weitere Indikation sind Krampfanfälle bei Kindern, die durch Angst verursacht sind.

Anmerkung

Da Magnetitum das *Qi* stark herabführt, sollte es nur zeitlich begrenzt eingesetzt werden, um das *Qi* nicht zu schädigen.

Kontraindikation

Bei Milz- und Magen-Schwäche

Dosierung

3-30 g, zerkleinern und mindestens 60 Minuten kochen

Rezepturen mit dieser Droge

Pille für Taubheit, die der Linken (Niere) gut tut
Er Long Zou Ci Wan ► S.388

Eigene Eintragungen

14.b Das Herz nährende, den Geist beruhigende Drogen

酸枣仁

Semen Zizyphi

Pharmazeutischer Name:	Semen Zizyphi spinosae
Chinesischer Name:	Suan Zao Ren
Japanischer Name:	sansonin
Englischer Name:	Sour Jujube Seed
Deutscher Name:	saure chinesische Dattel
Familie:	Kreuzdorngewächse – Rhamnaceae

Gruppenklassifikation

Das Herz nährende, den Geist beruhigende Drogen

Temperatur

kalt | kühl | neutral | warm | heiß

Geschmack

salzig | bitter | sauer | neutral | süß | scharf

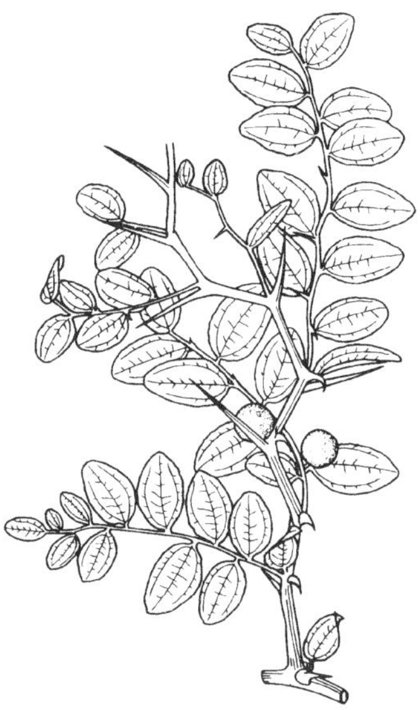

Wirkung

1. Nährt das Herz-Yin, stärkt das Leber-Blut, beruhigt den Geist
2. Schweißhemmend

Indikation

1. Reizbarkeit, Schlaflosigkeit und Palpitation mit Angstgefühlen
2. Starkes Schwitzen, spontanes Schwitzen, Nachtschweiß

Dosierung

9-18 g

Wirkort

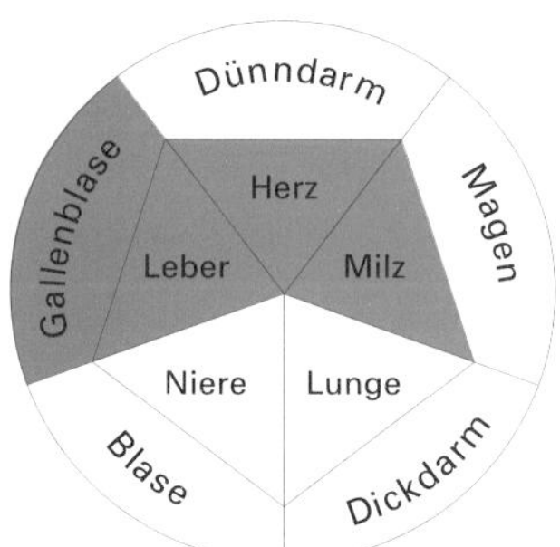

Anmerkung

1. Eines der wichtigsten und wirksamsten Sedativa. Semen Zizyphi wirkt den Geist beruhigend, indem das Herz-Blut und -Yin wieder genährt und aufgefüllt werden. Der Geist *Shen* residiert im Herz-Blut bzw. -Yin, so daß er wieder eine Behausung findet und verwurzelt wird.

2. Das Saure der Semen Zizyphi wirkt auch auf das Leber-Blut und -Yin, so daß auch die Leber-Seele – das *Hun* – „adstringiert", verankert und in den Körper zurückgeholt wird.

Da das *Shen* durch ein sehr ruheloses, flatterhaftes *Hun* ebenfalls irritiert wird, wirkt Semen Zizyphi auf beide Aspekte tiefgreifend beruhigend ein.

3. Vergleiche den Wirkmechanismus dieser das Herz nährenden Drogengruppe mit der 14.a und siehe dort Anmerkung unter den absenkenden Sedativa Concha Ostreae und Os Draconis.

Rezepturen mit dieser Droge

Semen Zizyphi Dekokt *Suan Zao Ren Tang* ► S.448

Dekokt, das die Milz wiederherstellt *Gui Pi Tang* ► S.362

Besondere Pille des Himmlischen Kaisers, die das Herz tonisiert *Tian Wang Bu Xin Dan* ► S.446

Eigene Eintragungen

柏子仁

Semen Biotae

Pharmazeutischer Name:	**Semen Biotae orientalis**
Chinesischer Name:	**Bai Zi Ren**
Japanischer Name:	**hakushinin**
Englischer Name:	**Biota Seed**
Deutscher Name:	**Lebensbaumsamen**
Familie:	**Zypressengewächse – Cupressaceae**

Gruppenklassifikation

Das Herz nährende, den Geist beruhigende Drogen

Temperatur

kalt	kühl	neutral	warm	heiß

Geschmack

salzig	bitter	sauer	neutral	süß	scharf

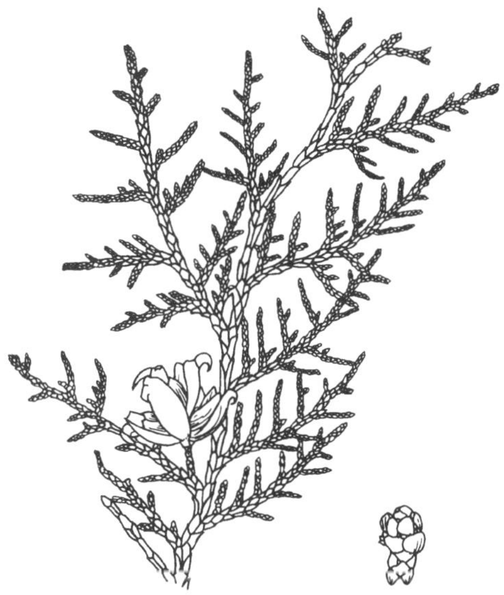

Wirkung

1. Nährt das Herz und beruhigt den Geist
2. Befeuchtet die Därme und löst Stagnationen
3. Schweißhemmend

Indikation

1. Herz-Blut-Mangel: Reizbarkeit, Schlaflosigkeit, Vergeßlichkeit, Palpitation mit Angstgefühlen
2. Trockenheit der Därme: Obstipation älterer Patienten durch Säfte-Mangel
3. Nachtschweiß durch Yin-Mangel

Dosierung

6-18 g

Wirkort

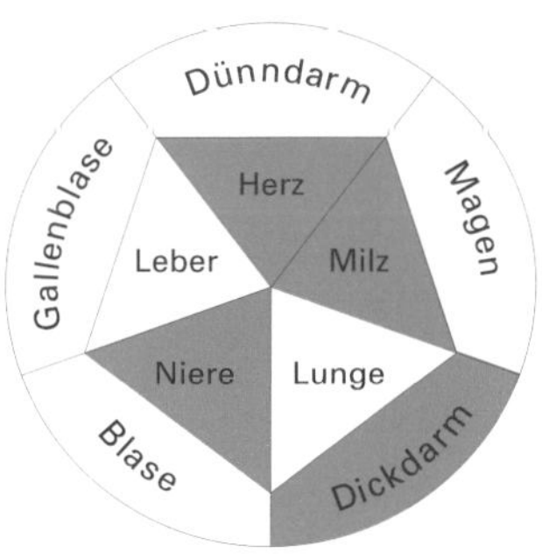

Anmerkung

Semen Biotae wird oft mit den Zizyphussamen zusammen gegeben, besonders wenn Unruhe durch Blut- oder Yin-Mangel zu einer Obstipation geführt haben.

Kontraindikation

Bei Diarrhö oder Schleim-Erkrankungen

Rezepturen mit dieser Droge

Besondere Pille des Himmlischen Kaisers, die das Herz tonisiert *Tian Wang Bu Xin Dan* ► S.446

Eigene Eintragungen

远志 Radix Polygalae

Pharmazeutischer Name:	**Radix Polygalae tenuifoliae**
Chinesischer Name:	**Yuan Zhi**
Japanischer Name:	**onji**
Englischer Name:	**Polygala**
Deutscher Name:	**Polygala**
Familie:	**Kreuzblumengewächse – Polygalaceae**

Gruppenklassifikation

Das Herz nährende, den Geist beruhigende Drogen

Temperatur

kalt	kühl	neutral	warm	heiß

Geschmack

salzig	bitter	sauer	neutral	süß	scharf

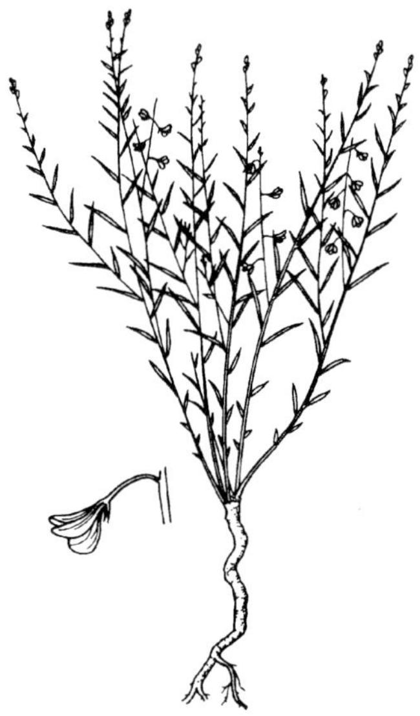

Wirkung

1. Besänftigt den Geist und beruhigt das Herz
2. Löst Schleim und klärt die Sinne
3. Löst Schleim in der Lunge
4. Lindert Abszesse und zerteilt Schwellungen

Indikation

1. Schlaflosigkeit, Palpitation, Ängste, Unruhe, Desorientiertheit, gestaute Emotionen
2. Schleim blockiert die Sinne: Desorientiertheit, Anfallsleiden, Krämpfe
3. Schleim blockiert die Lunge: Husten mit reichlichem Auswurf, der schwierig abzuhusten ist
4. Abszesse, Furunkel, Karbunkel, Hautulzerationen, dafür auch äusserliche Anwendungen möglich

Dosierung

3-9 g

Wirkort

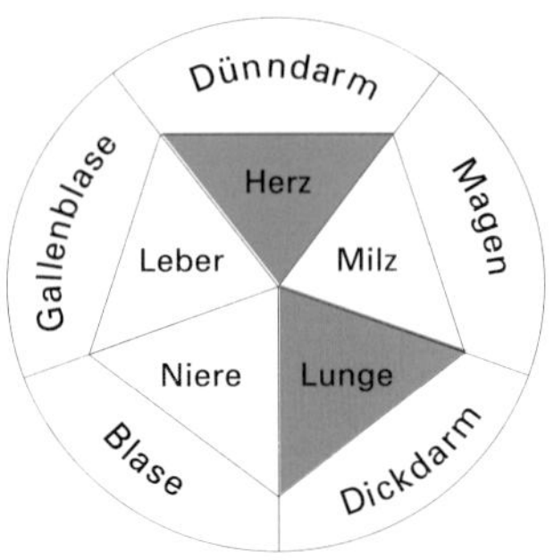

Anmerkung

Diese Droge ist besonders wirksam bei Unruhezuständen durch aufgestaute Emotionen und durch die gleichzeitige Anwesenheit von Schleim. Dieser ist sichtbar an einem verdikkten, klebrigen Zungenbelag.

Kontraindikation

Bei Yin-Mangel mit Hitze-Zeichen

Rezepturen mit dieser Droge

Besondere Pille des Himmlischen Kaisers, die das Herz tonisiert *Tian Wang Bu Xin Dan* ► S.446

Dekokt, das die Milz wiederherstellt *Gui Pi Tang* ► S.362

Eigene Eintragungen

15. AROMATISCHE, DIE SINNE ÖFFNENDE DROGEN

Indikation nach TCM-Kriterien

Blockierte Sinne, eingeschränkter Geist *Shen*

Typisches Beispiel

Rhizoma Acori graminei *Shi Chang Pu* ► S.734

Wirkung

Diese Kräuter werden eingesetzt, um die Sinnesöffnungen zu öffnen und den Geist zu erwecken. Das Herz regiert den Geist *Shen*. Es können pathogene Einflüsse auftreten, die die Sinneskanäle einhüllen, so daß eine klare Wahrnehmung der Sinneseindrücke nicht mehr möglich ist und der Geist eingeschlossen ist.

Störungen dieser Art umfassen eingeengtes Bewußtsein, benebelten dumpfen Geist, Schwindelgefühle, unklares Sehen, vermindertes Hören, Vergeßlichkeit, bestimmte Formen von Depression, wobei der Patient seine Umgebung kaum noch wahr nimmt: hierzu zählen auch Konvulsionen, Krämpfe, delirante oder sogar komatöse Zustände.

Die Ursache dieser Erkrankungen kann trüber Schleim sein, der die Sinnesöffnungen blockiert.

Diese Drogen behandeln die Manifestation *Biao*, nicht die Wurzel der Erkrankung *Ben*.
Die meisten dieser Drogen sind aromatisch und scharf. Sie werden traditioneller Weise meistens als Pulver oder Pille eingenommen.

Ein neuzeitlicher Einsatz ist der bei Angina pectoris, dann in Kombination mit Drogen, die die Mitte wärmen, das *Qi* bewegen, das Blut beleben und Schmerz lindern.

Befunde

Zungenkörper:
Die Zunge richtet sich nach der zugrunde liegenden Störung, die man besonders am ZK identifizieren kann. Die Unruhe und seelischen Störungen allgemein führen zu einer gewissen Hitze im Herzen, was an einer roten Zungenspitze sichtbar ist.

Zungenbelag:
Richtet sich ebenfalls nach dem Grundmuster

Puls:
Auch der Puls wird das Grundmuster repräsentieren. In der Regel ist es ein Fülle-Puls.

Anwendungsbeispiel

Apoplektischer Insult, hämorrhagischer Insult, Fieber oder Sepsis mit Beeinträchtigung des Bewußtseins, bestimmte Formen von Depression, Ohnmacht, Apathie, Kollaps, Taubheit, Tinnitus, Sehstörungen, Stiche und Schmerzen im Herzbereich, Urämie, fortgeschrittene Leberzirrhose, Meningitis, Enzephalitis, Vergiftungen, Hitzschlag, epileptisches Anfallsleiden, Koma

Von einem westlichen Standpunkt aus betrachtet stimulieren die Sinnesöffner das Zentralnervensystem. Interessanterweise wirken sie gleichzeitig beruhigend, sedativ.

Häufige Kombinationen

Besteht begleitend eine Hitze oder toxische Hitze, werden diese Sinnesöffner mit Hitze klärenden und/oder Toxine lindernden Arzneien eingesetzt.

Bei begleitender Kälte-Symptomatik werden warme, scharfe Drogen kombiniert, die das *Qi* bewegen.

Vorsicht und Kontraindikation

Diese Arzneien sind verteilend und können das körpereigene *Qi Zheng Qi* schädigen.
Sie werden nicht eingesetzt bei kollabierendem Yang, welches durch exzessives Schwitzen, übermäßiges Erbrechen oder große Blutverluste entstanden ist und mit Beschwerden wie Kollaps, Schweißen, kalten Extremitäten und einem kraftlosen, sehr tiefen, kaum wahrnehmbaren Puls einhergeht. Dann sind warme, das Yang wiederherstellende Drogen angebracht (Siehe Gruppe 11).

Korrespondierende Akupunktur

Ni 1 massieren, Ren 24, Du 26, Du 20 in Verlaufsrichtung des Meridians, He 7, He 6, He 9, Ni 5, MP 6, Ma 36, Ren 6, Bl 15, *Hua Tuo, Jia Ji*-Punkte des Herzens, Di 4 und Le 3

Zusammenfassung – Charakterisierung dieser Drogengruppe

Wirkung:	Diese Drogen öffnen die Sinne und beruhigen den Geist *Shen.*
Eigenschaften:	Die meisten Arzneien der Gruppe 15 sind scharf und aromatisch.
Pathogene Faktoren:	Können in Form von Hitze oder toxischer Hitze bestehen. Es können auch ein Schleim-Prozeß und eine Qi-Stagnation zugrunde liegen.
Typische Arznei:	Rhizoma Acori graminei *Shi Chang Pu* ► S.734
Indikation:	Blockierte Sinne, eingeschränkter Geist
Wirkort:	Herz, Milz
Therapie-Prinzip – *Ba Fa*:	entspricht keiner der klassischen acht Methoden

Acht Leitkriterien – Ba Gang

Diese Leitkriterien beschreiben den Energiezustand des Patienten, für den diese Drogengruppe angezeigt ist.

Lokalisierung

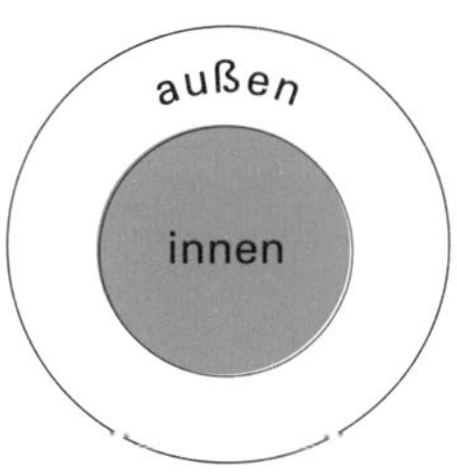

Qualität

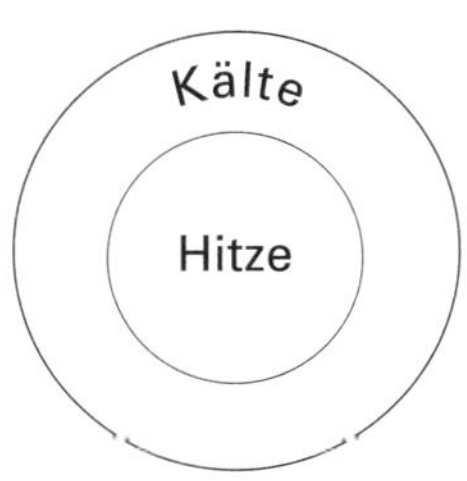

Quantität

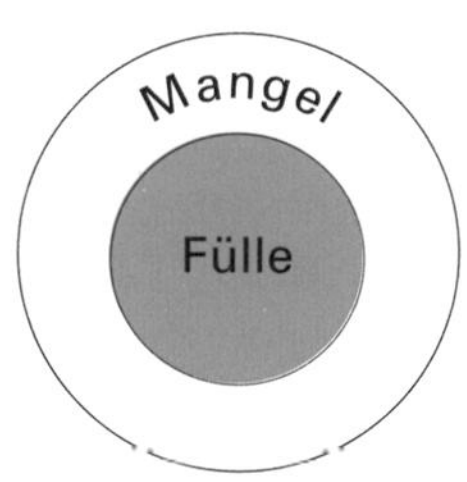

石菖蒲

Rhizoma Acori graminei

Pharmazeutischer Name:	**Rhizoma Acori graminei**
Chinesischer Name:	**Shi Chang Pu**
Japanischer Name:	**shobu**
Englischer Name:	**Sweetflag Rhizome**
Deutscher Name:	**Acoruswurzel**
Familie:	**Aronstabgewächse – Araceae**

Gruppenklassifikation

Aromatische, die Sinne öffnende Drogen

Temperatur

kalt	kühl	neutral	warm	heiß

Geschmack

salzig	bitter	sauer	neutral	aromatisch	scharf

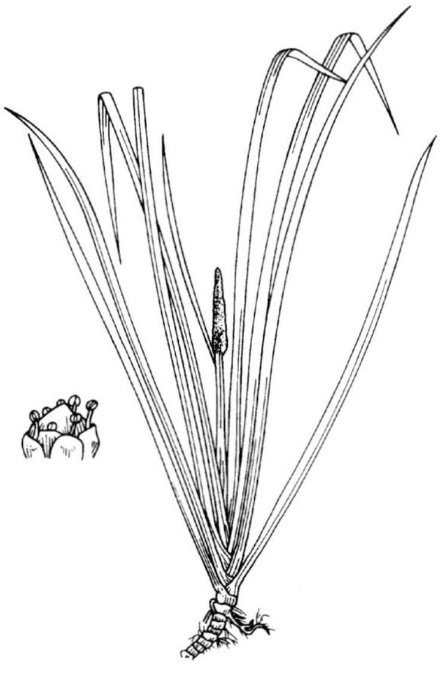

Wirkung

1. Stimuliert den Geist und öffnet die Sinne, verdampft Schleim und beruhigt den Geist *Shen*

2. Harmonisiert Magen und Milz, transformiert Schleim, fördert die Verdauung

Indikation

1. Schleim blockiert die Sinnesöffnungen: getrübtes Bewußtsein, Dämmerzustand, Dumpfheitsgefühl, Hörminderung, Ohrgeräusche, Schlaflosigkeit, Vergeßlichkeit, Anfallsleiden

2. Appetitlosigkeit, Druck und Spannungsgefühl im Epigastrium und Thorax, Abdominalschmerzen

Dosierung

3-9 g

Wirkort

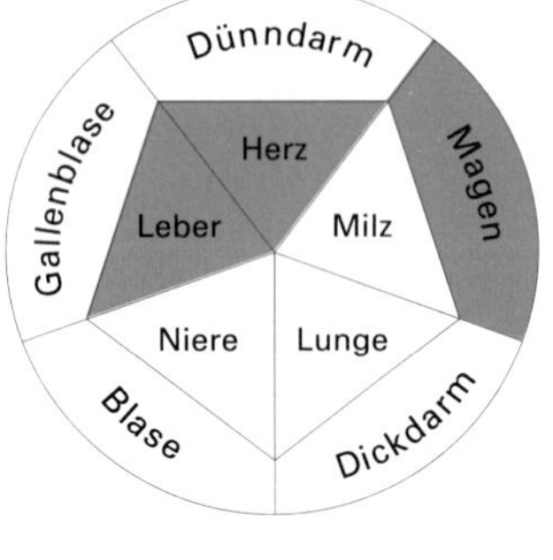

Rezepturen mit dieser Droge

Pille für Taubheit, die der Linken (Niere) gut tut *Er Long Zou Ci Wan* ► S.388

Anmerkung

1. Rhizoma Acori graminei ist aus dieser Rubrik eines der am häufigsten gebrauchten Kräuter.

Ein anderes Beispiel hieraus wäre das klassische Mittel zur Öffnung der Sinne: Secretio Moschus *She Xiang,* das zwar sehr wirksam ist, aber aus Gründen des Tierschutzes nicht benutzt wird. Im Graumarktbereich ist es extrem teuer.

2. Dies ist ein typisches Beispiel für die unterschiedliche Wirkung der westlichen und der traditionellen chinesischen Medizin:

Rhizoma Acori kann den Geist sedieren und beruhigen und gleichzeitig die Sinne öffnen, stimulieren und die geistigen Funktionen beleben und verbessern. Westliche Sedativa wirken meistens auf Kosten der mentalen und sensorischen Leistungsfähigkeit.

Kontraindikation

Bei Yin-Mangel mit Hitze-Zeichen und bei exzessiven Schweißen mit Vorsicht zu gebrauchen.

16. WIND BESEITIGENDE UND KRAMPFLÖSENDE DROGEN

Indikation nach TCM-Kriterien

Innerer Wind, aufsteigendes Leber-Yang, Krämpfe

Typisches Beispiel

Rhizoma Gastrodiae *Tian Ma* ► S.739

Wirkung

1. Diese Kräuter behandeln sogenannten inneren Wind. Dieser ist zu unterscheiden von dem Wind der sechs äußeren pathogenen Faktoren – wie Wind, Kälte, Hitze, Nässe, Trockenheit und Sommerhitze. Innerer Wind beruht auf Störungen der Funktionskreise, insbesondere von Leber und Niere. Ursächlich entsteht innerer Wind meistens durch einen Yin-Mangel von Leber oder/und Niere, durch aufsteigendes Leber-Yang, Blut-Mangel und hohe Fieberzustände.
   Die Behandlung zielt darauf ab, das Leber- und Nieren-Yin zu nähren, die Leber zu besänftigen und Wind auszuleiten.
2. Die Steigerung des Beschwerdebildes wird chinesisch *Zhong Feng* genannt. Dies ist innerer Wind im Sinne von dem englischen Wort windstroke, Schlaganfall. Es beinhaltet Beschwerden wie Tremor, Krämpfe, tonisch-klonische Krämpfe der Extremitäten, plötzlicher Bewußtseinsverlust, Hemiplegie, Aphasie, Fazialisparese.

   In diesem Falle werden Substanzen gebraucht, die Krämpfe stoppen, Wind ausleiten und Schleim transformieren. Man stellt sich vor, daß diese Substanzen die Zirkulation verbessern und die Erholung des Nervengewebes beschleunigen.
3. Bei extremen Hitze-Prozessen, wie hohem Fieber, können Krämpfe evtl. auch mit Ophisthotonus auftreten. Diese können durch eine Infektionskrankheit oder Entzündungen des ZNS auftreten. Ein Beispiel sind kindliche Fieberkrämpfe, wobei diese auch Erwachsene betreffen können.

   In diesem Fall werden Drogen verordnet, die Hitze klären und Krämpfe stoppen.
4. Ist der Wind durch Blut-Mangel bedingt, sind die Symptome Schwindel, verschwommenes Sehen, Tinnitus, Taubheit der Extremitäten oder Parästhesien. Hier werden neben den Drogen, die Wind eliminieren, Arzneien hinzugefügt, die das Blut nähren.

Ursachen

Die häufigsten Ursachen von einem inneren Wind sind ein Leber-Yin- oder/und Nieren-Yin-Mangel oder aufsteigendes Leber-Yang.

Typische Symptome

Die Beschwerden bestehen aus Kopfschmerzen, Schwindel, verschwommenem Sehen, Tinnitus, Reizbarkeit, Erbrechen, Palpitationen mit Ängsten, Muskelzuckungen.

Befunde

Zungenkörper:
Bei aufsteigendem Leber-Yang können sich die seitlichen Zungenränder rot zeigen, bei Leber-Blut-Mangel auch blaß und evtl. mit Rissen in diesem Bereich.
Seelische Störungen allgemein und Unruhe betreffen fast immer auch den Geist *Shen* im Herzen, so daß sich die Rötung von den Rändern oft auch auf die Zungenspitze erstreckt.
Bei einem allgemeinen Yin-Mangel wird der Zungenkörper rot, geschrumpft und rissig.

Zungenbelag:
Richtet sich nach dem Grundmuster.

Puls:
Der Puls richtet sich ebenfalls nach dem Grundmuster. Er kann drahtig, dünn, beschleunigt sein.

Anwendungsbeispiel

Arterielle Hypertonie, Kopfschmerzen, Migränesyndrom, Schwindel, verschwommenes Sehen, Tinnitus, Palpitationen, Muskelzuckungen. **Von einem westlichen Standpunkt** betrachtet resultieren diese Störungen oft von einer arteriellen Hypertonie und/oder Arteriosklerose. Die Drogen der Gruppe 16 wirken meistenteils antihypertensiv, sedativ und antikonvulsiv.

Häufige Kombinationen

Die Kräuter der Gruppe 16 werden mit Drogen aus anderen Rubriken kombiniert, die begleitende oder zugrunde liegende Disharmonien behandeln.
Liegt ein energetischer Mangel-Zustand in anderen Funktionskreisen zugrunde, so kombiniert man mit tonisierenden Arzneien der Gruppe 12. Häufig liegt zusätzlich ein Leber- und Nieren-Yin-Mangel vor, der mit Blut und *Yin* nährenden Drogen der Gruppen 12.b und 12.d behandelt wird.

Vorsicht und Kontraindikation

Die meisten dieser Drogen sind eher kühl. Bei solchen sollte man auf die Milz achten, besonders bei vorbestehender Milz-Schwäche. Liegen ein Yin-Mangel oder eine innere Hitze vor, sollte man mit den warmen Drogen der Gruppe 16 sorgsam umgehen.

Korrespondierende Akupunktur

Le 2, Le 3, Ni 6, He 7, He 6, MP 6, Ma 36, Ren 6, Bl 18 und 23, Du 20, Gb 20, Di 4 und Le 3

Zusammenfassung – Charakterisierung dieser Drogengruppe

Wirkung:	Diese Drogen befrieden Leber-Yang und leiten inneren Wind aus, sie wirken antihypertensiv, krampflösend, antikonvulsiv.
Eigenschaften:	Die meisten Arzneien der Gruppe 16 in der chinesischen Materia medica sind tierische Produkte, wobei in diesem Buch mehr Wert auf die Darstellung der pflanzlichen Drogen gelegt wurde. Die meisten Drogen sind zwar eher kühl, aber es sind auch warme darunter.
Pathogene Faktoren:	Innerer Wind und aufsteigendes Leber-Yang beruhen eher auf einem energetischen Mangel in Leber und Niere. Grundsätzlich kommt auch ein Hitze-Prozeß, der ins Innen eingedrungen ist, in Frage.
Typische Arznei:	Rhizoma Gastrodiae *Tian Ma* ► S.739
Indikation:	Innerer Wind, aufsteigendes Leber-Yang
Wirkort:	Leber, Herz, seltener Lunge, Niere
Therapie-Prinzip – *Ba Fa*:	entspricht keiner der klassischen acht Methoden

Acht Leitkriterien – Ba Gang

Diese Leitkriterien beschreiben den Energiezustand des Patienten, für den diese Drogengruppe angezeigt ist.

Lokalisierung

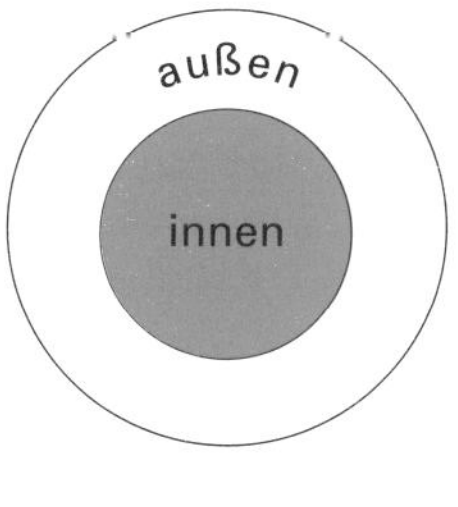

Qualität

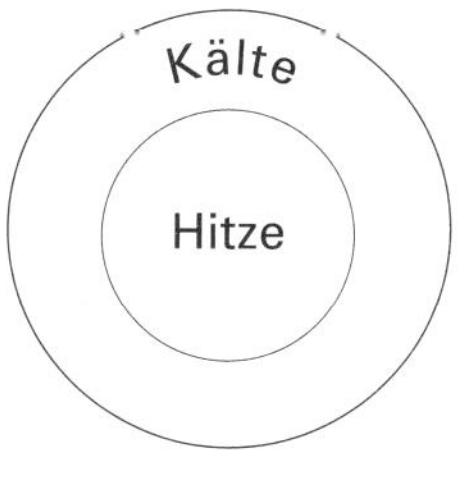

Quantität

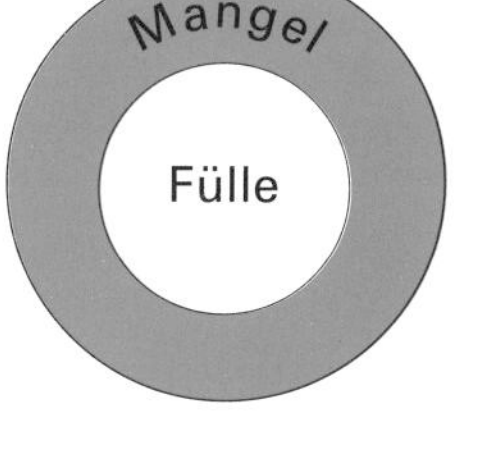

石决明

Concha Haliotidis

Pharmazeutischer Name:	**Concha Haliotidis**
Chinesischer Name:	**Shi Jue Ming**
Japanischer Name:	**sekketsumei**
Englischer Name:	**Abalone Shell**
Deutscher Name:	**Haliotidismuschel**
Familie:	**Meerohren – Haliotidae**
Chemische Zusammensetzung:	**Ca, CO_3, CO und andere organische Substanzen**

Gruppenklassifikation

Wind beseitigende und krampflösende Drogen

Temperatur

kalt	kühl	neutral	warm	heiß

Geschmack

salzig	bitter	sauer	neutral	süß	scharf

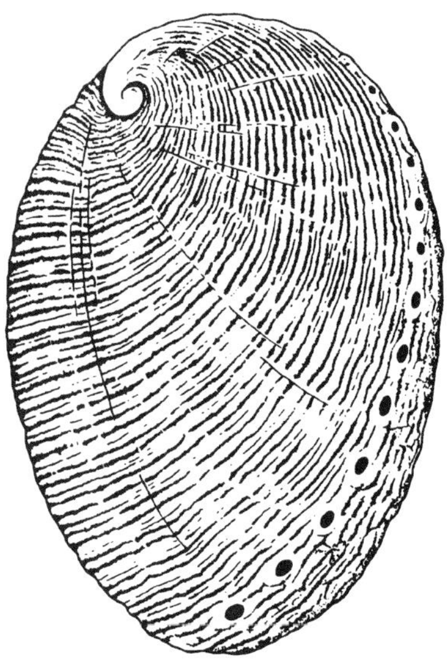

Wirkung

1. Führt überaktives Leber-Yang herunter
2. Klärt Leber-Feuer, klärt die Augen

Indikation

1. Aufsteigendes Leber-Yang: Schwindel, Kopfschmerz, erhöhter Blutdruck, Krämpfe in den Gliedmaßen
2. Leber-Feuer und Hitze der Leber, die die Augen affiziert: Schwindel, Kopfschmerz, Augen gerötet und schmerzhaft, unklares Sehen, lichtscheu, Pterygium und andere oberflächliche Sehhindernisse, Glaukom, Katarakt

Dosierung

6-30 g

Wirkort

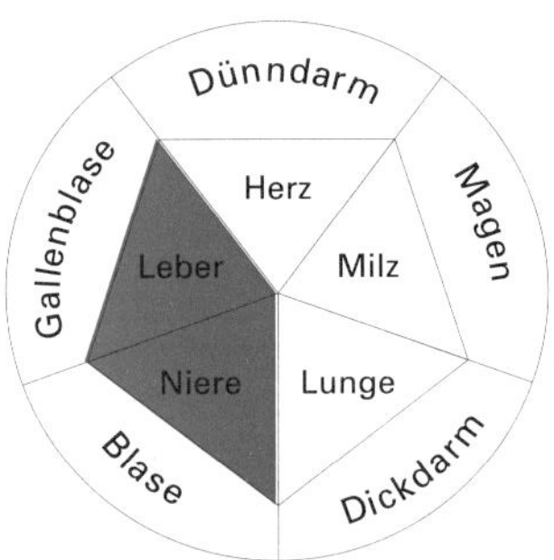

Anmerkung

1. Diese Gruppe beseitigt inneren Wind. Er entsteht häufig durch einen Leber-Blut- oder Leber-Yin-Mangel. Nicht selten geht diesem ein Nieren-Yin-Mangel voraus oder damit einher, da die Niere die Mutter der Leber ist und das Nieren-Yin somit die Grundlage des Leber-Yin darstellt.
Aufsteigendes Leber-Yang kann ebenfalls durch den obigen Mechanismus zustande kommen. Diese Drogenkategorie behandelt in diesem weiteren Sinne das ungezügelte Aufsteigen oder Hochschlagen der Leber-Energien. Daher ist auch verständlich, daß sie damit auch eine gegen Krämpfe gerichtete Wirkung entfalten.
2. Bei der Bezeichnung dieser Drogengruppe – „Wind beseitigende und krampflösende Drogen" – werden verschiedene Begriffsebenen miteinander vermischt: das eine ist aufsteigendes Leber-Yang – und innerer Wind. Dies ist ein Syndrom. Krämpfe hingegen sind Symptome des Patienten und hier wird eine symptombezogene Wirkaussage getroffen. Mit solcherlei Vermischungen hat die TCM kein Problem. Ähnliches geschieht auch in der Gruppe 6 mit den Schleim umwandelnden und Husten stillenden Drogen.

Rezepturen mit dieser Droge

Rhizoma Gastrodiae und Ramulus Uncariae Trank
Tian Ma Gou Teng Yin ► S.468

Kontraindikation

Bei fehlender Hitze-Fülle

天麻 Rhizoma Gastrodiae

Pharmazeutischer Name:	**Rhizoma Gastrodiae elatae**
Chinesischer Name:	**Tian Ma**
Japanischer Name:	**ten ma**
Englischer Name:	**Gastrodia Rhizome**
Deutscher Name:	**Gastrodia**
Familie:	**Orchideengewächse – Orchidaceae**

Gruppenklassifikation

Wind beseitigende und krampflösende Drogen

Temperatur

kalt	kühl	neutral	warm	heiß

Geschmack

salzig	bitter	sauer	neutral	süß	scharf

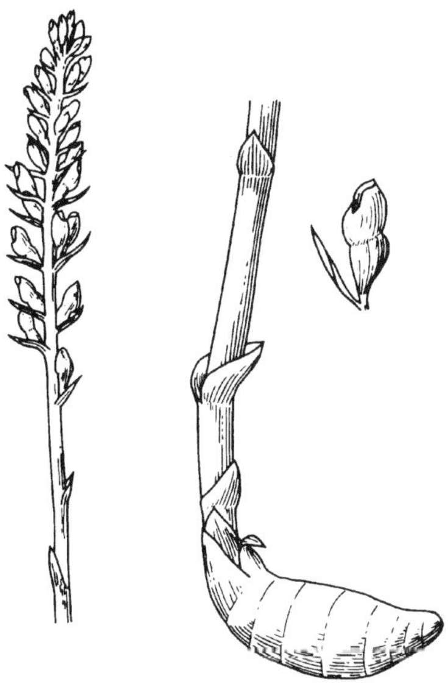

Wirkung

1. Überaktivität der Leber mit Leber-Wind herabführend und Krämpfe lösend
2. Aufsteigendes Leber-Yang herunterführend
3. Die Leitbahnen durchgängig machend

Indikation

1. Leber-Wind: Schwindel, Sehstörungen, epileptische Anfälle, infantile Krämpfe, Tetanie, Schlaganfall, Fazialisparese
2. Kopfschmerzen, Schwindel, arterielle Hypertonie durch apoplektischen Insult, Taubheit und Gefühlsverlust in den Gliedmaßen
3. Bi-Syndrom infolge Wind-Nässe in den Leitbahnen: rheumatische Gelenkbeschwerden

Dosierung

3-9 g

Wirkort

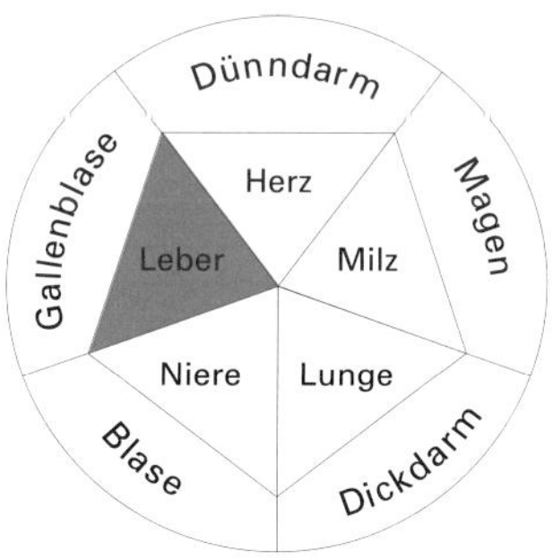

Anmerkung

1. In der Kategorie der Leber-Wind beseitigenden und krampflösenden Wirkungen eines der wichtigsten Mittel. Zusätzlich ist der Bezug zu den Leitbahnen bei Rhizoma Gastrodiae sehr nützlich, da gerade die Patienten mit Leber-Wind nach einem apoplektischen Insult gleichzeitig an Beschwerden mit Taubheit und Kribbeln in den Gliedmaßen leiden, was hierdurch gleichsam mitbehandelt wird.
2. Rhizoma Gastrodiae ist etwas teurer als der Durchschnitt der Arzneien.
3. Diese Gruppe beseitigt inneren Wind. Der entsteht häufig durch einen Leber-Blut- oder Leber-Yin-Mangel. Nicht selten geht diesem ein Nieren-Yin-Mangel voraus oder damit einher, da die Niere die Mutter der Leber ist und das Nieren-Yin somit die Grundlage des Leber-Yin darstellt.
4. Aufsteigendes Leber-Yang kann ebenfalls durch den obigen Mechanismus zustande kommen. Diese Drogenkategorie behandelt in diesem weiteren Sinne das ungezügelte Aufsteigen oder Hochschlagen dieser Leber-Energien. Daher ist auch verständlich, daß sie damit eine gegen Krämpfe gerichtete Wirkung entfalten.

Rezepturen mit dieser Droge

Rhizoma Gastrodiae und Ramulus Uncariae Trank *Tian Ma Gou Teng Yin* ► S.468

Pinellia, Atractylodis und Gastrodia Dekokt *Ban Xia Bai Zhu Tian Ma Tang* ► S.490

Kontraindikation

Bei Yin-Mangel

钩藤

Ramulus Uncariae

Pharmazeutischer Name:	Ramulus cum Uncis Uncariae
Chinesischer Name:	Gou Teng
Japanischer Name:	chotoko
Englischer Name:	Gambir
Deutscher Name:	Unkaria
Familie:	Rötegewächse – Rubiaceae

Gruppenklassifikation

Wind beseitigende und krampflösende Drogen

Temperatur

kalt	kühl	neutral	warm	heiß

Geschmack

salzig	bitter	sauer	neutral	süß	scharf

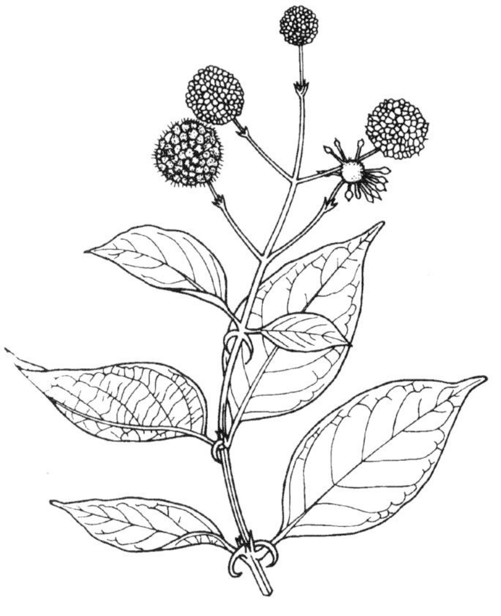

Wirkung

1. Inneren Leber-Wind besänftigend, krampflösend
2. Hitze der Leber klärend, antihypertensiv

Indikation

1. Krämpfe, epileptische Anfälle, Fieberkrämpfe, Eklampsie
2. Leber-Feuer und aufsteigendes Leber-Yang: Schwindel, Kopfschmerzen, Reizbarkeit, rote Augen, arterielle Hypertonie
3. Bei äußeren Wind-Hitze-Mustern: rote Augen, Fieber, Kopfschmerzen

Dosierung

6-15 g

Anmerkung

1. Wird als kühles Mittel oft mit der Rhizoma Gastrodiae kombiniert, die in der Wirkung ähnlich, aber noch tiefgreifender auf die Leber und die Leitbahnen wirkt.
2. Wurde traditionell nur zehn Minuten im Dekokt gekocht. Heute wird die Droge meistens mit den anderen zusammen über die übliche Kochzeit zubereitet.

Wirkort

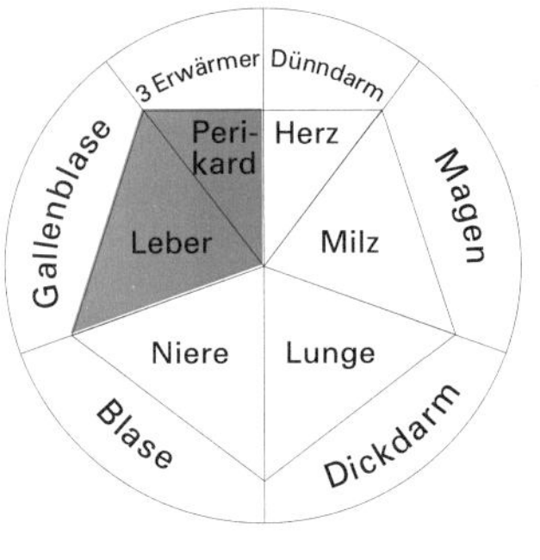

Kontraindikation

Bei fehlender Hitze-Fülle oder fehlendem innerem Wind

Rezepturen mit dieser Droge

Rhizoma Gastrodiae und Ramulus Uncariae Trank
Tian Ma Gou Teng Yin ► S.468

Eigene Eintragungen

白蒺藜 Fructus Tribuli

Pharmazeutischer Name:	**Fructus Tribuli terrestris**
Chinesischer Name:	**Bai Ji Li**
Japanischer Name:	**byakushitsuri**
Englischer Name:	**Tribulus Fruit**
Deutscher Name:	**Burzeldornfrüchte**
Familie:	**Jochblattgewächse – Zygophyllaceae**

Gruppenklassifikation

Wind beseitigende und krampflösende Drogen

Temperatur

kalt	kühl	neutral	warm	heiß

Geschmack

salzig	bitter	sauer	neutral	süß	scharf

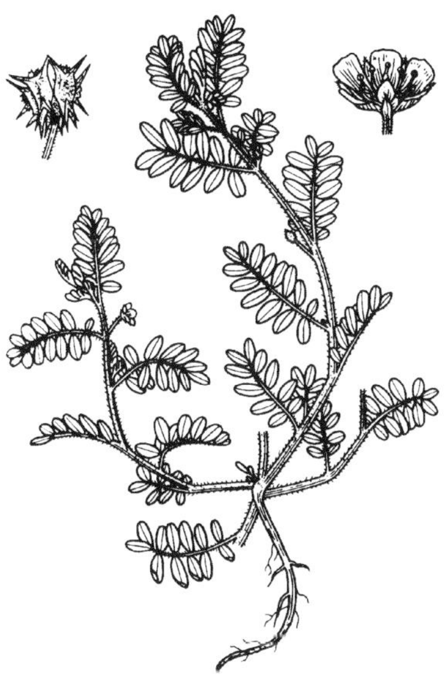

Wirkung

1. Leber besänftigend, Leber-Yang verankernd
2. Leber-*Qi*-Stagnation lösend, Leber erweichend
3. Wind ausleitend, Juckreiz lindernd
4. Vertreibt Wind-Hitze und klärt die Augen

Indikation

1. Aufsteigendes Leber-Yang: Kopfschmerzen, Schwindel, erhöhter Blutdruck
2. Leber-*Qi*-Stagnation: Völle- und Spannungsgefühl im Thorax, in Mammae und an den Rippenbögen, dadurch bedingte unzureichende Laktation
3. Hautjucken, bei jeder Art von Hautaffektion mit Juckreiz, auch bei Vitiligo verwendet
4. Leber-Wind oder Wind-Hitze: gerötete, juckende oder tränende Augen, akute Konjunktivitis

Wirkort

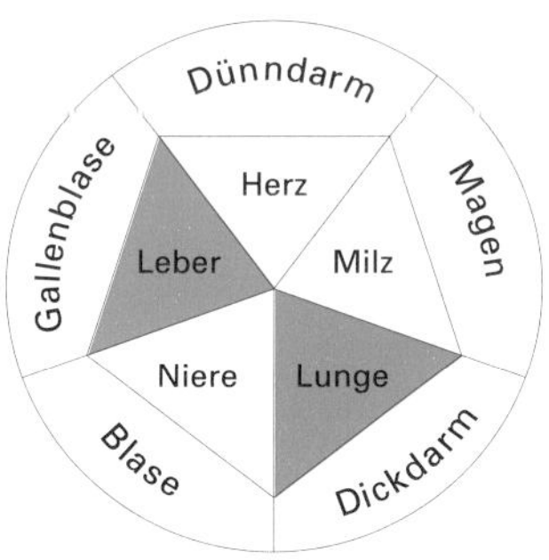

Dosierung

6-9 g

Anmerkung

Bei Vitiligo wird Fructus Tribuli zusammen mit Semen Psoraleae verwendet. Das zugrunde liegende Syndrom sollte die Grundrezeptur bestimmen, in die diese Drogen eingebettet werden.

Kontraindikation

In der Schwangerschaft und bei ausgeprägtem *Qi*- und Blut-Mangel

Eigene Eintragungen

代赭石

Hämatitum

Pharmazeutischer Name: **Haematitum**
Chinesischer Name: **Dai Zhe Shi**
Japanischer Name: **taishaseki**
Englischer Name: **Hematite**
Deutscher Name: **Hämatit**
Chemische Zusammensetzung: **Fe_2O_3; FeO_2; Mg; Al; Mn; Ca**

Gruppenklassifikation

Wind beseitigend und krampflösende Drogen

Temperatur

kalt	kühl	neutral	warm	heiß

Geschmack

salzig	bitter	sauer	neutral	süß	scharf

Wirkung

1. Führt rebellisches *Qi* nach unten
2. Besänftigt die Leber und verankert hochschlagendes Leber-Yang
3. Blut kühlend, Blutungen stillend

Indikation

1. Rebellisches Magen-Qi: Aufstoßen, Übelkeit, Erbrechen, Schluckauf, asthmatische Beschwerden, Husten mit Schleim
2. Leber-Feuer mit nach oben schlagendem Leber-Yang: Bluthochdruck, Kopfschmerzen, Schwindel, Ohrensausen
3. Blutungen aus Nase, Mund, Magen, Lungen, Uterus

Wirkort

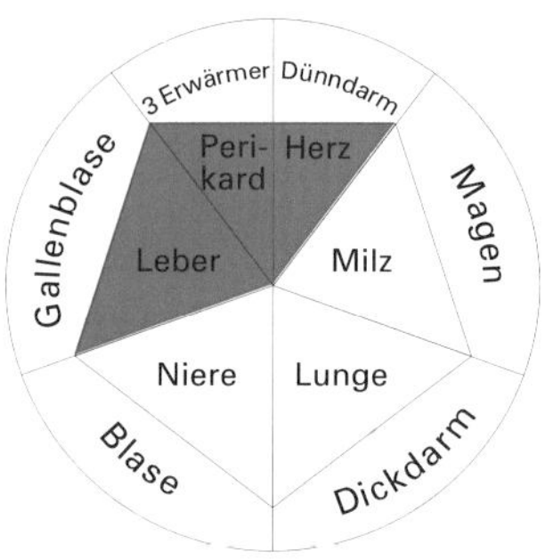

Dosierung

3-15 g

Anmerkung

1. In einigen Arzneibüchern wird Hämatitum in der Rubrik der sedativen Drogen aufgeführt.
2. Gelegentlich wird Hämatitum auch als Ocherum rubrum bezeichnet.

Kontraindikation

Bei innerer Kälte, in der Schwangerschaft

Rezepturen mit dieser Droge

Flos Inulae und Hämatitum Dekokt
Xuan Fu Dai Zhe Tang ► S.410

Eigene Eintragungen

Das Sechs-Stadien-Modell

Im Shang Han Lun wird das sogenannte Sechs-Stadien-Modell, manchmal auch als Sechs-Schichten-Modell bezeichnet, verwendet. Dieses Modell beschreibt den Ablauf von Erkrankungen. Inbesondere werden fieberhafte Erkrankungen durch den Einfluß von pathogener Kälte dargestellt. Als hauptsächlicher pathogener Faktor sah man damals Kälte an: Bei den äußeren pathogenen Faktoren wird die Kälte überbetont, bei den Innen-Zuständen im Yin-Bereich – *Tai Yin* und *Shao Yin* – wird die innere Kälte bzw. der Yang-Mangel betont, nämlich der Milz- und Nieren-Yang-Mangel. Deshalb wiesen in späteren Zeiten Kritiker darauf hin, daß im Sechs-Stadien-Modell Hitzebilder unterrepräsentiert sind: Hitze, die das Yin schädigt und Leere-Hitze durch Yin-Mangel.
Dieses Konzept wurde später durch die Vier-Ebenen-Theorie (► S.746) ergänzt, da viele Autoren die Beschreibung von Hitze-Prozessen im Sechs-Stadien-Modell als unzureichend kritisierten. Die Vier-Ebenen-Theorie ist besser geeignet, den Verlauf von Hitzeprozessen im Organismus zu beschreiben. Die beiden Konzepte gelten heute nebeneinander und ergänzen sich, und werden je nach Bild des Patienten entsprechend angewendet. Sie sind der Rahmen, in dem TCM-Therapeuten Krankheitsentstehung und -verläufe wahrnehmen und einordnen.
Dabei wird beschrieben, wie pathogene Faktoren in die Oberfläche des Körpers eindringen und entweder von dort nach außen eliminiert werden oder in die tieferen Schichten eindringen können. Da dies auch ein zeitliches Geschehen ist, ist neben dem Wort Schichten-Modell auch der Begriff Stadien-Modell sinnvoll.

Ein Beispiel illustriert dies: Es dringen pathogene Wind-Kälte in die Oberfläche ein. Jetzt kämpft das *Wei Qi* mit diesen und versucht, sie wieder über die Oberfläche zu eliminieren.
Es gibt mehrere Gründe, warum dies mißlingen kann: Eine vorbestehende *Wei Qi* Schwäche, ein sehr starker pathogener Faktor oder auch eine Fehlbehandlung. Dadurch kann der pathogene Faktor tiefer eindringen: Vom *Tai Yang* Bereich geht er sehr oft in den *Shao Yang* Bereich, aber auch in den *Yang Ming* Bereich. Gerade bei Letzterem werden häufig Antibiotika eingesetzt, die gelegentlich durch ihre Kälte Milz- und Lungen-Energien schwächen können. Dadurch kommt es nicht selten zu einem Übergang ins *Tai Yin* Stadium mit Erschöpfung, Diarrhö- und Infektneigung.
Die ersten drei Stadien *Tai Yang, Shao Yang* und *Yang Ming* sind Fülle-Muster. *Tai Yang* ist Fülle im Außen während *Yang Ming* die Fülle im Innen darstellt. Das *Shao Yang* ist ein Bereich dazwischen: Es bestehen noch Außensymptome wie Frösteln. Aber der pathogene Faktor ist schon über die Oberflächen-Ebene hinaus in Teile des Innen vorgedrungen, so daß wir auch Innen-Symptome finden.
Tai Yin und *Shao Yin* sind Leere-Muster, die nur das Innen betreffen; pathogene Faktoren spielen dabei eigentlich keine Rolle. Das letzte Stadium – *Jue Yin* – müßte eigentlich das tiefste und schwerwiegendste Bild darstellen. Es wird jedoch im Shang Han Lun als Mischbild dargestellt, in dem einige Bereiche des Körpers heiß, andere kalt sind. Auch Parasiten werden hier diskutiert.

Stadium /Schicht	**Symptome**	**Leitbahn-bezug**	**8 Leitkriterien**	**Klassische Rezeptur**
Tai Yang Großes Yang	Frösteln, Wind-, Kälte-abneigung evtl. Temperaturerhöhung, Naselaufen, Husten, Kopf-, Gliederschmerzen **Puls:** oberflächlich	Bl/Dü	Außen Fülle	Ephedra Dekokt *Ma Huang Tang* ► S.182
Shao Yang Kleines Yang	Wechsel von Frösteln und Hitze, Druckgefühl im Oberbauch und an Rippenbögen, bitterer Mundgeschmack, Appetitlosigkeit, Brechreiz, **Puls:** drahtig	Gb/3E	halb Außen halb Innen Fülle	Kleineres Bupleurum Dekokt ► S.248 *Xiao Chai Hu Tang*
Yang Ming Helles Yang	Hitzegefühl, hohes Fieber, Durst, Unruhe, rotes Gesicht, Schwitzen, Reizbarkeit **Puls:** voll, beschleunigt	Ma/Di	Innen Fülle	Weißer Tiger Dekokt *Bai Hu Tang* ► S.214
Tai Yin Großes Yin	Erschöpfung, Blässe, Völlegefühl, kein Durst, Appetitlosigkeit, Diarrhö, Infektneigung, **Puls:** kraftlos, langsam	MP/Lu	Innen Leere	Vier Gentlemen Dekokt *Si Jun Zi Tang* ► S.338
Shao Yin Kleines Yin	Erschöpfung, Schlafbedürfnis, kalte Gliedmaßen, Nachtschweiß, LWS-Beschwerden heller Urin, **Puls:** schwach, tief	Ni/He	Innen Leere	Rehmannia 8 ► S.368 *Jin Gui Shen Qi Wan* Wahrer Krieger Dekokt *Zhen Wu Tang* ► S.300
Jue Yin	Kälte und Hitze, Kollaps, großer Durst, häufige Miktion, Hitze und Schmerz im Epigastrium	Le/Pe	Innen	Angelica sinensis Dekokt für kalte Extremitäten *Dang Gui Si Ni Tang*
Weichendes Yin (Umkehr-Yin)	Hunger, ohne essen zu können, Askaridenbefall, **Puls:** verschwindend, tief oder oberflächlich		gemischtes Muster: Zeichen von Kälte und Yin Hitze, von und Yang Dysbalance	Fructus Mume Pille *Mu Mei Wan*

Die Vier-Ebenen-Theorie

Ursprung: Die Vier-Ebenen-Theorie oder gelegentlich auch das Vier-Schichten-Modell genannt, wurde während der Ming (1368-1644 n.Chr.) und vor allem während der Qing-Dynastie (1644-1911 n. Chr.) entwickelt. Die Vier-Ebenen-Theorie wird 1746 n.Chr. von Ye Tian Shi erläutert in dem Werk: Treatise in Thermic disease *Wen Re Lun.* Es stellt ein Sequenz von akuten Fieber-Erkrankungen dar. Es sollte dabei den Unzulänglichkeiten des Sechs-Stadien-Modells abhelfen und dieses ergänzen, es jedoch nicht in Frage stellen (siehe dort ► S.744).
Das Sechs-Stadien-Modell des *Shang Han Lun* aus der Han-Dynastie im 2. nachchristlichen Jahrhundert beschreibt die durch Kälte induzierten Erkrankungen. Es teilt diese in eine Abfolge von Erkrankungsformen ein, die auftreten können, wenn das pathogene Agens nicht rechtzeitig und in der richtigen Art und Weise eliminiert wird. Die Vier-Ebenen-Theorie hingegen befaßt sich mit den Wärme und Hitze induzierten Störungen. Das Konzept wurde als die „Schule der Warmen Krankheiten" *Wen Re Xue* bekannt. Nun konnte ein Arzt je nach Symptomen und Zeichen des Patienten die Erkrankung entweder nach dem Sechs-Stadien-Modell oder nach dem Vier-Schichten-Modell interpretieren.
Im Grunde stellt es eine Sequenz von Hitze-Mustern dar, die vier aufeinander folgende Stadien fiebriger Disharmonien beschreiben. Diese treten dabei auf vier verschieden „tiefen" Ebenen des Organismus auf. Diese Theorie beschreibt die Eindringtiefe, besonders von exogener Hitze.

Energie-Ebene	Beschreibung	Therapie-Prinzip
Wei	Abwehr	Diaphorese, Schweiß-Induktion
Qi	die Ebene der Funktionskreise oder „Organe"	Hitze klären aus dem *Qi*-Bereich
Ying	Bauenergie	Harmonisieren von *Ying* und *Wei* – Innen und Außen
Blut	Nährenergie	Blut kühlen, Stasen zerteilen

1. Wei: Die *Wei Qi*-Ebene ist die Ebene der Abwehrenergie, die erste Verteidigungslinie des Körpers. Sie reguliert das Öffnen und Schließen der Poren und somit was in den Körper an pathogenen Faktoren hineingelangen kann, andersherum auch was in Form von Schweiß austreten kann.
Daher sind die Leitsymptome des *Wei Qi*-Mangel: spontanes Schwitzen und Infektanfälligkeit (siehe auch Indikationen Schwitzen und Infektanfälligkeit).
Eine Erkrankung in der *Wei Qi*-Ebene ist eine Außen-Störung, oft als Wind-Hitze. Typisch dafür ist Fieber, dabei dennoch eine leichte Abneigung gegen Wind und Kälte, leichtes oder kein Schwitzen, Kopfschmerzen, oberflächlicher, beschleunigter Puls, gelber Zungenbelag, evtl. rote Zungenspitze. Im Shang Han Lun gibt es keine Entsprechung hierfür. Im Sinne der Acht Leitkriterien – *Ba Gang* - entspricht dies einer Fülle im Außen, zumeist einer Hitze in der Oberfläche.

2. Qi: Erkrankungen, die in der *Wei Qi*-Ebene nicht vom Körper oder durch eine geeignete Therapie wieder eliminiert werden konnten (diese wäre eine Oberflächen-Befreiung mit Wind-Hitze eliminierenden Rezepturen), dringen eine Ebene tiefer in den *Qi*-Bereich vor.
Ein markantes Zeichen dieser Ebene ist Fieber ohne Kälte-Aversion. (Wind- und Kälte-Aversion sind eindeutige Zeichen einer Außen- oder Oberflächen-Störung).
Weiterhin sind Erkrankungen in der *Qi*-Ebene gekennzeichnet durch folgende Symptome: hohes Fieber, profuse Schweiße, Unruhe, Durst, gelber Zungenbelag, großer, voller beschleunigter Puls. Dies Bild entspricht in dem Sechs-Stadien-Modell nach dem Shang Han Lun dem *Yang Ming* – helles Yang – Stadium. Dies ist eine Hitze im Innen (siehe auch die Anmerkung unter Weißer Tiger Dekokt *Bai Hu Tang* ► S.214)

3. Ying: Diese Energie wird auch Bauenergie oder konstruktive Energie genannt. Sie wird aus der Essenz der Nahrung, also aus Aspekten der geklärten Säfte gebildet und fließt in den Gefäßen. Sie wird als ein Aspekt des Blutes angesehen. Es gibt Störungen, in denen diese tiefere Schicht nicht ausreichend mit der Außen-Schicht des *Wei Qi* kommuniziert und dadurch diese unzureichend energetisch unterstützt wird. Siehe beispielsweise das Ramulus Cinnamomi Dekokt *Gui Zhi Tang,* bei dem eine solche *Wei-Ying*-Disharmonie besteht ► S.184)

4. Blut: Das Blut, oder chinesisch *Xue,* wird auch als Nährenergie bezeichnet. Nach der Vier-Ebenen-Theorie ist sie die tiefste und gravierendste Ebene. Das bedeutet auch, daß eine Erkrankung, die bis in die Blut-Ebene eingedrungen ist, als ernster und schwieriger zu behandeln gilt, als eine die „nur" bis in die Qi-Ebene gekommen ist. Aus der klinischen Erfahrung kennen wir das, wenn wir an Hitze-Prozesse in der Blut-Ebene denken. Solche Erkrankungen können sich beispielsweise in Krankheitsbildern wie einem Neurodermitis-Schub oder einer Colitis ulcerosa mit blutigen Diarrhön äußern. Da Hitze das Blut „aufwühlt", sind Blutungen ein typisches Zeichen dieser Störung.
Impfungen können wir ebenfalls als etwas ansehen, das pathogene Faktoren direkt bis in die Blut-Ebene einbringt. Und zwar wird hierbei das pathogene Agens durch die Injektion an den Oberflächen-Energien des *Wei Qi* und auch der Qi-Ebene vorbei bis in die Tiefe der Blut-Ebene gebracht. Deshalb sind auch einige TCM-Ärzte der Ansicht, daß bestimmte Erkrankungen, die mit dem Blut *Xue* zu tun haben, durch das häufige Impfen in der heutigen Zeit zugenommen haben.

Glossar

Im Chinesischen werden häufig bestimmte Begriffe verwendet die jeweils auf die bestimmte Art hinweisen, wie eine Energieform tonisiert oder ein pathogener Faktor eliminiert wird.

So beleuchten diese Begriffe der jeweiligen therapeutischen Methode, wie die Energien ergänzt werden. Auch die Art und Weise, wie ein pathogener Faktor eliminiert wird, wird durch diese Begriffe deutlich gemacht.

Mit einigen chinesischen Worten ist es häufig viel leichter, verschiedene Rezepturnamen zu verstehen.

1. Energien, Funktionskreise, Stadien

Energie, Begriff	Chinesisch	Anmerkung / Beispiele
Wahres, rechtes Qi	*Zhen Qi*	Bewegung, Stoffwechsel, bezieht sich auf das körpereigene im Gegensatz zum pathogenen *Qi*.
Yang	*Yang Qi*	wärmende Kraft
Blut	*Xue*	das nährende Prinzip
Bau-Energie	*Ying*	Bezeichnet einen Aspekt des Blutes.
Yin	*Yin*	Substanz, Säfte, materielle Grundlage des Körpers
Säfte	*Jin Ye*	Fassen die gesamten Flüssigkeiten des Körpers zusammen (Jin = dünnere und Ye = dickere, trübere).
Essenz	*Jing*	körperlichere Aspekt der Grundlebensenergie
Geist-Seele	*Shen*	Geistigere Aspekt der Grundlebensenergie (Shen und Jing zusammen machen etwa das aus, was wir als Vitalität bezeichnen).
Abwehr-Qi	*Wei Qi*	Teil des Lungen-*Qi*, das in der Oberfläche (Biao) mit den pathogenen Faktoren kämpft bzw. diese abwehrt.
Mitte	*Zhong*	= Milz und Magen (mittlerer Erwärmer) z.B. Beruhige die Mitte Pulver *An **Zhong** San*
Wander-Seele	*Hun*	Seele der Leber, wohnt im Leber-Blut und -Yin, Intuition, Phantasie, „das Unbewußte"
Leib-Seele	*Po*	Vital- oder Körper-Seele, verleiht dem Körper Kraft, endet nach dem Tod.
Wille	*Zhi*	Sorgt für langfristige Motivation und Ausdauer.
Intellekt	*Yi*	Verarbeitet die vielen Informationen, Nachdenken, Auswählen aus der Vielzahl der Möglichkeiten.
Erde	*Di*	
Metall	*Jin*	Das Metall festigende Dekokt mit Bulbus Lilii *Bai He Gu **Jin** Tang*
Wasser	*Shui*	Sechs Gentlemen des Metall und Wasser Dekokt *Jin **Shui** Liu Jun Jian*
Holz	*Mu*	
Feuer	*Huo*	
Milz	*Pi*	Dekokt, das die Milz wiederherstellt *Gui **Pi** Tang*
Magen	*Wei*	Beruhige den Magen Pulver *Ping **Wei** San*
Lunge	*Fei*	

Dickdarm	*Da Chang*	Befeuchte den Darm Pille *Run **Chang** Wan*
Niere	*Shen*	Nieren-Qi-Pille aus Golden Cabinet (Rehmannia 8) *Jin Gui **Shen** Qi Wan*
Blase	*Pang Guang*	
Leber	*Gan*	Bupleurum Dekokt, das die Leber verteilt *Chai Hu Shu **Gan** San*
Gallenblase	*Dan*	Dekokt, das die Gallenblase wärmt *Wen **Dan** Tang*
Herz	*Xin*	Besondere Pille des Himmlischen Kaisers, die das Herz tonisiert *Tian Wang Bu **Xin** Dan*
Dünndarm	*Xiao Chang*	
Perikard (wörtlich: Herz-Gefäß)	*Xin Bao*	
Dreifacher Erwärmer	*San Jiao*	
Leitbahn, Meridian	*Jing*	Befreie die Leitbahnen und nähre das Blut Dekokt *Shu **Jing** Huo Xue Tang*
Netzgefäß, Kollaterale	*Luo*	
„Sehne"	*Jin*	Bezeichnet keine präzise physische Entsprechung. Es bezeichnet Sehnen, Bänder und Muskeln im Körper, die mit einer Leber-Disharmonie in Zusammenhang stehen.

Das Sechs-Stadien-Modell nach dem Shang Han Lun

Großes *Yang*	*Tai Yang*
Kleines *Yang*	*Shao Yang = Xiao Yang*
Helles *Yang*	*Yang Ming*
Großes *Yin*	*Tai Yin*
Kleines *Yin*	*Shao Yin = Xiao Yin*
Weichendes *Yin*	*Jue Yin*

2. Erkrankungen: Die Syndrome oder Muster – Zheng

Die Muster von *Qi* und Blut

Qi-Mangel	*Qi Xu Zheng*	
Qi-Stagnation	*Qi Zhi*	
Rebellierendes *Qi*	*Qi Ni*	Kalte Extremitäten Pulver *Si **Ni** San*
Blut-Mangel	*Xue Xu Zheng*	
Blut-Stase	*Xue Yu*	Dekokt, das Blut-Stasen aus einem schmerzenden Körper treibt *Shen Tong Zhu **Yu** Tang*
Blut-Hitze	*Xue Re*	

Beispiele für Disharmonie-Muster einzelner Funktionskreise

Milz-Qi Mangel	*Pi Qi Xu*
Herz-Yin Mangel	*Xin Yin Xu*
Absinkendes Milz-Qi	*Pi Qi Xia Xian*
Leber-Wind bewegt sich im Innen	*Gan Feng Nei Dong*

Syndrom, Muster	*Zheng*	Erklärung
Tagesanbruchs-Diarrhö „daybreak diarrhö"	*Wu Geng Xie*	Wörtlich: Diarrhö beim fünften Glockenschlag, Diarrhö zur Zeit der Morgen-Dämmerung. Typisches Symptom des Nieren-Yang-Mangels.
Hitze-Erkrankungen	*Wen Bing Lun*	Theorie der akuten, exogenen, fiebrigen Erkrankungen. Klassische Krankheitslehre über die Hitze induzierten Syndrome und Abhandlungen dazu aus der Ming- und Qing-Dynastie.
Atrophie-Syndrome	*Wei Zheng*	Erkrankungen mit Beinschwäche, Abnahme der Muskulatur, gestörte motorische Funktion, z. B. wie bei Multipler Sklerose
Bein-Qi	*Jiao Qi*	Wird auch Beri Beri-ähnliche Störung genannt. Dies ist eine Nässe-Ansammlung, die sich zu eingschlossener Hitze in den Beinen entwickelt hat. Symptome sind Taubheit, Schmerzen, Schwäche, Ödeme und Krämpfe der Beine.
Schmerzhafte Miktion	*Lin Zheng*	Entspricht akuten Harnwegsinfekten mit Dysurie, z. B. Fünf Bestandteile Pulver bei schmerzhafter Miktion *Wu* ***Lin*** *San.*
Knochendampfen „steaming bone disorders"	*Gu Zheng*	Leere-Hitze-Zeichen bei einer Yin-Mangel-Erkrankung mit innerem Hitzegefühl.
Schwindsucht- und Durst-Syndrom„wasting and thirsting disorders"	*Xiao Ke Bing*	Dies beschreibt die Symptome Durst, ständiges Essen, Abmagerung und reichliche Miktion. Dies meint Erkrankungen wie einen Diabetes mellitus.
Obstruktions-Syndrom	*Bi Zheng*	Oft auch als Bi-Syndrom bezeichnet. Das chinesische Wort *Bi* bedeutet soviel wie Blockierung. Gemeint ist eine mit Schmerzen einhergehende Blockierung des freien Flusses von *Qi* und Blut in den Meridianen. Diese wird meistens ausgelöst durch Wind, Kälte und Nässe. Es kann auch Hitze eine Rolle spielen. (Siehe auch ► S.574) Man unterscheidet dabei ein Haut-Bi, ein Thorax-Bi und ein Gelenk-Bi. Wobei bei dem Gelenk-Bi wieder unterschieden wird nach Kälte-Bi, Nässe-Bi, Wind-Bi und Hitze-Bi.
Abdominelle Massen	*Zheng Jia*	Sammelbegriff für verschiedene Massen oder Tumore. Über eine Dignität bzw. Gut- oder Bösartigkeit solcher Veränderungen wird dabei in der TCM keine Aussage gemacht.
Konglomerationen Ansammlungen	*Jia* *Ju*	Dies sind palpable Massen oder Tumore, wie wir in der westlichen Medizin sagen würden, von undefinierter Form, die meistens im Bauchraum lokalisiert sind und die sich unregelmäßig zusammenballen. Der Schmerz ist dabei nicht ortsgebunden. Sie sind in Därmen und in der Qi-Ebene lokalisiert.

„Konkretionen" Zusammenballungen Akkumulationen	*Zheng* *Ji*	Dies sind Massen, die fest, solide und ortsgebunden sind. Es sind Zusammenballungen und abdominelle palpable Tumore mit Schmerz und lokalem Druck assoziert. Der Schmerz ist ortsfest. Sie befinden sich auf der Ebene des Blutes.

3. Pathogene Faktoren

Einteilung der pathogenen Faktoren	Chinesisch
Die Sechs äußeren pathogenen Faktoren	*Liu Yin*
Die Sieben Emotionen	*Qi Q*
Die Lebensweise	*Bu Nei Wai Yin*

Pathogen	Chinesisch	Pathogen	Chinesisch
Wind	*Feng*	Nässe	*Shi*
Kälte	*Han*	Trockenheit	*Za*
Hitze	*Re*	Sommerhitze	*Shu*
oder Feuer	*Huo*		

4. Die acht diagnostischen Kriterien – Ba Gang

(Auch die Acht Leitkriterien genannt)

Leitkriterium	Chinesisch	Anmerkung
Fülle	***Shi***	zu viel Energie: das bedeutet immer die Anwesenheit von pathogener Energie oder gestautem Energiefluß
Mangel	***Xu***	zu wenig Energie (von *Qi*, *Yang*, Blut oder *Yin*)
Innen	***Li***	Die 5 Zhang-Organe der 5 Wandlungsphasen. Im Sinne des Shang Han Lun: *Yang, Ming* und die Yin-Stadien sind Innen.
Außen	***Biao***	Oberfläche des Körpers (Ebene des *Wei Qi*); Organe sind noch nicht betroffen, daher keine Veränderung des Zungenkörpers. *Tai Yang* Stadium im Sinne des Shang Han Lun.
Hitze	***Re***	Übersteigerte Dynamik
Kälte	***Han***	reduzierte Dynamik
Yang	***Yang***	Überbegriff der anderen Begriffe und immer in Relation zum Gegenspieler *Yin* gesehen.
Yin	***Yin***	Überbegriff der anderen Begriffe und immer in Relation zum Gegenspieler *Yang* gesehen.

5. Therapie-Methoden

Bei den einzelnen Energien werden im Chinesischen jeweils bestimmte Begriffe verwendet, die auf die Art hinweisen, wie eine Energieform tonisiert oder ein pathogener Faktor eliminiert wird.

5.1. Die acht therapeutischen Methoden – *Ba Fa*

Methode	Chinesisch	Beispiel
Schweiß induzierende Methode	*Han Fa*	Herba Ephedrae Dekokt *Ma Huang Tang* ► S.182
Erbrechen induzierende Methode	*Tu Fa*	
Abführende Methode	*Xie Fa*	Rhizoma Rhei und Cortex Moutan Dekokt *Da Huang Mu Dan Tang* ► S.238
Harmonisierende Methode	*He Fa*	Umherstreifen Pulver (Pulver der heiteren Ungebundenheit) *Xiao Yao San* ► S.260
Hitze klärende Methode	*Qing Re Fa*	Radix Bupleuri Dekokt, das die Leber klärt *Chai Hu Qing Gan Tang* ► S.228
Wärmende Methode	*Wen Fa*	Radix Aconiti Pille zur Regulierung der Mitte *Fu Zi Li Zhong Wan* ► S.324
Tonisierende Methode	*Bu Fa*	Allumfassendes Großes Tonisierungsdekokt *Shi Quan Da Bu Tang* ► S.360
Regulierende Methode	*Li Qi Fa*	Fructus Perillae Dekokt, das das *Qi* nach unten leitet *Su Zi Jiang Qi Tang* ► S.406

5.2. Pathogene Faktoren

Hier beleuchten die besonderen Begriffe der therapeutischen jeweiligen Methode die Art und Weise, wie die pathogenen Faktoren eliminiert werden.

Energie	Therapie-Methode	Chinesisch	Anmerkung
Kälte	vertreiben	*Qu Han*	*Shang Han Lun* Abhandlung über Kälte induzierte Erkrankungen
Wind	austreiben	*Xiao Feng*	Pulver, das Wind eliminiert aus *True Lineage – Xiao Feng San* ► S.458 Jade Windschutz Pulver *Yu Ping Feng San* ► S.438
Hitze	klären	*Qing Re*	z.B. Dekokt, das Wärme klärt *Wen Qing Yin* ► S.354 Radix Bupleuri Dekokt, das die Leber klärt *Chai Hu Qing Gan Tang* ► S.228
Nässe	ausleiten	*Sheng Shi*	z.B. Rhizoma Notopterygii Dekokt, das Nässe überwindet *Qiang Huo Sheng Shi Tang* ► S.304
	transformieren	*Hua Shi*	
	trocknen	*Zao Shi*	
	auflösen	*Li Shi*	
	eliminieren	*Chu Shi*	
Trockenheit	klären	*Qing Zao*	
Sommerhitze	lindern	*Jie Shu*	
Pathogener Faktor	vertreiben	*Qu Xie Qi*	
Feuer	ableiten	*Xie Huo*	
Wind-Nässe	vertreiben	*Qu Feng Shi*	

Wind	auslöschen		*Xi Feng* (bei endogenem Wind)
Schleim	transformieren	*Hua Tan*	wird häufig im Zusammenhang mit Schleim gebraucht. Schleim muß oft erst transformiert werden und kann nicht direkt eliminiert werden.
Schleim	zerstreuen	*Xiao Tan*	bezieht sich auf substantiellere pathogene Ansammlungen – ebenfalls benutzt bei Blut-Stase.
Schleim	austreiben	*Zhu Tan* *Di Tan*	einem Expectorant auswerfen z. B. bei Schleim in der Lunge
Toxin	lindern	*Jie Du*	z. B. Coptis Dekokt, das toxische Wirkungen lindert *Huang Lian Jie Du Tang* ► S.218
Toxin	eliminieren	*Xiao Du*	
Schmerz	lindern	*Jie Tong*	Wichtiges Rezept für schmerzhaften Durchfall *Tong Xie Yao Fang* ► S.262
Schmerzhafte Obstruktion	entfernen	*Juan Bi*	z.B. Dekokt, das schmerzhafte Blockaden beseitigt, *aus* Medical Revelations *Juan Bi Tang* ► S.306
Oberfläche	stabilisieren	*Gu Biao*	
Oberfläche	befreien	*Jie Biao*	
Innen	wärmen	*Wen Li*	
Geist	beruhigen	*An Shen*	
Geist	beruhigen	*Ning Shen*	
Geist	sedieren	*Zhen Shen*	

5.3. Die körpereigenen Energien – Qi, Yang, Blut und Yin

Qi

Qi	regulieren	*Li Qi*	z. B. Pille, die die Mitte reguliert ***Li*** *Zhong Wan (Ren Shen Wan)*
Qi	tonisieren	*Bu Qi*	
Qi	vermehren	*Yi Qi*	im Sinne von ankurbeln, verstärken, Auftrieb geben
Rebellierendes Qi	herabführen	*Jiang Ni*	

Therapieprinzip	Diagnose	Behandlung
Bu tonisieren	z. B. bei Milz-Qi-Mangel	z. B. Dekokt, das die Mitte tonisiert und das *Qi* vermehrt *Bu Zhong Yi Qi Tang* ► S.342
	z. B. bei Blut-Mangel	Blut Tonikum mit Radix Angelicae sinensis *Dang Gui Bu Xue Tang* ► S.3520
Yi verstärken	z. B. bei absinkendem Milz-Qi:	Dekokt, das die Mitte tonisiert und das *Qi* vermehrt *Bu Zhong Yi Qi Tang* ► S.342 Wirkung: Führt die Energie nach oben, hebt an. Das *Qi* wird mit weniger heißen, meist neutralen, leicht warmen Drogen vermehrt und verstärkt.

Gu sichern, halten	z. B. bei Schweißen durch Lungen-Qi-Mangel und bei Verlusten durch nicht stabiles Nieren-Qi, Jing-Mangel: z. B. Spermatorrhö, Urin tröpfeln	Jade Windschutz Pulver *Yue Ping Feng San* ► S.438 Die Niere kontrolliert die beiden unteren Körperöffnungen: Dies ist wichtig bei Kindern mit Hyperaktivität,und Blasen-Inkontinenz: Rhizoma Dioscoreae, Fructus Corni	

	Therapie-Methode	Chinesisch	Anmerkung
Yang			
Yang	kräftigen	*Jian Yang*	
Yang	assistieren	*Zhu Yang*	
Yang	wiederherstellen	*Hui Yang*	bei Yang-Kollaps, klassisches Beispiel Kalte Extremitäten Dekokt *Si Ni Tang* ► S.334
Yang	kräftigen	*Zhuang Yang*	bei Yang-Mangel der Niere
Yang	verankern	*Qian Yang*	bei hochschlagendem *Yang*
Yang	wärmen	*Wen Yang*	Deutet auf die Kälte-Zeichen die bei Yang-Leere auftreten.
Blut			
Blut	tonisieren	*Bu Xue*	Blut-Tonikum mit Radix Angelicae sinensis *Dang Gui Bu Xue Tang* ► S.352
Blut	nähren	*Yang Xue*	
Blut	beleben	*Huo Xue*	Bei Blut-Stase den Blutfluß stimulieren.
Blut-Stasen	aufbrechen	*Po Xue*	Dekokt, das Stasen aus dem Haus des Blutes treibt *Xue Fu Zhu Ju Tang* ► S.416
Blut	kühlen	*Liang Xue*	
Yin			
Yin	erhalten	*Lian Yin*	
Yin	bereichern	*Zi Yin*	
Yin	nähren	*Yang Yin*	
Yin	pflegen	*Yu Yin*	
Essenz Jing			
Essenz	auffüllen	*Tian Jing*	
Essenz	sichern	*Gu Jing*	
Essenz	halten	*Se Jing*	

5.4. Die Funktionskreise

Hier beleuchten die besonderen Begriffe der jeweiligen therapeutischen Methode, wie die Energien ergänzt werden

	Therapie-Methode	Chinesisch	Anmerkung
Milz	wärmen	*Wen Pi*	bei Kälte in der Milz
Milz	tonisieren	*Bu Pi*	
Milz	bewegen	*Yun Pi*	bei Nässe in der Milz mit dadurch bedingter Qi-Stagnation und Spannungsgefühl im Oberbauch
Mitte	erbauen	*Jian Zhong*	z. B. Kleineres Dekokt, das die Mitte aufbaut *Xiao Jian Zhong Tang* ► S.328

Magen	harmonisieren	*He Wei*	
Magen	beruhigen	*Ping Wei*	Beruhige den Magen Pulver *Ping Wei San* ► S.290
Magen-Yin	vermehren	*Zi Wei Yin*	
Lunge	tonisieren	*Bu Fei*	
Lungen-Yin	mehren	*Zi Fei Yin*	
Lunge	befeuchten	*Sheng Fei Yin*	
Darm	befeuchten	*Run Chang*	z. B. Befeuchte den Darm Pille *Run Chang Wan* ► S.244
Niere und Leber	tonisieren	*Bu Shen Gan*	
Niere	stabilsieren	*Gu Shen*	bei Verlusten wie Spermatorrhö,Leukorrhö, Enuresis
Niere	wärmen	*Wen Shen*	bei Nieren-Yang Mangel
Leber-Qi	den freien Fluß anregen	*Shu Gan*	bei Leber-Qi Stagnation z. B. Bupleurum Dekokt, das die Leber verteilt *Chai Hu Shu Gan San* ► S.258
Leber-Yang	besänftigen, zügeln	*Qian Gan Yang*	bei hochschlagendem Leber-Yang
Leber	erweichen	*Rou Gan*	dies ist indiziert bei Leber-Blut- oder Yin-Mangel
Leber-Wind	besänftigen, verankern	*Ping Gan Xi Feng*	bei Leber-Wind durch hochschlagendes Leber-Yang

Synonyme – alphabetisch

Einzeldrogen, für die in der Literatur noch andere Bezeichnungen verwendet werden

Verwendete Schreibweise	Synonyme
Radix Achyranthis	Radix Cyathulae
Radix Aconiti	Radix Lateralis Aconiti praeparata
Caulis Akebiae	Caulis Hoquartiae, Caulis Mutong
Bulbus Allii	Bulbus Allii fistolosi, Bulbus Porri, Bulbus Allii bakeri
Rhizoma Alpiniae officinari	Rhizoma Galangae
Radix Angelicae pubescentis	Radix Heraclei
Fructus Arctii	Fructus Bardanae
Arillus Longan	Fructus Euphoriae, Arillus Euphoriae longanae
Radix Artemisiae capillaris	Radix Artemisiae Yinchenhao
Herba Asari	Radix Asari, Herba cum Radice Asari
Radix Aucklandiae	Radix Inulae racemosae, Radix Saussureae
Pericarpium Aurantii	Pericarpium Citri, Pericarpium Citri reticulatae
Caulis Bambusae in taeniam	Caulis Bambusae in Taeniis
Semen Cannabis	Fructus Cannabis
Ramulus Cinnamomi	Ramuli Cassiae, Cinnamomi Cassiae
Pericarpium Citri viride	Pericarpium Citri reticulatae viride, Pericarpium Aurantii immaturi
Fructus immaturus Citri	Fructus immaturus Citri Aurantii
Fructus Citri Aurantii	Fructus Auranthii
Rhizoma Corydalis	Tuber Corydalis
Rhizoma Curcumae	Rhizoma Curcumae longae
Rhizoma Curcumae Ezhu	Rhizoma Zedoariae
Rhizoma Dioscoreae	Rhizoma Batatatis
Semen Dolichos Lablab	Semen Lablab
Folium	Folia
Gelatina Nigra	Gelatinum Corii Asini
Radix Gentianae	Radix Gentianae *Qinjiao,* Radix Gentianae macrophyllae
Radix Gentianae Longdancao	Radix Gentianae scabrae
Hämatitum	Ocherum rubrum
Fructus Hordel germinatus	Fructus Hordei germinatus
Folium Isatidis	Folium Daqingye
Ramulus Loranthii Sangjisheng	Ramulus Loranthii, Ramulus Sangjisheng
Radix Ledebouriellae	Radix Saposhnikoviae
Rhizoma Ligustici	Rhizoma Ligustici Chuanxiong
Herba Lophatheri	Folia Bambusae immaturi
Massa Medicata fermentata	Massa Fermentata
Mirabilitum	Natrium sulfuricum
Semen Nelumbinis	Semen Loti
Radix Ophiopogonis	Tuber Ophiopogonis
Os Draconis	Fossilia Mastodi
Fructus Oryzae germinatus	Fructus Oryzae germinantus
Radix Paeoniae lactiflorae	Radix Paeoniae alba
Radix Paeoniae rubrae	wird gel. in Blut bewegende Drogen geführt

Rhizoma Pinelliae	Tuber et Rhizoma Pinelliae
Poria	Sclerotium Poriae Cocos
Ramulus	Ramuli
Radix Rehmanniae glutinosae	Rhizoma Rehmanniae viride
Radix Rehmanniae praeparata	Radix et Rhizoma Rehmanniae praeparata, Radix Rehmanniae glutinosae conquitae
Rhizoma Rhei	Radix et Rhizoma Rhei
Rhizoma Spargani	Rhizoma Scirpi
Radix Trichosanthis	gel. auch unter Hitze kühlende Drogen geführt
Fructus Tritici	Fructus Tritici germinatus
Fructus Toosendan Meliae	Fructus Toosendan, Fructus Meliae
Excrementum Trogopteri	Faeces Trogopteri, Excrementa Pteropi
Ramulus et Uncis Uncariae	Ramulus cum Uncis Uncariae
Rhizoma Zingiberis recens	Rhizoma Zingiberis viride
Rhizoma Zingiberis	Rhizoma Zingiberis exsiccatus

Synonyme – nach Gruppen

Einzeldrogen, für die in der Literatur noch andere Bezeichnungen verwendet werden

Verwendete Schreibweise	Synonyme
Ramulus	Ramuli
Folium	Folia
1. Die Oberfläche befreiende Drogen	
1. a Warme, scharfe die Oberfläche befreiende Drogen	
Ramulus Cinnamomi	Ramuli Cassiae, Cinnamomi Cassiae
Radix Ledebouriellae	Radix Saposhnikoviae
Herba Asari	Radix Asari, Herba cum Radice Asari
Rhizoma Zingiberis recens	Rhizoma Zingiberis viride
Bulbus Allii	Bulbus Allii fistolosi, Bulbus Porri
1. b Kühle, scharfe, die Oberfläche befreiende Drogen	
Fructus Arctii	Fructus Bardanae
2. Hitze klärende Drogen	
2. a Feuer ableitende Drogen	
Herba Lophatheri	Folia Bambusae immaturi
2. b Blut kühlende Drogen	
Radix Rehmanniae glutinosae	Rhizoma Rehmanniae viride
2. c Hitze klärende, Nässe trocknende Drogen	
Radix Gentianae longdancao	Radix Gentianae scabrae
2. d Hitze klärende, Toxine mildernde Drogen	
Folium Isatidis	Folium Daqingye
3. Nach unten drainierende Drogen	
3. a Purgierende Drogen	
Rhizoma Rhei	Radix et Rhizoma Rhei
Mirabilitum	Natrium sulfuricum
3. b Laxierende Drogen	
Semen Cannabis	Fructus Cannabis
4. Nässe ausleitende Drogen	
Poria	Sclerotium Poriae Cocos
Caulis Akebiae	Caulis Hoquartiae, Caulis Mutong
Radix Artemisiae capillaris	Radix Artemisiae Yinchenhao
5. Wind-Nässe vertreibende Drogen	
Radix Angelicae pubescentis	Radix Heraclei
Radix Gentianae	Radix Gentianae *Qinjiao*, Radix Gentianae macrophyllae
6. Schleim transformierende und Husten stillende Drogen	
6. a Warme Schleim-Kälte umwandelnde Drogen	
Rhizoma Pinelliae	Tuber et Rhizoma Pinelliae
6. b Kühle Schleim-Hitze umwandelnde Drogen	
Caulis Bambusae in taeniam	Caulis Bambusae in taeniis

8. Nahrungs-Stagnation lindernde Drogen

Fructus Hordei germinatus	Fructus Hordei germinantus
Fructus Oryzae germinatus	Fructus Oryzae germinantus
Massa Medicata fermentata	Massa fermentata

9. Qi regulierende Drogen

Pericarpium Aurantii	Pericarpium Citri, Pericarpium Citri reticulatae
Pericarpium Citri viride	Pericarpium Citri reticalatae viride, Pericarpium Aurantii immaturi
Fructus immaturus Citri	Fructus immaturus Citri Aurantii
Fructus Citri Aurantii	Fructus Aurantii
Radix Aucklandiae	Radix Inulae racemosae, Radix Saussureae
Bulbus Allii	Bulbus Allii bakeri
Fructus Toosendan Meliae	Fructus Toosendan, Fructus Meliae

10. Blut regulierende Drogen

10.a Blut belebende Drogen

Rhizoma Ligustici	Rhizoma Ligustici Chuanxiong
Rhizoma Corydalis	Tuber Corydalis
Rhizoma Curcumae	Rhizoma Curcumae longae
Rhizoma Curcumae Ezhu	Rhizoma Zedoariae
Rhizoma Spargani	Rhizoma Scirpi
Radix Achyranthis	Radix Cyathulae
Excrementum Trogopteri	Faeces Trogopteri, Excrementa Pteropi

11. Das Innen wärmende, Kälte austreibende Drogen

Radix Aconiti	Radix Lateralis Aconiti praeparatae
Rhizoma Zingiberis	Rhizoma Zingiberis exsiccatus
Rhizoma Alpiniae officinari	Rhizoma Galangae

12. Tonisierende Drogen

12.a Qi tonisierende Drogen

Rhizoma Dioscoreae	Rhizoma Batatatis
Semen Dolichos Lablab	Semen Lablab

12.b Blut tonisierende Drogen

Radix Rehmanniae praeparata	Radix et Rhizoma Rehmanniae praeparata, Radix Rehmanniae glutinosae conquitae
Radix Paeoniae lactiflorae	Radix Paeoniae alba
Gelatina nigra	Gelatinum Corii Asini
Arillus Longan	Fructus Euphoriae, Arillus Euphoriae longanae

12.d Yin tonisierende Drogen

Radix Ophiopogonis	Tuber Ophiopogonis
Ramulus Loranthi Sangjisheng	Ramulus Loranthii, Ramulus Sangjisheng

13. Stabilisierende und haltende Drogen

Fructus Tritici	Fructus Tritici germinatus Auch unter der Rubrik Geist *Shen* beruhigende Drogen
Semen Nelumbinis	Semen Loti

14. Den Geist beruhigende Drogen

14.a Absenkende, den Geist beruhigende Drogen

Os Draconis	Fossilia Mastodi

15. Wind beseitigende und krampflösende Drogen

Ramulus et Uncis Uncariae	Ramulus cum Uncis Uncariae
Hämatitum	Ocherum rubrum

Verzeichnis der Symptome und Erkrankungen

Erklärung:
Fettdruck heißt, daß diese Erkrankungen unter diesem Namen aufgeführt sind.
Die anderen Erkrankungen sind unter den Hinweisen unter diesen Begriffen zu finden
Siehe: heißt, daß die Erkrankung selbst nicht als Indikation dargestellt ist, aber bei der mit Pfeil bezeichneten Erkrankung Hinweise zu dieser Erkrankung zu finden sind.
Siehe auch: heißt, daß diese Erkrankung selbst unter den Indikationen abgehandelt ist, daß aber auch unter der angegebenen Erkrankung möglicherweise Nützliches zu dieser Erkrankung zu finden ist.

Nützliche Adressen und Kontakte

1. Bezugsquellen

Heilkräuter-Import und -Verkauf

- Formula – Pharmazeutische Produkte GmbH: Bios Vertrieb von Chinesischen Rohdrogen, hydrophilen Konzentraten, Granulaten und Tabletten
  Mariannen Weg 46
  61348 Bad Homburg
  Tel. 06172 - 938844; Fax 06172 - 938855
- Herbasin Hilsdorf GmbH
  Hindenburgstr. 19
  91126 Schwabach
  Tel. 09122 - 888880; Fax 09122 - 888881
- HOMEOFAR GmbH: Vertrieb von hydrophilen Konzentraten
  24S57 Fahrdorf
  Strandholm 27
  Tel. - Fax 0431 - 93401
  in der Schweiz: Bern (Apotheke Dr. Noyer)
  Tel. 0041 - 31 - 3262828; Fax 031 - 3262829
- Phyto Comm: Chinesische Pflanzen Extrakte
  H. König
  Hafenstr. 17
  77694 Kehl
  Tel. - Fax 07851 - 483252
- SinoMed Handelsgesellschaft für Arzneimittel und Bedarfsartikel der Chinesischen Medizin GmbH & Co KG: Akupunkturbedarf, Chinesische Heilkräuter
  Ludwigstr. 2
  93444 Kötzting
  Tel. 09941 - 609100; Fax 09941 - 609132
- SinoRes:
  Akupunkturbedarf, Chinesische Heilkräuter
  Habichtweg 17
  21337 Lüneburg
  Tel. 04131 - 49237; Fax 04131 - 404672
- Weinfurth: Akupunkturbedarf, Literatur, Chinesische Heilkräuter
  Hernerstr 299, Haus 6
  44809 Bochum
  Tel. 0234 - 9 536630; Fax 0234 - 9536961

Apotheken

- Aesculap Apotheke
  Albert-Funk-Schacht-Str. 12
  09376 Oelsnitz
  Tel. 037298 - 12523; Fax 037298 - 12526
- Cecilien-Apotheke
  Gaudystr. 1
  10437 Berlin
  Tel. 030 - 4407128; Fax 030 - 4497237
- Maria-Louisen Apotheke
  Maria-Louisen-Str. 1
  22301 Hamburg
  Tel. 040 - 481094; Fax 040 - 46072296
- Glückauf-Apotheke
  Nienburger Str. 35
  29323 Wietze
  Tel. 05146 - 8810; Fax 05146 - 92810
- Rabanus Apotheke
  Vor dem Peterstor 2
  36037 Fulda
  Tel. 0661 - 8024; Fax 0661 - 242425
- Schadow Apotheke
  Schadow Platz 18
  40212 Düsseldorf
  Tel. 0211 - 866600; Fax 0211 - 8666033
- Apotheke an der Feuerwache
  M. Werner
  Moltkestr. 2
  40477 Düsseldorf
  Tel. 0211 - 445806; Fax 0211 - 445805
- Cyriakus Apotheke
  Bonner Str. 56
  41468 Neuss
  Tel. 02131 - 39595; Fax 02131 - 35231
- Kronen Apotheke
  Langerfelder str. 115
  42389 Wuppertal
  Tel. 0202 - 265250; Fax 0202 - 26525200
- Aeskulap Apotheke
  Schüppenstr. 19
  48653 Coesfeld
  Tel. 02541 - 2011; Fax 02541 - 2797
- Neumarkt Apotheke
  Öwer de Hase 1
  49074 Osnabrück
  Tel. 0541 - 358920; Fax 0541 - 3589220
- Kronen-Apotheke Marxen
  Kronenweg 82
  50389 Wessling
  Tel. 02236 - 94340-0; Fax 02236 - 94340-50
- Die Krey Apotheke
  Mülheimer Str. 6
  51375 Leverkusen
  Tel. 0214 - 31015-20; Fax 0214 - 31015-25
- Sleidanus-Apotheke
  Blumenthaler Str. 19
  53937 Schleiden
  Tel. 02445 - 95110; Fax 02445 - 951119

- Kant Apotheke
  Hagener Str. 117a
  58642 Iserlohn / Letmathe
  Tel. 02374 - 2400; Fax 02374 - 16466
- Alte Apotheke
  Hauptstr. 12
  58739 Wickede
  Tel. 02377 - 4044; Fax 02377 - 1226
- Max und Moritz Apotheke
  Herr Cornelius
  Urseler Str. 26
  61348 Bad Homburg
  Tel. 06172 - 303130
- Steinweg-Apotheke
  Berlinerstr. 5
  64546 Mörfelden
  Tel. 06105 - 1488; Fax 06105 - 21135
- Schloss-Apotheke
  Pauluseck 8
  66564 Ottweiler
  Tel. 06824 - 302010; Fax 06824 - 302030
- Thomas Mann Apotheke
  Hüngersberg Str. 1
  66578 Heiligenwald
  Tel. 06821 - 692122; Fax 06821 - 632357
- Aesculap-Apotheke
  Poststr. 24
  69115 Heidelberg
  Tel. 06221 - 2734; Fax 06221 - 163746
- Merian Apotheke
  Gartenweg 40
  74821 Mosbach
  Tel. 06261 - 5555; Fax 06261 - 2421
- Apotheke am Zöllinplatz
  Zöllinplatz 4
  79410 Badenweiler
  Tel. 07632 - 891576; Fax 07632 - 891577
- Barer Apotheke
  Blütenstr 20
  80799 München
  Tel. 089 - 2732130; Fax 089 - 27321317
- Ahorn-Apotheke
  Apothekerin Hang Nga Mai
  Deisenhofer Str. 49
  81539 München
  Tel. 089 - 6928457; Fax 089 - 6925337
- Arnika Apotheke
  Oberföhringer Str. 2
  81679 München
  Tel. 089 - 998373 - 0; Fax 089 - 998373 - 73
- Alte Apotheke
  Ludwigsplatz 21
  83022 Rosenheim
  Tel. 08031 - 3096 - 0; Fax 08031 - 3096 - 30
- St. Jakobs Apotheke
  Ledererzeile 6
  83512 Wasserburg
  Tel. 08071 - 9175 - 0; Fax 08071 - 9175 - 15
- Herrenbach-Apotheke
  Friedberger Str. 73
  86161 Augsburg
  Tel. 0821 - 56 87 20; Fax 0821 - 5 68 72 29
- Arbeitsgemeinschaft Deutscher TCM Apotheken
  Qualitätszirkel Dr. Erdle
  Kleiberweg 10
  86199 Augsburg
  Tel. 0821 - 9984070; Fax 0821 - 9984071
- Arnica Apotheke
  Meichelbeckst. 3
  87616 Marktoberdorf
  Tel. 08342 - 418 - 44; Fax 08342 - 418 - 11
- Marien Apotheke
  Marktstr. 8
  88212 Ravensburg
  Tel. 0751 - 26308
- Kur Apotheke
  Emmelhofer Str. 8
  88353 Kisslegg
- Apotheke am Wenzelstein
  Am Wenzelstein 53
  89584 Ehingen / Donau
  Tel. 07391 - 7026 - 0; Fax 07391 - 7026 - 20
- Ost-Apotheke
  Äußere Sulzbacher Str. 132
  90491 Nürnberg
  Tel. 0911 - 95982-0; Fax 0911 - 95982-50
- Wallenstein-Apotheke
  Oberer Markt 21
  90518 Altdorf
  Tel. 09187 - 903060; Fax 09187 - 903062
- Park-Apotheke Schwabach
  Hindenburgstr. 30
  91126 Schwabach
  Tel. 09122 - 13132; Fax 09122 - 837363
- Aktiv-Apotheke im
  Castra-Regina-Center
  Bahnhofstr. 24
  93047 Regensburg
  Tel. 0941 - 58591 - 0; Fax 0941 - 58591 - 19
- Sonnen-Apotheke
  Marktstr. 11
  93444 Kötzting
  Tel. 09941 - 94290; Fax 09941 - 942933
- Nikola-Apotheke
  Kleiner Exerzierplatz 11
  94032 Passau
  Tel. 0851 - 55777; Fax 0851 - 73102

- City Apotheke
  Mangerpfarrgasse
  97070 Würzburg
  Fr. Renner Tel. 0931 - 17333
- St.-Peter-Apotheke
  St.-Peter-Str. 16
  CH-8001 Zürich
  Tel. 0041 - 1 - 2114477

2. Weiter- und Ausbildung

1. Ausbildung in TCM und Akupunktur

- Deutsche Akupunktur Gesellschaft Düsseldorf
  Goltstein Str. 26
  40211 Düsseldorf
  Ausbildungs-Leitung: Dr. Gabriel Stux
- Johanniter-Krankenhaus Bramsche GmbH
  Hase Str. 16-18
  49565 Bramsche
  Ausbildungs-Leitung: Dr. Michael Koch
- KAT - Kölner Akupunktur Tage
  Benesis Str. 18-22
  50672 Köln
  Ausbildungs-Leitung: Dr. Fredo Fischer
- TCM-Advance
  Marktstr.8
  88212 Ravensburg
  Tel. 0751 - 354 - 1996
  Fax 0751 - 354 - 1997
  info@tcm-advance.de
  Ausbildungs-Leitung: Dr. Stefan Englert
- TCM-Schule Kötzting
  Ludwigstr.2
  93444 Kötzting
  Ausbildungs-Leitung: Dr. Stefan Hager
- Universität Witten-Herdecke
  Alfred Herrhausen Str. 50
  58448 Witten
  Ausbildungs-Leitung: Dr. Stefan Kirchhoff
- Verlag für Ganzheitliche Medizin
  Dr. Erich Wühr GmbH
  Müllerstr.7
  93444 Kötzting
  Tel. 09941 - 94790 - 0
  Fax 09941 - 94790 - 18
  info@vgm-portal.de
- Wiener Internationale Akademie
  für Ganzheitsmedizin
  Ausbildungs-Leitung: Prof. Dr. Gertrude Kubiena

2. Ausbildung in der TCM Phythotherapie

- TCM-Advance
  Marktstr.8
  88212 Ravensburg
  Tel. 0751 - 354 - 1996
  Fax 0751 - 354 - 1997
  info@tcm-advance.de
  Ausbildungs-Leitung: Dr. Stefan Englert

3. Hospitationen

- TCM-Advance
  Marktstr. 8
  88212 Ravensburg
  Tel. 0751 - 354 - 1996
  Fax 0751 - 354 - 1997
  info@tcm-advance.de
  In der TCM-Praxis von Dr. Stefan Englert

3. Kliniken

- Erste Deutsche Klinik für Traditionelle Chinesische Medizin
  Ludwigstr.2
  93334 Kötzting
  Tel. 09941 - 609 - 0
- Klinik am Steigerwald
  Waldesruh
  97447 Gerolzhofen
  Tel. 09382 - 949 - 0

Literaturverzeichnis

Alphabetisch nach Autoren

Bensky, Dan; Barolet, Randall
Chinese Herbal Medicine, Formulas & Strategies
Eastland Press, 1990

Bensky, Dan; Barolet, Randall
Chinesische Arzneimittelrezepte und Behandlungsstrategien
Verlag für Ganzheitliche Medizin Dr. Erich Wühr, GmbH, Kötzting,1996

Bensky, Dan; Gamble, Andrew
Chinese Herbal Medicine, Materia Medica
Eastland Press, 1993

Chen Keji
Imperial Medicaments, Medical Prescriptions written for Empress Dowager Cixi and Emperor Guangxu with Commentary
Foreign Language Press, Beijing, 1991
in deutscher Sprache im Verlag für Ganzheitliche Medizin Dr. Erich Wühr GmbH, Kötzting, 2003

Chen Song Yu Li Fei
A Clinical Guide to Chinese Herbs and Formulae
Churchill Livingstone, 1993

Clavey, Steven
Fluid Physiology and Pathology in Traditional Chinese Medicine Churchill Livingstone, 1995
in deutscher Sprache im Verlag für Ganzheitliche Medizin Dr. Erich Wühr GmbH, Kötzting, 2003

Deadman, Peter
A Manual of Acupuncture
Journal of Chinese Medicine Publications, 1998
in deutscher Sprache im Verlag für Ganzheitliche Medizin Dr. Erich Wühr GmbH, Kötzting, 2000

Ehling, Dagmar
The Chinese Herbalist´s Handbook
Inword Press, 1994

Engelhardt, Ute; Hempen, Carl-Hermann
Chinesische Diätetik
Urban & Fischer Verlag, 1997

Englert, Stefan
als Co-Autor der Pharmakologie und Materia Medica; Hrsg. Focks, Claudia; Hillenbrand, Norman
Klinik-Leitfaden Traditionelle chinesische Medizin
Urban & Fischer Verlag, 2. Auflage, 2000

Flaws, Bob
Übersetzung aus dem Englischen H. Bürgel
Schwester Mond
Verlag für Ganzheitliche Medizin Dr. Erich Wühr GmbH, Kötzting, 1994

Flaws, Bob
Arisal of the Clear
Blue Poppy Press, 1991

Fratkin, Jake
Chinese Herbal Patent Formulas
SHYA Publications, 8. Auflage

Hempen, Carl-Hermann
Dtv-Atlas zur Akupunktur
Deutscher Taschenbuch Verlag, 1995

Him-Che Yeung
Handbook of Chinese Herbal Formulas
Published by the Institute of Chinese Medicine, Rosemead, CA, USA, 1983, 2. Auflage, 1995

Jong-Chol Cyong
Japanese-English Dictionary of Oriental Medicine
Oriental Medicine Research Center of Kitasato Institute, Tokyo, Iseisha,1993

Kaptchuk, Ted
Das große Buch der chinesischen Medizin
Heyne Verlag, 1983

Kirschbaum, Barbara,
Atlas und Lehrbuch der Chinesischen Zungendiagnostik, Band 1, Verlag für Ganzheitliche Medizin Dr. Erich Wühr GmbH, Kötzting, 1998, 2. Aufl. 2002

Kubiena, G.
Chinesische Syndrome verstehen und verwenden. Verlag Wilhelm Maudrich, Wien-München-Bern, 1996

Kubiena, G.
Kräuterlieder der Traditionellen Chinesischen Medizin – Verstehen, Verwenden und Merken von über 70 wichtigen chinesischen Rezepten. Mit 2 CDs: Mnemotechnische Kräuterlieder. Verlag Wilhelm Maudrich, Wien, München, Bern, 2000

Kubiena, G.
Kleines TCM-Wörterbuch der chinesischen Pharmatherapie. Mehr als 5000 Stichworte in Latein, Deutsch, Englisch und Chinesisch. Verlag Wilhelm Maudrich, 2000

Li Xuemei & Zhao Jingyi
Acupuncture
Patterns & Practise
Eastland Press, 1993

Lorenzen, Udo; Noll, Andreas
Die Wandlungsphasen der traditionellen chinesischen Medizin, Band 4, Wandlungsphase Feuer, Müller Steinicke, München, 1998

Maciocia, Giovanni
Tongue Diagnosis in Chinese Medicine
Eastland Press, 1987, 1995

Maciocia, Giovanni
Die Grundlagen der Chinesischen Medizin
Verlag für Ganzheitliche Medizin Dr. Erich Wühr GmbH, Kötzting, 1994

Maciocia, Giovanni
Die Praxis der Chinesischen Medizin
Verlag für Ganzheitliche Medizin Dr. Erich Wühr GmbH, Kötzting, 1997

Matsumoto, Kiiko; Birch, Stephen
Five Elements and Ten Stems
Nan Ching Theory, Diagnostics and Practise
Paradigm Publications, 1983

Mole, Peter
Acupuncture
Energy Balancing for Body, Mind and Spirit
Element Books Limited, 1992

Ou Ming
Chinese-English Manual of Common-Used Prescriptions in Traditional Chinese Medicine
Joint Publishing (H.K.) Co., Ltd., 1989

Ou Ming
Chinese-English Dictionary of Traditional Chinese Medicine
Joint Publishing (H.K.) Co., Ltd., 1988

Pischinger, A.
Das System der Grundregulation
3. Auflage, Haug Verlag, 1980

Porkert, Manfred
Klinische Chinesische Pharmakologie
Verlag für Medizin Dr. E. Fischer, Heidelberg, 1978

Porkert, Manfred
Klassische chinesische Rezeptur
Acta medicinae sinensis
Chinese Medicine Publications LTD-Zug

Ross, Jeremy
Acupuncture Point Combinations
Churchill Livingstone, 1995

Schmidt, Heribert
Konstitutionelle Akupunktur
Hippokrates, 3. Auflage, 1988

Sheldrake, Rupert
The Presence of the Past
Collins, London, 1988

Stux, Gabriel
Einführung in die Akupunktur
Springer-Verlag, 4. Auflage

Teeguarden, Ron
Chinese Tonic Herbs
Japan Publications, 8. Auflage, 1994

Terasawa, Katsutoshi
Kampo, Japanese-Oriental Medicine
Übersetzt von Helmut Bacowsky
K.K. Standard Mc Intyre, 1993

Wiseman, Nigel; Ellis, Andrew; Zmiewski, Paul
Fundamentals of Chinese Medicine
Paradigm Publications, Massachusetts
East Asien Medical Studies Society, 1985

Wühr, Erich
Chinesische Syndromdiagnostik
Verlag für Ganzheitliche Medizin Dr. Erich Wühr GmbH, Kötzting, 1999

Xu Xinagcai
Complete External Therapies of Chinese Drugs
Foreign Languages Press Beijing, 1998

Yao Damu; Zhang, Jingbao
Pharmacopoeia Commission of the Ministry of Public Health, P.R. China.
A Coloured Atlas of the Chinese Materia Medica specified in Pharmacopoeia of the Peoples´s Republic of China.
Joint Publishing, Hong Kong, Edition 1995

Zhang Zhong Jing
Shang Han Lun
Abhandlung über fieberhafte, durch Kälte verursachte Erkrankungen mit 500 Fallbeispielen.
Eine Übersetzung aus dem Englischen Treatise on febrile Diseases caused by Cold with 500 casesi übersetzt von Geiss, D.; Hager, S.; Leibold, I.
Verlag für Ganzheitliche Medizin Dr. Erich Wühr GmbH, Kötzting, 1997

Nach Themen

MATERIA MEDICA

Bensky, Dan; Gamble, Andrew
Chinese Herbal Medicine, Materia Medica
Eastland Press, 1993
wird in deutscher Sprache im Verlag für Ganzheitliche Medizin Dr. Erich Wühr GmbH, Kötzting erscheinen

Porkert, Manfred
Klinische Chinesische Pharmakologie
Verlag für Medizin Dr. E. Fischer – Heidelberg, 1978

Yang Shou-Zhong
The Divine Farmer`s Materia Medica
Eine Übersetzung des *Shen Nong Ben Cao Jing*

Chen Song Yu Li Fei
A Clinical Guide to Chinese Herbs and Formulae
Churchill Livingstone, 1993

Englert, Stefan
als Co-Autor der Pharmakologie und Materia Medica, Hrsg. Focks, Claudia; Hillenbrand, Norman
Klinik-Leitfaden Traditionelle Chinesische Medizin
Urban & Fischer Verlag, 2. Auflage, 2000

Geng, Junying et al.
Materia medica der chinesischen Arzneimitteltherapie, Verlag für Ganzheitliche Medizin Dr. Erich Wühr GmbH, Kötzting, 1993

Kubiena, G.
Kleines TCM-Wörterbuch der chinesischen Pharmatherapie. Mehr als 5000 Stichworte in Latein, Deutsch, Englisch und Chinesisch.
Verlag Wilhelm Maudrich

Pharmacopoeia Commission of the Ministry of Public Health, P.R. China.
Yao Damu; Zhang, Jingbao

A Coloured Atlas of the Chinese Materia Medica specified in Pharmacopoeia of the Peoples's Republic of China.
Joint Publishing, Hong Kong, Edition 1995

REZEPTUREN

Bensky, Dan; Barolet, Randall
Chinese Herbal Medicine, Formulas & Strategies
Eastland Press, 1990

Bensky, Dan; Barolet, Randall
Chinesische Arzneimittelrezepte und Behandlungsstrategien
Verlag für Ganzheitliche Medizin Dr. Erich Wühr GmbH, Kötzting, 1996

Ehling, Dagmar
The Chinese Herbalist's Handbook
Inword Press, 1994

Englert, Stefan
als Co-Autor der Pharmakologie und Materia Medica; Hrsg. Focks, Claudia; Hillenbrand, Norman
Klinik-Leitfaden Traditionelle Chinesische Medizin
Urban & Fischer Verlag, 2. Auflage, 2000

Him-Che Yeung
Handbook of Chinese Herbal Formulas
Published by the Institute of Chinese Medicine, Rosemead, CA, USA, 1983
2. Auflage, 1995

Kubiena, G.
Kräuterlieder der Traditionellen Chinesischen Medizin – Verstehen, Verwenden und Merken von über 70 wichtigen chinesischen Rezepten.
Mit 2 CDs: Mnemotechnische Kräuterlieder
Verlag Wilhelm Maudrich, Wien, 2000

Kubiena, G.
Kleines TCM-Wörterbuch der chinesischen Pharmatherapie. Mehr als 5000 Stichworte in Latein, Deutsch, Englisch und Chinesisch
Verlag Wilhelm Maudrich

Porkert, Manfred
Klassische chinesische Rezeptur
Acta medicinae sinensis
Chinese Medicine Publications LTD – Zug

Terasawa, Katsutoshi
Kampo, Japanese-Oriental Medicine
übersetzt von Helmut Bacowsky
K.K. Standard Mc Intyre, 1993

Xu Xinagcai
Complete External Therapies of Chinese Drugs
Foreign Languages Press Beijing, 1998

Zhang Zhong Jing
Shang Han Lun
Abhandlung über fieberhafte, durch Kälte verursachte Erkrankungen mit 500 Fallbeispielen.
Eine Übersetzung aus dem Englischen Treatise on febrile Diseases caused by Cold with 500 casesi übersetzt von Geiss, D.; Hager, S.; Leibold, I.
Verlag für Ganzheitliche Medizin Dr. Erich Wühr GmbH, Kötzting, 1997

AKUPUNKTUR

Deadman, Peter
A Manual of Acupuncture
Journal of Chinese Medicine Publications, 1998
in deutscher Sprache im Verlag für Ganzheitliche Medizin Dr. Erich Wühr GmbH, Kötzting, 2000

Hempen, Carl-Hermann
dtv-Atlas zur Akupunktur
Deutscher Taschenbuch Verlag, 1995

Kubiena G.; Sommer B.
Therapiehandbuch Akupunktur
Praxisorientiertes Lehr- und Arbeitsbuch
Urban & Fischer Verlag, Ulm, Stuttgart, Jena, Lübeck, 1997

Li, Xuemi, & Zhao, Jingyi
Acupuncture
Patterns & Practise
Eastland Press, 1993

Mole, Peter
Acupuncture
Energy Balancing for Body, Mind and Spirit
Element Books Limited, 1992

Ross, Jeremy
Acupuncture Point Combinations
Churchill Livingstone, 1995

Schmidt, Heribert
Konstitutionelle Akupunktur
Hippokrates, 3. Auflage, 1988

Stux, Gabriel
Einführung in die Akupunktur
Springer-Verlag, 4. Auflage

HISTORISCHE TEXTE

Dan Xi Zhi Fa Xin Yao
The Heart and Essence of Dan-xi's Methods of Treatment. Übersetzung des *Dan Xi Zhi Fa Xin Yao* von *Zhu Dan-xi* durch Yang Shou-zhong

Ge Zhi Yu Lun
Extra Treatises Based on Investigation and Inquiry
Übersetzung des *Ge Zhi Yu Lun* von *Zhu Dan-xi* durch Yang Shou-zhong, Duan Wu-jin

Huang Di Nei Jing
Der Gelbe Kaiser
Übersetzung aus dem Englischen:
The Yellow Emperor's Classic of Medicine
Dr. Maoshing Ni; O.W. Barth Verlag, 1998

Nan-Ching
The Classic of Difficult Issues
Übersetzt durch Unschuld, P.
University of California Press, 1986

Matsumoto, Kiiko; Birch Stephen
Five Elements and Ten Stems
Nan Ching Theory, Diagnostics and Practise
Paradigm Publications

Shang Han Lun
Zhang Zhong Jing
Abhandlung über fieberhafte, durch Kälte verursachte Erkrankungen mit 500 Fallbeispielen.
Eine Übersetzung aus dem Englischen Treatise on febrile Diseases caused by Cold with 500 casesi übersetzt von Geiss, D.; Hager, S.; Leibold, I.
Verlag für Ganzheitliche Medizin Dr. Erich Wühr GmbH, Kötzting, 1997

Shen Nong Ben Cao Jing
The Divine Farmer´s Materia Medica
Eine Übersetzung des *Shen Nong Ben Cao Jing* von Yang Shou-zhong

Barbara Kirschbaum, 2002

Atlas und Lehrbuch der Chinesischen Zungendiagnostik

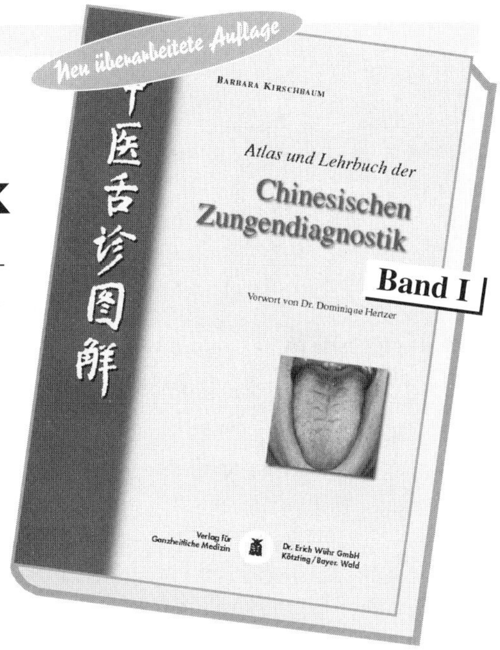

Die Beherrschung der Zungendiagnostik führt sowohl zu einer exakten Beurteilung des Krankheitsverlaufes als auch zu einer Erstellung der Prognose. Ebenso dient die Zungendiagnose dazu, konstitutionelle energetische Stärken oder Schwächen zu erkennen. Der erste Band dieses Zungenatlasses vermittelt durch die Fülle an Bildern einen Einstieg und eine Vertiefung in die Methodik der Zungendiagnose in der Traditionellen Chinesischen Medizin. Theoretische Erklärungen zu den Ursachen von Zungenzeichen können an den Bildern überprüft werden. Einzigartig an diesem Werk ist, dass die Bilder zum größten Teil von westlichen Patienten stammen, deren Zungen Unterschiede zu denen von Asiaten aufweisen.

Band 1 enthält unter anderem:

- Erläuterungen der Vorgehensweise zur korrekten Zungendiagnose
- detaillierte Besprechungen von Zungenfarbe, -form und -belag
- detaillierte Erklärungen zu spezifischen Zungenzeichen der Milz, der Lunge, der Nieren, der Leber, des Herzens und des Magens
- Fallbeispiele und Fallanalysen zu jedem Kapitel
- durch Bilder dokumentierte Darstellungen von Zungenveränderungen nach der Behandlung mit Akupunktur und Arzneimitteltherapie
- ausführliche Indizes z. B. zur schnellen Auffindung von Zungenzeichen.

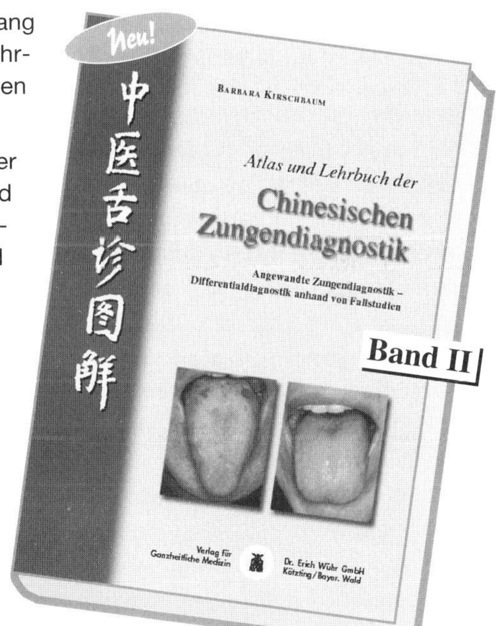

Nur die Beurteilung der Zungenzeichen in ihrer Gesamtheit, im Zusammenhang mit einer differentialdiagnostischen Bewertung der Symptomatik, dem Wahrnehmen der Vitalität und Konstitution eines Menschen kann zu einer genauen Diagnose führen.

Im Atlas und Lehrbuch der Chinesischen Zungendiagnostik, Band 2 wird daher anhand von zahlreichen Falldarstellungen die Einbindung aller Symptome und Befunde zur Diagnoseerstellung diskutiert. Die Analysen der folgenden Falldarstellungen und insbesondere die Bewertungen bestimmter Zeichen und Symptome stellen eine Reflektion aus der 20-jährigen klinischen Erfahrung der Autorin dar.

Band 2 vermittelt unter anderem folgende Fähigkeiten:

- spezifische Zungenzeichen zu erkennen
- die Zungenzeichen in die gesamte Diagnose zu integrieren
- die Konstitution mithilfe der Zungendiagnose wahrzunehmen
- die Grenzen der Zungendiagnostik zu erkennen.

Des Weiteren werden

- unterschiedlichste Krankheitsbilder diskutiert,
- Fälle zu Krankheitsmustern dargestellt, die nach den verschiedenen Funktionskreisen geordnet sind,
- die Zungenveränderungen anhand von Zungenfotos beschrieben, die aus der Behandlung mit Akupunktur und Chinesischer Arzneimitteltherapie resultieren. Dabei wird die Therapie jeweils detailliert diskutiert.

Band 1: ISBN 3-927344-25-7 · Hardcover, 288 Seiten, Format 315 x 220 mm, € 124,–, gebundener Ladenpreis
Band 2: ISBN 3-927344-55-9 · Hardcover, 416 Seiten, Format 315 x 220 mm, € 136,–, gebundener Ladenpreis

VGM Verlag für Ganzheitliche Medizin Dr. Erich Wühr GmbH

Verlag für Ganzheitliche Medizin Dr. Erich Wühr GmbH
Müllerstraße 7 · D-93444 Kötzting/Bayer. Wald
eMail: info@vgm-portal.de · Internet: http://www.vgm-portal.de
Bestellen Sie jetzt direkt beim Verlag! Tel.: 09941/94790-0 · Fax: 09941/94790-18

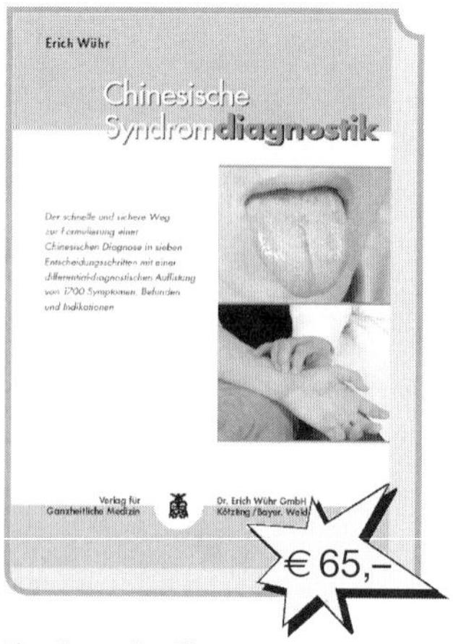

Erich Wühr, 1999, 2002

Chinesische Syndrom-**diagnostik**

Der schnelle und sichere Weg zur Formulierung einer Chinesischen Diagnose in sieben Enscheidungsschritten mit einer differentialdiagnostischen Auflistung von 1700 Symptomen, Befunden und Indikationen

ISBN 3-927344-31-1 · Hardcover,
325 Seiten · gebundener Ladenpreis

Die Formulierung einer Chinesischen Diagnose ist die eigentliche intellektuelle Leistung in der TCM und Grundvoraussetzung für die richtige Auswahl geeigneter Therapieverfahren. In diesem Buch wird dazu der vom Autor entwickelte Entscheidungsprozess in sieben Schritten dargestellt.

Besonders eindrucksvoll und hilfreich sind die so genannten Disharmonielandschaften. Dies sind grafische Darstellungen der einzelnen Chinesischen Syndrome bezüglich ihrer Ätiologie und ihrer pathogenetischen Zusammenhänge, also wie einzelne Chinesische Syndrome auseinander hervorgehen und miteinander in Beziehung stehen. Mit Hilfe dieser Disharmonielandschaften können auch komplexe Fälle, die sich nicht eindeutig einem bestimmten Syndrom zuordnen lassen, in ihrer Komplexizität erfasst werden. Schließlich wird ausführlich auf die so genannten speziellen Prozesse der TCM eingegangen. Dabei werden ausgehend vom Leitsymptom oder einer westlichen Diagnose die infragekommenden Chinesischen Syndrome aufgeführt, was die Erstellung der richtigen Chinesischen Diagnose wesentlich beschleunigt und erleichtert.

„...Das Buch enthält alle zur Erstellung einer „Syndromdiagnose“ notwendigen Informationen einschließlich der jeweils zugehörigen Therapieprinzipien...“
Dt. Zeitschrift für Akupunktur

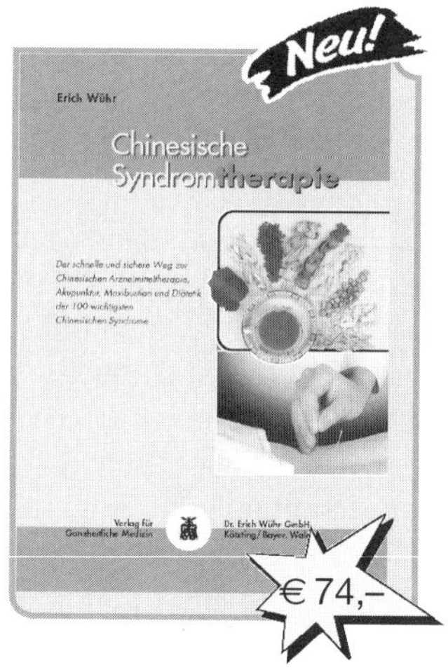

Erich Wühr, 2002

Chinesische Syndrom-**therapie**

Praxisbuch der Behandlung von Chinesischen Syndromen mit den fünf Verfahren der Traditionellen Chinesischen Medizin

ISBN 3-927344-39-7 · Hardcover,
416 Seiten · gebundener Ladenpreis

Nach der Formulierung der Chinesischen Diagnose (= Chinesische Syndromdiagnostik) und eines Therapeutischen Prinzips kommt in der Praxis die Planung und Durchführung der Therapie. Dieses Buch schließt an das Buch „Chinesische Syndromdiagnostik“ an und beschreibt in seinem allgemeinen Teil die Therapiestrategien (= Auswahl der Therapieverfahren) und die Aufstellung eines Behandlungsplans sowie die Praxis der fünf Therapieverfahren der TCM: Arzneimitteltherapie, Akupunktur und Moxibustion, Tunia-Therapie, Medizinisches Qigong und Diätetik.

Im speziellen Teil werden für jedes einzelne Chinesische Syndrom Rezepturen, Auswahlen von Akupunkturpunkten und diätetische Vorschriften aufgeführt.

Schließlich wird die organisatorische Umsetzung der TCM in der täglichen Praxis ebenso besprochen wie der Umgang mit bestehenden Datenbank-Programmen für den Computer-Anwender.
Letztere erleichtern und beschleunigen die Arbeit am Patienten wesentlich.

VGM Verlag für Ganzheitliche Medizin Dr. Erich Wühr GmbH

Verlag für Ganzheitliche Medizin Dr. Erich Wühr GmbH
Müllerstraße 7 · D-93444 Kötzting/Bayer. Wald
eMail: info@vgm-portal.de · Internet: http://www.vgm-portal.de
Bestellen Sie jetzt direkt beim Verlag! Tel.: 09941/94790-0 · Fax: 09941/94790-18